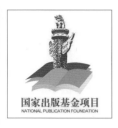
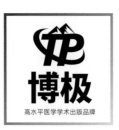

国家出版基金项目
NATIONAL PUBLICATION FOUNDATION

博极
高水平医学学术出版品牌

"十四五"国家重点出版物出版规划项目

COMPLEX DISEASES OF BLOOD SYSTEM

血液系统复杂病

主　审　沈志祥

主　编　赵维莅

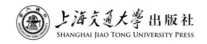
上海交通大学出版社
SHANGHAI JIAO TONG UNIVERSITY PRESS

内容提要

本书在全国范围内的一流医院中选取了血液系统临床诊治过程中诊断复杂或治疗复杂的疾病对应的典型病例,并根据病例资料,通过对疾病特点和诊治过程的讨论,以及专家的述评,从整合医学的角度,集中呈现了血液系统复杂性疾病的临床科研成果及临床思维的形成过程,可供高年资住院医师和主治医师参考。

图书在版编目(CIP)数据

血液系统复杂病/赵维莅主编. —上海:上海交
通大学出版社,2023.1
整合医学出版工程. 复杂病系列
ISBN 978 - 7 - 313 - 27896 - 8

Ⅰ.①血… Ⅱ.①赵… Ⅲ.①血液病—诊疗 Ⅳ.
①R552

中国国家版本馆 CIP 数据核字(2023)第 037619 号

血液系统复杂病
XUEYE XITONG FUZABING

主　　编:赵维莅
出版发行:上海交通大学出版社　　　　　　　　地　　址:上海市番禺路 951 号
邮政编码:200030　　　　　　　　　　　　　　电　　话:021 - 64071208
印　　制:上海万卷印刷股份有限公司　　　　　经　　销:全国新华书店
开　　本:787mm×1092mm　1/16　　　　　　印　　张:40
字　　数:964 千字
版　　次:2023 年 1 月第 1 版　　　　　　　　印　　次:2023 年 1 月第 1 次印刷
书　　号:ISBN 978 - 7 - 313 - 27896 - 8
定　　价:228.00 元

《整合医学出版工程·复杂病系列》
丛书编委会

本书编委会

主　审　沈志祥

主　编　赵维莅

编　委（按姓氏笔画排序）

丁秋兰（上海交通大学医学院附属瑞金医院）

王艳煜（上海市徐汇区中心医院）

王　焰（上海交通大学医学院附属瑞金医院）

王　瑾（上海交通大学医学院附属瑞金医院）

王　黎（上海交通大学医学院附属瑞金医院）

毛　蔚（上海交通大学医学院附属瑞金医院）

石子旸（上海交通大学医学院附属瑞金医院）

刘元昉（上海交通大学医学院附属瑞金医院）

刘立根（上海交通大学医学院附属同仁医院）

许彭鹏（上海交通大学医学院附属瑞金医院）

李军民（上海交通大学医学院附属瑞金医院）

李啸杨（上海交通大学医学院附属瑞金医院）

吴　文（上海交通大学医学院附属瑞金医院）

沈　杨（上海交通大学医学院附属瑞金医院）

张苏江（上海交通大学医学院附属瑞金医院）

张　莉（上海交通大学医学院附属瑞金医院）

陈秋生（上海交通大学医学院附属瑞金医院）

陈　钰（上海交通大学医学院附属瑞金医院）

陈　瑜（上海交通大学医学院附属瑞金医院）

祝洪明（上海交通大学医学院附属瑞金医院）

徐文彬（上海交通大学医学院附属瑞金医院）

唐　暐（上海交通大学医学院附属瑞金医院）

阎　骅（上海交通大学医学院附属瑞金医院）

程　澍（上海交通大学医学院附属瑞金医院）

熊　红（上海市徐汇区中心医院）

糜坚青（上海交通大学医学院附属瑞金医院）

病例作者（按姓氏笔画排列）

作者	单位
丁秋兰	上海交通大学医学院附属瑞金医院
王文芳	上海交通大学医学院附属瑞金医院
王艳煜	上海市徐汇区中心医院
王 莹	上海交通大学医学院附属瑞金医院
王莹莹	上海交通大学医学院附属同仁医院
王 硕	上海交通大学医学院附属瑞金医院
王 焰	上海交通大学医学院附属瑞金医院
王 楠	上海交通大学医学院附属瑞金医院
王 瑾	上海交通大学医学院附属瑞金医院
王 黎	上海交通大学医学院附属瑞金医院
石子旸	上海交通大学医学院附属瑞金医院
付 迪	上海交通大学医学院附属瑞金医院
刘元昉	上海交通大学医学院附属瑞金医院
刘立根	上海交通大学医学院附属同仁医院
刘梦珂	上海交通大学医学院附属瑞金医院
江传和	上海交通大学医学院附属瑞金医院
江 瑞	中国人民解放军第 105 医院
许彭鹏	上海交通大学医学院附属瑞金医院
孙 芮	上海交通大学医学院附属瑞金医院
纪濛濛	上海交通大学医学院附属瑞金医院
李军民	上海交通大学医学院附属瑞金医院
李啸扬	上海交通大学医学院附属瑞金医院
杨 莉	上海交通大学医学院附属同仁医院
吴 文	上海交通大学医学院附属瑞金医院
吴 敏	上海交通大学医学院附属瑞金医院
邹志兰	上海市徐汇区中心医院
沈 杨	上海交通大学医学院附属瑞金医院
沈 容	上海交通大学医学院附属瑞金医院

张苏江	上海交通大学医学院附属瑞金医院
张佼佼	上海交通大学医学院附属瑞金医院
张　莉	上海交通大学医学院附属瑞金医院
张慕晨	上海交通大学医学院附属瑞金医院
陆莹婷	上海交通大学医学院附属同仁医院
陆海洋	上海交通大学医学院附属瑞金医院
陈秋生	上海交通大学医学院附属瑞金医院
陈　钰	上海交通大学医学院附属瑞金医院
陈　瑜	上海交通大学医学院附属瑞金医院
金诗玮	上海交通大学医学院附属瑞金医院
金　震	上海交通大学医学院附属瑞金医院
郑　重	上海交通大学医学院附属瑞金医院
房　莹	上海交通大学医学院附属瑞金医院
赵晨星	上海交通大学医学院附属瑞金医院
钟慧娟	上海交通大学医学院附属瑞金医院
俞　杨	上海交通大学医学院附属瑞金医院
俞　晴	上海交通大学医学院附属瑞金医院
施　晴	上海交通大学医学院附属瑞金医院
祝洪明	上海交通大学医学院附属瑞金医院
秦　维	上海交通大学医学院附属瑞金医院
卿　恺	上海交通大学医学院附属瑞金医院
唐　嶂	上海交通大学医学院附属瑞金医院
诸　粤	上海交通大学医学院附属瑞金医院
黄耀慧	上海交通大学医学院附属瑞金医院
曹怡文	上海交通大学医学院附属瑞金医院
阎　骅	上海交通大学医学院附属瑞金医院
程　澍	上海交通大学医学院附属瑞金医院
虞文嫣	上海交通大学医学院附属瑞金医院
蔡铭慈	上海交通大学医学院附属瑞金医院
熊　红	上海市徐汇区中心医院
熊　杰	上海交通大学医学院附属瑞金医院
霍雨佳	上海交通大学医学院附属瑞金医院
糜坚青	上海交通大学医学院附属瑞金医院

总序

21世纪以来,现代医学获得了极大的发展。人类从来没有像现在这样长寿,也从来没有像现在这样健康,但医学受到的质疑也从来没有像现在这样激烈,史无前例的发展瓶颈期扑面而来。其中,专业过度细化、专科过度细划和医学知识碎片化是现代医学发展和临床实践遇到的难题之一。要解决问题,需要新的思维方式和先进的科学技术。于是,整合医学便应运而生。

何谓整合医学? 它是从人的整体出发,将各医学领域最先进的知识理论和各临床专科最有效的实践经验加以有机整合,并根据生物、心理、社会、环境的现实进行修整与调整,形成的更加符合、更加适合人体健康和疾病诊疗的新的医学体系。整合医学是实现医学模式转变的必由之路,更是全方位、全周期保障人类健康的新思维、新模式和新的医学观,是集认识、方法、发展、创新、融合的系统工程,需要在由院校基础教育、毕业后教育及继续教育构成的进阶式医学教育体系中得以体现和实践。

长期以来,我国的医学教育基本上还是沿袭了20世纪的传统模式。在院校教育这一阶段,学生不得不面对不同课程间机械重复、相关内容条块分割、各课程间衔接不紧密的问题。医学生毕业后在临床工作中也形成了惯性思维,在处理临床病例时,往往以孤立、分割的思维诊治,从而出现了"只见树木,不见森林"的现象。因此,构建以器官系统整合为核心的教学体系,体现国内整合医学领域的最新学术成果,无疑可以让医学生和医生从器官系统的角度学习、梳理并掌握人体知识,使基础和临床结合、内外科诊治统一,更好地服务于患者。这是对医学教学的一大创新,也是临床实践的一大创新,既可以从根本上推动我国医学人才的培养和医疗改革工作的开展,又可以促进我国分级诊疗措施的实施和医学临床科研的发展,助力《"健康中国2030"规划纲要》的实施。

为培养卓越医学创新人才,上海交通大学医学院长期致力于医学教改和医改实践,从20世纪90年代就开始尝试进行医学整合教育的探索。学校成立了医学院整合课程专家指导委员会,在试点了近10年的基础上,在全国率先实现了教学改革的"最后一公里",建立了临床医学专业整合课程体系,在所有医学专业中全面铺开系统整合式教学,打破传统的三段式教学模式,使基础与临床交错融合,加强文理并重的医学通识教育,实现医学教育的三个前移,即接触临床前移、医学问题前移、科研训练前移;三个结合,即人文通识教育与医学教育

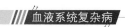

结合、临床和基础医学教育结合、科研训练和医学实践结合;四个不断线,即基础医学教育不断线、临床医学教育不断线、职业态度与人文教育不断线、科研训练和创新能力培养不断线。并于 2008 年率先组织编写并出版了国内第一套《器官系统整合教材》,引领了国内高水平医学院校的整合式教学改革。《整合医学出版工程·复杂病系列》,是在前述理论教材基础上的实践升华,是多年来整合医学在临床医学研究与应用方面的成果呈现,也是上海交通大学出版社对重大学术出版项目持续跟进、功到自然成的体现。

生命健康是关乎国计民生的大事,对于百姓来说,常见病、多发病皆能在社区医院或其他基层医院得到处理,真正困扰他们的是诊断难、治疗难的相对复杂的疾病。现阶段我国基层医疗单位处置复杂疾病的能力和设备有限的现状,直接导致了"看病难"等现象的发生。随着人民对健康需求的日益增长,这也成为影响当代中国的一个痛点。而医学科研的目的是为了临床应用,也就是解决临床诊疗中的各种问题。复杂性疾病亦是临床问题的焦点之一,全世界为此投入了巨大的人力和物力,所产生的科研成果也应用在临床具体病例的诊疗过程中。本套图书以上海交通大学医学院的临床专家为基础,邀请了协和、北大、复旦、华西等著名医学院校的一大批专家,主要抓住"复杂病"这一疾病中的主要矛盾,以人体器官系统为纲,选取了全国各大医院的典型病例,由全国著名的专家学者进行点评和解析,将医学相关领域最先进的理论知识和临床各专科最有效的实践经验加以整合,并根据患者个体的特点进行修正和调整,使之形成更加符合人体健康和疾病诊治的全新医学知识体系,是整合医学在临床研究和应用方面的具体探索,不仅可以帮助基层医师、住院医师对复杂病进行识别从而及时转诊,还可以帮助专科医师掌握诊治技能,从而提高诊治效率、服务于更多的患者,对于建立现代医疗体系、促进分级诊疗体系等也具有重大意义。

非常欣慰本套图书体现的改革传承。编者团队的权威、所选案例的典型、专家解析的深刻,给我留下了深刻印象,我相信,这种临床医学的大整合、大融合,必将为推进我国以"住院医师规范化培训""专科医师规范化培训"为核心的医学生毕业后教育的改革和发展做出重大的贡献。

中国工程院院士

上海交通大学副校长

上海交通大学医学院院长

范先群

2022 年 12 月 24 日

前言

《血液系统复杂病》在全国血液学专家同道们的大力支持和不懈努力下编写完成，正式和读者见面了。血液系统疾病以发病急、症状重、疗程长为特点，是危害患者生命健康的重大疾病之一。其中，以白血病、淋巴瘤、骨髓瘤等为代表的血液系统恶性疾病最为突出。然而，其病情复杂和隐匿，往往使参与诊治的医务人员产生许多疑问和困惑。本书结合临床诊治的关键瓶颈问题，从疾病的循证诊疗思路出发，将疾病诊断、分类、分子机制和靶向治疗前沿进展融会贯通，开阔医学视野，拓展转化研究。更重要的是，结合多学科的协作，从疾病出发，追根溯源，带着问题有针对性地学习，激发临床医师的探究意识，促进疾病的诊断、治疗、预防等一体化的整合和掌握，将临床诊疗和科研思维的提升紧密地结合起来。

相信每一位读者和我们一样，通过学习病例的诊治过程，在疑难复杂血液病的临床诊治上将有所收获和提高。本书从策划到定稿历时一年半，在此衷心感谢为本书提供病例的所有作者和积极参与编写工作的所有编委，感谢大家为医学教育事业所做出的辛勤工作和无私奉献！

赵维莅

2022 年 12 月

目录

第一章

T 细胞淋巴瘤疾病

病例1 免疫组化 ALK 阴性、FISH 检测 ALK 阳性的间变性大细胞淋巴瘤

主诉

男性,18 岁,骶髂部疼痛 1 年余。

病史摘要

现病史:患者于 2013 年 4 月无明显诱因下出现左骶髂部阵发性胀痛,伴左下肢放射痛,外院诊断为腰椎间盘突出,予以针灸推拿治疗后疼痛好转。2014 年 3 月运动后出现相同性质疼痛,进行性加重,伴发热,最高 38.6℃,伴盗汗。当地医院四肢计算机体层成像(computed tomography,CT)提示左侧髂骨占位病变。2014 年 5 月 19 日于上海交通大学医学院附属瑞金医院(后简称瑞金医院)骨科住院,行骶髂关节 MRI 提示左髂骨占位病变,盆腔内左髂血管旁多发淋巴结肿大。CT 定位下左髂骨病变穿刺活检,结合形态学及免疫学标记结果,病理诊断为间变性大细胞淋巴瘤(anaplastic large cell lymphoma,ALCL),免疫组化提示间变性淋巴瘤激酶(anaplastic lymphoma kinase,ALK)阳性。为进一步诊治,转至我科就诊。

既往史:一般健康状况良好,否认高血压、糖尿病、心脏病等慢性病史,否认乙肝、结核等传染病史,否认手术外伤史,否认输血史,否认食物、药物过敏史。

个人史:长期生活于原籍,否认疫水、疫区接触史,否认烟酒史,否认酗酒史,否认冶游史。

婚育史:未婚未育。

家族史:否认相关疾病家族史。

入院查体

T 38.5℃,P 105 次/分,R 18 次/分,BP 106/69 mmHg。神清气平,一般情况可,步入病房,轻度贫血貌,皮肤黏膜无瘀点、瘀斑、出血。右侧颈部可扪及一淋巴结,直径 2～4 cm,质硬,无明显压痛;双侧腹股沟分别可扪及两个淋巴结,直径 1.0～1.5 cm,质硬,活动度差。心率 105 次/分,律齐,未闻及杂音。双肺呼吸音清,未闻及干、湿啰音。腹膨,无压痛、反跳

痛,肝脾肋下未及。双侧髋关节不对称,左侧臀区有直径 10～15 cm 肿块,压之有酸胀感。

辅助检查

血常规:白细胞计数(white blood cell count,WBC)31.7×10^9/L,红细胞计数(red blood cell count,RBC)4.75×10^{12}/L,血红蛋白(hemoglobin,Hb)114 g/L,血小板计数(platelet count,PLT)293×10^9/L,血细胞比容(hematocrit,Hct)0.358。

生化:丙氨酸氨基转移酶(alanine aminotransferase,ALT)47 IU/L,天门冬氨酸氨基转移酶(lactate dehydrogenase,AST)29 IU/L,总胆红素 16.2 IU/L,白蛋白 40 g/L,肌酐 69 μmol/L,尿酸 405 μmol/L。估算肾小球滤过率 139.3 ml/(min·1.73 m^2),乳酸脱氢酶(lactate dehydrogenase,LDH)151 IU/L。

免疫指标:血 β_2 微球蛋白 7 285 ng/ml,尿 β_2 微球蛋白 73 ng/ml。

凝血功能:活化的部分凝血活酶时间(activated partial thromboplastin time,APTT)40.3 s,凝血酶原时间(prothrombin time,PT)11.8 s,国际标准化比值(international normalized ratio,INR)1.00,凝血酶时间(thrombin time,TT)20.4 s,纤维蛋白原(fibrinogen,Fg)5.0 g/L,纤维蛋白降解产物(fibrin degradation product,FDP)66 mg/L,D-二聚体 1.38 mg/L。

腹部及浅表淋巴结 B 超:肝脾肿大,脾内弥漫性低回声,考虑浸润。双侧颈部淋巴结肿大,右侧之一 21 mm×8 mm,左侧之一 26 mm×8 mm;右侧锁骨上淋巴结肿大,右侧之一 15 mm×8 mm;双侧腹股沟淋巴结肿大,右侧之一 21 mm×8 mm,左侧之一 22 mm×8 mm。

心超及心电图:正常。

病理诊断:(2014-05-19)我院骨科住院期间。左髂骨病变活检:外周性 T 细胞淋巴瘤,镜下所见异常淋巴样细胞增生,呈小片状排列,部分围绕血管生长,细胞体积大,核异型明显,部分细胞核偏位,高尔基区明显,可见核仁及核分裂象。背景中见大量组织细胞、小淋巴细胞、浆细胞、嗜酸性粒细胞及中性粒细胞,部分组织坏死。免疫组化及特殊染色:CD30(+),CD15(−),PAX5(−),ALK-1(−),CD3(+),CD4(+/−),CD8(−),CD5(+),CD7(+),Ki-67(30%+),S100(−),CD79a(−),CD20(−),CD1a(−),kp-1(−),PGM-1(−),Langrin(−)。上海肿瘤医院病理科会诊意见:(左髂骨)间变性大细胞淋巴瘤。免疫组化:CD30(+),CD20(−),PAX5(−),ALK1(−),CD3(+/−),CD4(+),CD8(−),EMA(+/−),Ki-67(40%+),S100(−),CD68/PGM-1-Ventana IHC(Ventana 免疫组化染色)(−)。检测 ALK 融合蛋白:可疑阳性。

荧光原位杂交(FISH)法检测 t(2p23)(ALK):荧光显微镜下可见部分区域细胞有肯定红绿分离信号,结果为阳性,即有 ALK 相关基因易位。

骨髓细胞形态学:骨髓增生明显活跃,粒、红、巨三系均增生活跃,AKP 积分升高;骨髓片中幼淋样细胞占 2%。流式细胞检查未见明显异常细胞表达。

染色体:46,XY。

骨髓基因:TCR 重排阴性。

骨髓活检:造血细胞白系增生活跃(++),伴少量幼稚细胞。

正电子发射断层显像(positron emission tomography,PET)/CT:双侧颈部、双侧锁骨上、纵隔、右肺门、腹腔腹膜后盆腔及双侧腹股沟多发异常高代谢淋巴结。脾脏肿大,代谢不均匀增高。左侧髂骨骨质破坏伴周围软组织肿胀,且代谢异常增高。

初步诊断

间变性大细胞淋巴瘤。

治疗及转归

予以 CHOPE 方案治疗共 6 个疗程后肿块消失。PET/CT 评估未见异常高代谢病灶,均提示治疗有效。门诊随访中评估疾病稳定。

最终诊断

ALK 阳性间变性大细胞淋巴瘤(Ann Abor Ⅲ期B组)。

讨论与分析

1. ALK 阳性 ALCL 的诊断标准

间变性大细胞淋巴瘤(ALCL)属于外周 T 细胞淋巴瘤(peripheral T cell lymphomas,PTCL)的一种亚型。其中部分 ALCL 与定位于 2p23 染色体的 ALK 基因易位有关联,故名为 ALK 阳性 ALCL。这些 ALK 阳性 ALCL 的预后明显好于 ALK 阴性 ALCL,因此 2008年世界卫生组织(World Health Organization,WHO)的造血与淋巴组织肿瘤分类将"ALCL,ALK 阳性"作为一种单独的临床病理学类型。据国际 T 细胞淋巴瘤项目研究统计,ALK 阳性 ALCL 发病率约为成熟 T 细胞淋巴瘤的 6.6%,而 ALK 阴性 ALCL 约为5.5%(表1-1)。

表1-1 2016年版 WHO 对于 T 和 NK 细胞肿瘤的分类

成熟 T 细胞和 NK 细胞肿瘤
T 幼淋细胞白血病
T 细胞大颗粒淋巴细胞白血病
慢性 NK 细胞增殖性疾病
侵袭性 NK 细胞白血病
儿童系统性 EBV 阳性 T 细胞淋巴瘤
种痘水疱病样淋巴细胞增殖性疾病
成人 T 细胞白血病/淋巴瘤
结外 NK/T 细胞淋巴瘤,鼻型
肠病相关 T 细胞淋巴瘤
单形性亲上皮肠道 T 细胞淋巴瘤
胃肠道惰性 T 细胞淋巴组织增殖性疾病
肝脾 T 细胞淋巴瘤

（续表）

皮下脂膜炎样 T 细胞淋巴瘤
蕈样肉芽肿
Sézary 综合征
原发性皮肤 CD30 阳性 T 细胞淋巴组织增生性疾病
淋巴瘤样丘疹病
原发性皮肤间变性大细胞淋巴瘤
原发性皮肤 γ/δ T 细胞淋巴瘤
原发性皮肤 CD8 阳性侵袭性嗜表皮性细胞毒性 T 细胞淋巴瘤
原发性皮肤肢端 CD8 阳性 T 细胞淋巴瘤
原发性皮肤 CD4(＋)小/中型 T 细胞淋巴组织增生性疾病
外周 T 细胞淋巴瘤,非特指型
血管免疫母细胞性 T 细胞淋巴瘤
滤泡性 T 细胞淋巴瘤
结内外周 T 细胞淋巴瘤,伴 TFH 表型
间变性大细胞淋巴瘤,ALK 阳性
间变性大细胞淋巴瘤,ALK 阴性
乳腺植入物相关性间变性大细胞淋巴瘤

引自参考文献[1]

    根据病理组织学特征,经典 ALCL 的肿瘤由大细胞组成,细胞核为圆形或多形性,常呈现马蹄形或胚芽状,有明显的核仁,细胞质丰富,可呈现上皮细胞样或组织细胞样外观。具有经典鉴别意义的"标志细胞",表现为具有一个偏心的核和一个明显苍白的高尔基区或核旁凹陷(图 1-1)。虽然该病免疫表型有较大异质性,但普遍表达 CD30 和 ALK,常表达 EMA、TIA1、颗粒酶 B 或穿孔素,不同程度地表达 CD43、CD4 和 CD2,较少表达 CD3、CD56 和 CD8。根据定义,所有 ALK 阳性 ALCL 病例均存在涉及 2p23 染色体的 ALK 基因重排。在本例患者的病理切片中,光镜下见肿瘤细胞体积大,核异型明显,部分细胞核偏位,高尔基区明显,可见核仁及核分裂象,符合 ALCL 的表现,结合免疫组化 CD30 阳性,Ventana 免疫组化提示 ALK 融合蛋白可疑阳性,进一步 FISH 中 t(2p23)探针检测存在 ALK 相关基因易位,与文献报道的 ALCL 的特点相符合,ALK 阳性 ALCL 诊断可以成立。

    2. ALK 阳性 ALCL 的临床表现

    临床上,ALK 阳性 ALCL 患者的发病中位年龄为 25～35 岁,以男性为主,男女之比约为 2∶1,就诊时多为疾病Ⅲ～Ⅳ期,结外受累多见,其中常见的受累器官为骨、软组织、骨髓和脾脏(表 1-2)。反之,ALK 阴性 ALCL 患者中位发病年龄为 55～60 岁,和 ALK 阳性患者相比,结外受累相对少见。本例患者为 18 岁年轻男性,有多处结外受累,也与文献中 ALK 阳性 ALCL 临床特点符合。

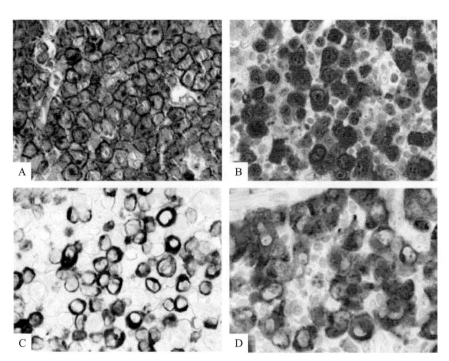

图 1-1 ALK 阳性 ALCL 的免疫组化特征

A. 所有肿瘤细胞均在膜或高尔基体强表达 CD30;B. 在核和细胞质存在与 *NPM1* - ALK 融合基因相关的 ALK 蛋白表达;C 和 D. 若 ALK 仅在细胞质表达则提示 *NPM1* 以外的基因伴侣,两图分别为 PABPC1 - ALK 和 EEF1G - ALK 病例

引自参考文献[2]

表 1-2 ALK 阳性和 ALK 阴性 ALCL 的不同临床特点

项目	ALK 阳性	ALK 阴性
年龄	25~35	55~60
性别	男性为主	男性为主
分期	Ⅲ~Ⅳ	Ⅲ~Ⅳ
B症状	存在	存在
国际预后指数(IPI)评分	高	高
淋巴结累及	是	是
结外累及	60%	20%
结外部位	骨、软组织、骨髓、脾	皮肤、肝、胃肠道
白血病期	罕见	罕见
中枢累及	罕见	罕见

引自参考文献[3]

3. ALK 阳性 ALCL 的发病机制

约80%的 ALK 阳性 ALCL 涉及 ALK - NPM 融合基因。其中 ALK 基因(涉及2号染色体 2p23 的重排)能激活 ALK 激酶,而核仁磷酸蛋白(nucleophosmin,NPM)基因涉及

5 号染色体上(5q35)的重排,编码核磷蛋白(图 1 - 2,红框提示)。ALK - NPM 融合蛋白的本质是一种酪氨酸激酶,可激活其下游的信号通路包括 JAK/STAT、PI3K/AKT、PLC - γ 等(图 1 - 3),诱导细胞恶性增殖,肿瘤血管新生等。

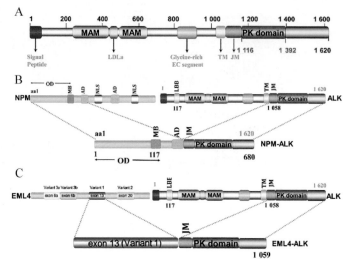

图 1 - 2　常见 ALK 融合基因及其伴侣基因

引自参考文献[4]

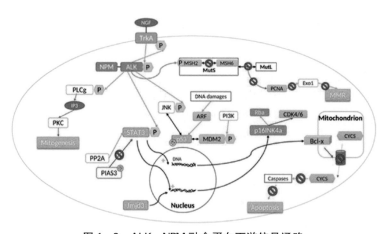

图 1 - 3　ALK - NPM 融合蛋白下游信号通路

引自参考文献[5]

ALCL 细胞的真正来源是什么呢? 既往认为 ALCL 细胞来源于外周毒性 T 淋巴细胞,因为 ALCL 肿瘤细胞往往表达一个或多个 T 淋巴细胞表面抗原,以及细胞毒相关抗原。然而最近的研究表明,ALK 阳性 ALCL 细胞的基因特征更接近于早期胸腺前体细胞(early thymic progenitor,ETP,图 1 - 4)。有学者推测由于 ETP 细胞在发育成熟过程中发生了异常免疫事件,就此产生了 ALCL 细胞。在此理论中,t(2;5)或其他染色体易位多发生于造血干细胞或早期胸腺前体细胞,*NPM1 - ALK* 融合蛋白可以通过上调 Notch1 活性,使带有异常 TCR 重排的 ETP 细胞躲避选择性清除,进入外周血潜伏,随后经过感染等因素的二次打击后开始克隆性扩增,并最终形成 ALK 阳性 ALCL。胸腺组织随年龄升高而逐年萎缩,故 ALK 阳性 ALCL 的胸腺起源理论有助于解释该病发病年龄较低的特点。

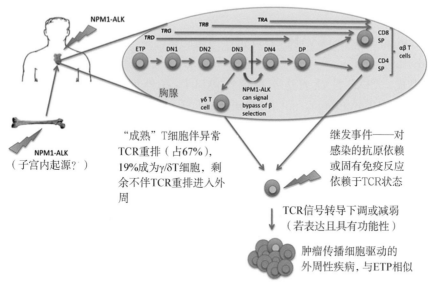

图 1-4　ALCL 细胞起源为早期胸腺前体细胞

ALCL 胸腺来源。在这个模型中,t(2;5)或变异型易位发生在造血干细胞或胸腺祖细胞,无论 TCR 重排状态,可通过 NPM1-ALK 允许在胸腺中存活。这些"蓄势待发"的细胞可能无法被检测出,直至发生继发性事件导致克隆性扩增及肿瘤发生。这样的事件可能被炎症性反应结果诱发(比如 ALCL 中有虫咬背景),也有可能是固有免疫引发。ETP,前体胸腺祖细胞;DN,双阴性胸腺细胞;DP,双阳性胸腺细胞;SP,单阳性

引自参考文献[6]

4. ALK 阳性 ALCL 的预后和治疗

研究发现,ALK 阳性 ALCL 和 ALK 阴性 ALCL 的 5 年生存率分别为 80% 和 33%,在儿童和年轻患者的侵袭性 T 细胞淋巴瘤中,ALK 阳性 ALCL 的预后优于任何其他类型的 PTCL,可能与其肿瘤增殖率高、对化放疗敏感有关(图 1-5)。

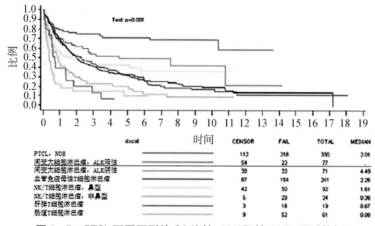

图 1-5　PTCL 不同亚型的 OS 比较,ALK 阳性 ALCL 预后较好

引自参考文献[7]

对于成人 ALK 阳性 ALCL,大部分研究都采用了含多柔比星的多药联合化疗方案。德国 NHL 研究组对 7 个前瞻性临床研究数据进行分析,发现 CHOPE 方案(CHOP 方案联合依托泊苷)较 CHOP 方案能够显著地改善年轻低危患者的缓解率和 3 年无事件生存率(91.2% vs. 57.1%)。

Brentuximab vedotin(BV)抗 CD30 抗体药物偶联物是一种靶向 CD30 的抗体药物偶联物(antibody-drug conjugate,ADC),由抗 CD30 嵌合抗体链接抗微管剂甲基澳瑞他汀 E(MMAE)组成。CD30 广泛表达于系统性 ALCL,在外周 T 细胞淋巴瘤中,非特指型(peripheral T cell lymphoma,not otherwise specified,PTCL - NOS)的表达率为 58%~64%,在血管免疫母细胞性 T 细胞淋巴瘤(AITL)中的表达率为 43%~63%。一项在复发难治性 ALCL 的关键性 2 期研究显示,完全缓解率(complete remission rate,CRR)高达66%,获得完全缓解(complete remission,CR)的患者 5 年总体生存(overall survival,OS)和无进展生存率(progression-free survival,PFS)分别为 79% 和 57%,中位缓解持续时间未达到,提示 BV 单药可能成为 ALCL 治愈性治疗选择。ECHELON - 2 是一项多中心、双盲、随机、3 期研究,主要探索 A+CHP(BV,长春新碱,多柔比星,泼尼松)相比 CHOP 方案一线治疗 CD30(+)PTCL 的疗效及安全性,结果显示,A+CHP 能够显著提高客观缓解率(objective response rate,ORR)及 CRR(ORR 83% vs. 72%,CRR 68% vs. 56%),改善PFS(中位 PFS 48.2 个月 vs. 20.8 个月),降低 34% 的死亡危险[风险比(hazard ratio,HR)0.66,$P = 0.0244$],且安全性可控。被美国食品药品监督管理局(Food and Drug Administration,FDA)获批用于包含系统性 ALCL 和初治 CD30(+)PTCL 在内的 PTCL治疗,也被美国国家综合癌症网络(National Comprehensive Cancer Network,NCCN)2020指南推荐用于 ALCL 的一类治疗推荐,由于 ALK 阳性患者预后较好,对这一群体患者,移植能否带来获益尚无定论。

◆ 专家点评 ◆

    患者为 18 岁年轻男性,因左骶髂部阵发性胀痛起病,骶髂关节 MRI 提示左髂骨占位病变,盆腔内左髂血管旁多发淋巴结肿大。左髂骨病变活检肿瘤医院病理会诊,ALK阳性间变性大细胞淋巴瘤。免疫组化:CD30(+),CD20(-),PAX5(-),ALK1(-),CD3(+/-),CD4(+),CD8(-),EMA(+/-),Ki - 67(40%+),S100(-),CD68/PGM - 1 - Ventana IHC(Ventana 免疫组化染色)。FISH 法检测 t(2p23)(ALK):荧光显微镜下可见部分区域细胞有肯定红绿分离信号,结果为阳性。CHOPE方案(CHOP 方案联合依托泊苷)较 CHOP 方案能够显著改善年轻低危患者缓解率和 3年无事件生存率。患者免疫组化 CD30 阳性,CD30 抗体药物偶联物 Brentuximabvedotin(BV)上市后对于该类患者标准治疗应为 BV 联合+CHP(长春新碱,多柔比星,泼尼松)能够明显改善预后。

整理:蔡铭慈

点评:阎骅

参考文献

［1］ARBER DA，ORAZI A，HASSERJIAN R，et al. The 2016 revision to the World Health Organization classification of myeloid neoplasms and acute leukemia［J］. Blood，2016,127(20)：2391－2405.

［2］LEVENTAKI V，BHATTACHARYYA S，LIM MS. Pathology and genetics of anaplastic large cell lymphoma［J］. Semin Diagn Pathol，2020,37(1):57－71.

［3］FERRERI AJ. Anaplastic large cell lymphoma，ALK-negative［J］. Crit Rev Oncol Hematol，2013,85(2):206－215.

［4］KONG X，PAN P，SUN H，et al. Drug discovery targeting anaplastic lymphoma kinase (ALK)［J］. J Med Chem，2019,62(24):10927－10954.

［5］ANDRAOS E，DIGNAC J，MEGGETTO F. NPM-ALK：A driver of lymphoma pathogenesis and a therapeutic target［J］. Cancers (Basel)，2021,13(1):144.

［6］TURNER SD，LAMANT L，KENNER L，et al. Anaplastic large cell lymphoma in paediatric and young adult patients［J］. Br J Haematol，2016,173(4):560－572.

［7］ARMITAGE JO. The aggressive peripheral T-cell lymphomas：2017［J］. Am J Hematol，2017,92:706－715.

［8］PRO B，ADVANI R，BRICE P，et al. Five-year results of brentuximab vedotin in patients with relapsed or refractory systemic anaplastic large cell lymphoma［J］. Blood，2017,130(25):2709－2717.

［9］HORWITZ S，O'CONNOR OA，PRO B，et al. Brentuximab vedotin with chemotherapy for CD30－positive peripheral T-cell lymphoma (ECHELON－2)：a global，double-blind，randomised，phase 3 trial［J］. Lancet，2019,393(10168):229－240.

病例2　NK/T 细胞淋巴瘤后慢性活动性 EB 病毒感染相关 T 细胞型淋巴增殖病伴噬血细胞综合征

主诉

男性,38 岁,间断咽痛、吞咽痛 3 年。

病史摘要

现病史:患者于 2016 年 1 月无明显诱因下出现咽痛、吞咽痛,无明显咽异物感,伴左侧放射性耳痛,偶有咳嗽,少量咳痰,无痰中带血,无发热、声嘶、腰酸腰痛、血尿等不适症状。2016 年 1 月至复旦大学附属眼耳鼻喉科医院行鼻咽部病理活检,报告为 NK/T 细胞淋巴瘤(具体不详)。2016 年 1 月 19 日患者至我院再次行咽部肿块病理活检,肉眼所见:灰白组织 2 块,直径 0.1～0.3 cm;镜下所见:送检组织小至中等大小细胞弥漫分布,细胞轻度异型,含少量细胞质,部分可见核仁,核仁分裂象可见;间质小血管增生,局部伴坏死。免疫组化:增生的细胞 CD20(部分＋),CD79α(部分＋),CD3(部分＋),CD5(部分＋),CD43(部分＋),Bcl－2(部分＋),CD8(少量＋),CD56(少量＋),EBER(少数＋),TIA－1(部分＋),CD4

（少数＋），Ki－67（40％），Bcl－6（－），Cyclin D1（－），Perforin（－），Granzyme B（－）。滤泡树突状细胞：CD21（＋），CD35（＋）。病理诊断："咽部新生物"淋巴组织增生伴形态不典型增生，就其 HE 形态需考虑 NK/T 细胞淋巴瘤（NK/T cell lymphoma，NK/TCL）。入院完善各项检查后，于 2016 年 1 月 22 日、2016 年 2 月 16 日行 MESA 方案化疗第一、二周期，具体用药：氨甲蝶呤（MTX）1.67 g d1＋依托泊苷（VP－16）167 mg d2～4＋地塞米松（Dx）40 mg d2～4＋培门冬酶 3 750 U d5，并予四氢叶酸钙解毒，辅以止吐护胃、水化碱化等对症支持治疗。后予局部放疗。2016 年 5 月 31 日、2016 年 6 月 28 日行 MESA 方案化疗第三、四周期，具体用药 MTX 1.66 g d1＋VP－16 100 mg d2～4＋Dx 40 mg d2～4＋培门冬酶 3 750 U d5。2016 年 7 月 28 日行 PET/CT 终期评估示：①左侧上颌窦囊肿，考虑副鼻窦炎；②右侧胸大肌局部（近胸骨）代谢增高，请结合临床；③右肺上叶小结节，代谢不高，建议随访；④肛门代谢增高，考虑炎症，建议随访；⑤前列腺增生；⑥脊柱多节段骨质增生；⑦全身其余部位目前未见明显异常代谢。鼻咽部磁共振成像（MRI）增强示：鼻咽部淋巴瘤治疗后改变。右侧下鼻甲肿大，鼻中隔左偏。左侧上颌窦囊肿可能。疗效评价为 CR。后患者定期复查评估，疾病均处于缓解状态。

2018 年 6 月初患者开始出现反复咽痛，伴吞咽痛、发热（体温最高 39℃），少量痰，无痰中带血，无呼吸困难、吞咽困难等不适。外院就诊予抗炎及激素补液后症状可好转，停止补液后症状即复发。2018 年 6 月 9 日我院查鼻咽 MRI 增强示：鼻咽部淋巴瘤治疗后改变，鼻咽及口咽黏膜稍增厚，鼻咽部以左侧为主，咽隐窝稍变浅，与 2017 年 8 月 14 日相比：口咽部及左侧鼻咽部稍增厚，余相仿；右侧中下鼻甲肥大，鼻中隔轻度偏曲，筛窦炎，左侧上颌窦黏膜下囊肿。2018 年 7 月 16 日于我院耳鼻喉科全麻下行喉镜下喉肿物摘除术，2018 年 7 月 30 日术后病理示：肉眼所见，"会厌舌面新生物"，为灰白组织一块，直径 0.2 cm；"会厌根部新生物"，为灰白组织一块，直径 0.2 cm。免疫组化：CD3（部分＋），CD5（部分＋），Bcl－2（少量＋），Bcl－6（生发中心＋），CD8（部分＋），CD10（少量＋），CD20（部分＋），Ki－67（非生发中心 30％＋），CD56（－），TIA－1（散在＋），Granzyme B（个别＋）。上皮：AE1/AE3（＋）。滤泡树突状细胞：CD21（＋）。EB 病毒（Epstein-Barr virus，EBV）原位杂交：EBER 散在少量＋。病理诊断："会厌舌面新生物""会厌根部新生物"黏膜慢性炎伴糜烂及淋巴组织增生，增生的淋巴组织未显示肯定异常免疫表型；散在 EBV 阳性小淋巴细胞，建议抗炎抗病毒治疗后复查。基因重排：B 淋巴瘤克隆性基因重排检测结果为阴性。T 淋巴瘤克隆性基因重排检测结果为阳性。二代基因测序：未检测到与疾病和疾病预后相关突变点。患者持续发热，间断应用抗生素、口服地塞米松 2～3 片控制体温。患者 2018 年 9 月 26 日至 10 月 29 日于我科住院，EBV 拷贝数阳性持续升高，肝功能异常，予抗病毒、保肝对症、地塞米松及丙种球蛋白治疗。2018 年 10 月 10 日、10 月 23 日分别予以利妥昔单抗 200 mg 治疗。患者出院后口服小剂量地塞米松维持，间断有发热，持续有咽痛不适。2018 年 12 月 1 日，外院予 MESA 方案化疗 1 疗程，咽痛症状无明显缓解。2019 年 1 月 2 日行 PET/CT 检查示：①淋巴瘤治疗后复发？鼻咽［最大标准摄取值（maximum standard uptake value，SUV_{max} 7.22］，会厌（SUV_{max} 10.52）受侵，两肺（SUV_{max} 10.73～12.04）、脾脏（SUV_{max} 2.25）浸润，纵隔、左肺门淋巴结（SUV_{max} 6.63）受侵可能大；②脊髓节段性糖代谢增高，建议骨穿；③肝肿大，重度脂肪肝；④前列腺增生，左半腺体局灶性糖代谢增高；⑤右腹股沟一枚稍大淋巴结，糖代谢轻度增高。现为进一步治疗入院。患者近期神清，精神可，食欲一般，夜眠尚可,二便无殊,1个月内体重下降4 kg。

既往史:否认糖尿病、高血压等病史,否认乙肝、结核等传染病史,常规预防接种,否认手术外伤史,否认输血史,否认食物过敏史,否认药物过敏史。

个人史:否认疫区、疫水接触史。

婚育史:已婚已育。

家族史:否认相关遗传病史。

入院查体

T 37.1℃,P 116次/分,R 20次/分,BP 105/63 mmHg。神清,精神可。皮肤、巩膜轻度黄染,浅表淋巴结未及肿大,会咽部表面可见大片溃疡。胸骨无压痛,两肺呼吸音清,未闻及明显干、湿啰音。心律齐,未及病理性杂音。腹软,无压痛、反跳痛,肝脾肋下未触及。双下肢轻度水肿。神经系统体征(一)。

辅助检查

血常规:(2019 - 01 - 10)WBC 4.30×10^9/L,中性粒细胞(neutrophil,N)百分比(N%)82.7%,淋巴细胞(lymphocyte,L)百分比(L%)13.3%,Hb 100 g/L,PLT 175×10^9/L。(2019 - 01 - 25)WBC 0.5×10^9/L,Hb 75 g/L,PLT 8×10^9/L,细胞太少无法分类。

生化:(2019 - 01 - 10)葡萄糖4.39 mmol/L,前白蛋白144 mg/L,ALT 237 IU/L,AST 252 IU/L,碱性磷酸酶(alkaline phosphatase,AKP)695 IU/L,γ-谷氨酰转移酶(gamma glutamyl transferase,GGT)993 IU/L,总胆红素25.8 μmol/L↑,直接胆红素12.0 μmol/L,总蛋白50 g/L,白蛋白26 g/L,白球比例1.08↓,胆汁酸40.1 mol/L,尿素氮2.7 mmol/L,肌酐36 μmol/L,尿酸131 μmol/L,LDH 356 IU/L,淀粉酶46 U/L,胱抑素C 1.39 mg/L,估算肾小球滤过率149.6 ml/(min · 1.73 m^2)。(2019 - 01 - 25)前白蛋白38 mg/L,ALT 160 IU/L,AST 341 IU/L,AKP 339 IU/L,GGT 373 IU/L,总胆红素166 μmol/L,直接胆红素99.3 μmol/L↑,总蛋白43 g/L,白蛋白33 g/L,白球比例3.30↑,胆汁酸171.8 μmol/L,尿素氮5.4 mmol/L,肌酐33 μmol/L,尿酸103 μmol/L。

凝血功能:(2019 - 01 - 10)APTT 35.3 s,PT 14.0 s,INR 1.19,TT 19.60 s,Fg 2.1 g/L,FDP 3.2 mg/L,D-二聚体定量0.85 mg/L。(2019 - 01 - 25)APTT 54.6 s,PT 16.2 s,INR 1.38,TT 32.10 s,Fg 0.7 g/L,FDP 14.3 mg/L,D-二聚体定量3.69 mg/L。

心肌标志物:(2019 - 01 - 10)AST 260 IU/L,LDH 355 IU/L,肌酸激酶(creatine kinase,CK)9 IU/L,肌酸激酶MB同工酶(CK - MB)定量0.5 ng/ml,肌红蛋白定量9.9 ng/ml,肌钙蛋白I 0.02 ng/ml。

氨基末端B型钠尿肽前体(N terminal pro B type natriuretic peptide,NT - proBNP):(2019 - 01 - 10)82.8 pg/ml;(2019 - 01 - 20)255.3 pg/ml。

(2019 - 01 - 10)血清β$_2$-微球蛋白:3 600 ng/ml。(2019 - 01 - 10)尿液β$_2$-微球蛋白:4 883 ng/ml。

分化抗原:(2019 - 01 - 10)CD4(+)CD28(+)22.40%,CD8(+)CD28(+)22.9%,CD4(+)CD45RA(+)2.4%,CD4(+)CD45RO(+)20.40%,CD4(+)CD25(+)CD127(low)0.40%,CD3(+)HLA - DR(+)52.4%,CD4(+)CD25(+)1.40%,CD3(+)

CD69(＋)31.20％，CD3 绝对计数 561 个/μL，CD4 绝对计数 146 个/μL，CD8 绝对计数 380 个/μL，CD3(＋)93.5％，CD3(＋)CD4(＋)24.3％，CD3(＋)CD8(＋)63.4％，NK[CD56(＋)CD16(＋)]6.1％。

细胞因子：(2019-01-10)白细胞介素(interleukin，IL)-1＜5.00 pg/ml，IL-2 受体 1 873.00 U/ml，IL-6 10.90 pg/ml，IL-8 30.40 pg/ml，IL-10 6.36 pg/ml，肿瘤坏死因子(tumor necrosis factor，TNF)15.20 pg/ml。

铁蛋白：(2019-01-10)561.4 ng/ml。

脂代谢：(2019-01-10)甘油三酯(triglyceride，TG)3.49 mmol/L，总胆固醇(serum total cholesterol，TC)4.25 mmol/L，高密度脂蛋白胆固醇(high density lipoprotein cholesterol，HDL-C)1.14 mmol/L，低密度脂蛋白胆固醇(low density lipoprotein cholesterol，LDL-C)2.71 mmol/L。

病毒检测：(2019-01-10)EB 病毒 DNA 定量 $2.94×10^3$ IU/ml。(2019-01-17)EB 病毒早期抗原(EA)IgG 50.80 U/ml，EB 病毒 IgM＜10.00，EB 病毒膜壳抗原(VCA)-IgG 656.00 U/ml，EB 病毒核抗原(EBNA)-IgG 557.00 U/ml，EB 病毒 VCA-IgA 阴性，EB 病毒立早蛋白(Rta)IgG 阴性。(2019-01-10)乙肝病毒核酸定量(COBAS)未检测到 HBV-DNA。

降钙素原：(2019-01-14)0.87 ng/ml。(2019-01-21)6.53 ng/ml。

肿瘤标志物：(2019-01-17)神经元特异性烯醇化酶(neuron specific enolase，NSE)21.131 ng/ml，糖类抗原(carbohydrate antigen，CA)125 157.901 U/ml，CA199 665.60 U/ml，CA153 34.201 U/ml。

淋巴结超声：(2019-01-11)双侧颈部、双侧锁骨上、双侧腋窝、双侧腹股沟未见明显异常肿大淋巴结。

腹部超声：(2019-01-11)肝脾肿大，脂肪肝(肝显像模糊，建议结合其他检查)；胆囊、胰腺、脾、肾未见明显异常。

心脏超声：(2019-01-11)少量心包积液(二维超声心动图：前后心包可见细条样无回声区。后心包舒张期约 6 mm。余无明显异常)。

胸部 CT：(2019-01-21)PICC 置管中；两肺弥漫渗出灶，考虑感染，两下肺局部膨胀不全；心包及两侧胸腔积液；脂肪肝；脾大。请结合临床及其他相关检查，随访。

PET/CT：(2019-01-02 外院)①淋巴瘤治疗后复发？鼻咽(SUV$_{max}$ 7.22)、会厌(SUV$_{max}$ 10.52)受侵，两肺(SUV$_{max}$ 10.73～12.04)、脾脏(SUV$_{max}$ 2.25)浸润，纵隔、左肺门淋巴结(SUV$_{max}$ 6.63)受侵可能大；②脊髓节段性糖代谢增高，建议骨穿；③肝肿大，重度脂肪肝；④前列腺增生，左半腺体局灶性糖代谢增高；⑤右侧腹股沟一枚稍大淋巴结，糖代谢轻度增高。

骨髓检查：(2019-01-15)骨髓涂片：与 2016 年 4 月 12 日骨髓象比较，此次粒、红、巨三系细胞均增生活跃。血小板小簇可见。骨髓片及血片淋巴细胞分别为 13％和 21％。骨髓片可见少量幼淋细胞 0.5％。可见组织细胞，偶见噬血现象(图 2-1)。

(2019-01-22)骨髓流式：①在 CD45/SS 散点图中，R1 区域中的细胞 CD45 强表达，SS 低(疑为淋巴细胞)，约占 27.8％，免疫表型特征如下所示：CD3 91.3％，CD3(＋)CD4(＋)12.5％，CD3(＋)CD8(＋)63.9％，CD3(＋)CD2(＋)91.0％，CD3(＋)CD5(＋)85.4％，

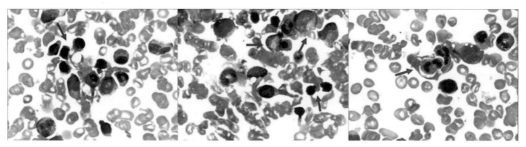

图2-1　骨髓涂片(箭头示吞噬细胞)

CD3(＋)CD7(＋)90.6％，CD2 93.9％，CD5 85.4％，CD7 92.9％，CD3(－)CD(16＋56)(＋)4.4％↓，CD19 0.1％，CD19(＋)CD5(＋)＜0.1％。②所有有核细胞设门，未见异常浆细胞群体。(2019-01-22)骨髓TCR基因重排：未发现 *TCRB Vβ-Jβ*(A)基因重排，未发现 *TCRB Vβ-Jβ*(B)基因重排，未发现 *TCRB Dβ-Jβ* 基因重排，未发现 *TCRG Vγ1f*、*Vγ10-Jγ* 基因重排，未发现 *TCRG Vγ9*、*Vγ11-Jγ* 基因重排。

病理：(咽部新生物)考虑为慢性活动性EB病毒感染，系统性(T细胞型)/EB病毒阳性淋巴组织增殖性疾病(A2)。免疫组化及特殊染色：CD20(－)，CD79α(少量＋)，CD3(部分＋)，CD4(少量＋)，CD8(部分＋)，CD56(－)，TIA-1(部分＋)，CD25(－)，CD38(少量＋)，c-myc(－)，PD-L1(－)，Ki-67(20％＋)，EBER(少数＋)(图2-2)。

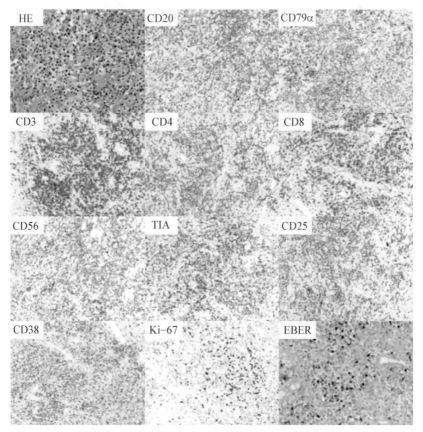

图2-2　咽部新生物活检HE、免疫组化及EBER

疾病诊断

主要诊断:NK/T 细胞淋巴瘤后慢性活动性 EB 病毒感染相关 T 细胞型淋巴增殖病伴噬血细胞综合征。

次要疾病诊断:①肺部感染;②急性左心衰竭;③多浆膜腔积液(心包,双侧胸腔);④肝功能不全;⑤脂肪肝(重度);⑥前列腺增生。

治疗及转归

该患者于 2016 年 1 月曾被诊断为 NK/T 细胞淋巴瘤,予以 MESA 方案化疗 4 个疗程"夹心"放疗后,PET/CT 评估疾病完全缓解。后定期随访,病情稳定。2018 年 6 月该患者再次出现反复咽痛,伴吞咽痛和发热,鼻咽 MR 提示口咽部及左侧鼻咽部较前片(2017 年 8 月)增厚。2018 年 7 月行喉镜下喉肿物摘除术,术后病理可见散在 EBV 阳性小淋巴细胞,但未显示肯定异常免疫表型。该患者外周血 EBV 拷贝数持续升高,于 2018 年 9 月至 10 月期间试予更昔洛韦、利妥昔单抗 200 mg×2(2018 - 10 - 10,2020 - 10 - 23),地塞米松、人免疫球蛋白等免疫抑制治疗;2018 年 12 月行 MESA 方案 1 个疗程治疗;咽痛均无明显缓解,外周血 EBV 拷贝数持续升高(图 2 - 3)。

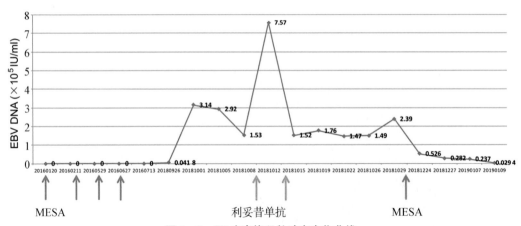

图 2 - 3　EB 病毒拷贝数动态变化曲线

2019 年 1 月于外院行 PET/CT 检查提示淋巴瘤治疗后复发,鼻咽、会厌、两肺、脾脏、纵隔、左肺门淋巴结等多处代谢增高。为明确疾病诊断,再次入院行会厌部新生物活检,病理诊断为慢性活动性 EBV 感染,系统性(T 细胞型)/EBV 阳性淋巴组织增殖性疾病(A2),骨髓涂片可见少量幼淋细胞,可见组织细胞,偶见噬血现象。2019 年 1 月 18 日起予以 GEMOX＋培门冬酶＋西达本胺方案化疗[具体方案:吉西他滨 1.73 g d1,奥沙利铂 173 mg d2,培门冬酶 3 750 IU d3,西达本胺 5 mg 每日 1 次(qd)口服(po)]以降低 EBV 拷贝数,为后续异基因造血干细胞移植(allogeneic hematopoietic stem cell transplantation, allo - HSCT)做准备;予以依托泊苷 100 mg d1,地塞米松 20 mg qd po 治疗噬血细胞综合征。患者病程晚期,一般状况差,有反复发热、全血细胞减少、脾肿大、肝功能异常、肺部感染、急性左心衰竭、心包及双侧胸腔积液等,辅以止痛改善咽痛症状、重组人粒细胞刺激因子注射液升白细胞及血小板、补充纤维蛋白原、保肝降酶、抗感染、强心、利尿、扩冠、抗心衰等对症支持治疗。因患者及家属要求放弃后续治疗，于 2019 年 1 月 27 日签字后自动出院。

讨论与分析

1. 本病例的诊断依据是什么？

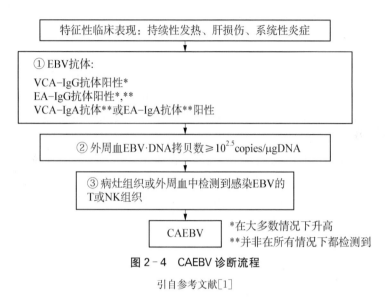

图 2-4 CAEBV 诊断流程

引自参考文献[1]

根据其感染淋巴细胞的类型不同，LPD 分为 B 细胞型和 T/NK 细胞型，可伴发噬血细胞性淋巴组织细胞增生症（hemophagocytic lymphohistiocytosis，HLH）。HLH 的诊断标准（HLH-2004）：符合以下两条标准中任何一条时可以诊断。①分子诊断符合 HLH：在目前已知的 HLH 相关致病基因，如 *PRF1*、*UNC13D*、*STX11*、*STXBP2*、*Rab27a*、*LYST*、*SH2D1A*、*BIRC4*、*ITK*、*AP3β1*、*MAGT1*、*CD27* 等发现病理性改变；②符合以下 8 条指标中的 5 条：a. 发热：体温＞38.5℃，持续＞7 d；b. 脾大；c. 血细胞减少（累积外周血两系或三系）：血红蛋白＜90 g/L，血小板＜100×10⁹/L，中性粒细胞＜1.0×10⁹/L，非骨髓造血功能减低所致；d. 高甘油三酯血症和（或）低纤维蛋白原血症：甘油三酯＞3 mmol/L 或高于同年龄的 3 个标准差；e. 在骨髓、脾脏、肝脏或淋巴结里找到噬血细胞；f. 血清铁蛋白升高：铁蛋白≥500 μg/L；g. NK 细胞活性降低或缺如；h. sCD25（可溶性白细胞介素-2 受体）升高。

根据 HLH 的诊断标准，与本例患者符合点有：①发热（体温＞38.5℃，持续＞7 d）；②脾大；③血细胞减少；④高甘油三酯和低纤维蛋白原血症；⑤在骨髓、脾脏、肝脏或淋巴结里找到噬血细胞；⑥血清铁蛋白升高；因此诊断为噬血细胞综合征，是 EBV 感染表现之一。

本例患者为 38 岁中青年男性，2016 年 1 月确诊 NK/T 细胞淋巴瘤，行 MESA 方案化疗 4 个疗程"夹心"放疗，治疗后疾病达完全缓解（CR）。2018 年 6 月再次出现咽痛等不适症状就诊。综合患者目前临床、检验及病理结果可诊断为系统性 CAEBV，EBV 相关 T 细胞淋巴增殖性疾病（EBV-TLPD），并发 HLH。但该患者既往有 NK/T 细胞淋巴瘤病史，PET/CT 提示鼻咽、会厌、两肺、脾脏、纵隔和左肺门淋巴结高代谢，淋巴瘤侵犯不能排除，本次起病后先后予以更昔洛韦、利妥昔单抗等抗病毒治疗，MESA 方案化疗，均未见明显改善。综合这些因素,本病例的临床病程及特点均符合成人CAEBV并发噬血细胞综合征的诊断。

2. EB病毒感染相关疾病的临床及生物学特点

EB病毒(Epstein-Barr virus,EBV)属于人类疱疹病毒,在全世界广泛分布,主要通过唾液传播。人类是EBV唯一的天然宿主,病毒膜壳抗原(VCA)、早期抗原(EA)和EB核抗原(EBNA)可诱导产生相应抗体(图2-5),成人90%可测出抗体。EBV参与多种疾病的致病过程,如传染性单核细胞增多症、鼻咽癌、结外鼻型NK/T细胞淋巴瘤及非洲儿童淋巴瘤等。近年发现,口腔腺体肿瘤、胸腺瘤、器官移植后肿瘤,以及艾滋病相关B细胞淋巴瘤,均与EBV感染有关。依据感染宿主细胞类型的不同,EBV相关疾病可分为B细胞来源、上皮细胞来源和NK/T细胞来源(表2-1)。EBV感染目前尚无特效治疗,主要为对症治疗,疾病大多能自愈。阿昔洛韦(acyclovir)、α干扰素、更昔洛韦(ganciclovir)在体外能有效抑制EBV的复制,但对临床症状的改善并无明显作用。对于严重危及生命的EBV感染疾病,可采用人源化CD20单抗(利妥昔单抗)单用或联合化疗、CD8(+)T细胞免疫治疗等策略。此外,EBV疫苗也在研发当中,分别是含有gp350亚基或CD8(+)T细胞多肽表位的两种疫苗。目前研究发现,含有gp350亚基的疫苗安全性和耐受性较好,但只有4/13的受试者产生中和抗体;而含有CD8(+)T细胞多肽表位的疫苗,可通过免疫反应介导干扰素(interferon,IFN)-γ的产生,但仅对特定HLA亚型(HLA B8)的人群有效,限制了其推广应用。

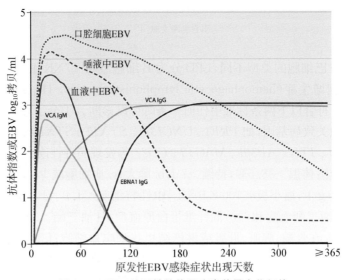

图2-5 EBV特异性抗体及病毒载量变化规律

引自参考文献[2]

表2-1 EBV相关T/NK细胞淋巴增殖性疾病/淋巴瘤

疾病类型	与EBV关联性(%)	感染细胞	潜伏感染类型	高危人群
血管免疫母细胞性T细胞淋巴瘤	>90	B	II	
侵袭性NK细胞白血病	>90	NK	II	亚洲人群
结外NK/T细胞淋巴瘤,鼻型	100	NK,T	II	东亚人群

（续表）

疾病类型	与 EBV 关联性（%）	感染细胞	潜伏感染类型	高危人群
外周 T 细胞淋巴瘤，非特指型	30	T	Ⅱ	
T/NK 亚型慢性活动性 EBV 疾病	100	T，NK（B）	Ⅱ	东亚人群
严重的蚊虫叮咬过敏	100	NK（T）	Ⅱ	东亚人群
EBV 相关噬血细胞综合征	100	CD8（＋）T，NK	Ⅱ	
系统性 EBV 阳性儿童 T 细胞淋巴瘤	100	T	Ⅱ	东亚人群
种痘水疱病样淋巴细胞增殖性疾病	100	γ/δT，NK	Ⅱ	亚洲人群，美洲人群

引自参考文献[3]

　　EBV 转化 B 细胞的致病分子机制已被广泛研究，而 EBV 在 T/NK 细胞来源疾病中的作用机制尚未明确。本病例中诊断的难点也主要在于活检组织病理提示 CAEBV、TLPD，而疾病临床进程提示高度恶性及侵袭性。研究认为，EBV 相关淋巴瘤/白血病的致病是多步骤过程，包括 EBV 感染和遗传学突变积累，根据二者发生的先后顺序提出两种致病模式猜想（图 2－6）。其中，EBV－T/NK LPD 可能是 EBV 感染 T/NK 细胞后宿主逐渐积累基因突变和表观遗传学异常（图 2－7）进而导致淋巴瘤/白血病发生的中间过程。

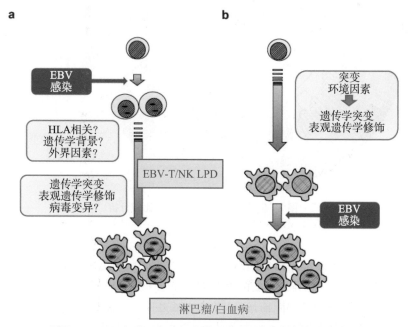

图 2－6　EBV 相关 T/NK 细胞淋巴瘤/白血病多步骤致癌过程

引自参考文献[3]

　　除宿主血清学免疫应答及分子遗传学异常等因素外，越来越多的研究发现，EBV 基因组特征及特定基因表达特征在疾病的发生发展过程中也扮演着重要角色。EBV 最初是从 Burkitt 淋巴瘤细胞株中分离获得，是最早发现的具有恶性转化能力的肿瘤致病相关病毒。

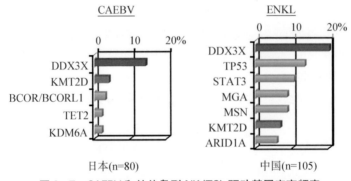

图 2-7　CAEBV 和结外鼻型 NK/TCL 驱动基因突变频率

引自参考文献[4]

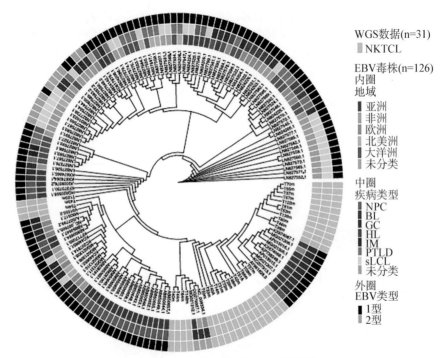

图 2-8　不同 EBV 株基因组比较分析

引自参考文献[5]

B95-8 病毒株是第一株获得完整基因组序列的 EBV 毒株,此后随着测序技术的不断进步,越来越多的病毒株被鉴定报道。对不同疾病来源和地域来源的 EBV 毒株基因组特征进行比较的研究发现,相同疾病及相同地域的 EBV 毒株基因组的相似性更高(图 2-8),为 EBV 相关疾病的流行病学特征提供了遗传学证据。EBV 基因组侵染宿主细胞后以游离体(episome)的形式存在,主要表达潜伏期病毒基因(latent gene),包括 6 种 EBV 核抗原(EBNA1、2、3A、3B、3C 和 EBNA-LP),潜伏膜蛋白(LMP1、2A、2B),EBV 编码 RNAs(EBER1、2)和病毒 microRNA。根据潜伏基因表达特征不同,又可进一步分为不同的潜伏感染类型(latency type),对应不同类型 EBV 相关疾病(表 2-2)。近年来的研究发现,潜伏感染的 EBV 还可表达裂解期基因(lytic gene),特定基因的单核苷酸多态性或表达水平可能与 EBV 相关肿瘤的致病相关。此外,EBV 基因组序列缺失常见于非自限性疾病 CAEBV (35%)、NK/TCL(43%)和弥漫大 B 细胞淋巴瘤(diffuse large B-cell lymphoma,DLBCL) (71%)(图 2-9)。在 CAEBV 中,EBV 基因组序列缺失常发生在 BamHI A 右侧转录物微小 RNA 簇(BamHI A rightward transcript microRNA clusters),可能通过上调裂解期基因 *BZLF1* 和 *BRLF1*,参与病毒裂解周期的再次激活,介导病变组织恶性转化。

表 2-2 EBV 潜伏感染类型

0 期潜伏期 (EBERs,BARTs)	AIDS 相关浆母细胞性淋巴瘤
Ⅰ型潜伏期 (EBNA1,LMP2,EBERs,BARTs)	伯基特淋巴瘤
Ⅱ型潜伏期 (EBNA1,LMP1,LMP2,EBERs,BARTs)	霍奇金病;AIDS 相关伯基特淋巴瘤或原发性渗出性淋巴瘤;外周 T 细胞淋巴瘤;NK/T 细胞淋巴瘤,鼻型;鼻咽癌(加 BARF1);胃腺癌(加 BARF1);移植后淋巴细胞增殖性疾病
Ⅲ型潜伏期 (EBNA1,-2,-3A,-3B,-3C;LMP1,LMP2,EBERs,BARTs)	AIDS 相关性免疫母细胞性或脑淋巴瘤;传染性单核细胞增多症,慢性活动性 EBV 感染,体外淋巴母细胞系,X 染色体连锁淋巴细胞增殖性疾病

引自参考文献[6]

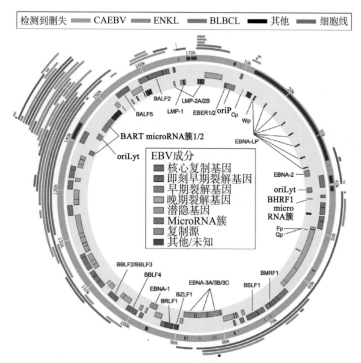

图 2-9 EBV 相关疾病中病毒基因组序列缺失

引自参考文献[4]

3. NK/TCL 后 CAEBV 相关 TLPD 的可能机制

EBV 可感染宿主的上皮细胞,以及 B 细胞、NK 细胞和 T 淋巴细胞(图 2-10)。原发性

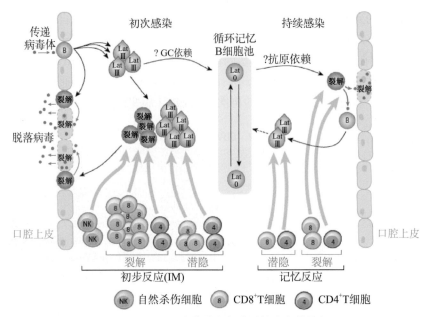

图 2-10　EBV 感染具有免疫活性宿主的特征

引自参考文献[7]

　　EBV 感染急性期可引起外周血中 NK 细胞激活、病毒特异性 CD8（＋）T 细胞大量扩增、CD4（＋）T 细胞少量扩增。EBV 持续感染期，上述免疫细胞不再持续激活扩增，外周血中仅剩少量病毒特异性免疫细胞，提示宿主可能转变为免疫抑制状态。本例患者病程期间动态检测外周血 EBV 拷贝数，自 2018 年 9 月起 EBV 拷贝数持续高水平，属于持续性病毒感染。外周血分化抗原检测结果提示，外周血 CD4（＋）T 细胞、CD8（＋）T 细胞及 NK 细胞绝对计数均明显降低，符合持续性 EBV 感染阶段免疫细胞变化特征。

　　如前文所述，EBV 感染与多种疾病相关，根据宿主免疫状态可分为（图 2-11）：免疫病理疾病（包括传染性单核细胞增多症、X 染色体连锁淋巴细胞增殖病、多发性硬化、CAEBV 等），严重免疫缺陷相关肿瘤（包括 B 淋巴细胞增殖病、平滑肌肉瘤），无或低免疫损伤肿瘤（包括霍奇金淋巴瘤、弥漫大 B 细胞淋巴瘤、Burkitt's 淋巴瘤、NK/TCL，鼻咽癌、胃癌等）。但具体致病机制尚不明确。参考经典的 HIV 相关淋巴瘤模型理论（图 2-12），病毒感染首先引起 B 细胞慢性激活、异常释放细胞因子、宿主免疫功能失调，进而导致 B 细胞增殖由多克隆向寡克隆演变，在此基础之上多种遗传学损伤在某单一克隆中积累，引起单克隆增殖恶性转化，最终导致淋巴瘤的发生。上述致病模型理论揭示了病毒感染和宿主免疫失衡在肿瘤发生发展中的重要作用。本例患者于 2016 年 1 月被确诊为 NK/TCL，行 4 疗程 MESA 化疗"夹心"放疗后疾病持续缓解，2018 年 9 月出现 CAEBV 相关 TLPD 合并噬血综合征。猜测潜在致病机制：患者初诊 NK/TCL 时即存在 EBV 潜伏感染，肿瘤本身及放化疗对宿主免疫系统亦可造成一定程度损伤，这为后续 EBV 慢性持续性活化制造机会。在本例患者中，EBV 主要感染 T 淋巴细胞并引起其异常增殖，但增生组织二代测序研究并未检测到重要致癌相关突变，推测目前仍处于多克隆向寡克隆增殖演变，但并未转化为单克隆恶性增殖。本例患者病理诊断考虑 CAEBV-TLPD，尚未达到淋巴瘤诊断标准，符合上述猜测。

　　4. CAEBV 的诊疗流程（图 2-13）

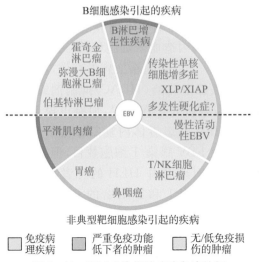

图 2-11 EBV 感染相关疾病免疫特征

引自参考文献[7]

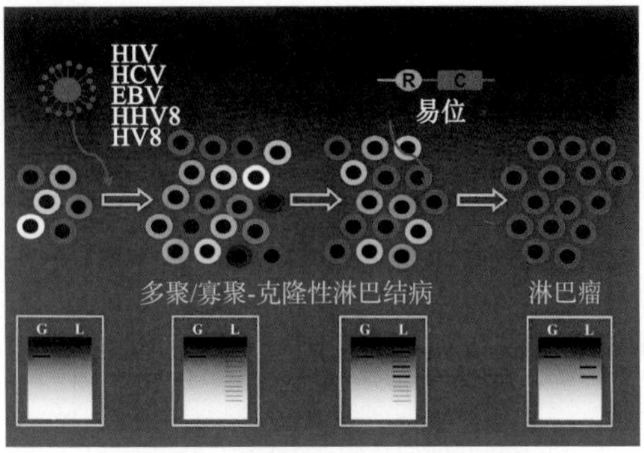

图 2-12 病毒相关淋巴瘤致病模型

引自参考文献[8]

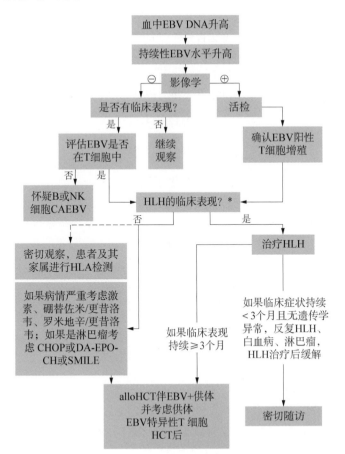

图 2-13 CAEBV 诊断和治疗流程

* 症状包括发热、盗汗、体重减轻,体征包括肝功能检查结果升高、扫描病变

引自参考文献[9]

　　T-CAEBV 治疗策略主要包括免疫调节治疗、抗病毒治疗、靶向 EBV 感染 T 细胞、化学治疗、EBV 特异性 T 细胞治疗和造血干细胞移植。具体的免疫调节治疗主要包括三步：①泼尼松龙、环孢素 A、依托泊苷等；②化疗；③异基因造血干细胞移植。抗病毒治疗中，阿昔洛韦可抑制裂解期病毒复制，但仅对早期原发上皮细胞感染病毒有效，对于侵犯淋巴细胞的病毒疗效有限。更昔洛韦联合组蛋白去乙酰化酶（HDAC）抑制剂或蛋白酶体抑制剂硼替佐米靶向 EBV 感染 T 细胞的相关临床研究正在开展，但有也报道指出，HDAC 抑制剂罗米地辛（romidepsin）可显著诱导 EBV 在患者体内复制。化学治疗（包括 DA-EPOCH 和 CHOP 方案）可降低病毒负荷及 EBV 感染 T 细胞数目，但其使用的时机仍存在争论，常作为造血干细胞移植前治疗。对于合并 HLH 的患者，建议参考 HLH-94 方案进行化疗。此外，有研究表明，靶向 *LMP1* 和 *LMP2* 的 EBV 特异性 T 细胞可显著改善 EBV 阳性霍奇金淋巴瘤和 NK/T 细胞淋巴瘤临床疗效，且无明显不良反应。

　　CAEBV 的预后相关因素（表 2-3）主要包括年龄偏大（初发年龄≥8 岁）和血小板减少（初发血小板<$120×10^9$/L）。肝酶异常、持续发热、脾脏肿大、贫血、蚊咬高敏等亦提示预后不良。

表 2-3　单因素分析 CAEBV 预后因素分析

因素	比值比（95%置信区间）	P
肝损伤[a]	**6.0（1.80～20.4）**	**0.004**
血小板减少症[b]	**5.5（2.12～14.5）**	**0.0005**
发热>1 天/周	**5.0（1.62～15.8）**	**0.005**
脾大	**4.8（1.46～15.9）**	**0.01**
肝大	3.0（0.87～10.1）	0.08
贫血[c]	**2.5（1.01～6.17）**	**0.047**
发病年龄	**1.07（1.01～1.13）**	**0.01**
T 细胞感染	2.5（0.90～6.9）	0.08
淋巴结肿大	1.4（0.48～2.8）	0.74
EBV 单克隆性	0.70（0.19～2.6）	0.58
NK 细胞感染	0.36（0.13～1.01）	0.05
蚊虫叮咬高敏状态	**0.24（0.09～0.71）**	**0.006**

P 值通过 Fisher 精确检验或 χ^2 检验计算；粗体提示结果具有统计学差异；实验室数据均为初诊时收集
a. 定义为血清 ALT>50 U/L；b. 定义为 PLT<$15×10^4$/μl；c. 定义为 RBC<$400×10^4$/ml
引自参考文献[10]

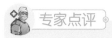

专家点评

　　患者为 38 岁中青年男性,2016 年确诊为 NK/TCL 后行 4 疗程 MESA 方案"夹心"放疗,PET/CT 评估 CR。2018 年再次出现反复咽痛,伴吞咽痛和发热,病理考虑 CAEBV 相关 TLPD,骨穿提示 HLH,其间予以更昔洛韦、利妥昔单抗、地塞米松、人免疫球蛋白、MESA、GEMOX＋培门冬酶＋西达本胺等治疗,均无明显缓解,外周血 EBV 拷贝数持续升高。2019 年 1 月患者签字放弃治疗后自动出院。

　　该病例是一例 NKTCL 后 CAEBV 相关 TLPD 伴 HLH,虽然已明确 EBV 感染是此类疾病的主要起因,但目前致病机制尚不明确,针对 CAEBV 相关 LPD 的治疗也非常棘手,预后不佳。本例患者病情尤为复杂,应用免疫调节治疗、抗病毒治疗和化学治疗等多种手段后病情仍难以控制,同时伴随有多脏器功能不全,无法耐受造血干细胞移植等细胞治疗。CAEBV - LPD 的致病机制仍有待进一步明确,以期寻找更为靶向、高效的治疗方案,改善此类患者的临床结局。

整理:熊杰

点评:王黎

参考文献

[1] ARAI A. Advances in the study of chronic active Epstein-Barr virus infection: clinical features under the 2016 WHO classification and mechanisms of development [J]. Front Pediatr, 2019,7:14.

[2] ODUMADE OA, HOGQUIST KA, BALFOUR HH JR. Progress and problems in understanding and managing primary Epstein-Barr virus infections [J]. Clin Microbiol Rev, 2011,24(1):193 - 209.

[3] KIMURA H. EBV in T-/NK - Cell Tumorigenesis [J]. Adv Exp Med Biol, 2018,1045:459 - 475.

[4] MURATA T, OKUNO Y, SATO Y, et al. Oncogenesis of CAEBV revealed: Intragenic deletions in the viral genome and leaky expression of lytic genes [J]. Rev Med Virol, 2020,30(2):e2095.

[5] XIONG J, CUI BW, WANG N, et al. Genomic and transcriptomic characterization of natural killer T cell lymphoma [J]. Cancer Cell, 2020,37(3):403 - 419. e6.

[6] DE PASCHALE M, CLERICI P. Serological diagnosis of Epstein-Barr virus infection: Problems and solutions [J]. World J Virol, 2012,1(1):31 - 43.

[7] TAYLOR GS, LONG HM, BROOKS JM, et al. The immunology of Epstein-Barr virus-induced disease [J]. Annu Rev Immunol, 2015,33:787 - 821.

[8] CARBONE A, GAIDANO G. Acquired immunodeficiency syndrome-related cancer. A study model for the mechanisms contributing to the genesis of cancer [J]. Eur J Cancer, 2001,37(10): 1184 - 1187.

[9] BOLLARD CM, COHEN JI. How I treat T-cell chronic active Epstein-Barr virus disease [J]. Blood, 2018,131(26):2899 - 2905.

[10] KIMURA H, MORISHIMA T, KANEGANE H, et al. Prognostic factors for chronic active Epstein-Barr virus infection [J]. J Infect Dis, 2003,187(4):527 - 533.

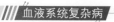

病例3 单纯性血小板减少型T细胞大颗粒淋巴细胞白血病

主诉

男性,65岁,发现血小板减少10年余。

病史摘要

现病史:患者于2008年体检发现血小板减少,血小板计数$50×10^9$左右,后定期体检复查血常规,血小板计数均在$(31~78)×10^9$左右波动。2019年5月17日患者定期体检发现血小板降至$22×10^9$,遂至我院就诊,2019年5月22日骨穿涂片:骨髓增生尚活跃,粒红二系增生尚活跃,巨系未见,血小板散在减少。染色体检查:46,XY(偶见+18)。骨髓活检:造血细胞巨核系增生低下(++)。2019年6月12日患者进一步于我院专家门诊就诊,完善外周血流式及T细胞受体(TCR)Vβ基因重排,CD3(+)CD7(dim/-)细胞78.2%,其中总TCR Vβ小于0.1,间接提示T淋巴细胞克隆性增生可能。进一步送至皮肤科行外周血 *TCR Vγ* 基因检测:*Vγ1~8*、*Vγ10* 阳性,*Vγ9*、*Vγ11* 阴性。2019年6月13日开始口服艾曲泊帕25 mg qd,持续2周左右,患者血小板无明显上升。7月8日开始口服泼尼松60 mg qd,7月23日治疗上加用环孢素200 mg q12 h,8月1日后减至175 mg q12 h,8月7日继续减至150 mg q12 h,过程中继续辅以艾曲泊帕50 mg qd,泼尼松定期减量及血小板输注对症治疗。患者目前血小板仍未见明显上升,为了进一步诊治,以"血小板减少"收治我院。患者自发病来,神清,精神可,食欲可,二便正常,睡眠可,体重无明显改变

既往史:否认高血压、糖尿病、心脏病等慢性病史,否认乙肝、结核等传染病史,否认手术外伤史。2019年6月开始输血,每周一次,均输注顺利,无不良反应。否认食物过敏史,否认药物过敏史。

个人史:长期生长于原籍,否认疫水、疫区接触史。吸烟史30年余,每天半包,目前已戒烟2年。否认酗酒史,否认冶游史。

婚育史:已婚已育,育有1子;配偶及儿子体健。

家族史:父亲患胃癌去世,母亲体健。哥哥血小板偏低($70×10^9$/L),其余四个兄弟姐妹无血液病史。

入院查体

T 37℃,P 89次/分,R 20次/分,BP 135/97 mmHg。神清气平,一般情况可,步入病房,无贫血貌。心率89次/分,律齐,未闻及杂音。双肺呼吸音清,未闻及干、湿啰音。腹膨,无压痛、反跳痛,肝脾肋下未及,双肾区无叩痛。四肢可见散在陈旧性瘀点、瘀斑。

辅助检查

见表3-1～表3-5。

表 3-1　患者血常规结果

项目	患者指标	标准值
网织红细胞绝对值($\times 10^9$/L)	138.3 ↑	17.0～70.1
网织红细胞百分比(%)	2.84 ↑	0.43～1.36
未成熟网织红细胞比率(%)	14.9 ↑	1.6～10.5
网织血小板比率(%)	3.3	0.8～6.3
白细胞计数($\times 10^9$/L)	8.46	3.97～9.15
中性粒细胞(%)	49.3 ↓	50.0～70.0
淋巴细胞(%)	38.8	20.0～40.0
嗜酸性粒细胞(%)	0.2 ↓	0.5～5.0
嗜碱性粒细胞(%)	0.5	＜1.0
单核细胞(%)	11.2 ↑	3.0～10.0
中性粒细胞计数($\times 10^9$/L)	4.17	2.00～7.00
淋巴细胞计数($\times 10^9$/L)	3.28	0.80～4.00
单核细胞计数($\times 10^9$/L)	0.95	0.12～1.00
嗜酸性粒细胞计数($\times 10^9$/L)	0.02	0.02～0.50
红细胞计数($\times 10^{12}$/L)	4.87	4.09～5.74
血红蛋白(g/L)	148	131～172
血小板计数($\times 10^9$/L)	10 ↓	85～303

表 3-2　患者生化检查结果

项目	患者指标	标准值
葡萄糖(mmol/L)	4.56	3.90～6.10
丙氨酸氨基转移酶(IU/L)	25	10～64
天门冬氨酸氨基转移酶(IU/L)	18	8～40
碱性磷酸酶(IU/L)	58	38～126
γ-谷氨酰基转移酶(IU/L)	43	7～64
总胆红素(μmol/L)	30.5 ↑	4.7～24
直接胆红素(μmol/L)	5.5	0～6.8
总蛋白(g/L)	69	60～83
白蛋白(g/L)	42	35～55
白/球比例	1.56	1.25～2.50
胆汁酸(μmol/L)	8.8	1.0～10.0
肌酐(μmol/L)	70	62～115
尿酸(μmol/L)	192	160～430

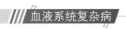

表3-3　患者免疫指标结果

项目	患者指标	标准值
抗核抗体（IFA）	阴性	阴性（1∶80）
抗双链 DNA IgG（ELISA）（IU/ml）	60.7	阴性：＜200。可疑：201～300。阳性：301～800。强阳性：≥801
抗 RNP/Sm 抗体（印迹法）	阴性	阴性
抗 Sm 抗体（印迹法）	阴性	阴性
抗 SSA 抗体（印迹法）	阴性	阴性
抗 Ro-52 抗体（印迹法）	阴性	阴性
抗 SSB 抗体（印迹法）	阴性	阴性
抗 SCL-70 抗体（印迹法）	阴性	阴性
抗 Jo-1 抗体（印迹法）	阴性	阴性

表3-4　患者病毒指标结果

项目	患者指标	标准值
丙肝病毒抗体（HCV-Ab）	阴性	阴性
艾滋病毒抗体（HIV）	阴性	阴性
抗巨细胞病毒 IgG（AU/ml）	＞250.00	阴性：＜6.0。可疑：6.0～1.9。阳性：≥15.0
抗巨细胞病毒 IgM（U/ml）	0.15	阴性：＜0.85。可疑：0.85～0.99。阳性：≥1.00
EB 病毒 EAIgG（U/ml）	15.00↑	阴性：＜10。可疑：10～40。阳性：＞40
EB 病毒 EBVIgM（U/ml）	＜10.00	阴性：＜20.00。可疑：20.00～40.00。阳性：＞40.00
EB 病毒 VCAIgG（U/ml）	＞750.00↑	阴性：＜20。阳性：＞40.00
EB 病毒 EBNAIgG（U/ml）	＞600.00↑	阴性：＜5。可疑：5～20。阳性：＞20
EB 病毒（copies/ml）	＜5.0×10²	＜5.0×10²
抗单纯疱疹病毒Ⅰ型 IgG（copies/ml）	阳性	阴性
抗单纯疱疹病毒Ⅰ型 IgM（copies/ml）	阴性	阴性
抗单纯疱疹病毒Ⅱ型 IgG（copies/ml）	阴性	阴性
抗单纯疱疹病毒Ⅱ型 IgM（copies/ml）	阴性	阴性
巨细胞病毒 DNA 定量（IU/ml）	＜1×10³	＜1×10³

表3-5　患者细胞因子检查结果

项目	患者指标	标准值
白介素-1β(pg/ml)	<5.00	<5
白介素-2受体(U/ml)	302.00	223~710
白介素-6(pg/ml)	4.87↑	<3.4
白介素-8(pg/ml)	9.45	<62
白介素-10(pg/ml)	<5.00	<9.1
肿瘤坏死因子TNF(pg/ml)	<4.00	<8.1
干扰素γ(pg/ml)	8.9	<23.1

初步诊断

血小板减少。

治疗及转归

1. 入院后补充检查

(1)骨髓细胞形态学检查:骨髓增生明显活跃,粒红比减低。粒系增生活跃。AKP积分:34.5分/100N.C.红系增生活跃,以中、晚幼红细胞为主,成熟红细胞形态大小未见明显异常。巨核系增生低下,血小板散在少见。髓片及外周血片中少部分淋巴细胞细胞质颗粒增多或增粗。诊断意见:与之前骨髓象比较,此次骨髓增生明显活跃,粒红比减低。粒、红二系增生活跃,巨核系增生低下,血小板散在少见。髓片及外周血片中少部分淋巴细胞细胞质颗粒增多或增粗(图3-1)。

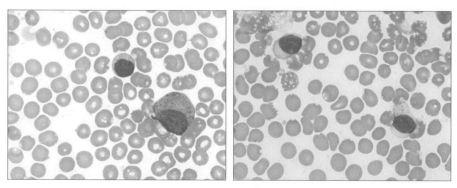

图3-1　骨髓细胞形态学检查

(2)骨髓细胞流式:

① 克隆性T淋巴细胞免疫表型:CD3(+),CD7(dim),CD5(+),CD2(+),CD4(-),CD8(dim),CD57(+),CD45RA(+),CD45RO(-),TCRα/β(+)。24种TCRVβ抗原总和<0.1%,间接提示T淋巴细胞克隆性增生可能。

② 符合惰性T淋巴细胞增殖性疾病免疫表型,考虑T细胞大颗粒淋巴细胞白血病(T-cell large granular lymphocyte leukaemia，T - LGLL）可能，结合临床及形态学检查。

③ 克隆性 B 淋巴细胞免疫表型：CD5（＋），CD10（－），CD19（＋），CD23（＋），CD79（dim/－），κ（dim），CD22（＋），CD20（＋），符合慢性淋巴细胞白血病（chronic lymphocytic leukemia，CLL）/小淋巴细胞淋巴瘤（small lymphocytic lymphoma，SLL）免疫表型。结合临床，考虑 SLL 浸润骨髓或单克隆 B 淋巴细胞增多症（monoclonal B-cell lymphocytosis，MBL）待排。

（3）PET/CT：①双肺尖局部胸膜增厚；②脊柱退行性变；③显像所见其余部位未见明显异常高代谢灶。

2. 入院后治疗情况及转归

该患者目前诊断为 T - LGLL，以单纯血小板减少为主要临床表现。治疗上继续予以环孢素口服治疗及免疫球蛋白短期冲击治疗调节患者免疫状态，由于患者入院前已口服环孢素 1 个月，目前骨髓细胞学提示巨核细胞较前稍有增加（表 3 - 6）、流式细胞术免疫表型分析提示外周血大颗粒淋巴细胞（large granular lymphocyte，LGL）计数（表 3 - 7）较前下降，以上结果均提示治疗有效。

表 3 - 6　治疗前后骨髓细胞学对比

日期	增生程度	粒红比	巨核细胞	骨髓淋巴细胞		血片淋巴细胞		原始细胞
				有颗粒	无颗粒	有颗粒	无颗粒	
2019.5.17	尚活跃	4.66∶1	全片未见	16 (72.7%)	6 (27.3%)	25 (69.4%)	11 (30.6%)	0
2019.8.16	明显活跃	2.19∶1	2 个颗粒巨	4.5 (23.7%)	14.5 (76.3%)	19 (48.7%)	20 (51.3%)	1

表 3 - 7　治疗前后外周血免疫表型分析

克隆性 T 细胞	标本	WBC（×10⁹/L）	淋巴细胞比例	克隆性 T 细胞占淋巴细胞比例	克隆 T 占所有 WBC 比例	克隆 T 绝对数（×10⁹/L）
2019.6.12	外周血	8.42	45.4%	76.1%	34.55%	2.91
2019.8.21	外周血	8.46	32%	39.7%	12.70%	1.07

治疗上继续目前治疗方案，门诊随访中，拟定期监测环孢素浓度，择期行骨髓穿刺以进一步评估疗效。

3. 该患者下一步应该完善哪些检查？

该患者目前已完善骨髓细胞学形态检查＋流式＋活检，以及外周血涂片、流式、基因等检测。血常规提示血小板无显著上升，仍需再次完善骨髓细胞形态学检查＋流式＋基因＋活检，基因检测包括 STAT3 突变位点的检测，其中 D661 和 Y640 位点为 T - LGLL 的常见突变位点。

最终诊断

T 细胞大颗粒淋巴细胞白血病，血小板生成减少。

讨论与分析

1. T-LGLL 的发病机制及诊断标准

大颗粒淋巴细胞白血病(large granular lymphocyte leukaemia，LGLL)是一种淋巴细胞克隆增生性疾病,同时可能合并慢性炎症和自身免疫性疾病。慢性持续性的抗原刺激引起 *STAT*3 激活,进而启动 LGL 克隆出现。部分患者随着时间推移出现了不同的克隆亚型。在疾病的发生过程中,相关细胞因子释放出现异常,如 IL-15、血小板衍生因子等。细胞信号通路如 Jak/Stat3、Fas/Fas-L、Ras/Raf-1/MEK1/ERK、PI3K/Akt、NF-kB 等参与了 LGLL 的疾病进程(图 3-2)。

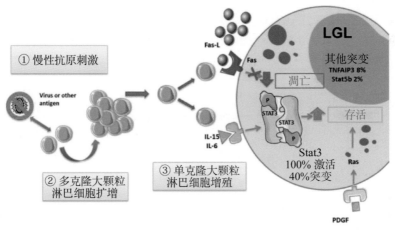

图 3-2 T-LGLL 的发病机制

引自参考文献[1]

LGLL 的明确诊断依赖于细胞学、免疫表型和克隆性的分析证实存在相关克隆性 T 细胞或 NK 细胞亚群。大颗粒淋巴细胞的镜下表现为:大尺寸(15~18 μm),细胞质丰富、淡蓝,细胞质有典型嗜天青颗粒。核圆,染色质稍疏松,偶见核仁。典型的 T-LGLL 的免疫表型为 CD3(+)，CD4(-)，CD5(dim)，CD8(+)，TCRα/β(+),另外少见的表型为 CD4(+)伴 CD8(-/+),该克隆亚型与巨细胞病毒感染及 STAT5b 突变相关。克隆分析依赖于 TCR 重排技术进一步证实(图 3-3)。

2. T-LGLL 的临床表现

多数 T-LGLL 患者出现血细胞减少,包括白细胞减少、贫血等。相关的临床表现多数与中性粒细胞减少有关,包括复发性口腔阿弗他溃疡,继发于细菌感染的发热。这些感染通常涉及皮肤、口咽和直肠周围区域,也可能发生严重的脓毒症。部分患者在很长一段时间内可能有严重的中性粒细胞减少,没有并发任何感染。20%~30% 的患者出现疲劳和 B 症状。脾肿大的发生率为 20%~50%,淋巴结累及极为罕见。半数患者淋巴细胞计数在(4~10)×10⁹/L, T-LGL 计数一般在(1~6)×10⁹/L。贫血发生比例很高,其中 10%~30% 的患者出现输血依赖。

该患者的临床表现主要表现为单纯性的血小板减少,此种亚型发生率小于 25%,未见明显的贫血、粒缺以及相关的伴随疾病(表 3-8)。

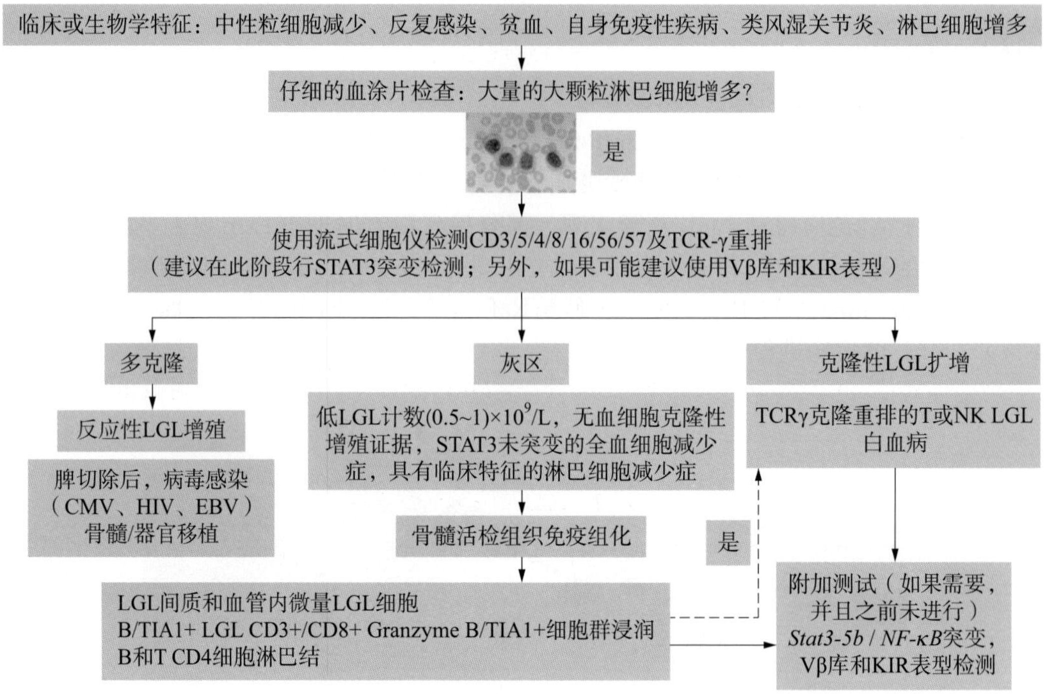

临床或生物学特征：中性粒细胞减少、反复感染、贫血、自身免疫性疾病、类风湿关节炎、淋巴细胞增多

仔细的血涂片检查：大量的大颗粒淋巴细胞增多？

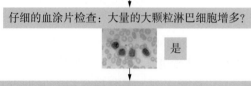

是

使用流式细胞仪检测CD3/5/4/8/16/56/57及TCR-γ重排
（建议在此阶段行STAT3突变检测；另外，如果可能建议使用Vβ库和KIR表型）

| 多克隆 | 灰区 | 克隆性LGL扩增 |

反应性LGL增殖

脾切除后，病毒感染
（CMV、HIV、EBV）
骨髓/器官移植

低LGL计数(0.5~1)×10⁹/L，无血细胞克隆性增殖证据，STAT3未突变的全血细胞减少症，具有临床特征的淋巴细胞减少症

骨髓活检组织免疫组化

TCRγ克隆重排的T或NK LGL白血病

是

附加测试（如果需要，并且之前未进行）
Stat3-5b / *NF-κB*突变，Vβ库和KIR表型检测

LGL间质和血管内微量LGL细胞
B/TIA1+ LGL CD3+/CD8+ Granzyme B/TIA1+细胞群浸润
B和T CD4细胞淋巴结

图3-3 T-LGLL的诊断流程

引自参考文献[2]

表3-8 T-LGLL的临床表现

分型	中位年龄	临床特征	分子标志
惰性大颗粒淋巴细胞白血病	60	无症状或有以下症状： 中性粒细胞减少 贫血 血小板减少 反复细菌感染 自身免疫疾病： 如类风湿性关节炎 纯红细胞再障 自身免疫性溶血性贫血 特发性血小板减少性紫癜	CD3(＋)CD8(＋)CD16(＋)CD56(－)CD57(＋) TCRα/β(＋)[10% 是 TCRγ/δ(＋)]
侵袭性大颗粒淋巴细胞白血病	41	血细胞减少 急性B症状 肝脾肿大	CD3(＋)CD8(＋)CD57(＋) TCRα/β
慢性NK细胞白血病	39	类似惰性大颗粒淋巴细胞白血病，自身免疫疾病少见	CD3(－)CD16(＋)/CD56(＋) CD57(＋)
侵袭性NK细胞白血病	58	B症状爆发 血细胞减少 肝脾肿大	CD3(－)CD16(＋)CD56(＋) CD57(＋)EBV(＋)

引自参考文献[3]

T-LGLL 伴随的疾病中,类风湿关节炎是最常见的相关疾病,发生在 10%～18% 的患者中。系统性红斑狼疮、干燥综合征、自身免疫性甲状腺炎、血管炎伴冷球蛋白血症和包涵体肌炎也偶有报道。肺动脉高压、髓系恶性肿瘤和骨髓衰竭综合征包括再生障碍性贫血、阵发性夜间血红蛋白尿、骨髓增生异常综合征也有报道。针对 T 淋巴细胞介导的免疫治疗强有力地说明了 T 细胞在疾病发生进展过程中扮演的重要角色。

3. T-LGLL 的治疗

免疫抑制治疗是 T-LGLL 治疗的基础。一线治疗方案主要包括免疫抑制药物的口服(表 3-9),如甲氨蝶呤(每周 10 mg/m²)、环磷酰胺(CTX,每天 100 mg)或环孢素(CSA,每天 3 mg/kg)。在评估反应前,至少需要 4 个月左右的治疗。回顾性研究报道提示以上三种药物的反应率相似。ORR 的范围多在 38%～92%(中位数 50%)。CR 率相对较低:MTX 为 21%,CTX 为 33%,CSA 为 5%。

表 3-9 T-LGLL 的一线治疗药物

治疗	研究	患者例数	总反应率(患者例数)	完全缓解率(患者例数)
甲氨蝶呤				
Sanikommu 等(2018)	回顾性	34	44%(15)	
Bareau 等(2010)	回顾性	36	44%(16)	14%(5)
Loughran 等(1994)	前瞻性	10	60%(6)	50%(5)
Loughran 等(2015)	前瞻性	54	38%(21)	5%(3)
环磷酰胺				
Sanikommu 等(2018)	回顾性	22	47%(10)	
Moignet 等(2014)	回顾性	45	72%(32)	47%(5)
Poullot 等(2014)	回顾性	13	69%(9)	46%(6)
Dhodapkar 等(1994)	回顾性	16	63%(10)	38%(6)
环孢素				
Sanikommu 等(2018)	回顾性	44	45%(20)	
Osuji 等(2006)	回顾性	14	92%(13)	

引自参考文献[1]

二线治疗药物包括嘌呤类似物(氟达拉滨、克拉曲滨、脱氧肋间型霉素和苯达莫斯汀)。阿仑单抗可用于难治性 LGLL,总反应率为 60% 左右,文献报道其不良反应限制了其进一步使用。利妥昔单抗(rituximab)是一种特异性的抗 CD20 单克隆抗体,可被用于风湿性关节炎合并 LGLL 患者,具有较好的反应率。其他的靶向治疗用药目前仍在探索中,包括 Stat 抑制剂、Jak3 抑制剂、S1PR 激动剂等。

目前该患者的治疗为泼尼松联合环孢素、艾曲泊帕治疗,治疗时间为 4 周左右。

4. 该患者病程是属于侵袭性还是惰性?

该患者于 2008 年体检时开始发现血小板减少,病程已有 10 余年。患者无明显症状体征,因此该患者病程呈现惰性的特点。一般来说,T-LGLL 起病缓慢,10 年总体生存率约为

70％。该患者外周血 T 细胞存在 γ 基因重排(Vγ1～8、Vγ10 阳性,Vγ9、Vγ11 阴性),需与 γ/δ T 细胞淋巴瘤/白血病鉴别。γ/δ T 细胞淋巴瘤多发生于结外器官,主要累及肝脾、皮肤、肠道等,其中以肝脾 γ/δ T 细胞淋巴瘤多见,临床上主要表现为患者有发热、肝脾肿大。有的患者伴有嗜血细胞综合征,病情危重,对治疗反应差。多数患者在半年至 1 年内死亡,有的甚至在数周或数天内死亡。另外,组织活检发现,肿瘤细胞可表达 TCRγ/δ、CD2、CD3,而 CD4、CD5 阴性,CD7、CD8 多为阴性,与 NK 细胞相关抗原如 CD16、CD56 常阳性,CD57 多阴性;细胞毒性相关抗原中,TIA-1 通常阳性。符合以上特征并经病理组织检查确诊后肝脾 γ/δ T 细胞淋巴瘤诊断可成立。结合该患者的临床表现及 PET/CT 检查,不支持 γ/δ T 细胞淋巴瘤诊断。

5. 该患者外周血存在 T 细胞 γ 基因重排,又有单克隆 B 淋巴细胞,到底是 T 细胞还是 B 细胞恶性疾病?

T-LGLL 与克隆性 B 淋巴细胞疾病密切相关,包括小淋巴细胞疾病、骨髓瘤、毛细胞白血病、淋巴瘤等。大多数病例中,这两种淋巴增生性疾病是同时诊断的。目前的研究认为,LGLL 中存在免疫异常导致了单克隆 B 淋巴细胞的出现。如 LGLL 患者血清中干扰素、趋化因子、表皮生长因子和白介素水平升高。70％的病例中出现 β_2 微球蛋白水平升高,60％的患者中检测到类风湿因子水平上升,40％的患者检测到抗核抗体阳性。血清蛋白电泳显示由于免疫球蛋白 G(IgG)和(或)IgA 增加而导致多克隆性高丙种球蛋白血症。综上,免疫异常可能是导致单克隆 B 淋巴细胞出现的重要原因。

◆ 专家点评 ◆

血小板减少的常见原因有:①血小板生成减少:包括遗传性和获得性两种。获得性血小板生成减少是由于某些因素如药物、恶性肿瘤、感染、电离辐射等损伤造血干细胞。这些因素可影响造血系统,常伴有不同程度贫血、白细胞减少、骨髓巨核细胞明显减少。②血小板破坏过多:包括先天性和获得性两种。获得性血小板破坏过多包括免疫性和非免疫性。免疫性血小板破坏过多常见的有特发性血小板减少性紫癜和药物血小板减少。非免疫性血小板减少破坏过多包括感染、弥散性血管内凝血(disseminated intravascular coagulation, DIC)、血栓性血小板减少性紫癜等。③血小板分布异常:常见于脾功能亢进。

该患者为 65 岁男性,发现血小板减少 10 余年,骨髓涂片示大颗粒淋巴细胞,骨髓流式示克隆性 T 淋巴细胞浸润,外周血克隆性 T 淋巴细胞绝对计数为 $2.91 \times 10^9/L$,可诊断为 T-LGLL。T-LGLL 患者多为中性粒细胞减少,贫血、血小板减少较为少见。该患者以血小板减少为主要表现,骨穿涂片提示巨核系未见,结合该患者的临床表现及相关检查,考虑该患者血小板减少与肿瘤微环境免疫异常相关。在条件许可的情况下,可进一步检测该患者血小板相关的抗体,如 c-MPL 抗体、TPO 抗体,以明确患者血小板减少发生于具体哪个环节。治疗上继续予以环孢素口服治疗及免疫球蛋白短期冲击治疗调节患者免疫状态。目前已口服环孢素 1 个月,骨穿细胞学提示巨核细胞较前稍有增加,流式细胞术免疫表型分析提示外周血 LGL 细胞计数较前下降,以上结果均提示治疗有效。

整理:郑重

点评:王黎

参考文献

［1］ MOIGNET A，LAMY T. Latest advances in the diagnosis and treatment of large granular lymphocytic leukemia［J］. Am Soc Clin Oncol Educ Book，2018，38：616 - 625.

［2］ LAMY T，MOIGNET A，LOUGHRAN TP JR. LGL leukemia：from pathogenesis to treatment［J］. Blood，2017，129(9)：1082 - 1094.

［3］ STEINWAY SN，LEBLANC F，LOUGHRAN TP JR. The pathogenesis and treatment of large granular lymphocyte leukemia［J］. Blood Rev，2014，28(3)：87 - 94.

［4］ SWERDLOW SH，CAMPO E，PILERI SA，et al. The 2016 revision of the World Health Organization classification of lymphoid neoplasms［J］. Blood，2016，127(20)：2375 - 2390.

［5］ KOSKELA HLM，ELDFORS S，ELLONEN P，et al. Somatic STAT3 mutations in large granular lymphocytic leukemia［J］. N Engl J Med，2012，366：1905 - 1913.

病例4　T 细胞幼淋巴细胞白血病

主诉

女性，54 岁，发现白细胞升高 1 年余。

病史摘要

现病史：患者 2015 年 1 月感冒时于上海某医院查血常规示 WBC 41.51×10^9/L，L％ 80％，Hb 138 g/L，PLT 169×10^9/L。即刻行骨髓穿刺，涂片示：骨髓增生较活跃，可见 T 淋巴细胞散在分布，占有核细胞的 10％～15％，考虑淋巴瘤细胞白血病骨髓象。骨髓流式：骨髓中淋巴细胞群约占有核细胞的 54.8％；T 细胞约占有核细胞的 51.97％，该群细胞 CD4/CD8＝34.99（比值明显升高），表达 CD3、TCRα/β、CD2，部分表达 CD57，不表达 TCRγδ、CD25、CD94。外周血 *TCRB* 和 *TCRG* 基因均呈单克隆性基因重排，提示 T 淋巴细胞源性肿瘤。骨髓病理免疫组化：MPO(粒系＋)、CD20(个别＋)、CD3(＋)、Ki - 67(个别＋)、CD235(红系＋)，CD79a(－)、CD5(个别＋)、CD42b(巨核＋)、Bob.1(－)、CD4(＋)、CD34(＋)、Bcl - 2(－)、CD8(＋)、CD117(－)、Bcl - 6(－)、CD10(－)。PET/CT：全身骨髓腔弥漫代谢增高，脾脏稍大。诊断为：CD4(＋)T 淋巴细胞增殖性疾病，建议随访观察。随访期间白细胞最高达 101×10^9/L，服用苯丁酸氮芥后可下降，最低至 23×10^9/L，但是停药后很快升高。

2015 年 5 月 12 日来我院门诊就诊，查血常规 WBC 117.06×10^9/L，L％ 97.7％，Hb 125 g/L，PLT 92×10^9/L。无发热、盗汗、体重降低等。B 超：腹膜后及肝门区淋巴结肿大，左侧颈根部、双侧腹股沟淋巴结显示（淋巴门结构可见），脾肿大。外周血流式淋巴细胞比例：81.8％，其中 CD3(＋)CD2(dim)细胞约占 91.2％；CD3(＋)CD2(dim)细胞 CD45(st)，表达 CD5、CD7 和 CD4，不表达 CD8；CD3(＋)CD2(dim)表达 CD57，TCRα/β(＋)，且 TCRVβ3 呈克隆性增殖。根据流式意见和临床表征，考虑 CD4(＋)大颗粒淋巴细胞白血病，

5月19日起 FC 方案化疗4次(福达华 46.8 mg d1～3,环磷酰胺 390 mg d1～3)。10月16日血常规 WBC 3.1×10^9/L, L% 79.1%, Hb 125 g/L, PLT 167×10^9/L;骨髓及流式检查未见异常细胞。超声检查:脾脏恢复到正常大小,PET/CT 评估脊柱及骨盆骨髓腔代谢水平稍高(较治疗前相比,无脾脏肿大),提示治疗有效。

2016年2月29日复查血常规:正常范围。2016年3月18日无明显诱因下突然出现颜面部水肿,症状逐渐加重,出现睁眼困难、气短、呼吸困难等,呕吐3次,呕吐物为血性消化液,复查血常规:WBC 84×10^9/L,异常淋巴细胞百分比 42%, Hb 139 g/L, PLT 36×10^9/L,遂收治入院。

既往史:否认高血压、糖尿病、冠心病等慢性疾病史,否认肝炎、结核等传染病史,既往剖宫产手术史,否认发病前有相关输血史,否认相关食物过敏史,否认药物过敏史。

个人史:生长于原籍,否认疫水、疫区接触史,否认化学毒物接触史,无烟酒史。

婚育史:已婚已育。

家族史:否认相关疾病家族史。

入院体检

T 37.6℃, P 88次/分,R 18次/分,BP 135/85 mmHg。神清,精神萎靡,推入病房,轻度贫血貌,颜面水肿,睁眼困难,皮肤黏膜无瘀点、瘀斑、出血。双侧腹股沟可扪及淋巴结,直径 1.0～1.5 cm,质硬,活动度差。心肺听诊无殊,腹微隆,无压痛,肝肋下2指,脾肋下4指,移动性浊音阳性,双下肢无水肿,神经系统体征(一)。

辅助检查

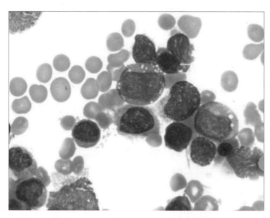

图 4-1　患者的骨髓细胞学显示图

1. 骨髓检查

(2016-03-21)骨髓细胞学:有核细胞增生明显活跃,骨髓片及血片中异常淋巴细胞分别占 46.5% 和 42%。该类细胞大小不一,呈圆形或类圆形,核类圆或不规则,可见切迹、扭曲及折叠,核染色质较细致,核仁显隐不一,细胞质量多少不等,色蓝,部分可见空泡,少量细胞可见少量颗粒(图 4-1)。

骨髓流式细胞检查:以 R1 区域中所有 WBC 设门,CD3(+)CD4(+)细胞约占 59.6%,其中 CD45(-)28.1%;CD45(dim) 11.7%;CD45(st)60.4%。CD45(-)、CD45(dim)和 CD45(st)细胞群之间其余免疫表型未见异常。以 CD3(+)CD4(+)细胞设门,免疫表型如下所示:TCRα/β 99.8%、CD8<0.1%、CD2 99.5%(dim)、CD5 99.8%、CD7 99.6%、CD10<0.1%、CD16 1.7%、CD56<0.1%、CD57 6.5%、CD45RA 98.4%、CD45RO<0.1%、TdT<0.1%。

以所有 WBC 设门,CD3(-)CD4(+)细胞约占 13.7%,CD45(-),免疫表型特征 cyCD3(+)、CD8(-)、CD2(dim)、CD5(+)、CD7(+)、CD45RA(-)、CD45RO(-)、

TCRα/β - TCR、CD45RA（-）、CD45RO（-）、TCRα/β（-）、TCRγ/δ（-），不表达 CD10、TDT、CD16、CD56 和 CD57。加做 CD52 98.7%（st）。

染色体培养：42 - 43，X，- X，- 2，- 7，- 8，- 11，- 12，- 13，- 15，+M7 - M9［CP3］/46，XX，染色体形态极差。

骨髓 FISH：未检测到 $STAT3$ 基因突变，未检测到 $JAK3\ Exon18$ 突变，未检测到 $IGH\ 14q32.3$ 基因重排。

骨髓活检病理：T 淋巴细胞性恶性肿瘤，免疫组化标记如图 4 - 2 所示。

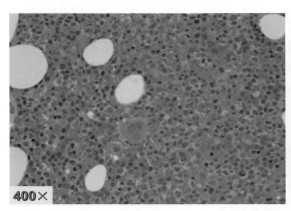
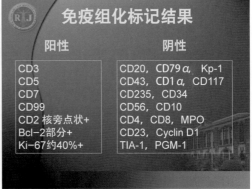

图 4 - 2　该患者的骨髓病理显示（400×）和相应的免疫组化标记结果（显示骨髓被幼稚淋巴细胞所浸润）

骨髓 TCR 重排：发现 $TCRB\ Vβ - Jβ(A)$、$TCRG\ Vγ1f$、$Vγ10 - Jγ$，新出现 $TCRB\ Dβ - Jβ$ 基因重排。

2. 生化

肝功能：ALT 153 IU/L、AST 148 IU/L。

血 $β_2$ - 微球蛋白 3 958 ng/ml，尿 $β_2$ - 微球蛋白 1 331 ng/ml。

LDH 1 190 IU/L，IL - 2 受体＞7 500.00 U/ml，IL - 8 167.00 pg/ml，TNF 375.00 pg/ml。

3. 影像学检查

浅表淋巴结、腹部及腹膜后超声：腹膜后（其中之一约 21 mm×15 mm）、肝门区（约 29 mm×22 mm）、双侧腹股沟、腋窝、颈部、锁骨上见淋巴结肿大。肝脾肿大，肝左叶长×厚 136 mm×90 mm，右叶斜径 163 mm。脾厚度约 60 mm，长径约 176 mm，肋下长约 35 mm。

胸部 CT：纵隔、两侧肺门、两侧腋下多发淋巴结增大；右肺上叶磨玻璃小结节影，与前片（2015 年 9 月 14 日）相仿，两肺多发斑片样、条索样高密度影，较前片范围增大；两侧胸腔少量积液。

上腹部 CT：肝大，脾大，脾内条片状低密度灶，胰腺头部实质密度略低，少量腹水，腹腔内脂肪间隙密度增高，腹膜后及肠系膜多发淋巴结显示及部分增大。

盆腔 CT：盆腔积液；肠系膜及两侧腹股沟多发淋巴结显示及肿大；直肠术后可能，直肠壁略厚，周围间隙模糊；右侧股骨颈致密影。

初步诊断

T 细胞淋巴瘤白血病。

治疗及转归

入院后病情进展迅速,腹胀等症状进行性加重伴少尿,并出现神志欠清。予以 CHOPE 方案化疗(CTX 600 mg d1,550 mg d2,长春地辛 4 mg d1,脂质体阿霉素 20 mg d 1~3,VP-16 75 mg d2~3,甲泼尼龙 80 mg×10 天,60 mg×9 天,40 mg×3 天后停用)。化疗第二日,患者出现明显烦躁,巩膜黄染,呼吸困难,血氧饱和度下降,血胆红素明显升高,体温升高,尿量明显增加,当晚有肢体抽搐。头颅 MRI 示:右侧额叶散在腔隙灶,右侧前额底部软化灶。神经内科会诊考虑颅内陈旧性病灶,浸润或出血不能排除,予以面罩吸氧、苯巴比妥、地西泮等对症治疗。化疗第三日查肝功能异常,血氨升高,中度昏迷,感染科会诊考虑肝性脑病不能排除,予门冬氨酸鸟氨酸、乳果糖、脱水、保肝药物等治疗,用药 2 天后患者神志逐渐转清。化疗开始后白细胞下降迅速,体温升高,血氨、LDH 和 BNP 明显升高,尿酸明显上升,考虑肿瘤溶解综合征,化疗继续,同时加强水化、碱化尿液治疗,CT 提示两肺多发渗出及实变灶,呼吸科会诊考虑感染合并肺部浸润,给予美罗培南抗感染治疗。

该患者经过化疗及支持治疗,患者症状及相关化验指标逐渐好转。2016 年 4 月 8 日复查骨髓涂片:异常细胞 8%。骨髓流式结果显示异常细胞比例由 59.4% 下降为 11.6%,具体见表 4-1。

表 4-1　骨髓流式结果

日期	异常 T 细胞占总 WBC 比例(%)	异常 T 细胞中根据 CD45 表达不同所占比例(%)		
		CD45(st)	CD45(dim)	CD45(—)
2016-03-21	59.4	40.7	7.6	51.7
2016-04-08	11.6	3.0	55.2	41.8

4 月 8 日腰穿+鞘注,脑脊液检查:白细胞数不高,但流式可见 74.7% 的异常 T 细胞,其中 CD45(st)12.8%,CD45(dim)38.8%,CD45(—)48.4%,再次予腰穿+鞘注 1 次后出院休养。

第二次入院,4 月 26 日行腰穿+鞘注,脑脊液微小残留病灶(minimal residual disease,MRD)19.3%,4 月 28 日再次予以 CHOPE 方案治疗(CTX 1.1 g d1,长春地辛 4 mg d1,脂质体多柔比星 60 mg d1,甲泼尼龙 60 mg d1~5),同时建议患者应用阿伦单抗治疗,并积极准备异基因造血干细胞移植。

最终诊断

T 幼淋巴细胞白血病(T-cell prolymphocytic leukemia,T-PLL)。

讨论与分析

1. T-PLL 的临床表现

T-PLL 通常累及外周血、骨髓、淋巴结和脾脏,主要累及老年人,中位发病年龄为 65 岁,男性略多于女性,男女比例为 1.33∶1。临床表现主要为白细胞计数升高(通常>

100 000/μL)、肝脾肿大和全身淋巴结肿大；可见贫血和血小板减少，与本例患者临床表现完全符合。此外，根据文献报道，有部分患者可出现皮肤浸润，通常表现为躯干及四肢的红色斑丘疹，累及面部往往表现为沿着眶周分布的水肿或紫癜（图4-3）；也可出现胸腔积液等浆膜腔积液、外周水肿表现。中枢神经累及较为少见，发生率低于10%。

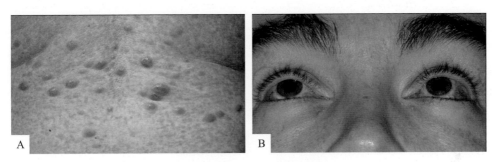

图4-3　T-PLL皮肤浸润表现

A. T-PLL导致的红色丘疹，B. 颜面部水肿，沿着眶周分布

引自参考文献[1]

2. T-PLL的生物学表现

这是一种极少见的成熟T细胞肿瘤，肿瘤细胞来源为胸腺后T细胞（图4-4），被列入2008版WHO造血淋巴组织肿瘤分类中成熟T及NK细胞类（表4-2）。

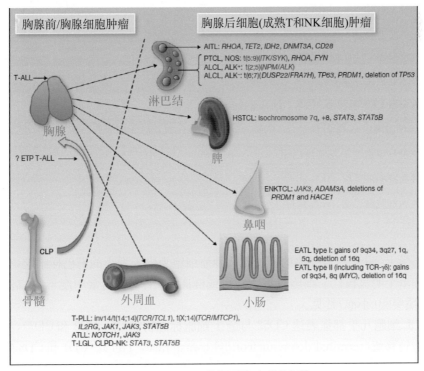

图4-4　T-PLL起源于胸腺后T细胞

引自参考文献[2]

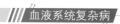

表 4-2　2008 年版 WHO 对于成熟 T 和 NK 细胞肿瘤的分类

成熟 T 和 NK 细胞肿瘤	发生率(%)
T 细胞幼淋巴细胞白血病	
T 细胞大颗粒淋巴细胞白血病	
NK 细胞性慢性淋巴组织增殖性疾病	
侵袭性 NK 细胞白血病	
儿童系统性 EBV 阳性 T 细胞淋巴瘤	
种痘样水疱病样淋巴瘤	
成人 T 细胞白血病淋巴瘤	9.6
结外 NK/T 细胞淋巴瘤(鼻型)	10.4
肠病相关 T 细胞淋巴瘤	4.7
肝脾 T 细胞淋巴瘤	
皮下脂膜炎样 T 细胞淋巴瘤	0.9
蕈样霉菌病	
Sézary 综合征	
原发性皮肤 CD30 阳性的淋巴组织增殖性疾病	
淋巴瘤样丘疹病	
原发性皮肤间变性大细胞淋巴瘤	1.7
原发性皮肤 γ/δT 细胞淋巴瘤	
原发性皮肤侵袭性亲表皮 CD8 阳性细胞毒性 T 细胞淋巴瘤	
原发性皮肤 CD4 阳性小/中等 T 细胞淋巴瘤	
外周 T 细胞淋巴瘤,非特指型	25.6
血管免疫母细胞性 T 细胞淋巴瘤	19.5
间变性大细胞淋巴瘤,ALK 阳性	6.6
间变性大细胞淋巴瘤,ALK 阴性	5.5

引自参考文献[3]

　　在形态学上(图 4-5),经典的 T-PLL 肿瘤细胞为中等大小的淋巴样细胞,有中度凝集的染色质和单个明显核仁。细胞核可为圆形或椭圆形,细胞质通常中度丰富,略呈嗜碱性,无颗粒,胞质突起(小泡)常见。

　　T-PLL 细胞几乎都强表达 CD52 与全 T 细胞标志物(CD2、CD3 和 CD7),不表达末端脱氧核苷酸转移酶(terminal deoxynucleotidyl transferase,TdT)。CD4 和 CD8 的表达情况不一:60% 的病例为 CD4(+)/CD8(-),25% 的病例为 CD4(+)/CD8(+),15% 的病例为 CD4(-)/CD8(+)。胸腺后 T 细胞恶性肿瘤中,CD4 和 CD8 共表达的情况几乎仅见于 T-PLL(图 4-6)。

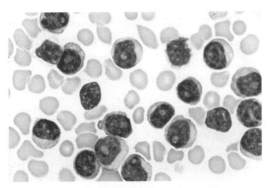

图4-5　T-PLL细胞形态学表现

外周血中T-PLL细胞中等大小,细胞核可为圆形或椭圆形,核仁明显,细胞质
通常中度丰富,略呈嗜碱性,无颗粒。部分细胞见伪足凸起
引自参考文献[1]

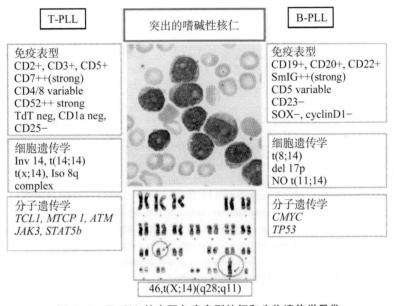

图4-6　T-PLL的主要免疫表型特征和生物遗传学异常

引自参考文献[4]

　　复习文献发现,T-PLL患者的遗传学改变多为复杂染色体异常,与临床侵袭性高的特点较为符合(图4-6)。重现性染色体异常一般累及14、8、11、6号和X染色体,近90%的病例中存在涉及14号染色体的异常,其中inv(14)(q11;q32)最具有特异性,60%~70%的患者存在这一染色体异常,也可表现为t(14;14)(q11;q32)。受累的位点14q11.2和14q32.1分别编码TCR-α和原癌基因T细胞白血病-1(T cell leukemia-1,TCL-1)。另外,大约20%的患者存在t(X;14)(q28;q11)染色体异常,导致TCR-α和成熟T细胞增殖1基因(mature T cell proliferation 1 gene,MTCP1)形成重排。通过流式或免疫组化手段检测TCL1蛋白的异常表达也可辅助诊断。少数病例无*TCL1A*、*TCL1B*或*MTCP1*基因重排或过表达,但有典型临床表现、细胞形态学特征和T-PLL的免疫表型,为"TCL家族

阴性的 T‑PLL"。表 4‑3 是对 T‑PLL 常见临床和实验室表现的总结。

80%～90%的患者有毛细血管扩张型共济失调基因(ataxia telangiectasia mutated, ATM)缺失或错义突变,位于染色体 11q23。8 号染色体异常可表现为 idic(8p11)、t(8;8)(p11‑12;q12)、trisomy(8q)。约三分之一的患者存在 6 号染色体异常。TP53 缺失和突变的发生率分别为 31%和 14%。

高达 75%的患者存在 JAK/STAT 信号通路相关基因的突变,JAK3 基因突变与不良预后相关,是目前为止在 T‑PLL 中发现的唯一具有预测意义的基因改变。约半数患者存在 CDKN1B 抑癌基因的单倍缺失。表观遗传学基因异常也发生与 T‑PLL 中,EZH2 缺失和突变的发生率分别为 18%和 13%,TET2 突变为 17%,BCOR 突变为 9%。

表 4‑3　T‑PLL 临床和实验室表现总结

临床表现
● 年龄 中位诊断年龄 63 岁
● 男/女性别比 3∶1
● 体检 脾肿大、淋巴结肿大、皮疹、水肿及严重积液 白细胞计数极高
形态学表现
● 嗜碱性幼淋巴细胞伴细胞质母细胞
● 小细胞(20%)
流式细胞学
● CD2(+),CD3(+),CD5(+),CD7(++),CD52(+)
● CD4 和 CD8 可变,通常 CD4(+)/CD8(−)
● CD1a(−),TdT(−);CD25 可变
细胞遗传学
● T(14;14),t(X;14),idec8q,复杂核型
癌基因
● TCL‑1,MTCP‑1,ATM
预后
● 传统化疗中位生存不足 1 年,阿伦珠单抗治疗中位生存 2 年
治疗
● 阿伦珠单抗单药治疗或与嘌呤类似物联合治疗(如喷司他丁、氟达拉滨等)
● 造血干细胞移植巩固(自体或异体)

引自参考文献[5]

3. T-PLL 的诊断标准

T-PLL 的诊断需满足 3 条主要标准或前 2 条主要标准和 1 条次要标准,见表 4-4。主要标准包括:①外周学或骨髓中 T-PLL>5×10⁹/L;②TRB/TRG 重排(PCR 法)或流式细胞术证实 T 淋巴细胞克隆性;③FISH 检测 14q32、Xq28 异常或 TCL1、MTCP1 异常表达。次要标准包括:①11 号染色体异常(11q22;ATM);②8 号染色体异常:idic(8p11)、t(8;8)(p11-12;q12)、trisomy(8q);③5、12、13、22 号染色体异常或复杂核型;④脾肿大、浆膜腔积液等临床表现。

表 4-4　T-PLL 的诊断标准

主要诊断标准	次要诊断标准
外周学或骨髓中 T-PLL 表型细胞>5×10⁹/L	11 号染色体异常(11q22;ATM)
	8 号染色体异常:idic(8p11)、t(8;8)(p11-12;q12)、trisomy 8q
TRB/TRG 重排(PCR 法)或流式细胞术证实 T 淋巴细胞克隆性	5、12、13、22 号染色体异常或复杂核型
FISH 检测 14q32、Xq28 异常或 TCL1A/B、MTCP1 异常表达	脾肿大、浆膜腔积液等临床表现

引自参考文献[6]

4. T-PLL 的鉴别诊断

T-PLL 疾病较少见,诊断时应与其他 CD4(+)成熟 T 细胞肿瘤进行鉴别。思路大体可以参考图 4-7,从侵袭性、累及部位等多个方面进行疾病的鉴别诊断。免疫表型特征鉴别可参考表 4-5。

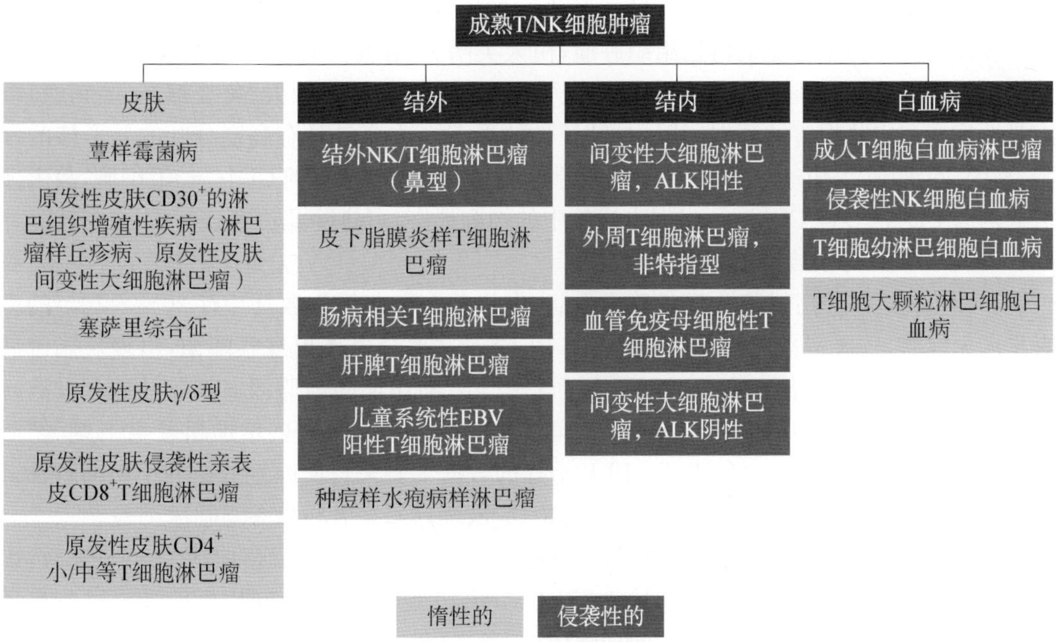

图 4-7　成熟 T 和 NK 细胞肿瘤的诊断思路

引自参考文献[7]

表 4-5　T-PLL 和相关鉴别疾病的免疫表型特征

鉴别诊断	免疫表型
T 细胞幼淋巴细胞白血病	cyTCL1(＋)(＞90％)，CD3(＋)(＞80％)，CD4(＋)(60％)，CD5(＋)(100％)，CD7(＋)(＞90％)，CD8(＋)(15％)，CD4(＋)CD8(＋)(25％)
T 细胞急性淋巴细胞白血病	Tdt(＋)，CD1a(＋)
外周 T 细胞淋巴瘤白血病	cyTLC1(－)
T 细胞大颗粒淋巴细胞白血病	CD8(＋)，CD57(＋)，CD16(＋)
塞萨里综合征	CD7(－)，CD4(＋)，CD25(＋)
成人 T 细胞白血病淋巴瘤	CD4(＋)，CD25(＋)，HTLV1(＋)

引自参考文献[6]

（1）与 T 细胞大颗粒淋巴细胞白血病(T-LGLL)的鉴别。

T-LGLL 是一种少见的惰性成熟 T 细胞肿瘤，其临床特征是外周血和骨髓中大颗粒淋巴细胞(LGL)浸润、脾肿大、血细胞减少，最常见的是中性粒细胞减少，大约 40％同时伴发自身免疫性疾病，其中以类风湿性关节炎和单纯红细胞再生障碍性贫血(pure red cell aplasia，简称纯红再障)最为多见。其细胞形态学特征是细胞体积较大，细胞质丰富，含细的或粗的嗜天青颗粒和肾形或圆形的核。绝大部分的 T-LGL 表达 CD3、CD8、CD16、CD57和 α/β TCR，通常不表达 CD4、CD56。

本患者曾被怀疑为 T-LGLL，但临床上不伴随自身免疫性疾病，细胞中无典型颗粒，免疫表型 CD4(＋)CD8－，故不支持 T-LGLL 的诊断。

（2）与成人 T 细胞白血病-淋巴瘤(ATLL)的鉴别。

ATLL 是一种不常见的淋巴组织肿瘤，由人类嗜 T 细胞白血病病毒 I 型(HTLV-I)感染引起。ATL 的临床特征包括存在广泛性淋巴结肿大、肝脾肿大、免疫抑制、高钙血症、溶骨性病变和皮肤损害的证据，其最具特征性的形态学改变是具有高度分叶的异形核的细胞，称为"花细胞"。由于 ATLL 的细胞起源是被 HTLV-I 感染的 CD4(＋)T 细胞，故大多数病例为 CD4(＋)且 CD8－。根据本病例中的细胞形态，可排除此诊断。

5. T-PLL 的预后与治疗

T-PLL 是一种高侵袭性 T 细胞白血病，中位总生存期仅为数月。有 20％～30％的患者早期无症状，进展缓慢，为"不活跃的 T-PLL"。这部分患者可观察随访，出现疾病进展或疾病相关的症状再治疗，这个过程通常为 1～2 年，随访期间需监测血细胞计数。发病时克隆性 T 细胞＞30 000/μL、白细胞倍增时间少于 6 个月或 2 个月内增加超过 50％则为"活跃的 T-PLL"，需要治疗。关于 T-PLL 治疗的数据主要来自回顾性分析和小型前瞻性试验，因此对这些患者的最佳治疗方法尚不清楚，应鼓励这些患者积极参与临床试验。

对于大多数 T-PLL 患者，传统的以烷化剂或蒽环类药物为基础的治疗大部分无效，以阿伦单抗为基础的化疗是优选的初始治疗。Chandran 观察到 2001 年以后的 T-PLL 患者的生存明显优于 2000 年前的患者，同样随访 40 个月，2001 年后的患者的生存率为 45％，而在 2001 年前只有 16％左右，推测这可能与 2001 年后阿伦单抗在临床上应用于治疗 T-

PLL 的情况有关(图 4-8)。

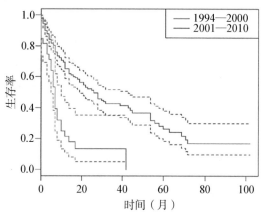

图 4-8 2001 年前后 T-PLL 患者预后区别明显

引自参考文献[8]

Damlaj 等回顾了 1997—2014 年梅奥中心收治的 T-PLL 患者 41 例,中位随访 18 个月,得到了同样的结论:接受含静脉阿伦单抗方案患者的中位生存时间为 40.5 个月,远远高于不含阿伦单抗方案者(10.3 个月)。同时还发现,皮下注射阿伦单抗患者的中位生存时间仅为 13.7 个月,远低于接受静脉注射的患者(图 4-9)。

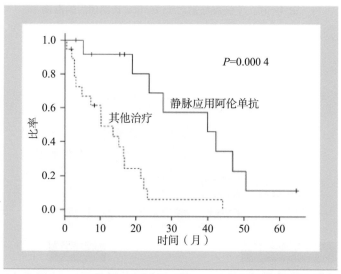

图 4-9 应用阿伦单抗可以明显延长 T-PLL 的总生存

引自参考文献[9]

约有 80% 的 T-PLL 患者在接受阿伦单抗初始治疗后会获得完全缓解。如果不进行额外治疗,几乎所有 T-PLL 患者将会在随后的 1~2 年内复发。而获得 CR 并接受异基因或自体造血干细胞移植(hematopoietic stem cell transplantation,HSCT)的患者,预计其 2 年和 5 年生存率分别高达 60% 和 30%。因此,对于获得 CR 并且条件适宜的患者,应行 HSCT

进行巩固。

在一项多中心回顾性研究中,作者评估了接受阿伦单抗后获得部分缓解(PR)/CR 并接受了自体 HSCT(15 例)或异基因 HSCT(13 例)的 T-PLL 患者的结局,并将这些患者与 23 例阿伦单抗治疗后获得 CR 而未接受 HSCT 者进行了比较。发现接受自体或异基因 HSCT 的患者似乎有更长的中位总生存期(48 个月 vs. 20 个月)。接受自体 HSCT 的患者与异基因 HSCT 相比,有较低的治疗相关病死率(7% vs. 31%)和较高的复发率(60% vs. 33%),这导致了自体和异基因 HSCT 相似的中位总生存期(52 个月 vs. 33 个月)(图 4-10)。

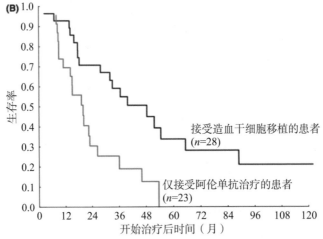

图 4-10　干细胞移植对于 T-PLL 长期预后的影响

引自参考文献[10]

T-PLL 的诊疗流程可参考图 4-11。

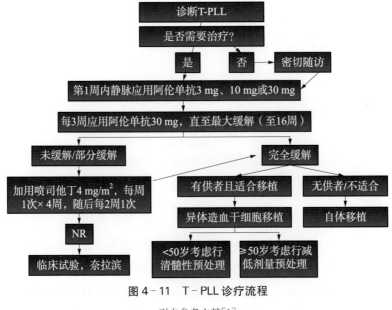

图 4-11　T-PLL 诊疗流程

引自参考文献[1]

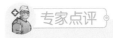

专家点评

　　本例患者起病时，曾诊断为 CD4（＋）T 淋巴细胞增殖性疾病、淋巴瘤细胞白血病，服用苯丁酸氮芥，白细胞由 110×10^9/L 降至 23×10^9/L，但不久即复发，外周血流式提示大颗粒 T 细胞白血病，接受 FC 方案治疗 4 次，达到完全缓解。5 个月后疾病再次复发，病情凶险，应用 CHOPE 方案治疗过程中，并发肝功能衰竭，经抢救成功后，再化疗，获部分缓解。根据本次发病的临床表现以白血病表现为主，白细胞增高达（84～117）× 10^9/L，异常淋巴细胞百分比 42%，经免疫表型分型，属幼淋巴细胞，骨髓 TCR 重排阳性，满足 T 幼淋巴细胞白血病前 2 条主要诊断标准，常规显带技术染色体检查提示本例患者复杂核型异常（8、11 和 X 染色体缺失），有肝脾肿大、淋巴结肿大、颜面部水肿，符合次要诊断标准，故最后诊断为 T 幼淋巴细胞白血病，以往的诊断也应归为幼淋巴细胞白血病的不同进展过程。该患者目前已完善骨髓细胞学形态检查、流式、TCR 重排、活检、染色体等检测。可继续完善 FISH 检测 inv(14)(q11；q32)和 t(X；14)(q28；q11)异常，免疫组化检测 TCL1A、TCL1B、MTCP1 蛋白表达，以及基因测序。靶向治疗时代，基因测序可能有助于发现相关治疗靶点，提供更多的治疗选择，如 BCL2 抑制剂、HDAC 抑制剂、JAK3 抑制剂等。

整理：张慕晨

点评：阎骅

参考文献

［1］DEARDEN C. How I treat prolymphocytic leukemia ［J］. Blood，2012，120：538.

［2］O'CONNOR OA. Changing the paradigms of treatment in peripheral T-cell lymphoma：from biology to clinical practice ［J］. Clin Cancer Res，2014，20(20)：5240 - 5254.

［3］SWERDLOW SH, CAMPO E, HARRIS NL, et al. World Health Organization Classification of Tumours of Haematopoietic and Lymphoid Tissues ［M］. Lyon：IARC Press，2008.

［4］DEARDEN C. Management of prolymphocytic leukemia. Hematology Am Soc Hematol Educ Program ［J］. 2015，2015：361 - 367.

［5］KHOT A, DEARDEN C. T-cell prolymphocytic leukemia ［J］. Expert Rev Anticancer Ther，2009，9(3)：365 - 371.

［6］STABER PB, HERLING M, BELLIDO M, et al. Consensus criteria for diagnosis, staging, and treatment response assessment of T-cell prolymphocytic leukemia ［J］. Blood，2019，134(14)：1132 - 1143.

［7］ZINZANI PL, BONTHAPALLY V, HUEBNER D, et al. Panoptic clinical review of the current and future treatment of relapsed/refractory T-cell lymphomas：Peripheral T-cell lymphomas ［J］. Crit Rev Oncol Hematol，2016，99：214 - 227.

［8］CHANDRAN R, GARDINER SK, FENSKE TS, et al. Survival trends in T cell prolymphocytic leukemia：A SEER database analysis ［J］. Leuk Lymphoma，2016，57(4)：942 - 944.

［9］DAMLAJ M, SULAI NH, OLIVEIRA JL, et al. Impact of alemtuzumab therapy and route of administration in t-prolymphocytic leukemia：a single-center experience［J］. Clin Lymphoma Myeloma Leuk，2015，15(11)：699 - 704.

［10］KRISHNAN B，ELSE M，TJONNFJORD GE，et al. Stem cell transplantation after alemtuzumab in T-cell prolymphocytic leukaemia results in longer survival than after alemtuzumab alone：a multicentre retrospective study［J］. Br J Haematol，2010，149(6)：907 - 910.

病例5　血管内 NK/T 细胞淋巴瘤

主诉

女性，61 岁，右侧大腿皮疹近 1 个月。

病史摘要

现病史：患者于 2017 年 7 月右侧大腿内侧出现一淡红色皮疹，有触痛，可触及小结节，压之不褪色，无破损及皮屑。当时患者无发热，无关节肿痛，无光敏感。于外院就诊为淋巴管炎，予阿奇霉素治疗，无好转。2 周后，左腋下、左乳房及左上腹出现新发红斑。2017 年 7 月 24 日至我院皮肤科就诊，查血常规 WBC 3.3×10^9/L，Hb 120 g/L，PLT 119×10^9/L，C-反应蛋白(C-reactive protein，CRP)6.4 mg/L，红细胞沉降率(erythrocyte sedimentation rate，ESR)27 mm/h，自身免疫抗体(－)，免疫球蛋白(－)，T - SPOT(－)。后患者于中西医结合医院行针灸及中药治疗(具体不详)，考虑自身免疫病可能，故于 2017 年 9 月 12 日起服用雷公藤片治疗(剂量不详)。10 日后，皮疹好转，但患者逐渐出现乏力、低热，体温最高近 38℃，后患者转为高热，体温最高至 39℃。

患者于 2017 年 9 月 26 日于外院查血常规 WBC 3.4×10^9/L，Hb 113 g/L，PLT 58×10^9/L，CRP 24 mg/L。因不排除皮肌炎可能，故 2017 年 9 月 30 日于全景医学影像诊断中心查 PET/CT 示胸腰背及下腹壁絮状影和条索影，氟代脱氧葡萄糖(fluorodeoxyglucose，FDG)摄取增高，$SUV_{max} = 3.6$；甲状腺左下叶下极小腺瘤可能性大；右肺上叶后段近斜裂胸膜和左肺上叶尖后段近斜裂胸膜炎性病变，两肺慢性炎症，纵隔慢性淋巴结炎；双侧乳腺代谢轻度增高；脾脏轻度增大；宫颈 FDG 摄取增高，炎症可能性大；双侧上颌窦慢性炎症。2017 年 9 月 30 日至外院风湿科就诊，使用抗生素治疗，体温控制不佳，每日仍有高热。住院期间患者出现胸腔积液，胸腔闭式引流 350 ml，胸腔积液找肿瘤细胞(－)，胸腔积液性状无明显异常(报告未见)。后改用激素治疗(具体不详)，患者体温控制在 37℃左右，激素减量后体温再次上升。行骨髓穿刺及皮肤活检，骨髓病理送肿瘤医院，报告皮肤活检(大腿内侧)示：NK/T 细胞淋巴瘤，血管内肿瘤细胞 EBER(＋)，IHE：CK(－)，CD3(＋)，CD5(－)，CD56(＋)，Perforin A(－)，CD34(－)，CD20(－)，Ki - 67(80%)，Bcl - 2(－)，Bcl - 6(－)，c - myc(50%)，P53(＋＋＋)。考虑血液疾病可能性大。为求进一步诊治，至我院血液科就诊。发病以来，患者神清，精神可，食欲、二便可，夜眠不佳，近期体重无明显减轻。

既往史:否认高血压、糖尿病、心脑血管疾病、慢性肺部疾病、慢性肾病史,否认乙肝、结核病史,否认手术外伤史,否认输血史,否认食物/药物过敏史。

个人史:出生并长期生活于原籍,否认疫水、疫区接触史,否认烟酒嗜好,退休前从事 x-ray 发射球管质检工作近 10 年。

月经史:已绝经,绝经时间 50 岁,既往月经规律,经量正常。

婚育史:已婚已育,育有 1 子,体健。

家族史:否认相关疾病家族史

入院体检

神清,精神萎靡,右侧大腿内侧,左乳下方及左上腹淡红色皮疹(图 5-1),最长横径约 5 cm,皮下有结节,形状不规则,呈条索状,伴有压痛,发热时皮温升高。浅表淋巴结未及肿大,双肺呼吸音清,无湿啰音,心律齐,无杂音,腹软,无压痛,反跳痛,肝脾肋下未触及,双下肢水肿,神经系统体征(一)。

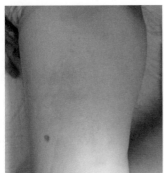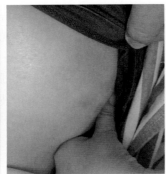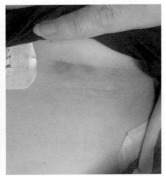

图 5-1　右侧大腿内侧,左乳下方及左上腹淡红色皮疹

辅助检查

血常规:WBC $2.70×10^9$/L, N% 64.9%, L% 20.7%, RBC $2.84×10^{12}$/L, Hb 89 g/L, PLT $40×10^9$/L。

生化:葡萄糖 5.52 mmol/L,前白蛋白 104 mg/L, ALT 48 IU/L, AST 36 IU/L, AKP 72 IU/L, GGT 44 IU/L,总胆红素 10.1 μmol/L,直接胆红素 2.3 μmol/L,总蛋白 58 g/L,白蛋白 37 g/L,白球比例 1.76,胆汁酸 27.5 μmol/L,尿素氮 5.6 mmol/L,肌酐 36 μmol/L,尿酸 75 μmol/L,钠 136 mmol/L,钾 3.95 mmol/L,氯 101 mmol/L,二氧化碳 24.0 mmol/L,钙 2.09 mmol/L,磷 0.52 mmol/L。

铁蛋白:922.5 ng/ml。

DIC:APTT 35.9 s, PT 11.0 s, INR 0.93, TT 22.90 s, Fg 1.5 g/L, FDG 4.3 mg/L, D-二聚体定量 1.06 mg/L。

细胞因子:IL-1β<5.00 pg/ml, IL-2 受体 4 354.00 U/ml, IL-6 15.70 pg/ml, IL-8 33.00 pg/ml, IL-10 >1 000.00 pg/ml。

病毒检测：EB 病毒 EAIgG 25.10 U/ml，EB 病毒 EBV - IgM ＜10.00，EB 病毒 VCA - IgG ＞750.00 U/ml，EB 病毒 EBNA - IgG 329.00 U/ml，EB 病毒 VCA - IgA（－），EB 病毒 Rta - IgG（－），EB 病毒 DNA 定量 $2.56×10^5$ IU/ml，抗巨细胞病毒 IgG 174.30 U/ml，抗巨细胞病毒 IgM 0.08 U/ml。

自身免疫相关指标：p - ANCA（－），抗中性粒细胞细胞质抗体靶抗原（PR3）0 RU/ml，抗中性粒细胞细胞质抗体靶抗原（MPO）0 RU/ml，C - ANCA（－），抗核抗体（IFA）（－），抗双链 DNA IgG（ELISA）27.8 IU/ml，抗 RNP/Sm 抗体（印迹法）（－），抗 Sm 抗体（印迹法）（－），抗 SSA 抗体（印迹法）（－），抗 Ro - 52 抗体（印迹法）（－），抗 SSB 抗体（印迹法）（－），抗 SCL - 70 抗体（印迹法）（－），抗 Jo - 1 抗体（印迹法）（－），抗核糖体 P 蛋白抗体（印迹法）（－），抗心磷脂 IgG（ELISA）＜2 GPL/ml，抗心磷脂 IgM（ELISA）＜2 MPL/ml。

骨髓细胞学：骨髓增生低下，无形态异常细胞。骨髓流式：未见克隆性淋巴细胞。

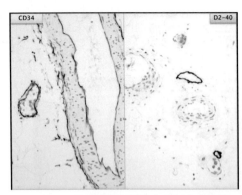

图 5 - 2　肿瘤细胞及血管内皮细胞病理的 CD43 及 D2 - 40 的免疫组化

皮肤活检。病理诊断："皮肤活检标本"血管内 NK/T 细胞淋巴瘤。免疫组化如下：I17 - 9194 肿瘤细胞 CD3（＋），TIA - 1（＋），CD43（部分＋），MUM - 1（部分＋），CD56（＋），CD2（＋），CD7（部分＋），Ki - 67（约 80%＋），CD5（－），CD20（－），CD79a（－），Perforin（－），Granzyme B（部分＋），PGM - 1（－），AE1/AE3（－）；原位杂交 EBER（＋）。病理补充诊断：血管内皮细胞 CD34（＋），CD31（＋），ERG（＋），D2（－）40（－）（图 5 - 2）。皮肤标本基因重排：Vy1 - 8（－），Vy9（－），Vy10（－），Vy11（－）。

肝、胆、胰、脾、肾、腹膜后、浅表淋巴结 B 超：脾稍厚，肝胆囊胰体肾未见明显异常，腹膜后、双侧颈部、双侧锁骨上、双侧腋窝、双侧腹股沟未见明显异常肿大淋巴结。

胸部 CT（薄层）平扫：（2017 - 10 - 25）双侧胸腔积液，两下肺膨胀不全，余两肺见斑片模糊影，右肺上叶部分实变；主动脉及冠状动脉钙化。心包少量积液。纵隔内小淋巴结。甲状腺左叶低密度灶。（2017 - 11 - 07）双侧肺下叶条索灶，右肺上叶部分实变，考虑炎症，较 10 - 25 明显吸收。主动脉及冠状动脉钙化。

PET/CT：①腰背及下腹壁皮下絮状影和条索影，FDG 摄取升高，$SUV_{max}=3.6$。②甲状腺左叶下级小腺瘤可能大。③右肺上叶后段近斜裂胸膜和左肺上叶尖后段近斜裂胸膜炎性病变。两肺慢性炎症。纵隔慢性淋巴结炎。冠状动脉部分钙化。轻度贫血。④双侧乳腺轻度小叶增生。⑤脾脏轻度增大，副脾，慢性胆囊炎，有神小钙化灶，左肾小结石。胃窦部壁稍增厚，FDG 轻度摄取增高，$SUV_{max}=2.5$，考虑胃窦炎可能。⑥宫颈 FDG 斑片样摄取增高，$SUV_{max}=3.6$，考虑慢性炎症可能大。⑦颈胸腰椎退行性变，L_2/L_3、L_3/L_4 椎间盘膨出，骶管囊肿。⑧双侧上颌窦慢性炎症。老年脑，双侧半卵圆区和基底节区腔隙性梗死灶（图 5 - 3）。

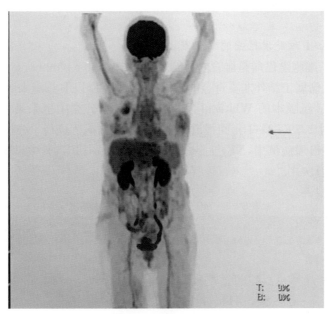

图5-3 患者入院前PET/CT影像(外院)

> **初步诊断** >>>>

血管内NK/T细胞淋巴瘤。

> **治疗及转归** >>>>

本患者为老年女性,以高热、皮肤红斑结节起病,伴血象三系不同程度下降,否认有毒有害物质接触史及致敏物质接触史,结合外院PET/CT提示多处皮肤软组织FDG异常升高,应考虑侵犯皮肤的全身性疾病,尤其是累及皮肤的免疫性疾病、恶性病及皮肤病。进一步行皮肤活检,病理结果提示血管内NK/T细胞淋巴瘤,免疫组化结果验证了病理结果,于是患者被最终诊断为血管内NK/T细胞淋巴瘤。根据国内外既往用药经验,我们确定了以包含培门冬酶和VP-16在内的ESA方案(培门冬酶2 500 U/m² im d1,依托泊苷200 mg po d2~4,地塞米松40 mg po d2~4)作为该患者的治疗方案,于2017年10月26日予第一次治疗,之后患者皮肤红斑明显消退,发热症状好转,遂于2017年11月8日行第二次治疗,病情稳定后予出院。2017年12月患者再次入院,其间出现高热症状,最高至39℃,大腿内侧出现5 cm×5 cm皮损,遂于2017年12月2日予第三次ESA方案治疗。此次治疗后,考虑第三疗程前患者出现高热、皮损等症状,结合患者曾出现噬血细胞综合征及EBV病毒DNA阳性等情况提示预后不佳,我们建议实施更为积极的治疗方案,患者及家属遂至外院就诊行PD-1抑制剂治疗。

> **最终诊断** >>>>

血管内NK/T细胞淋巴瘤。

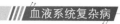

讨论与分析

1. 血管内 NK/T 细胞淋巴瘤的临床表现及诊断

血管内 NK/T 细胞淋巴瘤是血管内淋巴瘤(intravascular lymphomatosis，IVL)的一种类型。血管内淋巴瘤属于结外非霍奇金淋巴瘤的少见类型，以 B 细胞来源占多数，NK/T 细胞更罕见，甚至在最新版本的 WHO 和 NCCN 的淋巴瘤分类中也未录入相关条目。2014年，Fonkem 等人对 1959—2011 年间报道的血管内淋巴瘤病例进行了分析(表 5-1)，在 740例确诊的血管内淋巴瘤病例中，NK 细胞来源仅占 2%(12/740)，其中以中枢神经系统原发者多见，皮肤原发者次之。

表 5-1　740 例血管内淋巴瘤基本情况

特征	数量
所有患者	740
年龄(岁)	
中位数	64
范围	0.4～90
性别	
男性	379
女性	354
未知	7
种族	
亚裔	312
非亚裔	428
病理学	
B 细胞	651
T 细胞	45
NK 细胞	12
未知	32

引自参考文献[7]

血管内 NK 细胞淋巴瘤具有高度侵袭性，临床表现除皮肤受侵较为常见外，还可侵及中枢神经、肺、睾丸、胸膜、肝、脾、骨髓等(表 5-2)，引起相应的症状和体征。皮肤病变主要表现为四肢和躯干等部位皮肤的红斑和(或)结节(图 5-4)，以下肢多见，易与脂膜炎相混淆，可伴有肌肉痛、关节痛、全血细胞减少等。

表5-2 国内综合报道的17例血管内NK/T淋巴瘤

病例	性别/年龄(岁)	影响部位及症状	随访
1	男性/56	肺、胸膜、脾、睾丸、附睾、脑;高热	11个月后病逝
2	男性/53	腿部和躯干出现斑块及皮下结节;高热、体重减轻	22日后病逝
3	女性/24	腿部和躯干的皮下结节和溃疡;高热	4个月后病逝
4	男性/33	面部、颈部、腿部皮下结节;高热	1年后存活
5	女性/71	躯干和四肢出现斑块和结节	5个月后存活
6	男性/40	腿和躯干出现丘疹;脾肿大	14个月后病逝
7	女性/68	躯干和四肢出现斑块;发热	2个月后病逝
8	男性/22	躯干和腿上出现斑块,脾肿大、发热	2个月后病逝
9	女性/42	腿上有斑块;感到不适、头晕、发冷	14个月后存活
10	女性/84	躯干和腿上有斑块和结节	4个月后存活
11	女性/38	胸部和背部出现斑块;发热	13个月后病逝
12	男性/46	头痛和语言能力下降	2个月后病逝
13	男性/45	躯干和腿部有斑点和斑块;发热,身体不适,体重减轻	2周后病逝
14	女性/52	身体出现斑点和斑块;发热、不适,可能是结外NK/T细胞淋巴瘤	5个月后病逝
15	男性/32	腿部出现斑块;发热	4个月后病逝
16	女性/18	小腿上有斑点和结节	3年后存活
17	女性/51	躯干出现斑块;发热、体重减轻	13个月后病逝

引自参考文献[8]

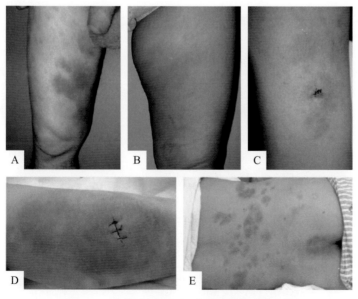

图5-4 血管内NK/T细胞淋巴瘤的皮肤表现

引自参考文献[8]

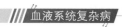

目前确诊本病的方法都借助于皮肤病理检查、免疫组织化学检查。病理检查示皮下可见异常的血管阻塞，高倍镜下可见血管扩张伴淋巴细胞浸润和局灶性纤维蛋白血栓形成（图5-5）。免疫组化可见 CD3（＋），CD56（＋），TIA-1（＋），GrB（＋），perforin（＋），CD5（－），CD4（－），CD8（－），CD20（－），PAX-5（－），少数病例可有 CD30（＋）；分子生物学检测 EBER 原位杂交呈阳性（表5-3）。

表5-3　血管内 NK/T 细胞淋巴瘤的组织学特征

病例	年龄(岁)/性别	确诊时累及器官	表型	EBER-1	PCR-TCR	随访	地理来源
1	54/M	CNS	CD3e, CD56, TIA-1, GrB, CD30, MIB-1(100%)	+	NR	确诊17个月后死亡	欧洲(未指明国家)
2	41/M		CD2, CD3e, CD7, Bcl-2, CD43, CD56, TIA-1, perforin	+	种系	确诊12个月后存活	美国
3	71/F		CD3e, CD56, TIA-1, MIB-1(99%)	+	种系	确诊5个月后存活	中国台湾
4	40/F	CNS	CD3e, CD45, CD56, TIA-1, GrB, MIB-1(100%)	+	种系	确诊7个月后存活	韩国
5	23/F		CD3e, CD56, TIA-1	+	种系	确诊9个月后死亡	日本
6	63/M		CD2, CD3e, CD45, CD56, TIA-1, CD30	+	种系	确诊6个月后死亡	澳大利亚
7	87/M		CD2, CD3e	+	克隆	确诊2周后死亡	澳大利亚
8	42/F		CD3e, CD56, GrB	+	NR	确诊14个月后死亡	中国台湾
9	84/F		CD2, CD3e, GrB	+	种系	确诊4个月后存活	中国大陆
10	23/F		CD3e, CD45, CD8, GrB, perforin, MPO, TIA-1	+	种系	确诊18个月后死亡	韩国
11	72/M	CNS 骨髓	CD3e, CD56, TIA-1, MIB-1(70%)	+	种系	确诊7个月后死亡	德国
12	38/F		CD3e, CD56, GrB, MIB-1(90%)	+	种系	确诊13个月后死亡	中国大陆
13	45/M		CD2, CD3e, CD56, peifcxin, GrB, TIA-1, MIB-1(90%~100%)	+	种系	确诊2周后死亡	中国大陆
14	32/M		CD2, CD3e, CD56, perforin, GrB, TIA-1, MIB-1(90%~100%)	+	种系	确诊4个月后死亡	中国大陆

（续表）

病例	年龄（岁）/性别	确诊时累及器官	表型	EBER-1	PCR-TCR	随访	地理来源
15	18/F		CD2，CD3e，CD56，peiforin，GrB，TIA-1，CD30，MIB-1（90%～100%）	+	种系	确诊3年后存活	中国大陆
16	29/M	肝脏和脾脏	CD3e，CD43，CD56，TIA-1，CD30，MIB-1（90%）	+	种系	确诊3个月后死亡	中国大陆
17	48/F		CD3e，CD45，GrB	+	NR	确诊18个月后，没有任何疾病迹象	沙特阿拉伯
18	81/M		CD3，CD30，perforin，GrB	+	克隆TCR-p	确诊2周后死亡	西班牙

M，男性；F，女性；CNS，中枢神经系统；GrB，颗粒酶B；NR，未报告；PCR，聚合酶链反应；TCR，T细胞受体；TIA-1，T细胞细胞质内抗原；MPO，髓过氧化物酶；EBER，EB病毒编码的RNA原位杂交

引自参考文献[9]

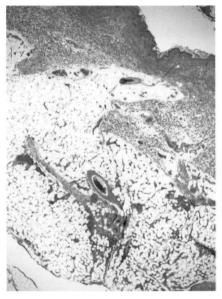
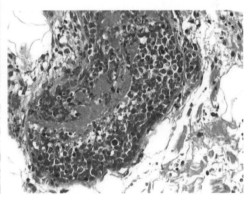

图5-5　血管内NK细胞淋巴瘤病理表现

引自参考文献[10]

2. 血管内NK/T细胞淋巴瘤的治疗及预后

目前尚无公认的行之有效的针对血管内NK/T细胞淋巴瘤的治疗方案，以往报道采用的方案和NK/T细胞淋巴瘤的治疗方案相同。NCCN淋巴瘤指南多年来把东亚的SMILE（甲氨蝶呤＋亚叶酸钙＋异环磷酰胺＋美司钠＋地塞米松＋依托泊苷＋左旋门冬酰胺酶）方案和法国的AspaMetDex（门冬酰胺酶＋甲氨蝶呤＋地塞米松）方案作为NK/T细胞淋巴瘤的一线有效治疗方案，但门冬酰胺酶的骨髓抑制明显，肾功能损伤严重，治疗相关死亡率高，

从而限制了其被广泛应用。同时,目前虽已有相关研究肯定了门冬酰胺酶在结外 NK/T 细胞淋巴瘤治疗中的地位,但在探索基于门冬酰胺酶的治疗方案的个体化用量和疗程,减少不可预料的门冬酰胺酶早期耐药等方面,仍未有获得学界广泛认同的研究成果。

为求改善,中国学者发现培门冬酶是长效聚乙二醇与左旋门冬酰胺酶的共价化合物,可降低治疗相关不良反应。p-Gemox(培门冬酶＋吉西他滨＋奥沙利铂)和 MESA(甲氨蝶呤＋依托泊苷＋地塞米松＋培门冬酶)是含有培门冬酶的代表方案,Ⅱ期临床研究发现 p-Gemox 疗效与 AspaMetdex 方案相当,但在治疗毒性、应用简便性和住院治疗时间等方面,p-Gemox 显著优于 AspaMetdex 方案;MESA 方案显著改善 NK/T 细胞淋巴瘤患者的预后,五年总生存率由 50% 左右提升至 80% 左右。由于大剂量甲氨蝶呤有较高的细胞毒性,一项正在开展的Ⅲ期多中心随机对照试验将除去甲氨蝶呤的 ESA(依托泊苷＋地塞米松＋培门冬酶)方案与 MESA 方案在Ⅰ/Ⅱ期 NK/T 细胞淋巴瘤患者中进行对比,以期获得更好的生存。这些改良方案都可以尝试用于血管内 NK/T 细胞淋巴瘤中。

血管内 NK/T 细胞淋巴瘤是一种恶性程度很高的淋巴瘤,以前所报道的 4 例 T 细胞淋巴瘤中只有一例治疗后获 CR,其他 3 例都在 1 年内死亡(表 5-4),综合表 5-2 的 17 例患者、表 5-3 的 18 例患者,血管内 NK/T 细胞淋巴瘤患者的生存期大多在 18 个月之内,EBV 阳性者生存期更短,同时,伴有噬血综合征会也显著缩短患者的生存时间。

表 5-4 4 例血管内 T 细胞淋巴瘤的随访

病例	年龄(岁)/性别	确诊时累及的器官	表型	EBER-1	PCR-TCR	随访
1	64/M	脾脏和淋巴结	CD2, CD3e, TIA-1		种系	确诊后 7 个月死亡
2	67/F	CNS	CD2, CD3e, CD8, CD30, TIA-1	NR PCR+	C	确诊后 1 周死亡
3	62/M	无	LCA. CD2, CD3e, CD43, CD56, perforin, GrB, TIA-1		C	确诊后 8 个月存活
4	67/M	长期肝脾肿大	CD2, CD3, CD5. TCR-γδ TIA-1, GrB		C	6 个月完全缓解

M,男性;F,女性;CNS,中枢神经系统;NR,未报告;C,克隆;GrB,颗粒酶 B;PCR,聚合酶链反应;TCR,T 细胞受体;TIA-1,T 细胞细胞质内抗原;EBER,EB 病毒编码的 RNA 原位杂交;LCA,白细胞共同抗原
引自参考文献[9]

3. EBV 感染在血管内 NK/T 细胞淋巴瘤的作用

众所周知,EBV 感染在淋巴瘤的发病中起重要作用,血管内 NK/T 细胞淋巴瘤也不例外。研究发现,当上调 EBV BamHI A 编码区 BART9 miRNA 表达时,LMP1 表达增加,促进了 NK/T 淋巴瘤细胞增殖。在 NK/T 细胞淋巴瘤中,EBV 阳性的概率为 40%～50%,在我国刘氏等所报道和综述的 12 例血管内 NK/T 细胞淋巴瘤中,11 例 EBV 阳性(表 5-5)。在 NK/T 细胞淋巴瘤中,多因素分析显示,治疗前和治疗后血浆 EBV 阳性是影响患者生存的独立危险因素,此类患者 OS 和 PFS 缩短,预后差;且 EBV-DNA 的水平可作为临床指导患者疗效和随访观察的重要指标。

表5-5　12 例血管内 NK/T 细胞淋巴瘤中 EBV 情况

患者数量	年龄（岁）	性别	临床特征	来源	CD	表型（阳性）	EBV	MI	治疗	随访
1	54	M	躯干、大腿分散红斑	印度	NA	CD3，CD56，GrB，TIA-1，CD30，Ki-67(+)100%	+	ND	CHOP	累及 CNS；17 个月后死亡
2	41	M	下肢红斑	美国	数月	CD3，CD56，TIA-1，Ki-67（+）100%，perforin CD2，CD7，CD43	+	-	CHOP SCT	1 年完全缓解
3	47	F	发热，肌肉痛，关节痛，全血减少，神志不清	美国	半个月	CD3，CD56，GrB，TIA-1，CD7，CD2	-	+	未治疗	1 个月后死亡；多个器官累及
4	71	F	红斑、结节	中国台湾	36 个月	CD3，CD56，TIA-1，Ki-67(+)99%	+	-	未治疗	4 个月；存活
5	4	F	全身红斑，吞咽困难，右侧无力	韩国	10 个月	CD3，GrB，CD56，TIA-1，CD45，Ki-67(+)100%	+	-	CODOX-M/VAC7	7 个月；存活
6	63	M	躯干，四肢红斑，关节疼痛，体重减轻，发热，狂躁	澳大利亚	2 个月	CD3，CD56，TIA-1，CD45RO，CD2	+	-	NA	6 个月后死亡
7	23	F	腹部红斑，腿部水肿，回肠溃疡，脾肿大，发热	日本	NA	CD3，CD56，JIA-1	+	-	CHOP，ProMACE/CytaBOM，L-ASP/CY，hyper CVAD/TX-AraC，SCT	9 个月后死于急性移植物抗宿主病
8	68	F	躯干，四肢红斑，发热	中国大陆	6 个月	CD3，CD5，GrB，Ki-67(+)100%	+	ND	LAsP/BAM/VDs/MP	2 个月后死亡
9	22	M	躯干和下肢红斑，发热，脾肿大	中国大陆	2 个月	CD3，GrB，CD56，CD2，CD7，Ki-67（+）90%	+	-	CHOP-L	2 个月后死亡
10	42	F	下肢红斑	中国台湾	NA	CD3ε，CD56，GrB，Ki-67(+)99%	+	-	CHOP，免疫治疗	14 个月后存活
11	18	F	双腿红斑，结节	中国大陆	2 年	CD3，GrB，CD56，CD2，CD30，Ki-67(+)100%	+	-	放射治疗	1 个月后存活
12	37	F	胸部和背部红斑，发热	中国大陆	15 个月	CD3，GrB，CD56 +，Ki-67（+）90%	+	-	CHOP	13 个月后死于 CNS 受累

M，男性；F，女性；CD，病程；CHOP，环磷酰胺、阿霉素、长春新碱和泼尼松；CNS，中枢神经系统；EBV，EB 病毒；GrB，颗粒酶 B；IVNKL，血管内自然杀伤细胞淋巴瘤；MI，骨髓侵犯；NA，不可用；ND，未完成；SCT，干细胞移植；+，阳性；-，阴性
引自参考文献[11]

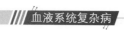

专家点评

本例患者的诊断存在一定难度,根据临床表现、皮肤病理活检、免疫组织化学检查及相关化验结果分析,本病例诊断为血管内 NK/T 细胞淋巴瘤,并有噬血细胞综合征的表现,诊断的关键在于病变部位皮肤活检病理及免疫组化结果。本患者的 EB 病毒 DNA 定量为 2.56×10^5 IU/ml,存在 EB 病毒阳性的危险因素。且该患者在疾病进程中,出现噬血细胞综合征的表现,提示患者的预后更差,治疗效果可能不理想。遇到此类患者,可以采用 NK/T 细胞淋巴瘤的方案治疗,并密切关注患者的血常规、生化、CRP、EBV-DNA 等检查回报,及时发现并治疗化疗带来的骨髓抑制、肾功能损伤的不良反应,预防噬血细胞综合征等。同时,可完善骨髓细胞形态学检查+流式+基因+活检,探索可应用的靶向药物。

整理:霍雨佳

点评:程澍

参考文献

[1] OBARA K, AMOH Y. Case of extranodal natural killer/t-cell lymphoma, nasal type, presenting with intravascular localization of tumor cells in skin biopsies from both plaque and normal-appearing skin: a case report and literature review [J]. Am J Dermatopathol, 2020, 42 (3):196-203.

[2] POKROVSKY VS, VINNIKOV D. L-Asparaginase for newly diagnosed extra-nodal NK/T-cell lymphoma: systematic review and meta-analysis [J]. Expert Rev Anticancer Ther, 2017, 17(8): 759-768.

[3] YONG W. Clinical study of l-asparaginase in the treatment of extranodal NK/T-cell lymphoma, nasal type [J]. Hematol Oncol, 2015, 34(2):61-68.

[4] XU PP, XIONG J, CHENG S, et al. A phase II study of methotrexate, etoposide, dexamethasone and pegaspargase sandwiched with radiotherapy in the treatment of newly diagnosed, stage IE to IIE extranodal natural-killer/T-cell lymphoma, nasal-type [J]. EBioMedicine, 2017, 25:41-49.

[5] OK CY, LI L, YOUNG KH. EBV-driven B cell lymphoproliferative disorders: from biology, classification and differential diagnosis to clinical management [J]. Exp Mol Med, 2015, 23(47): e132.

[6] FUJIKURA K, YOSHIDA M, UESAKA K. Transcriptome complexity in intravascular NK/T-cell lymphoma [J]. J Clin Pathol, 2021, 74(4):244-250.

[7] FONKEM E, LOK E, ROBISON D, et al. The natural history of intravascular lymphomatosis [J]. Cancer Med, 2014, 3(4):1010-1024.

[8] WANG L, CHEN S, MA H, et al. Intravascular NK/T-cell lymphoma: a report of five cases with cutaneous manifestation from China [J]. J Cutan Pathol, 2005, 42(9):610-617.

[9] ALEGRÍA-LANDA V, MANZARBEITIA F, CALDERÓN MG, et al. Cutaneous intravascular natural killer/T cell lymphoma with peculiar immunophenotype [J]. Histopathology, 2017, 71

(6):994-1002.

[10] ALHUMIDI A. Cutaneous Intravascular NK/T-cell lymphoma mimic panniculitis clinically,case report and literature brief review [J]. Diagn Pathol,2015,16(10):107.

[11] LIU Y,ZHANG W,AN J,et al. Cutaneous intravascular natural killer-cell lymphoma:a case report and review of the literature [J]. Am J Clin Pathol,2014,142(2):243-247.

病例6 血管免疫母细胞性T细胞淋巴瘤伴霍奇金样细胞

主诉

男性,69岁,反复淋巴结肿大9年,恶化9个月。

病史摘要

现病史:患者2010年首次出现双侧颈部对称性串珠样淋巴结肿大,在长征医院行左颈淋巴结活检,术后病理示淋巴结反应性增生,未行治疗,2个月后肿大淋巴结自行消失。2018年4月出现左耳后淋巴结肿大,呈米粒大小,不伴疼痛,至2018年7月增大至蚕豆大小,遂至当地医院就诊,自述未予以特殊处理。2018年10月患者再次出现左颈部淋巴结肿大,至复旦大学附属眼耳鼻喉科医院行耳部腮腺增强磁共振检查提示左侧耳后、腮腺后下极、上中下颈部及右侧上颈部多发轻度增大淋巴结,考虑腮腺淋巴瘤可能;鼻咽后壁不规则软组织增厚,淋巴组织增生。2018年10月17日行鼻内镜检查,见鼻咽新生物,病理活检示:送检组织部分正常结构消失,代之以大小不等的结节,淋巴细胞为主,中等大小,有轻度异型,B淋巴系统来源肿瘤不排除,建议肿瘤医院会诊。2018年10月18日患者至肿瘤医院行标本会诊及左颈部淋巴结穿刺。鼻咽部标本会诊结果示:黏膜慢性炎症伴淋巴组织增生,部分细胞形态较单一,结合形态及免疫表型考虑为淋巴组织非典型增生,请结合临床,必要时可加做基因重排。左颈部淋巴结穿刺结果示:见淋巴细胞,涂片内未见恶性依据。

2019年4月患者颈部淋巴结肿大较前加重,遂至我院行颈部淋巴结活检。结果示:淋巴造血系统增生性病变,结合免疫组化标记及基因重排检测结果,符合血管免疫母细胞性T细胞淋巴瘤,伴RS(Reed-Sternberg)样大细胞,后者呈经典霍奇金淋巴瘤样免疫表型。肿瘤细胞:CD3(+),CD5(+),CD4(+),Bcl-6(+),CD10(+),PD-1(+),MUM-1(+),c-myc(+),CD30(+),CD38(+),Bcl-2(+/-),Ki-67(约85%+),CD8(-),Cyclin D1(-);RS样大细胞:Pax-5(+),CD79α(弱+),Bob1(部分+),CD30(+),CD15(少数+),CD20(个别+),MUM-1(+),c-myc(+),Ki-67(+),Bcl-6(-),CD10(-),Bcl-2(-),CD3(-),CD5(-),OCT-2(欠理想)。滤泡树突网:CD21(+),CD23(+)。组织细胞:PGM-1(+);κ(-),λ(-),AE1/AE3(-)。EBV原位杂交:EBER(-)。T淋巴瘤克隆性基因重排检查结果阳性;B淋巴瘤克隆性基因重排检测结果阴性。2019年6月5日我院PET/CT检查结果:①左侧耳后、左侧腮腺后方、双侧颈部及下颌角、左侧锁骨上及左侧腋窝多发肿大高代谢淋巴结;双侧后颈部皮下稍高代谢小结节,结合病史考虑淋巴瘤浸润;②鼻咽后壁高代谢灶,首先考虑淋巴瘤浸润。口咽、喉咽及右侧咽隐窝代谢增高,建议五官科检查除外淋巴瘤浸润。现患者为进一步明确诊治,于2019年7月2日收入我科。

患者自起病以来,神清、精神可,胃纳可,无发热、盗汗,无咳嗽、咳痰,无腹痛、腹泻等不适症状,二便无殊,体重无明显改变。

既往史:抑郁症3年,口服氟哌噻吨美利曲辛每天3次治疗。冠心病3年余,口服阿司匹林肠溶片每天1次治疗。2017年9月12日因左肺上叶肿瘤行切除术,病理检查结果为肺浸润性腺癌,转移淋巴结(一)。否认乙肝、结核等传染病史,2017年9月12日行左肺上叶切除术,否认输血史,预防接种史随社会,对青霉素过敏,否认食物过敏史。

个人史:出生并长期生活于上海,否认饮酒史,既往吸烟史30年,每日一包,现已戒烟3年。否认疫水、疫区接触史,否认有毒物质接触史。

婚育史:已婚,育有二子,均体健,否认病毒感染史。

家族史:否认家族相关遗传病史。

入院体检

T 37.0℃, P 93次/分,R 20次/分,BP 135/76 mmHg。神清,精神可。左锁骨上可见一长约2 cm陈旧性手术瘢痕,左颌下、左颈部、双锁骨上窝、左腋窝可触及多枚肿大淋巴结,最大约2 cm×3 cm,质韧,活动度可,边界清,无压痛,其余浅表淋巴结未触及肿大。两肺呼吸音清,未及干、湿啰音。腹软,无压痛及反跳痛,肝脾肋下未及,双下肢无水肿。

辅助检查

血常规:(2019 - 06 - 20)WBC 7.1×10^9/L, N% 72.2%, L% 17.2%, N 5.10×10^9/L, RBC 4.73×10^{12}/L, Hb 144 g/L, PLT 235×10^9/L。

血生化:(2019 - 06 - 20)ALT 17 IU/L, AST 13 IU/L,白蛋白34 g/L,白球比1.21,尿素氮9.3 mmol/L,肌酐77 μmol/L, LDH 166 IU/L。

病毒学检查:(2019 - 06 - 20)EB病毒DNA<5.0×10^{2}拷贝数/ml, EB病毒VCA IgG>750 U/ml, EB病毒EBNA IgG198 U/ml,抗单纯疱疹病毒I型IgG阳性,抗巨细胞病毒IgG>250 AU/ml。

尿检:(2019 - 06 - 20)潜血试验阳性(+),红细胞(镜检)6~10个/HP,尿蛋白阳性(+),尿β$_2$-微球蛋白1042 ng/ml↑。

自身抗体指标:(2019 - 06 - 20)核周型抗中性粒细胞胞质抗体(perinuclear anti-neutrophil cytoplasmic antibodies, p-ANCA)、抗中性粒细胞胞质抗体靶抗原(PR3)、抗中性粒细胞胞质抗体靶抗原(MPO)、胞质型抗中性粒细胞胞质抗体(cytoplasmic anti-neutrophil cytoplasmic antibodies, c-ANCA)阴性。抗核抗体、抗双链DNA IgG、抗RNP/Sm抗体、抗Sm抗体、抗SSA/SSB抗体、抗SCL-70抗体、抗Ro-52抗体、抗Jo-1抗体、抗核糖体P蛋白抗体均阴性。抗心磷脂IgG、IgM抗体阴性。

溶血性贫血相关指标:(2019 - 06 - 20)Coombs试验、异丙醇试验、Hams试验等均为阴性。

骨髓检查:(2019 - 06 - 21)骨髓与外周血涂片示骨髓尚增生,粒红比偏高,粒红两系尚增生。粒系核右移,巨系增生低下,血小板散在或成簇可见。(2019－06－21)骨髓流式免疫分型检测提示骨髓存在异常 T 细胞累及(表 6－1)。

表 6－1　骨髓流式免疫分型检测结果

CD45/SS 散点图中细胞分布情况描述:
① CD45/SS 散点图中,R1 区域中细胞 CD45 强表达,SS 低疑为淋巴细胞,约占 15.5%,免疫表型特征如下表所示。
② 以所有有核细胞免疫标记设门,未见异常浆细胞群体。

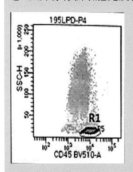

对 CD45/SS 散点图中 R1 区域中细胞群进行分析,免疫表型结果如下:

T 系相关 CD 分子	表达阳性率(%)	B 系相关 CD 分子	表达阳性率(%)	参考范围(%)
CD3	58.0	CD19	6.4	
CD3(＋)CD4(＋)	28.3			
CD3(＋)CD8(＋)	29.1	NK 细胞相关 CD 分子	表达阳性率(%)	参考范围(%)
CD3(＋)CD2(＋)	57.9	CD3(－)CD16(＋)CD56(＋)	28.9	8.1～25.6
CD3(＋)CD5(＋)	57.4	注:R1 区域 CD3(－)CD4(＋)细胞约 2.4%,以 CD3(－)CD4(＋)		
CD3(＋)CD7(＋)	55.4	细胞设门: CD8:<0.1%　CD2:99.0%		
CD2	86.9	CD5:99.0%　CD7:94.3% CD10:<0.1%　CD279:54.8%		
CD5	63.5	CD45RA:<0.1%　CD45RO:99.4%		
CD7	85.4	建议做 TCR 基因重排以明确是否存在克隆性增殖		

骨髓活检(2019－06－28)。病理:造血细胞三系增生基本正常范围,未见明显异型幼稚细胞。基因检测:未发现 *IGH FR1－JH*、*IGH FR2－JH*、*IGH DH－JH*、*IGK Vk－Jk*、*IGK Vk－Kde＋intron－Kde* 基因重排。

其他实验室检查:心肌酶谱、止凝血、肿瘤标志物、铁代谢等检查结果均为阴性。

耳部腮腺 MRI 平扫＋增强(2018－10－15,复旦大学附属眼耳鼻喉科医院):左侧耳后腮腺后下极上中下织部及右侧上颈部多发轻度增大淋巴结,或腮腺淋巴瘤可能。鼻咽后壁不规则软组织增厚,淋巴组织增生。舌根部淋巴组织增生可能。

颈部、锁骨上、腋下、腹股沟淋巴结彩色超声(2019－06,瑞金医院):双侧颈部见低回声数个,右侧之一大小 16 mm×6 mm,左侧之一大小 32 mm×13 mm,淋巴门结构未见;彩色多普勒血流显像(color Doppler flow imaging, CDFI):少量血流信号。双侧锁骨上见低回声数个,右侧之一大小 10 mm×5 mm,左侧之一大小 13 mm×6 mm,淋巴门结构未见。CDFI: 少量血流信号。左侧腋窝见低回声数个,其中之一大小 26 mm×11 mm,淋巴门结构未见。CDFI:少量血流信号。右侧腋窝、双侧腹股沟未见明显异常肿大淋巴结。

诊断意见:双侧颈部、双侧锁骨上、左侧腋窝淋巴结肿大。

腹部超声(2019-06,瑞金医院):脂肪肝;左肾囊性灶,考虑肾囊肿,随访;胆囊胰体脾未见明显异常;腹膜后未见明显异常肿大淋巴结。

PET/CT(2019-06-05,瑞金医院):①左侧耳后、左侧腮腺后方、双侧颈部及下颌角、左侧锁骨上及左侧腋窝多发肿大高代谢淋巴结(SUV$_{max}$ 3.6~20.3),双侧后颈部皮下稍高代谢小结节(SUV$_{max}$ 1.6),结合病史考虑淋巴瘤浸润。②鼻咽后壁高代谢灶(SUV$_{max}$ 9.3),首先考虑淋巴瘤浸润。口咽、喉咽及右侧咽隐窝代谢增高(SUVmax 6.7)。③T$_{12}$~L$_1$ 脊柱水平脊髓内代谢增高(SUV$_{max}$ 4.7)。④双肺上叶肺气肿,右肺上叶肺大疱、右肺下叶肺气囊;右肺上叶散在斑结影,双肺条索影;右肺门淋巴结代谢增高(SUV$_{max}$ 3.1),考虑炎性病变可能,建议随访。⑤食管下段代谢增高(SUV$_{max}$ 4.1),胃底代谢增高(SUV$_{max}$ 3.0)。首先考虑炎性可能,建议必要时胃镜检查。降结肠、乙状结肠及直肠放射性摄取弥漫性增高(SUV$_{max}$ 7.9),考虑炎性病变。⑥左肾囊肿。⑦甲状腺形态增大,甲状腺左叶下极结节,代谢不高。

病理检查(2018-10-17,复旦大学附属眼耳鼻喉科医院行鼻内镜检查):可见鼻咽新生物(图 6-1)。取新生物行病理检查,示:送检组织部分正常结构消失,代之以大小不等结节,以淋巴细胞为主,中等大小,有轻度异型,B 淋巴系统来源肿瘤不排除。免疫组化:CD3(部分+),CD20(部分+),CD79a(部分+),Bcl-2(+),CD10(部分+),CD5(部分+),Bcl-6(个别生发中心+),cyclinD1(-),Ki-67(部分区域 30%),CD23(部分+),EBER(-)。

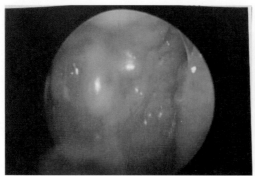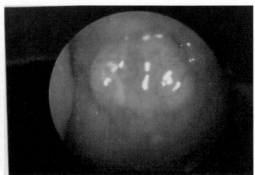

图 6-1 鼻内镜下见息肉状新生物,边缘较光滑

(2018-10-18)肿瘤医院行颈部淋巴结穿刺,结果:见淋巴细胞,涂片内未见恶性病变依据。

(2018-12-19)肿瘤医院病理切片会诊结果:黏膜慢性炎症伴淋巴组织增生,部分细胞形态较单一,结合形态及免疫表型考虑为淋巴组织非典型增生,请结合临床。免疫组化示:滤泡区 CD20(+),CD79a(+);生发中心细胞 CD10(部分+),Bcl-6(少数细胞+),Bcl-2(部分+);滤泡间区细胞大部 CD3(+),CD43(+),Bcl-2(+),cyclinD1(-),Ki-67(5%~10%);浆细胞 CD79a(+),MUM-1(+),部分 κ(+),部分 λ(+);滤泡树突状细胞

CD21(＋)，CD23(＋)。

（2019－04－26）瑞金医院再行颈部淋巴结活检,结果示:结合免疫组化标记及基因重排检测结果,符合血管免疫母细胞性 T 细胞淋巴瘤,伴 RS 样大细胞(图 6－2),后者呈经典型霍奇金淋巴瘤样免疫表型。肿瘤细胞:CD3(＋)，CD5(＋)，CD4(＋)，Bcl－6(＋)，CD10(＋)，PD－1(＋)，MUM－1(＋)，c-myc(＋)，CD30(＋)，CD38(＋)，Bcl－2(＋/－)，Ki－67(约 85％＋)，CD8(－)，Cyclin D1(－)；RS 样大细胞:Pax－5(＋)，

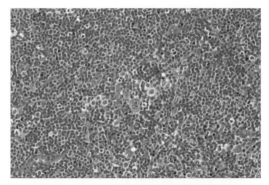

图 6－2　RS 样细胞(红色箭头所指处)

CD79α(弱＋)，Bob1(部分＋)，CD30(＋)，CD15(少数＋)，CD20(个别＋)，MUM－1(＋)，c-myc(＋)，Ki－67(＋)，Bcl－6(－)，CD10(－)，Bcl－2(－)，CD3(－)，CD5(－)，OCT－2(欠理想)。滤泡树突网:CD21(＋)、CD23(＋)。组织细胞:PGM－1(＋)。其余:κ(－)，λ(－)，AE1/AE3(－)。EBV 原位杂交:EBER(－)。基因重排:T 淋巴瘤克隆性基因重排检查结果为阳性;B 淋巴瘤克隆性基因重排检查结果为阴性。

（2019－06－26）我院颈部淋巴结 FISH 检测结果:t(14；18)(q32；q21)IGH/BCL2 融合探针检测阴性;3q27 Bcl－6 分离探针检测阴性;8q24 c－MYC 分离探针检测阴性。

（2019－09－06）T 细胞淋巴瘤热点基因（41 基因）二代测序（next generation sequencing，NGS）结果显示:该患者 *TET2:Q1553X*、*IDH2:R172K*、*RHOA:G17X*、*RHOA:G17V* 发生突变。

▶ 初步诊断

血管免疫母细胞性 T 细胞淋巴瘤(伴 RS 样细胞)。

▶ 治疗及转归

患者为 69 岁男性,反复出现淋巴结肿大,后经淋巴结穿刺活检最终诊断为血管免疫母细胞性 T 细胞淋巴瘤(angioimmunoblastic T-cell lymphoma，AITL)伴 RS 样细胞[Ann Arbor Ⅳ A 期,国际预后指数(international prognostic index，IPI)3 分]。本文重点讨论了 AITL 患者的临床和病理特征,尤其是 T 细胞淋巴瘤中 RS 样细胞的出现、EBV 感染与否以及基因突变的类型和疾病发生的关系。结合循证医学推荐的治疗方案和最新治疗进展,本例最终决定给予患者 CHOP＋来那度胺方案治疗,患者在治疗过程中发生严重肺部感染,故停用蒽环类药物,改为 COP＋来那度胺方案,中期 PET/CT 结果为部分缓解(Deauville 3 分)。因无法耐受原方案,患者于 2020 年 3 月 3 日起更换方案:阿扎胞苷 100 mg d1－7＋西达本胺 30 mg 每周 2 次,截至 2020 年 6 月,情况尚可,现仍在治疗中。

▶ 最终诊断

血管免疫母细胞性 T 细胞淋巴瘤(伴 RS 样细胞)。

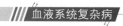

◇ **讨论与分析** ▷▷▷

1. 该患者的诊断及诊断依据是什么？AITL 的临床和病理学特征是什么？

该患者几经临床、病理和分子检查讨论，最终诊断为 AITL(伴 RS 样细胞)，ⅣA 期，IPI 3 分；左肺上叶恶性肿瘤(左肺腺癌术后)；抑郁状态；冠状动脉性心脏病。

AITL(伴 RS 样细胞)的诊断依据如下：①69 岁老年男性，10 年内反复出现淋巴结肿大。②PET/CT 提示左耳后、左腮腺、双侧颈部、左锁骨上及左腋窝肿大淋巴结，代谢增高；双侧颈部皮下组织，鼻咽后壁受累。③2019 年 4 月左颈淋巴结活检，病理结果：AITL，伴 RS 样大细胞，后者呈经典型霍奇金淋巴瘤样免疫表型。④基因重排：T 淋巴瘤克隆性基因重排检查结果为阳性；B 淋巴瘤克隆性基因重排检查结果为阴性。⑤骨髓流式细胞检测提示骨髓存在异常 T 淋巴细胞克隆性增。⑥肿瘤组织二代测序结果，提示 *TET2*：*Q1553X*、*IDH2*：*R172K*、*RHOA*：*G17X*、*RHOA*：*G17V* 发生突变。

患者病程中无 B 症状、无皮疹、无肝脾肿大、血淋巴细胞绝对计数减少，LDH、血沉、β_2 -微球蛋白均正常，溶血性贫血、自身免疫抗体均为阴性。患者年龄＞60 岁、ECOG 评分 0 分、LDH 正常、结外受累部位数 2 个，骨髓受累，Ann Arbor 分期为ⅣA 期，故 IPI 评分为 3 分。

AITL 是外周 T 细胞淋巴瘤(PTCL)的一种，较为常见。AITL 多见于中老年男性，常见临床表现为全身性淋巴结肿大、肝脾肿大、发热、皮疹、腹腔积液等，有些患者还会出现自身免疫相关表现，如多发性关节炎。实验室检查常提示淋巴细胞减少、血沉加快和嗜酸性粒细胞增高，多克隆高丙种免疫球蛋白血症、Coombs 试验阳性、β_2 -微球蛋白和 LDH 升高也很常见。临床病程差异大，部分患者表现为急性起病，部分患者发病过程缓慢，本案例患者从开始颈部淋巴结肿大至确诊为 AITL，先后共经历了 9 年，故属于发病过程缓慢的类型。

AITL 来源于滤泡辅助性 T 细胞(T follicular helper，TFH)，它属于 CD4(＋)T 细胞亚群。具有 TFH 起源的淋巴瘤不止 AITL 一种，2016 版 WHO 淋巴肿瘤分类首次单独列出的滤泡性 T 细胞淋巴瘤(follicular T-cell lymphoma，FTCL)和伴 TFH 表型的结性外周 T 细胞淋巴瘤(nodal peripheral T-cell lymphoma with TFH phenotype)也来源于滤泡辅助性 T 细胞(表 6 - 2)，下文将这三种淋巴瘤合称为 TFH PTCL。

表 6 - 2 现今 WHO 的外周 T 细胞淋巴瘤分类

PTCL 非特指型	细胞学和表型的异质性：三型：过表达 GATA 3，TBX21 和细胞毒性基因
血管免疫母细胞性 T 细胞淋巴瘤(AITL)	包含非典型 B 细胞，常为 EBV⁺，刺激 Hodgkin-Reed-Stemberg 细胞
滤泡型 T 细胞淋巴瘤(FTCL)	包含非典型 B 细胞，常为 EBV⁺，刺激 Hodgkin-Reed-Stemberg 细胞
伴滤泡辅助性 T 细胞(TFH)表型的结内外周 T 细胞淋巴瘤	强调有 TFH 表型的结内淋巴瘤伞型分类，包括 AITL，FTCL 和其他伴 TFH 表型的结内外周 T 细胞淋巴瘤
间变大细胞淋巴瘤(ALCL)，ALK⁺	包含有预后影响的细胞遗传学亚群，激活 JAK/STAT3 通路
ALCL，ALK⁻	激活 JAK/STAT3 通路
乳房植入物相关的间变性大细胞淋巴瘤	非浸润性疾病，预后号。大多数案例中，局限于皮下积液

ALK，间变大细胞淋巴瘤；EBV，Epstein-Barr 病毒
引自参考文献[35]

　　TFH PTCL 的肿瘤细胞须表达包括 CD279、CD10、BCL6、CXCL13、ICOS、SAP 和 CCR5 在内的 2～3 种 TFH 相关抗原。三种 TFH PTCL 有相似的细胞来源和免疫表型,但在病理特征和生物学行为上有所不同,因此属于相关又独立的三种外周 T 细胞淋巴瘤亚型。

　　AITL 有独特的病理学特征。镜下常见淋巴结结构破坏,破坏区内异形淋巴细胞和炎症细胞浸润。高内皮小静脉呈树枝状增生,血管的管壁增厚或透明样变。滤泡树突状细胞(follicular dendritic cells,FDC)明显增生,对组织切片进行染色可显示扩增的 FDC 网。浸润的淋巴样细胞成分复杂(图 6-3A),包括免疫母细胞、嗜酸性粒细胞、上皮样组织细胞、浆细胞以及含有中等量透明细胞质的细胞等。这些含有透明细胞质的细胞与扩增的 FDC 网相互交织,FDC 之间的区域可存在携带 EB 病毒的 B 免疫母细胞,有时也可见与霍奇金淋巴瘤 RS 细胞相似的双核或多核细胞。

　　AITL 肿瘤细胞大小为小到中等,表达泛 T 细胞抗原:CD2、CD3 和 CD5,CD4 通常阳性;也常表达 CD45RO、CD10、PD-1、Bcl-6、CXCL13 和 Ki-67。FDC 网通常表达 CD21、CD23 和 CD35,出现在富含淡染细胞质的恶性 T 细胞区域(图 6-3B～G)。

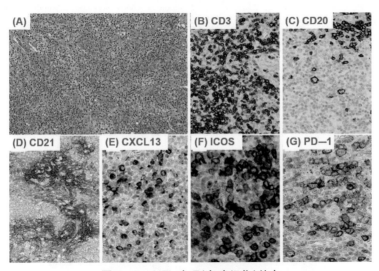

图 6-3　AITL 病理(免疫组化)特点

引自参考文献[15]

　　2. 组织病理标本中的 RS(Reed-Sternberg)样细胞是 AITL 伴随的病理表现还是组合淋巴瘤(AITL＋经典霍奇金淋巴瘤)的表现?

　　本病例与其他 AITL 不同的地方在于,在患者的活检标本中存在 RS 样细胞,呈经典霍奇金淋巴瘤免疫表型。组合淋巴瘤的发生率占所有淋巴瘤的 1.0%～4.7%,T 和 B 细胞淋巴瘤同时发生则更为少见。这种 RS 样细胞究竟是 AITL 伴随的病理表现,还是代表患者同时患有 AITL 和经典型霍奇金淋巴瘤(classical Hodgkin lymphoma,cHL),就成了本案例诊断的关键。

　　早在 2007 年,就有学者在伴有 RS 样细胞的 AITL 患者中发现,其 RS 样细胞并非单克隆的 B 淋巴细胞群。2015 年的一项研究也表明,AITL 中的 RS 样细胞是寡克隆的、而非单克隆的 B 淋巴细胞,RS 样细胞周围会有一圈玫瑰花结样的 T 细胞将其包围(图 6-4),而

cHL 的 B 细胞是单克隆的(图 6 - 5)。本例 B 淋巴瘤克隆性基因重排检查结果为阴性,支持 RS 样细胞为寡克隆而非单克隆性。

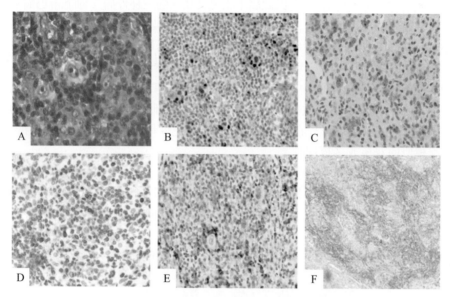

图 6 - 4　来源于 AITL 伴 RS 样细胞的患者

A. RS 样细胞细胞质淡染,核为单分裂型,核仁染色为嗜酸性;B. MUM - 1 免疫标记突显了 RS 样细胞周围的玫瑰花结样细胞;C. RS 样细胞 CD30 免疫标记阳性;D. 肿瘤 T 细胞 CD3 免疫标记阳性;E. 肿瘤 T 细胞 CD10 免疫标记阳性;F. CD21 免疫标记显示了不规则排列的滤泡树突状细胞网

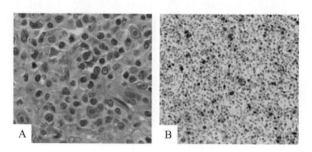

图 6 - 5　来源于 cHL 患者

A. HRS 细胞(即霍奇金细胞);B. RS 细胞的核仁 MUM - 1 阳性,但缺乏周围玫瑰花结样细胞群

引自参考文献[9]

本患者 2019 年 4 月的颈部淋巴结活检免疫组化报告(图 6 - 6)显示,肿瘤细胞:CD3(+), CD5(+),CD4(+),Bcl - 6(部分+),CD10(+),PD - 1(+),Ki - 67(约 85%+),CD8(-), Cyclin D1(-)。RS 样大细胞:Pax - 5(+),CD79α(弱+),CD30(+),CD15(少数+),CD20(个别+),MUM - 1(+)。滤泡树突网:CD21(+),CD23(+)。EBV 原位杂交:EBER(-)。在下面 CD10 标记阳性的图里,也有肿瘤 T 细胞呈"玫瑰花环"样包绕 RS 样细胞的表现(红色箭头所指),CD21 阳性的滤泡树突状细胞网也显示出与文献相似的排布规律。

另外,Huang 等人通过比较 12 例 AITL 伴 RS 样细胞患者和 24 例 cHL 患者的免疫组化结果,发现 12 例 AITL 患者的 RS 样细胞和肿瘤 T 细胞均表现为 MUM - 1 阳性,24 例

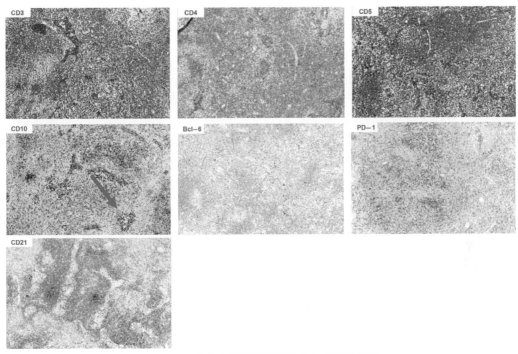

图 6-6 该患者颈部淋巴结活检免疫组化结果

cHL 患者中 HRS 细胞全部呈 MUM-1 阳性,但其中只有 1 例的背景 T 细胞(4.2%)出现 MUM-1 阳性,且呈"玫瑰花结样排列"(表 6-3)。这提示我们或许可借助 MUM-1 的表达来对两者进行鉴别。本患者肿瘤细胞和 RS 样大细胞 MUM-1 表达均为阳性,支持是 AITL 伴 RS 样细胞,而并非 AITL 合并 HD 的组合淋巴瘤。

表 6-3 MUM-1 在 AITL 伴 RS 样细胞患者和 cHL 患者中的表达

淋巴瘤分型	MUM1 表达
伴有 RS 样细胞的 AITL	
HRS 样细胞	12/12(100%)
肿瘤性 T 细胞	12/12(100%)
经典型霍奇金淋巴瘤	
HRS 细胞	24/24(100%)
背景 T 细胞	1/24(4.2%)

引自参考文献[9]

　　Alina Nicolae 等人在 2013 年报道了 57 例伴有 RS 样细胞的 PTCL 患者(AITL 占 32 例)。其中 52 例患者的 RS 样细胞呈 EBV 阳性,5 例患者的 RS 样细胞呈 EBER 阴性。受到 EB 病毒感染的 B 细胞通过抗原提呈作用活化辅助性 T 细胞,使 CXCL13 高表达;而 CXCL13 的高表达又进一步活化 B 细胞,如此形成一个免疫刺激循环,使 RS 样 B 细胞大量克隆、增生。而在 EBV 阴性的患者中出现 RS 样 B 细胞的扩增,其可能的机制是受到了免疫微环境的刺激驱动。

CD4（＋）、PD1（＋）的肿瘤 T 细胞以玫瑰花结样的排列方式把这些 RS 样的 B 细胞环绕起来。TFH 在依赖 T 细胞的 B 细胞应答中扮演着重要的作用，促进了免疫应答中 B 细胞的增殖。再加上 PD-1 和配体 PD-L1 的作用，帮助维持免疫抑制的微环境。T 细胞将这些 B 细胞克隆环绕起来，就像是形成了一个免疫屏障，使其易于逃脱免疫监视，从而进行扩增，进而导致了 RS 样细胞的出现。RS 样细胞往往表现为一种暂时存在的现象。在疾病后期，T 细胞的异型性会更加明显，RS 样细胞的数量逐步减少，因此大多数患者最终并未在临床上进展为 cHL。

以上这些证据都表明了 AITL 中形态类似 RS 样的细胞是 B 细胞来源的非肿瘤细胞，真正的肿瘤细胞是形态小而不规则的 T 细胞。因此，本案例患者最终诊断为血管免疫母细胞性 T 细胞淋巴瘤伴有 RS 样细胞，而非 AITL 合并 cHL 的组合淋巴瘤。

3. AITL 有何分子生物学特点？与其发病机制之间有何关系？

75％～90％的 AITL 患者存在 T 细胞受体基因重排，高达 25％的患者存在免疫球蛋白重链基因重排。NCCN 指南（2020.V1）列出了常见于 AITL 的基因突变类型：ten-eleven translocation 2（TET2）、isocitrate dehydrogenase 1（IDH1）、isocitrate dehydrogenase 2（IDH2）、DNA-methyltransferase 3A（DNMT3A）和 Ras homolog family member A（RHOA），有助于鉴别 AITL 和其他 PTCL。表 6-4 是 2018 年 Kota Fukumoto 等人统计的 AITL 各类基因突变的出现频率。

表 6-4　AITL 各类基因突变的出现频率

基因	频率（％）
RAS 家族	
RHOA	50～70
表观调控	
TET2	47～83
DNMT3A	20～30
IDH2	20～45
TCR 通路	
PLCγ	14
CD28	9～11
FYN	3～4
VAV1	5

引自参考文献[39]

TET2、DNMT3A 和 IDH2 是与表观遗传修饰相关的基因，它们编码的蛋白参与 DNA 甲基化表观遗传调控。

TET2 基因突变存在于 47％～83％的 AITL 患者中。TET2 基因编码一种甲基胞嘧啶双加氧酶，催化 5-甲基胞嘧啶（5-methylcytosine，5-mC）转化为 5-羟甲基胞嘧啶（5-hydroxymethylcytosine，5-hmC）、5-氟胞嘧啶（5-formylcytosine，5-fC）和 5-羧基胞嘧啶（5-carboxylcytosine，5-CaC），可以调控主/被动去甲基化过程。TET2 突变往往是多发性、杂合性的，大多数突变为 C 末端双加氧酶结构域的错义突变和 N 末端区域的无义或移码突变,导致 *TET2* 氧化活性区破坏或 *TET2* 截短、功能缺失。它的缺失突变会促进 DNA 甲基化(突变有负向效果)。在很多血液系统恶性肿瘤中都能发现这一突变。超过一半的 AITL 病例存在多种 *TET2* 突变类型,而髓样恶性肿瘤病例中一般只能找到一种突变类型,这提示在 AITL 中 *TET2* 的功能抑制程度要比髓样肿瘤更高。*TET2* 突变一般伴有其他突变,即"二次打击",常见的突变包括 *RHOA*、*IDH2* 等。

DNMT3A 突变存在于 20%~30% AITL 患者中,突变一般位于 p. R882 位点。*DNMT3A* 基因编码一种 DNA 甲基转移酶,介导从头甲基化。它的功能缺失性突变会加剧 DNA 去甲基化过程(与 *TET2* 相反)。虽然两者的表观遗传效应相反,但 *DNMT3A* 和 *TET2* 突变常同时出现(表 6-4),它们如何协同/竞争调节 DNA 甲基化的机制尚未完全阐明。也有研究者发现,AITL 患者的 B 细胞常含有与肿瘤 T 细胞相同的 *TET2* 和(或) *DNMT3A* 突变,这说明 AITL 的突变可能源于造血干细胞,而非外周 T 细胞突变。

IDH2 突变存在于 20%~45% 的 AITL 患者中,但在其他 TFH PTCL 中却并不多见,所以可能更具有疾病特异性。在 AITL 中的 *IDH2* 突变几乎都发生在 p. R172 位点,且亦经常与 *TET2* 突变共现。*IDH2* 编码线粒体异柠檬酸脱氢酶,其突变导致酶失活及 2-羟基戊二酸的非正常积累,进而引起组蛋白和 DNA 甲基化的改变,促进肿瘤发生。

不同于以上三种基因的表观遗传修饰功能,*RHOA* 基因在信号转导级联通路中发挥作用。*RHOA* 基因编码 Rho 小 GTP 酶家族的一个成员,它是一种结合 GTP 的小分子蛋白。这种蛋白在肿瘤组织高表达,它的酶活性通过信号通路参与和调节细胞骨架的重排,调节细胞的形态、附着和运动,进而诱导细胞癌变及肿瘤细胞增殖、转移。这种突变存在于 50%~70% 的 AITL 患者中,常与 *IDH2* 突变共现(表 6-5),且主要是在第 17 位残基发生由缬氨酸取代甘氨酸的点突变。已有研究证明 *RHOA G17V* 的表达和 *TET2* 的丢失可导致小鼠 AITL 的发生。造血干细胞首先获得 *TET2* 突变,然后在 *RHOA G17V* 突变体的表达指导下,诱导细胞因子 IL-4、IL-6、IL-21 和 IL-10 的产生,TCR 信号通路的过度激活,最终导致 TFH 细胞异常增殖。*RHOA G17V* 在 CD4(+)T 细胞中的表达还可诱导 TFH 细胞的特异性,诱导性共刺激因子(ICOS)上调,支持 ICOS 信号在 TFH 细胞转化中的驱动作用。

表 6-5 四种常见基因突变的共现频率[n(%)]

基因	RHOA G17V	TET2	DNMT3A	IDH2 R172	病例数
RHOA G17V	n/a	72(88)	30(36.5)	31(37.8)	82
TET2	72(76.6)	n/a	29(30.8)	29(30.8)	94
DNMT3A	30(83)	29(80.5)	n/a	15(41.6)	36
IDH2 R172	31(97)	29(90.6)	15(46.8)	n/a	32

引自参考文献[3]

AITL 的发生可能还与组成 TCR 信号通路的 *FYN* 和 *CD28* 发生突变有关,但相对少见。*FYN* 基因编码一种酪氨酸激酶,它和同属 SRC 家族的 LCK 激酶共同刺激 TCR,促进 T 细胞活化。对于 AITL,*FYN* 突变可破坏 FYN SH2 结构域和 C-端 FYN Tyr531 之间的相互抑制作用,导致酪氨酸激酶信号转导增强。*CD28* 突变影响的是 D124 和 T195 区域,通过增强配体-受体相互作用来增强信号转导。

目前学界对 AITL 的发生机制有着较为一致的认识：AITL 的发生是多步骤过程，表观遗传调节因子和信号转导通路的异常共同导致了 TFH 细胞的恶性转化，从而导致 AITL 的发生（图 6-7、图 6-8）。在血细胞分化的早期，*TET2* 和 *DNMT3A* 发生功能缺失型突变，诱导造血干细胞形成癌前细胞。TFH 细胞的分化是由 CD4（+）幼稚 T 细胞和树突状细胞的交互作用形成的，树突状细胞递呈于 T 细胞，刺激 IL6、IL21、IL12，促进 STAT3/STAT4 的活化，然后分化完成。由于 ICOS 的活化，*BCL6* 和 *CXCR5* 表达上调，迁徙至 B 细胞附近，帮助形成生发中心，产生浆细胞和记忆 B 细胞。但此时细胞又获得了 *RHOA*、*IDH2* 突变，加之 B 细胞的抗原提呈作用以及 TCR 通路可能存在的 *FYN* 和 *CD28* 突变，使得具有 TFH 表型的 T 细胞在炎性微环境下发生恶性增殖，导致了 AITL 的发生。这种机制不仅体现在 AITL 中，也在其他 TFH 来源的 PTCL 中得到印证。

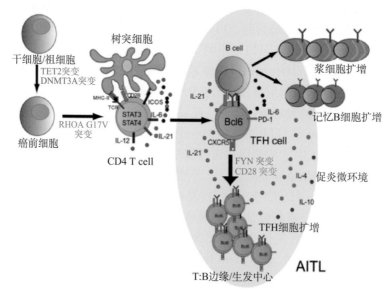

图 6-7　TFH 细胞发生恶变的机制

引自参考文献［3］

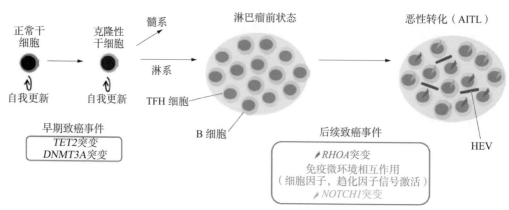

图 6-8　形成 AITL 的多步骤过程

引自参考文献［8］

本例患者的 T 细胞淋巴瘤 41 基因 NGS 检测提示 *TET2*：Q1553X、*IDH2*：R172K、*RHOA*：G17X、*RHOA*：G17V 基因位点发生突变。该患者 *TET2* 突变同时伴有 *IDH2* 和 *RHOA* 突变，具备二次"打击"条件，且存在 *RHOA*：G17X、*RHOA*：G17V 两种突变形式，更提示不良预后。

4. AITL(伴 RS 样细胞)的治疗及预后？

(1) 治疗。

AITL 的治疗手段包括传统化疗、表观遗传学药物、免疫调节剂、造血干细胞移植以及其他新药尝试。

对于 AITL，目前尚无标准的治疗方案。常规的一线方案是以蒽环类药物为基础的 CHOP(环磷酰胺、多柔比星、长春新碱、泼尼松)或者 CHOP 样化疗方案，但疗效不甚理想。Vose(2008)、Schmitz(2010)和 Simon(2010)团队报道了 CHOP 方案的 OS 率和 PFS 率，分别在 30%～45% 和 20%～30%，并且发现 IPI 评分低的患者疗效更好。Schmitz 和 Ellin 的两个研究发现，年轻患者采用 CHOEP(CHOP＋依托泊苷)方案可比 CHOP 方案获得更高的无事件生存率(event-free survival，EFS)和 PFS 率，因此在年轻患者中可能 CHOEP 是更好的选择。但对老年患者来说，CHOP 依然是最传统、最稳妥的选择，EFS 率(41%～48%)和 OS 率(43%左右)都比较高(表 6-6)。

表 6-6　PTCL 一线疗法的疗效

文献	方案	病例数	中位年龄(岁)	PTCL-NOS 或 AITL(%)	IPI 高或高中危(%)	EFS(%)	OS(%)
Simon 等(2010)	CHOP	45	51	82	41	41 @ 2 年	n. r.
	VIP-rABV	43				45 @ 2 年	n. r.
Kim 等(2006)	CHOP-EG	26	58	62	42	50 @ 1 年	70 @ 1 年
Mahadevan 等(2013)	PEGS	33	60	64	42	14 @ 2 年(26 例一线患者)	36 @ 2 年(26 例一线患者)
Advani 等(2016)	CEOP-P	33	62	88	46	39 @ 2 年(PFS)	60 @ 2 年
Escalon 等(2005)	CHOP	24	60	63	29	n. r.	43 @ 3 年
	加强	52		75	40	n. r.	49 @ 3 年
Schmitz 等(2010)	CHOP	29	18-60	n. r.	n. r.	48 @ 3 年	n. r.
	CHOEP	69		排除 ALK+ALCL		61 @ 3 年	n. r.

ALK＋ALCL，ALK 阳性间变性大细胞淋巴瘤；CEOP-P，环磷酰胺、依托泊苷、长春新碱、泼尼松、普雷特；CHOEP，CHOP 与依托泊苷；CHOP intense，hyperCHOP(CHOP 与增加剂量的环磷酰胺和阿霉素)、ASHAP(阿霉素、甲泼尼龙、胞嘧啶-阿糖苷、顺铂)、MINE(美司钠、异环磷酰胺、米托蒽醌、依托泊苷)或 Hyper-CVAD(环磷酰胺、美司钠、阿霉素、长春新碱、地塞米松与更高剂量的环磷酰胺、阿霉素、长春新碱)；CHOP-EG，CHOP 与依托泊苷、吉西他滨；CHOP，环磷酰胺、阿霉素、长春新碱和泼尼松；EFS，无病生存率；IPI，国际预后指数；n. r，没有报告；OS，整体存活率；PEGS，顺铂、依托泊苷、吉西他滨、甲泼尼龙；PFS，无进展生存；PTCL-NOS，外周 T 细胞淋巴瘤，非特指型；VIP-rABV，依托泊苷、异环磷酰胺、顺铂与阿霉素、博莱霉素、长春新碱、达卡巴嗪交替使用

引自参考文献[15]

Schmitz 等人综述了近年来 PTCL（主要是 TFH PTCL）的治疗进展，总结出适用于 TFH PTCL 的治疗路径（图 6-9）。在大多数 PTCL 患者中，传统化疗不能诱导长期缓解。因此患者（特别是年轻患者）在 4～6 疗程化疗达到完全缓解后，推荐进行自体/异体干细胞移植作为巩固治疗。

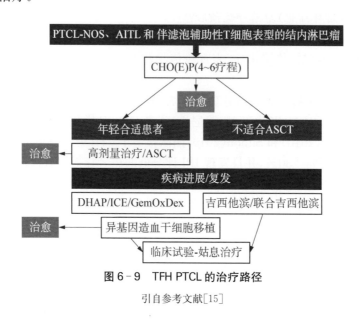

图 6-9　TFH PTCL 的治疗路径

引自参考文献[15]

包括 AITL 在内的 T 细胞淋巴瘤的发生机制与表观遗传调控异常密切相关，因此表观遗传调控已成为 PTCL 靶向治疗的重要组成部分。

组蛋白去乙酰化酶抑制剂（histone deacetylase inhibitor，HDACi）是广泛用于临床的表观遗传药物。有 3 种 HDACi 已获得 FDA 批准应用于 T 细胞淋巴瘤治疗：罗米地辛（romidepsin）、伏立诺他（vorinostat）和贝利司他（belinostat）。而西达本胺作为一种新型的亚型选择性 HDACi，已于 2014 年被中国批准用于治疗复发或难治性 PTCL。HDACi 的反应率取决于药物本身和淋巴瘤的病理亚型。一项研究采用罗米地辛挽救性治疗复发/难治 AITL 患者，ORR 为 33%（9/27）。另一项西达本胺单药治疗复发/难治 PTCL 患者的研究显示，西达本胺对 AITL 这一病理类型的应答率最高，ORR 达 50%，CRR 达 40%。贝利司他更适用于基线血小板计数减少（$<100\times10^9$/L）的患者。HDACi 的常见不良反应包括血小板减少（80%～90%）、疲劳（30%～50%）和胃肠道毒性反应（40%～60%）。还有研究在探索 HDACi 联合化疗会否比单用化疗效果更好。一项在初治 PTCL 患者中比较 CHOP 方案与罗米地辛+CHOP 方案的 3 期临床研究（NCT01796002）正在进行中。

DNA 甲基转移酶抑制剂（DNA methyltransferase inhibitors，DNMTi）也是一种表观遗传调节药物。核苷酸抑制剂 5-阿扎胞苷（5-azacytidine）、地西他滨（5-aza-2′-deoxycytidine，decitabine）能够通过结合 DNA、降解 DNMT1 来阻断甲基化过程。这类药物现已被广泛用于骨髓增生异常综合征、急性髓系白血病的治疗。因 AITL 常见 *TET2* 突变，且 *TET2* 突变与疾病晚期、血小板减少、国际预后指数高和无进展生存期较短有关，推测去甲基化药物在 AITL 的治疗中可能具有潜在价值。一项针对 12 名 AITL 患者的 5-阿扎胞苷治疗试验获得了 75% 的 ORR，其中 CR 率为 50%（6/12），PR 率为 25%（3/12），提示伴 *TET2* 突变的

AITL 患者可能对阿扎胞苷治疗有效(图 6-10)。另有研究报道合并 EBV 感染和 *TET2* 突变的 AITL 患者对阿扎胞苷治疗反应较好。

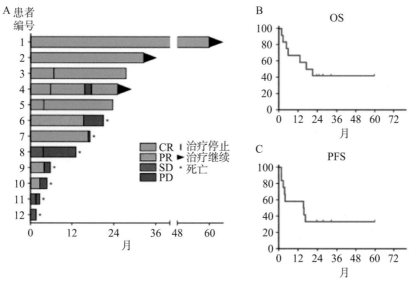

图 6-10　阿扎胞苷治疗的 AITL 患者预后

引自参考文献[29]

DNA 的高度甲基化和组蛋白的低乙酰化水平都能导致染色质静默,从而抑制特定基因的表达。单用 DNMTi 或 HDACi 时,高剂量的药物可能产生很强的不良反应,再加之这两类药物在减少剂量后依然能保有它们的染色质调节活性,故 DNMTi 和 HDACi 的联合使用或成为一条低毒、高效的治疗途径。2019 年的一项Ⅰ期临床试验(NCT01998035)显示了在 T 细胞淋巴瘤患者中联合使用罗米地辛和 5-阿扎胞苷的有效性,ORR 达 73%,CRR 达 55%。

表 6-7 汇总了几种新药的Ⅱ期临床试验结果。

表 6-7　新药Ⅱ期临床试验结果

文献	药物	病例数	中位年龄(岁)	PTCL-NOS 或 AITL(%)	IPI 高或高中危(%)	PFS(中位)	OS(中位)
Coiffier 等(2012)	罗米地辛	130	61	74	76(≥2)	4 个月	NR
O'Connor 等(2015)	贝利司他	120	64	83	NR	1.6 个月	7.9 个月
Horwitz 等(2014)	本妥昔单抗	35*	64	100	NR	2.6 个月	NR
Ogura 等(2014)	Mogamulizumab	37	67	96	NR	2.0 个月	14.2 个月
Barr 等(2015)	Alisertib	37	62	59	NR	3.0 个月	8.0 个月
Toumishey 等(2015)	来那度胺	39	65	59	NR	4.0 个月	12.0 个月
Ribrag 等(2013)	Plitidepsin	34	58	59	NR	1.6 个月	10.2 个月

IPI,国际预后指数;NR,未报告;OS,总生存率;PFS,无进展生存期;PTCL-NOS,外周 T 细胞淋巴瘤,非特指型
引自参考文献[15]

可以看出 2015 年 Toumishey 的来那度胺临床试验中,中位 PFS 和 OS 时间相对最长。Toumishey 等人选取的是各种类型复发难治(而非初治)的 T 细胞淋巴瘤患者($N=39$),采用的是来那度胺单药治疗(而非联合化疗),与本案例患者的情况并不完全相同。其试验结果显示,T 细胞淋巴瘤患者($N=39$)的 ORR 为 26%,而 AITL 患者($N=9$)的 ORR 为 33%(表 6-8)。

表 6-8　来那度胺在各类 T 细胞淋巴瘤中的疗效

组织学	例数	CR	PR	SD	PD	NA	ORR/%
间变性大细胞淋巴瘤	10	0	1	2	4	3	10
血管免疫母细胞 TCL	9	1	2	2	1	3	33
肠道型 TCL	2	0	0	0	0	2	0
肝脾 TCL	2	0	0	1	0	1	0
未指定的 PTCL	14	2	4	3	4	1	43
淋巴母细胞	2	0	0	1	1	0	0
所有组织学亚型	39	3	7	9	10	10	26

CR,完全缓解;NA,无结果;ORR,整体反应率;PD,疾病进展;PR,部分缓解;PTCL,外周 T 细胞淋巴瘤;SD,疾病稳定;TCL,T 细胞淋巴瘤
引自参考文献[22]

来那度胺(lenalidomide)是一种人工合成的谷氨酸衍生物,是已投入临床使用的免疫调节药物。它通过抑制血管内皮生长因子来抑制营养肿瘤血管的生成,具有抗血管生成和免疫调节的作用;也可直接抑制肿瘤细胞增生,具有抗肿瘤活性。虽然单药治疗效果不算特别突出,但可能对 AITL 的治疗具有独特效果,将其与传统化疗方案相结合治疗 AITL 或可成为一种选择。

(2)预后。

AITL 的总体预后不太乐观,5 年 OS 率只有 33% 左右(图 6-11)。AITL 患者的临床预后与很多因素有关。21 世纪以来的几项研究给出了多样的结论:Mourad 等人认为男性、

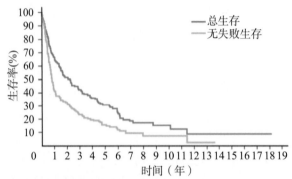

图 6-11　243 名 AITL 患者的总生存(OS)和无失败生存(FFS)曲线

引自参考文献[6]

纵隔淋巴结肿大和贫血与不良 OS 有关,Tokunaga 等人认为高龄、高 WBC 和 IgA、贫血、血小板减少、结外累及数目都是 OS 的不良预后因素,Federico 与 Tokunaga 团队有相似结论,指出年龄、结外累及数量、是否有 B 症状和血小板减少是 OS 的不良预测因子。

2015 年,Kameoka Y 等人对 56 名 AITL 患者进行了针对 OS 和 PFS 预后的单因素和多因素分析,筛选出了可能具有临床预后价值的因素(表 6‑9)。单因素分析显示,年龄、发热、PS 状态、血红蛋白和血清白蛋白水平与 OS 相关,而血清 LDH 和 IL2R 水平可能与 PFS 相关。多因素分析显示,低白蛋白血症、高 LDH 和高 IL2R 可能与不良预后具有更强的相关性。

表 6‑9　56 名 AITL 患者的预后因素分析

变量		OS						PFS					
		单因素分析			多因素分析			单因素分析			多因素分析		
		HR	95% CI	P	HR	95% CI	P	HR	95% CI	P	HR	95% CI	P
性别	女性	0.501	0.198~1.265	0.136				1.005	0519~1.945	0.989			
年龄	>60 岁	5.296	1.240~22.615	0.019	2.517	0.570~11.112	0.223	1.655	0.780~3.513	0.190			
肝肿大	+	0.657	0.272~1.586	0.346				0.720	0.361~1.435	0.350			
脾肿大	+	0.677	0.303~1.510	0.333				0.699	0.369~1.327	0.273			
积液/腹水	+	1.546	0.686~3.484	0.288				1.384	0.720~2.662	0.330			
骨髓	+	1.492	0.649~3.426	0.347				0.931	0.459~1.889	0.842			
纵隔	+	0.888	0.380~2.075	0.783				1.068	0.551~2.070	0.844			
体重减轻	+	1.420	0.585~3.448	0.436				1.437	0.703~2.939	0.321			
发热	+	2.965	1.174~7.484	0.016	1.343	0.449~4.016	0.598	1.677	0.867~3.244	0.124			
盗汗	+	0.809	0.276~2.372	0.699				0.903	0.373~2.186	0.821			
分期		0.969	0.131~7.188	0.976				1.533	0.210~11.211	0.674			
体力状况	≥2	4.228	1.737~10.293	0.001	2.024	0.699~5.865	0.194	1.735	0.911~3.307	0.094	1.433	0.625~3.285	0.395
贫血	存在	2.906	1.078~7.830	0.027	1.929	0.678~5.478	0.218	1.501	0.754~2.988	0.247			

（续表）

变量		OS						PFS				
		单因素分析			多因素分析			单因素分析			多因素分析		
		HR	95% CI	P	HR	95% CI	P	HR	95% CI	P	HR	95% CI	P
血小板计数	<150×10^9/L	1.616	0.689~3.788	0.265				1.360	0.672~2.750	0.392			
嗜酸性粒细胞计数	>5×10^9/L	1.607	0.633~4.080	0.313				1.428	0.622~3.281	0.401			
血浆LDH水平	>UNL	2.999	0.703~12.793	0.099	6.587	0.576~57.424	0.088	2.927	1.009~8.486	0.048	7.161	1.407~36.451	0.018
总蛋白水平	<7.0 g/dl	0.860	0.376~1.965	0.721				1.336	0.692~2.581	0.388			
血清白蛋白水平	<3.5 g/dl	3.772	1.590~8.945	0.001	2.953	1.090~8.001	0.033	1.787	0.915~3.490	0.089	2.054	0.891~4.738	0.091
sIL2R水平	>530 U/ml	1.581	0.691~3.618	0.273				2.400	1.197~4.813	0.014	2.478	1.121~5.479	0.025
EBER-ISH	阳性	0.952	0.332~2.727	0.927				0.652	0.285~1.490	0.310			
IgG水平	>1 600 mg/dl	1.315	0.497~3.481	0.692				0.844	0.425~1.674	0.627			
IgA水平	>350 mg/dl	0.862	0.350~2.213	0.746				0.749	0.372~1.509	0.419			
IgM水平	>250 mg/dl	0.997	0.392~2.538	0.995				0.937	0.451~1.950	0.862			

OS,总生存；PFS,无进展生存；HR,风险比；CI,置信区间；LDH,乳酸脱氢酶；ULN,正常上限；sIL2R,可溶性 IL-2 受体、EBER-ISH,用原位杂交法检测 EB 病毒编码的小 RNA
引自参考文献[10]

　　日本学者针对 30 例伴有 RS 样细胞的 PTCL 患者进行了研究,发现无论患者的 RS 样细胞是 EBER 阳性还是阴性,其临床特征(除性别一项)、实验室检查结果(WBC、Hb、LDH、sIL-2R 等)和疗效(CR 率、OS、PFS)均无显著区别(表 6-10)。在 OS 和 PFS 方面,似乎 EBER(一)的患者要更好一点(图 6-12),但也没有明显的统计学差异。

表 6-10　EBER(+)或 EBER(-)患者的临床特征和疗效比较

变量	EBER 阳性 HRS 样细胞($n=20$)	EBER 阳性 HRS 样细胞($n=10$)	P 值
年龄(岁),中位数(范围)	77(39~91)	76(48~87)	0.659
性别,男性	15/20(75%)	3/10(30%)	0.045

（续表）

变量	EBER 阳性 HRS 样细胞（n=20）	EBER 阳性 HRS 样细胞（n=10）	P 值
结外累及>1	8/20（40%）	1/10（10%）	0.204
Ⅲ/Ⅳ期	18/20（90%）	9/10（00%）	1
B 症状	10/20（50%）	2/10（20%）	0.235
体力状况>1	5/20（25%）	2/10（20%）	1
IPI（HI/H）	11/20（55%）	5/10（50%）	1
PIT（3&4 组）	10/20（50%）	5/10（50%）	1
WBC>10,000/mm³	6/20（30%）	3/10（30%）	1
血红蛋白<10.5 g/dl	8/20（40%）	1/10（10%）	0.204
血小板<150,000/mm³	7/20（35%）	1/10（10%）	0.21
血清白蛋白水平<3.5 g/dl	8/20（40%）	3/10（30%）	0.702
血浆 LDH 水平提高	7/20（35%）	4/10（40%）	1
sIL－2R>4 000 U/ml	7/18（39%）	4/10（40%）	1
CRP>2.00 mg/dl	6/19（32%）	4/10（40%）	0.698
CR 率	8/18（44%）	6/10（60%）	0.695
OS			0.235
PFS			0.108

CR,完全缓解；CRP, C 反应蛋白；EBV, EB 病毒；H,高危；HI,高中危；HRS, Hodgkin 和 Reed-Sternberg；IPI,国际预后指数；LDH,乳酸脱氢酶；OS,总生存率；PFS,无进展生存率；PIT, T 细胞淋巴瘤的预后指数；sIL－2R,可溶性 IL－2 受体；WBC,白细胞
引自参考文献[4]

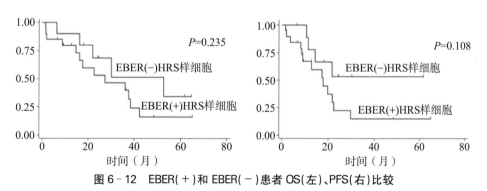

图 6－12　EBER（＋）和 EBER（－）患者 OS（左）、PFS（右）比较

引自参考文献[4]

对于伴或不伴 RS 样细胞的 AITL 病例是否存在病理特征、临床表现、EBV 感染状态以及治疗和预后方面的差别，文献报道和临床经验中并无太多相关证据。但可以肯定的是，伴

RS 样细胞的 AITL 的诊疗关键是尽早识别真正的肿瘤细胞。有文献报道了两例"误诊"病例：一例是 65 岁的男性，最终诊断是Ⅳ期的 AITL，但在这之前做了 2 个疗程 ABVD(阿霉素、博来霉素、长春花碱、达卡巴嗪)和 DA‐EPOCH(剂量调整的依托泊苷、泼尼松、长春新碱、环磷酰胺、阿霉素)治疗，不过在接受了自体移植后的 3 个月获得了无病生存。还有一例是 67 岁的男性，最初诊断为 cHL，予以 8 疗程 ABVD 方案，两年后复现肿大的淋巴结，遂予以两个疗程 COPP(环磷酰胺、长春新碱、甲基苄肼、泼尼松)和腹股沟区放疗，7 年后再次复发，最终确诊为滤泡变异型外周 T 细胞淋巴瘤(PTCL NOS, follicular variant)。普通 AITL 或普通 cHL 的治疗和组合淋巴瘤的治疗策略是非常不同的，对于伴有 RS 样细胞的 AITL，如何避免误诊为 cHL 或漏诊了组合淋巴瘤，是改善预后的关键。

专家点评

患者为 69 岁老年男性，淋巴结病理确诊为血管免疫母细胞性 T 细胞淋巴瘤伴 RS 样细胞(Ann Arbor Ⅳ A 期，IPI 3 分)。本文重点讨论了 AITL 患者的临床和病理特征，尤其是 T 细胞淋巴瘤中 RS 样细胞的出现、EBV 感染与否以及基因突变类型和疾病发生的关系。结合循证医学推荐的治疗方案和最新治疗进展，本例最终决定给予患者 CHOP‐base＋来那度胺方案治疗，中期 PET/CT 结果为部分缓解(Deauville 3 分)。因发生严重肺部感染，无法耐受原方案，于 2020 年 3 月 3 日起更换方案：阿扎胞苷 100 mg d1～7＋西达本胺 30 mg 每周 2 次，截至目前，情况尚可，现仍在治疗中。

整理：石子旸，黄耀慧
点评：程澍

参考文献

[1] ATTYGALLE AD, KYRIAKOU C, DUPUIS J, et al. Histologic evolution of angioimmunoblastic T-cell lymphoma in consecutive biopsies：clinical correlation and insights into natural history and disease progression [J]. Am J Surg Pathol，2017，31(7)：1077‐1088.

[2] CAIRNS RA, IQBAL J, LEMONNIER F, et al. IDH2 mutations are frequent in angioimmunoblastic T-cell lymphoma [J]. Blood，2012，119(8)：1901‐1903.

[3] CORTÉS JR, PALOMERO T. The curious origins of angioimmunoblastic T-cell lymphoma [J]. Curr Opin Hematol，2016，23(4)：434‐443.

[4] ELADL AE, SATOU A, ELSAYED AA, et al. Clinicopathological study of 30 cases of peripheral T-cell lymphoma with hodgkin and reed-sternberg-like B-cells from Japan [J]. Am J Surg Pathol，2017，41(4)：506‐516.

[5] ELLIN F, LANDSTRÖM J, JERKEMAN M, et al. Real-world data on prognostic factors and treatment in peripheral T-cell lymphomas：a study from the Swedish Lymphoma Registry [J]. Blood，2014，124(10)：1570‐1577.

[6] FEDERICO M, RUDIGER T, BELLEI M, et al. Clinicopathologic characteristics of angioimmunoblastic T-cell lymphoma：analysis of the international peripheral T-cell lymphoma project [J]. J Clin Oncol，2013，31(2)：240‐246.

［7］ FELLER AC，GRIESSER H，SCHILLING CV，et al. Clonal gene rearrangement patterns correlate with immunophenotype and clinical parameters in patients with angioimmunoblastic lymphadenopathy ［J］. Am J Pathol，1988，133(3)：549－556.

［8］ FUJISAWA M，CHIBA S，SAKATA-YANAGIMOTO M. Recent progress in the understanding of angioimmunoblastic T-cell lymphoma ［J］. J Clin Exp Hematop，2017，57(3)：109－119.

［9］ HUANG W，XIE J，XU X，et al. MUM－1 expression differentiates AITL with HRS-like cells from cHL ［J］. Int J Clin Exp Pathol，2015，8(9)：11372－11378.

［10］ KAMEOKA Y，TAKAHASHI N，ITOU S，et al. Analysis of clinical characteristics and prognostic factors for angioimmunoblastic T-cell lymphoma ［J］. Int J Hematol，2015，101(6)：536－542.

［11］ LEMONNIER F，COURONNÉ L，PARRENS M，et al. Recurrent *TET2* mutations in peripheral T-cell lymphomas correlate with TFH-like features and adverse clinical parameters ［J］. Blood，2012，120(7)：1466－1469.

［12］ MOURAD N，MOUNIER N，BRIÈRE J，et al. Clinical，biologic，and pathologic features in 157 patients with angioimmunoblastic T-cell lymphoma treated within the Groupe d'Etude des Lymphomes de l'Adulte (GELA) trials ［J］. Blood，2008，111(9)：4463－4470.

［13］ NGUYEN TB，SAKATA-YANAGIMOTO M，ASABE Y，et al. Identification of cell-type-specific mutations in nodal T-cell lymphomas ［J］. Blood Cancer J，2017，7(1)：e516.

［14］ NICOLAE A，PITTALUGA S，VENKATARAMAN G，et al. Peripheral T-cell lymphomas of follicular T-helper cell derivation with Hodgkin/Reed-Sternberg cells of B-cell lineage：both EBV-positive and EBV-negative variants exist ［J］. Am J Surg Pathol，2013，37(6)：816－826.

［15］ SCHMITZ N，DE LEVAL L. How I manage peripheral T-cell lymphoma，not otherwise specified and angioimmunoblastic T-cell lymphoma：current practice and a glimpse into the future ［J］. Br J Haematol，2017，176(6)：851－866.

［16］ SCHMITZ N，TRÜMPER L，ZIEPERT M，et al. Treatment and prognosis of mature T-cell and NK-cell lymphoma：an analysis of patients with T-cell lymphoma treated in studies of the German High-Grade Non-Hodgkin Lymphoma Study Group ［J］. Blood，2010，116(18)：3418－3425.

［17］ SCHWARTZ FH，CAI Q，FELLMANN E，et al. *TET2* mutations in B cells of patients affected by angioimmunoblastic T-cell lymphoma ［J］. J Pathol，2017，242(2)：129－133.

［18］ SCOURZIC L，COURONNÉ L，PEDERSEN MT，et al. *DNMT3A* (R882H) mutant and *TET2* inactivation cooperate in the deregulation of DNA methylation control to induce lymphoid malignancies in mice ［J］. Leukemia，2016，30(6)：1388－1398.

［19］ SIMON A，PEOCH M，CASASSUS P，et al. Upfront VIP-reinforced-ABVD (VIP-rABVD) is not superior to CHOP/21 in newly diagnosed peripheral T cell lymphoma. Results of the randomized phase Ⅲ trial GOELAMS-LTP95 ［J］. Br J Haematol，2010，151(2)：159－166.

［20］ SWERDLOW SH，CAMPO E，PILERI SA，et al. The 2016 revision of the World Health Organization classification of lymphoid neoplasms ［J］. Blood，2016，127(20)：2375－2390.

［21］ TOKUNAGA T，SHIMADA K，YAMAMOTO K，et al. Retrospective analysis of prognostic factors for angioimmunoblastic T-cell lymphoma：a multicenter cooperative study in Japan ［J］. Blood，2012，119(12)：2837－2843.

［22］ TOUMISHEY E，PRASAD A，DUECK G，et al. Final report of a phase 2 clinical trial of

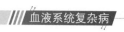

lenalidomide monotherapy for patients with T-cell lymphoma [J]. Cancer，2015，121(5)：716 - 723.

[23] VOSE J，ARMITAGE J，WEISENBURGER D，et al. International peripheral T-cell and natural killer/T-cell lymphoma study：pathology findings and clinical outcomes [J]. J Clin Oncol，2008，26(25)：4124 - 4130.

[24] WILLENBROCK K，BRÄUNINGER A，HANSMANN ML. Frequent occurrence of B-cell lymphomas in angioimmunoblastic T-cell lymphoma and proliferation of Epstein-Barr virus-infected cells in early cases [J]. Br J Haematol，2007，138(6)：733 - 739.

[25] ZAKI MA，WADA N，KOHARA M，et al. Presence of B-cell clones in T-cell lymphoma [J]. Eur J Haematol，2011，86(5)：412 - 419.

[26] AHMED N，FELDMAN AL. Targeting epigenetic regulators in the treatment of T-cell lymphoma [J]. Expert Review of Hematology，2020，13：127 - 139.

[27] PRO B，HORWITZ SM，PRINCE HM，et al. Romidepsin induces durable responses in patients with relapsed or refractory angioimmunoblastic T-cell lymphoma [J]. Hematol Oncol，2017，35 (4)：914 - 917.

[28] SHI Y，DONG M，HONG X，et al. Results from a multicenter，open-label，pivotal phase II study of chidamide in relapsed or refractory peripheral T-cell lymphoma [J]. Ann Oncol，2015，26(8)：1766 - 1771.

[29] LEMONNIER F，DUPUIS J，SUJOBERT P，et al. Treatment with 5-azacytidine induces a sustained response in patients with angioimmunoblastic T-cell lymphoma [J]. Blood，2018，132 (21)：2305 - 2309.

[30] O'CONNOR OA，FALCHI L，LUE JK，et al. Oral 5-azacytidine and romidepsin exhibit marked activity in patients with PTCL：a multicenter phase 1 study [J]. Blood，2019，134(17)：1395 - 1405.

[31] DINARDO CD，STEIN EM，DE BOTTON S，et al. Durable remissions with ivosidenib in *IDH1*-mutated relapsed or refractory AML [J]. N Engl J Med，2018，378(25)：2386 - 2398.

[32] STEIN EM，DINARDO CD，POLLYEA DA，et al. Enasidenib in mutant IDH2 relapsed or refractory acute myeloid leukemia [J]. Blood，2017，130(6)：722 - 731.

[33] LEMONNIER F，COURONNÉ L，PARRENS M，et al. Recurrent *TET2* mutations in peripheral T-cell lymphomas correlate with TFH-like features and adverse clinical parameters [J]. Blood，2012，120(7)：1466 - 1469.

[34] CORTES JR，AMBESI-IMPIOMBATO A，COURONNÉ L，et al. RHOA G17V Induces T Follicular Helper Cell Specification and Promotes Lymphomagenesis [J]. Cancer Cell，2018，33 (2)：259 - 273.

[35] ZING NPC，FISCHER T，ZAIN J，et al. Peripheral T-cell lymphomas：incorporating new developments in diagnostics，prognostication，and treatment into clinical practice-part 1：PTCL-NOS，FTCL，AITL，ALCL [J]. Oncology (Williston Park)，2018，32(7)：e74 - e82.

[36] ADVANI RH，SKRYPETS T，CIVALLERO M，et al. Outcomes and prognostic factors in angioimmunoblastic T-cell lymphoma：final report from the international T-cell Project [J]. Blood，2021，138(3)：213 - 220.

[37] YE Y，DING N，MI L，et al. Correlation of mutational landscape and survival outcome of peripheral T-cell lymphomas [J]. Exp Hematol Oncol，2021，10(1)：9.

[38] SZABLEWSKI V，DEREURE O，RENÉ C，et al. Cutaneous localization of angioimmunoblastic T-cell lymphoma may masquerade as B-cell lymphoma or classical Hodgkin lymphoma：A

histologic diagnostic pitfall [J]. J Cutan Pathol，2019，46(2)：102 - 110.

[39] FUKUMOTO K，NGUYEN TB，CHIBA S，et al. Review of the biologic and clinical significance of genetic mutations in angioimmunoblastic T-cell lymphoma [J]. Cancer Sci，2018，109(3)：490 - 496.

病例7　原发性眼内间变大细胞 T 细胞合并乳腺 NK/T 细胞淋巴瘤

主诉

女性，50 岁，视物模糊半年余。

病史摘要

现病史：患者于 2016 年 4 月无明显诱因下出现左眼视力下降，初为视物模糊，后发展为仅存光感，眼前无漂浮物，无疼痛流泪，当地医院诊断为"左眼玻璃体混浊"，予以中成药口服治疗 3 周后症状无好转。2016 年 5 月 31 日至复旦大学眼耳鼻喉科医院就诊，诊断为左眼玻璃体出血，行左眼诊断性玻璃体切除＋白内障摘除＋人工晶体植入术，术中取左眼玻璃体液送病理及基因检测，另行头颅增强 MRI。术后患者左眼视力恢复至 0.5，出院后使用醋酸泼尼松龙滴眼液、左氧氟沙星滴眼液、复方托吡卡胺滴眼液。随访期间病理及基因检测结果阴性，未予处理；但患者左眼再次逐渐出现视物模糊，并加重，遂于 2016 年 07 月 22 至苏州大学附属第一医院行 PET/CT 检查，检查结果无明显异常。

2016 年 8 月 4 日患者左眼视力进行性下降，至我院门诊检查发现玻璃体大量积血，眼前段未见其他特异性表现，眼压正常，虹膜未见血管增生和结节，以"玻璃体积血"收治入院后行第二次玻璃体切除术，并于术中行玻璃体内注射抗血管内皮生长因子(vascular endothelial growth factor，VEGF)药物康柏西普 0.2 ml。术后视力恢复至 0.5，常规给予泼尼松 4 粒/天，常规减量，妥布霉素地塞米松滴眼液、左氧氟沙星眼水治疗。术后 1 个月内复查视力均在 0.5，并定期注射抗 VEGF 药物。

2016 年 9 月 28 日患者再次出现左眼视力下降，当地 B 超检查示玻璃体混浊，眼压正常，光学相干断层扫描(optical coherence tomography，OCT)未见明显异常。2016 年 10 月 18 日来我院定期复诊时，发现左眼视力指数 50 cm，眼部无充血，前房清，但玻璃体内出现大量白色颗粒状浑浊漂浮物，视网膜结构不清，眼压正常。怀疑玻璃体内异常增生的细胞组织病或原葡萄膜炎复发，给予地塞米松 5 mg/d，并抽取房水 0.2 ml，玻璃体液 0.4 ml 送检，测得 EB 病毒抗原 2.11×10^6 (参考值 $< 5 \times 10^2$)，IL - 6、IL - 10 正常，提示非 B 细胞来源的淋巴瘤。而激素使用后眼部情况未见好转，玻璃体浑浊继续加重。至此高度怀疑为与 EB 病毒感染相关的葡萄膜炎或者淋巴瘤。考虑到患者 EB 病毒高度表达，基因检测需时间，故暂时按照 EB 病毒感染性葡萄炎，给予膦甲酸钠 250 mg 每日两次及丙种球蛋白治疗。随后开始进行较全面检查，包括 TORCH、梅毒、流式细胞等。2016 年 11 月 2 日再次抽取眼内液送我院病理科，病理会诊报告单结果：左眼内抽吸液细胞学检查，EBV(＋)间变大细胞 T 细胞淋巴

巴瘤。2016 年 11 月 3 日患者遂于我院行第二次 PET/CT、头颅 MRI、B 超等检查。PET/CT 结果提示:右乳多发团状异常高代谢灶(SUV$_{max}$ 10.8),考虑恶性病变。2016 年 11 月 11 日行右乳房穿刺,结果提示:NK/T 细胞淋巴瘤。2016 年 11 月 14 日血液科会诊后,建议行骨穿、免疫抗体指标等检查。

患者自发病以来,从未有发热、头痛、咽喉痛以及关节痛,精神可,睡眠可,食欲可,二便正常,体重无明显变化。

既往史:4 年前曾患葡萄膜炎;否认乙肝结核等传染病;预防接种随社会规定;否认相关手术史;否认相关输血史;否认相关食物过敏史;否认相关药物过敏史。

个人史:患者出生于原籍生长于原籍(绍兴),无疫水、疫区接触史。

婚育史:已婚已育。

家族史:否认相关家族遗传病慢性病史。

入院体检

查体:神清,精神可,对答切题。皮肤黏膜无黄染,无瘀斑瘀点,无出血点。全身浅表淋巴结未及肿大。右侧乳房外上象限可触及一圆形肿块,大小约 2 cm×3 cm×1 cm,质地硬,边界清晰,活动度差,无压痛。颈软,气管居中,双肺呼吸音清,未闻及干、湿啰音。心律齐,心率 80 次/分。腹部平软,无压痛、反跳痛,肝脾肋下未触及。双下肢无水肿。四肢肌力、肌张力正常。神经系统体征阴性。

辅助检查

(1) (2016 - 06 - 28)复旦大学附属肿瘤医院(左眼玻璃体液)细胞块和涂片:涂片见散在分布的中等到大的异型细胞,核质比极高,核圆或扭曲,并伴坏死。异型细胞:CD20(一),PAX5(一),CD3(多数+),κ(+/一),λ(一),CD10(一),MUM1(一),Bcl - 6(一),CD7(一),CD56(一),CD30(少数+),CD4(极少数+),CD8(一),Ki - 67(约 60%+)。结合形态及免疫组化结果,虽然克隆性基因重排(*IGH*、*IGK*、*IGL*、*TCRG*、*TCRB*、*TCRD*)和 *MYD88* 基因突变检测阴性,但依旧倾向恶性,高度怀疑淋巴造血系统恶性肿瘤。

(2) (2016 - 07 - 22)苏州大学附属第一医院 PET/CT:全身 F18 - FDG PET/CT 显像未见明显异常,葡萄糖代谢增高;左眼晶状体呈扁平状,较对侧略薄,请结合临床;甲状腺密度欠均匀;肝囊肿;两侧腋窝、纵隔及后腹膜小淋巴结。

(3) (2016 - 10 - 20)北京大学人民医院眼科实验室(房水):EBV 抗原 2.11×10^6(参考值<5×10^2),眼内液 EB 病毒强阳性,建议临床进一步除外眼内 T 细胞淋巴瘤、EB 病毒性葡萄膜炎。眼内液炎症因子浓度升高轻微,提示眼内存在一定活动性炎症,但不剧烈。IL - 6、IL - 10 正常,IL - 10/IL - 6<1,提示非 B 细胞来源的淋巴瘤。

(4) (2016 - 10 - 21)玻璃体穿刺液流式细胞检查:CD2 99.8%,CD30 99.15%,CD38 99.6%,CD56 15.1%,CD5RO 99.6%。

(5) (2016 - 11 - 02)左眼内抽吸液:细胞块切片中见片状高度异型细胞,细胞大、核多形性、染色深,核碎裂多;核仁 1~2 个,核分裂象可见。TCT:异型细胞 CD3(+),CD2(+),Ki - 67 80%,EBER(+),CD30(一),ALK(一)(图 7 - 1)。

(6) (2016 - 11 - 03)瑞金医院 PET/CT:右乳多发团状异常高代谢灶(SUV$_{max}$ 10.8),考

虑恶性病变,建议病理学检查明确诊断;左侧上颌窦黏膜增厚,考虑副鼻窦炎;肝脏小囊肿;胃壁稍厚,代谢稍高,考虑炎症,建议随访;子宫宫腔代谢增高,考虑生理性摄取,建议经后 B 超随访;全身其余部位目前未见明显异常高代谢病灶。

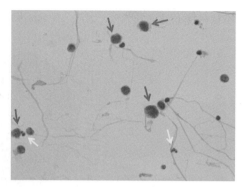

图 7-1　左眼内抽吸液

(7)(2016-11-11)右乳房穿刺:NK/T 细胞淋巴瘤。CD20(−),CD79a(−),CD15(−),CD30(−),ALK-1(−),CD2(+),CD3(+),CD7(−),CD4(−),CD8(−),CD56(−),TIA-1(−),Grazyme B(+),Perforin(+),EBER(+),Ki-67(+)。

(8)(2016-11-11)瑞金医院骨髓涂片:骨髓增生活跃;粒、红、巨三系均增生活跃,血小板散在可见,髓片中偶见异型淋巴细胞,外周血偶见幼粒细胞;请结合临床及免疫标记。

(9)(2016-11-14)瑞金医院:抗单纯疱疹病毒Ⅰ型 IgG(+),抗巨细胞病毒 IgG(+),风疹病毒 IgG(+),EBV IgG(+),抗 HIV 抗体(−),梅毒抗体(−),抗单纯疱疹病毒Ⅱ型抗体(−)。

初步诊断

原发性眼内间变大细胞 T 细胞,合并乳腺 NK/T 细胞淋巴瘤。

治疗及转归

根据患者眼部和乳腺肿块病理检查结果,最后诊断为原发性左眼内间变大细胞 T 细胞淋巴瘤,合并右乳腺 NK/T 细胞淋巴瘤。两处病灶的病理类型不同,但可能都由 EB 病毒感染引起。病理类型不同的原因,可能与微环境不一样有关。治疗上采取全身化疗加局部注射的方法。针对乳腺的 NK/T 细胞淋巴瘤,目前以包含培门冬酰胺酶的 SMILE 或 MESA 化疗方案治疗,而对眼部肿瘤,局部注射化疗药物 MTX。全身化疗:2016 年 11 月—2017 年 5 月,按 MESA 方案(甲氨蝶呤、依托泊苷、地塞米松、培门冬酶)化疗 6 次,中期(2017 年 2 月 17 日)及末期(2017 年 7 月 12 日)评估,提示乳腺病灶完全缓解;2016 年 11 月起,患侧眼球内注射 MTX,每周 2 次×4 次,以后每周 1 次×4 次,继而 2 周 1 次×4 次。2017 年 4 月复查提示新生血管生成,虽房水病理未检测出肿瘤细胞,但仍考虑肿瘤所致血管增生,于 2017 年 6 月至 2017 年 7 月行患侧眼放疗 27 次,2017 年 9 月眼科门诊复查提示新生血管明显减少,以后随访。

最终诊断

原发性左眼内间变大细胞 T 细胞淋巴瘤,合并右乳腺 NK/T 细胞淋巴瘤。

讨论与分析

1. 原发性眼内淋巴瘤有哪些类型? 怎样诊断的? 本病例属于哪种?

结合病史和实验室检查,该患者左眼内的病变位于葡萄膜(含虹膜)和视网膜。虹膜的疾病种类很多(图7-2、图7-3),但淋巴瘤相对较少,只占6%~10%。

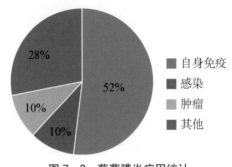

图7-2 葡萄膜炎病因统计

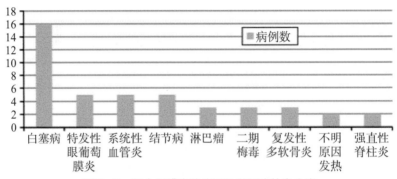

图7-3 眼内虹膜炎的病因及淋巴瘤的发生率

引自参考文献[1]

根据已有报道,原发于眼部的淋巴瘤大多属B细胞,T细胞淋巴瘤原发于眼睛非常少见,NK/T细胞来源的更是罕见(表7-1)。

眼部淋巴瘤的症状和检查结果往往与眼部的感染和炎症相似,因而造成漏诊或延误诊断。常见症状有眼附属局部肿物和肿物导致的压迫症状,如结膜肿物、眼睑肿物、复视、眼球突出、视力下降、眼球运动受限等。而原发于视网膜的淋巴瘤可能仅以视力下降为主要表现。该患者于外院多次诊断为玻璃体炎症,但常规治疗效果不佳,需考虑淋巴瘤的可能。

从临床经验看,约有1/3的原发眼部淋巴瘤患者合并有中枢神经系统的淋巴瘤累及,而42%~92%的患者在29个月内发展为中枢神经系统淋巴瘤。弥漫大B细胞淋巴瘤仍是原发眼部淋巴瘤最主要的病理类型,检查中IL10:IL6>1是一个高度怀疑淋巴瘤诊断的指标。

既然原发眼部淋巴瘤大多为T细胞,进一步我们要明确该患者眼部的淋巴瘤类型是什么。总结该患者的眼部病理、细胞学和免疫表型,2016年6月28日复旦大学附属肿瘤医院(左眼玻璃体液)细胞块和涂片中见少数细胞CD30(+),2016年10月21日玻璃体穿刺液流式细胞检查:CD2 99.8%,CD30 99.15%,CD38 99.6%,CD56 15.1%,CD5RO 99.6%,根据T细胞免疫表型的区别(表7-2),结合细胞形态大,故我们认为该患者左眼的淋巴瘤属间变大细胞T淋巴瘤。

表 7 - 1　眼内淋巴瘤的种类

患者[性别/年龄(岁)]	眼液细胞学/活检	病理	全身疾病与眼部诊断的关系	中枢神经系统疾病与眼部诊断的关系	治疗	复发(初次诊断淋巴瘤后的月数)	预后(眼部诊断后的月数)
1　M/64	玻璃体	外周T细胞	全身早眼部2个月	—	RT, CT	右眼,BM 34个月	AND 101
2　M/55	—	套细胞(B)	全身早眼部23个月	眼累及19个月后中枢神经系统累及	RT, CT(包括IT)	眼和全身19个月;在40、52和56个月时全身复发	死亡49
3　F/72	虹膜,巩膜	大B细胞	全身早眼部5个月	—	CT	—	死亡1
4　M/55	前房	大B细胞(滤泡为主)	全身早眼部13个月	中枢神经系统累及6个月后眼累及	CT(包括IT)	—	死亡5
5　M/56	—	大B细胞	—	中枢神经系统累及8个月后眼累及	RT, CT(包括IT)	—	死亡26
6　F/54	玻璃体	大B细胞	—	眼,中枢神经系统同时累及	RT, CT	—	死亡4
7　M/56	玻璃体,视网膜活检	T细胞	—	眼,中枢神经系统同时累及	RT, CT(包括IT)	—	死亡6
8　F/24	前房	NK/T细胞	—	眼,中枢神经系统同时累及	RT, CT(包括IT)	—	死亡2.5
9　F/72	—	大B细胞	—	眼,中枢神经系统同时累及	CT(包括IT)	—	死亡9
10　M/70	玻璃体	大细胞	—	眼累及10个月后中枢神经系统累及	RT, CT(包括IT)	—	死亡14
11　M/61	玻璃体	大B细胞	—	眼累及45个月后中枢神经系统累及	RT, CT(包括IT)	眼28个月,78个月。右眼摘除术。	AND 103
12　M/69	玻璃体	大B细胞	—	眼累及24个月后中枢神经系统累及	RT, CT	眼18个月;CNS48个月	死亡52
13　F/70	玻璃体	大B细胞	—	—	CT	—	AWD 24
14　M/79	玻璃体	大B细胞	—	发展为副肿瘤小脑综合征:淋巴瘤影像学和脑脊液阴性	CT RT, CT+IVit MTX	—	死亡18

M,男性;F,女性;NK,自然杀伤;CNS,中枢神经系统;CSF,脑脊液;RT,放疗;CT,化疗;IT,鞘内注射;IVit MTX,玻璃体内注射甲氨蝶呤;BM,骨髓;AND,无瘤生存;AWD,带瘤生存。
引自参考文献[2]

表7-2 不同淋巴瘤的细胞免疫表型

患者	眼活检组织学	免疫组织化学	聚合酶链反应	酶联免疫吸附测定
1	间变大细胞淋巴瘤:大间变不规则多核淋巴样细胞,有丝分裂,细胞质嗜碱性颗粒状	CD30(+), ALK 1(-), Alk P80(-), CD56(-), CD2(+), CD5(-), CD33(-), CD7(-)	多克隆 TCR 基因重排[PCR EBV+,杂交 EBV(EBER)-]	IL-10:493 pg/ml
2	淋巴样细胞和坏死细胞,形态差	—	TCRγ, TCR, CDR3	IL-6:1 184 pg/ml, IL-10:113.1 pg/ml, IL-10:IL-6=0.416 4
3	小型淋巴细胞	CD3(+), CD4(+), CD8(+)	单克隆 TCR-β重排	IL-10:81.57 pg/ml
4	非典型性淋巴细胞	CD3(+)与白细胞共同抗原	未做	未做
5	大的非典型淋巴样细胞,凋亡小体,有丝分裂象	CD3(+)与白细胞共同抗原 CD20(-), CD79α(-), CD30(-),末端脱氧核苷酸转移酶,髓过氧化物酶,神经元特异性抗原 HMB-45	未做	未做
6	大的间变性淋巴样细胞,细胞核浓染,有丝分裂多	CD3(+)	未做	未做
7	多形性淋巴样细胞,细胞核大而不规则,细胞质嗜碱性	CD4(+), CD8(+)	单克隆 TCR 基因重排	未做

引自参考文献[5]

以往认为间变 T 细胞淋巴瘤原发于眼部的较少,但近年来也有个案报道。因此,间变 T 细胞淋巴瘤可以累及眼部,该患者属于该类型的淋巴瘤。

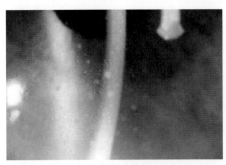

图7-4 间变性 T 大细胞淋巴瘤角膜上的沉积物

引自参考文献[5]

该患者房液中检测出 EBV,间变性 T 大淋巴瘤也多与 EBV 感染相关,进一步增加了患者诊断原发眼部间变大细胞 T 细胞淋巴瘤的可能性。从裂隙灯下观看,与文献报道相似,我们发现患者角膜上有白色的点状沉淀物,这与感染不同,后者多为白色絮状物(图7-4)。

2. 乳腺 T 细胞淋巴瘤是怎样发现的?属于哪种病理类型?与眼的淋巴瘤有什么关联?有无共同病因?

患者在治疗眼部疾病的过程中,发现了右乳腺肿块,并逐渐增大。进一步病理检查提示为右乳房 NK/T 细胞淋巴瘤。CD20(-), CD79a(-),

CD15(—)，CD30(—)，ALK-1(—)，CD2(—)，CD3(—)，CD7(—)，CD4(—)，CD8(—)，CD56(—)，TIA-1(—)，Grazyme B(—)，Perforin(—)，EBER(＋)，Ki-67(—)。诊断为 NK/T 细胞淋巴瘤，比较肯定。

我们关注到患者 EBV 感染的问题。EBV 感染会导致淋巴细胞增殖，而 EBV 相关的淋巴瘤则以 B 细胞来源为主(表7-3)，EBV 相关的 T 细胞淋巴瘤也有报道(表7-4)。

表7-3　70 例眼附件淋巴增生性疾病的类型检测结果

感染源	多重 PCR 和实时 PCR				
	结膜 MALT	眼眶 MALT	眼眶 DLBCL	IgG4-ROD	眼眶 RLH
EBV	3/19(15.8%)	0/15(0%)	2/7(28.6%)	7/22(31.8%)	2/7(28.6%)
HHV-6	1/19(5.2%)	1/15(6.7%)	0/7(0%)	5/22(22.7%)	2/7(28.6%)
HHV-7	1/19(5.2%)	0/15(0%)	0/7(0%)	8/22(36.4%)	3/7(42.9%)
衣原体	1/19(5.2%)	0/15(0%)	0/7(0%)	0/22(0%)	0/7(0%)
细菌	2/19(10.5%)	0/15(0%)	1/7(14.3%)	1/22(4.5%)	1/7(14.3%)

PCR，聚合酶链反应；MALT，黏膜相关淋巴组织淋巴瘤；DLBCL，弥漫大 B 细胞淋巴瘤；IgG4-ROD，IgG4 相关眼病；RLH，反应性淋巴样增生；EBV，Epstein-Barr 病毒；HHV，人疱疹病毒
引自参考文献[7]

表7-4　EBV 所致 T 细胞淋巴瘤

特征	EBV 阳性结内 T 细胞淋巴瘤(%)			ENKTL(%)	ANKL(%)
	我们的病例	Jeon 等人	Kato 等人		
人数	5	15	39	262	13
年龄<60 岁	60	40	28(<50 岁)	79	85
性别	60	60	67	65	54
体能状态					
0~1	80	/	56	87	39
2~4	20	/	44	13	61
Ann Arbor 分期					
Ⅰ~Ⅱ	0	13	13	76	0
Ⅲ~Ⅳ	100	87	87	24	100
是否有 B 症状	40	80	72	35	100
淋巴结转移	100	100	100	46	39
骨髓累及	20	27	29	6	92
国际预后指数评分					
1~2	60	13	34	81	23
3~4	40	87	66	19	77
乳酸脱氢酶>正常	60	53	82	37	92

引自参考文献[8]

EBV 相关的 T 细胞淋巴瘤中,外周 T 细胞性淋巴瘤非特指型和 NK/T 细胞淋巴瘤较为多见。进一步复习文献报道,发现在 CD30 阳性的非霍奇金淋巴瘤中,EBV 阳性者较多。该患者目前诊断为 EBV(+)眼内原发间变大细胞 T 淋巴瘤。

该患者的眼内肿瘤已确诊为 EBV(+)NK/T 细胞淋巴瘤,与预乳腺内的淋巴瘤很可能都与 EBV 有关。为何在眼内 EBV 引起的是间变大细胞 T 淋巴瘤,而在乳腺却造成 NK/T 细胞淋巴瘤,是否因微环境不一所致,值得进一步研究。

3. 如何治疗

乳腺的 NK/T 细胞淋巴瘤目前以包含有培门冬酰胺酶的 SMILE 或 MESA 方案为主,也可用于治疗眼内淋巴瘤。

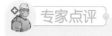

患者为 50 岁女性,因视物模糊起病,后玻璃体内出现大量白色颗粒状浑浊漂浮物,抽取眼内液测得 EBV 强阳性。病理会诊报告提示 EBV(+)间变大细胞 T 细胞淋巴瘤;全身 PET/CT 提示右乳多发团状异常高代谢灶,考虑恶性病变;右乳活检穿刺病理提示 NK/T 细胞淋巴瘤。最终诊断为原发性左眼内间变大细胞 T 细胞淋巴瘤,合并右乳腺 NK/T 细胞淋巴瘤。针对乳腺的 NK/T 细胞淋巴瘤,目前以包含培门冬酰胺酶的 SMILE 或 MESA 方案治疗,且可也用于治疗眼内淋巴瘤,同时眼内局部注射化疗药物 MTX。尝试用此方案治疗,建议密切随访。

整理:黄耀慧
点评:李啸扬

参考文献

[1] LAI Y, ZHANG M, WANG L, et al. Uveitis and T cell lymphoma:a rare but notable relationship [J]. Med Oncol, 2014,31(8):992.

[2] HOFFMAN PM, MCKELVIE P, HALL AJ, et al. Intraocular lymphoma:a series of 14 patients with clinicopathological features and treatment outcomes [J]. Eye (Lond), 2003,17(4):513-521.

[3] ABU SAMRA K, ORAY M, EBRAHIMIADIB N, et al. Intraocular lymphoma:descriptive data of 26 patients including clinico-pathologic features, vitreous findings, and treatment outcomes [J]. Ocul Immunol Inflamm, 2018;26(3):347-352.

[4] SAGOO MS, MEHTA H, SWAMPILLAI AJ, et al. Primary intraocular lymphoma [J]. Surv Ophthalmol, 2014,59(5):503-516.

[5] CHAPUT F, AMER R, BAGLIVO E, et al. Intraocular T-cell lymphoma:clinical presentation, diagnosis, treatment, and outcome [J]. Ocul Immunol Inflamm, 2017,25(5):639-648.

[6] PARK CY, HWANG SW, KIM DY, et al. Anaplastic large cell lymphoma involving anterior segment of the eye [J]. Korean J Ophthalmol, 2014,28(1):108-112.

[7] USUI Y, RAO NA, TAKASE H, et al. Comprehensive polymerase chain reaction assay for detection of pathogenic DNA in lymphoproliferative disorders of the ocular adnexa [J]. Sci Rep,

2016,6:36621.

[8] JUNG KS, CHO SH, KIM SJ, et al. Clinical features and treatment outcome of Epstein-Barr virus-positive nodal T-cell lymphoma [J]. Int J Hematol, 2016,104(5):591 - 595.

[9] KANAVAROS P, JIWA NM, DE BRUIN PC, et al. High incidence of EBV genome in CD30-positive non-Hodgkin's lymphomas [J]. J Pathol, 1992,168(3):307 - 315.

[10] AKIYAMA H, TAKASE H, KUBO F, et al. High-dose methotrexate following intravitreal methotrexate administration in preventing central nervous system involvement of primary intraocular lymphoma [J]. Cancer Sci, 2016,107(10):1458 - 1464.

病例8　α/β 肝脾 T 细胞淋巴瘤

主诉

乏力 1 年余。

病史摘要

现病史:患者男性,60 岁,于 2013 年 6 月在上海交通大学医学院附属第六人民医院(简称"六院")体检时发现外周血"N% 24%, L% 68%",无肝脾肿大,当时未予重视。至 2014 年 4 月,再次在六院体检,发现"脾肿大,长径 216 mm,厚 70 mm",伴乏力、食欲缺乏、精神欠佳、盗汗,大便稀,每天 2～3 次;查体未及浅表淋巴结肿大,无发热。查血常规示"WBC 3×10^9/L, N% 7.1%, L% 90.2%, Hb 137 g/L, RBC 5.13×10^{12}/L, PLT 74×10^9/L"。诊断不明,于 5 月来我院血液科进一步诊治。

2014 年 5 月 12 日至瑞金医院门诊诊治,查血常规示"WBC 4.6×10^9/L, N% 3.6%, L% 93.1%, Hb 125 g/L, RBC 4.61×10^{12}/L, PLT 70×10^9/L";骨髓细胞学示"骨髓三系增生明显活跃,粒红比下降。粒系增生活跃,部分粒细胞颗粒减少或缺如,嗜酸性粒细胞可见。红系增生活跃,以中晚幼红细胞为主,形态大小未见异常。巨系增生活跃,血小板散在成簇可见。外周血淋巴细胞比例增高占 99%";染色体示"46, XY";骨髓活检示"骨髓组织呈灰褐色。造血组织/脂肪组织为 0.5,粒红比 2:1,粒系正常,无 ALIP 变化,红系正常,巨系正常,网状(+/-),骨髓造血三系基本正常范围,少数小淋巴细胞";形态无异常。

2014 年 6 月 4 日第二次至瑞金医院门诊检查,查 B 超示"双侧腋窝淋巴结增大,右一 19 mm×8 mm,左一 22 mm×9 mm;双侧腹股沟,左一 17 mm×5 mm,右一 14 mm×7 mm;淋巴结门均可见。CDFI:少量血流信号。双颈、锁骨上均有异常淋巴结肿大",诊断不明,随访。

2014 年 6 月 14 日至中山医院门诊,查血常规示"WBC 7.85×10^9/L, L% 92.5%, Hb 131 g/L, RBC 5.18×10^{12}/L, PLT 63×10^9/L";腹部 CT 提示"肝脾肿大、脾周少量积液,左侧胸腔少量积液";心超"左房增大";未下诊断。

2014 年 6 月 17 日第二次至中山医院门诊,查血常规示"WBC 4.5×10^9/L, L% 94.6%, Hb 128 g/L, PLT 77×10^9/L",未予诊断。

2014 年 6 月 23 日至八五医院门诊检查,PET/CT 结果示"肝脾肿大,胆囊结石,两肺上叶肺大泡,左肺下叶基底段慢性炎症,纵隔多个慢性炎性淋巴结。腰 4(L_4)右侧椎板局部缺损,脊椎退行性变。全身未见明显异常代谢信号",未下诊断。

2014 年 7 月 4 日至瑞金医院门诊诊治,由于诊断一直不明,疑淋巴系恶性肿瘤,遂做进一步检查,得以下结果:"TCR/IgH 重排,未发现 IGH FR1-JH,IGH FR2-JH,IGH DH-JH,IGH FR2-JH,IGK Vk-Jk,IGK Vk-Kde+intron-Kde,TCRB Vβ-Jβ(A),TCRB Dβ-Jβ,TCRG VγlfVγ10-Jγ,TCRG Vγ9Vγ11-Jγ,只见 TCRB Vβ-Jβ(B)基因重排"。流式细胞仪检查,外周血免疫表型"CD45/SS 散点图,可见选定的区域细胞 CD45 强表达,SS 低,疑为淋巴细胞。约占总数 34.8%。以 CD3(+)CD5(-)设门,CD4 0%,CD8 29.2%,CD2 99%,CD7 82.2%,CD16 98%,CD56 26%,CD57 0%,CD45RA 99%,CD45RO 0.1%,TCR α/β 99%,TCR γ/δ 0.1%"。住院进一步明确诊断。

入院体检

神清,精神可;巩膜轻度黄染;皮肤黏膜未见瘀点、瘀斑;未触未及明显肿大淋巴结;胸廓对称,双肺呼吸音清、未及明显啰音。心率 72 次/分,律齐,未及杂音。腹软,脾肿大明显,剑突下 23 cm,锁骨中线下 22 cm;肝肿大,肋下 8 cm。未及包块,肾叩击痛(-)。

辅助检查

血常规:WBC 12.6×10⁹/L, N% 1.8%, L% 95.8%, Hb 119 g/L, RBC 4.7×10¹²/L, PLT 42×10⁹/L。

肝肾功能:AST 20 IU/L，ALT 36 IU/L，AKP 331 IU/L，γ-GT 200 IU/L,白蛋白 30 g/L；LDH 348 IU/L,β₂ 微球蛋白 6 759 ng/ml(正常值 609～2 366 ng/ml)。

免疫指标:补体 C4 40 mg/dl,余正常;转铁蛋白 391 mg/dl;DIC 指标正常。

病毒指标:巨细胞病毒(CMV)-IgG 73.2 ng/ml, EBV-EBNA-IgG 291 U/ml, EBV-VCA-IgG 727 U/ml。

肿瘤标志物:NSE 43.77 ng/ml,余正常。

骨髓细胞学:有核细胞增生明显活跃,粒红比=1.35∶1。髓片和血片淋巴细胞比例增高,分别占 52% 及 99%。以中～大淋巴细胞为主,形态不甚规则,部分淋巴细胞细胞质可见嗜天青颗粒。提示:淋巴细胞恶性增生性疾病。需结合临床、病理及免疫标记。

初步诊断

α/β 肝脾 T 细胞淋巴瘤。

治疗与转归

该患者淋巴细胞比例增高,进行性出现食欲缺乏、乏力、腹部不适、肝脾肿大,长期不能确诊。后根据细胞免疫表型、TCR α/β 基因重排,确诊为少见的 α/β 肝脾 T 细胞淋巴瘤。根据患者的具体条件我们建议患者按 CHOP 方案治疗。由于患者年龄原因,患者拒绝自体或异体干细胞移植方案。患者按 CHOP 方案(CTX 1.3 g d1,长春新碱 2 mg d1,多柔比星脂质体 60 mg d1,泼尼松 100 mg d1～d5)化疗 1 次后,曾出现高热,最高体温 39℃,无畏寒、寒战、无腹痛、腹泻,自服头孢丙烯后症状逐步缓解。至化疗后 21 天,因肝功能检查发现总胆红素增高至 56 mmol/L,故推迟化疗至 28 天,再次给予第二次 CHOP 方案治疗。腹部 B 超检查,脾脏长径从治疗前 82 mm×254 mm(07 - 24),至 69 mm×219 mm(08 - 15),症状略有好转,但很快进展,于 9 月 9 日急诊行腹部 CT 显示"肝脏弥漫增大,其内密度低于脾脏;脾脏巨大,上达 T_{10} 锥体至脐下,上缘内见条带状低密度影,下缘内见似呈楔形低密度影",诊断意见"肝脾肿胀变大,脾脏为著,脾内条片状密度减低,脾梗死不除外",生存时间不足 3 个月,提示这类疾病的预后非常差。

最终诊断

α/β 肝脾 T 细胞淋巴瘤。

讨论与分析

1. 诊断

该患者的临床特点是外周中有原因不明的淋巴细胞增多,伴增速较快的肝脾肿大,入院检查无明显淋巴结肿大,血液中淋巴细胞以大中型为主,伴形态有些异常,但不能确定为何种异常淋巴细胞,疑恶性淋巴细胞增生,进一步做分子生物学检查,结果有 TCR/IgH 重排,$TCRB\ V\beta-J\beta(B)$ 基因重排。细胞流式仪检查,发现"TCR α/β 占 99%,TCR γ/δ 只有 0.1%",遂诊断为 α/β T 细胞淋巴瘤。因此,若有原因不明的中大型淋巴细胞增多,伴有明显肝脾肿大,血小板减少,疑是恶性淋巴细胞增生的患者,均应进一步检查有无 TCR 基因重排,用流式细胞仪检查 TCR α/β 及 TCR γ/δ,以明确是否是这类少见的淋巴瘤。

2. α/β 肝脾 T 细胞淋巴瘤的性质和发病率

根据世界卫生组织的分类,肝脾 T 细胞淋巴瘤属于外周 T 细胞淋巴瘤(表 8 - 1),呈侵袭性。

表 8-1　外周 T 细胞淋巴瘤的分类

常见惰性型——不以结外表现为主
● 原发性皮肤 CD30(＋)阳性淋巴组织增生性疾病
● 蕈样肉芽肿和变体
● 淋巴瘤样丘疹病
● 原发性皮肤间变性大细胞淋巴瘤
● 皮下脂膜炎样 T 细胞淋巴瘤
● 原发性皮肤 CD4(＋)小/中等多形性 T 细胞淋巴瘤
通常是侵袭性的——以淋巴结为典型
● 血管免疫母细胞性 T 细胞淋巴瘤,间变性大细胞淋巴瘤
● ALK 阳性型
● ALK 阴性型 T 细胞淋巴瘤——非特指型
● 成人 T 细胞淋巴瘤/白血病
常见侵袭性型——以结外表现为主
● 结外 NK/T 细胞淋巴瘤,鼻型
● 肠病型 T 细胞淋巴瘤
● 肝脾 T 细胞淋巴瘤
● 儿童 EBV 阳性 T 细胞淋巴组织增殖性疾病
● 原发性皮肤 γ/δ T 细胞淋巴瘤

（续表）

- 原发性皮肤侵袭性亲表皮性 CD8（＋）T 细胞淋巴瘤
- 以白血病为典型表征的 T 幼淋巴细胞白血病
- T 细胞大颗粒淋巴细胞白血病
- 慢性 NK 细胞淋巴组织增生紊乱
- 侵袭性 NK 细胞性白血病

过去对这种淋巴瘤认识很少。1990 年 Falco 等首先报道肝脾 γ/δ T 细胞淋巴瘤，1994 年它在 REAL 分类中被列为一个临时的淋巴瘤亚类，随着病例的增多和认识，在新的 WHO 血液和淋巴组织肿瘤分类中，它被确认是一种独立的淋巴瘤亚类。到 2014 年，文献上报道的例数已有 150 例，国内也有不少报道，但它只占 T/NK 细胞淋巴瘤的 1%～2%。α/β 型肝脾 T 细胞淋巴瘤到 2000 年才被首度报道，到 2020 年为止，全世界仅报道了 34 例。

TCR 基因由 α、β、γ、δ、ε 链组成。肝脾 T 细胞淋巴瘤中多数为 γ/δ 肝脾 T 细胞淋巴瘤，少数才是 α/β 肝脾 T 细胞淋巴瘤，来源是 T α/β 细胞，属非活化的细胞毒 T 细胞（表 8-2）。

表 8-2 外周 T 细胞及 NK 细胞淋巴瘤的发生率

外周 T 细胞淋巴瘤类型	频率/%	细胞来源	表型
散播性/白血病			
T 幼淋巴细胞白血病		T α/β	非细胞毒
T 细胞大颗粒淋巴细胞白血病		T α/β（少数 T γ/δ）	细胞毒（A）
慢性 NK 细胞淋巴组织增生紊乱		NK	细胞毒（A）
侵袭性 NK 细胞白血病		T α/β	细胞毒（A）
儿童 EBV 阳性 T 细胞淋巴组织增殖性疾病		T α/β	细胞毒（A）
成人 T 细胞淋巴瘤/白血病	9.6	T α/β	T 调节
结外性			
结外 NK/T 细胞淋巴瘤，鼻型	10.4	NK（少数 T α/β T γ/δ）	细胞毒（A）
肠病相关的 T 细胞淋巴瘤	4.7	T α/β（少数 T γ/δ）	细胞毒（A）
肝脾 T 细胞淋巴瘤	1.4	T γ/δ（少数 T α/β）	细胞毒（NA）
皮肤性			
蕈样肉芽肿		T α/β（大多为 CD4）	非细胞毒
Sézary 综合征		T α/β（大多为 CD4）	非细胞毒
原发性皮肤 CD30（＋）阳性淋巴组织增生性疾病		T α/β（大多为 CD4）	
原发性皮肤间变性大细胞淋巴瘤	1.7	T α/β（CD4）	细胞毒（A）
淋巴瘤样丘疹病		T α/β（CD4）	细胞毒（A）
皮下脂膜炎样 T 细胞淋巴瘤	0.9	T α/β（CD8）	细胞毒（A）
原发性皮肤 γ/δ T 细胞淋巴瘤		T γ/δ（Vδ2）	细胞毒（A）

（续表）

外周 T 细胞淋巴瘤类型	频率/%	细胞来源	表型
原发性皮肤侵袭性亲表皮性 CD8（＋）T 细胞淋巴瘤		Tα/β(CD8)	细胞毒(A)
原发性皮肤 CD4（＋）中小型 T 细胞淋巴瘤		Tα/β(CD4，Tfh)	Tfh
外周 T 细胞淋巴瘤——非特指型		Tα/β(少部分 NK)	细胞毒(A)
结状			
外周 T 细胞淋巴瘤——非特指型	25.9	Tα/β(CD4＞CD8，少数 Tγ/δ)	
血管免疫母细胞性 T 细胞淋巴瘤	18.5	Tα/β(CD4，Tfh)	Tfh
ALK 阳性型大细胞淋巴瘤	6.6	Tα/β(Th2?)	细胞毒(A)
ALK 阴性型大细胞淋巴瘤	5.5	Tα/β(Th2?)	细胞毒(A)

引自参考文献[1]

3. 肝脾 T 细胞淋巴瘤的临床表现

文献报道，γ/δ 肝脾 T 细胞淋巴瘤好发于成年男性，少数发病年龄超过 60 岁，α/β 肝脾 T 细胞淋巴瘤以女性为主（表 8-3），但本病例是男性。肝脾 T 细胞淋巴瘤临床表现较突出的症状是肝脾肿大、有症状（乏力、食欲缺乏、盗汗），外周血细胞正常或减少为主，淋巴结通常不大。外周血中淋巴细胞增多，形态存在异常，淋巴瘤细胞浸润在脾脏红髓、肝窦、骨髓窦，TCR 基因重排，细胞毒性 T 细胞表型，侵袭性的临床表现，α/β 亚型的临床表现与 γ/δ 型相似（表 8-3），病程较 γ/δ 型短，免疫组化通常表现为 CD2（＋）、CD3（＋）、CD4（－）、CD5（－/＋）、CD7（＋/－）、CD8（＋/－）、TCR α/β（＋）、TCR γ/δ（－）、CD56（＋）或 CD57（＋）、TIA（－/＋），颗粒酶 B（－/＋），与 γ/δ 亚型的区别主要在 TCR 表型 TCR α/β（＋）（表 8-4）。大多数患者在确诊后生存不超过 1 年，预后与 γ/δ 亚型相比较差（图 8-1）。

表 8-3　α/β 与 γ/δ 肝脾 T 细胞淋巴瘤的比较

临床特征	α/β 肝脾 T 细胞淋巴瘤	γ/δ 肝脾 T 细胞淋巴瘤
性别	79％女	86％男
中位年龄（范围）	36 岁(10～80 岁)	25 岁(5～68 岁)
年龄＜10 岁	29％	6％
年龄＞50 岁	36％	8％
B 症状	93％	96％
脾肿大	86％	100％
肝肿大	71％	82％
淋巴结肿大	14％	17％
贫血	92％	91％
血小板减少	92％	86％
白细胞减少	50％	31％

（续表）

临床特征	α/β 肝脾 T 细胞淋巴瘤	γ/δ 肝脾 T 细胞淋巴瘤
白细胞增多	33%	27%
外周血侵犯	100%	64%
骨髓侵犯	62%	86%
中位生存期	<6 个月	10 个月

表 8-4　肝脾 T 细胞淋巴瘤的免疫表型

免疫表型	Weidmann ($n=45$)	Macon 等 ($n=14$)	Belhadj 等 ($n=21$)	Falchook 等 ($n=15$)	Yabe 等 ($n=28$)	总体
CD2	98%	100%	100%	92%	93%	96%
CD3	100%	82%	100%	93%	96%	97%
CD4	0	0	0	10%	0	1%
CD5	15%	30%	0	27%	11%	14%
CD7	65%	80%	47%	93%	100%	75%
CD8	16%	71%	10%	13%	14%	20%
CD16	52%	29%	NA	75%	100%	58%
CD56	68%	50%	83%	56%	68%	71%
CD57	0	46%	NA	NA	4%	13%
Granzyme B	60%	42%	NA	33%	38%	41%
TIA-1	100%	100%	100%	91%	85%	94%
EBER	NA	8%	10%	NA	0	5%
TCR γ/δ	100%	0	100%	80%	74%	76%
TCR α/β	0	100%	0	20%	19%	19%
TCR 静默	0	0	0	0	7%	5%

引自参考文献[2]

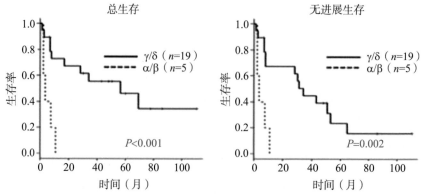

图 8-1　α/β 与 γ/δ 肝脾 T 细胞淋巴瘤的生存曲线比较

引自参考文献[3]

该病需要与其他外周 T 细胞淋巴瘤等鉴别,如与大颗粒 T 细胞淋巴瘤鉴别(表 8 - 5),与其他 T/NK 淋巴瘤的鉴别,病理检查的结果是关键。

表 8 - 5　T - LGLL 与 α/β 肝脾 T 细胞淋巴瘤的区别

变量	侵袭性 T - LGLL	α/β 肝脾 T 细胞淋巴瘤
中位年龄(岁)	41	35
性别	无偏向	偏女性
B 症状	常见	常见
肝肿大	常见	常见
淋巴结肿大	常见	不常见
贫血	不定	不定
中性粒细胞减少	不定	不定
血小板减少	不定	不定
自身免疫	关联	无关联
病程	侵袭性	侵袭性
肿瘤细胞		
外周血	LGL 增加	LGL 可见
骨髓侵犯	间质/窦样腔内	间质/窦样腔内
脾侵犯	髓质和脾窦	髓质和脾窦
肝侵犯	肝窦	肝窦
免疫表型	CD3(+), CD4(−), CD8(+), CD56(+/−), CD57(+/−)	CD3(+), CD4(−), CD8(+/−), CD56(+/−), CD57(+)
细胞毒颗粒	TIA - 1(+), granzyme B(+), perforin(+)	TIA - 1(+), granzyme B(+/−), perforin NA
等臂染色体 7q	缺失	存在
TCR 基因重排	克隆重排	克隆重排

引自参考文献[4]

4. 病因和发病机制

肝脾 T 细胞淋巴瘤的发病与其他外周 T 细胞淋巴瘤一样,尚不明了。有报道,EB 病毒可伴发肝脾 T 细胞淋巴瘤。此外,这种淋巴瘤常发生由各种原因引起的免疫功能低下的患者,α/β 肝脾 T 细胞淋巴瘤往往有 i7q10 的遗传学特征,8 三体,Y 缺失,但这些基因的改变不具特异性,与本病发生的具体机制有待阐明。已发现肝脾 T 细胞淋巴瘤细胞还高表达 *FOS*、*VAV3* 和 *TK* 基因,而抑癌基因 *AIM1*(absent in melanoma 1)下调最明显,*AIM1* 转录本中的 CpG 高度甲基化,用地西他滨处理,*AIM1* 可升高。这些基因的改变是如何导致肝脾 T 细胞淋巴瘤发生的,尚未阐明。

5. 肝脾 T 细胞淋巴瘤的治疗

PTCL 的各种常见类型,包括外周 T 细胞淋巴瘤、PTCL - NOS、血管免疫母 T 细胞淋巴

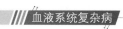

巴瘤、ALK 阴性间变大细胞淋巴瘤以及肝脾 T 细胞淋巴瘤等,尽管临床表现和组织学类型有各自的特点,但治疗通常都选择 CHOP 方案(表 8-6),从一组 83 例 PTCL 的效果来看,3 年的生存率为 8%,化疗获得 CR 后继以干细胞移植,生存期长些,5 年生存率可达 68%。法国一组肝脾 T 细胞淋巴瘤患者用 CHOP 方案治疗,完全缓解率达 43%,缓解后行自体干细胞移植,中位生存期可达 16 个月。

表 8-6　以 CHOP 为主的方案治疗外周 T 细胞淋巴瘤的结果

研究 (第一作者)	方案	样本	节点与效果	评价
Rodriguez	CHOP BEAM	74 例外周 T 细胞淋巴瘤(包括 23 例间变大细胞淋巴瘤)	5 年总生存/无进展生存 68%/63%	所有病患都在移植前完全康复,包括 ALK+间变大细胞淋巴瘤
Rodriguez	Mega-CHOP BEAM	26 例高危外周 T 细胞淋巴瘤	3 年总生存/无进展生存 73%/53%	不包括 ALK+间变大细胞淋巴瘤
Reimer	CHOP	88 例外周 T 细胞淋巴瘤病患(66% 进行了移植)	3 年总生存/无进展生存 48%/36%	不包括 ALK+间变大细胞淋巴瘤
Mercadal	高剂量 CHOP		4 年总生存/无进展生存 39%/30%	不包括 ALK+间变大细胞淋巴瘤,只有 17 例最终进行了移植

引自参考文献[5]

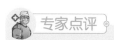专家点评

　　本例患者为 60 岁男性,2013—2014 年在多家医院多次诊断结果不明,2014 年 7 月瑞金医院疑为淋巴系恶性肿瘤。TCR/IgH 重排,未发现 IGH FR1-JH、IGH FR2-JH、IGH DH-JH、IGH FR2-JH、IGK Vk-Jk、IGK Vk-Kde+intron-Kde、TCRB Vβ-Jβ(A)、TCRB Dβ-Jβ、TCRG Vγlf Vγ10-Jγ、TCRG Vγ9Vγ11-Jγ,只见 TCRB Vβ-Jβ(B)基因重排。流式细胞仪检查,外周血免疫表型示"CD45/SS 散点图,可见选定的区域细胞 CD45 强表达,SS 低",疑为淋巴细胞。肝脾 T 细胞淋巴瘤临床表现较突出的症状是肝脾肿大、有症状(乏力、食欲缺乏、盗汗),外周血细胞正常或减少为主,淋巴结通常不大。外周血中淋巴细胞增多,形态存在异常,淋巴瘤细胞浸润在脾脏红髓、肝窦、骨髓窦。患者一次 CHOP 化疗后的疗效不佳,二次 CHOP 后虽然症状略有好转,但整体情况依旧较差。虽然 CHOP 是目前最有效的治疗手段,但此类疾病的预后通常较差。

整理:纪濛濛

点评:张莉

参考文献

[1] GAULARD P, DE LEVAL L. Pathology of peripheral T-cell lymphomas: where do we stand

[J]? Semin Hematol，2014,51(1)：5-16.

[2] YABE M，MIRANDA RN，MEDEIROS LJ. Hepatosplenic T-cell Lymphoma：a review of clinicopathologic features，pathogenesis，and prognostic factors [J]. Hum Pathol，2018,74:5-16.

[3] YABE M，MEDEIROS LJ，TANG G，et al, Prognostic factors of hepatosplenic T-cell lymphoma：clinicopathologic study of 28 cases [J]. Am J Surg Pathol，2016,40(5)：676-688.

[4] OK CY，YIN CC，YABE M，et al. Lymphoma with features intermediate between aggressive T-large granular lymphocytic leukemia and hepatosplenic T-cell lymphoma：a diagnostic dilemma [J]? Clin Lymphoma Myeloma Leuk，2014,14(3)：e95-e100.

[5] KARLIN L，COIFFIER B. The changing landscape of peripheral T-cell lymphoma in the era of novel therapies [J]. Semin Hematol，2014,51(1)：25-34.

病例9 类风湿关节炎合并外周T细胞淋巴瘤

主诉

女,58岁,关节疼痛4个月余。

现病史

患者于2017年3月初右手2、3掌指关节肿胀疼痛,右足第4趾掌关节疼痛,无法着地。遂就诊于南京明基医院,血常规正常,抗链球菌溶素O、类风湿因子(一),CRP 38.1 mg/L,给予"双氯芬酸钠缓释胶囊"后缓解。2017年3月底出现右手2、3、5指关节疼痛,症状加重,右手肿胀僵硬,不能自然下垂,2017-04-05就诊于南京鼓楼医院,查LDH(一),ESR 45 mm/h↑。手指彩超:右侧第2、3、5屈肌腱炎,右侧2、5滑囊炎,右侧2、3滑膜增生。诊断为"早期类风湿关节炎",予以泼尼松5 mg每日2次(bid)、MTX 7.5 mg每周1次(qw)、艾拉莫德25 mg qd、α-骨化醇0.25 qd,症状有所缓解,受凉后症状再次反复并加重,遂于2017-05-11再次就诊于南京鼓楼医院,给予美洛昔康7.5 mg qd、泼尼松5 mg bid、MTX 10 mg qw、艾得辛25 mg qd、叶酸5 mg qw、硫酸氨基葡萄糖2片bid、白芍总苷2片bid。5月底渐出现右侧腹股沟肿块,无压痛,不能推动,偶有心慌、盗汗,无发热、咳嗽、咳痰、恶心呕吐、腹痛腹泻等不适。05-20于南京明基医院复查,中下腹部CT示盆腔及右侧腹股沟区多发淋巴结肿大,彩色多普勒示右侧腹股沟区多发淋巴结肿大,建议穿刺活检。05-24于南京鼓楼医院行手术切除淋巴结肿物。结果为外周T细胞淋巴瘤,非特指型。免疫组化:肿瘤细胞示CD3(+++),CD7(+++),CD4(+++),CD8(+),CD10(一),Bcl-6(+),CD21(未见树突状细胞增生),CD20(免疫母细胞+),CD30(免疫母细胞+),CD79α(背景B细胞+),κ(+),λ(+),PD-1(+++),EBER(一),TCRβ-VJ1、TCRγ-VJ1基因重排(+)。2017-06-08于上海交通大学医学院附属仁济医院就诊,予以泼尼松5 mg qd、美洛昔康7.5 mg qn、MTX 10 mg qw、艾拉莫德25 mg bid、α-骨化醇0.25 qd。06-10患者停用泼尼松。2017年7月初患者症状缓解,仅余右手第4指关节肿痛,伸指受限,其余指关节缓解,停用美洛昔康、MTX、艾拉莫德和α-骨化醇。07-10患者腹股沟淋巴结肿物缩小。现为进一步明确诊断和治疗收入本科。

追问病史,患者扁桃体切除术后 30 年余,反复性口腔溃疡 30 年余。

患者自发病来,神情,精神可,胃纳可,二便正常,睡眠可,体重无明显改变。

既往史:否认高血压、糖尿病、冠心病等慢性病史;否认肝炎、结核等传染病史;预防接种史随社会;乳腺结节术后 6 年余(诉良性,具体报告未见);否认输血史;否认食物过敏史;对磺胺类、罗红霉素、去痛片过敏。

个人史:否认毒物接触史,否认石棉接触史,否认疫水、疫区接触史,否认重大精神创伤史,否认吸烟酗酒史。

婚育史:已婚,育有一子,体健。

家族史:母亲患有原发性腹膜癌,"大网膜"低分化乳头状腺癌累及左侧卵巢表面及阑尾浆膜;"盆腔腹壁结节"低分化乳头状腺癌;2016 年体检彩超发现肝脏占位,手术切除肝脾,肿块病理提示腹膜癌转移来源;同时切除胃表面结节,术后考虑为胃肠间质瘤。

入院体检

查体:T 36.4℃,P 66 次/分,R 18 次/分,BP 122/74 mmHg。神清,精神可,皮肤、巩膜无黄染,睑结膜无苍白,未见瘀点、瘀斑,右侧腹股沟可触及 1.5 cm×0.5 cm 条索状肿物,左侧可触及黄豆大小肿物,余浅表淋巴结未及明显肿大。颈软,胸骨无压痛。双肺呼吸音清,未闻及干、湿啰音。心率 66 次/分,律齐,未闻及病理性杂音及心包摩擦音。腹平软,无压痛及反跳痛,肝脾肋下未及。双下肢无水肿,病理反射未引出。

实验室检查

生化:ALT 50 IU/L, AST 41 IU/L↑, AKP 108 IU/L, GGT 23 IU/L,总胆红素 16.4 μmol/L,白蛋白 40 g/L,白球比例 1.21↓,钠 143 mmol/L,钾 3.95 mmol/L,钙 2.33 mmol/L,LDH 182 IU/L,尿素氮 5.7 μmol/L,肌酐 63 μmol/L。ESR 30 mm/h↑。

免疫指标:抗核抗体阳性(核颗粒型,1:160),余为阴性。IgG、IgA、IgE、IgM、补体 C3、补体 C4、抗链球菌溶素 O、类风湿因子均正常。

肿瘤指标:甲胎蛋白(alpha-fetoprotein, AFP)3.5 ng/ml,癌胚抗原(carcinoembryonic antigen, CEA)9.77↑ng/ml, NSE 8.51 ng/ml, CA125 20.50 U/ml, CA199 8.00 U/ml, CA242 2.4 U/ml, CA153 11.80 U/ml。

病毒指标。乙肝病毒:乙肝表面抗原 0.00(-),乙肝表面抗体 9.82(-),乙肝 e 抗原 0.286(-),乙肝 e 抗体 1.79(-),乙肝核心抗体 3.54(+)↑。EB 病毒:VCA IgG 160↑U/ml, EBNA IgG 455↑U/ml, EA IgG、EBV IgM(-)。巨细胞病毒:IgG 144.80↑AU/ml、IgM (-)。以上病毒 DNA 定量均小于最低检测量。抗单纯疱疹病毒Ⅰ IgG(+)、IgM(-),丙肝、HIV、梅毒抗体均阴性。

外周血:CD3 绝对计数 852 个/μl↓, CD4 绝对计数 631 个/μl, CD8 绝对计数 187 个/μl↓, CD3(+)71.6%, CD3(+)CD4(+)53.0%↑, CD3(+)CD8(+)15.7%↓, CD56(+)CD16(+)23.3%↑。

影像学检查

颈胸腹盆增强 CT:①双侧颈部、颌下淋巴结显示,部分增大,较大者约 1.3 cm×0.8 cm;

②右肺下叶微小结节,左肺上叶小结节;③纵隔小淋巴结显示,未见明显异常增大淋巴结;④右侧腹股沟、右侧髂血管旁多发增大淋巴结,最大者 2.1 cm×1.3 cm,增强轻中度强化,左侧腹股沟小淋巴结显示;⑤后腹膜未见明显异常增大淋巴结。

病理

免疫组化:2017-07-26"右腹股沟淋巴结"病理示淋巴组织增生性病变,结合免疫组化标记及基因重排检测结果,符合外周 T 细胞淋巴瘤,具有辅助 T 细胞免疫表型,由于该例形态特殊,请结合临床。异型淋巴细胞:CD3(+),CD4(+),CD5(+),CD10(−),Bcl-2(+),Bcl-6(+),CD20(−),CD30(−),PD-1(+),Ki-67(约 60%+)。FDC 网:CD21(+),CD23(+)。EBV 原位杂交检测结果:EBER(−)。

基因重排:TCR 基因重排检测结果呈克隆性。

基因检测:应用 NGS 方法对石蜡切片进行淋巴瘤突变基因筛查(53 种),未检测到与检测基因相关的基因突变。

初步诊断

类风湿关节炎合并外周 T 细胞淋巴瘤,非特指型。

治疗与转归

根据该患者的临床特征、实验室检查和病理结果,考虑诊断为:①早期类风湿关节炎(early rheumatoid arthritis,ERA),目前病情相对平稳,关节肿胀明显减轻;②类风湿关节炎合并外周 T 细胞淋巴瘤,非特指型(PTCL-NOS),导致该病发生的原因与 MTX 使用有关,随 MTX 停药后,目前淋巴结在逐渐缩小。目前的诊疗策略是停止服用 MTX 后,给患者一定的观察随访期,了解淋巴结动态变化情况,动态监测血常规及随访全身淋巴结肿大情况,每 3 个月行 1 次 CT 检查复诊。并根据病情变化决定下一步治疗方案。截至 2017 年 11 月,患者仍定期随访中,其淋巴结较前有进一步缩小,B 超显示长径约 13 mm。

最终诊断

类风湿性关节炎合并外周 T 细胞淋巴瘤,非特指型。

讨论与分析

1. 临床诊治疑难点

(1)该患者早期类风湿性关节炎的诊断是否肯定?

(2)该患者 PTCL 的诊断依据是什么?

(3)此二病有何关联?

2. 早期类风湿性关节炎的诊断标准

类风湿关节炎(rheumatoid arthritis,RA)是病因未明的慢性炎症性自身免疫病。主要侵犯人体各滑膜关节,关节病变呈慢性进行性,其特征是手、足小关节的多个关节常为对称的侵袭性关节炎症,可导致关节畸形和功能丧失,致残率高。不同种族均可罹患 RA,在亚热带、寒带地区发病率高。患病率在美国为 1%,在中国为 0.3%~0.5%,男女之比约 1∶4。

患病高峰年龄 30～50 岁。RA 患者自然病程生命期缩短 5～10 年,其发病缓慢,因而早期诊断对改善疾病预后有明显积极作用。2012 年最新的 ERA 分类诊断标准为:①晨僵≥30 分钟;②大于 3 个关节区的关节炎;③手关节炎;④类风湿因子(rheumatoid factor,RF)阳性;⑤抗环瓜氨酸多肽(cyclic citrullinated peptide,CCP)抗体阳性。其中 14 个关节区包括:双侧肘、腕、掌指、近端指间、膝、踝和跖趾关节。以上症状≥3 条可诊断 RA。

3. PTCL 的诊断标准

PTCL 来源于骨髓多能造血干细胞,发生于成熟 T 细胞和自然杀伤细胞。PTCL 约占所有非霍奇金淋巴瘤(non-Hodgkin's lymphoma,NHL)的 10%。该疾病在亚洲的发生率要高于欧美国家。PTCL 包括多个亚型,其中 PTCL - NOS 为最常见的亚型,约占四分之一。

PTCL 的病因学尚不很清楚,已知的病因包括遗传性和获得性免疫缺陷综合征等严重免疫抑制及某些慢性炎症和感染。PTCL 可能与一些病毒的感染有关,例如人类 T 细胞白血病病毒-1 与成人 T 细胞白血病/淋巴瘤相关;也有研究显示 EB 病毒亦与 T 细胞淋巴瘤相关,特别是在一些亚洲国家常见。

患者典型的临床表现为显著淋巴结肿大,较易出现 B 症状,结外受累,LDH 升高及Ⅳ期病变。皮肤瘙痒、外周血嗜酸性粒细胞增多及噬血细胞综合征亦常见于 PTCL。其确诊需要对病理组织进行充分免疫分型。常用免疫组化分析标志包括:CD2、CD3、CD5、CD7、CD4、CD8、CD30、CD56、CD57、CD10、CD20、CD21、CD23、ALK、EBER - ISH、Bcl - 6、Ki - 67、GATA3 和 TBX21。必要时免疫组化分析 βF1、CD279/PD1 和 CXCL - 13 用于确定淋巴瘤亚型。典型的免疫表型为表达 CD4 或 CD8 的成熟细胞。任何一种 T 细胞抗原的丢失均很常见。其最常见的免疫表型是 CD4(+)αβ。一项关于 23 例 PTCL 患者的 DNA 互补序列及寡核苷酸的基因芯片分析结果显示,与增生有关的基因过度表达提示较差预后,这些基因包括 CCNA、CCNB、PCNA 和 TOP2A103。PTCL 常与 T 细胞受体(TCR)基因的克隆性重排有关,检测 TCR 基因重排有助于诊断。

PTCL 是具有临床侵袭性、预后差的一组成熟 T 细胞肿瘤。除亚类化疗疗效较好外,大多数 PTCL 治疗反应和预后差,长期生存率只有 10%～30%。

4. 自身免疫性疾病与淋巴瘤的关联性

多种自身免疫性疾病是淋巴瘤的危险因素。相关文献提示,如系统性红斑狼疮(systemic lupus erythematosus,SLE)、干燥综合征(Sjögren syndrome,SS)、RA 和炎症性肠病等自身免疫病,均可成为 NHL 的危险因素之一。不同类型的自身免疫病中发生 NHL 的危险性亦不尽相同,SS 发生淋巴瘤相对风险最高,其次是 RA 和 SLE,炎性肌炎患者的风险水平相对较低。在强直性脊柱炎和银屑病患者中,风险最小。

Rachel Kaiser 的一份系统回顾囊括了 26 项前期研究,其中有 14 项队列研究、10 例病例对照研究和 2 项荟萃分析。所有研究均显示 RA 患者罹患淋巴瘤的风险增加,其中 20 项结果具有统计学意义。

特定的淋巴瘤亚型与特定类型的自身免疫性疾病往往具有关联性(表 9 - 1)。人们发现了 RA 和弥漫大 B 细胞淋巴瘤(DLBCL)之间的强烈联系。在 Baeck-lund 及其同事进行的一项研究中,所有 RA/NHL 病例中有 67%(22/33)为 DLBCL,而一般人群中 NHL 发病率为 30%～40%。类似的,在对 378 例 RA 相关淋巴瘤的对照研究中,DLBCL 比任何其他淋巴瘤亚型要多。研究中另外提到有 16 名患者患有 T 细胞或 NK 细胞性淋巴瘤,其中一例血管免疫母细胞性淋巴瘤(AITL),一例 PTCL－NOS。有研究者对 12 个病例对照研究中共 29 423 名自身免疫性疾病患者进行了综合分析,发现 SS 患者 NHL 的发病危险增高 6.6 倍,病理类型主要为 B 细胞型。就不同病理类型单独分析则发现,发生边缘区 B 细胞淋巴瘤(marginal zone B-cell lymphoma, MZL)、DLBCL 和滤泡型淋巴瘤(follicular lymphoma, FL)的危险性分别增高 30 倍、9 倍和 4 倍。有关 SS 合并 NHL 危险因素的研究发现,免疫抑制治疗与 NHL 发生无明显关系,而预测 NHL 发生的因素主要为紫癜和皮肤血管炎,补体 C3 和 C4 降低,CD4 阳性淋巴细胞减少,CD4/CD8≤0.8、血液冷球蛋白或血尿单克隆蛋白。

表 9-1　自身免疫性关节炎特异性的淋巴瘤亚型

疾病	相关淋巴瘤亚型
类风湿关节炎	弥漫大 B 细胞淋巴瘤
原发性干燥综合征	黏膜相关淋巴组织淋巴瘤、弥漫大 B 细胞淋巴瘤
系统性红斑狼疮	弥漫大 B 细胞淋巴瘤
炎症性肌炎	无具体相关
银屑病	T 细胞淋巴瘤、蕈样肉芽肿

引自参考文献[1]

5. RA 合并淋巴瘤的可能发病机制

众多证据表明,局部炎症过程和抗原驱动可以促进炎症/免疫激活部位的淋巴瘤发生。整个发生发展机制包括最初持续性慢性抗原刺激、B 细胞活化、B 细胞的克隆扩增和分子遗传学突变,最终导致淋巴瘤形成(图 9-1)。

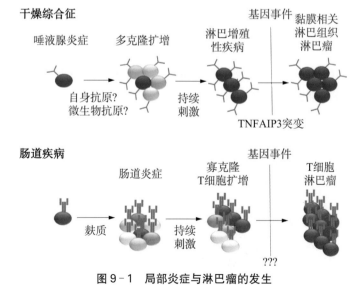

图 9-1　局部炎症与淋巴瘤的发生

引自参考文献[7]

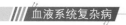

（1）反复的炎症刺激。

研究发现，与健康个体相比，早期关节炎患者淋巴结中免疫细胞活化增加，活化的 CD69（＋）CD8（＋）T 细胞和 CD19（＋）B 细胞增多。另一项研究发现，合并 RA 或 SLE 的 DLBCL 患者中 APRIL（B 细胞增殖和发育所必需的一种细胞因子）表达水平升高。并且，在合并高疾病活动度 RA 的 DLBCL 患者中，APRIL 的表达高于合并低活动度 RA 的 DLBCL 患者。而 RA 相关的 DLBCL 大多为活化 B 细胞亚型，均提示反复炎症刺激激活的外周 B 细胞在 RA 淋巴瘤的发展中发挥作用。

（2）相同的环境和遗传因素成为类风湿关节炎和恶性肿瘤共同的触发因素。

临床上，RA 在疾病的进展、严重程度等方面的异质性是由遗传和环境因素共同决定的。有研究表明，RA 和恶性淋巴瘤在同一家族中出现，有着明显的家族聚集性。然而，也有研究结果表明 RA 和淋巴瘤的发生与遗传和环境因素没有明显的相关性，其发生可能与炎症和药物的治疗有关。近期有学者研究了 SS、SLE、RA 患者和健康对照组中 BAFF-R 基因 His159Tyr 突变的发生率。与健康对照组相比，SS 患者中该突变的发病率显著升高（6.9%），而健康对照组为 1.7%。令人感兴趣的是，17 例携带 *BAFF-R* 基因 His159Tyr 突变的 SS 患者中有 12 例被列为淋巴瘤高危病例。

（3）治疗 RA 所用的免疫调节剂、免疫抑制剂和生物制剂的影响。

免疫调节剂可能引起细胞突变、干扰免疫监视或使 B 细胞增殖紊乱，从而增加淋巴瘤发生的可能性。RA 患者在疾病治疗过程中需要多种免疫抑制剂如 MTX、硫唑嘌呤、羟氯喹、环磷酰胺联合应用，这些药物与肿瘤的发生有着密切的关系。Matteson 等研究了 530 例 RA 患者，在接受药物治疗过程中，7 年后随访发现有 20 例患者发生恶性肿瘤。其结果提示，需要接受药物治疗的患者肿瘤发生率较一般人群为高，尤其是淋巴增殖性疾病（LPD）。

Rachel kaiser 在研究 RA 常用药物与淋巴瘤发生发展之间的关联后发现，在使用 MTX 的 12 项研究中，有 2 项发现发生淋巴瘤风险与 MTX 有统计学意义上的关联。在应用 TNF-α 抑制剂的 5 项研究中，3 项显示在统计学上与淋巴瘤发生风险有显著关联。在应用硫唑嘌呤的 9 项研究中，3 项发现硫唑嘌呤与淋巴瘤风险之间具有统计学意义上的显著相关性。

使用 MTX 的 RA 患者更易发生 LPD。有学者认为免疫抑制患者由于抑制性 T 细胞功能缺陷，易出现 B 淋巴细胞过度增生，MTX 亦可能加重抑制性 T 细胞功能异常。Franklin 等对 2 105 例新发炎性多关节炎患者平均随访 8.4 年，发现 11 例发生淋巴瘤，且主要为 DLBCL。与当地正常人群比较，标准化发病率为 2.4［95% 置信区间（confidence interval，CI）1.2～4.2］；特别是 RF 阳性及 MTX 治疗后 RA 患者，标准化发病率为 4.9（95% CI 1.8～10.6）。该研究不仅提示 RA 容易诱发淋巴瘤，而且对 MTX 治疗风险给予了相对恰当的评价。

Lianne Koens 等针对 10 名 MTX 相关皮肤 B 细胞 LPD 患者的临床表现形式进行了总结，如图 9-2 所示：A，病例 1 呈现广泛斑块和小肿瘤，胸部其中之一显示为局灶性溃疡。B，病例 2 出现左下肢广泛病变，具有明显的溃疡。C，病例 4 在右腿上出现 2 个深层结节，临床上类似红斑结节。病例 7 在躯干（D）上显示小的非溃疡性结节，左侧小腿（E）上出现广泛的斑块。F，病例 8 双臂和腿上发生多个小斑块。

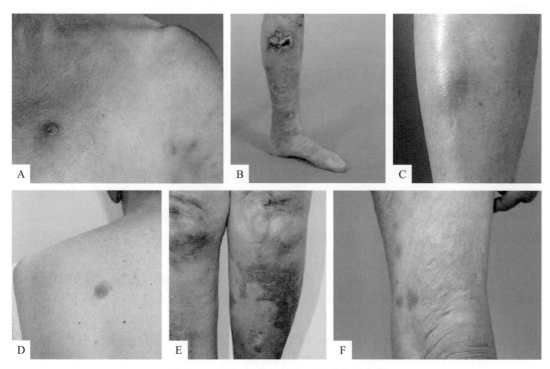

图9-2　MTX相关B细胞LPD的皮肤表现

（4）病情的活动性与肿瘤的发生有关。

一些研究评估了RA疾病活动程度、各种活动性表现及该病的药物治疗是否构成淋巴瘤的独立危险因素，发现RA疾病活动程度与发生淋巴瘤的危险性密切相关，与RA疾病相关的免疫功能改变也会提高发生淋巴瘤的危险性。Baecklund等人的病例对照研究表明，高炎症反应性与低炎症反应性相比，肿瘤发生的相对危险度为7.1。若以血沉及受累关节数等指标综合确定疾病的活动度，疾病活动度为中度和高度者，发生NHL的危险性较疾病活动度低度者分别高8倍和70倍。如以Steinbrocker功能分级判断，则Ⅱ级、Ⅲ级和Ⅳ级患者发生NHL的危险性分别较Ⅰ级高4倍、14倍和68倍。此外单纯血沉持续高于45 mm/h者，NHL的危险增高3倍；手、足关节或大关节出现不可逆性病变者，发生NHL的危险分别增高10倍和28倍。这表明RA并发NHL的危险性主要与疾病的活动程度有关。

（5）病毒感染，尤其是EB病毒感染。

在RA患者血清中存在较多感染病毒的EB细胞，亦可以检测到高滴度的抗EB病毒抗体。Balandraud等研究报道EB病毒感染可能与RA患者并发淋巴瘤有关，并发现RA患者外周血中EB病毒的含量较高，尤其是在使用MTX治疗过程中，当停用MTX后发生概率明显减少。EB病毒感染的增加可能与T细胞对EB病毒反应缺陷有关，或由使用MTX过程中引起免疫抑制或者使潜在的EB病毒增殖所致。有学者研究了接受MTX治疗的300 000例患者，其中发现25例并发淋巴瘤，18例为NHL，其中3例与EB病毒感染有关；7例霍奇金淋巴瘤（Hodgkin's lymphoma，HL），其中5例与EB病毒感染有关。

（6）副癌综合征。

副癌综合征可表现为结缔组织病样症状和体征，但实际上是潜在肿瘤的首发表现。其发病机制尚未明确,但通常认为不是肿瘤直接浸润所致,有学者研究认为与肿瘤细胞释放体液因子或抗原诱发抗体或致敏淋巴细胞对正常组织抗原产生交叉免疫反应有关。副肿瘤综合征以皮肌炎/多发性肌炎与肿瘤关系的报道为多,当肿瘤切除或治疗后风湿症状可以好转或消失。

6. 治疗和预后

随着对自身免疫性疾病与淋巴增殖性疾病相关联的认识逐渐增多,进一步如何治疗的问题得到越来越多的关注。

(1) 停用细胞毒性药物。

曾有一项临床案例报道 MTX 相关左眼结膜下黏膜相关淋巴组织(mucosa-associated lymphoid tissue,MALT)淋巴瘤,MTX 减量后,其病灶停止增大,停药后消失。Han Ma 等也曾报道一例罕见病例,RA 患者在 2 年内先后接受过 MTX 和依那西普相关的治疗,之后发生原发性皮肤 CD4(＋)小/中型多形性 T 细胞淋巴瘤。在停止所有细胞毒性药物并仅用小剂量激素治疗后,患者大部分症状自行消退。

Yoko Shimizu 等近期发表了一份针对 RA 伴 MTX 治疗患者中发生 LPD 的临床特点及危险因素的研究成果报告。其中自 2012 年 10 月起加入 IORRA 研究的 5757 例 RA 患者中,共 48 例患者先后被确诊为 LPD,其中女性占 83.3%,RA 平均发病年龄为 49.6±12.3 岁,LPD 为 60.4±11.1 岁,从 RA 到 LPD 发病的平均间隔时间为 11.9±8.9 年。79.2% 和 8.5% 的 LPD 患者发病前曾使用 MTX 和生物制剂。在 48 例 LPD 患者中,有 25 例患者被确诊为淋巴瘤,包括 13 例 DLBCL,3 例 AITL,3 例 MALT 淋巴瘤,HL 和 FL 各 1 例,不明类型淋巴瘤(其他医院诊断和治疗)4 例;38 例患者(79.2%)在 LPD 发生时用 MTX 治疗,其中 29 例患者(60.4%)在停用 MTX 后观察到 LPD 消退。在淋巴瘤组中先后有 17 例患者接受了化疗,并且 MALT 淋巴瘤患者接受了手术切除和幽门螺杆菌根除治疗。有 6 例(24.0%)既往接受 MTX 治疗的 RA 患者,停用 MTX 后,淋巴瘤明显缩小。在良性 LPD 组中,所有患者在 LPD 发病前时均接受过 MTX 治疗。所有这些患者随着停用 MTX,LPD 也随之消退。

从基因表达监测的角度研究,Ejima-Yamada K 等在 38 名 RA 伴有 MTX 相关大 B 细胞淋巴增殖性疾病(large B-cell lymphoproliferative disease,LBPD)的患者中发现,EB 病毒感染患者中 CpG 岛甲基化现象及 $BCL-2$ 基因表达率相对于 EB 病毒(－)RA 伴 MTX-LBPD 患者较低,在停用 MTX 后可致肿瘤负荷减低,预后较好。

日本研究者近期还报道了两名被诊断患有非特指性 LPD 的 RA 患者。在起初怀疑 LPD 时,病理活检未获得阳性样本,MTX 停药后(病例 1)或激素冲击治疗(病例 2)后患者达到完全缓解。在 1 年半后,通过淋巴结再次活检(病例 1)和肝脏活检(病例 2)后得以确诊非特指性 LPD,随后给予泼尼松龙治疗。然而,在数月内,患者分别出现脊柱多发肿块增多(病例 1)和严重黄疸与肝功能异常加重(病例 2)。病例 1 患者淋巴结的再活检证实为 HL,大剂量化疗联合后续放疗后缓解。而病例 2 患者最终是通过尸体解剖证实为 HL。基于这两个案例,研究者认为,即使病理诊断不符合特定的 LPD 亚型,如果 LPD 相关的疾病进展明显,仍应考虑进行大剂量化疗。

(2) 针对 PTCL 的治疗策略。

目前基于组织病理学特征的一线治疗方法是化疗和造血干细胞移植,尤其是自体造血干细胞移植(autologous hematopoietic stem cell transplantation,ASCT)。

① 传统化疗:PTCL 的治疗主要是以 CHOP(环磷酰胺、阿霉素、长春新碱、泼尼松)方案为基础。使用 CHOP 方案的完全缓解(CR)率差异很大。除了 ALK$^+$ 间变大细胞淋巴瘤(anaplastic large cell lymphoma,ALCL)和一些分期早、肿瘤负荷小的某些类型预后较好外,其余类型的 5 年 OS 率仍<30%。Salamoon M 等对 25 例 PTCL 患者进行了 6 个疗程的 ACEP(阿霉素、环磷酰胺、VP－16、泼尼松)方案,随后进行了 4 个疗程的异环磷酰胺治疗,5 年 OS 率达 88%,提示 ACEP 联合异环磷酰胺的方案是治疗 PTCL 患者的较好选择,但疗效和不良反应仍需扩大样本进一步明确。

② Brentuximab vedotin(BV)联合化疗:BV 是一种抗体药物偶联物(ADC),由抗 CD30 单抗连接抗有丝分裂药物 MMAE 组成。BV 在 PTCL 中显示出肯定的疗效,BV 联合化疗已经被 FDA 批准应用在初治 CD30(＋)PTCL 患者。一项 BV 联合 CHP 的 1 期临床试验中,CD30(＋)PTCL 患者 CR 率达 88%,且一半患者维持了长期缓解状态。3 期的随机临床试验对比了 BV 联合 CHP 和传统 CHOP 方案在初治 CD30(＋)PTCL 患者中的疗效,并发现接受 BV 联合 CHP 方案的患者表现出更长的 PFS 和 OS。

③ 表观遗传学药物:根据一项 2 期临床试验的结果,接受组蛋白去乙酰酶(histone deacetylase,HDAC)抑制剂 belininostat 单药治疗的复发难治 PTCL 患者总缓解率(overall response rate,ORR)为 25%。另一项 2 期临床试验中,romidepsin 单药治疗的复发难治 PTCL 患者 ORR 达 38%。belinostat 和 romidepsin 均已被 FDA 批准用于复发难治的 PTCL 患者。此外,Romidepsin 联合 CHOP 方案用于初治 PTCL 患者的三期临床试验正在进行中,以 Romidepsin 为基础的联合方案有望成为初治 PTCL 治疗的新策略。中国国家食品药品监督管理总局(China Food and Drug Administration,CFDA)批准了新型 HDAC 抑制剂西达本胺用于治疗复发难治性 PTCL 患者。疗效分析显示,接受西达本胺单药治疗的患者 ORR 为 47%。而 DNA 甲基化酶抑制剂 azacitidine 和 decitabine,在 PTCL 中也显示出一定的疗效。Azacitidine 或 decitabine 联合 CHOP 方案在初治 PTCL 患者的临床试验均正在进行中。

④ ASCT:多项回顾性研究显示,ASCT 能改善 PTCL 患者的预后。3 年 OS 率为 53%～58%,3 年 PFS 率为 44%～50%。在 GELTAMO 研究组进行的一项前瞻性研究中,对 MegaCHOP 方案诱导治疗后取得 CR 或部分缓解(PR)的患者行 ASCT 治疗,2 年 OS 和 PFS 率分别为 84% 和 56%。2013 年美国 NCCN 指南推荐 ASCT 作为除 ALK$^+$ ALCL 外其他组织学亚型患者 CR1 期的首选。ALK$^+$ ALCL 亚型预后好,不推荐 CR1 期移植,但具有高 IPI 评分的患者例外。移植前疾病状态是疗效预测的主要指标。

总体而言,PTCL 的治疗已经取得了一定的进展,但最佳的治疗方法尚未确立,亟待研发新的治疗策略,以改善预后。

大量案例报道表明,RA 伴免疫抑制剂治疗相关的 LPD 患者,在停用细胞毒性药物后均可发现 LPD 相应症状明显改善。本案例中,患者在停用美洛昔康、MTX、艾拉莫德等药物后,腹股沟淋巴结肿物明显缩小。故暂未予以大剂量化疗,后续发展尚需进一步随访,根据病情决定是否需要下一步化疗。

7. 临床诊治疑难点

(1) 该患者 ERA 的诊断是否肯定?

该患者发病时的主要表现为右手肿胀僵硬不能自然下垂,当地医院实验室检查示 RF

阴性,ESR及CRP升高,手指彩超提示右侧第2、3、5屈肌腱炎,右侧2、5滑囊炎,右侧2、3滑膜增生。根据以上症状体征和实验室及影像学检查,需考虑患者存在RA可能。该患者存在晨僵≥30分钟、大于3个关节区的关节炎、手关节炎这3条,根据以上标准可考虑诊断为ERA。根据其病情,考虑其关节功能分级为Ⅱ级,能从事正常活动,但有1个或多个关节活动受限或不适(中度受限)。该患者在仁济医院经美洛昔康、MTX、艾拉莫德和α-骨化醇等药物治疗后病情好转,关节肿胀僵硬及活动受限明显减轻,亦从另一个角度支持了该诊断。

(2) 该患者PTCL的诊断依据是什么?

此患者2017年5月起发现盆腔及右侧腹股沟区多发淋巴结肿大,于外院行手术切除淋巴结,术后病理提示PTCL-NOS,主要根据细胞形态、免疫组化和TCR基因重排等结果。从免疫组化看,该患者肿瘤细胞呈异常T细胞表型,包括CD3(+++),CD7(+++),CD4(+++),CD8(+),CD10(-),Bcl-6(+),CD21(未见树突状细胞增生),CD20(免疫母细胞+),CD30(免疫母细胞+),CD79α(背景B细胞+),κ(+),λ(+),PD-1(+++),EBER(-),同时TCRβ和TCRγ基因有重排现象,提示异常T细胞克隆性增生。

(3) 此二病有何关联?

结合该患者情况,其发生恶性淋巴瘤的机制可能为:①机体免疫功能紊乱,释放的病理因子激活癌基因导致免疫调节和肿瘤免疫监视功能异常,导致肿瘤发生。本患者反复性口腔溃疡30年余可能是免疫功能紊乱的表现之一。②与免疫抑制剂的不良反应有关。患者确诊RA后先后接受小剂量激素、MTX、艾拉莫德、美洛昔康、白芍总苷等免疫抑制剂治疗。免疫调节剂可引起细胞突变,干扰免疫监视或者使淋巴细胞增殖紊乱,从而增加淋巴瘤发生的可能性。③EB病毒感染。该患者EB病毒IgG检测呈阳性,EBV-DNA(-),说明EB病毒既往感染。EB病毒感染可能与T细胞对EB病毒反应缺陷有关,或由使用MTX过程中引起免疫抑制使潜在的EB病毒增殖所致。

需要注意的是,鉴于该患者从RA发病到发现PTCL仅2月,短于先前报道的11.9±8.9年,因此尚不能排除副癌综合征的可能,即患者最初表现出的结缔组织病样症状和体征实际上是潜在淋巴瘤的前期表现。发病机制尚未明确,可能与肿瘤细胞释放体液因子或抗原诱发抗体或致敏淋巴细胞对正常组织抗原产生交叉免疫反应有关。

◆ 专家点评 ◆

患者58岁女性,2017年4月诊断为类风湿关节炎,5月底出现腹股沟肿块,手术切除肿块病理为PTCL-NOS。因此,患者诊断为类风湿关节炎合并PTCL-NOS。类风湿性关节炎等自身免疫性疾病是淋巴瘤发病的危险因素,可能与反复炎症刺激、治疗所用免疫抑制剂等因素相关。本例患者随MTX停药后,淋巴结逐渐缩小,考虑为MTX相关的PTCL。患者每3个月定期复查,淋巴结较前仍有进一步缩小,建议继续密切监测,根据病情变化采取相应的治疗。

整理:秦维

点评:刘元昉,虞文嫣

参考文献

［1］ YADLAPATI S，EFTHIMIOU P. Autoimmune/inflammatory arthritis associated lymphomas: Who is at risk［J］. Biomed Res Int，2016,2016:8631061.

［2］ KAISER R. Incidence of lymphoma in patients with rheumatoid arthritis: a systematic review of the literature［J］. Clin Lymphoma Myeloma，2008,8(2):87 - 93.

［3］ BAECKLUND E，SUNDSTRÖM C，EKBOM A，et al. Lymphoma subtypes in patients with rheumatoid arthritis: increased proportion of diffuse large B cell lymphoma［J］. Arthritis Rheum，2003,48(6):1543 - 1550.

［4］ BAECKLUND E，ILIADOU A，ASKLING J，et al. Association of chronic inflammation，not its treatment，with increased lymphoma risk in rheumatoid arthritis［J］. Arthritis Rheum，2006,54(3):692 - 701.

［5］ EKSTRÖM SMEDBY K，VAJDIC CM，FALSTER M，et al. Autoimmune disorders and risk of non-Hodgkin lymphoma subtypes: a pooled analysis within the InterLymph Consortium［J］. Blood，2008,111(8):4029 - 4038.

［6］ KOVÁCS L，SZODORAY P，KISS E. Secondary tumours in Sjögren's syndrome［J］. Autoimmun Rev，2010,9(4):203 - 206.

［7］ BAECKLUND E，SMEDBY KE，SUTTON LA，et al. Lymphoma development in patients with autoimmune and inflammatory disorders—what are the driving forces［J］. Semin Cancer Biol，2014,24:61 - 70.

［8］ EKSTRÖM K，HJALGRIM H，BRANDT L，et al. Risk of malignant lymphomas in patients with rheumatoid arthritis and in their first-degree relatives［J］. Arthritis Rheum，2003,48(4):963 - 970.

［9］ PAPAGEORGIOU A，MAVRAGANI CP，NEZOS A，et al. A BAFF receptor His159Tyr mutation in Sjögren's syndrome-related lymphoproliferation［J］. Arthritis Rheumatol，2015,67(10):2732 - 2741.

［10］ MATTESON EL，HICKEY AR，MAGUIRE L，et al. Occurrence of neoplasia in patients with rheumatoid arthritis enrolled in a DMARD Registry. Rheumatoid Arthritis Azathioprine Registry Steering Committee［J］. J Rheumatol，1991,18(6):809 - 814.

［11］ FRANKLIN J，LUNT M，D BUNN D，et al. Incidence of lymphoma in a large primary care derived cohort of cases of inflammatory polyarthritis［J］. Ann Rheum Dis，2006,65(5):617 - 622.

［12］ KOENS L，SENFF NJ，VERMEER MH，et al. Methotrexate-associated B-cell lymphoproliferative disorders presenting in the skin: A clinicopathologic and immunophenotypical study of 10 cases［J］. Am J Surg Pathol，2014,38(7):999 - 1006.

［13］ BALANDRAUD N，MEYNARD JB，AUGER I，et al. Epstein-Barr virus load in the peripheral blood of patients with rheumatoid arthritis: accurate quantification using real-time polymerase chain reaction［J］. Arthritis Rheum，2003,48(5):1223 - 1228.

［14］ KOBAYASHI Y，KIMURA K，FUJITSU Y，et al. Methotrexate-associated orbital lymphoproliferative disorder in a patient with rheumatoid arthritis: a case report［J］. Jpn J Ophthalmol，2016,60(3):212 - 218.

［15］ MA H，QIU S，LU R，et al. Methotrexate and etanercept-induced primary cutaneous CD4

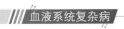

positive small/medium-sized pleomorphic T-cell lymphoma [J]. An Bras Dermatol, 2016,91(3): 368 – 371.

[16] SHIMIZU Y, NAKAJIMA A, INOUE E, et al. Characteristics and risk factors of lymphoproliferative disorders among patients with rheumatoid arthritis concurrently treated with methotrexate: a nested case-control study of the IORRA cohort [J]. Clin Rheumatol, 2017,36(6):1237 – 1245.

[17] EJIMA-YAMADA K, OSHIRO Y, OKAMURA S, et al. Epstein-Barr virus infection and gene promoter hypermethylation in rheumatoid arthritis patients with methotrexate-associated B cell lymphoproliferative disorders [J]. Virchows Arch, 2017,470(2):205 – 215.

[18] TOKUHIRA M, TABAYASHI T, TANAKA Y, et al. The aggressive clinical courses of Hodgkin lymphoma primarily diagnosed as methotrexate-induced non-specific lymphoproliferative disorder in patients with rheumatoid arthritis [J]. J Clin Exp Hematop, 2017,56(3):165 – 169.

[19] SALAMOON M, BACHOUR M, HUSSEIN T, et al. Treatment of peripheral T cell lymphoma with an intensive protocol ACEP (adriamycin, cyclophosphamide, etoposide and prednisolone) and ifosfamide showing an important response and overall survival rates [J]. Med Oncol, 2013,30(2):554.

[20] KIM JG, SOHN SK, CHAE YS, et al. Alemtuzumab plus CHOP as front-line chemotherapy for patients with peripheral T-cell lymphomas: a phase Ⅱ study [J]. Cancer Chemother Pharmacol, 2007,60(1):129 – 134.

[21] GALLAMINI A, ZAJA F, PATTI C, et al. Alemtuzumab (Campath – 1H) and CHOP chemotherapy as first-line treatment of peripheral T-cell lymphoma: results of a GITIL (Gruppo Italiano Terapie Innovative nei Linfomi) prospective multicenter trial [J]. Blood, 2007,110(7): 2316 – 2323.

[22] SCHMITZ N, DE LEVAL L. How I manage peripheral T-cell lymphoma, not otherwise specified and angioimmunoblastic T-cell lymphoma: current practice and a glimpse into the future [J]. Br J Haematol, 2017,176(6):851 – 866.

[23] RODRÍGUEZ J, CONDE E, GUTIÉRREZ A, et al. Frontline autologous stem cell transplantation in high-risk peripheral T-cell lymphoma: a prospective study from The Gel-Tamo Study Group [J]. Eur J Haematol, 2007,79(1):32 – 38.

第二章

B 细胞淋巴瘤疾病

病例10 从毛细胞性白血病到 B 幼淋巴细胞白血病

主诉

男性,62 岁,尿频、尿急、尿痛伴发热、乏力 1 个月余。

病史摘要

现病史: 患者于 2017 年 1 月 25 日无明显诱因下出现尿频、尿急、尿痛,伴发热、乏力,最高达 38.4℃,无寒战、腹痛腹胀、恶心呕吐、胸闷心悸等不适,遂至上海市某医院泌尿外科急诊就诊。1 月 25 日血常规示白细胞 35.04×10⁹/L,N% 90.0%,N 31.5×10⁹/L,CRP 300.85 mg/L。给予莫西沙星等抗炎补液对症处理,6 天后患者自觉症状有所好转,体温恢复至正常。1 月 31 日复查血常规示白细胞 22.78×10⁹/L,N% 25.0%,N 5.7×10⁹/L,L 7.7×10⁹/L。因白细胞数增高,中性粒细胞百分比下降,淋巴细胞数升高,转至血液科就诊。

2017 年 2 月 13 日外院骨髓报告示:骨髓增生明显活跃,异常淋巴样细胞百分比 38%。细胞大,大小不一,核大,圆形,核染色质细致,核仁清晰,细胞质较多,淡蓝色,无颗粒,细胞边缘不规则,边缘处蓝色或深蓝色,有的有短绒毛状突起。粒系:中性粒细胞比例减低。红系:比例较减低,以中幼红细胞为主。巨核系:增生活跃,全片产板型巨核细胞 13 只,血小板可见。外周血片:异常淋巴样细胞比例 69%,形态同骨髓。免疫表型:CD20(+),CD19(+),CD23(+),cCD9a(+),CD11c(+),DR(+),sIgM(+),CD25(−),CD103(−),T 细胞 CD2、CD3、CD5、CD7、CD4、CD8 均阴性。组化:酸性磷酸酶染色(−)。诊断及意见建议:结合细胞形态、化学染色、免疫表型及临床(脾肿大),考虑毛细胞白血病变异型。同日骨髓穿刺病理示骨小梁旁见小灶异型淋巴细胞[CD20(+)],粒系中性粒细胞比例减低,红系以中幼阶段为主,巨核细胞全片可见约 10 个,考虑 B 细胞非霍奇金淋巴瘤/白血病累及骨髓。免疫组化结果:瘤细胞 CD20(+),Pax−5(+),CD19(−),CD10(+/−),CD3(−),PGM−1(单核细胞+),MPO(粒系+)。特殊染色结果:网染(+++),PAS(+),Masson(+),Fe 染色(−)。FISH 示基因 *p53*(17p13.1)、*RB1*(13q14)、13q14.3/13q34(D13S319/13q34)基因缺失,未检测到 12 号染色体数目异常及 *ATM* 缺失。RT−PCR 融合基因筛查示融合基因 *BCR−ABL1*、*TEL−ABL*、*MLL−AF9*、*E2A−PBX1*、

E2A - HLF、*MLL - AF4*、*MLL - AF6*、*MLL - ENL*、*MLL - AF1q*、*MLL - AF1p*、*TEL - AML1*、*TLS - ERG*、*SLE - TAL1*、*TEL - PDGFRB* 均阴性。追问病史,患者诉两年以来时感乏力,劳动后明显,为明确诊治,转入我院。

患者自发病以来神清,精神可,胃纳佳,睡眠不佳,夜尿 2 次,大便 3 次/天,近 1 个月体重下降 1.5 kg,自述 3 年前体检发现脾肿大,未予以重视及处理。

既往史:有高血压病史多年,服用非洛地平缓释片 1 片 qd,现控制于 120/80 mmHg 左右。有糖尿病病史多年,自测血糖空腹 7.0 mmol/L 左右,现服用格列齐特 1 片 qd。有前列腺增生病史多年,间断服用前列倍喜 6 片 bid,排尿顺畅。有血脂偏高病史,具体数值不详,自服瑞舒伐他汀每晚 1 片(qn),现控制血脂在正常范围。左耳听力明显下降 1 年,未处理。否认肝炎、结核等传染病史,预防接种史随社会,否认输血史。2008 年行阑尾切除术。否认食物、药物过敏史。

个人史:患者出生、生长于原籍,否认疫区、疫水接触史,于烟草公司做销售工作 20 余年,现已退休,否认毒物接触史,工作时吸烟 1 包/天,退休后 3~5 支/天,否认嗜酒。

婚育史:已婚已育,配偶及子女体健。

家族史:否认家族性疾病及相关肿瘤病史。

入院体检

体温 37.0℃,脉搏 84 次/分,呼吸 16 次/分,血压 116/83 mmHg。神清,精神可,查体配合,自主体位,步入病房,无贫血貌。皮肤、黏膜未及黄染,无瘀点、瘀斑,无贫血貌。全身浅表淋巴结未及肿大。两肺呼吸音清,未及明显干、湿啰音,心律齐,未及病理性杂音,腹软无压痛、反跳痛,脾肋下 3 指,肝肋下未及,双下肢无水肿,神经系统体征未见异常。

辅助检查

血常规:见表 10-1。

表 10-1 患者血常规结果

日期	白细胞计数(×10⁹/L)	血红蛋白(g/L)	血小板计数(×10⁹/L)	中性粒细胞(%)	淋巴细胞(%)	中性粒细胞(×10⁹/L)	淋巴细胞(×10⁹/L)
01-25	35.04	146	96			31.5	2.5
01-28	18.37	132	116			16.7	1.4
01-31	22.78	128	146			5.7	7.7
02-01	20.41	125	138			3.7	4.1
02-04	25.20	134	141	18	81		
02-17	22.92	141	97	12	21		
03-04	23.15	141	109	16	17		
03-06	28.83	127	98	12	8		
03-08	23.87	138	105	12	9		

生化：尿素 7.3 mmol/L↑（参考值 2.5～7.1 mmol/L），甘油三酯 2.18 mmol/L↑（参考值 0.56～1.70 mmol/L），HDL-C 0.67 mmol/L↓（参考值 0.8～1.80 mmol/L），载脂蛋白 AI 0.96 g/L↓（参考值 1.06～1.88 g/L），LDH 232 IU/L↑（参考值 98～192 IU/L）。

免疫指标：IgG 1 230 mg/dl，IgA 118 mg/dl，IgM 69 mg/dl，IgE＜5.0 IU/ml，补体 C3 69 mg/dl↓（参考值 79～152 mg/dl），补体 C4 22 mg/dl，抗链球菌溶血素"O"40 IU/ml，类风湿因子＜20 IU/ml，C-反应蛋白 0.20 mg/dl，转铁蛋白 189 mg/dl↓（参考值 202～336 mg/dl），游离 κ 轻链 21.10 mg/L↑（参考值 3.3～19.4 mg/L），游离 λ 轻链 14.20 mg/L，游离 κ/λ 轻链 1.49。

病毒学检查：乙肝病毒表面抗原 0.000 IU/ml（-）、乙肝病毒表面抗体 2.25 mIU/ml（-）、乙肝病毒 e 抗原 0.293（-）、乙肝病毒 e 抗体 1.22（-）、乙肝病毒核心抗体 3.53 S/CO（+）↑（参考值＜1 S/CO）、乙肝病毒核心抗体 IgM 0.03（-）、抗梅毒螺旋体抗体 0.04、梅毒螺旋体 RPR（-）、抗巨细胞病毒 IgG 196.70 AU/ml↑（参考值阴性：＜6.0 AU/ml）、抗巨细胞病毒 IgM 0.07 U/ml、EB 病毒 EAIgG＜5.00 U/ml、EB 病毒 EBVIgM＜10.00 U/ml（-）、EB 病毒 VCAIgG 92.60 U/ml↑（参考值阴性：＜20 U/ml）、EB 病毒 EBNAIgG 410.00 U/ml↑（参考值阴性：＜5 U/ml）。

肿瘤指标：总前列腺特异性抗原 1.157 ng/ml，游离前列腺特异性抗原 0.152 ng/ml，游离/总前列腺特异性抗原 0.13↓（参考值＞0.26），β_2-微球蛋白 1 861 ng/ml，降钙素原、AFP、CEA、NSE、CA125、CA199、CA242、CA153 均正常范围。

腹部及浅表淋巴结 B 超（2017-03-09）：肝、胰、肾未见异常，脾形态肿大，厚度约 67 mm，长径 187 mm，肋下长 68 mm，双侧腹股沟、双侧锁骨上、双侧腋窝、双侧腹股沟未见明显异常肿大淋巴结。

PET/CT（2017-03-06）：①脾肿大；②胆囊结石；③前列腺钙化；④全身其余部位目前未见明显异常高代谢病灶。

骨髓涂片检查（2017-02-13）：外院骨髓报告。特征描述：骨髓增生明显活跃。异常淋巴样细胞 38%。细胞形态：细胞大，大小不一，核大，圆，椭圆，核染色质细致，核仁清晰，细胞质较多，淡蓝色，无颗粒，细胞边缘不规则，边缘处蓝色或深蓝色，有的有短绒毛状突起。酸性磷酸酶染色（-）。粒系：中性粒细胞比例减低。红系：比例较减低，以中幼红细胞为主。巨核系：增生活跃，全片产板型巨核细胞 13 只，血小板可见。外周血：异常淋巴样细胞 69%，形态同骨髓。诊断及意见建议：结合细胞形态、化学染色、免疫表型及临床（脾肿大），考虑毛细胞白血病变异型。增生极度活跃，淋巴细胞系统占 32.5%，原幼淋巴细胞占 10.5%。（2017-03-03）本院骨髓报告。骨髓增生活跃，粒红比正常。髓片及外周血片，幼淋巴样细胞比例分别占 47% 及 67%，该类细胞体圆形，核圆。染色质呈粗条索状，核仁大而清晰，细胞质蓝量丰富。PAS：（-）73%；（±）14%；（+）11%；（++）2%。粒系增生减低，嗜酸性粒细胞可见。AKP 积分：17 分/50 N.C.。红系增生尚活跃，以中晚幼红细胞为主，成熟红细胞形态大小尚可。巨系增生尚活跃，以颗粒型巨核细胞为主，血小板散在可见。诊断意见：结合病史及细胞形态，倾向幼淋巴细胞白血病可能。

骨髓流式细胞免疫分型：（2017-02-13）外院外周血免疫表型检测试验报告。淋巴细胞免疫表型：B 细胞 CD20（+），CD23（+），CD19（+），CD11c（+），DR（+），cCD79a（+），sIgM（+）,cIgM（-）成熟 B 淋巴细胞占有核细胞总数 38.3%，表型为 CD19（+），CD5（-），CD10（-），ZAP70（+）。骨髓免疫表型：CD20（+），CD19（+），CD23（+）， cCD9a(＋)，CD11c(＋)，DR(＋)，sIgM(＋)，CD25(－)，CD103(－)，T 细胞 CD2、CD3、CD5、CD7、CD4、CD8 均阴性。(2017－03－03)本院骨髓流式细胞学：①CD45/SS 散点图中，R1 区域中的细胞 CD45 强表达 SS 低(疑为淋巴细胞)，约占 78.7％。②R1 区域中CD19＋：87％，该群细胞 FS 比正常 B 淋巴细胞大，SS 略高，CD45 强表达，以 CD19(＋)细胞设门。免疫表型特征：CD5(－)，CD20(st)，CD23(＋)，CD22(st)，CD10(－)，FMC7(＋)，CD79b(＋)，CD19(＋)，CD45(st)，κ 轻链限制性表达。③以所有有核细胞设门，未见异常浆细胞群体。

骨髓病理：(2017－02－13)外院骨髓穿刺病理示骨小梁旁见小灶异型淋巴细胞［CD20(＋)］，粒系中性粒细胞比例减低，红系以中幼阶段为主，巨核细胞全片可见约 10 个，考虑 B 细胞非霍奇金淋巴瘤/白血病累及骨髓。(2017－03－03)本院骨髓活检"骨髓活检"造血与脂肪组织之比 50％：50％；粒红比为 3：1，粒系(N)，Alip(－)，红系(N)，热点(－)，巨核(N)，网状(－)，未见肯定的肿瘤成分。免疫组化：髓腔内细胞 CD3(少数＋)，CD5(少数＋)，CD20(散在＋)，CD79a(散在＋)，CD25(－)，CD23(－)，DBA4.4(－)，CD61(巨核系＋)，CD235a(红系＋)，MPO(粒系＋)，CD10(－)，Cyclin D1(－)。BRAF 基因：阴性。

基因检测：(2017－02－10)外院 FISH 示基因 p53(17p13.1)、RB1(13q14)、13q14.3/13q34(D13S319/13q34)基因缺失，未检测到 12 号染色体数目异常及 ATM 基因缺失。实时RT－PCR 融合基因筛查：融合基因 BCR－ABL1、TEL－ABL、MLL－AF9、E2A－PBX1、E2A－HLF、MLL－AF4、MLL－AF6、MLL－ENL、MLL－AF1q、MLL－AF1p、TEL－AML1、TLS－ERG、SLE－TAL1、TEL－PDGFRB 均阴性。

初步诊断

B 幼淋巴细胞白血病，2 型糖尿病，高血压病。

治疗与转归

该患者最终诊断为 B 幼淋巴细胞白血病转化。治疗方面，2017 年 3～6 月期间，共予4 周期单药利妥昔单抗的化疗，具体用药为利妥昔单抗 700 mg，患者 WBC 下降不明显。并定期监测乙肝 HBV－DNA 及乙肝核心抗体等指标。至 2017 年 6 月 3 日复查骨髓细胞学提示骨髓增生活跃，粒红比减低，粒、红、巨三系均增生活跃，粒系伴核右移，巨系以颗粒型巨核细胞为主(图 10－1)，髓片中可见幼淋巴细胞 1％。结合 MRD 检测，流式细胞学提示 MRD

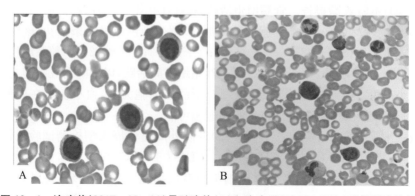

图 10－1　治疗前(2017－03－03)骨髓涂片(A)和治疗后(2017－06－03)骨髓涂片(B)

<0.01%。复查腹部 B 超脾脏缩小,厚度 53 mm,长径 140 mm。目前患者病情得到控制,一般情况良好。现该患者仍在我院继续追踪观察其长期预后。

最终诊断

B 幼淋巴细胞白血病转化,2 型糖尿病,高血压病。

讨论与分析

1. 临床诊治疑难点

(1) 该患者为什么会诊断为毛细胞白血病? 该病有何特点?

(2) B 幼淋巴细胞白血病的临床特点和诊断依据? 需要和哪些疾病鉴别?

(3) 怎样治疗? 预后如何?

2. 该患者为什么会诊断为毛细胞白血病(hairy cell leukemia,HCL)? 该病有何特点?

主要原因是 2017 年 2 月 13 日骨髓中见到细胞有短绒毛状突起,并且结合患者有明显的脾肿大。所以外院考虑 HCL。其临床特点及鉴别要点如下。

(1) 临床表现:大多数 HCL 患者有乏力、虚弱等表现,很多患者除外脾脏肿大外,可能出现多系细胞减少,部分患者出现肝脏肿大、淋巴结肿大和机会性感染。尤其是,反复感染和血细胞减少、继发于自身免疫性疾病是 HCL 常见的临床表现,均与患者症状不符合。

(2) 细胞学及免疫表型:99% 以上的 HCL 患者通过骨髓活检证实有毛细胞骨髓浸润,其典型的病理特征是毛细胞弥漫性浸润,毛细胞核由细胞质晕包绕,外观呈"蜂窝"状,单个细胞呈现出典型的"煎蛋"样形态学特征,而本例患者表现出的恶性淋巴细胞,核质比相对于毛细胞更低,没有典型的细胞学表现。典型的毛细胞白血病免疫表型 CD5(—)、CD10(—)、CD11c(+)(bright)、CD20(+)(bright)、CD22(+)(bright)、CD25(+)(bright)、CD103(+)、CD123(+)(bright)、cyclin D1(+)、annexin A1(+)。该患者外院未查 CD103 免疫表型,我院查 CD103(—),可基本排除 HCL。

(3) 关键基因突变:近来的研究发现,部分 HCL 患者存在 BRAF V600E 突变,而其他 B 细胞恶性肿瘤不存在该突变,可作为鉴别诊断的标记之一。该患者 BRAF 基因阴性,也可作为鉴别诊断的依据。

(4) HCL 变异型:HCL 变异型与 HCL 的临床表现和生物学行为以及治疗方式均存在一定差异,在 WHO 分型中,其被认为是不同于经典 HCL 的一种独立的分型。如 HCL 变异型均为 CD25(—)、annexin A1(—),不存在 BRAF V600E 突变,常常会有单核细胞不减少、白细胞计数升高等表现,可以与 HCL 相鉴别,结合此患者,CD103 阴性可以鉴别。

此病例在外院被误诊为毛细胞白血病变异型,主要是结合了细胞形态、化学染色、免疫表型及临床(脾肿大)的考虑。图 10 - 2 及图 10 - 3 分别展示了典型毛细胞和变异型毛细胞的细胞形态表现。

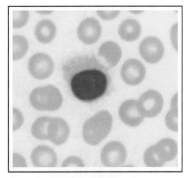

图 10 - 2 典型毛细胞的细胞形态

引自参考文献[4]

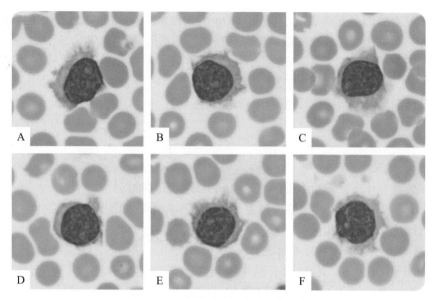

图 10-3 变异型毛细胞的细胞形态

引自参考文献[5]

而本病例细胞形态学表现(图 10-4)上提示幼淋巴样细胞表现,胞体圆形,核圆形,染色质呈粗条索状,核仁大而清晰,细胞质蓝量丰富。从形态学上看,无 HCL 典型"油煎蛋"样毛细胞表现,反而和幼稚单核细胞需要鉴别。查 PAS:(-)73%,(+/-)14%,(+)11%,(++)12%。判定为幼稚淋巴细胞。建议做 TPAP 染色再进一步鉴别。

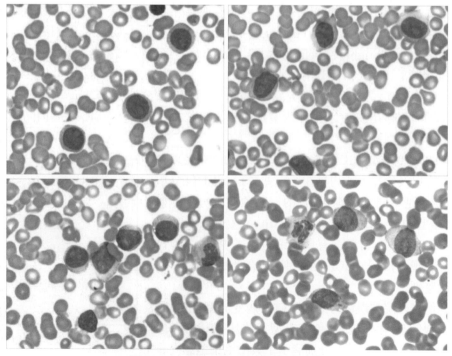

图 10-4 患者 3 月 3 日骨髓细胞涂片

免疫表型上，此患者 R1 区域细胞 FS 比正常 B 淋巴细胞大，SS 略高，CD45 强表达，以 CD19 设门，特征性表现为：CD5（－），CD20st，CD23（＋），CD22st，CD10（－），FMC7（＋），CD79b（＋），CD19（＋），CD45st，κ 轻链限制性表达。并且未找到浆细胞群体，结合患者 CD103 阴性，而毛细胞表达 CD11c、CD25、CD103、CD123、CD20、DBA.44 和 Annexin A1，可以和 HCL 鉴别。

从分子遗传学上分析，HCL 在 5 号染色体异常常见，提示基因突变可能位于 5q13.3。基因表达谱分析确定了 HCL 区别于其他 B 细胞肿瘤的独特性。此患者主要表现为 $p53$（17p13.1）、$RB1$（13q14）、13q14.3/13q34（D13S319/13q34）基因缺失，未检测到 12 号染色体数目异常及 ATM 基因缺失。主要为 P53 的异常，多发性骨髓瘤（multiple myeloma, MM）、慢性粒细胞白血病（chronic myelocytic leukemia, CML）、慢性淋巴细胞白血病（CLL）、幼淋巴细胞白血病（prolymphocytic leukemia, PLL）中均常见，提示治疗抗拒，预后不佳（表 10-2）。

表 10-2 B 细胞肿瘤的常见基因异常表现

病种	基因突变	相关结构异常
脾边缘区淋巴瘤	NOTCH2（～45%） 核因子 κB 通路基因（$BIRC3$，$TNFAIP3$，$MAP3K14$，$IKBKB$）（～33%） MYD88L265P 罕见	7q 缺失（～45%）；较少见：3 三体，12 三体，18 三体，17p 缺失（TP53）
脾脏弥漫红髓小 B 细胞淋巴瘤	未知	不常见：7q 缺失，18 三体，17p 缺失（TP53）
毛细胞白血病变异型	MAP2K1（～33%）	17p 缺失（TP53）（～33%）；不常见：5q 扩增，7q 缺失
毛细胞白血病	BRAFV600E（>90%）	罕见：5q 扩增，7q 缺失
淋巴浆细胞性淋巴瘤	MYD88L265P（～90%）	6q 缺失（～45%）；不常见：13q 缺失，7q 缺失

引自参考文献[6]

而最近针对 $BRAF$ 基因的研究提示，部分 HCL 患者存在 $BRAF$ V600E 突变，而其他 B 细胞恶性肿瘤不存在该突变，可作为鉴别诊断的标记之一（图 10-5）。

3. B 幼淋巴细胞白血病（B-PLL）的临床特点和诊断要点是什么？

患者骨髓和外周血中，幼淋巴样细胞比例分别占 47% 及 67%，该类细胞胞体圆形，核圆，染色质呈粗条索状，核仁大而清晰，细胞质蓝量丰富。结合细胞免疫表型 CD20（＋）、CD19（＋）、CD23（＋）、cCD9a（＋）、CD11c（＋）、DR（＋）、sIgM（＋）、K（＋）、CD25（－）、CD103（－），考虑为 B-PLL。

B-PLL 是一种非常罕见的疾病，约占淋巴细胞白血病 1%，多在 60 岁以上发病，中位发病年龄 65～69 岁，男女比例相当。其典型的临床表现为脾大、通常巨脾、伴腹胀、脾区疼痛、腹部不适等相关症状，多不伴淋巴结肿大或仅轻度淋巴结肿大。血常规多见外周血淋巴细胞增高，常大于 $100×10^9$/L，50% 的患者同时合并有贫血和血小板减少，出现相关临床症

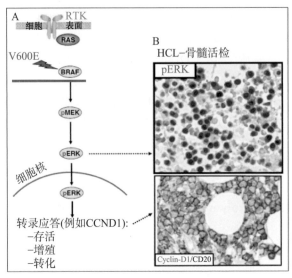

图 10-5　BRAF 基因突变引起 HCL 的机制

引自参考文献[7]

状如乏力、头昏、胸闷、皮肤黏膜出血等。当白细胞数极度升高时,可能发生白细胞瘀滞综合征。B 症状如低热、盗汗、体重减轻常见。部分病例血清中可检测到 M 球蛋白。皮肤瘙痒主要见于 T-PLL,而在 B-PLL 中少见。

B-PLL 的诊断要点有:

(1) 老年患者,脾脏大而淋巴结不大。

(2) 外周血淋巴细胞升高,多>100×10⁹/L,幼淋巴细胞比例>55%。

(3) 免疫表型:sIg 强阳性,CD19、CD20、CD22、CD79a、FMC7 阳性,CD5 可阳性,CD23、CD10 阴性。

(4) 不伴有 t(11;14)(q13;q32)染色体异常。

(5) 排除由 CLL 转化的 B-PLL 和伴有幼淋细胞增多的 CLL。

B-PLL 中 *p53* 基因异常非常常见,高达 75% 的患者存在 *p53* 突变或缺失,远高于其他 B 细胞淋巴瘤,并认为其 *p53* 基因异常发生率可能与其发病及对化疗耐药有关。

免疫球蛋白重链可变区(IgVH)的突变检测常用来判断 B-NHL 的细胞起源,在 B-PLL 患者中,IgVH 突变率各组研究结果差别很大。在 Giudice 等的研究中,不伴 t(11;14) 异常的 B-PLL 发现 IgVH 突变率为 47%,在未突变组,高达 75% 病例有 del(17p) 及 50% del(13q)。提示 IgVH 未突变和 del(17p) 对预后有不良影响。

50%～100% 的 B-PLL 患者存在染色体异常,最常见的异常染色体包括:14 号(89%),多为 14+;6 号(67%),多为 6q-;1 号(67%),多为 1q-。应用 FISH 发现,39% 的 B-PLL 存在 11q23-,55% 存在 13q14-,16.6% 同时存在两种异常。13q14 缺失可导致抑癌基因 *RB* 失活。在慢性淋巴细胞性白血病(CLL)中常见的 12+ 异常在 B-PLL 中没有发现。

4. B-PLL 需要和哪些疾病鉴别?

(1) CLL:CLL 是发生在中老年人群的 B 淋巴细胞克隆性肿瘤,以成熟淋巴细胞在外周血、骨髓、脾脏和淋巴结聚集为特征,外周血淋巴细胞计数持续≥$5×10^9$/L;外周血涂片中特征性形态成熟小淋巴细胞显著增多,其细胞质少、核致密、核仁不明显、染色质部分聚集,易见涂抹细胞,典型 CLL 外周血中幼淋细胞比例通常<2%,对于幼淋细胞比例升高的 CLL 可借助细胞免疫表型与 B-PLL 鉴别,如 CLL 中,sIg、CD20、CD79a、CD22 常呈弱阳性或阴性,FMC7 阴性,CD23 阳性。对于不典型的 CLL,如 CD5、CD23 阴性,FMC7 阳性,sIg 强阳性,与 B-PLL 较难鉴别,这时主要借助临床表现、细胞形态、细胞遗传学改变等综合考虑,不典型 CLL 常伴有+12 染色体改变,这在 B-PLL 尚未发现。需要注意的是,由 CLL 转化的 B-PLL 与原发 B-PLL 两者为不同的疾病,应注区别,前者多有 CLL 病史。此患者 CD5 阴性、CD23 阳性,FMC7 阳性,有 p53(17p13.1)、RB1(13q14)、13q14.3/13q34 (D13S319/13q34)基因缺失,未检测到 12 号染色体数目异常及 ATM 基因缺失,该患者临床表现无浅表淋巴结肿大,骨髓细胞学以有核仁的幼稚淋巴细胞为主,流式为克隆性 B 细胞疾病,但 CD5(-)、CD20 100%(+)、FMC7 76.6%(+),故可与 CLL 鉴别。

(2)脾脏边缘区淋巴瘤:脾脏边缘区淋巴瘤常常伴有脾门淋巴结肿大,而浅表淋巴结累及少;多数患者累及骨髓(约85%),部分患者累及外周血(30%~50%)。典型的流式细胞学表现为:CD5(-)、CD10(-)、CD20(+)、CD23(-/+)、CD43(-)、Bcl-2、follicles(-)、annexin A1(-)、CD103(-),同时表达 IgM 和 IgD。此患者未发现明显脾门淋巴结受累,无贫血及血小板减少的全血细胞减少表现,无自身免疫现象,病理未发现典型的窦内浸润的典型特征,也未发现常见的 3 号染色体完整或部分(3q)三倍体和 12q 增加等异常,故此鉴别。

(3)毛细胞白血病:骨髓中活检中,毛细胞弥漫性浸润,单个细胞呈现出典型的"煎蛋"样形态学特征,典型的毛细胞白血病免疫表型 CD5(-)、CD10(-)、CD11c+(bright)、CD20(+)(bright)、CD22(+)(bright)、CD25(+)(bright)、CD103(+)、CD123(+)(bright)、cyclin D1(+)、annexin A1(+)。和变异型毛白鉴别,普通毛白基因检测 BRAF600 通常为阳性,变异型毛白基因检测 BRAF600 通常为阴性。

(4)套细胞淋巴瘤(mantle cell lymphoma,MCL):MCL 通常累及全身淋巴结,脾肿大可能是该类淋巴瘤的一个突出特点,瘤细胞为小的成熟淋巴细胞,细胞质少,核型不规则,核染色质致密。骨髓可呈弥漫性或部分浸润。典型的瘤细胞免疫表型为 CD5(+)、CD10 (+)、Bcl-6(-)、CD23(-)、FMC7(+)、Bcl-2(+)、cyclin D1(+),此患者未发现 MCL 特征性遗传学改变 t(11;14)(q13;q32),未发现过表达 cyclin D1,免疫分型 CD5(-),故此鉴别。

(5)T-PLL:T-PLL 与 B-PLL 有相同的细胞形态、类似的临床表现,但是 T 细胞免疫表型足以鉴别。此患者无任何 T 细胞免疫表型标志,故此鉴别。

5. B-PLL 与其他 B 细胞恶性肿瘤的鉴别要点

B-PLL 是一种非常罕见的成熟 B 细胞恶性肿瘤。研究表示其与常见的几种 B 细胞淋巴瘤在临床表现及分子生物学表现上常常难以鉴别。尤其是 MCL 的白血病期、CLL 变异型、HCL 变异型,在缺乏分子遗传学手段的时期则非常难以辨别。疾病发生率极低、临床表现的异质性及确诊需要排他性鉴别、诊断标准国内外也有差异性,这些都增加了难以确诊及误诊事件的发生,这也是 B-PLL 一直缺乏较大宗报道的缘由。最近较大病例的报道是 Vincent HJ 团队对 13 例 B-PLL 患者进行分析研究,认为 B-PLL 很难区别于 MCL 和 CLL,因为生物学效应类似,甚至可以认为就是一种特殊类型的 MCL(图 10-6)。但其 13

例患者中有 7 例伴有 t(11;14)染色体异常,并将 B-PLL 分为 t(11;14)+及 t(11;14)-型,基因表达谱上与 CLL 及 MCL 无差异性分布,这与既往的诊断标准不符。

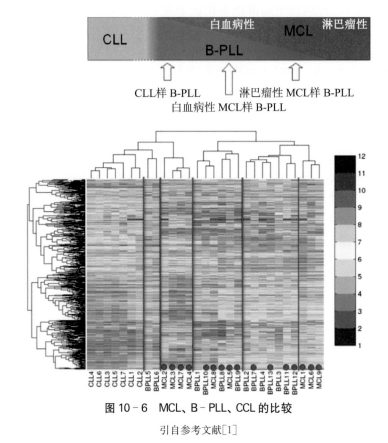

图 10-6　MCL、B-PLL、CCL 的比较

引自参考文献[1]

2008 年 WTO 关于淋巴系统肿瘤的分类,取消了 CLL/PLL 的诊断,将幼淋细胞比例介于 10%~55%患者直接诊断为 CLL。和脾 B 细胞边缘区淋巴瘤、毛细胞白血病、慢性淋巴细胞白血病/小淋巴细胞淋巴瘤等同属于成熟 B 细胞淋巴瘤(表 10-3),由于这几种疾病的临床表现相似,并且缺乏特异的分子标记,鉴别起来比较困难,其临床表现和实验室检查均有交叉(表 10-4)。

表 10-3　WHO 关于淋巴系统肿瘤的分类(2008)

B 细胞肿瘤	毛细胞白血病变异型
前体 B 细胞淋巴瘤	淋巴浆细胞性淋巴瘤
B 淋巴母细胞性白血病/淋巴瘤	重链病
成熟 B 细胞淋巴瘤	浆细胞骨髓瘤
慢性淋巴细胞白血病/小淋巴细胞淋巴瘤	黏膜相关淋巴样组织结外边缘区淋巴瘤
B 细胞幼淋细胞白血病	淋巴结边缘区淋巴瘤
脾 B 细胞边缘区淋巴瘤	滤泡型淋巴瘤
毛细胞白血病	原发皮肤滤泡中心淋巴瘤
脾 B 细胞淋巴瘤/白血病,无法分类	套细胞型淋巴瘤
脾弥漫红髓小 B 细胞淋巴瘤	弥漫大 B 细胞淋巴瘤,非特指性

（续表）

慢性炎症相关性弥漫大 B 细胞淋巴瘤 淋巴瘤样肉芽肿 原发纵隔（胸腺）大 B 细胞淋巴瘤 血管内大 B 细胞淋巴瘤 ALK 阳性大 B 细胞淋巴瘤 浆母细胞淋巴瘤 源于 HIV-8 相关多中心性 Castleman 病的大 B 细胞淋巴瘤 原发渗出性淋巴瘤 Burkitt 淋巴瘤/白血病 具有介于弥漫大 B 细胞淋巴瘤和 Burkitt 淋巴瘤特征的 B 细胞淋巴瘤，未分类型 具有介于经典性霍奇金淋巴瘤和 Burkitt 淋巴瘤特征的 B 细胞淋巴瘤，未分类型	T 细胞幼淋巴细胞白血病/淋巴瘤 T 细胞大颗粒淋巴细胞性白血病 侵袭性 NK 细胞淋巴瘤 儿童系统性 EB 病毒阳性 T 细胞淋巴增殖性疾病 牛痘水泡样淋巴瘤 成人 T 细胞白血病/淋巴瘤 结外 NK/T 细胞淋巴瘤，鼻型 肠病相关性 T 细胞淋巴瘤 肝脾 T 细胞淋巴瘤 皮下脂膜炎样 T 细胞淋巴瘤 蕈样肉芽肿 Sézary 综合征 原发皮肤 CD30 阳性 T 细胞淋巴增殖性疾病 原发皮肤 γ/δ T 细胞淋巴瘤 外周 T 细胞淋巴瘤，非特指型 血管免疫母细胞性 T 细胞淋巴瘤 间变大细胞淋巴瘤，ALK（+） 间变大细胞淋巴瘤，ALK（-）
T/NK 细胞淋巴瘤 　前体 T 细胞淋巴瘤 　　T 淋巴母细胞白血病/淋巴瘤 　成熟 T 细胞和 NK 细胞肿瘤	

表 10-4　几种成熟 B 细胞淋巴瘤免疫表型的比较

表型	HCL	CHL-V	SDRPL	SMZL	B-PLL	LPL
CD19，CD20，CD22	+BR	+	+	++	++	++
表面 Ig	+	+	+	+	++	+
CD11c	+BR	+BR/+	+BR/+	+/-	+	+
CD25	+BR	-	-/+	-/+	+	+/-
CD103	+BR	+	-/+	-/+	-	-
CD123	+BR	-/W	-/+	-/W	-	-
CD27	-	+	-/+	+/-	+	+
annexin A1	+	-	Rare	-	-	-
DBA44	+	+	+	+/-	-	-
BRAF V600E	80%～100%	0%	Rare	0%	0%	0%
Marrow Infiltration Patterns	IN	IS, IN	IS	IS, N, IN	IN, N	IN, N, P

HCL，毛细胞白血病；HCL-V，毛细胞白血病变异型；SDRPL，脾脏弥漫红髓小 B 细胞淋巴瘤；SMZL，脾边缘区淋巴瘤；B-PLL，B-幼淋巴细胞白血病；LPL，淋巴浆细胞性淋巴瘤；annexin，膜联蛋白；marrow infiltration patterns，骨髓浸润。+BR，强表达；+，多数阳性；+/-，部分阳性；-/+，少数阳性；-，阴性；-/W，弱表达，罕见病例报告阳性；IN，间质性；IS，窦内；N，结节；P，小梁旁。

引自参考文献[2]

专家点评

　　该病例揭示了临床上 B-PLL 的诊断与鉴别难点。B-PLL 发生率低、临床异质性高,需要排他性鉴别,其临床表现及实验室检查上与 MCL、CLL 变异型、HCL 变异型难以辨别。在分子遗传手段高度发展的今天,了解疾病的分子学特征对于疾病的诊断、预后等都有着重要意义。

整理:沈容
点评:王黎

参考文献

[1] VAN DER VELDEN VH, HOOGEVEEN PG, DE RIDDER D, et al. B-cell prolymphocytic leukemia: a specific subgroup of mantle cell lymphoma [J]. Blood, 2014,124(3):412-419.

[2] QUEST GR, JOHNSTON JB. Clinical features and diagnosis of hairy cell leukemia [J]. Best Pract Res Clin Haematol, 2015,28(4):180-192.

[3] TROUSSARD X, GREVER MR. The revised guidelines for the diagnosis and management of hairy cell leukaemia and the hairy cell leukaemia variant [J]. Br J Haematol, 2021,193(1):11-14.

[4] GREVER MR, ABDEL-WAHAB O, ANDRITSOS LA, et al. Consensus guidelines for the diagnosis and management of patients with classic hairy cell leukemia [J]. Blood, 2017,129(5):553-560.

[5] FERREIRA TZ, SANDES AF. Lymphocytosis, villi, and nucleoli: a variant of hairy cell leukemia [J]. Blood, 2016,128(7):1018.

[6] BEHDAD A, BAILEY NG. Diagnosis of splenic B-cell lymphomas in the bone marrow: a review of histopathologic, immunophenotypic, and genetic findings [J]. Arch Pathol Lab Med, 2014, 138(10):1295-1301.

[7] FALINI B, MARTELLI MP, TIACCI E. BRAF V600E mutation in hairy cell leukemia: from bench to bedside [J]. Blood, 2016,128(15):1918-1927.

[8] MAGNANO L, NAVARRO A, LÓPEZ-GUERRA M, et al. Chronic lymphocytic leukaemia and prolymphocytic leukaemia. Two coins or two sides of the same coin [J]? Haematologica, 2020,105(9):e484.

病例11 复合霍奇金淋巴瘤和滤泡性淋巴瘤

主诉

　　男性,65 岁,淋巴结肿大 10 余年,脾肿大 2 年余。

病史摘要

　　现病史:患者于 2009 年 10 月体检时腹部 B 超发现腹腔多发肿大淋巴结,当时浅表淋巴结未及肿大,无发热、盗汗等不适,自诉2005年起体重缓慢减轻,约1kg/年。遂就诊于当地医院,查全身CT增强示:双侧锁骨区、纵隔内及腹腔多个淋巴结肿大,淋巴瘤可能大,转移性淋巴结不除外,最大者约37mm×30mm。遂行左侧颈部淋巴结活检,病理结果未见明显异常,未予特殊处理。其后患者规律随访血常规及腹部B超,结果示白细胞进行性升高,血小板进行性减少,脾脏进行性肿大。

2016年10月患者因血小板减少[近3年波动于(61~65)×10^9/L]就诊于靖江市人民医院,查增强CT示:左后颈部、腹膜后、肠系膜根部、盆腔内两侧髂血管旁多发大小不等淋巴结,两侧颈部、两侧颌下区及颏下区、纵隔、右心膈角区、两侧腋下多发正常大小淋巴结。予口服升血小板药(具体不详)治疗1周后停药,疗效不详。后患者继续规律随访,白细胞进行性升高,血小板进行性减少,脾脏进行性肿大。自诉2018年血小板最低可达43×10^9/L,予以"花生衣"口服治疗后缓解,最高可达83×10^9/L。

患者于2018年10月无明显诱因下出现反复发热,最高可达39.6℃,夜间重于白天,每隔数天发作一次,2018年12月26日查腹部B超示:巨脾,长径15.78cm,厚径7.78cm。后发热频率进行性增加,伴畏寒、盗汗、乏力、体重进行性下降,自服"VC银翘片"等退热药无明显缓解。遂于2019年1月就诊于并收治入靖江市人民医院,2019年1月7日骨髓检查示:骨髓增生Ⅲ级,粒系占40.50%,红系占17.50%,粒:红=2.31:1;粒系增生活跃,各阶段比例大致正常;红系增生活跃,以中晚幼红细胞为主;淋巴细胞明显增多,以成熟淋巴细胞为主,部分淋巴细胞可见细胞核扭曲折叠现象;全片见巨核细胞65只,血小板散在可见;提示淋巴系统增生性疾患,CLL或淋巴瘤待排。2019年1月10日行左颈部淋巴结穿刺活检,病理送我院会诊结果示:复合经典霍奇金淋巴瘤(淋巴细胞消减型)和原位滤泡型肿瘤。免疫组化特殊染色(I2019-00475)示霍奇金淋巴瘤细胞:CD20(-),CD79α(-),CD3(-),CD5(-),CD10(-),CD15(-),CD30(+),Bcl-6(-),MUM-1(+),c-MYC(最高处约30%),OCT-2(弱+),bob-1(-),IgD(-),PAX-5(弱+),CD21(-),Ki-67(+),Bcl-2(+);EBV原位杂交,EBER(-)。原位滤泡性肿瘤瘤细胞:CD20(+),CD79α(+),CD3(-),CD5(-),CD10(欠理想),CD15(-),CD30(-),Bcl-6(+),MUM-1(-),c-MYC(-),OCT-2(-),bob-1(-),IgD(-),PAX-5(+)。FDC:CD21(+),Ki-67(约7%),Bcl-2(+);EBV原位杂交,EBER(-)。分子病理学:B淋巴瘤克隆基因重排结果为阳性。

患者于2019年2月1日就诊于解放军411医院,行PET/CT示:①全身多发肿大淋巴结,左侧咽旁间隙、左侧腮腺区、左侧颌下、双侧颈部、颏下、双侧锁骨上、左腋下、右肺门、纵隔、腹盆腔、腹膜后及双侧腹股沟区见多发肿大淋巴结,部分融合成团,最大径约5.0cm,FDG摄取增高,平均SUV=14.0,SUV_{max}=18.0。②脾脏肿大:密度不均匀,FDG弥漫性结节状摄取增高,平均SUV=6.4,SUV_{max}=8.8。③多发椎体骨质密度不均匀:颈6~7椎体、胸4~5椎体及腰1椎体FDG摄取增高,平均SUV=9.0,SUV_{max}=13.5。④后腹膜增生纤维化,FDG呈本底摄取。2019年2月14日患者收治入靖江市人民医院血液科,予以地塞米松减轻肿瘤负荷、胸腺五肽调节免疫、补充白蛋白等治疗,3天后出院。2019年2月23日门诊拟"淋巴细胞削减型经典霍奇金淋巴瘤合并原位滤泡性肿瘤"收治入院。

患者神清,精神可,食欲一般,二便正常,2019年1~2月体重减轻10kg。

既往史:淋巴瘤病史见现病史;糖尿病病史30年,起病时无明显症状,体检空腹血糖7.1mmol/L,未予以规律药物治疗,2019年1月于当地医院住院期间曾予以二甲双胍口服降糖，出院后停药，自诉目前空腹血糖维持于 7～8 mmol/L；高血压病史 20 年，起病时血压约 130/65 mmHg，因舒张压较低未予以药物治疗，曾出现血压进行性升高，最高可达 150/75 mmHg，目前血压控制可，波动于(50～60)/(120～130)mmHg；否认乙肝、结核等传染病史；预防接种史随社会；否认手术外伤史；否认输血史；否认食物、药物过敏史

个人史：出生并长期生活于原籍，否认疫水、疫区接触史；否认电离辐射、化学品接触史；吸烟史 40 余年，1 包/天；饮酒史 9 年余，白酒 3 两/天，2019 年 1 月戒酒。

婚育史：已婚已育，育有一女，体健。

家族史：否认相关疾病家族史，否认家族遗传病史。

◆ **入院体检** ▶▶▶

T 37.0℃，P 90 次/分，R 18 次/分，BP 120/70 mmHg。神清，轻度贫血貌，皮肤、巩膜无黄染，双下肢弥漫性小瘀点，主要分布于双侧大腿上部、小腿及足背，腹部皮肤可见平行于身体纵轴紧密排列的棕色细条纹，双下肢无水肿；双肺呼吸音粗，未闻及干、湿啰音。心率 80 次/分，心律齐，未闻及额外心音及病理性杂音。腹平软，无压痛，肝肋下约 0.5 cm 处可及（吸气相时约 1 cm），脾肋下约 2 cm 处可及；生理反射存在，病理反射未引出。全身浅表淋巴结：左侧乳突下后方胸锁乳突肌后缘可及两肿大淋巴结，位于上方者直径约 1 cm，位于下方者直径约 0.5 cm；左侧颌下可及一肿大淋巴结，直径约 3.5 cm；左侧锁骨上可及两肿大淋巴结，直径均约 0.5 cm；右侧锁骨上可及一肿大淋巴结，直径约 0.5 cm；左侧腋窝前群可及一肿大淋巴结，直径约 0.5 cm；左侧腹股沟横组可及两肿大淋巴结，直径均约 0.5 cm。所触及淋巴结质韧，活动度差，无固定或融合，无明显压痛。

◆ **辅助检查** ▶▶▶

(1) 血常规：见表 11-1。

表 11-1 患者血常规

日期	WBC (×10⁹/L)	N (%)	L (%)	M (%)	RBC (×10¹²/L)	Hb (g/L)	PLT (×10⁹/L)
2019-02-25	2.60↓	74.3↑	19.0↓	6.2	1.93↓	49↓	42↓
2019-02-25 输注去白红细胞悬液 2 U							
2019-03-01	2.90↓	82.1↑	13.7↓	4.1	2.26↓	58↓	23↓
2019-03-04	1.38↓	74.7↑	21.7	3.6	1.53↓	39↓	20↓
2019-03-04 输注去白红细胞悬液 2 U							
2019-03-06	2.00↓	69.1	27.3	3.1	1.91↓	50↓	22↓
2019-03-06 输注去白红细胞悬液 1 U＋去白单采血小板 1 U							
2019-03-08	1.40↓	58.3↓	34.8	6.3	2.02↓	56↓	27↓
2019-03-11	1.45↓	37.2↓	48.3↑	9.7	2.56↓	71↓	43↓
2019-03-13	1.30↓	39.7↓	46.3↑	12.8↑	1.56↓	44↓	8↓

（续表）

日期	WBC （×10⁹/L）	N （%）	L （%）	M （%）	RBC （×10¹²/L）	Hb （g/L）	PLT （×10⁹/L）
2019-03-13 输注去白单采血小板 1 U							
2019-03-15	1.40↓	46.4↓	36.4	15.2↑	1.56↓	45↓	8↓
2019-03-16 输注去红细胞悬液 2 U＋去白单采血小板 1 U							
2019-03-18	2.41↓	55.7	31.5	11.6↑	1.99↓	55↓	41↓
2019-03-19 输注去白单采血小板 1 U							
2019-03-20	3.21↓	60.4	25.9	11.8	1.96↓	55↓	74↓

（2）血生化：葡萄糖 6.61 mmol/L（3.9～6.0 mmol/L），ALT 89 IU/L（10～64 IU/L），AST 60 IU/L（8～40 IU/L），AKP 127 IU/L（38～126 IU/L），γ-GT 61 IU/L（7～64 IU/L），尿酸 128 μmol/L（160～430 μmol/L），前白蛋白 38 mg/L（180～380 mg/L），总蛋白 42 g/L（60～83 g/L），白蛋白 21 g/L（35～55 g/L），乳酸脱氢酶 218 IU/L（98～192 IU/L）。

（3）凝血功能：APTT 30.4 s（22.3～38.7 s），PT 13.9 s（10.0～16.0 s），INR 1.17，Fg 3.70 g/L（1.8～3.5 g/L），FDP 6.90 mg/ml（<5.0 mg/ml），D-二聚体 1.50 mg/ml（<0.55 mg/ml）。

（4）心肌酶谱：BNP 898.0 pg/ml（5～349 pg/ml），LDH 232 IU/L↑（98～192 IU/L），CK 12 IU/L↓（22～269 IU/L），CK-MB 0.4 ng/ml（0.3～4 ng/ml），肌红蛋白 21.4 ng/ml（<70 ng/ml），肌钙蛋白 I 0.01 ng/ml（<0.04 ng/ml）。

（5）肿瘤标记物：CA125 152.20 ng/ml↑（0～8.78 ng/ml），AFP、CEA、NSE、CA153、游离/总前列腺特异性抗原、CA199 均正常。

（6）免疫指标：IgG 875 mg/dl（751～1 560 mg/dl），IgA 134 mg/dl（82～453 mg/dl），IgM 52 mg/dl（46～304 mg/dl），IgE 6.4 mg/dl（5～165.3 mg/dl），补体 C3 74 mg/dl，补体 C4 22 mg/dl，κ 轻链 7.242 mg/L（6.29～13.5 mg/L），λ 轻链 3.12 mg/L（3.13～7.23 mg/L）。

（7）病毒检查：EB 病毒 EA IgG 抗体>150 U/ml（<10 U/ml），EB 病毒 EBV IgM 抗体<10 U/ml（-），EB 病毒 VCA IgG 抗体 466 U/ml（<20 U/ml），EB 病毒 EBNA IgG 抗体>600 U/ml（<20 U/ml），EBV 病毒 DNA 定量<1×10³ IU/ml（<1×10³ IU/ml），巨细胞病毒 IgG 抗体 186.8（＋），巨细胞病毒 DNA 定量（-），HBV 表面抗原 0.000（-）IU/ml（≤0.05 IU/ml），HBV 表面抗体 33.10 mIU/ml（＋）↑（<10 IU/ml），HBV e 抗原 0.338（-）（<1 S/CO），HBV e 抗体 1.74（-）（>1 S/CO），HBV 核心抗体 2.38（＋）（<1 S/CO），HBV 核心抗体 IgM 0.05（-）（<1 S/CO），乙肝病毒核酸定量（PCR）0.00 IU/ml（<500 IU/ml）。

（8）骨髓检查：

（2019-01-17）骨髓涂片示骨髓增生Ⅲ级，粒系占 40.50%，红系占 17.50%，粒∶红=2.31∶1；粒系增生活跃，各阶段比例大致正常；红系增生活跃，以中晚幼红细胞为主；淋巴细胞明显增多，以成熟淋巴细胞为主，部分淋巴细胞可见细胞核扭曲、折叠现象；全片见巨核细胞 65 只，血小板散在可见。提示：淋巴系统增生性疾患，CLL 或淋巴瘤待排。

骨髓流式示：CD19（＋）细胞 28.2%，κ 0.1%，λ 99.9%，限制性表达，考虑骨髓浸润。

骨髓 FISH 检测：t(14:18)(q32:q21)阴性；IGH/BCL 2 融合探针检测阴性；3q27 BCL 6 分离探针检测阴性；8q24 C-MYC 分离探针检测阴性。

骨髓 Panel 检测：与疾病类型、预后、治疗相关的突变，无；其他可能与疾病相关的突变，ITPKB、ID3、CCND3、CD58、PIM1。

(9) 影像学检查：

(2016-10)靖江市人民医院增强 CT 示：左后颈部、腹膜后、肠系膜根部、盆腔内两侧髂血管旁多发大小不等淋巴结，两侧颈部、两侧颌下区及颏下区、纵隔、右心膈角区、两侧腋下多发正常大小淋巴结。

(2018-12-26)当地医院腹部 B 超示：巨脾，长径 15.78 cm，厚径 7.78 cm。

(2019-02-01)解放军 411 医院 PET/CT 示：①全身多发肿大淋巴结左侧咽旁间隙、左侧腮腺区、左侧颌下、双侧颈部、颏下、双侧锁骨上、左腋下、右肺门、纵隔、腹盆腔、腹膜后及双侧腹股沟区见多发肿大淋巴结，部分融合成团，最大径约 5.0 cm，FDG 摄取增高，平均 SUV $=14.0$，$SUV_{max}=18.0$。②脾脏肿大：密度不均匀，FDG 弥漫性结节状摄取增高，平均 SUV$=6.4$，$SUV_{max}=8.8$。③多发椎体骨质密度不均匀：颈 6~7 椎体、胸 4~5 椎体及腰 1 椎体 FDG 摄取增高，平均 SUV$=9.0$，$SUV_{max}=13.5$。④后腹膜增生纤维化，FDG 呈本底摄取。

(10) 病理检查：

(2019-01-10)我院会诊左颈部淋巴结穿刺活检病理标本(图 11-1)：经典霍奇金淋巴瘤(淋巴细胞消减型)；合并原位滤泡型肿瘤。备注(原位滤泡性肿瘤的可能性)：①滤泡性淋巴瘤早期累及邻近淋巴结；②生发中心 B 细胞原位瘤变；③血液中寡克隆 B 细胞移入生发中心。

免疫组化特殊染色(I2019-00475)如图 11-1 所示。

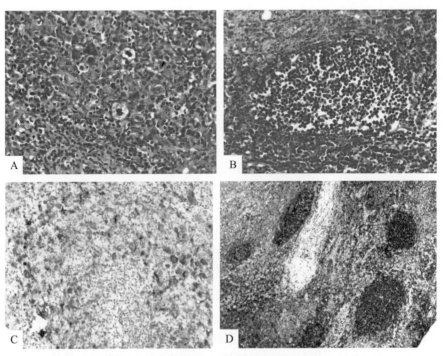

图 11-1 颈部淋巴结穿刺活检病理及免疫组化

A、B. HE 染色的霍奇金淋巴瘤和滤泡淋巴瘤；C. CD20(+)的滤泡性淋巴瘤；D. CD30(+)的镜影细胞

霍奇金淋巴瘤瘤细胞：CD20(—)，CD79α(—)，CD3(—)，CD5(—)，CD10(—)，CD15(—)，CD30(+)，Bcl-6(—)，MUM-1(+)，c-MYC(最高处约30%)，OCT-2(弱+)，bob-1(—)，IgD(—)，PAX-5(弱+)，CD21(—)，Ki-67(+)，Bcl-2(+)；EBV原位杂交，EBER(—)。

原位滤泡性肿瘤瘤细胞：CD20(+)，CD79α(+)，CD3(—)，CD5(—)，CD10(欠理想)，CD15(—)，CD30(—)，Bcl-6(+)，MUM-1(—)，c-MYC(—)，OCT-2(—)，bob-1(—)，IgD(—)，PAX-5(+)。FDC：CD21(+)，Ki-67(约7%)，Bcl-2(+)；EBV原位杂交，EBER(—)。

分子病理学：B淋巴瘤克隆基因重排结果为阳性。

初步诊断

复合霍奇金淋巴瘤和滤泡性淋巴瘤。

治疗及转归

本例患者为经典霍奇金合并滤泡性淋巴瘤的复合性淋巴瘤，惰性的滤泡性淋巴瘤可能存在多年，年龄大于60岁，骨髓侵犯，血红蛋白长期在50 g/L左右，β_2-微球蛋白高于正常水平，FLIPI2评分4分，属于高危患者，合并的霍奇金淋巴瘤是侵袭性肿瘤，预后较差。患者在我院接受两个疗程R+ABVD方案化疗后，一般情况良好，B超等检查提示肿瘤无进展迹象，第三个疗程起在当地医院化疗。最终，患者因年纪较大且合并基础疾病，在化疗中因心力衰竭死亡，未进行评估。

最终诊断

复合霍奇金淋巴瘤和滤泡性淋巴瘤。

讨论与分析

1. 复合性淋巴瘤的概念和发生机制

肿瘤异质性是长久以来被病理学家和肿瘤学家认可的一种现象。肿瘤异质性可以在概念上分为肿瘤间异质性和瘤内异质性，瘤内异质性描述了原发性肿瘤与转移部位之间的差异以及时间异质性，可分为不同种亚型(表11-2)，与癌细胞和其他癌细胞的相互作用(克隆的协同/竞争作用)以及癌细胞和肿瘤微环境内的细胞和结构(即免疫细胞、脉管系统、与癌症相关的成纤维细胞和细胞外基质)的相互作用有关。

表11-2 淋巴瘤肿瘤异质性的定义

复合性淋巴瘤	肿瘤内部异质性的一种；在同一器官同时出现两种不同类型的淋巴瘤
一致的浸润	一种类型的淋巴瘤浸润骨髓(或其他器官)
不一致的淋巴瘤	肿瘤空间异质性的一种，两种不同类型的淋巴瘤出现在两个不同的解剖部位，通常为高级别的淋巴瘤浸润淋巴结伴低级别的淋巴瘤浸润骨髓
灰区淋巴瘤	高级别会呈现复合或所属不清的形态学、免疫表型和生物的特点，所以不能是明确的类别

（续表）

复发	形态学相同的淋巴瘤在用药后重新出现；大多前后克隆相关，有些时候克隆不相关；被认为是从相同淋巴瘤起源
分化转移	肿瘤内部异质性的一种；在淋巴瘤患者中出现髓系肿瘤（经常为组织细胞的/树突状细胞的肉瘤），因为两者拥有相同的基因重排、突变或染色体移位，假设髓系肿瘤从淋巴瘤的克隆中产生，或者两者从共同的起源克隆中产生
转化	肿瘤暂时异质性的一种；在疾病进程中，低级别淋巴瘤进展为高级别淋巴瘤（通常为弥漫大 B 细胞淋巴瘤；较少见淋巴母细胞淋巴瘤、伯基特淋巴瘤等），在慢性淋巴细胞白血病中叫作 Richter's 综合征；转化和治疗耐药，临床疾病进展，和疾病相关死亡相关；转化淋巴瘤不算作复合性淋巴瘤

引自参考文献[2]

复合性淋巴瘤（composite lymphoma）是淋巴瘤内异质性肿瘤的一种。在极少数情况下，同一患者在同一组织中出现两种不同类型的淋巴瘤，这种淋巴瘤被称为复合性淋巴瘤。这个术语由 Custer 于 1954 年引入，后来由 Kim 和同事们重新定义，有 1%～4% 的淋巴瘤是复合性淋巴瘤。复合性淋巴瘤可以由霍奇金淋巴瘤和非霍奇金淋巴瘤组成，也可以由两种截然不同的非霍奇金淋巴瘤组成，还有少许文献描述了合并了两种霍奇金淋巴瘤主要亚型，即经典型和结节型淋巴细胞为主的霍奇金淋巴瘤的病例。复合性淋巴瘤的两种淋巴瘤可以在患者的同一器官组织中同时发生，也可以先后出现。然而，如果惰性淋巴瘤发展为侵略性淋巴瘤，则不是复合性淋巴瘤，而是淋巴瘤转化，比如，慢性淋巴细胞白血病或滤泡性淋巴瘤转化为弥漫大 B 细胞淋巴瘤。

复合性淋巴瘤是偶然发生的，种系多态性有助于不相关的复合性淋巴瘤的发展，流行病学研究支持遗传易感性也会增加霍奇金淋巴瘤和非霍奇金淋巴瘤风险的观点。此外，环境因素，包括慢性病毒感染或免疫系统功能受损，也会增加患者体内形成两种独立的淋巴瘤的风险（图 11-2）。

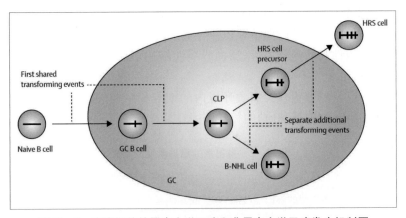

图 11-2　克隆相关的霍奇金淋巴瘤和非霍奇金淋巴瘤发生机制图

细胞中的横线代表 IgV 基因，竖线代表 V 基因的突变。CLP，共同淋巴瘤祖先；GC，生发中心；NHL，非霍奇金淋巴瘤；HRS，霍奇金和里-斯氏

在大多数相关复合性淋巴瘤的情况下，共同的前体是生发中心 B 细胞，即使在霍奇金淋巴瘤和相关的非霍奇金淋巴瘤连续发生的情况下，一个淋巴瘤也不是另一种淋巴瘤的转化，而是两种淋巴瘤均由一种常见的共同前体细胞并行发展而成（图 11-2）。在同时发生的复合性淋巴瘤中，并行多步发展在同一时间，导致两个淋巴瘤同时出现。然而，在连续发生的病例中，后来发生的淋巴瘤的恶性前体也已经在患者体内存在了数年，之后才进行完全的恶性转化；或者第二淋巴瘤的恶性转化较早发生，但是在临床上变得明显之前，机体的免疫系统控制了其发展（图 11-3）。

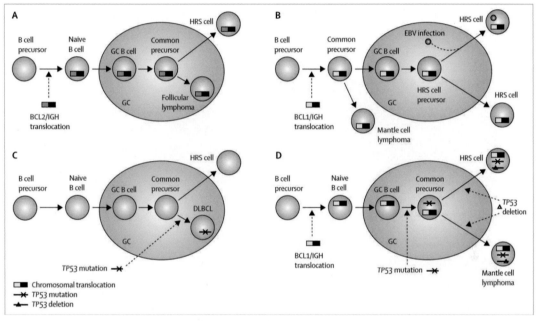

图 11-3　复合性淋巴瘤若干可能的发生机制

几种复合性和连续性克隆相关的霍奇金淋巴瘤和 B 细胞非霍奇金淋巴瘤的相同和独立的转化机制。A. BCL2、IgH 染色体移位；B. EBV 感染所致的染色体移位；C. TP53 突变；D. 其他位点的染色体移位伴有 TP53 突变和 TP53 缺失。GC，生发中心；HRS，霍奇金和里-斯氏；DLBCL，弥漫大 B 细胞淋巴瘤；EBV，EB 病毒
引自参考文献[3]

2. 本病例是如何诊断复合经典霍奇金淋巴瘤和滤泡性淋巴瘤的？

本例患者 2009 年 B 超及 CT 发现全身多个肿大的淋巴结，虽然颈部病理活检没有阳性结果，但是 CT 提示淋巴瘤的可能大。其后患者随访发现血小板进行性减少，脾脏进行性肿大，提示可能存在淋巴瘤继发的脾亢。2018 年，患者病情恶化，出现反复发热、盗汗、乏力、体重下降，左颈部淋巴结穿刺活检提示经典霍奇金淋巴瘤合并原位滤泡型肿瘤。参考上述文献内容，滤泡性淋巴瘤可能在本患者体内存在多年，和后发的霍奇金淋巴瘤由共同的前体细胞发育形成，霍奇金淋巴瘤的发生、发展最终导致复合性淋巴瘤的形成（图 11-3A）。然而，证实同源和发病机制的研究则需要进一步的探索。

滤泡性淋巴瘤合并非霍奇金淋巴瘤的案例十分罕见。2012 年曾报告的 15 例复合滤泡性淋巴瘤中，4 例为复合滤泡性淋巴瘤合并霍奇金淋巴瘤（表 11-3、图 11-4）。2018 年报道

过1例滤泡性淋巴瘤合并霍奇金淋巴瘤伴弥漫大B细胞淋巴瘤的患者,其病理如图 11‒5 所示。

表 11‒3　4例复合滤泡性淋巴瘤合并霍奇金淋巴瘤

病例	年龄	性别	HL 亚型	HL 部位	FL 级别	疾病间隔	CD30	CD15	CD20	EBV	BCL2	NFκB	FISH
1	56	女	混合细胞型	颈部	原位	颈部	＋	＋	－	部分＋	90%	10%	＋
2	71	男	混合细胞型	咽部	2级	咽部	－	－	＋		90%	5%	/
3	63	男	混合细胞型	全身	3a级	腹股沟	＋	＋	－	－	50%	0%	/
4	89	女	混合细胞型	颈部	1级	结肠	－	－	＋		＋	0%	/

引自参考文献[4]

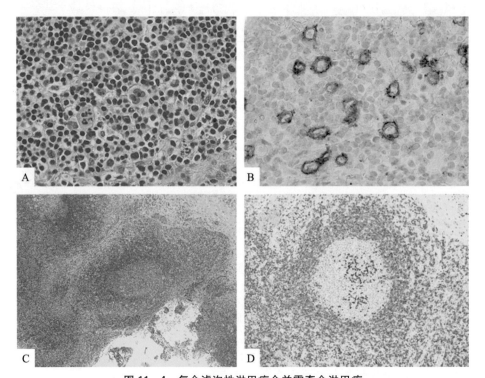

图 11‒4　复合滤泡性淋巴瘤合并霍奇金淋巴瘤

A. 霍奇金和里‒斯氏细胞(苏木精‒伊红染色法,放大倍数×400);B. 霍奇金和里‒斯氏细胞(CD30,放大倍数×400);C. 原位滤泡细胞(苏木精‒伊红染色,放大倍数×40);D. 原位滤泡细胞(BCL2,放大倍数×100)

引自参考文献[4]

对于其是否同源的问题,既往文献采用了聚合酶链式反应或者荧光原位杂交技术,检测两种肿瘤细胞是否有共同的B细胞重链基因的突变,若有共同的突变则证明复合性肿瘤的同源性。

3. 全血细胞减少的原因分析

目前对于全血细胞减少的发生原因分为获得性和先天性两大类,具体见表 11‒4。其

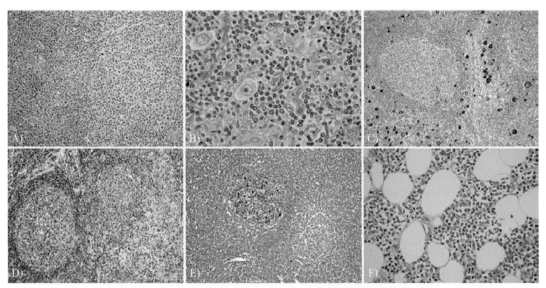

图 11-5　滤泡性淋巴瘤合并霍奇金淋巴瘤伴弥漫大 B 细胞淋巴瘤

A. 霍奇金淋巴瘤和滤泡性淋巴瘤细胞同时存在(苏木精-伊红染色,放大倍数×200);B. 霍奇金细胞和散在的嗜酸性粒细胞、浆细胞和组织细胞(苏木精-伊红染色,放大倍数×600);C. CD30(+)的霍奇金细胞在滤泡外区域,包裹着肿瘤滤泡(免疫化学染色,放大倍数×100);D. 流程泡性淋巴瘤和霍奇金样肿瘤同存在,肿瘤滤泡表达 BCL2 蛋白(免疫化学染色,放大倍数×100);E. 肿瘤滤泡中的 EBER(+)细胞(原位杂交,放大倍数×100);F. 弥漫大 B 细胞淋巴瘤(苏木精-伊红染色,放大倍数×400)

引自参考文献[13]

中,脾功能亢进可以导致血细胞经过脾脏过滤时被扣押、破坏过多,继而发生全血细胞减少。一项脾切除的回顾性研究表明,41 例原因不明脾肿大行脾切除患者中有 15 例(37%)脾切后被诊断为血液系统恶性肿瘤。本患者有脾肿大病史 4 年余,确诊淋巴瘤 1 年余,淋巴瘤继发的脾肿大可作为患者全血细胞减少第一个原因。

表 11-4　全血细胞减少的原因(按机制分类)

获得性
1. 骨髓浸润/替代
a) 恶性:①急性白血病;②慢性白血病/骨髓增生性肿瘤(MPN);③骨髓异常增生综合征(MDS);④多发骨髓瘤;⑤肿瘤转移
b) 非恶性:①骨髓纤维化;②感染(如真菌、结核);③贮积病
2. 骨髓衰竭
a) 免疫系统破坏/免疫抑制:①再障贫血/阵发性睡眠性血红蛋白尿症;②药物;③细胞毒药物;④特发性药物反应;⑤大颗粒淋巴细胞白血病;⑥自身免疫病(如系统性红斑狼疮[SLE],类风湿性关节炎[RA],结节病);⑦噬血综合征(HLH)
b) 营养性:①巨细胞贫血(维生素 B_{12},叶酸);②酗酒;③其他(如铜元素缺乏,锌中毒);④营养不良/神经性厌食所致骨髓凝胶状退变
c) 骨髓抑制:病毒感染(如 HIV、肝炎病毒、EB 病毒)

（续表）

d) 骨髓无效造血（如 MDS、营养）
3. 破坏/扣押/再分布
a) 消耗：DIC（如败血症、急性白血病等可引起）
b) 脾肿大：①门脉高压/肝硬化；②感染（如 EBV）；③自身免疫病（如 SLE）；④恶性疾病（如淋巴瘤、MPN）；⑤骨髓纤维化骨髓化生；⑥贮积病（如戈谢病）；
先天性
①Wiskott Aldrich 综合征；②范可尼贫血；③角化不良症/先天性端粒失调；④Shwachman-Diamond 综合征；⑤GATA2 缺乏；⑥嗜血淋巴组织细胞瘤病（HLH）

引自参考文献[1]

　　噬血细胞综合征（hemophagocytic syndrome，HPS）又称噬血细胞性淋巴组织细胞增生症（HLH），是一种由各种诱因导致的细胞毒性 T 细胞和 NK 细胞过度活化，并刺激巨噬细胞活化，分泌大量炎性细胞因子的危重疾病。临床以持续发热、肝脾肿大、全血细胞减少以及骨髓、肝、脾、淋巴组织发现巨噬细胞吞噬血细胞现象（即噬血现象）为主要特征。淋巴瘤是导致 HLH 的重要病因之一，发病率随着年龄的增长而增高。本患者发热、脾大、全血细胞减少、铁蛋白增高、IL‐2 受体增高，根据 HLH‐2004 诊断标准（表 11‐5），本患者可诊断为淋巴瘤诱导的 HLH。HLH 是本患者全血细胞减少的第二个原因。

表 11‐5　HLH‐2004 诊断标准

HLH 诊断需要满足以下一个或两个条件：
(1) 分子学诊断符合 HLH。
(2) 符合下列 8 条中的 5 条：
① 持续发热；
② 脾肿大；
③ 血细胞减少（外周血两系或三系减少）： 血红蛋白<90 g/L（4 周以内婴儿者，血红蛋白<100 g/L）； 血小板<$100×10^9$/L； 中性粒细胞计数<$1.0×10^9$/L；
④ 高甘油三酯血症（空腹甘油三酯>3.0 mmol/L 或>265 mg/dl）和（或）低纤维蛋白原血症（纤维蛋白原<1.5 g/L）；
⑤ 骨髓检查或脾、淋巴结活检发现噬血现象，但无恶性肿瘤克隆者；
⑥ NK 细胞活性降低或缺如；
⑦ 血清铁蛋白≥500 mg/L 者；
⑧ 可溶性 CD25（即可溶性 IL‐2 受体）≥2 400 U/ml。

引自参考文献[12]

　　4. 复合性淋巴瘤的治疗和预后

　　在复合性淋巴瘤中，总体治疗策略需要同时考虑这两种淋巴瘤的治疗方法，因为复合性淋巴瘤的稀有性和异质性,目前缺乏关于最佳治疗方法的可靠数据。已报道的滤泡性淋巴瘤合并非霍奇金淋巴瘤的病例中,治疗由临床医生参照两种淋巴瘤的方案进行,3例获得缓解,3例复发,2例未报道疗效,预后不佳。值得一提的是,其中1例在化疗获得完全缓解后继续进行自体造血干细胞移植的患者,移植后6个月未复发。

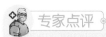 专家点评

　　本患者多发性淋巴结肿大9年余,脾肿大4年余,考虑到经典霍奇金淋巴瘤为侵袭性淋巴瘤,原位滤泡型肿瘤是惰性的,给予此患者ABVD治疗,但效果不佳。接下来,我们通过对患者的骨髓和脾脏的全外显子测序,发现了滤泡性淋巴瘤和经典霍奇金淋巴瘤肿瘤细胞的共同突变基因,提示了两种肿瘤的同源性,故针对滤泡淋巴瘤加用利妥昔单抗。患者在我院接受两个疗程R+ABVD方案化疗后,一般情况良好,B超等检查提示肿瘤无进展迹象。这提示我们,随着二代测序技术的发展,对两种肿瘤细胞进行全基因组或全外显子测序,可以检测共有和独特的基因突变,对于克隆相关的复合淋巴瘤发生发展机制的研究和靶向治疗具有重要意义。

整理:霍雨佳

点评:王黎

参考文献

[1] 王辰,王建安.内科学[M].3版.北京:人民卫生出版社,2015.

[2] SCHÜRCH CM, FEDERMANN B, QUINTANILLA-MARTINEZ L, et al. Tumor heterogeneity in lymphomas: a different breed [J]. Pathobiology, 2018,85(1-2):130-145.

[3] KÜPPERS R, DÜHRSEN U, HANSMANN ML. Pathogenesis, diagnosis, and treatment of composite lymphomas [J]. Lancet Oncol, 2014,15(10):e435-446.

[4] YOSHIDA M, ICHIKAWA A, MIYOSHI H, et al. High frequency of t(14;18) in Hodgkin's lymphoma associated with follicular lymphoma [J]. Pathol Int, 2012,62(8):518-524.

[5] FREEDMAN A. Follicular lymphoma: 2018 update on diagnosis and management [J]. Am J Hematol, 2018,93(2):296-305.

[6] BRÄUNINGER A, HANSMANN ML, STRICKLER JG, et al. Identification of common germinal-center B-cell precursors in two patients with both Hodgkin's disease and non-Hodgkin's lymphoma [J]. N Engl J Med, 1999,340(16):1239-1247.

[7] MARAFIOTI T, HUMMEL M, ANAGNOSTOPOULOS I, et al. Classical Hodgkin's disease and follicular lymphoma originating from the same germinal center B cell [J]. J Clin Oncol, 1999,17(12):3804-3809.

[8] NAKAMURA N, OHSHIMA K, ABE M, et al. Demonstration of chimeric DNA of bcl-2 and immunoglobulin heavy chain in follicular lymphoma and subsequent Hodgkin lymphoma from the same patient [J]. J Clin Exp Hematop, 2007,47(1):9-13.

[9] MENON MP, HUTCHINSON L, GARVER J, et al. Transformation of follicular lymphoma to Epstein-Barr virus-related Hodgkin-like lymphoma [J]. J Clin Oncol, 2013,31(5):e53-56.

[10] O'NEILL JP, QUINN F, DOWLING A, et al. Composite t (14；18)-negative follicular lymphoma and nodular lymphocyte-predominant Hodgkin lymphoma [J]. Case Rep Hematol, 2018，2018：4312594.

[11] WANG Y, HUANG W, HU L, et al. Multicenter study of combination DEP regimen as a salvage therapy for adult refractory hemophagocytic lymphohistiocytosis [J]. Blood, 2015，126 (19)：2186 - 2192.

[12] HENTER JI, HORNE A, ARICÓ M, et al. HLH - 2004：diagnostic and therapeutic guidelines for hemophagocytic lymphohistiocytosis [J]. Pediatr Blood Cancer，2007，48(2)：124 - 131.

[13] PAPOUDOU-BAI A, MARINOS L, PAPATHANASIOU K, et al. Simultaneous presence of follicular lymphoma, diffuse large B-cell lymphoma, and Hodgkin-like lymphoma [J]. Turk J Haematol, 2018，35(4)：308 - 309.

病例12 原发纵隔、消化道 B 细胞淋巴瘤

主诉

女性，41 岁，确诊非霍奇金淋巴瘤 1 年余。

病史摘要

现病史：患者于入院前 1 年余出现咳嗽，伴胸闷。2012 年 2 月胸部 CT 检查提示左前纵隔肿块。2012 年 3 月 6 日行纵隔穿刺，病理检查结果：纵隔穿刺组织成片，呈异型上皮，倾向上皮性肿瘤，结合酶标 LCA（＋）、CD20（＋）、PAX5（＋）、AE1/AE3（－）、CAM5.2（－），诊断倾向于 B 细胞淋巴瘤。由于穿刺组织少，难下肯定结论。1 个月后，因腹部不适，进一步行腹盆腔 CT 检查，提示远端空肠淋巴瘤浸润可能；骨穿示增生骨髓象，粒系增生活跃，未见异常细胞。2012 年 4 月 16 日复旦大学肿瘤医院多学科讨论结果，考虑非霍奇金淋巴瘤（B 细胞型）ⅣB 期（小肠浸润）。

2012 年 4 月 16 日起予以 R - CHOP 方案化疗，化疗第 2 天出现消化道穿孔，保守治疗后腹痛好转。分别于 2012 年 5 月 8 日、2012 年 6 月 13 日用 CEV 方案治疗，内容为 CTX 0.6 g＋EPI 60 mg＋VCR 1 mg；2012 年 5 月 22 日及 2012 年 7 月 14 日予 CEV 方案及 R - CHOP 方案交替使用各一疗程，疗程结束后，评估疗效，结果为部分缓解（PR）。因出现肺部病变，2012 年 7 月 26 日改用 CHOP 方案化疗一疗程，疗效评估为疾病稳定（SD）。2012 年 8 月 22 日、2012 年 9 月 12 日两次更换为 ESHAP 化疗，疗效仍为 SD。继而于 2012 年 10 月 1 日、2012 年 10 月 22 日两次用 GLD 方案化疗（吉西他滨、奥沙利铂、地塞米松），疗效评价为疾病进展（PD）。2012 年 11 月 9 日、2012 年 12 月 14 日更换治疗方案为 COMP（环磷酰胺、长春新碱、甲氨蝶呤、泼尼松）＋更生霉素化疗，两次疗程间隔 5 周（表 12 - 1）。

入院前 10 余天，患者自觉胸闷，无发热、咳嗽等，2013 年 1 月 21 日行 PET/CT 示：①淋巴瘤化疗后，左前纵隔巨大软组织肿块 FDG 代谢异常增高，仍具有肿瘤活性。②左肺尖、右

表 12－1 患者既往化疗方案

疗程	时间	方案	并发症	疗效评价
第 1 疗程	2012/4/16	RCHOP	消化道穿孔	
第 2 疗程	2012/5/8	CEV		
第 3 疗程	2012/5/22	RCHOP		
第 4 疗程	2012/6/13	CEV		
第 5 疗程	2012/7/14	RCHOP	肺间质性病变	PR
第 6 疗程	2012/7/28	CHOP		SD
第 7 疗程	2012/8/22	ESHAP		
第 8 疗程	2012/9/12	ESHAP		SD
第 9 疗程	2012/10/1	GLD		
第 10 疗程	2012/10/22	GLD		PD
第 11 疗程	2012/11/9	COMP＋更生霉素		
第 12 疗程	2012/12/14	COMP＋更生霉素		PD

中肺斑片影 FDG 代谢增高,炎症不除外;左侧斜裂小结节,FDG 代谢未见增高。③胃贲门部胃壁略增厚,FDG 代谢异常增高,建议胃镜检查。2012 年 1 月 25 日胃镜检查,病理检查结果提示(胃底,活检)恶性肿瘤,首先考虑弥漫大 B 细胞淋巴瘤,建议进一步检查,明确诊断。因治疗未见明显效果,为了进一步诊疗,于 2013 年 2 月 2 日收入我科。

末次化疗结束至今,患者无畏寒、发热,无盗汗,无皮肤瘙痒,无体重进行性下降,精神、食欲可,睡眠、大小便如常。

既往史:否认高血压、糖尿病等慢性疾病;否认乙肝、结核等传染病史;否认手术、外伤史;否认输血史;否认食物、药物过敏史。

个人史:出生于乌鲁木齐,后回上海,无疫水、疫区接触史,否认烟酒嗜好。

月经史:正常。

婚育史:已婚已育,育有一女,体健。

家族史:否认相关家族史。

入院体检

T 37.1℃, P 82 次/分,R 20 次/分,BP 105/65 mmHg。神清,皮肤、黏膜未见出血点及瘀斑,浅表淋巴结未及肿大。颈软,胸廓对称,双肺呼吸音清,未及明显干、湿啰音。心率 82 次/分,律齐,未及杂音。腹软,全腹无压痛、反跳痛,肝脾肋下未及。双下肢无水肿。神经系统体征(－)。

辅助检查

(1) 血常规:WBC 4.25×10^9/L, N％ 71.9％, L％ 16.9％, RBC 4.09×10^{12}/L, Hb

110 g/L，PLT 246×10^9/L。

（2）血生化：血糖 5.89 mmol/L，ALT 12 IU/L，AST 23 IU/L，AKP 82 IU/L，GGT 10 IU/L，血清胆红素 12.8 μmol/L，直接胆红素 1.7 μmol/L，尿素氮 3.2 μmol/L，肌酐 48 μmol/L，尿酸（UA）293 μmol/L，β_2 - MG 1 363 μg/L（↑），LDH 746 IU/L（↑），ESR 48 mm/h，CRP 2.24 mg/L。

（3）凝血功能：APTT 28.7 s，PT 11.9 s，TT 20 s，Fg 3.0 g/L，FDP 2.9 μg/ml，D-二聚体 0.83 mg/L。

（4）免疫指标：IgG 1 020 mg/dl，IgA 178 mg/dl，IgE＜5.0 IU/ml，IgM 85 mg/dl。

（5）骨扫描：未见明显异常。

（6）PET/CT：①淋巴瘤化疗后，左前纵隔巨大软组织肿块（9.0 cm×7.4 cm），SUV$_{max}$ 23.4，FDG 代谢异常增高，仍具有肿瘤活性。②左肺尖、右中肺斑片影 FDG 代谢增高，炎症不除外；左侧斜裂小结节，FDG 代谢未见增高。③胃贲门部胃壁略增厚，FDG 代谢异常增高，SUV$_{max}$ 10.4，建议胃镜检查。

（7）胃镜：胃底近贲门部隆起性病灶，病理示恶性肿瘤，首先考虑弥漫大 B 细胞淋巴瘤，建议免疫组化进一步确诊。

（8）超声心动图：正常。

（9）胸片：纵隔来源占位病变，伴气管右偏，左上肺片状密度增高影，右肺尖斑片影，左侧少量胸腔积液，左膈抬高。

初步诊断

难治性原发纵隔、消化道 B 细胞淋巴瘤。

治疗及转归

患者诊断为难治性纵隔、消化道 B 细胞淋巴瘤，经多种方案化疗，不见效果，经讨论宜用干细胞移植治疗，拟先行自体干细胞移植，继而行异体干细胞移植。2013 年 2 月 23 先予 DEX - BEAM 方案化疗，2013 年 3 月 27 日再予 BEAM 方案预处理，2013 年 4 月 3 日自体外周血造血干细胞回输 467 ml，术后患者血象恢复稳定，评估检查基本正常。2013 年 6 月 8 日起给予 BU - CY - ATG 方案预处理，2013 年 6 月 15 日输入无关供者（男，O 型血 Rh＋）外周血干细胞 300 ml，术顺安返。移植后患者疾病评估为 PR。2013 年 8 月 16 日，患者因严重肺部感染伴呼吸衰竭而去世。

最终诊断

难治性原发纵隔、消化道 B 细胞淋巴瘤。

讨论与分析

1. 原发纵隔 B 细胞淋巴瘤的性质和临床表现

原发纵隔大 B 细胞淋巴瘤（primary mediastinal large B cell lymphoma，PMLBCL 或 PMBCL）由 Lichten-Stein 等在 1980 年首次提出。既往在 REAL 分型和 WHO 分类中，PMBCL 被看作是弥漫大 B 细胞淋巴瘤（DLBCL）的一种特殊亚型，在 2008 年版的"世界卫

生组织淋巴瘤分类"中已经被明确为一种独立类型的淋巴瘤。将 PMBCL 从 DLBCL 中区分出来，主要是基于对 PMBCL 独特的临床病理、免疫表型和遗传学特征，特别是对其分子生物学特征的认识。

PMBCL 临床表现为侵袭性过程，超过三分之二的病例表现为前纵隔大肿块，易侵犯胸腔周围组织，如心、肺、胸膜、上腔静脉，导致胸腔积液和心包积液，或上腔静脉综合征。在世界卫生组织分类中，PMBCL 的诊断要求除外横膈以下病灶累及，以除外全身性 DLBCL 伴纵隔侵犯。约一半到三分之二的患者 LDH 升高，大约有四分之一的患者临床分期为Ⅲ/Ⅳ期。初期表现可以是淋巴结或结外，但容易出现结外复发，可以累及肝、胃肠道、肾脏和卵巢，很少累及骨髓(在所有病例中只占 1%~5%)。中枢神经系统受累(表现为软脑膜或脑实质病变)罕见，主要见于结外病变和复发的病例。PMBCL 是一种侵袭性淋巴瘤，但基因表达谱确定其预后较 DLBCL 的其他亚型(特别是 ABC 亚型)要好。与 DLBCL 不同，PMLBCL 的生存曲线在 2~3 年后达到平稳状态。大多数复发发生在最初的几个月内，18~24 个月以后晚期复发罕见。

根据 WHO 2008 分类，PMBCL 被认为是弥漫大 B 细胞淋巴瘤的变异型，但其分子生物学特征更具有经典霍奇金淋巴瘤的特征，如 PMBCL 和结节硬化型霍奇金淋巴瘤具有相同的关键信号转导通路，即 JAK-STAT 通路和 NF-κB 通路。另外，肿瘤细胞获得性免疫豁免机制也在 PMBCL 发病机制中发挥了作用，即恶性细胞与其周围非肿瘤性免疫细胞的相互作用，组织学表现为炎性细胞的浸润。PMBCL 肿瘤细胞表达 B 细胞标记(CD19、CD20、CD22 和 CD79a 阳性)，CD15、CD21、CD138、CD68、潜在 EB 病毒感染标记物阴性。不同于霍奇金淋巴瘤，PMBCL CD30 呈弱阳性。PMBCL 通常是膜表面免疫球蛋白和细胞质免疫球蛋白阴性。IRF4/MUM1 和 CD23 常呈阳性，但 Bcl-2 和 Bcl-6 表达多变。虽然胸腺是 T 细胞成熟的主要部位，但在哈氏小体周围有一群 B 细胞群，特征性表达 CD19、CD20、CD22、IgM，CD21 阴性。PMBCL 细胞 CD19 阳性和 CD21 阴性，提示胸腺 B 细胞来源，这也支持肿瘤内残余胸腺的存在。PMBCL 细胞核转录因子通常为阳性，如 BOB1、PU.1、OCT2、PAX5、BCL6 和 IRF4。免疫球蛋白基因的体细胞高频变异和 Bcl-6 表达，被认为是 B 细胞通过生发中心转变的可靠标记，也存在于 PMBCL 中。

比较基因组杂交，PMBCL 往往显示染色体 9p 和 2p14-p16 增加。几乎有 50% 的患者染色体 9p 区增加导致程序性死亡受体配体(PDL)增加到 60%，JAK2 基因上调。在最近的一项研究中，PDL 核心(9p24.1)重排与 PDL 转录本过度表达有关，导致 CIITA 相关易位所致主要组织相容性复合体Ⅱ表达下降。这可能最终有助于肿瘤细胞的免疫逃逸。2p16 区增加导致编码 NF-κB 家族的 REL 原癌基因复制。在几乎所有的病例里，PMLBCL 低表达 B 细胞受体信号级联放大组分，高表达 IL-13 受体和下游效应器、肿瘤坏死因子(TNF)家族成员与肿瘤坏死因子受体相关因子 1。PMBCL 有 c-REL 核转位，与激活 NF-κB 通路一致。最近的一项研究也证明，在 PMBCL 和霍奇金淋巴瘤中存在 PTPN1 突变，后者导致 JAK-STAT 通路成员高度磷酸化。这些特征证实 PMBCL 与霍奇金淋巴瘤之间的分子相似性。此外，一些研究人员认为 NFκB 和 JAK-STAT 通路可以作为 PMBCL 的分子标志。这些重要的研究表明阻断 NFκB 和 JAK-STAT 通路如 PD-1/PDL-1 抗体是一种有潜力的治疗途径(表 12-2)。

表 12 - 2　原发纵隔 B 细胞淋巴瘤的基因异常

基因变化	涉及基因	可能的治疗药物
2p14 - p16 获得	*REL*	IKK-b 抑制剂,HSP90 抑制剂,硼替佐米
9p24 获得	*JAK2*,*JMJD2C*,*RANBP6*,*PDL2*,*PDL1*,*SMARCA2*	JAK 抑制剂,PD/PDL 抗体,JMJD2C 抑制剂
12q24 获得	*ELK3*,*EPS8*,*IFNG*	
12q11 - q13	*IGF1*	
16p13 重排	*CIITA*,*SOCS1*	JAK 抑制剂

引自参考文献[1]

2. 原发纵隔 B 细胞淋巴瘤的治疗

在过去很长一段时间里,PMBCL 一直被认为是一种预后很差的疾病,弥漫性大 B 细胞淋巴瘤的常规化疗方案对之疗效差,缺乏有效的、可选择的治疗方法。但随着利妥昔单抗的应用,PMBCL 的治愈率已经达到 80% 以上,而且最近的研究结果表明,增加利妥昔单抗剂量和使用频率,其治愈率已超过 90%。目前增加利妥昔单抗剂量已经成为标准治疗方案。由于治疗后 PET/CT 检查能否正确判断预后尚不确定,所以放射疗法的使用仍有争议。持续完全缓解两年后复发率很低。如果疾病复发或耐药,不管采用何种治疗方案,预后均很差。

(1) 以化疗为主的方案。

早期的治疗研究表明,CHOP 方案对原发难治或早期进展的病例疗效差,配合放疗能提高反应率和无事件生存(EFS)率,增加完全缓解率,从而提高总生存率。与 CHOP 方案比较,VACOP - B 方案或者 MACOP - B 方案提高了疗效。因此,VACOP - B 或 MACOP - B 化疗后续加纵隔累及野放疗(IFRT)是前利妥昔单抗时代的标准治疗方案。

少数研究表明,与单用化疗相比,基于利妥昔单抗的免疫化疗能改善早期治疗失败率,提高 PFS 和 OS 率。在一项研究中,利妥昔单抗的加入相比于三线化疗方案如 VACOP - B 或 MACOP - B,更进一步提高了生存获益。在 MInT(Mabthera International Trial)研究组,IPI 评分 0~1 分、年龄<60 岁、疾病分期 Ⅱ~Ⅳ期或者 Ⅰ期伴有大包块的 87 名 PMBCL 患者,给予 6 疗程 CHOP 样方案,伴或不伴利妥昔单抗。使用利妥昔单抗治疗组的较单用 CHOP 组获得更高的 CR 率(84%∶54%,$P=0.015$),疾病早期进展率更低(2.5%∶24%,$P<0.001$),3 年 EFS 提高(78%∶52%,$P=0.012$),OS 相似(89%∶78%,$P=0.158$)。其中 61 例因大包块或结外病变而接受放疗,30% 反应率提高,7% 疾病进展。如果不加用利妥昔单抗,PMBCL 较 DLBCL 更易发生疾病进展(24%∶10%,$P=0.01$),利妥昔单抗显著降低了疾病的进展风险。与 MInT 研究不同,Soumerai 等人的一项 63 例 PMBCL 的回顾性研究表明,R - CHOP 早期诱导失败率较高,为 21%,可能是由于具有存在晚期病变(21%)、纵隔肿块的长径达 10 cm 或更大(71%)、年龄调整 IPI 2~3 分(33%)等危险因素的患者较多的缘故。尽管在许多其他 RCHOP 研究中没有如此高的诱导失败率,Soumerai 等人的研究仍表明 R - CHOP 应慎用于高危 PMBCL 患者。

利妥昔单抗与 CHOP 外的其他化疗方案结合 MSKCC 的研究中,54 例 PMBCL 患者接受 4 疗程期的 R-CHOP,随后进行 PET 扫描中期评估。PET 阴性患者接受 3 疗程 ICE 巩固治疗;PET 阳性患者再次行病灶活检,如果活检阴性则给予患者 3 个疗程 ICE,而活检阳性患者在 3 个疗程 ICE(在第 3 疗程加用利妥昔单抗)后行自体造血干细胞移植(ASCT)。结果显示,患者 ORR 达 79%,3 年 PFS 和 OS 分别为 78% 和 88%。同时,体能状况、LDH、疾病分期、结外病变、IPI、大包块病变和中期 PET 等因素无法预测 PFS。这项研究表明,对大多数 PMBCL 患者,可以通过利用风险调整的方法,无须纵隔放疗而获得较好的疗效。

最近一项美国国家癌症研究所的 II 期研究对 51 例 PMBCL 患者应用 6~8 个疗程剂量调整的 DA-EPOCH-R,且预防性应用磺胺甲噁唑、甲氧苄啶、细胞集落刺激因子,鞘内注射 MTX(LDH 升高和 1 个以上结外病变的患者)。结果显示,患者 5 年 EFS 为 93%,OS 为 97%,较之前报道的 R-CHOP 的疗效更优,同时,加利妥昔单抗较不加利妥昔单抗的患者 EFS($P = 0.007$)和 OS($P = 0.01$)显著提高。一项纳入 132 名 PMBCL 的患者的多中心回顾性研究也表明,应用 DA-EPOCH-R 较 R-CHOP 使患者生存受益,但也有更多治疗相关毒性发生。

(2)放疗的作用。

对于化疗后仍有残存病灶的 PMBCL 患者来说,纵隔放疗能提高患者的治疗反应率和长期生存率。在一项意大利的研究中($n = 37$),在利妥昔单抗为基础的化疗方案(R-VACOP-B、R-CHOP14 和 R-CHOP21)后,67% 的患者在化疗结束后中位时间 28 天行 PET/CT 扫描杜维尔评分 3~5 分。随后,所有患者在化疗结束中位时间 53 天之后均接受三维正投影放疗或图像引导强度调整放疗。结果显示,评分 3~4 分的患者放疗后的 CR 率达 100%,而评分 5 分的患者 CR 率仅为 5%。随访 3 年,评分 1~3 分的患者与 4~5 分的患者相比,PFS 相似(94%∶83%,$P = 0.3$),但 OS 明显升高(100%∶77%,$P < 0.05$)。评分 5 分的患者相比所有患者两年 OS 显著较差(33%∶100%,$P < 0.0001$)。一项来自日本的研究($n = 112$)表明,对 75% 治疗后 PET 阳性的患者给予放疗,随访 4 年,PET 阳性接受放疗的患者较未接受放疗患者有较高的 PFS(80%∶17%,$P < 0.001$)和 OS(60%∶100%,$P = 0.01$)。学者对中期评分对于预后的价值也进行了研究,研究显示,中期评分 4 的阳性预测值较低,而中期 5 分的阳性预测值较高。因此,中期评分 5 分的患者应作为进一步治疗的候选者,接受 PD-1 抗体或 CD19 嵌合抗原受体 T 细胞治疗,这两种治疗方法在复发或难治性 PMBCL 中显示出有效的抗肿瘤活性。

对于化疗后获得 CR 的患者而言,放疗并不能改善患者的预后。在希腊的一项研究中,66 例对 R-CHOP 治疗有效的患者,随后给予放疗,接受放疗和不接受放疗患者 PFS(92%∶93%,$P > 0.20$)和 OS(96%∶100%,$P > 0.20$)无统计学差别。Soumerai 等人也发现对于 R-CHOP 有效的患者纵隔放疗并不能改善 PFS 和 OS。有两个研究已经利用 R-CHOP 后行 PET/CT 检查来指导是否需要后续放疗。加拿大一项研究中($n = 59$),96% PET 阳性的患者接受放疗,仅仅 6% PET 阴性的患者接受放疗。随访 5 年后,PET 阴性患者对比 PET 阳性患者疾病进展时间(TTP)相似(78%∶83%,$P = 0.735$),OS 相似(88%∶95%,$P = 0.271$)。调查人员还比较了 96 例 R-CHOP 治疗的患者,2001—2005 年(放疗时代,所有患者均被推荐放疗)对比 2005 年以后(PET 时代,PET 扫描用于指导后续是否放疗)。80% 的患者在放疗时代接受放疗,而 38% 的患者在 PET 时代接受放疗,五年的疾病进展时间(TTP)(76%∶83%,$P = 0.62$)和 OS(82%∶89%,$P = 0.77$)并没有不同。最后,一项 2001—2010 年的回顾性研究中,210 例 I / II 期 PMBCL 患者做或不做放疗 3 年 OS 相似(90%:83%,$P=0.20$)。虽然这些回顾性研究有其局限性,但仍表明,在免疫化疗后通过 PET 检查获得完全代谢缓解后,可以不用放疗仍获得较好的长期生存。还需要进一步的前瞻性临床试验以确认这些发现。

(3) 大剂量化疗与移植。

虽然缺乏大量的研究,但 PMBCL 患者行大剂量放疗后自体干细胞移植(HDT - ASCT)仍能提高 PFS,OS 无改善。一项回顾性研究分析了 35 例第一次缓解、原发难治性或复发的 PMBCL 患者,在大剂量 ICE 方案后行 ASCT。相比原发难治性和复发患者而言,化疗后获得第一次缓解的患者有较高的 5 年 PFS(83%:58%:27%,$P=0.02$),影响 PFS 的主要因素为 ASCT 前是否对化疗敏感,化疗敏感患者 PFS 是不敏感患者的 3 倍。MSKCC 的一项 PMBCL 患者回顾性分析表明,含阿霉素的化疗方案后续行 ASCT($n=17$)较 NHL - 15 方案(阿霉素、长春新碱、大剂量环磷酰胺的剂量密集序贯化疗,粒细胞集落刺激因子支持)($n=68$)OS 明显差。

(4) 最佳一线治疗方案及远期疗效。

综合文献上的研究报道,纵隔 B 细胞淋巴瘤的最佳治疗仍是以 CHOP 为基础加利妥昔单抗的治疗方案,视具体情况加放疗。加用放疗的患者,5 年存活率有的已达 90% 以上(表 12 - 3)。最近报道,R - CHOP/R - ICE 方案序贯应用,有很好的效果,5 年 OS 和 PFS 分别达 98% 和 93%。

表 12 - 3　原发纵隔 B 细胞淋巴瘤以 CHOP 为基础的治疗方案的远期疗效

研究	患者人数	治疗	化疗总缓解率(CR 和 PR,%)	放疗(接受放疗的患者/%)	EFS/PFS(%)	OS(%)
Tai 等	27	R - CHOP	96	36 Gy;ORR 为 100	约 3 年时为 88	约 3 年时为 87
Reiger 等	44	R - CHOP	90	30～40 Gy;ORR 为 73	3 年时为 78	3 年时为 89
Vassilakopoulos 等	76	R - CHOP	89	36 Gy;ORR 为 76	5 年时为 80	5 年时为 89
Soumerai 等	63	R - CHOP	76	ORR 为 77	5 年时为 68	5 年时为 79
Avigdor 等	43	R - CHOP 或 RVACOP - B	一[92%(整个队列,包括未接受利妥昔单抗治疗的患者)]	缓解患者(通过 CT 或 PET 确定)中无人接受放疗	5 年时为 79	5 年时为 97
Moskowitz 等	54	R - CHOP/ICE	～79	缓解患者中无人接受放疗	3 年时为 78	3 年时为 88
Dunleavy 等	51	DA - EPOCH - R	96	缓解患者中无人接受放疗	5 年时为 93	5 年时为 97
Dunleavy 等(Stanford 队列)	16	DA - EPOCH - R	—	无	37 个月时为 100	37 个月时为 100

（续表）

研究	患者人数	治疗	化疗总缓解率（CR和PR，%）	放疗（接受放疗的患者/%）	EFS/PFS（%）	OS（%）
Prahladan等	10	DA-EPOCH-R	100	43	约16个月时为89	约16个月时为100
Woessmann等	15	DA-EPOCH-R	100	无	2年时为92	2年时为92

引自参考文献[1]

（5）挽救疗法。

复发难治PMBCL的预后很差，但HDT-ASCT可以提高这些患者的生存期。一项回顾性研究表明，42例复发/难治性PMBCL患者接受ICE或R-ICE挽救性化疗后再予放疗，随后81%的患者予HDT-ASCT。从诊断复发/难治起，中位随访时间5.9年，EFS和OS分别为60%和58%。另一项日本的多中心研究也表明，对复发/难治患者做或不做HDT-ASCT或异基因SCT，其OS有明显差异（67%：31%，$P<0.001$）。在接受HDC-ASCT的患者中，复发患者较原发难治患者的预后相对较好。基于以上这些回顾性研究，对于复发或原发难治PMBCL患者，应考虑挽救性化疗和放疗，后续予HDC/ASCT。

（6）新的治疗方法。

基于PMBCL独特的病理和遗传特征，体外实验表明一些新的药物如PD1/PDL1单抗、JAK2抑制剂、硼替佐米或小分子Ikappa激酶抑制剂和苯妥昔单抗可能有效，嵌合抗原受体T细胞免疫疗法（chimeric antigen receptor T-cell immunotherapy，CAR-T）、来那度胺、阿托珠单抗、伏立诺他也具有潜在的治疗意义。在这些潜在的治疗药物中，只有少数药物被试用于PMBCL患者。纳武单抗对于复发难治性霍奇金淋巴瘤有显著疗效，在包括DLBCL在内的复发难治NHL的Ⅰ期临床试验中，2例先前曾反复多次治疗无效的PMBCL患者达到疾病稳定。一项苯妥昔单抗在CD30阳性淋巴瘤的Ⅱ期研究中，6例PMBCL患者有16%（1例）获得完全缓解。在这项研究中，CD30的表达与反应率无关。美国国家癌症研究院一项NHL的CAR-T临床试验表明，4例PMBCL治疗有效，其中完全缓解患者占50%，反应持续时间为12~22个月。尽管这些早期的临床试验只包括一小部分PMBCL病例，但仍显示对于反复多次治疗无效的PMBCL患者有一定疗效。

3. 胃肠道淋巴瘤的分类、临床表现、分期和治疗

原发性胃肠道淋巴瘤（primary gastrointestinal lymphoma，PGIL）是结外非霍奇金淋巴瘤最常发生的部位，占所有NHL患者的6%~23%，所有胃肠道恶性肿瘤的1%~4%，依次好发于胃、小肠及结肠。其中原发性胃淋巴瘤是胃肠道最常见的淋巴瘤，占全部胃肠道淋巴瘤的40%~50%（图12-1）。PGIL起源于胃肠壁淋巴组织内，多为非霍奇金淋巴瘤，B细胞性多见，肿瘤向下生长逐步浸润胃肠壁。胃肠道淋巴瘤的临床表现缺乏特异性，表现为非特异性的胃肠道症状，如腹痛、腹部包块、体重下降、肠梗阻、消化道出血等较为多见，发热少见，晚期与癌肿极为相似，故术前误诊率极高。内镜活检和消化道造影是术前诊断的主要手段，因胃肠淋巴瘤病变原发于黏膜深层，故内镜活检阳性率较低。

结肠非霍奇金淋巴瘤发病率低，占结肠恶性肿瘤的0.5%~2.0%，病变以回盲部最多

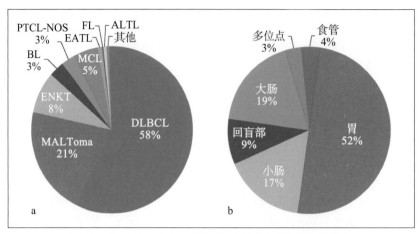

图 12‑1　西南地区胃肠道恶性淋巴瘤 1010 例亚型分布

引自参考文献[6]

见,占 70%,这与回盲部淋巴组织丰富有关。结肠淋巴瘤与相应部位结肠癌的临床表现极为相似,包括腹痛、腹部包块、排便习惯改变、便血、有或无发热,缺乏特异性临床表现,术前诊断较为困难。

　　弥漫大 B 细胞淋巴瘤是原发性胃淋巴瘤最常见的组织学类型,非生发中心样(GCB)亚型发生率高于 GCB 亚型,其次为 MALT 淋巴瘤,结外 NK/T 细胞淋巴瘤(ENKTL‑N)、滤泡性淋巴瘤(FL)也是常见类型。而肠道淋巴瘤,其组织学分布明显不同于胃淋巴瘤,病理分型更加多样化,除了 DLBCL 外,ENKTL‑N 是常见类型。ENKTL‑N 是一种侵袭性 NHL,有其独特的流行病学、病因及临床特点,在亚洲和南美其发病率高,而在北美和欧洲国家相对较低。虽然发病机制仍不清楚,EB 病毒感染被认为是其发生的危险因素。

　　目前主要分期方法有 Lugano 分期、Ann Arbor 分期及 TMN 分期等,其中以 Lugano 分期最为常用(表 12‑4)。

表 12‑4　PGIL 的 Lugano 分期

Ⅰ期	病变局限于胃肠道(单个原发病灶或多个非连续病灶)
Ⅱ期	病变扩散到腹腔,累及局部淋巴结(Ⅱ1)或远处淋巴结受累(Ⅱ2)
ⅡE期	病变突破浆膜层,累及邻近器官或组织
Ⅲ～Ⅳ期	弥漫性结外受累或伴有横膈上淋巴结受累

引自参考文献[7]

　　过去,外科手术是 PGIL 的主要治疗方法。大多数患者接受根治性切除术,姑息性手术主要用于巨大肿瘤或淋巴结广泛转移。如今,由于淋巴瘤对化疗高度敏感,外科手术逐渐被非手术治疗所取代,常用的化疗方案为 CHOP、COP 方案。多项研究表明,手术加化疗相比于单用化疗并不能提高 10 年生存率,非手术治疗 OS 更佳。此外,幽门螺杆菌(Helicobacter pylori，Hp)感染是胃MALT淋巴瘤的始动因素,根除Hp可治愈绝大多数早期胃MALT淋巴瘤。放疗适用于巨大肿块、化疗后有残留病灶、病灶局限或不能耐受化疗者,多为二线或联合治疗。B细胞型PGIL还可选用CD20单抗靶向治疗,造血干细胞移植适用于常规治疗无明显反应或预后极差者。

 专家点评

　　本患者诊断为原发纵隔B细胞淋巴瘤,此病容易出现结外复发,可以累及肝、胃肠道、肾脏和卵巢。确诊1月余后,发现空肠淋巴瘤浸润,考虑纵隔淋巴瘤累及胃肠,一线予以R-CHOP方案化疗,化疗第2天,发生空肠穿孔,只能暂停化疗。后用R-CHOP×2、CEV×2、CHOP×1、ESHAP×2、GLD×2、Comp+更生霉素×2,疾病始终不见缓解甚至进展,属于难治型原发纵隔淋巴瘤。患者于2013年初在化疗过程中,发现胃淋巴瘤,虽未做进一步分子生物学检查,临床上已属ⅣB期,恶性程度很高,不属于单纯对化疗敏感的纵隔、消化道B细胞淋巴瘤,治疗效果差。

整理:霍雨佳
点评:王黎

参考文献

[1] BHATT VR, MOURYA R, SHRESTHA R, et al. Primary mediastinal large B-cell lymphoma [J]. Cancer Treat Rev, 2015,41(6):476－485.

[2] GOLDSCHMIDT N, KLEINSTERN G, OREVI M, et al. Favorable outcome of primary mediastinal large B-cell lymphoma patients treated with sequential RCHOP-RICE regimen without radiotherapy [J]. Cancer Chemother Pharmacol, 2016,77(5):1053－1060.

[3] SHAH NN, SZABO A, HUNTINGTON SF, et al. R-CHOP versus dose-adjusted R-EPOCH in frontline management of primary mediastinal B-cell lymphoma：a multi-centre analysis [J]. Br J Haematol, 2018,180(4):534－544.

[4] ARMAND P, RODIG S, MELNICHENKO V, et al. Pembrolizumab in relapsed or refractory primary mediastinal large B-cell lymphoma [J]. J Clin Oncol, 2019,37(34):3291－3299.

[5] QIN W, JIANG X, YOU J, et al. Deauville score evaluation of interim PET/CT in primary mediastinal large B-cell lymphoma [J]. Eur J Nucl Med Mol Imaging, 2021,48(11):3347－3350.

[6] DING W, ZHAO S, WANG J, et al. Gastrointestinal lymphoma in southwest China：subtype distribution of 1010 cases using the WHO(2008) classification in a single institution [J]. Acta Haematol, 2016,135(1):21－28.

[7] CHESON BD, FISHER RI, BARRINGTON SF, et al. Recommendations for initial evaluation, staging, and response assessment of Hodgkin and non-Hodgkin lymphoma：the Lugano classification [J]. J Clin Oncol, 2014,32(27):3059－3068.

病例13 脾弥漫性红髓小 B 细胞淋巴瘤,疑为毛细胞白血病、脾边缘区淋巴瘤

主诉

男性,50 岁,发现脾脏肿大 2 年余,伴乏力 8 个月。

病史摘要

现病史:患者于 2014 年行体检 B 超发现脾脏偏大,2015 年起脾脏可扪及。2015 年间出现多次扁桃体肿大,于当地医院行抗生素静脉滴注后好转,且有 4 次荨麻疹发作,行激素治疗后好转。2016 年 7 月起常自觉乏力;2016 年 11 月,患者出现明显右上腹胀、无腹痛、发热、恶心、呕吐等症状,遂至复旦大学附属中山医院就诊,查血常规示:WBC 35.06×10^9/L,N% 8.4%,L% 87.9%,Hb 124 g/L,PLT 74×10^9/L,建议进一步血液科诊治。2016 年 11 月 25 日,患者于苏州大学附属第一医院就诊,行骨髓穿刺示:骨髓增生明显活跃,粒/红比值偏低,淋巴细胞比例偏高,淋巴系统增殖性疾病可能。免疫分型:分析 76.4% 成熟淋巴细胞群体,见 62.9% 的成熟克隆性 B 淋巴细胞,符合毛细胞白血病(hairy cell leukemia, HCL)表型。FISH:13q14 双缺失(+)15%,Rb1 缺失(+)14%,p53/ATM 缺失(−),cen12 三体(−),CCND1/IgH 重排(−)。初步诊断考虑为毛细胞白血病,建议服用克拉曲滨,但患者未行治疗。

2016 年 12 月 07 日,患者进一步就诊于我院血液科门诊,完善外周血流式示:CD20、CD11c、CD200、FMC7、λ 轻链强阳性,CD5、CD22、CD103 弱阳性,考虑惰性淋巴瘤,脾边缘区待排。予肺炎链球菌疫苗、脑膜炎疫苗注射后,原拟至外科行脾切除术,因诊断尚未明确而手术推迟。2017 年 1 月 6 日,患者再次于苏州大学附属第一医院行骨髓免疫分型示:78.0% 成熟淋巴细胞群体,CD5、CD19、CD20、CD38、CD22、FMC − 7、λ、CD103、CD11c(+),其余(−);见 52.1% 的成熟克隆性 B 淋巴细胞,符合 HCL 表型。2017 年 3 月 15 日,患者进一步于我院行骨髓涂片示:骨髓增生低下,粒系增生低下,AKP 积分无法计数,红、巨二系全片未见,血小板少见。骨髓与外周血淋巴细胞比例增高,分别占 84% 和 87%;部分淋巴细胞细胞质边缘可见短毛状伪足,另可见幼淋样细胞,分别占 2% 和 4%。免疫组化:淋巴细胞 CD20(+)、Ki − 67 5%(+)、CD5(−)、CD23(−)、Cyclin D1(−)、CD25(−)、CD123(−)、CD10(−)、DBA44(−)、annexin A(−)、EBER(−),髓系 MPO(+),红系 CD235a(+)。诊断意见:结合病史及形态,提示淋巴细胞增殖性疾病。骨髓活检提示小淋巴细胞增生浸润,免疫组化结果符合小 B 淋巴细胞淋巴瘤骨髓侵犯。患者自述乏力症状持续 8 个月,伴盗汗,无发热、头晕、头痛、腰背酸痛、胸闷、心慌等症状。为求进一步诊治,门诊拟“毛细胞白血病”收治入院。

患者自发病来,神清,精神可,胃纳一般,小便正常,大便一日 4~5 次,成形,夜眠一般,体重下降 7 kg。

既往史:2009 年体检发现频发室性早搏;1995 年、1997 年、2011 年曾有上消化道出血

史,2012年胃镜示糜烂性胃炎、十二指肠球部溃疡;否认高血压、糖尿病等病史。否认乙肝、结核等传染病史;否认手术外伤史;否认输血史;否认食物过敏史;否认药物过敏史。

个人史:出生、生长于江苏宜兴,后长期生活于苏州,否认疫区、疫水接触史。吸烟30年,1包/天,戒烟4个月;饮白酒150g/天,戒酒4个月;运动量一般。

婚育史:已婚已育。

家族史:父亲患高血压,已去世,否认其他家族相关疾病史。

入院查体

T 36.6℃;P 84次/分;R 19次/分;BP 136/74 mmHg。神清,精神可,一般情况可,步入病房。双侧颈前、颈后、锁骨上淋巴结、腹股沟淋巴结可触及肿大,质硬,不可推动。心率84次/分,律齐,未闻及杂音。双肺呼吸音清,未闻及干、湿啰音。腹平坦,无反跳痛,脾下缘脐下2指,侧缘超腹中线三指半,轻压痛,肝肋下未及,双肾区无叩痛,双下肢不肿。

辅助检查

(1) 血常规(外院2016-11-16):WBC 35.06×10^9/L,N% 8.4%,L% 87.9%,Hb 124 g/L,PLT 74×10^9/L。

(2) 骨髓细胞形态学检查。

(本院2016-11-23):骨髓涂片示增生明显活跃,粒红比偏低,淋巴细胞比例偏高(63.5%,可见不典型淋巴细胞及异淋巴样细胞,少数淋巴细胞细胞质边缘不规整),淋巴系统增殖性疾病可能。

(外院2016-11-25):骨髓增生明显活跃,粒/红比值偏低,淋巴细胞比例偏高,淋巴系统增殖性疾病可能。

(本院2017-03-15,骨髓涂片):骨髓增生低下,粒系增生低下,AKP积分无法计数。红、巨二系全片未见,血小板少见。骨髓与外周血淋巴细胞比例增高,分别占84%和87%,部分淋巴细胞细胞质边缘可见短毛状伪足,另可见幼淋样细胞,分别占2%和4%。诊断意见:结合病史及形态,提示:淋巴细胞增殖性疾病。请结合临床、免疫标记及病理检查(图13-1)。

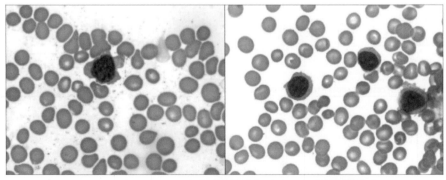

图13-1　提示淋巴细胞增殖性疾病部分淋巴细胞有毛状突出

(3) 骨髓活检(本院2017-03-16)。病理诊断:"骨髓活检"小淋巴细胞增生浸润,免疫组化符合小B淋巴细胞淋巴瘤骨髓侵犯。免疫组化:淋巴细胞CD20(+),Ki-67 5%(+),

CD5（－），CD23（－），CyclinD1（－），CD25（－），CD123（－），CD10（－），DBA44（－），Annexin A（－），EBER（－），髓系 MPO（＋），红系 CD235a（＋）。

（4）骨髓 FISH 基因检测。

外院（2016－11－23）：13q14 双缺失（＋）15％，Rb1 缺失（＋）14％，P53/ATM 缺失（－）/cen12 三体（－），CCND1/IgH 重排（－）。

本院（2017－03－15）：查白血病残留病灶 BRAF V600E 基因突变阴性，发现 IGH FR1－JH、IGK Vk－Kde＋intron－Kde 基因重排。未发现 *FLT3－ITD*、*FLT3－TKD*、*NPM1*、*CEBPA－N* 端、*CEBPA－C* 端、*N－RAS*、*DNMT3A* -催化结构域 N、*DNMT3A* -催化结构域 C 端、*NOTCH1－RAM*、*NOTCH1－PEST C* 端、*IGH FR2－JH*、*IGH DH－JH*、*IGK Vk－Jk* 基因重排。

（5）骨髓流式细胞免疫分型。

外院（2016－11－23）：76.4％的成熟淋巴细胞群体，见 62.9％成熟克隆性 B 淋巴细胞，考虑 HCL 可能。

外院（2017－01－06）：78.0％的成熟淋巴细胞群体，CD5、CD19、CD20、CD38、CD22、FMC－7、λ、CD103、CD11c（＋），其余（－），见 52.1％的成熟克隆性 B 淋巴细胞，符合 HCL 表型。

我院（2017－03－15）：骨髓流式如图 13－2 所示，CD45/SS 散点图中，R1 区域中的细胞 CD45 强表达 SS 低（疑为淋巴细胞），约占 77.0％。R1 区域中 CD19（＋）74.8％，以 CD19（＋）细胞设门，免疫表型特征如图 13－2 所示：CD5 39.7％，CD10 0.5％，CD20 100.0％，CD22 52.3％，CD23 10.7％，CD79b 99.9％，CD25 3.7％，CD11C 78.6％，CD180 65.4％，CD38 92.7％，CD43 52.8％，CD123 ＜0.1％，CD138 ＜0.1％，CD103 31.1％，CD200 99.3％，FMC7 84.8％，κ 轻链 0.2％，λ 轻链 98.3％，κ：λ 0。以上所有有核细胞设门未见有异常浆细胞群体。

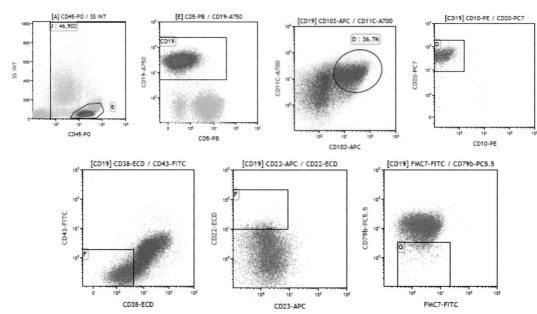

图 13－2　所有有核细胞设门未见有异常浆细胞群体

（6）外周血流式细胞免疫分型。

我院（2016-12-09）外周血流式：CD20、CD11c、CD200、FMC7、λ轻链强阳性，CD5、CD22、CD103弱阳性，考虑惰性淋巴瘤，脾边缘区待排除。

外院（2017-01-06）外周血FCM免疫分型分析78.0%成熟淋巴细胞群体：CD5、CD19、CD20、CD38、CD22、FMC-7、λ、CD103、CD11c（+），其余（含CD10、CD200）阴性，见52.1%的成熟克隆性B淋巴细胞，符合HCL表型。

（7）病理检查结果：我院诊断为脾边缘区淋巴瘤（splenic marginal zone lymphoma，SMZL），有脾切除指征，并可进一步明确诊断。遂于2017年3月行脾切除术，病理检查发现"脾上极""脾中极"及"脾下极"的正常结构消失，肿瘤性小淋巴细胞弥漫浸润红髓及白髓，累及髓窦及髓索，并有血湖形成，结合免疫组化标记结果，符合小B淋巴细胞淋巴瘤，首先考虑为脾弥漫性红髓小B细胞淋巴瘤（splenic diffuse red pulp small B-cell lymphoma，SDRPL）。

（8）生化检查：胆汁酸26.7μmol/L，尿素氮7.2mmol/L，甘油三酯3.71mmol/L，高密度脂蛋白胆固醇0.71mmol/L，脂蛋白（a）0.42g/L，游离脂肪酸0.85mmol/L，其余项目均正常。β_2-微球蛋白3152ng/ml。铁蛋白14.7ng/ml。

（9）免疫指标：见表13-1。

表13-1　免疫指标检查结果

项目	患者指标	标准值
免疫球蛋白IgG(mg/dl)	2 280	751～1 560
免疫球蛋白IgA(mg/dl)	2 280	82～453
免疫球蛋白IgM(mg/dl)	82	46～304
免疫球蛋白IgE(IU/ml)	152.0	5.0～165.3
补体C3(mg/dl)	129	79～152
补体C4(mg/dl)	23	16～38
抗链球菌溶血素"O"(IU/ml)	233	0～116
类风湿因子(IU/ml)	<20	0～20

（10）病毒检查：见表13-2。

表13-2　病毒指标检查结果

项目	患者指标	标准值
乙肝病毒核酸定量(PCR)(IU/ml)	<5.00×10²	最低检测量500
乙肝病毒表面抗原(IU/ml)	0.000	≤0.05
乙肝病毒表面抗体(mIU/ml)	0.14	阴性
乙肝病毒e抗原(S/CO)	0.278	<1
乙肝病毒e抗体(S/CO)	1.46	>1

（续表）

项目	患者指标	标准值
乙肝病毒核心抗体(S/CO)	8.26	<1
乙肝病毒核心抗体 IgM(S/CO)	0.03	<1
丙肝病毒抗体	阴性	阴性
抗巨细胞病毒 IgG(AU/ml)	178.30	阴性：<6.0。可疑：6.0~14.9。阳性：≥15.0
抗巨细胞病毒 IgM(U/ml)	0.06	阴性：<0.85。可疑：0.85~0.99。阳性：≥1.00
EB 病毒 EAIgG(U/ml)	>150.00	阴性：<10。可疑：10~40。阳性：>40
EB 病毒 EBVIgM(U/ml)	<10.00	阴性：<20.00。可疑：20.00~40.00。阳性：>40.00
EB 病毒 VCAIgG(U/ml)	209.00	阴性：<20
EB 病毒 EBNAIgG(U/ml)	51.70	阴性：<5。可疑：5~20。阳性：>20
抗单纯疱疹病毒Ⅰ型 IgG	阳性	阴性
抗单纯疱疹病毒Ⅰ型 IgM	阴性	阴性
抗单纯疱疹病毒Ⅱ型 IgG	阴性	阴性
抗单纯疱疹病毒Ⅱ型 IgM	阴性	阴性
循环免疫复合物(μg/ml)	0.045	0.015~0.051

（11）影像学检查：

本院(2017-03-15)腹部 B 超：肝脾肿大，请结合临床。腹膜后、双侧颈部、双侧锁骨上、双侧腋窝、双侧腹股沟淋巴结肿大。胆囊、胰体、肾未见明显异常。

本院(2017-03-15)上腹部 CT 增强：巨脾；肝肿大；腹膜后多发肿大淋巴结，肠系膜区多发稍增大淋巴结；左肾囊肿；请结合临床、病史及其他实验室检查，随访。

本院(2017-06-15)腹部 B 超：肝肿大，脾切除术后。左肾囊性灶，考虑肾囊肿，随访。腹膜后、双侧颈部、双侧锁骨上、双侧腋窝、双侧腹股沟淋巴结肿大。胆囊、胰体、右肾未见明显异常。

本院(2017-09-13)腹部 B 超：脂肪肝，肝脏形态饱满。脾切除术后。左肾囊性灶，考虑肾囊肿，随访。双侧颈部及锁骨上、双侧腋窝、双侧腹股沟淋巴结显示，请结合临床。胆囊胰体右肾未见明显异常。腹膜后未见明显异常肿大淋巴结。

初步诊断

脾脏弥漫性红髓小 B 细胞淋巴瘤。

治疗及转归

患者男性 50 岁，发现脾脏肿大 3 年，淋巴细胞增高，疑患惰性 B 细胞淋巴瘤，诊断意见不一。脾脏切除术后病理检查：脾脏正常结构消失，肿瘤细胞弥漫浸润红髓及白髓，小淋巴细胞弥漫浸润髓窦及髓索，血湖形成，结合免疫组化标记结果，符合 SDRPL。脾切除后，情况良好，现随访中。

最终诊断

脾脏弥漫性红髓小 B 细胞淋巴瘤。

讨论与分析

1. SDRPL 的发病机制及诊断标准

由于本病较罕见，相关研究启动较晚，因此本病的分子发病机制尚未阐明。最近的研究发现，cyclin D3 在 SDRPL 表达较高，这可能和 CCND3 突变有关（图 13 - 3、表 13 - 3）。有文献报道，携带 NOTCH1、TP53 和 MAP2K1 基因突变的患者，病情往往进展较快。而 KLF2、TNFAIP3 和 MYD88 突变则少见。

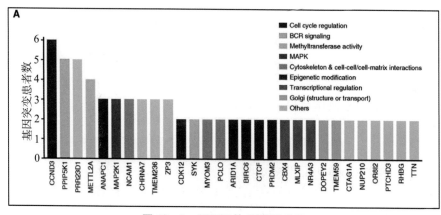

图 13 - 3　SDRPL 的 CCND3 突变

SDRPL 病例中出现的重复突变基因。在 2 个或以上患者中出现的突变基因，并按出现的患者数量从左到右排列。颜色代表从 Genecards 和 KEGG 数据库中来源的每个基因的主要功能

引自参考文献[1]

本病例的基因检查虽未发现上述基因改变，但出现 13q14 双缺失（＋）15％和 Rb1 缺失（＋）14％，其意义有待明确。因此，SDPRL 的发病机制仍有待进一步研究。

SDRPL 的明确诊断主要依赖于脾脏的细胞形态学、免疫组化和病理检查，结合骨髓和外周血的形态学和免疫组化检查等综合分析，并排除表现为脾弥漫性生长的其他淋巴瘤。SDRPL 脾切除标本肉眼观察可见脾脏增大，表面较平整，切面质地较均匀，无结节。镜下可见脾白髓萎缩、不清晰，小 B 细胞弥漫性侵犯红髓，伴有脾红髓索和窦状隙浸润，部分窦状隙内有时可形成由肿瘤细胞衬附的假窦隙；有时可见灶片状出血，形成血湖。浸润的淋巴瘤细胞形态单一，小至中等大小，核圆，染色质呈小囊状或空泡状，核仁散在，胞质淡染或弱嗜酸性，具有浆细胞样特征，但缺乏浆细胞分化的其他征象，如胞质 Ig 或 CD38 的表达。浸润的小 B 细胞通常表达 CD19、CD20、CD22、CD79a、Bcl - 2、IgG 和限制性轻链，一般不表达

表 13-3　脾脏 B 细胞淋巴瘤的 cyclin D3 表达和 CCND3 突变

肿瘤类型	Cyclin D3 阳性	CCND3 突变	易位
CLL	0/40	0/1	—
HCL	1/7	0/1	—
MCL	2/35	—	—
SMZL	1/74	0/7	—
SDRPL	24/33	6/25	0/20

脾脏 B 细胞淋巴瘤的 cyclin D3 概况。对多例脾脏 B 细胞淋巴瘤患者的 CCND3 进行免疫组化、测序和 FISH 检测
引自参考文献[1]

CD3、CD5、CD10、CD11c、CD23、CD25、CD43、CD103、CD123、Bcl-6、annexin A1 和 cyclin D1。大多数报道病例具有正常的核型,出现克隆性染色体异常的病例以 7q−、+18、+3q 最常见,但缺乏特异性。累及骨髓时表现为轻度纤维化和窦隙内浸润,可伴有间质和结节状浸润。外周血中的循环肿瘤细胞通常表现出特征性的细胞质绒毛状突起以及嗜碱性细胞质,肿瘤细胞中等大小,呈绒毛状,其绒毛长而粗,呈广基不均匀地分布于细胞周围,具有极向,核圆形或椭圆形,染色质致密,核仁小不易见到,嗜碱性细胞质多少不等,棒状向外突起。SDRPL 的确诊需要检查脾,并排除表现为脾弥漫性生长的其他淋巴瘤,且骨髓受累和外周血中出现绒毛淋巴细胞可提示本病(图 13-4)。

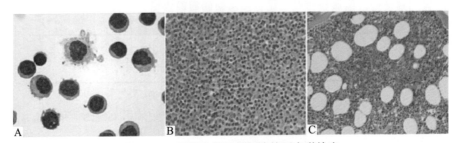

图 13-4　SDRPL 淋巴样细胞的形态学检查

A. 外周血中的毛样淋巴细胞;B. 脾脏的组织切片;C. 骨髓的组织切片
引自参考文献[9]

2. SDRPL 的临床表现

SDRPL 是临床上一种罕见的淋巴瘤,在 2016 年的 WHO 分类中,其被列入恶性程度低的淋巴瘤类(表 13-4)。据文献报道,其发病率在非霍奇金淋巴瘤中低于 1%,在所有脾 B 细胞淋巴瘤中占 9%~10%。该病以老年人为主,中位发病年龄 65.5~77 岁。发病男性多于女性,男女比例约为 1.64:1。患者诊断时多处于 Ⅲ~Ⅳ 期,典型临床表现为明显脾肿大,可累及骨髓和外周血,一般淋巴结不肿大;白细胞常升高,其中淋巴细胞比例明显升高,中位淋巴细胞计数常超过 $5 \times 10^9 /L$,而白细胞降低则少见;贫血和 B 症状少见。少数患者出现皮肤浸润,主要表现为皮肤瘙痒、红斑。

表 13 - 4　2016 版世界卫生组织淋巴瘤分类

低度恶性 B 细胞肿瘤	高度恶性 B 细胞肿瘤	成熟 T 和 NK 细胞肿瘤
慢性淋巴细胞白血病/小细胞淋巴瘤	弥漫大 B 细胞淋巴瘤，非特指型	T 细胞幼淋巴细胞性白血病
单克隆 B 淋巴细胞增多症/组织型单克隆 B 淋巴细胞增多症[a]	生发中心 B 细胞型[a]	T 细胞大颗粒细胞白血病
	活化 B 细胞型[a]	NK 细胞慢性淋巴组织增生性疾病[a]
B 细胞幼淋巴细胞白血病	富于 T 细胞/组织细胞大 B 细胞淋巴瘤	侵袭性 NK 细胞白血病
脾边缘区淋巴瘤	原发中枢神经系统弥漫大 B 细胞淋巴瘤	儿童系统性 EB 病毒阳性 T 细胞淋巴瘤
毛细胞白血病		种痘水疱病样淋巴组织增生性疾病
脾 B 细胞淋巴瘤/白血病，不能分类型	原发皮肤弥漫大 B 细胞淋巴瘤，腿型	成年人 T 细胞白血病/淋巴瘤
脾红髓弥漫小 B 细胞淋巴瘤	EB 病毒阳性弥漫大 B 细胞淋巴瘤，非特指型（原老年性 EB 病毒阳性弥漫大 B 细胞淋巴瘤）	结外 NK/T 细胞淋巴瘤，鼻型
毛细胞白血病变异型[a]		肠病相关 T 细胞淋巴瘤
淋巴浆细胞淋巴瘤		单形性嗜上皮肠道 T 细胞淋巴瘤（原肠病相关 T 细胞淋巴瘤 II 型）[a]
华氏巨球蛋白血症[a]		
不明意义单克隆丙种球蛋白病，IgM[a]	EB 病毒阳性皮肤黏膜溃疡[a]	胃肠道惰性 T 细胞淋巴组织增生性疾病
μ 重链病	慢性炎症相关弥漫大 B 细胞淋巴瘤	肝脾 T 细胞淋巴瘤
γ 重链病	淋巴瘤样肉芽肿	皮下脂膜炎样 T 细胞淋巴瘤
α 重链病	原发纵隔（胸腺）大 B 细胞淋巴瘤	蕈样霉菌病
不明意义单克隆丙种球蛋白病，IgG/A[a]	血管内大 B 细胞淋巴瘤	Sezary 综合征
浆细胞骨髓瘤	ALK+ 大 B 细胞淋巴瘤	原发皮肤 CD30+ T 细胞淋巴组织增生性疾病
孤立性骨浆细胞瘤	浆母细胞淋巴瘤	淋巴瘤样丘疹病[a]
骨外浆细胞瘤	原发性渗出性淋巴瘤	原发皮肤间变性大细胞淋巴瘤
单克隆免疫球蛋白沉积病	HHV8+ 弥漫大 B 细胞淋巴瘤，非特指型	原发皮肤 γ/δT 细胞淋巴瘤
黏膜相关淋巴组织结外边缘区 B 细胞淋巴瘤	伯基特淋巴瘤	原发皮肤 CD8+ 侵袭性嗜表皮毒性 T 细胞淋巴瘤
结内边缘区淋巴瘤	伴 11q 异常的伯基特样淋巴瘤	原发肢端皮肤 CD8+ T 细胞淋巴瘤[a]
儿童结内边缘区淋巴瘤[a]		原发皮肤 CD4+ 小/中等大 T 细胞淋巴组织
滤泡性淋巴瘤	伴 myc 和 Bcl - 2 或 Bcl - 6 重排的高度恶性 B 细胞淋巴瘤	增生性疾病（原原发性皮肤 CD4+ 小/中等大 T 细胞淋巴瘤）[a]
原位滤泡性瘤变（原原位滤泡性淋巴瘤）[a]	高度恶性 B 细胞淋巴瘤，非特指型（原介于弥漫大 B 细胞淋巴瘤和伯基特淋巴瘤之间不能分类的 B 细胞淋巴瘤）[a]	外周 T 细胞淋巴瘤，非特指型
十二指肠型滤泡性淋巴瘤[a]		血管免疫母细胞性 T 细胞淋巴瘤
儿童型滤泡性淋巴瘤（原儿童滤泡淋巴瘤）[a]		滤泡性 T 细胞淋巴瘤[a]
伴 IRF4 重排大 B 细胞淋巴瘤[a]	B 细胞淋巴瘤，特征介于弥漫大 B 细胞淋巴瘤和霍奇金淋巴瘤之间，不能分类型	伴 TFH 表型的淋巴结外周 T 细胞淋巴瘤[a]
原发皮肤滤泡中心淋巴瘤		ALK+ 间变性大细胞淋巴瘤
套细胞淋巴瘤		ALK- 间变性大细胞淋巴瘤[a]
原位套细胞瘤变（原原位套细胞淋巴瘤）[a]		乳腺假体植入相关间变性大细胞淋巴瘤[a]

注：[a] 为与 2008 年版比较有更新部分
引自参考文献[13]

　　该例患者的临床表现主要为脾明显肿大，多处淋巴结肿大，伴 B 症状（盗汗、体重减轻），白细胞计数明显升高，其中淋巴细胞比例明显升高。

　　3. SDRPL 的治疗

　　据目前报道，SDRPL 尚无最佳治疗方案。考虑到该病是一种惰性但不可治愈的恶性肿瘤,且多为老年人发病,因此可采取等待策略。若出现脾逐步增大、B症状明显、造血或重要脏器受累严重和进行性淋巴结病变等病情进展变化时,则应积极治疗,包括手术治疗和化疗等。有手术指征者可行脾切除术;除脾切除术外,可选用 B 细胞淋巴瘤的相关化疗方案,如 R-CHOP 方案,但最佳治疗方案尚不明确。SDRPL 的病程较慢,对治疗效果往往较好,生存期可超过 10 年。若治疗得当,SDRPL 的生存期甚至可超过 SMZL(图 13-5)。但在疾病发展过程中,本病有可能转化为恶性肿瘤疾病。有文献报道 SDPRL 可转化为急性 B 细胞幼淋细胞白血病,因此应密切随访观察,当发生组织学转化时,应根据相应的组织学类型采取治疗。

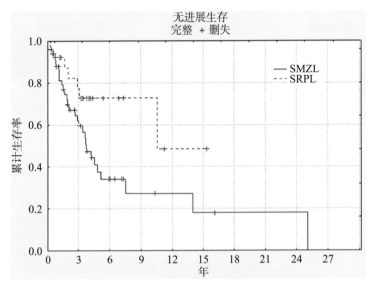

图 13-5　SDRPL 及 SMZL 的生存曲线

引自参考文献[4]

该患者多年不明原因脾大,且近年来脾大加快,疑为惰性 B 细胞淋巴瘤。因此为了治疗与进一步明确诊断,行脾切除治疗,结果良好。

4. 患者诊断为何从疑为小 B 细胞淋巴瘤、HCL、SMZL 到最终确诊为 SDRPL? 依据是什么?

该患者的临床表现特点为:脾肿大,伴白细胞明显增高,淋巴结肿大,外周血、骨髓及免疫表型检查均表明这是一种克隆性小(成熟)B 细胞增生性疾病。该患者的细胞遗传学及 FISH 检查示:13q14 双缺失(+)15%,Rb1 缺失(+)14%。因此针对该患者,多个单位(包括我院)多次提出以 HCL、SMZL 的诊断可能性较大。

成熟 B 细胞增生性疾病中伴有巨脾的淋巴瘤则以 HCL、毛细胞白血病变异型(HCL variant,HCL-V)、SMZL 为多见(图 13-6),这三种淋巴瘤的细胞膜上均有毛状突出。而在 2016 年 WHO 淋巴瘤分类(表 13-4)中,将较为少见的 SDRPL、SMZL 和 HCL 均归为恶性程度较低的脾肿大性淋巴瘤,且淋巴瘤细胞上都有毛状突出(图 13-7)。该患者病程已逾 3 年,进展较慢,属于恶性程度较低的淋巴瘤,伴巨脾且淋巴瘤细胞上有毛状突出。因此必须鉴别 SMZL、HCL、HCL-V 和 SDRPL。

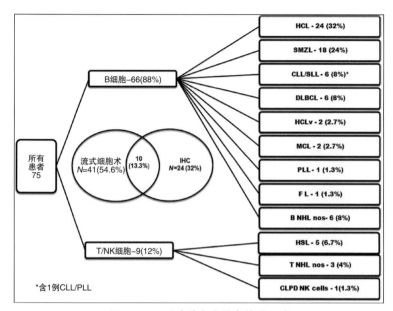

图 13 - 6 以脾肿大为特点的淋巴瘤

在明显脾肿大而无淋巴结病患者中成熟淋巴样肿瘤的分类、发病率和免疫分型的诊断方法
引自参考文献[10]

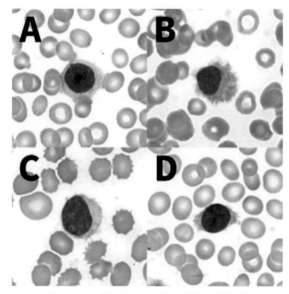

图 13 - 7 伴有绒毛状突出的淋巴瘤细胞

细胞形态学检查的比较（Wright-Giemsa 染色，原始放大倍数×
1000）。A. 脾边缘区淋巴瘤中可见成熟核特征，许多细胞具有丰富
的细胞质，同时也可能存在一些绒毛状淋巴细胞。B. 毛细胞白血
病中可见周细胞质绒毛状突起。细胞核可呈椭圆形或肾形，具有成
熟的染色质，但无明显的核仁。C. 毛细胞白血病变异型中可见细
胞质毛状突起，类似于毛细胞白血病，但有明显的核仁。D. 脾脏弥
漫性红髓性小 B 细胞淋巴瘤的细胞形态学检查结果可与脾边缘区
淋巴瘤相似，但据报道，绒毛状淋巴细胞在前者更为常见
引自参考文献[11]

  HCL-V与HCL虽难鉴别,但在形态上仍有区别(图13-7、图13-8),故本病例不符合HCL-V。然而,SDRPL、HCL和SMZL仅根据临床表现、免疫表型、血象和骨髓象难以鉴别,因此脾脏病理检查可能起重要作用(表13-5)。根据脾切除后的病理检查结果"肿瘤性小淋巴细胞弥漫浸润红髓及白髓,累及髓窦及髓索,并有血湖形成"。本病例最后诊断为SDRPL。

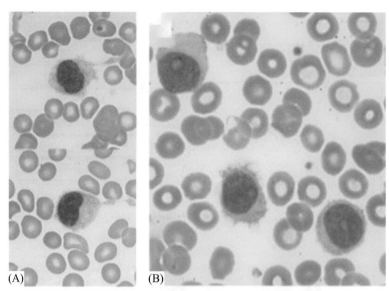

图13-8　HCL(A)和HCL-V(B)的细胞学涂片

引自参考文献[12]

表13-5　SMZL、SDRPL、HCL及HCL-V的临床、病理、免疫表型的鉴别

临床特征	SMZL	SRPL	HCL-V	HCL
占慢性淋巴恶性肿瘤百分比/%	25	0.5	0.4	2
临床表现				
性别比	0.48	1.64	1.6	5
中位年龄/岁	62	77	71	55
是否脾肿大	是	是	是	是
淋巴细胞增多症	中度	中度(中位15.9 GL)	中度(中位34 GL)	全血细胞减少
中性粒细胞是否减少	否	否	否	是
单核细胞是否减少	否	否	否	是
生存期/年	10	10	9	12
细胞学	异质性	同质性	同质性	同质性

（续表）

临床特征	SMZL	SRPL	HCL - V	HCL
细胞质	小环	富嗜碱性	富嗜碱性	富亮白性
胞质凸起	短绒毛状	长、大而宽的基底	细状或难以定义	细长，圆周状
核仁	小	偶尔大核仁	类似于前淋巴细胞的大核仁	偶尔小核仁
染色质	粗块状	浓缩状	浓缩状	颗粒状
免疫表型				
CD20	强阳性	强阳性	强阳性	强阳性
CD22	中度阳性	强阳性	强阳性	强阳性
CD11c	33％弱阳性	97％中度阳性	87％强阳性	100％强阳性
CD76	43％	865	强阳性	强阳性
CD103	阴性	38％可变	60％弱阳性到中度阳性	100％强阳性
CD123	阴性	16％弱阳性	9％	95％强阳性
CD25	可变	弱阳性	模糊或阴性	强阳性
CD27	一般	阴性	阴性	阴性
ANX1	阴性	阴性	阴性	阳性
IgS	M ＋/－ D ＋/－G $\kappa>\lambda$	M＋/－ D＋/－ G 或 IgG＋/－D $\kappa=\lambda$	仅 IgG 或与其他重链组合 $\kappa=\lambda$	IgG 或多种重链同种型（除了 IgE 所有病例均表达；IgG3 最常见）$\kappa=\lambda$
脾脏形态学	边缘带双相扩大	在充血的红髓中弥漫分布且形态单一，可能形成血湖	在充血的红髓中弥漫分布且形态单一	红髓弥漫浸润，白髓萎缩，特征性血湖
骨髓形态学	窦内结节状，间质性少见	间质或窦内轻度纤维化	间质或窦内轻度纤维化	网状间质纤维化，弥散单一间隔分布
异常核型	80％	32％	罕见	罕见
常见染色体异常	＋3，＋18，del7q	＋3，del7q	del17p，+12	del17p，＋12，cyclin D1 表达但无 CCND1 重排
IGHV 突变/％	57	79	83	84
VH1 - 2/％	19～31	3	ND	8
VH4 - 34/％	8～12	15	17～40	0～10
VH3 - 23/％	14	18	ND	10～20
VH3 - 30/％	8	6	ND	19

（续表）

临床特征	SMZL	SRPL	HCL - V	HCL
BRAF 突变	缺失	缺失	缺失	存在(100%)
脾切除	43%	26%	36%	ND

注：ND，不确定

引自参考文献[4]

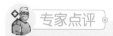 专家点评

    患者男性50岁，发现脾脏肿大3年，且近年来脾大加快，伴白细胞明显增高，淋巴结肿大，外周血、骨髓及免疫表型检查、细胞遗传学及FISH检查均提示为克隆性小（成熟）B细胞增生性疾病，然而结合患者脾脏切除术后的病理结果，经过讨论最终确诊为SDRPL。目前，SDRPL尚无最佳治疗方案，该患者行脾切除后，情况良好，建议继续随访。

整理：诸粤

点评：唐暐

参考文献

［1］CURIEL-OLMO S，MONDÉJAR R，ALMARAZ C，et al. Splenic diffuse red pulp small B-cell lymphoma displays increased expression of cyclin D3 and recurrent CCND3 mutations ［J］. Blood，2017，129(8)：1042－1045.

［2］MARTINEZ D，NAVARRO A，MARTINEZ-TRILLOS A，et al. NOTCH1，*TP53*，and MAP2K1 mutations in splenic diffuse red pulp small B-cell lymphoma are associated with progressive disease ［J］. Am J Surg Pathol，2016，40(2)：192－201.

［3］JALLADES L，BASEGGIO L，SUJOBERT P，et al. Exome sequencing identifies recurrent BCOR alterations and the absence of KLF2，TNFAIP3 and MYD88 mutations in splenic diffuse red pulp small B-cell lymphoma ［J］. Haematologica，2017，102(10)：1758－1766.

［4］TRAVERSE-GLEHEN A，BASEGGIO L，SALLES G，et al. Splenic diffuse red pulp small-B cell lymphoma：toward the emergence of a new lymphoma entity ［J］. Discov Med，2012，13(71)：253－265.

［5］PONZONI M，KANELLIS G，POULIOU E，et al. Bone marrow histopathology in the diagnostic evaluation of splenic marginal-zone and splenic diffuse red pulp small B-cell lymphoma：a reliable substitute for spleen histopathology ［J］? Am J Surg Pathol，2012，36(11)：1609－1618.

［6］SHIMIZU-KOHNO K，KIMURA Y，KIYASU J，et al. Malignant lymphoma of the spleen in Japan：a clinicopathological analysis of 115 cases ［J］. Pathol Int，2012，62(9)：577－582.

［7］CHENG WY，ZHU YM，CHENG S，et al. Development of B-cell prolymphocytic leukemia in a patient with splenic diffuse red pulp small B-cell lymphoma ［J］. Leuk Lymphoma，2018，59(8)：

1990 - 1993.

[8] TRAVERSE-GLEHEN A，BASEGGIO L，BAUCHU EC，et al. Splenic red pulp lymphoma with numerous basophilic villous lymphocytes：a distinct clinicopathologic and molecular entity [J]？Blood，2008，111(4)：2253 - 2260.

[9] JULHAKYAN HL，AL-RADI LS，MOISEEVA TN，et al. A single-center experience in splenic diffuse red pulp lymphoma diagnosis [J]. Clin Lymphoma Myeloma Leuk，2016，16 Suppl：S166 - 169.

[10] SREEDHARANUNNI S，SACHDEVA MU，MALHOTRA P，et al. Role of blood and bone marrow examination in the diagnosis of mature lymphoid neoplasms in patients presenting with isolated splenomegaly [J]. Hematology，2015，20(9)：530 - 537.

[11] BEHDAD A，BAILEY NG. Diagnosis of splenic B-cell lymphomas in the bone marrow：a review of histopathologic，immunophenotypic，and genetic findings [J]. Arch Pathol Lab Med，2014，138(10)：1295 - 1301.

[12] TROUSSARD X，CORNET E. Hairy cell leukemia 2018：Update on diagnosis，risk-stratification，and treatment [J]. Am J Hematol，2017，92(12)：1382 - 1390.

[13] 孙瑞芳，STEIN H，王晋芬. 2016 年版 WHO 淋巴瘤分类新进展及其应用[J].白血病·淋巴瘤，2016，25(6)：321 - 325.

病例14 原发性干燥综合征合并 EBV 阳性的弥漫大 B 细胞淋巴瘤

主诉

女性，65 岁，反复发热 1 年余。

病史摘要

现病史：患者于 1 年前(2018 年 8 月)无明显诱因下出现发热，热峰达 39℃，伴咽痛、咳嗽、咳白痰，无寒战，无呕吐、腹泻，外院予以退热、抗感染治疗后体温可好转。病情反复，上述情况发生 1~2 次/月，一般 3~4 天后症状好转，未予重视。3 月前(2019 年 3 月)患者无明显诱因下再次出现发热，热峰 40℃，无规律，伴畏寒、寒战、胸闷，自觉头晕乏力，无明显咳嗽咳痰、尿频尿急等不适。2019 年 5 月至当地医院就诊，予以左氧氟沙星等抗感染治疗，症状无好转。遂于 2019 年 6 月 11 日至舟山医院就诊，住院期间予以相关检查示 ESR 110 mm/h，CRP 29.0 mg/L，WBC 7.6×10^9/L，RBC 3.59×10^{12}/L，PLT 279×10^9/L，Hb 103 g/L，类风湿因子(RF)376 IU/ml，同时行骨髓穿刺检查无特异性表现。结合患者既往有干燥综合征病史，予以甲泼尼龙抗炎调节免疫及其他对症治疗，患者胸闷症状缓解，仍有反复发热，进一步检查 CT 示肠系膜多发增大淋巴结，MRI 示左前上、中纵隔结节灶，考虑增大淋巴结可能。患者于 2019 年 7 月 18 日到我院门诊，行 PET/CT 提示纵隔、右侧心膈角、腹腔、腹膜后、盆腔多发淋巴结肿大伴代谢增高。2019 年 7 月 23 日就诊于我院放射介入科，行 CT 引导下纵隔肿物穿刺，病理结果示淋巴组织增生性病变伴 EBV 感染，结合免疫表型，考虑为

EBV 阳性的大 B 细胞淋巴瘤或淋巴瘤样肉芽肿,较倾向为前者。现为进一步诊治收入我科。

发病来,患者精神一般,二便正常,稍乏力,无明显口干,近 1 个月内体重下降约 4 kg,最近 10 日食欲减退较明显。目前患者仍有高热,自服布洛芬口服液退热。

既往史: 有干燥综合征病史 20 余年,平素服用泼尼松、羟氯喹、中药控制,目前使用羟氯喹 100 mg bid 联合泼尼松(早 10 mg、中 5 mg、晚 10 mg)口服;骨质疏松 3 年余,目前使用阿法骨化醇 0.25 μg bid 联合芪骨胶囊 3 粒 qd 口服;双侧甲状腺结节 4 年余。否认高血压、糖尿病、冠心病等慢性疾病史;否认乙肝、结核等传染病史;1981 年剖宫产手术史;否认外伤史;否认发病前有相关输血史;否认药物、食物过敏史。

个人史: 生长于上海市,否认疫水、疫区接触史。否认放射性物质、化学毒物接触史。无烟酒嗜好。

婚育史: 已婚已育,配偶及孩子体健。

家族史: 否认家族性肿瘤病史及类似疾病史。

入院查体

T 36.7℃,P 90 次/分,R 18 次/分,BP 117/84 mmHg。神清,查体合作,对答切题,咽部无充血,双侧扁桃体未见明显肿大。皮肤、巩膜无黄染,蜘蛛痣(一),肝掌(一),无瘀点、瘀斑,浅表淋巴结未及肿大。双肺呼吸音清,未闻及干、湿啰音,心率 90 次/分,律齐,未闻及病理性杂音,腹软,无压痛,无反跳痛,肝脾肋下未及,Murphy 征(一),肝肾区叩痛(一),移动性浊音(一),双下肢静脉曲张,左侧为著,无压痛,神经系统体征(一)。

辅助检查

(1) 血常规:WBC 5.00×10⁹/L,N% 68.7%,L% 21.4%,单核细胞百分比 8.9%,嗜酸性粒细胞百分比 0.5%,嗜碱性粒细胞百分比 0.5%,RBC 3.20×10¹²/L,Hb 94 g/L,红细胞比容 0.283↓,平均红细胞体积(mean corpuscular volume,MCV)88.5 fl,平均红细胞血红蛋白含量(mean corpuscular hemoglobin,MCH)29.5 pg,平均红细胞血红蛋白浓度(mean corpuscular hemoglobin concentration,MCHC)333 g/L,红细胞分布宽度 17.0%,PLT 249×10⁹/L,血小板平均体积 8.0 fl。

(2) 生化:前白蛋白 163 mg/L,ALT 23 IU/L,AST 18 IU/L,AKP 82 IU/L,GGT 58 IU/L,总胆红素 8.8 μmol/L,直接胆红素 1.4 μmol/L,总蛋白 59 g/L,白蛋白 29 g/L,胆汁酸 9.4 μmol/L,尿素氮 5.4 mmol/L,肌酐 52 μmol/L,尿酸 222 μmol/L,估算肾小球滤过率 97.3 ml/(min·1.73 m²),LDH 225 IU/L。

(3) 铁代谢:血清铁 7.6 μmol/L,铁饱和度 19.1%,总铁结合力 39.7 μmol/L,血清铁蛋白 269.5 ng/ml。

(4) 免疫指标。

自身免疫抗体谱:抗核抗体(IFA)(+),ANA 主要核型均质型,主要核型强度 1∶160,抗双链 DNAIgG(ELISA)18.3 IU/ml,抗 RNP/Sm 抗体(印迹法)(一),抗 Sm 抗体(印迹法)(一),抗 SSA 抗体(印迹法)(++),抗 Ro-52 抗体(印迹法)(++),抗 SSB 抗体(印迹法)(一),抗 SCL-70 抗体(印迹法)(一),抗 Jo-1 抗体(印迹法)(一),抗核糖体 P 蛋白抗体(印迹法)(一),抗心磷脂 IgG 抗体(ELISA)≤9.4GPL,抗心磷脂 IgM 抗体(ELISA)≤9.4MPL。

ESR 97 mm/h↑。

免疫球蛋白、补体：IgG 808 mg/dl，IgA 540 mg/dl↑（82～453 mg/dl），IgM 15 mg/dl↓，IgE 75.6 IU/ml，补体 C3 123 mg/dl，补体 C4 31 mg/dl。

抗链球菌溶血素"O"：71 IU/ml。

类风湿因子：330 IU/ml（0～20 IU/ml）。

CRP：2.24 mg/dl。

细胞因子：IL-1 7.34 pg/ml，IL-2 受体 1 305.00 U/ml（223～710 U/ml），IL-6 14.00 pg/ml（<3.4 pg/ml），IL-8 41.30 pg/ml，IL-10 17.90 pg/ml，TNF 7.85 pg/ml。

（5）EB 病毒检查。EB 病毒抗体：EB 病毒 EAIgG 19.00 U/ml，EB 病毒 EBVIgM＜10.00，EB 病毒 VCAIgG 57.50 U/ml，EB 病毒 EBNAIgG 107.00 U/ml，EB 病毒 VCAIgA 阴性，EB 病毒 RtaIgG 阴性。EB 病毒 DNA：3.5×10×4 拷贝/ml。

（6）骨髓检查。

骨髓细胞学：骨髓增生活跃，粒、红、巨三系增生活跃，血小板散在或成簇可见。

骨髓基因重排：未发现 *IGH FR1 - JH*、*IGH FR2 - JH*、*IGH DH - JH*、*IGK Vk - Jk*、*IGK Vk - Kde＋intron - Kde*、*TCRB Vβ - Jβ(A)*、*TCRB Vβ - Jβ(B)*、*TCRB Dβ - Jβ*、*TCRG Vγ1f*、*Vγ10 - Jγ* 基因重排，发现 *TCRG Vγ9*、*Vγ11 - Jγ* 基因重排。

骨髓流式：CD45/SS 散点图中，R1 区域中的细胞 CD45 强表达、SS 低（疑为淋巴细胞），约占 16.7%，CD3（＋）CD4（＋）CD8（dim）细胞约占 2.5%，以 CD3（＋）CD4（＋）CD8（dim）细胞设门：CD2 100.0%，CD5 100.0%，CD7（dim）73.4%，CD45RA＜0.1%，CD45RO 100.0%，TCRα/β 100.0%，TCRγ/δ＜0.1%，CD3 81.8%，CD3（＋）CD4（＋）28.0%，CD3（＋）CD8（＋）52.9%，CD3（＋）CD2（＋）81.8%，CD3（＋）CD5（＋）80.7%，CD3（＋）CD7（＋）70.5%，CD5 81.2%，CD2 96.4%，CD7 87.3%，CD3（－）CD（16＋56）（＋）14.5%，CD19 0.3%。TCR Vβ 表达情况如下：Vβ5.3＜0.10%，Vβ7.1 0.60%，Vβ3＜0.10%，Vβ9 0.60%，Vβ17 0.60%，Vβ16＜0.10%，Vβ18＜0.10%，Vβ5.1 2.00%，Vβ20 0.30%，Vβ13.1 79.30%，Vβ13.6 0.80%，Vβ8 1.60%，Vβ5.2＜0.10%，Vβ2＜0.10%，Vβ12＜0.10%，Vβ23＜0.10%，Vβ1 1.00%，Vβ21.3 0.50%，Vβ11＜0.10%，Vβ22 3.10%，Vβ14＜0.10%，Vβ13.2 0.40%，Vβ4 0.80%，Vβ7.2＜0.10%。其中 TCR Vβ13.1 占 79.3%，代表细胞呈克隆性增殖。

染色体培养：46，XX。

（7）影像学检查。PET/CT：①纵隔、右侧心膈角、腹腔、腹膜后、盆腔多发淋巴结肿大伴代谢增高；腹中部局部肠系膜增厚伴渗出，代谢增高；双肺弥漫性代谢增高，双肺结节伴代谢增高；T₁₂～L₁、L₅～S₁ 代谢增高灶，考虑恶性病变（转移？ 血液系统恶性疾病淋巴瘤？）。②胃小弯壁稍厚，局部代谢增高。③部分回肠壁代谢增高。④左侧甲状腺高代谢灶。⑤肝右叶低密度灶，代谢不高。⑥左侧肾上腺结节伴代谢增高。⑦胆囊结石，胆囊炎；肝右叶钙化灶；子宫体后部肌瘤伴钙化。⑧左侧第 1 后肋骨皮质不连续伴骨痂形成，代谢稍高，首先考虑损伤性改变。

（8）病理检查。

纵隔穿刺活检病理："纵隔穿刺活检标本"淋巴组织增生性病变伴 EBV 感染，结合免疫表型，考虑为 EBV 阳性的弥漫大 B 细胞淋巴瘤或淋巴瘤样肉芽肿，较倾向为前者。免疫组化(图 14-1):不典型淋巴细胞;AE1/AE3(-),CD20(+),Pax-5(+),CD30(部分+),CD15(-),CD5(-),CD3(-),Bcl-6(-),CD23(-),MUM-1(+),CD10(-),Ki-67(70%+),CD19(+),Bcl-2(约 40%+),c-myc(约 10%+),Cyclin D1(-),CD21(-),CD23(-),PD-L1(TPS=90%)。EBV 原位杂交:EBER(+)。

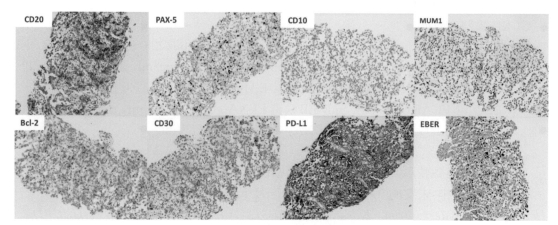

图 14-1　纵隔穿刺标本免疫组化

肺穿刺活检病理:未见异型成分。

胃镜病理:"胃窦后壁活检标本"轻度慢性非萎缩性胃炎,Hp(-)。"胃窦小弯侧活检标本"轻度慢性非萎缩性胃炎,肠化(个别+),Hp(-)。"胃体中上部小弯侧活检标本"浅表黏膜慢性炎,Hp(-)。

初步诊断

①EBV 阳性弥漫大 B 细胞淋巴瘤;②原发性干燥综合征。

治疗及转归

该患者接受了 R-CHOP 方案化疗 6 个疗程,治疗后 EBV DNA 下降至正常,但 PET/CT 评估前上纵隔、右侧心膈角、主动脉弓左侧、肠系膜内淋巴结显示,双肺多发斑片结节,代谢均增高,Deauville 评分 5 分。改为二线方案 R2-ICE 化疗,3 个疗程后复查 PET/CT,肿大淋巴结及肺部病灶均明显缩小、减少,可以评估为 PR。目前患者口服来那度胺维持,随访至今持续缓解。

最终诊断

①EBV 阳性弥漫大 B 细胞淋巴瘤;②原发性干燥综合征。

讨论与分析

1. 原发性干燥综合征合并淋巴瘤的发生率、危险因素和机制是什么?

原发性干燥综合征(primary Sjögren syndrome, pSS)是一种慢性、多系统受累的自身免疫性疾病,主要表现为眼干、口干等外分泌腺受累的症状,也可出现皮疹、肌肉疼痛、关节炎、血液系统受累等其他腺体外症状。该疾病的主要特征包括淋巴细胞浸润外分泌腺、炎性细胞因子的产生、B淋巴细胞的活化和自身抗体的产生。实验室检查方面易出现多种自身抗体阳性,86.1%的患者检测到抗核抗体ANA滴度升高,64.6%的患者抗SSA抗体阳性,44.1%的患者抗SSB抗体阳性,34.3%的患者可检测到RF水平升高。pSS起病缓慢,是一种惰性疾病,然而大量研究表明pSS患者发生淋巴组织恶性增生性疾病的风险比正常人显著增高,合并淋巴瘤的风险可较正常人升高10~44倍,其中以黏膜相关淋巴组织(MALT)淋巴瘤最为常见,其次为弥漫大B细胞淋巴瘤(DLBCL)和边缘区淋巴瘤。淋巴瘤是导致pSS患者的主要死因之一,与单纯pSS患者相比死亡风险增加2~8倍,是pSS常见的严重并发症。

瑞典的一项大规模研究评估了1968—2010年间诊断的14570例pSS患者,其中143例发生了淋巴瘤(来源),标准化发病比(standardized incidence ratio,SIR)为4.9(95%CI 4.2~5.8)。我国的研究数据显示,较普通人群相比,pSS患者合并淋巴瘤的SIR为48.1(95%CI 20.7~94.8),提示我国pSS患者淋巴瘤的发病率相对较高。最近有研究表明,罹患淋巴瘤的风险随着pSS病程的延长而逐渐增高,每年增加2.2%。一项对584例pSS患者随访30年的研究显示,从确诊pSS到发生淋巴瘤的平均年限为11年。

pSS患者发生淋巴瘤是一个以慢性抗原刺激为中心的多步骤过程(图14-2)。在生发中心(germinal center,GC)样结构中,自身免疫抗体导致上皮部位出现高浓度的免疫复合

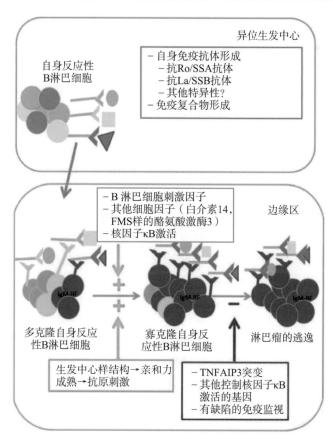

图14-2 pSS患者合并淋巴瘤发生的机制

引自参考文献[4]

物,后者刺激自身反应性 B 淋巴细胞扩增。TNF 家族的 B 淋巴细胞刺激因子(B cell activating factor,BAFF)是参与 B 淋巴细胞活化和刺激的关键分子,也是 pSS 发病机制的主要参与者。研究发现,pSS 合并淋巴瘤患者血清 BAFF 水平升高,且 BAFF 水平与唾液腺疾病活动评分增加以及 B 细胞克隆扩增存在相关性,pSS 患者合并淋巴瘤的风险与 BAFF 基因多态性密切相关。还有研究显示,在超过三分之二 pSS 合并 MALT 淋巴瘤的患者中发现了 BAFF 受体(BAFF - R)His159Tyr 的突变,这些患者淋巴细胞数目增多,且淋巴瘤发生时间缩短。BAFF - R His159Tyr 突变可增加对 TNF 受体相关因子(TNF receptor associated factor,TRAF)2、TRAF3 和 TRAF6 的募集,从而异常激活 NF - κB 通路,进一步促进这些自身反应性 B 淋巴细胞的激活,增加淋巴瘤的发生风险。TNFα 诱导蛋白 3 (TNFAIP3)是由 *TNFAIP3* 基因编码的 NF - κB 的负反馈调节因子。pSS 患者的唾液腺活检组织和大多数携带 *TNFAIP3* 突变的淋巴瘤患者的肿瘤组织中均能观察到 *TNFAIP3* 表达减弱或者阴性。基因突变(*TNFAIP3* 突变)引发的免疫调控紊乱可能进一步导致淋巴瘤的免疫逃逸。

2. 哪些因素对 pSS 患者发生淋巴瘤具有预测意义?

pSS 患者中持续腮腺肿大、脾肿大和淋巴结肿大、皮肤紫癜可能增加患淋巴瘤的风险。EULAR 干燥综合征疾病活动指数(ESSDAI)从全身症状、淋巴结、腺体、关节、皮肤、肺、肾、肌肉、中枢神经、外周神经、血液系统及血清学等 12 个方面对干燥综合征的活动状态进行评估,这一指数对预测淋巴瘤的发生也具有重要作用,疾病处于持续的中度(ESSDAI 5~14 分)、高度(ESSDAI≥14 分)活动是淋巴瘤发生的独立预测因素。一些血清检测指标也对淋巴瘤的发生具有预测价值,包括冷球蛋白血症、CD4 淋巴细胞减少症、低补体血症以及血清或尿液中的单克隆蛋白等。还有研究提示血清 CCL11 和 CXCL13 水平增高以及血清 BAFF 水平增高都可与 pSS 合并淋巴瘤相关。值得注意的是,低补体血症不仅是淋巴瘤发生的预测因素,也是影响生存的预后因素。

Fragkioudaki 等人基于临床表现和血清学指标建立了包括腮腺肿大、淋巴结病变、雷诺现象、抗 Ro/SSA 和(或)抗 La/SSB 自身抗体阳性、RF 阳性、单克隆免疫球蛋白、低 C4 水平这 7 条标准在内的淋巴瘤预测体系,满足≤2 条标准的患者淋巴瘤发生率仅为 3.8%;而如果满足所有 7 条标准,淋巴瘤发生率则达到 100%。同样的,Quartuccio 等人研究了在腮腺肿大的 pSS 患者中,低补体 C4 水平、冷球蛋白血症、抗 SSB 抗体阳性和白细胞减少这 4 个血清学指标对发生淋巴瘤的预测价值。全阴性或仅 1 个指标阳性对淋巴瘤发生的阴性预测值高达 90%,而当 2 个及以上指标呈阳性时,淋巴瘤的发生风险大大提高。这些指标在临床上易于检测,可作为早期判断 pSS 患者罹患淋巴瘤的预测指标,对于高风险的患者应进行密切随访。

pSS 患者的小唾液腺可显示局灶性淋巴细胞唾液腺炎,其特征是存在一个或多个淋巴细胞聚集灶(血管或导管周围 4 mm^2 的腺体组织中存在≥50 个淋巴细胞浸润),浸润灶评分(focus score, FS)用于描述 pSS 的腺体受累,FS>3 分的患者具有患淋巴瘤高风险。多项研究指出,合并淋巴瘤的 pSS 患者的小唾液腺或腮腺中发现 GC 样结构,提示 GC 样结构的存在也可以作为淋巴瘤的预测因素。

表 14-1、表 14-2 总结了淋巴瘤的临床、生物学、组织学和基因层面的预测因素。

表 14-1　pSS 患者发生淋巴瘤的危险指标

临床表现：

- 持续腮腺肿大

- 紫癜

- EULAR 干燥综合征疾病活动指数≥5 分

实验室指标：

- CD4 淋巴细胞减少症

自身免疫表现：

- 低补体 C3 或 C4 水平

- 冷球蛋白血症

- 意义未明单克隆免疫球蛋白血症

- 淋巴细胞相关细胞因子水平升高（包括 B 淋巴细胞刺激因子、FMS 样的酪氨酸激酶 3、趋化因子配体 13、趋化因子配体 11）

- β_2 微球蛋白升高

- 类风湿因子阳性

组织病理学表现：

- 淋巴结中出现生发中心结构

- 浸润灶评分＞3

基因多态性：

- *TNFSF13B* 基因

- *TNFRSF13C* 基因

- *TNFAIP3* 基因

引自参考文献[6]

表 14-2　pSS 患者发生淋巴瘤的危险因素

临床表现：

- 持续腮腺肿大

- 淋巴结肿大

- 紫癜

实验室指标：

- 冷球蛋白血症

- 淋巴细胞减少症

（续表）

● 低补体 C4 血症
● 单克隆丙种球蛋白血症
● 腮腺浸润灶中出现生发中心结构

引自参考文献[4]

本例患者具有明确干燥综合征病史，我科就诊时查 ANA 抗体滴度 1：160、抗 SSA 抗体阳性，RF 水平升高，疾病中度活动，这些是淋巴瘤发生的高危因素。由于患者以深部病灶为主，就诊时体能状况较差，不能耐受穿刺手术，未能取活检行基因检测。

3. 自身免疫性疾病对淋巴瘤的预后有何影响？

法国的一项多中心回顾性研究纳入了 2 503 例淋巴瘤患者，其中 108 例（4.3%）合并自身免疫性疾病，与不合并自身免疫性疾病的淋巴瘤患者相比，合并自身免疫性疾病者预后较差（图 14-3）。单独分析 B 细胞淋巴瘤与 T 细胞淋巴瘤患者群体中自身免疫性疾病对预后的影响，仍得到同样的结论。

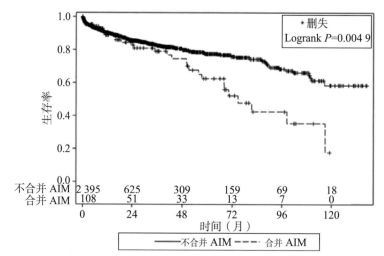

图 14-3　合并自身免疫性疾病与不合并自身免疫性疾病淋巴瘤患者的生存曲线

引自参考文献[7]

Voulgarelis 等回顾性分析了 584 例 pSS 患者，其中 53 例合并淋巴瘤，与正常人群相比，pSS 合并淋巴瘤与不合并淋巴瘤患者的标准化死亡比分别为 3.25[95%CI(1.32～6.76)]和 1.08[95% CI(0.79～1.45)]，提示 pSS 合并淋巴瘤患者的生存率显著下降。研究人员进一步扩展 pSS 合并淋巴瘤患者至 77 例，其中 51 例为 MALT 淋巴瘤，12 例为 DLBCL，所有患者的 5 年总生存率为 90.91%，5 年无事件生存率为 77.92%，DLBCL 患者的 5 年总生存率和无事件生存率分别为 75% 和 50%。IPI 中高危/高危和 ESSDAI≥10 分是影响总生存期和无事件生存期的独立不良预后因素。

自身免疫性疾病可增加淋巴瘤的发生风险，且影响淋巴瘤预后。那么仅有免疫标记物异常是否与淋巴瘤患者的预后存在相关性呢？国内的一项回顾性研究纳入了 502 例

DLBCL患者,分析其治疗前免疫标记物水平与预后的关系,包括循环免疫复合物,免疫球蛋白 IgG、IgM、IgA、IgE,补体 C3、C4,类风湿因子、抗核抗体、抗 SSA、抗溶血链球菌"O"、抗 dsDNA 等。研究发现,≥3 个免疫标记物异常是影响患者无进展生存期和总生存期的独立预后因素(图 14-4)。

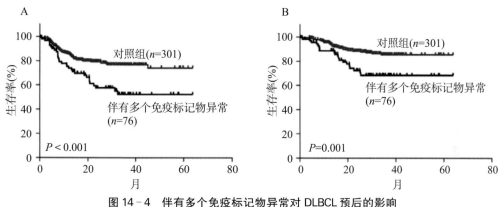

图 14-4　伴有多个免疫标记物异常对 DLBCL 预后的影响

A. 无进展生存率;B. 总生存率

引自参考文献[8]

本例患者具有明确自身免疫性疾病史,提示预后不良。

4. EBV 相关淋巴增殖性疾病有哪些? EBV 阳性 DLBCL 与淋巴瘤样肉芽肿的鉴别?

EBV 呈地方性和散发性分布,是主要通过呼吸道传播的"亲吻病毒",约 95% 的健康人在 3 岁之前感染 EBV 并以潜伏感染的形式终生携带。EBV 表面的包膜蛋白 gp350/220 与 B 细胞表面的 CD21 分子靶向结合,同时 EBV 编码的糖蛋白 gp42 与 B 细胞表面 HLA-Ⅱ 类分子相互作用,随后经核融合复合体(gH/gL/gp42)诱导病毒包膜与 B 细胞内吞膜融合,使病毒粒子释放入 B 细胞。T/NK 细胞的感染机制尚不明确。EBV 常常以潜伏感染和裂解感染两种状态存在,其中潜伏感染最为常见。根据潜伏期 EBV 编码抗原表达的不同,EBV 相关肿瘤可以分为 EBV 潜伏Ⅰ~Ⅲ型。Ⅰ型潜伏感染表达 EBNA1、EBER、BART 病毒蛋白,主要见于 Brukitt 淋巴瘤;Ⅱ型潜伏感染表达 EBNA1、LMP、EBER 及 BART,主要见于霍奇金淋巴瘤、NK/T 细胞淋巴瘤、胃癌及鼻咽癌;Ⅲ型潜伏感染中,所有的病毒蛋白 EBNA、LMP、EBER、BART 均有表达,常见于免疫功能缺陷相关淋巴增生性疾病(lymphoproliferative disease, LPD)、DLBCL 及传染性单核细胞增多症。EBV 潜伏感染的基因表达产物对淋巴瘤的发生起到了启动和促进作用,其表达的多种病毒相关蛋白,可激活多条肿瘤相关信号转导通路,促进细胞增殖。EBV 感染相关 LPD 根据感染靶细胞的不同分为 EBV 相关 B 细胞 LPD 和 T/NK 细胞 LPD 两大类,其中 EBV 相关 B 细胞 LPD 的分类见表 14-3。

表 14-3　EBV 相关的 B 细胞淋巴组织增生性疾病分类

(1) EBV 相关 B 细胞淋巴组织增生性疾病
① 传染性单核细胞增多
② EBV 阳性弥漫大 B 细胞淋巴瘤,非特指型

（续表）

③ EBV 阳性黏膜皮肤溃疡
④ 慢性炎症相关弥漫大 B 细胞淋巴瘤（脓胸相关、纤维素相关）
⑤ 淋巴瘤样肉芽肿
（2）可能与 EBV 相关的 B 细胞淋巴瘤
① 浆母细胞淋巴瘤
② 伯基特淋巴瘤
③ 经典霍奇金淋巴瘤
（3）很少与 EBV 相关的 B 细胞淋巴瘤
① 慢性淋巴细胞白血病
② 骨髓瘤/浆细胞瘤
（4）免疫缺陷相关淋巴组织增生性疾病
① 原发性免疫疾病相关性淋巴组织增生性疾病
② HIV 相关性淋巴瘤
③ 移植后淋巴组织增生性疾病（PTLD）
a. 非破坏性 PTLD
b. 多形性 PTLD
c. 单形性 PTLD
i. 单形性 B 细胞性 PTLD
ii. 单形性 T/NK 细胞性 PTLD
④ 其他医源性免疫缺陷相关性淋巴组织增生性疾病

引自参考文献[9]

　　EBV 阳性 DLBCL 是最常见的 EBV 相关 B 细胞 LPD，在西方国家的发病率为 2%～3%，而在亚洲国家多见（13%～15%）。2008 年 WHO 淋巴瘤分型首次将老年性 EBV 阳性 DLBCL 划分为新的亚型。随着研究的深入，研究者发现该类淋巴瘤也可以发生于免疫健全的年轻患者，2016 年 WHO 分型又将其重新定义为"EBV 阳性 DLBCL，非特指型（EBV 阳性 DLBCL，NOS）"。EBV 阳性 DLBCL 的中位发病年龄为 71 岁，男性多见（1.5∶1），老年患者通常表现为结外大包块（40%～70%），可有明显的局部或全身淋巴结肿大，伴有 B 症状（40%）。几乎所有解剖部位均可受累，其中以肺、上消化道、胃肠道最为常见。IPI 高危和体能状况较差的情况多见。年轻患者则主要表现为淋巴结肿大，结外受累较少（11%）。大多数 EBV 阳性 DLBCL 患者血清 EBV DNA 阳性，且拷贝数水平与疾病负荷相关。老年患者的预后较差，生存期平均为 24 个月，许多患者由于体能状况差不能耐受化疗而接受姑息治疗或减低强度的化疗。年轻患者（<45 岁）预后则好得多，90% 可获得长期生存。

　　EBV 阳性 DLBCL 常表现为不同数量的免疫母细胞样或 R－S 样转化大细胞分布于由小淋巴细胞、浆细胞及组织细胞等构成的炎性背景中，这一类型也被一些学者定义为多形型,少数情况下表现为单一形态的大细胞弥漫成片分布,即单形性型。EBV 阳性 DLBCL 肿瘤细胞表达全 B 细胞标记,如 CD20、CD19、CD79a、PAX5、OCT2、BOB1、MUM1 等,CD10 大多为阴性,免疫分型多为非生发中心型(non-germinal center B cell,non-GCB);多数病例肿瘤细胞表达 CD30,68% 的病例共表达 CD15。EBV 在肿瘤细胞中多呈 Ⅱ 型潜伏感染表达,部分呈 Ⅲ 型潜伏感染表达。EBER 原位杂交阳性。

绝大多数 EBV 阳性 DLBCL 可检测到克隆性 IgH 重排,60% 可检测到"限制性"或寡克隆 T 细胞受体基因重排。通过基因表达谱分析,EBV 阳性 DLBCL 表现为活化 B 细胞表型,NF-κB 和 JAK/STAT 通路激活。这些淋巴瘤表现出"宿主免疫反应"特征,与先天免疫反应相关的抗病毒治疗相关基因、促炎细胞因子和趋化因子过表达,这表明存在病毒诱导的炎性微环境。EBV 阳性 DLBCL 常见的染色体异常为 1q23.2-23.3 和 9p24.1 处的染色体扩增,编码 SLAMF1 和 PDL2 的关键免疫调节基因共同定位于此区域。特别是 9p24.1 的扩增会导致 PDL2 的上调,从而导致免疫逃逸以及预后不良。

淋巴瘤样肉芽肿(lymphomatoid granulomatosis,LyG)中位发病年龄为 50 岁,多见于西方国家。LyG 主要侵犯结外器官,最常见和经典的表现是肺部受累导致的咳嗽、呼吸困难和疼痛,影像学表现为双侧肺部多发性病变,多发性结节状阴影,边缘模糊,也可表现为片状阴影状改变,亦可见毛玻璃样密度影。中枢神经系统、皮肤、肝脏、肾脏可能同时受累。中枢神经系统病变患者会出现意识模糊、痴呆、共济失调、轻瘫、癫痫发作或颅神经体征。仅表现为肺外病变的病例很少见。

病理上 EBV 感染的 B 细胞数量相对较少,胞核呈泡状,核仁明显,细胞质中等。而病灶内的反应性 T 细胞数量相对比较多,染色质粗大,细胞质稀少。T 细胞由 CD4(+)和 CD8(+)细胞组成。部分患者免疫功能存在缺陷。血液中 EBV 病毒载量通常不会升高。病变围绕中小血管浸润,存在大量反应细胞以及不同程度的坏死组织,异型性的 EBV 阳性 B 细胞数量不一。根据 WHO 分类,LyG 可根据非典型性 EBV 阳性大 B 细胞的数量和坏死程度分为 3 级,Ⅰ 级病变为多种淋巴样细胞浸润,不伴有细胞的异型性。转化的淋巴样大细胞极少或未见,坏死不明显。通过 EBER 探针原位杂交可发现少数 EBV 阳性 B 细胞(<5 个/HPF)。Ⅱ 级病变则在多种淋巴细胞的背景中偶尔可见大淋巴细胞或免疫母细胞,坏死更多见。原位杂交较容易辨认 EBV 阳性 B 细胞(常为 5~20 个/HPF)。Ⅲ 级病变最容易被认为是恶性淋巴瘤。尽管炎性背景仍存在,但大淋巴细胞明显增多,多形细胞和霍奇金样细胞非常常见并伴有广泛的坏死。原位杂交显示 EBV 阳性细胞极多,局部甚至成片出现(>50 个/HPF)。EBV 阳性 B 细胞一般表达 CD20,CD79a 可不同程度表达,CD30(+)的细胞数量多少不一,但 CD15 阴性。LMP1 常在大异型形的细胞和更多形的细胞中表达。背景淋巴细胞为 CD3(+)T 细胞,CD4(+)T 细胞多于 CD8+T 细胞。

LyG 的发病机制尚不清楚。目前认为,LyG 至少在某种程度上与先天性免疫缺陷如 Wiscott-Aldrich 综合征、X 连锁淋巴组织增生综合征,以及移植后免疫抑制、HTLV 和 HIV 感染所致的免疫抑制等有关。即使在没有已知免疫缺陷的患者中,也可以通过实验室检查发现存在免疫功能降低。LyG 可具有不同的 IgH 重排,在 Ⅱ~Ⅲ 级病变中单克隆的概率更高。尚未发现致癌基因的改变。

表 14-4 总结了 EBV 阳性 DLBCL 和 LyG 在临床特点、病理形态、免疫组化、发病机制和分子表现的不同点。

表 14-4　EBV 阳性 DLBCL 与 LyG 的鉴别

项目	EBV 阳性 DLBCL，非特指型	淋巴瘤样肉芽肿
病灶分布	淋巴结或结外器官	肺、中枢神经系统、皮肤、肝脏或肾脏
EBV(%)	100	100
LMP1	+/-	-/+
EBNA2	-/+	-/+
病理形态	大细胞、中心母细胞或霍奇金 R-S 样细胞形态；血管侵犯和坏死	大细胞、中心母细胞、免疫母细胞或霍奇金 R-S 样细胞形态，显著炎性背景；血管侵犯和坏死
免疫组化和克隆性	CD45(+/-)，表达全 B 细胞标记，CD138(-)，CD10(-)，BCL6(+/-)，IRF4/MUM1(+)，68% 的病例共表达 CD30 和 CD15；IGH 克隆性重排	CD45(+)，表达全 B 细胞标记，CD30(+)，CD15(-)；IGH 克隆性重排
发病机制	免疫衰老，免疫逃逸(PDL2 上调)	先天性免疫缺陷
主要分子异常	NF-κB 和 JAK/STAT 通路激活；基因表达谱："宿主免疫反应"特征	尚未发现致癌基因的改变

引自参考文献[9]

　　本例患者组织病理见肿瘤细胞，表达全 B 细胞标记(CD20、CD19、PAX5、MUM1)，CD10(-)，CD30 部分(+)，同时 EBER 原位杂交阳性，外周血 EBV 病毒载量阳性，病理检查不支持 LyG，故最终诊断为 EBV 阳性 DLBCL。

　　那么该患者诊断 B 细胞淋巴瘤，骨髓中存在的克隆性 T 细胞应如何解释？

　　按照 TCR 双肽链分类，T 淋巴细胞可分为 TCR α/β 和 TCR γ/δ 两种类型，其中 TCR α/β(+)T 淋巴细胞占 95%～97%，正常情况下 TCR Vβ 呈多克隆分布。近年来对类风湿关节炎、系统性红斑狼疮、干燥综合征等自身免疫疾病的 T 细胞亚群进行分析，发现 TCR Vβ 某些亚群高水平表达(优势表达)，存在与疾病特异性抗原相关的、大量扩增的自身反应性 T 细胞克隆。自身免疫病患者受外来或自身抗原刺激或激动，出现一些优势 Vβ 的表达，呈现限制性取用的特点。综上，免疫异常是导致本例患者克隆性 T 细胞出现的重要原因。

　　5. EBV 阳性 DLBCL 如何治疗，预后怎样？

　　EBV 阳性 DLBCL 较 EBV 阴性 DLBCL 患者预后更差，5 年 OS 率仅为 25%。EBV 阳性 DLBCL 患者对联合化疗的反应低于 EBV 阴性 DLBCL 患者。对环磷酰胺、阿霉素、长春新碱和泼尼松(CHOP)的总反应率(overall response rate，ORR)为 30%～80%，完全反应率(CRR)为 30%～50%。化疗联合免疫治疗可提高 EBV 阳性 DLBCL 的疗效，利妥昔单抗联合 CHOP(R-CHOP)治疗的 ORR 为 50%～90%，CRR 为 30%～70%。

　　目前对于 EBV 阳性 DLBCL 尚无特别有效的治疗手段。免疫治疗、细胞治疗、诱导 EBV 裂解、靶向 EBV 编码抗原驱动相关信号通路等为 EBV 阳性 DLBCL 提供了新的治疗可能。

　　EBV 相关淋巴瘤存在特定的免疫微环境，在 LMP1 信号的激活下，淋巴瘤细胞伴有较高水平的 PD-L1 表达，而微环境中免疫细胞则高表达 PD-1。PD-1 单抗在经典型霍奇金淋巴瘤、NK/T 细胞淋巴瘤中的应用越来越受到肯定。随着相关研究的深入，免疫检查点抑制剂也必然将拓展到更多的 EBV 相关 LPD 亚型中。

　　细胞免疫是机体清除 EBV 感染细胞的主要途径。EBV 特异性细胞毒性 T 细胞(cytotoxic T-cell,CTL)为 EBV 相关 LPD 的细胞免疫治疗率先打开了局面。EBV 特异性 CTL 可以来自 EBV 阳性患者的体外分选扩增和 EBV 阴性患者的体外诱导扩增,也可以来自 EBV 阳性造血干细胞移植供者和第三方的 EBV-CTL 库。Bollard 等采用 LMP1-CTL 治疗 21 例复发难治 EBV 相关淋巴瘤患者,获得 52% 的 CRR 和 62% 的 ORR。随着 EBV-CTL 的研究深入以及 EBV-CTL 制备工艺的简化,未来可以为 EBV 相关淋巴瘤患者带来更多的治疗选择。

　　EBV 在潜伏状态下,通过 EBNA 调控 EBV-DNA 复制,不再依赖 DNA 聚合酶,对常规的抗病毒药物如更昔洛韦、膦甲酸钠等抗病毒药物的治疗无效。将 EBV 诱导进入裂解阶段可能使其有效暴露于抗病毒治疗。组蛋白去乙酰化酶抑制剂与抗病毒药物联合治疗 EBV 相关淋巴瘤取得了一定疗效。

　　如前文所述,EBV+DLBCL 中观察到 NF-κB、JAK-STAT 信号通路的激活。与这些信号通路相关的靶向药物,如硼替佐米、来那度胺、伊布替尼、PI3K 抑制剂等,可能为 EBV+DLBCL 的治疗提供新的思路。

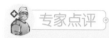 专家点评

　　该患者有明确原发性干燥综合征病史,病程约 20 年后出现反复发热,全身多发淋巴结肿大,外周学 EBV 病毒载量阳性,依靠组织活检病理,诊断为 EBV 阳性 DLBCL,Ann Arbor ⅣB 期,ECOG 2 分,IPI 5 分,存在多个临床及生物学预后不良因素,先后接受了 R-CHOP 一线化疗、R2-ICE 二线化疗,最终获得缓解。目前对于 EBV 阳性 DLBCL 尚无标准治疗手段,来那度胺可以通过泛素化降解 IRF4,抑制 NF-κB 活化,该病例可能为 EBV 阳性 DLBCL 的治疗提供新的思路。

整理:张慕晨

点评:程澍

参考文献

[1] RETAMOZO S, BRITO-ZERÓN P, RAMOS-CASALS M. Prognostic markers of lymphoma development in primary Sjögren syndrome [J]. Lupus, 2019,28(8):923-936.

[2] ZHANG W, FENG S, YAN S, et al. Incidence of malignancy in primary Sjogren's syndrome in a Chinese cohort [J]. Rheumatology, 2010,49(3):571-577.

[3] VOULGARELIS M, ZIAKAS PD, PAPAGEORGIOU A, et al. Prognosis and outcome of non-Hodgkin lymphoma in primary Sjögren syndrome [J]. Medicine (Baltimore), 2012,91(1): 1-9.

[4] NOCTURNE G, PONTARINI E, BOMBARDIERI M, et al. Lymphomas complicating primary Sjögren's syndrome: from autoimmunity to lymphoma [J]. Rheumatology (Oxford), 2019,60 (8):3513-3521.

[5] COLAFRANCESCO S, CICCACCI C, PRIORI R, et al. STAT4, TRAF3IP2, IL10, and HCP5 polymorphisms in Sjögren's syndrome: association with disease susceptibility and clinical aspects [J]. J Immunol Res, 2019,2019:7682827.

[6] BRITO-ZERÓN P，BALDINI C，BOOTSMA H，et al. Sjögren syndrome [J]. Nat Rev Dis Primers，2016,2：16047.

[7] JACHIET V，MEKINIAN A，CARRAT F，et al. Autoimmune manifestations associated with lymphoma：characteristics and outcome in a multicenter retrospective cohort study [J]. Leuk Lymphoma，2018,59(6)：1399－1405.

[8] CAO Y，LIU Z，WU W，et al. Presence of multiple abnormal immunologic markers is an independent prognostic factor of diffuse large B-cell lymphoma [J]. Front Med，2019,13(1)：94－103.

[9] DOJCINOV SD，FEND F，QUINTANILLA-MARTINEZ L. EBV-positive lymphoproliferations of B- T- and NK-cell derivation in non-immunocompromised hosts [J]. Pathogens，2018,7(1)：28.

病例15 甲状腺肿大、尿崩症、垂体柄炎症、淋巴结肿大——朗格汉斯细胞性组织细胞增生症

主诉

颈部增粗 2 年，多饮、多尿 1 年。

病史简介

现病史：2012 年 7 月患者发现颈前增粗，伴吞咽异物感，无怕热、多汗、易饥多食、消瘦、心慌、手抖等，就诊于北京朝阳医院，查体示甲状腺Ⅱ度肿大，质韧，无压痛。诊断为"亚临床甲减、桥本甲状腺炎？"，未治疗。2013 年 8 月出现烦渴、多饮，每日需饮水 5～8 L，伴多尿，夜尿 5 次以上，偶有张力性尿失禁，饮食习惯发生改变，喜冷食，口味变咸。9 月 13 日就诊安徽弋矶山医院，垂体 MRI 提示垂体微腺瘤可能，神经垂体及垂体柄符合尿崩症改变，尿比重降低，予去氨加压素 0.1 mg bid 口服，患者多饮、多尿症状缓解，尿量控制在 2 500 ml/d。2013 年 9 月出现停经至今，伴少量泌乳，当地查 PRL 129.86 ng/ml(非哺乳期参考值 5～30)，予加用溴隐亭 0.125 mg bid 口服。

为明确诊断，患者 2013 年 11 月至解放军总医院，行禁水加压试验及垂体影像学检查，诊断为中枢性尿崩症，行两次鞍区 MRI 提示漏斗部增宽、增粗，考虑淋巴细胞性垂体炎可能。予试验性激素冲击治疗(甲泼尼龙 600 mg 静滴，共 3 天)，冲击疗法后十余日内多饮、多尿症状有所缓解，复查垂体 MRI 示垂体柄占位较前缩小。

2014 年 1 月入我院内分泌科，行禁水加压试验，诊断为完全性中枢性尿崩症，垂体 MR 较旧片病灶缩小，口服去氨加压素 0.1 mg qn，查催乳素(prolactin, PRL)增高，性激素水平偏低，肾上腺皮质激素正常范围。入院第四天出现发热，体温波动于 38～39℃，渐有脾大，抗感染治疗无效，请多学科会诊，会诊意见：自身免疫性疾病不排除，血液系统疾病不排除。后检查 ANA、ENA、ANCA、狼疮抗凝物等，行唇腺活检，认为自身免疫性疾病依据不足。2014 年 3 月起血红蛋白进行性下降，结合珠蛋白检查正常，不支持溶血性贫血诊断。多次复查 LDH、血沉升高，考虑恶性病变可能。骨穿检查未见异常。

2014-03-18 PET/CT 示垂体柄与漏斗处异常高代谢灶,神经内分泌肿瘤? 双侧颈部、纵隔、右肺门、腹腔、腹膜后及盆腔多发异常高代谢淋巴结,血液系统来源恶性病变(淋巴瘤)不能除外。经神经外科会诊后,于03-26行右眶上匙孔入路垂体柄占位活检术,术顺。术后病理结果回报:垂体柄占位病变符合炎症反应。送华山医院病理会诊,病理报告示:(垂体柄、下丘脑区域)结合影像学和病理改变,可符合淋巴、浆细胞增生性肉芽肿性炎性假瘤。术后予以去氨加压素1片(每日两次)控制尿量,维持血电解质稳定,保肝及对症支持治疗。术后患者逐渐发生性格改变,言语减少,下肢乏力,仅能在搀扶下行走,伴双侧颞侧视野缺损,视物模糊,皮肤瘙痒,间歇性头痛,无胸闷、气喘。2014-05再次入院,复查PET/CT示:①垂体柄代谢仍异常增高;②全身多发淋巴结代谢增高,伴肝脾肿大,淋巴瘤待排;③双侧甲状腺代谢弥漫性增高。2014-05-07行右侧甲状腺细针穿刺,结果示倾向亚急性甲状腺炎伴甲状腺乳头状癌可能。2014-07-22超声引导下右侧颈部淋巴结粗针穿刺,穿刺组织送病理检查。病理示:朗格汉斯组织细胞增生症。酶标:肿瘤细胞 Vimentin(＋),S-100(＋),Langarin(＋),CD1α(＋),Kp-1(＋),Ki-67(30%＋)。

患者出院后尿崩情况稍有好转,每日小便约20次,量约为4 000 ml。但反复发热,体温浮动于37.9～38.5℃,最高达38.9℃。自垂体术后,性格改变伴有精神症状,5月份以来,精神明显变差,主要表现为认人不清,无方向感,出现幻象,视力下降,脸上间歇性露出恐慌表情。现为进一步诊治,收入血液科。患者5月份起饮食增多明显,后胃口稍差,小便多,大便无殊,体重增加约10 kg。

既往史:既往健康状况一般。4～5岁曾患脑膜炎(具体不详),后治愈。7年前及2013年2月各有一次突发的四肢抽搐、牙关禁闭、双眼左上方凝视,伴意识丧失,持续15～20分钟,当地医院查脑电图、头颅CT未见明显异常,未诊治。否认高血压、糖尿病、冠心病等慢性疾病史,否认乙肝、结核等传染病史,预防接种史随社会,否认手术外伤史,否认药物、食物过敏史。

个人史:生于原籍,长期居住,否认疫水、疫区接触史。既往做餐饮生意,近4年开始在家照顾孩子。否认放射性物质、化学毒物接触史。无烟酒等不良嗜好。

月经史:既往月经规律,16岁初潮,月经周期27～30天,行经期3～4天,量中,末次月经2013-08-20,后停经至今。

婚育史:G3P1,1-0-2-1,适龄婚育,1997年育1子,顺产,无产后大出血。配偶及孩子体健。

家族史:父母患高血压,有1弟1妹均患荨麻疹。否认家族性肿瘤病史及类似疾病史。

入院体检

神清,轻度贫血貌,皮肤、巩膜无黄染,无瘀斑、瘀点。两肺呼吸音清,心率80次/分,律齐,无杂音。腹平软,无压痛,肝肋下未及,脾肋下刚及。双下肢无水肿。

辅助检查

血常规:(2014-01-11)WBC 8.7×10⁹/L, Hb 129 g/L, PLT 201×10⁹/L;(2014-03-12)WBC 6.53×10⁹/L, Hb 67 g/L↓, PLT 137×10⁹/L;(2014-05-05)WBC 7.94×10⁹/L, Hb 94 g/L↓, PLT 314×10⁹/L;(2014-08-25)WBC 6.3×10⁹/L, Hb 91 g/L↓,

PLT 349×10^9/L。

生化检查(2014-08-25):电解质无异常。白蛋白 30 g/L↓,其余肝肾功能无明显异常。

免疫指标(2014-08-20):RF 24 IU↑(0～20 IU),IgG 1 770 mg/dl(751～1 560 mg/dl),IgA 25 mg/dl(82～453 mg/dl),IgE 12.1 mg/dl(5.0～165.3 mg/dl),IgM 112 mg/dl(46～304 mg/dl),IgG4(g/L)0.02 mg/dl↓(0.03～2.0 mg/dl),补体 C3 153 mg/dl(79～152 mg/dl);p-ANCA、c-ANCA、抗 Sm 抗体、抗 SSA 抗体、抗 SSB 抗体、抗 SCL-70 抗体等均为阴性。

病毒检查(2014-08-22):乙肝两对半(一);乙肝病毒核酸定量(PCR)<1.00×10^3 IU/ml;抗巨细胞病毒 IgG 207 U/ml↑,EB 病毒 EAIgG 70.3 U/ml↑,EB 病毒 EBNAIgG >600 U/ml↑,EB 病毒 EBVIgM <10.00 U/ml,EB 病毒 VCAIgG >750.00 U/ml。EB 病毒 DNA 定量 8.06×10^7 IU/ml↑(<1×10^3 IU/ml)。

内分泌指标:

垂体-肾上腺轴(2014-08-22):血皮质醇(醋酸可的松,早 25 mg、晚 8 mg):8AM 28.52 μg/dl↑、4PM 13.03 μg/dl、0AM 12.8 μg/dl(正常参考值 6.7～22.6 μg/dl)。尿游离皮质醇:102.3 μg/24 h 尿(21～111 μg/24 h 尿)。ITT 实验不能被兴奋。

垂体-甲状腺轴(2014-08-22):促甲状腺激素(thyroid stimulating hormone,TSH)0.138 5 μIU/ml↓(0.25～4.94 μIU/ml)、游离三碘甲状腺原氨酸(free triiodothyronine,FT$_3$)2.64 pmol/L(2.63～5.70 pmol/L)、游离甲状腺素(free thyroxine,FT$_4$)10.9 pmol/L(9.01～19.04 pmol/L)、抗甲状腺球蛋白抗体(anti-thyroglobulin antibodies,TgAb)4.69 IU/ml↑(<4.11 IU/ml)、甲状腺过氧化物酶抗体(thyroid peroxidase antibody,TPOAb)34.44 IU/ml↑(<5.61 IU/ml)。

垂体-性腺轴(2014-08-22):卵泡刺激素(follicle-stimulating hormone,FSH)0.03 mIU/ml↓(1.2～103.03 mIU/ml),黄体生成素(luteinizing hormone,LH)1.52 mIU/ml(1.79～113.59 mIU/ml),PRL 93.62 ng/ml↑(2.74～26.72 ng/ml),孕酮<0.1 ng/ml↓(0.31～18.56 ng/ml),睾酮<0.1 ng/ml↓(0.1～0.75 ng/ml),雌二醇<20 pg/ml↓(27～291 pg/ml)。

头颅 MRI(2013-11-19,中国人民解放军总医院):①漏斗处结节样异常信号伴强化,结合病史考虑良性病变(如淋巴细胞垂体炎等)可能性大,建议治疗后复查;②神经垂体正常短 T1 信号消失,符合尿崩症表现;③神经垂体小囊肿可能性大;④鼻窦炎。(2014-03-24,我院):①垂体柄增粗,增强后明显强化,病变向上累及漏斗部。平扫 T1 等低信号,FLAIR 稍高信号,DWI 未见异常高信号,增强后明显强化;②左侧额叶见小点状异常信号灶;③各脑室脑池及脑沟未见明显增宽扩大或变窄;④诸副鼻窦区未见明显异常。诊断意见:垂体柄占位,淋巴瘤待排,朗格汉斯细胞增生症、生殖细胞瘤可能不除外,左侧额叶腔隙灶。

PET/CT(2014-03-20):①垂体柄与漏斗处异常高代谢灶(SUV$_{max}$ 21.6),神经内分泌肿瘤?②双侧颈部、纵隔、右肺门、腹腔、腹膜后及盆腔多发异常高代谢淋巴结(SUV$_{max}$ 2.9～8.4),血液系统来源恶性病变(淋巴瘤)不能除外,建议病理学检查明确诊断;③双甲代谢增高(SUV$_{max}$ 7.7),考虑炎症,建议甲状腺功能及 B 超检查;④两肺内散在小斑片模糊影,以两下肺为著,代谢不高,考虑炎症;两下肺多发肺气囊;⑤脾脏肿大,代谢增高,请结合临床;⑥左侧耻骨密度减低,局部代谢增高,肿瘤细胞浸润可能,建议 MRI 检查。(2014-07-

18)：①垂体柄软组织肿块，代谢增高，恶性病变不能除外（SUV_{max} 26）；②双侧颈部、双侧肺门及纵隔、后腹膜及双侧髂血管旁、双侧腹股沟多发淋巴结肿大，代谢增高（SUV_{max} 15.6～18.9），血液系统病变（淋巴瘤）不能除外，建议淋巴结活检明确诊断；③骨盆多处骨质破坏，代谢增高（SUV_{max} 8.7），考虑肿瘤侵犯可能；④双侧上颌窦黏膜增厚；双侧甲状腺代谢增高，炎性病变可能，建议结合甲状腺功能及 B 超随访；⑤双肺多发渗出，考虑炎性病变；⑥脾肿大；⑦脊柱多发节段骨质增生。

B 超（2014-08-26）：脂肪肝；脾肿大（厚度约 42 mm，长径约 116 mm）；左侧颈部、锁骨上、腋窝、双侧腹股沟淋巴结肿大（16 mm×11 mm、13 mm×7 mm、18 mm×22 mm、21 mm×22 mm）。

骨髓检查（2014-03-14）：骨髓涂片未见异常。骨髓活检示造血与脂肪组织之比为 60%：40%，粒红比为 1.5：1，粒系↑（＋），Alip（－），红系↑（＋），巨核（N），网状（1＋/4）。诊断："骨髓活检"造血细胞粒红系增生活跃（＋）。

病理检查。（2014-04-10）：我院病理诊断报告示"垂体柄占位"，送检组织见较多巨噬细胞、淋巴细胞、浆细胞浸润，细胞无异型，小血管增生，未见垂体组织，另见少量正常脑组织。病变符合炎症反应。免疫组化及特殊染色：巨噬细胞 PGM-1（＋），部分淋巴细胞 CD3（＋），部分淋巴细胞 CD20（＋），其余 AE1/AE3、CAM2.5、CD34、PRL、GH、LH、TSH、ACTH、FSH 均阴性。（2014-04-17）：华山医院神经病理室病理切片病理学会诊意见为（垂体柄，下丘脑区域）结合影像学和病理改变，符合淋巴、浆细胞增生性肉芽肿性炎性假瘤。

右侧甲状腺细针穿刺（2014-05-07）：结果示亚急性甲状腺炎伴甲状腺乳头状癌可能。

淋巴结病理（2014-07-22）："颈部淋巴结穿刺活检"朗格汉斯细胞组织增生症，肿瘤细胞 Vimentin（＋），S-100（＋），Langarin（＋），CD1α（＋），Kp-1（＋），Ki-67（30%＋）（图 15-1）。

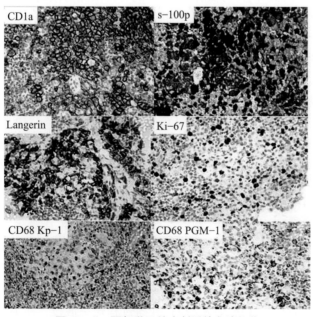

图 15-1　颈部淋巴结穿刺活检免疫组化

初步诊断

朗格汉斯细胞组织细胞增生症(Langerhans cell histiocytosis，LCH)，中枢性尿崩症(垂体活检术后，全垂体功能减退)，甲状腺乳头状癌。

治疗及转归

患者及家属对大剂量化疗存在顾虑，我们给予 COP 方案化疗 2 疗程。治疗后 EBV-DNA 下降至正常，但尿崩、智力障碍等症状改善不明显。家属因经济原因放弃了后续治疗。患者于 2014 年 12 月在当地死亡，死因为肺部感染。

最终诊断

朗格汉斯细胞组织细胞增生症，中枢性尿崩症(垂体活检术后，全垂体功能减退)，甲状腺乳头状癌。

讨论与分析

1. 本病例是如何诊断为 LCH 的？诊断的关键是什么？

该患者以甲状腺疾病起病，曾疑为"亚临床甲减、桥本甲状腺炎"，以后出现垂体病变，表现为垂体柄、下丘脑区域淋巴、浆细胞增生性肉芽肿性炎性假瘤、尿崩症，然后出现了贫血、淋巴结肿大、脾肿大。认为自身免疫性疾病、血液系统疾病不排除，考虑为一种累及多系统的疾病，最后通过淋巴结活检，发现有 LCH 的病理变化。故最后诊断为 LCH、中枢性尿崩症(垂体活检术后，全垂体功能减退)、甲状腺乳头状癌。

对于这些患者应尽可能做活体组织检查，才能明确诊断。有新出现的皮疹者，应做皮疹部位的皮肤活检；有骨质破坏者，可做肿物刮除，同时将刮除物做病理检查，或在骨质破坏处用粗针作穿刺抽液作涂片检查。朗格汉斯细胞具有 CD1a 和 langerin (CD207)的免疫表型，电镜下可以看到典型的"网球拍"样的超微结构。

2. LCH 是什么性质的疾病？

LCH 是一组原因未明的组织细胞增生性疾病。其共同的组织病理学特点是朗格汉斯细胞(LC)增生，过去曾被称为组织细胞增生症 X。

病理组织学起源上，如图 15-2 所示，LC 细胞源于表皮中不成熟的树突状细胞。

增生的 LCH 细胞是免疫刺激的结果，还是恶性转化的结果，一直存在争议。一些研究支持 LCH 是炎症反应的结果。因为 LCH 细胞常常聚集在炎症反应区域，病损部位表达的细胞因子 IL-17，恰恰是严重的自身免疫性疾病中最关键的因子。此外，大量文献报道部分患者的疾病可自发缓解，也支持它是良性疾病。而另一些学者认为受损部位 LCH 细胞呈克隆性增生，提示它的肿瘤性。同时受损部位 LCH 细胞的不成熟表现，以及细胞周期调节异常，也支持这一观点。此外还发现，与炎症反应中 LC 细胞不同的是，病损处的 LC 细胞端粒缩短。Badalian-Very 等人和 Daviese 等的研究，更是引发了对 LCH 发病机理的新认识。研究发现，大约 50% 的 LCH 患者都存在原癌基因 *BRAF* 的体细胞突变活化。这一突变的发现，支持至少部分 LCH 患者的发病是肿瘤过程这一假设。而 *BRAF V600E* 突变阴性的患者中，Brown 等近来报道，约 50% 存在 *MAP2K1* 的体细胞基因突变(图 15-3)。

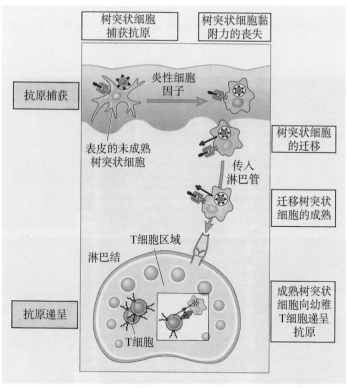

图 15‑2　朗格汉斯细胞是表皮中不成熟的树突状细胞

引自参考文献［1］

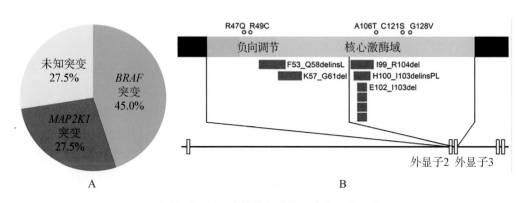

图 15‑3　LCH 中的体细胞基因突变的发生率

引自参考文献［2］

BRAF 和 *MAP2K1* 突变的发现，既是对克隆性疾病假说的支持，也为临床上的靶向治疗开辟了思路。

　　临床上 LCH 是一组异质性疾病，起病可隐匿也可突发。疾病范围可从某一器官的局部累及至该器官的多部位，也可波及多个器官，即多系统发病。受累器官以骨骼、皮肤最为多见，其次为肝、脾、淋巴结及肺，再次为下丘脑‑垂体及中枢神经系统（central nervous system，CNS），其他还包括骨髓、甲状腺等部位。可见于任何年龄组，但以儿童居多，儿童的发病率为 1/20 万～1/30 万。图 15-4 中可见 X 射线图像所示颅骨、椎骨和股骨病灶，PET/CT 图像所示的椎骨病灶，CT 图像所示的肺囊性病变，以及头颅 MRI 所示的 LCH 相关的神经变性。

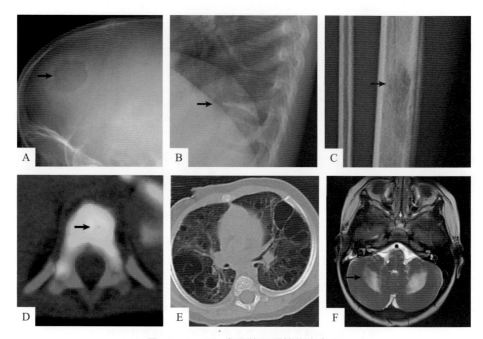

图 15-4　LCH 常见的异质性临床表现

引自参考文献[4]

3. LCH 的临床表现

临床上 LCH 可表现为多部位累及。

（1）骨骼病变：颅骨的溶骨性病变是儿童 LCH 患者最常累及部位。成人常更多累及下颌骨。病变的骨骼以无任何症状者居多，也可出现局部疼痛和周围软组织肿块形成。其他受累的部位还包括肋骨、肱骨和椎骨。脊柱损伤可导致截瘫。眼眶病变可致单侧或双侧突眼，为眼球后肉芽肿形成所致，常是特征性临床表现之一。

（2）皮肤：婴儿常表现为头皮脂溢样的皮疹，常被误以为是乳痂脱落延迟。婴儿有时表现为身体紫色丘疹，称为先天性自愈性网状组织细胞增生症。这种皮损是自限性的，未经治疗也可消失。儿童和成人也可表现为腹股沟、腹部、背部和胸部结节样丘疹，并可发展为脂溢性皮疹。

（3）肝、脾：肝脾属于高危受累器官，与不良预后相关。大多为轻至中度肿大，肿大原因可能是 LCH 细胞的直接浸润，或细胞因子引起的巨噬细胞聚集和淋巴细胞浸润。肝受累可致肝内胆汁淤积，出现黄疸。肝 LCH 最严重的并发症是硬化性胆管炎。脾肿大会导致脾功能亢进，引起全血减少。

（4）淋巴结：表现为孤立或全身性淋巴结肿大，成人较儿童多见。

（5）肺部病变：成人 LCH 肺部累及更常见，发生率超过儿童，可能与吸烟有关，有时为全身唯一的病灶。与儿童不同，组织学检测提示为多克隆的。肺部受累表现为干咳、胸痛、气短、喘息等,少数患者并发气胸、纵隔气肿及皮下气肿,使呼吸困难加重。肺组织囊性和结节性的改变,提示细胞因子诱导的肺组织的破坏。在儿童中,约 25% 的多系统 LCH 患者有肺部病变。

(6)骨髓:骨髓受累常见于儿童,常同时有弥漫性病变,包括肝、脾、淋巴结、皮肤受累。表现为血小板减少、贫血、伴或不伴有白细胞减少。骨髓中有噬血细胞现象的患者,常提示预后差。

(7)中枢神经系统损害:颅骨病变邻近扩展至脑实质,或颅内肉芽肿浸润均可引起 CNS 病变。中枢受累的患者可表现为头痛、癫痫、构音障碍、共济失调、认知缺失、行为混乱和运动功能障碍等,严重的可有精神异常。至少 10% 的 LCH 患者发生中枢受累,在多系统 LCH 患者中有 19% 的患者有中枢累及。约 25% 的 LCH 患者和约 50% 的多系统 LCH 患者,病损发生于下丘脑-垂体(表 15-1),出现多饮、多尿等尿崩症的表现。垂体前叶受损导致生长延迟或性早熟。

表 15-1　LCH 患者垂体病变的发生率

作者	人群	病例数	多系统疾病	垂体病变	糖尿病尿崩症	泌乳素升高的患者	卵泡刺激素/黄体生成素缺乏患者	生长激素缺乏患者	促肾上腺皮质激素缺乏患者	促甲状腺素缺乏患者	全垂体功能减退患者
Nanduri 等*	儿童-成人	275	144 (52%)	50 (18%)	49 (18%)	NA	7 (3%)	21 (8%)	3 (1%)	5 (2%)	3 (1%)
Kaltsas 等*	成人	12	11 (92%)	12 (100%)	12 (100%)	2 (17%)	7 (58%)	8 (67%)	5 (42%)	5 (42%)	5 (42%)
Arico 等	成人	274	188 (67%)	NA	81 (30%)	NA	NA	NA	NA	NA	NA
Donadieu 等*	儿童-成人	589	NA	145 (25%)	141 (24%)	NA	17 (3%)	61 (10%)	10 (2%)	23 (4%)	9 (2%)
Haupt 等	儿童	182	108 (59%)	NA	43 (24%)	NA	NA	17 (9%)	NA	NA	NA
Amato 等*	儿童	46	NA	10 (22%)	10 (22%)	NA	2 (4%)	4 (9%)	0 (0%)	0 (0%)	0 (0%)
Grois 等	儿童	1741	520 (30%)	NA	212 (12%)	NA	NA	NA	NA	NA	NA
Makras 等*	成人	17	17 (100%)	16 (94%)	16 (94%)	2 (12%)	9 (53%)	9 (53%)	1 (6%)	0 (0%)	0 (0%)
Mittheisz 等*	儿童	25	9 (36%)	7 (28%)	7 (28%)	NA	1 (4%)	3 (12%)	0 (0%)	4 (16%)	0 (0%)

＊研究包括对垂体后叶和垂体前叶功能均进行了完整评估的患者
引自参考文献[3]

(8)甲状腺:甲状腺的受累,成人多于儿童。有时甲状腺 LCH 患者可以同时伴有甲状腺癌。临床表现和影像学上无法区分一般的甲状腺疾病与甲状腺 LCH。病理是金标准。

有时细针穿刺活检也可以诊断,但也会发生误诊。另外一个有趣的发现是,约50%的甲状腺癌中表达 *BRAF* 基因,而50%的LCH患者也有 *BRAF* 的表达,这提示两者之间或许存在某种关联(图15-5)。

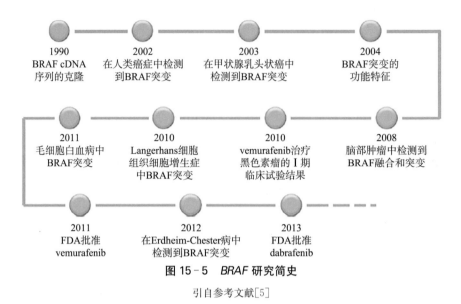

图15-5 *BRAF* 研究简史

引自参考文献[5]

(9) 血液系统(出现血小板减少、贫血、白细胞减少),肝脏受累[肝肿大(肋下 3 cm)和(或)肝功能受损],脾肿大,肺部病变[经高分辨率 CT 确诊的典型改变和(或)组织病理诊断]均被看作是高危的受累器官,见表15-2。

表15-2 高危受累器官的定义

造血系统受累(伴或不伴骨髓受累) 至少符合以下三点中的两点: ● 贫血:血红蛋白<10 g/dl,儿童<9 g/dl(非其他原因导致,如:铁缺乏) ● 白细胞减少:白细胞计数<4 000/mm³ ● 血小板减少:血小板计数<100 000/mm³
肝脏累及 ● 增大超过锁骨中线肋缘以下 3 cm 　伴或不伴 ● 肝功能不全(低蛋白血症<5.5 g/dl,低白蛋白血症<2.5 g/dl,非其他原因导致) 　伴或不伴 　组织病理学诊断
脾脏累及 ● 增大超过锁骨中线肋缘以下 2 cm
肺部累及 ● 薄层 CT 见典型改变(可采用低剂量多排探测 CT) 　伴或不伴 ● 组织病理学/细胞学诊断

引自参考文献[6]

有些损害是中枢受累的危险因素,如颅面骨累及,包括眼窝、颞骨、乳突、蝶骨、颧骨或筛骨的破坏,上颌窦或鼻窦的破坏,或颅窝的破坏,伴有颅内软组织的侵犯。耳的受累,包括外耳道炎、中耳炎、耳漏、颞骨的缺损,乳突或颞骨岩部缺损。眼部受累,包括眼球突出、突眼症,眼眶缺损,颧骨或蝶骨损害。口腔累及,包括口腔黏膜、牙龈、上颚骨,上颌骨和下颌骨受损(表15-3)。

表 15-3　中枢受累的危险因素

头面部骨骼受累
包括眼眶、颞骨、乳突、蝶骨、颧骨或筛骨的破坏,上颌窦或鼻窦破坏,或颅窝的破坏,伴有颅内软组织的侵犯
耳的受累
包括外耳道炎、中耳炎、耳漏,颞骨的缺损,乳突或颞骨岩部缺损
眼部受累
包括眼球突出、突眼症,眼眶缺损,颧骨或蝶骨损害
口腔累及
包括口腔黏膜、牙龈、上颚骨、上颌骨和下颌骨受损

引自参考文献[6]

4. LCH 的分型

以往的传统将 LCH 分为以下几种。

(1)莱特勒-西韦病(Letterer-Siwe disease,LSD):多见于婴幼儿,1 岁以内为发病高峰,最多见症状为皮疹和发热,其次是咳嗽、苍白、营养差、腹泻和肝脾肿大。

(2)汉-许-克病(Hand-Schüller-Christian disease,HSCD):以头部肿物、发热、突眼和尿崩为多见症状,也可伴有皮疹、肝脾肿大及贫血。

(3)骨嗜酸性肉芽肿(eosinophilic granuloma of bone,EGB):多表现为单发或多发性骨损害,或伴有低热和继发症状(如神经症状和疼痛)。

鉴于 LCH 中朗格汉斯细胞均具有特殊的免疫表型[表达 CD1a, langerin(CD207)]和超微结构(可见 Birbeck 颗粒),2008 年世界卫生组织(WHO)摒弃了传统分型,将其统称为LCH,使其成为一组独立的组织细胞疾病。近年来,在国际组织细胞协会(Histiocyte Society)和 WHO 的共同努力下,更是将它区别于其他非 LCH 的组织细胞增生症(表15-4)。

表 15-4　建议的组织细胞分类[a]

非朗格汉斯细胞组织细胞增生症
幼年性黄色肉芽肿家族
皮肤:幼年性黄色肉芽肿
皮肤和全身性:黄色肉芽肿播散
全身性:Erdheim-Chester 病
非幼年性黄肉芽肿家族
皮肤:孤立性网状组织细胞瘤
皮肤和全身性:多中心网状组织细胞增生症
全身性:Rosai-Dorfman 病

（续表）

朗格汉斯细胞组织细胞增生症
单器官累及 有肺部累及的多器官疾病 没有肺部受累的多器官疾病 多器官组织细胞病

a. 以前用于 Langerhans 细胞组织细胞增生症的术语包括组织细胞增生症 X，嗜酸性肉芽肿（单个器官），Hans-Schüller-Christian 病和 Letterer-Siwe 病

引自参考文献[9]

根据累及单个系统（局灶型和多灶型）或多个系统（伴或不伴危险器官受累），临床的分型见表 15-5。

表 15-5　LCH 临床分类

单系统 LCH	单器官/系统累及（单灶或多灶） ● 骨：单病灶或多病灶 ● 皮肤 ● 淋巴结（非其他 LCH 病灶淋巴引流区） ● 肺 ● 下丘脑-垂体/中枢神经系统 ● 其他（如甲状腺、胸腺）
多系统 LCH	大于等于两个器官/系统累 伴或不伴"风险器官"累及

引自参考文献[6]

本例患者的 PET/CT 检查提示，存在甲状腺、垂体、骨骼、脾、淋巴结、肺部多器官的受累，而且涉及了多个高危器官。分类上属于多系统 LCH，伴高危器官受累。

5. 该患者的 LCH 与甲状腺癌是否有关？

从文献报道来看，LCH 容易伴发的实体肿瘤中，甲状腺癌最为常见（表 15-6）。

表 15-6　发生在 LCH 后的恶性实体瘤

作者	性别	年龄（岁）	LCH 部位	LCH 治疗	时间间隔	实体瘤类型	实体瘤治疗	随访时间
Mermann 等	男	2	骨、皮肤	放疗	14+ 年	星形胶质细胞	NA	因肿瘤死亡，同年
	男	1	骨、淋巴结	抗叶酸、类固醇、放疗	3+ 年	成神经管细胞瘤	NA	因肿瘤死亡，同年
Grosfeld 等	男	2	播散性	放疗、化疗、氯代丁醇	18+ 年	肝癌	无	因肿瘤死亡，同年
Sims	男	4	NA	NA	21+ 年	脑膜瘤	NA	死亡，自杀
Greenberger 等	男	5	骨	化疗	14+ 年	肝细胞癌	NA	因肿瘤死亡，同年

（续表）

作者	性别	年龄（岁）	LCH 部位	LCH 治疗	时间间隔	实体瘤类型	实体瘤治疗	随访时间
	男	3	播散性	化疗、放疗	12⁺年	甲状腺癌	手术	存活，无病生存 1 年
	男	2 个月	播散性	放疗	28⁺年	甲状腺癌	NA	因肿瘤死亡，同年
Komp	NA		骨	放疗	NA	甲状腺癌	NA	NA
	NA		骨	放疗、化疗	NA	骨肉瘤	NA	NA
Lombard 等	女	47	肺	类固醇	12⁺月	腺癌	手术、放疗	因肿瘤死亡，1 年
	男	18	肺	无	14⁺年	鳞癌	肺叶切除	NA
Egeler 等	男	24 个月	骨	刮除术、放疗	20⁺年	APUD 细胞瘤	化疗	因肿瘤死亡，1 月
Dimentberg 和 Brown	女	9 个月	骨	放疗	17⁺年	软骨肉瘤	NA	因肿瘤死亡，同年
	男	20 个月	骨	放疗	10⁺年	巨细胞恶性胶质瘤	NA	因肿瘤死亡，同年
	女	18 个月	播散性	化疗、放疗	26⁺年	基底细胞癌	手术	存活，无病生存 3 年
	男	9 个月	播散性	化疗、放疗	15⁺年	室管膜细胞瘤	手术、化疗、放疗	因肿瘤死亡，3 年

引自参考文献[7]

　　为了进一步明确患者 LCH 与甲状腺癌是否同一克隆起源，我们在病理组织上加做了 BRAF 检测。结果在甲状腺和淋巴结中没有发现 *BRAF* 基因，当然，因为目前 *BRAF* 的检测方法并未统一认证，所以检测结果并不完全可靠。从病因上来看，该患者 EBV - DNA 拷贝数明显升高，而如下文所述，EBV 与 LCH 存在联系，有趣的是，Shimakage M 等报道，EBV 与甲状腺癌同样也有密切联系。

　　6. EBV 感染与本病的联系

　　EBV 感染与 LCH 发病是否存在联系？早在 1994 年，McClain K 等用原位杂交和 PCR 技术检测了 56 例 LCH 患者病理标本，并没有发现 EBV 感染。而 Shimakage M 等 2004 年在 *Hum Pathol* 杂志上发表的文章中，运用原位杂交方法检测到可溶性 ZEBRA 和潜伏性的 EBER、EBNA2 和 LMP1 的表达，发现 100% 的 LCH 患者都有 EBV 病毒感染。但后续的研究中，报道不一。这可能与不同地域人群或者检测技术有关。Khoddami M 等用 RT - PCR 方法，检测了 30 例 LCH 患者石蜡包埋组织中 EBV - DNA 的表达，阳性率 63.33%，对照组仅 26.7%（$P = 0.004$）。Schenka AA 等在对 117 例 LCH 患者的石蜡标本检测中，未发现 EBER 的表达，但在 4 例患者反应性淋巴结组织中发现了 EBER 的表达（图 15 - 6）。这些都提示 EBV 感染可能与 LCH 存在某种联系。

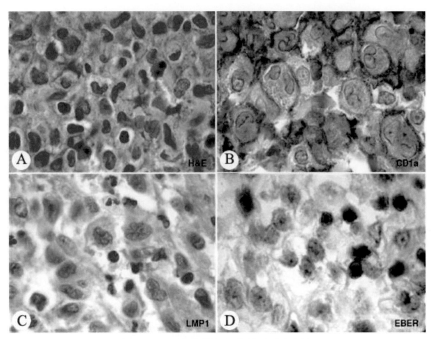

图 15 - 6　淋巴结组织中的 EBER 表达

A. 形态学(苏木精-伊红,原始放大倍数×400);B. 肿瘤细胞 CD1a 表达(抗 CD1a,原始放大倍数
×400);C. LMP1 阴性(抗 LMP1,原始放大倍数×400);D. 我们的病例中的一例 EBER 阳性反
应性淋巴细胞(原位杂交,原始放大倍数×400)
引自参考文献[10]

有趣的是,虽然本例患者的病损组织是否有 EBER 表达未做检查,但是外周血 EBV
DNA 检测值拷贝数是明显升高的。

7. LCH 的治疗与预后

LCH 是一组异质性疾病,治疗方案的选择主要基于是否有高危器官累及,以及是单系
统还是多系统累及。对于局灶性骨病变,首选病灶清除术,也可在术后再加用局部放疗,大
多能根治,复发率低。有些局灶的皮肤损害是不需要治疗的,特别是婴儿,有时可以自发缓
解。化疗的主要指征为病变累及多脏器、多部位。长春新碱联合泼尼松,是治疗多系统
LCH 伴或不伴高危器官累及的首选方案。

国际组织细胞协会推荐,多系统 LCH 患者化疗 12 个月优于 6 个月。对初始化疗 6 周
内有良好反应者,无论是否累及高危器官,均预后良好。有高危器官受累,早期治疗反应
不佳者,则预后差,应考虑尽早改用强烈化疗。长春新碱联合泼尼松治疗后复发的骨
LCH 患者,应用长春新碱/泼尼松/巯嘌呤仍然有效。克拉屈滨对复发、低危 LCH 患者有
效。复发难治的多系统多器官受累患者,并没有理想的治疗方案,有报道克拉屈滨/阿糖
胞苷(Ara - C)联合干细胞移植有效。图 15 - 7 是国际儿科杂志近年来对 LCH 治疗的
推荐。

大多数报道认为,治疗下丘脑-垂体的 LCH 是很困难的,很多患者的垂体功能缺失是不
可逆的。有少数研究推荐"射波刀"治疗脑垂体的病变,并获得改善,见表 15 - 7。

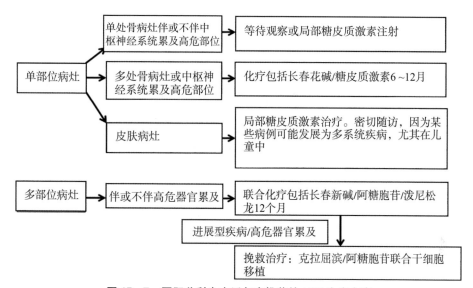

图 15-7　国际儿科杂志近年来推荐的 LCH 治疗方案

引自参考文献[12]

表 15-7　"射波刀"治疗脑垂体 LCH

病例	临床表现	磁共振	活检	治疗	影像结果	内分泌结果
患者 1	多饮、多尿	垂体柄 下丘脑	+/LCH	大剂量糖皮质激素 放疗 化疗 CK RS/1 800 cGy	好转	内分泌替代治疗
患者 2	多饮、多尿	后蝶鞍肿物 垂体柄增粗	+/LCH	CK RS/800 cGy	稳定	内分泌替代治疗
患者 3	多饮、多尿	垂体柄增粗 脑下垂体扩大	+/LCH	CK RS/1 000 cGy	稳定	内分泌替代治疗

引自参考文献[13]

　　LCH 的预后个体相差甚大。孤立性骨、皮肤损害者,预后最好。多发骨病损者,预后也良好。即使有多脏器累及,如化疗后 6 周内有良好反应者,预后也好。2 岁以内发病、有广泛内脏及皮肤累及者预后较差,如不治疗多于 4～6 月内死亡。即使经治疗控制病情后,也可发生一次或多次复发。血细胞减少、肝功明显异常、脾大及婴儿生长停止,也是不良的预后因素。LCH 的自然病死率约为 70%,经充分治疗的病例,病死率仅约 27%。呼吸衰竭是重要的死因,占 70% 以上,其他死因为感染、肝功衰竭。一项 603 例患者的研究表明,大部分患者(69.5%)为单系统受累,14.1% 为多系统非危险器官受累,16.4% 为多系统重要器官受累。他们的 5 年生存率分别为 99.8%、98.4% 和 77.0%。治疗有效者的后遗症有尿崩、下丘脑/垂体轴功能不全、智力障碍、发育不良。

　　本例患者属于多系统高危器官累及的 LCH,预后差。治疗上应给予联合化疗,可考虑 VP 基础上联合 Ara-C 或克拉屈滨治疗,并考虑干细胞移植。

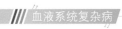 专家点评

　　该患者以甲状腺肿大起病,1年后出现多尿、多饮等尿崩症表现,垂体术后伴有神经精神症状。随后发生甲状腺癌,并出现进行性淋巴结肿大、脾肿大。依靠淋巴结病理,最终明确诊断为LCH。该患者累及的器官包括中枢神经系统、甲状腺、骨骼、淋巴结、脾脏和肺部,属于多系统伴高危器官累及LCH。无独有偶,Michael S等在2016年也报道了一例22岁的LCH女性患者,同样先有5年的垂体柄增生和尿崩症病史,然后出现甲状腺癌,3年后因腹股沟皮肤损害活检证实了LCH。而且甲状腺组织和皮损组织中都发现了*BRAF*基因突变。该患者通过大剂量激素治疗,皮损好转,但垂体功能无改善。

整理:沈容
点评:王焰

参考文献

[1] ABBAS AK, LICHTMAN AH, PILLAI S. 细胞和分子免疫学[M]. 5版. 北京:北京大学医学出版社,2004:89.

[2] BROWN NA, FURTADO LV, BETZ BL, et al. High prevalence of somatic MAP2K1 mutations in BRAF V600E negative Langerhans cell histiocytosis [J]. Blood, 2014,124(10): 1655 - 1658.

[3] MAKRAS P, ALEXANDRAKI KI, CHROUSOS GP, et al. Endocrine manifestations in Langerhans cell histiocytosis [J]. Trends Endocrinol Metab, 2007,18(6):252 - 257.

[4] RODRIGUEZ-GALINDO C, ALLEN CE. Langerhans cell histiocytosis [J]. Blood, 2020,135 (16):1319 - 1331.

[5] MACHNICKI MM, STOKOSA T. BRAF—a new player in hematological neoplasms [J]. Blood Cells Mol Dis, 2014,53(1 - 2):77 - 83.

[6] MINKOV M, GROIS N, MCCLAIN K, et al. Langerhans cell histiocytosis: Histiocyte society evaluation and treatment guidelines. 2009.

[7] EGELER RM, NEGLIA JP, PUCCETTI DM, et al. Association of Langerhans cell histiocytosis with malignant neoplasms [J]. Cancer, 1993,71(3):865 - 873.

[8] SHIMAKAGE M, KAWAHARA K, SASAGAWA T, et al. Expression of Epstein-Barr virus in thyroid carcinoma correlates with tumor progression [J]. Hum Pathol, 2003,34(11):1170 - 1177.

[9] MUNOZ J, JANKU F, COHEN PR, et al. Erdheim-Chester disease: characteristics and management [J]. Mayo Clin Proc, 2014,89(7):985 - 996.

[10] SCHENKA AA, DE ANGELO ANDRADE LA, AMSTALDEN EM, et al. Langerhans cell histiocytosis and its relationship with Epstein-Barr virus [J]. Hum Pathol, 2006,37(11):1508 - 1509.

[11] DONADIEU J, CHALARD F, JEZIORSKI E. Medical management of langerhans cell histiocytosis from diagnosis to treatment [J]. Expert Opin Pharmacother, 2012,13(9):1309 -

1322.

[12] MORIMOTO A，OH Y，SHIODA Y，et al．Recent advances in Langerhans Cell Histiocytosis
[J]．Pediatr Int，2014，56(4)：451－461.

[13] HONG WC，MUROVIC JA，GIBBS I，et al．Pituitary stalk Langerhans cell histiocytosis
treated with CyberKnife radiosurgery [J]．Clin Neurol Neurosurg，2013，115(5)：573－577.

病例16 脾弥漫性红髓小B细胞淋巴瘤向B幼淋巴细胞白血病转化

主诉

男性，52岁，腹痛7个月余。

病史摘要

现病史：患者于2016年6月21日餐后无明显诱因下出现左上腹隐痛，程度轻，左腹自觉可触硬物，压痛明显，伴发热、乏力。疼痛约30分钟后缓解，当时无恶心、呕吐，无反酸、嗳气，无呕血，无黑便、便血，未予重视。2日后再次出现无明显诱因下左上腹疼痛，为持续性刺痛，疼痛难忍，遂至当地医院就诊，血常规检查示 WBC 16.53×10⁹/L，Hb 116 g/L，PLT 99×10⁹/L，L% 24.8%，N% 30.2%，M% 40.4%。生化常规检查示 CRP 27 mg/L，LDH 350 U/L，肝肾功能正常。CT平扫示脾肿大伴密度不均。患者进一步就诊于上海交通大学医学院附属第六人民医院，于2016年6月30日行骨髓穿刺，骨髓涂片示增生极度活跃，淋巴细胞系统占32.5%，原幼淋巴细胞占10.5%。骨髓活检示骨髓造血组织增生活跃，原始、幼稚淋巴细胞可见成簇分布，骨髓流式示成熟B淋巴细胞占有核细胞总数的38.3%，表型为CD19(＋)CD5(－)CD10(－)ZAP70(＋)。染色体检查未见克隆性结构和数目异常，*MPL W515*、*CALR* 基因未见突变，*JAK2 V617F* 突变未见。B超示肝脾肿大，双侧腹股沟、腋下淋巴结肿大。PET/CT示肝左叶饱满，脾大明显，左锁骨上区小结节，双肺门、双腋下、腹膜后多发肿大淋巴结显示。7月13日行右侧腹股沟淋巴结粗针穿刺，病理示淋巴细胞高度增生。10月17日行右侧腹股沟淋巴结切除活检，病理示淋巴结反应性增生。我院病理会诊：淋巴组织增生，形态以小淋巴细胞样细胞为主，无肯定异型，免疫组化标记未提示异常免疫表型，无肯定肿瘤证据。上海市第六人民医院给予患者对症处理，未明确病因。患者于2016年11月28日就诊于我院血液科门诊，行骨髓穿刺活检，骨髓涂片示骨髓增生明显活跃，淋巴细胞比例稍增高，部分可见形态异常，幼淋巴细胞可见1.5%，流式示CD19(＋)中，CD20、CD22、CD79b强阳性，CD23、CD25、CD200、FMC7、λ轻链阳性，CD180、CD38弱阳性，CD5、CD10、CD11c、CD43、CD138、CD103为阴性。骨髓活检病理示小淋巴样细胞增生浸润，免疫组化符合小B淋巴细胞淋巴瘤骨髓侵犯。基因发现 *FR1-JH*、*FR2-JH*、*DH-JH*、*Vk-Jk*、*Vk-Kde＋intron-Kde* 基因重排。后患者多次出现腹痛，伴发热，白细胞计数从2017年2月9日开始迅速升高，至2月21日血常规示 WBC 138.19×10⁹/L，Hb 74 g/L，PLT 58×10⁹/L。遂以"淋巴瘤、脾亢"收入我院胃肠外科，于2017年2月21日行脾切除术＋胰体尾切除术，术中探查：肝肿大，肋下四指。脾肿大，下方至髂前上棘连线，右侧至右锁骨中线。分离脾门见该处大量肿大淋巴结，融合成团，与胰尾部粘连致密，难以分离，遂行胰尾切除。术后病理：脾脏见形态以小淋巴细胞样细胞为主的 B 细胞淋巴瘤，瘤细胞形态呈"油煎蛋"样，可见血湖，其中见瘤细胞漂浮；胰腺血管内可见少量淋巴瘤细胞，形态同脾脏者；胰周淋巴结 5 枚、脾门淋巴结 5 枚、脾门血管内均查见淋巴瘤细胞，形态同脾脏者，首先考虑为毛细胞性白血病，请结合涂片等相关检查进一步判断；若能排除毛细胞性白血病，则符合脾脏弥漫性红髓小 B 细胞淋巴瘤。免疫组化：肿瘤细胞 CD20（＋），CD79α（＋），Bcl - 2（＋），MUM - 1（少数＋），CD19（＋），λ（＋），κ（－），CD56（少数＋），IgG（＋/－），IgD（＋），IgG4（－），Ki - 67（最高处约 60% ＋），CD25（－），AE1/AE3（－），CD3（－），CD5（－），CD21（－），CD23（－），Bcl - 6（－），CD10（－），CD43（－），Cyclin D1（－），SOX - 11（－），DBA4.4（－），CD123（－），annexin A1（－），CD34（－）。EBV 原位杂交检测结果：EBER（－）。克隆性基因重排检测：B 淋巴瘤克隆性基因重排结果为阳性。*BRAF（V600E）*基因未能检测到突变。患者自胃肠外科出院后仍时有发热，热峰 38℃ 左右，无腹部胀痛等其他不适。现为求进一步诊治收入我科。

患者自起病来，神清，精神可，一般情况较差，食欲差，睡眠一般，二便如常，术前半个月体重减轻 13 kg 左右。

既往史：否认高血压、糖尿病、心脏病等慢性病史；18 岁起发现乙肝，未予治疗，末次住院查乙肝"小三阳"；否认结核等其他传染病史；否认手术外伤史；否认输血史；否认食物过敏史；否认药物过敏史。

个人史：否认疫水、疫区接触史，否认毒物接触史，否认吸烟史，饮酒史每月 2～5 次，每次约 150 g 白酒。

婚育史：已婚，配偶体健。

家族史：否认家族性疾病及相关肿瘤病史。

入院查体

T 37.5℃，P 73 次/分，R 19 次/分，BP 104/57 mmHg。神清，精神可，皮肤无黄染，无瘀点、瘀斑，左腹股沟可触及一直径约 1 cm 淋巴结，右侧腹股沟可触及一直径约 1.5 cm 淋巴结，咽后壁淋巴滤泡增生，舌根、扁桃体未见明显异常。颈软，双肺呼吸音清，未闻及明显干、湿啰音，心律齐，心率 73 次/分，未闻及明显病理性心音及杂音。腹部可见手术瘢痕，腹稍紧张，肝脾未成功触诊，术区及伤口处压痛，无反跳痛，叩诊肝脏肋弓下 3 cm。无移动性浊音，左侧肾区叩痛，有肝区叩痛。双下肢无水肿。神经系统体征（－）。

辅助检查

（1）血常规：见表 16 - 1。

表 16 - 1　患者血常规结果

日期	WBC（×10⁹/L）	L（%）	Hb（g/L）	PLT（×10⁹/L）	N（%）	M（%）	异常细胞（%）
2016 - 06 - 23	16.53	24.8	116	99	30.2	40.4	

（续表）

日期	WBC (×10⁹/L)	L (%)	Hb (g/L)	PLT (×10⁹/L)	N (%)	M (%)	异常细胞 (%)
2016 - 06 - 24	10.8	45	115	89	35.9	18.1	
2016 - 09 - 06	23.14	30	126	110	36	26	8
2016 - 10 - 14	8.5	31.9	112	91	56.3	9.3	
2017 - 02 - 09	24.28		99	87			
2017 - 02 - 11	41.86	7	95	93	12	2	79
2017 - 02 - 16	94.42	6.7	84	76	29.2	63.9	
2017 - 02 - 21	138.19		74	58			
2017 - 02 - 25	110.6	2	89	128	15	2	82
2017 - 03 - 01	81.9	3	89	292	10		86
2017 - 03 - 03	81.7	6	94	462	11	1	82
2017 - 03 - 15	208.8	2	103	256	1	1	96
2017 - 03 - 20	191.91	1	91	246	2	2	95
2017 - 03 - 24	204	1	80	308	1	1	97
2017 - 03 - 29	193.64	1	78	227	1	1	98

（2）生化：LDH 1 014 IU/L（98～192 IU/L），ALT 55 IU/L（10～64 IU/L），AST 62 IU/L（8～40 IU/L），AKP 183 IU/L（38～126 IU/L），γ - GT 80 IU/L（7～64 IU/L），尿酸 545 μmol/L（160～430 μmol/L）。

（3）免疫指标：IgG 474 mg/dl（751～1 560 mg/dl），IgA 42 mg/dl（82～453 mg/dl），IgM 32 mg/dl（46～304 mg/dl），IgE 5.7 mg/dl（5～165.3 mg/dl），补体 C3 89 mg/dl，补体 C4 34 mg/dl，CRP 3.19 mg/dl（0～0.80 mg/dl），β_2 -微球蛋白 2 388 ng/ml（＜300 ng/ml），NT - proBNP 429.4 pg/ml（5～172 pg/ml），CD3 绝对计数 1 104 个/μl（1 141～1 880 个/μl），CD4 绝对计数 234 个/μl（478～1 072 个/μl），CD8 绝对计数 304 个/μl（393～742 个/μl），IL - 2 受体 4 741.00 U/ml（223～710 U/ml），IL - 6 16.30 ↑ pg/ml（＜3.4 pg/ml），肿瘤坏死因子 81.80 pg/ml（＜8.1 pg/ml），游离 κ 轻链 8.43 mg/L（3.3～19.4 mg/L），游离 λ 轻链 16.10 mg/L（5.71～26.3 mg/L）。

（4）病毒指标：抗 HSV 1 型 IgG（＋），EB 病毒 EA IgG 抗体 36.60 U/ml（＜10 U/ml），EB 病毒 EBV IgM 抗体＜10 U/ml（－），EB 病毒 VCA IgG 抗体 123.00 U/ml（＜20 U/ml），EB 病毒 EBNA IgG 抗体 571.00 U/ml（＜20 U/ml），EBV 病毒 DNA 定量 2.24×10³ IU/ml（＜1×10³ IU/ml），巨细胞病毒 IgG 抗体 83.6（＋），巨细胞病毒 DNA 定量（－），HBV 表面抗原 10.660（＋）IU/ml（≤0.05 IU/ml），HBV 表面抗体 0.91 mIU/ml（－），HBV e 抗原 0.268（－），HBV e 抗体 0.01（＋）（＞1 S/CO），HBV 核心抗体 9.98（＋）（＜1 S/CO），HBV 核心抗体 IgM 0.04（－），乙肝病毒核酸定量（PCR）7×10⁴（＜500 IU/ml）。

（5）肿瘤指标：NSE 68.35 ng/ml（<17.00 ng/ml），AFP、CEA、CA125、CA153、游离/总前列腺特异性抗原、CA199 均正常。

（6）影像学检查。

（2016-07-08）B超：肝脏肿大，右肋缘下斜径 163 mm；脾肿大，斜径 217 mm，厚 89 mm；双侧腹股沟、腋下淋巴结肿大，左腋下最大 11 mm×9 mm，右腋下 12 mm×7 mm，左侧腹股沟 10 mm×5 mm，右侧腹股沟 8 mm×5 mm。

（2016-07-12）PET/CT：①肝左叶饱满，脾大明显，放射分布尚均匀，伴糖代谢弥漫增高，脾周静脉迂曲。②左锁骨上区小结节，双肺门、双腋下、腹膜后多发肿大淋巴结显示，葡萄糖代谢略增高，左锁骨上长径 19 mm，$SUV_{max}=2.9$，考虑炎性改变。

（2017-03-24）B超：脾切除术后。双侧腋窝见低回声数个，右侧之一大小 23 mm×7 mm，左侧之一大小 25 mm×10 mm。双侧颈部、双侧锁骨上、双侧腹股沟未见明显异常肿大淋巴结。肝、胆囊、胰体、肾未见明显异常。

（7）骨髓检查。

形态学特性描述（图16-1）：骨髓增生极度活跃。粒系增生减低。AKP 积分：14 分/20N.C.。红系增生减低，成熟红细胞形态大小尚可。髓片与血片淋巴瘤细胞分别可见 83.5% 及 94%，该类细胞大小不一，以大细胞为主，细胞质量不等，可见较多空泡，胞核呈圆形，核染色质较紧致，核仁明显或隐匿。诊断意见：与之前骨髓象比较，提示淋巴瘤白血病之骨髓象。请结合临床、免疫标记及病理活检。

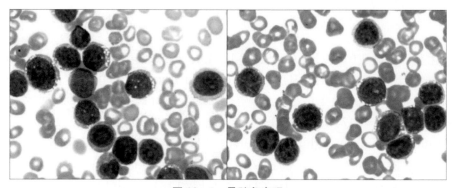

图 16-1　骨髓象表现

流式：①所有 WBC 中可见一异常细胞群，此细胞群 CD19（＋），CD45 强表达，且 FS、SS 比正常淋巴细胞高，约占 90.6%。②CD19（＋）细胞免疫表型特征如下：CD20、CD22、CD79b 强阳性，FMC7、λ 轻链阳性，CD11c、CD43 弱阳性，CD5、CD10、CD23、CD25、CD38、CD138、CD103、CD200、κ 轻链阴性。③有核细胞中未见异常浆细胞群体。

基因。克隆性基因重排检测：B 淋巴瘤克隆性基因重排结果为阳性。BRAF（V600E）基因未能检测到突变。检测到 MYC 突变、CCND3 突变。

初步诊断

脾脏弥漫性红髓小 B 细胞淋巴瘤。

治疗及转归

脾弥漫性红髓小 B 细胞淋巴瘤本是一种低度恶性但不可治愈的 B 细胞淋巴瘤,由于多为老年人发病,无明显症状时可观察等待。但当临床症状明显、病情进展迅速、白细胞及淋巴细胞计数明显升高,或重要脏器严重受累时,应采取更加积极的治疗措施,如脾切除、放化疗等。发生淋巴瘤组织学转化或恶变时,则需要按照转变后的疾病类型予以相应的治疗。

本例患者骨髓检查提示发生 B 幼淋巴细胞白血病转化,伴有 HBV、EBV 血症和免疫功能低下。患者 HBV DNA 负荷非常高,故第一疗程先予 CHOP 方案化疗(未接受利妥昔单抗),具体用药为环磷酰胺 1 200 mg/d1,长春地辛 4 mg/d1、多柔比星脂质体 40 mg/d1,泼尼松 100 mg d1~5,患者 WBC 下降不明显。第二疗程恩替卡韦抗病毒治疗后 HBV DNA 好转,予以 R-CHOP 方案化疗。目前患者血象有所恢复,乙肝病毒核酸定量和 EB 病毒 DNA 定量均转阴,病情得到控制,一般情况良好。现该患者仍在我院接受治疗,将继续追踪观察其长期预后。

最终诊断

脾弥漫性红髓小 B 细胞淋巴瘤,向 B 幼淋巴细胞白血病转化。

讨论与分析

1. 脾弥漫性红髓小 B 细胞淋巴瘤的诊断和鉴别诊断

脾弥漫性红髓小 B 细胞淋巴瘤(SDRPL)是一种罕见的小 B 细胞恶性肿瘤,2016 年 WHO 关于淋巴系统肿瘤的分类将其作为新增的独立疾病。脾脏是 SDRPL 最主要的受累器官,特征性表现为脾脏红髓单一形态的小淋巴细胞浸润,常伴有骨髓和外周血的浸润。该病多见于老年人,中位发病年龄为 65.5~77 岁,男性多于女性,由于报道的病例数少,难以统计其发病率。几乎所有的患者都有脾大和中度淋巴细胞增多,白细胞常增多,无全血细胞减少,诊断时多已是 Ⅳ 期。2016 年俄罗斯的一项研究报道,87 例因不同的 B 细胞淋巴瘤而切除的脾脏标本中,有 4 例患者(4.6%)被诊断为 SDPRL,这 4 例患者均有明显的脾大和淋巴细胞增多(56%~94%),其中 2 例患者白细胞显著升高。

SDRPL 的诊断需要综合细胞形态学、免疫组织化学、免疫表型、分子学检测、脾脏活检以及外周血和骨髓检测,其中,脾脏病理为诊断的金标准。脾脏明显增大,表面较平整,呈红褐色,小到中等大小单一形态的 B 淋巴细胞弥漫性浸润红髓、血窦和髓索,脾窦充血形成假的血湖,白髓常被破坏、萎缩或消失。免疫组化标记的小 B 细胞常表达 CD20、CD22、DBA44、λ 轻链,不表达 CD5、CD25、annexin A1、Cyclin D1、CD103、CD123、CD27、MUM1。大部分患者有 IgVH 突变,而无 BRAF(V600E)、MYD88、NOTCH2 和 TP53 突变。浸润外周血和骨髓的肿瘤细胞常为绒毛状淋巴细胞,形态均一,小到中等大小,核圆形,染色质致密,细胞质颜色较浅,嗜碱性,核仁小或不易见,偶可有明显核仁。

SDRPL 的诊断需和其他几种脾脏淋巴瘤鉴别,例如脾边缘区淋巴瘤(SMZL)、毛细胞淋巴瘤(HCL)及其变异型(HCL-V),这几种疾病临床表现相似,并且缺乏特异的分子标记,其临床特征和免疫表型见表 16-2 和表 16-3。

表 16 - 2　SMZL、SDRPL(SDRPSBCL)、HCL - v、HCL 四种疾病临床特征的比较

临床病理参数	SMZL	SDRPSBCL	HCV - V	HCL
慢性淋巴细胞性疾病发生率(%)	25	0.5	0.4	2
男女比例	0.48	1.64	1.6	5
中位发病年龄(岁)	62	77	71	55
脾脏肿大	是	是	是	是
淋巴细胞增多	中等	中等（中位数 $15.8×10^9$/L）	高(中位数 $34×10^9$/L）	全血减少
中性粒细胞减少	无	无	无	有
单核细胞减少	无	无	无	有
生存期(年)	10	10	9	12
细胞形态	异质性	单一	单一	单一
胞质	小而圆	多,嗜碱	多,嗜碱	多,透明
细胞突起	小绒毛状	长、大,宽基底	细	细而长,细胞周分布
核仁	小	偶尔见大核仁	类似于幼淋巴细胞的大核仁	偶尔见小核仁
染色质	块状	致密	致密	颗粒状
脾脏形态	边缘区扩大	弥漫单一的阻塞脾窦,可能形成血湖	弥漫单一形态细胞充满脾窦	弥漫红髓浸润,白髓萎缩,特征性的血湖
骨髓形态	血窦内,结节状,很少间质浸润	轻度纤维化,间质或血窦浸润	轻度纤维化,间质或血窦浸润	网银蛋白纤维化,间质弥漫"煎蛋"样细胞浸润
BRAF 600E 突变	否	否	否	是

引自参考文献[2]

表 16 - 3　几种成熟 B 细胞淋巴瘤免疫表型的比较

标记	HCL	HCL - V	SDRPL	SMZL	B - PLL	LPL
CD19，CD20，CD22	+BR	+	+	++	++	++
表面 Ig	+	+	+	+	++	+
CD11c	+BR	+BR/+	+BR/+	+/-	+	+
CD25	+BR	-	-/+	-/+	-	+/-
CD103	+BR	+	-/+	-/+	-	-
CD123	+BR	-/W	-/+	-/W	-	-
CD27	-	+	-/+	+/-	+	+
annexin A1	+	-	Rare	-	-	-

（续表）

标记	HCL	HCL－V	SDRPL	SMZL	B－PLL	LPL
DBA44	＋	＋	＋	＋/－	－	－
BRAF V600E	80％～100％	0％	Rare	0％	0％	0％
骨髓浸润模式	IN	IS，IN	IS	IS，N，IN	IN，N	IN，N，P

＋BR，强表达；＋，主要为阳性；＋/－，多数为阳性；－/＋，很少为阳性；－，阴性；－/W，很少为弱表达；Rare，罕见病例报告阳性；IN，间质；IS，窦内；N，结节；P，小梁旁

引自参考文献［3］

SMZL的骨髓与外周血表现与SDRPL有诸多相同之处，例如都有脾大，骨髓、外周血常受累，可见绒毛状淋巴细胞，两者的免疫表型都可有 *IgH* 突变、*NOTCH1* 突变、*MAP2K1* 突变。两者之间的鉴别主要依靠病理学诊断，SDRPL常为单一形态的小B淋巴细胞弥漫性浸润脾脏红髓，白髓结构常破坏而不清晰；SMZL的病理特点为淋巴细胞微结节样浸润，白髓内淋巴滤泡数目增加、体积增大，小淋巴细胞围绕并取代脾脏白髓生发中心，并呈现出边缘区分化特点，常伴有不同程度的红髓累及。HCL也有脾肿大，外周血和骨髓可见绒毛状细胞，但HCL多以全血细胞减少为主要临床表现，常有骨髓纤维化，骨髓肿瘤细胞呈"油煎蛋"样，免疫表型常表达 annexin A1，且有 CD123、CD25、CD103 共表达，CD11c 为强表达，*BRAF V600E* 基因突变仅在HCL患者中可检测到，这些特征在SDRPL中通常都是没有的，可用于鉴别诊断。相比之下，HCL－V和SDRPL的鉴别更加困难，临床表现和病理表现都很相似，都有脾大、淋巴细胞增多，脾窦内单一形态的细胞浸润，骨髓间质或血窦浸润，但HCL－V患者外周血白细胞和淋巴细胞升高更加显著，文献报道的HCL－V患者中位淋巴细胞计数为 $35×10^9/L$，而SDRPL的中位淋巴细胞计数为 $(10～15)×10^9/L$。HCL－V肿瘤细胞有明显而清晰的核仁，类似于幼淋巴细胞的大核仁，细胞质可有细毛状突起，而SDRPL细胞呈较粗的胞质突起，核仁不明显或隐匿（图16－2），这些特征有助于鉴别。

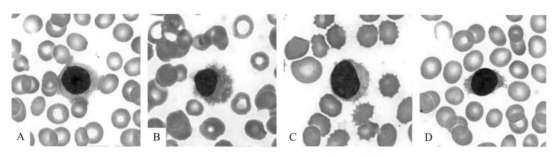

图16－2 SMZL、HCL、HCL－V、SDRPL四种疾病细胞形态的比较

A. 脾边缘区淋巴瘤，存在成熟的核特征，许多细胞有丰富的细胞质，一些绒毛状淋巴细胞也可能存在；B. 毛细胞白血病，存在周围细胞质绒毛状突起，细胞核可呈椭圆形或肾形，具有成熟的染色质，而没有明显的核仁；C. 毛细胞白血病变异型，存在毛状细胞质，与毛细胞白血病类似，但核仁突出；D. 脾弥漫性红髓小B细胞淋巴瘤，细胞形态学发现可能与脾边缘区淋巴瘤相似，但是据报道绒毛状淋巴细胞更为常见。

引自参考文献［5］

本例患者为老年男性，累及器官主要涉及肝脏、脾脏、脾门淋巴结和骨髓，主要临床表现为肝脾大、外周血白细胞和淋巴细胞增多，无全血细胞减少，骨髓活检为小淋巴样细胞增生

浸润，免疫组化符合小 B 淋巴细胞淋巴瘤骨髓侵犯。脾脏病理检查见形态以小淋巴细胞样细胞为主的 B 细胞淋巴瘤，免疫组化 CD20、CD79α、Bcl-2、CD19、λ 轻链、IgD 表达阳性，CD3、CD5、CD10、CD21、CD23、CD25、Bcl-6、CD43、Cyclin D1、DBA44、CD123、annexin A1、CD34 均为阴性，B 淋巴瘤克隆性基因重排结果为阳性。*BRAF*（*V600E*）基因未能检测到突变，但有 *MYC* 突变、*CCND3* 突变。文献报道，在 25 例 SDRPL 患者中有 6 例（24%）检测到 *CCND3* 突变，所有的突变都是发生在 PEST 结构域的错义突变。绝大多数（73%）SDRPL 患者切除的脾标本中检测出显著的 Cyclin D3 表达，而在脾边缘区淋巴瘤（SMZL）、套细胞型淋巴瘤（MCL）、毛细胞白血病（HCL）以及慢淋巴细胞白血病（CLL）等其他类型小 B 细胞淋巴瘤患者中极少有 Cyclin D3 表达。Cyclin D3 表达升高部分是由于 *CCND3* 基因 PEST 结构域的体细胞突变。因此，检测出 *CCND3* 基因突变有助于明确 SDRPL 的诊断，并且可以成为潜在的治疗靶点。

2. 淋巴瘤组织学转化的定义和表现

脾弥漫性红髓小 B 细胞淋巴瘤属于低度恶性 B 细胞肿瘤，然而，有一部分低级别的 B 细胞淋巴瘤在疾病发展过程中可向高级别淋巴瘤转化，称为组织学转化（histologic transformation）。组织学转化往往是一个迅速发展的过程，从临床症状较少的慢性病程到疾病进展、恶性程度增高只需要很短的时间，伴随着临床症状、实验室检查和影像学检查的改变，组织学活检是判断发生组织学转化最重要的依据。Hoehn 等曾报道过 3 例脾边缘区淋巴瘤和 1 例脾弥漫性红髓小 B 细胞淋巴瘤转化为 B 幼淋巴细胞白血病（B-PLL）的病例，提示脾小细胞淋巴瘤可以进展和恶化，并获得与 B-PLL 类似的形态学和临床特征。

该患者从 2017 年 2 月开始，病程发展明显加快，白细胞急剧升高。两次骨髓涂片的比较也有明显差别，2016 年 11 月 28 日骨髓象以小淋巴细胞为主，髓片淋巴细胞占 29.5%，幼淋细胞占 1.5%。而 2017 年 3 月 20 日骨髓增生极度活跃，髓片与血片淋巴瘤细胞分别可见 83.5% 及 94%，该类细胞大小不一，以大细胞为主，细胞质量不等，可见较多空泡，胞核呈圆形，核染色质较紧致，核仁明显或隐匿，提示淋巴瘤白血病之骨髓象。因此考虑患者脾弥漫性红髓小 B 细胞淋巴瘤，向 B 幼淋巴细胞白血病转化。

3. 发生 B 幼淋巴细胞白血病转化的危险因素及预后

该患者体液免疫和细胞免疫功能均低下，外周血免疫指标 IgG、IgA、IgM 下降，CD3、CD4、CD8 绝对计数降低。有乙肝病史，HBV 表面抗原、HBV 核心抗体为阳性，乙肝病毒核酸定量为 7.00×10^4，且有 EB 病毒抗体升高，EB 病毒 DNA 定量 2.24×10^3。文献报道，EB 病毒感染可能是多种淋巴瘤发生组织学转化的原因之一。另有文章指出，涉及 *MYC* 的基因损害，包括染色体易位、拷贝数增加和点突变，使得 *MYC* 的致癌活性不受抑制，通过细胞生长、代谢和基因不稳定等多种途径促进细胞的恶性转化。有小部分发生恶性转化的滤泡型淋巴瘤患者有 *MYC* 基因重排（发生率为 58%～61%），引起转录调控异常，这被认为是滤泡型淋巴瘤向高级别淋巴瘤转化的关键分子学事件。本例患者检测到 *MYC* 基因突变，可能在该患者向 B 幼淋巴细胞白血病转化中起到一定作用。因此，免疫功能下降、HBV 血症、EBV 血症、*MYC* 基因突变，这些都是该患者发生 B 幼淋巴细胞白血病转化的危险因素。

预后方面，多篇文献报道，低度恶性的淋巴瘤发生组织学转化后中位生存时间明显缩短。考虑到该患者病情进展迅速，恶性程度高，而幼淋细胞白血病的中位生存期为 1～3 年，因此预后不良。

4. 该患者脾大的病因是什么?

脾大的病因可分为两类:感染性脾大和非感染性脾大。①感染性脾大,包括急性感染和慢性感染。急性感染见于病毒感染、立克次体感染、细菌感染、寄生虫感染等;慢性感染见于慢性病毒性肝炎、慢性血吸虫病、慢性疟疾等。②非感染性脾大,包括淤血性、血液病、结缔组织病、组织细胞增生症、脂质沉积症、脾脏肿瘤与脾囊肿。淤血性见于肝硬化、慢性充血性右心衰竭、大量心包积液等;血液病见于各种类型的急慢性白血病、淋巴瘤、特发性血小板减少性紫癜等;结缔组织病见于系统性红斑狼疮、皮肌炎等;组织细胞增生症如嗜酸性肉芽肿等;脂质沉积症如戈谢病等;原发性脾脏恶性肿瘤较少,转移至脾脏的肿瘤罕见,脾脏囊肿罕见。

结合该患者:该患者脾大起病,病程慢性,伴外周血淋巴细胞进行性增高,伴肝及浅表淋巴结肿大,未见肝硬化依据。HBV - DNA、EBV - DNA 均为阳性,骨髓检查发现由小 B 细胞淋巴瘤骨髓侵犯转化为 B 幼淋巴细胞白血病,结合脾脏手术病理,考虑脾弥漫性红髓小 B 细胞淋巴瘤转化为 B 幼淋巴细胞白血病,前者属于原发脾脏的淋巴瘤,导致患者高度脾肿大。

5. 该患者外周血淋巴细胞进行性增多的原因?

患者起病时淋巴细胞中等程度增多,骨髓象以小淋巴细胞为主,髓片淋巴细胞占 29.5%,幼淋巴细胞占 1.5%,骨髓活检病理示小淋巴样细胞增生浸润,免疫组化符合小 B 淋巴细胞淋巴瘤骨髓侵犯,结合脾脏病理,考虑脾弥漫性红髓小 B 细胞淋巴瘤骨髓侵犯。2017 年 2 月患者淋巴细胞进行性增多,病程加快,2017 年 3 月 20 日复查骨髓增生极度活跃,髓片与血片淋巴瘤细胞分别可见 83.5% 及 94%,该类细胞大小不一,以大细胞为主,细胞质的量不等,可见较多空泡,胞核呈圆形,核染色质较紧致,核仁明显或隐匿,提示淋巴瘤白血病之骨髓象,考虑患者脾弥漫性红髓小 B 细胞淋巴瘤向 B 幼淋巴细胞白血病转化。

专家点评

结合患者的临床表现、实验室检查、脾脏切除病理和骨髓检查,考虑 SDRPL 向 B-PLL 转化,伴有 HBV、EBV 血症和免疫功能低下,预后不良。一线予以 R - CHOP 方案治疗,同时抗病毒、监测血象,监测疾病控制情况。

整理:钟慧娟
点评:王黎

参考文献

[1] JULHAKYAN HL, AL-RADI LS, MOISEEVA TN, et al. A single-center experience in splenic diffuse red pulp lymphoma diagnosis [J]. Clin Lymphoma Myeloma Leuk, 2016, 16 Suppl: S166 - 169.

[2] 方建晨,黄春鑫,竺展坤.脾脏弥漫红髓小 B 细胞淋巴瘤 1 例[J].临床与实验病理学杂志,2015 (2):232 - 233,234.

[3] QUEST GR, JOHNSTON JB. Clinical features and diagnosis of hairy cell leukemia [J]. Best Pract Res Clin Haematol, 2015, 28(4):180 - 192.

[4] KANELLIS G, MOLLEJO M, MONTES-MORENO S, et al. Splenic diffuse red pulp small B-

cell lymphoma: revision of a series of cases reveals characteristic clinico-pathological features [J]. Haematologica, 2010, 95(7): 1122 - 1129.

[5] BEHDAD A, BAILEY NG. Diagnosis of splenic B-cell lymphomas in the bone marrow: a review of histopathologic, immunophenotypic, and genetic findings [J]. Arch Pathol Lab Med, 2014, 138(10): 1295 - 1301.

[6] CURIEL-OLMO S, MONDÉJAR R, ALMARAZ C, et al. Splenic diffuse red pulp small B-cell lymphoma displays increased expression of cyclin D3 and recurrent CCND3 mutations [J]. Blood, 2017, 129(8): 1042 - 1045.

[7] HOEHN D, MIRANDA RN, KANAGAL-SHAMANNA R, et al. Splenic B-cell lymphomas with more than 55% prolymphocytes in blood: evidence for prolymphocytoid transformation [J]. Hum Pathol, 2012, 43(11): 1828 - 1838.

[8] AGBAY RL, LOGHAVI S, MEDEIROS LJ, et al. High-grade transformation of low-grade B-cell lymphoma: pathology and molecular pathogenesis [J]. Am J Surg Pathol, 2016, 40(1): e1 - 16.

[9] ROSSI D. XIII. Molecular pathogenesis of transformed lymphomas [J]. Hematol Oncol, 2015, 33 (Suppl 1): 70 - 74.

病例17 小B细胞淋巴瘤转化为霍奇金淋巴瘤

主诉

男性,67岁,右颌下肿块术后5年,大细胞转化半年。

病史摘要

现病史:患者于2012年5月无明显诱因下发现右侧颌下肿块,大小约2 cm×3 cm,无疼痛,无发热、消瘦、盗汗等。2012年10月31日至上海肿瘤医院行右面部肿块切除,术后病理提示:小B细胞性淋巴瘤。免疫组化:CD20(+),PAX5(+),CD43(+),CD23(+),Bcl-6(+),MUM1(+),CD10(−),CD3(−),CD5(−),cyclinD1(−),CD30(−),TDT(−),CD21(滤泡树突网)(+),Ki-67(约30%+)。全身CT示:两侧颈部及锁骨上多发淋巴结,右侧翼内外肌肉、右侧面颊部软组织增厚,符合淋巴瘤表现。骨髓检查未见骨髓浸润。予右侧面颊部病灶区放疗25次,放疗期间有贫血(Hb 80~100 g/L)。此后未定期复查。

2015年12月患者出现乏力,查血常规提示贫血,Hb 49~60 g/L,遂于我院门诊就诊。查铁代谢、叶酸、维生素B$_{12}$(−),Coombs试验(−),网织红细胞绝对值43.4×10^9/L;网织红细胞百分比2.32%↑。2015年12月16日行骨穿,涂片示:髓片中淋巴细胞比例96.5%,结合形态符合淋巴细胞增殖性疾病。骨髓流式示:淋巴细胞中,CD19阳性细胞占89.3%。免疫表型:CD5(−),CD10(−),CD22(+),CD20(dim+),CD23(dim+),CD79b(dim+),CD25(−),CD11C(−),CD38(+),CD43(+),CD138(−),CD103(−),CD200(+),FMC7(−),κ轻链(−),λ轻链(dim+)。染色体:46,XY,11q−。骨髓活检示:淋

巴细胞增殖性肿瘤。胸部CT示：纵隔、两侧腋窝、右侧心膈角区多发肿大淋巴结，两侧胸腔少量积液。B超示：双侧颈部、双侧锁骨上淋巴结显示，双侧腋窝淋巴结肿大。2016年1月29日、3月8日、4月20日、5月20日行4次FCD方案化疗（氟达拉滨44 mg qd 3 d，DXM 20 mg qd×4 d，CTX 440 mg qd×3 d）。一疗程后贫血即基本纠正。2016年7月7日行中期评估，全身增强CT提示病灶明显缩小，骨髓微小残留病灶0.85%；评估后考虑治疗有效。2016年8月13日、9月14日再次FCD方案化疗2疗程（剂量同前，共6疗程）；终期评估提示疾病稳定。

2017年4月起，患者无明显诱因下出现左侧咽痛，不伴有吞咽痛，无呼吸困难等不适，伴有进行性加重的腰背酸痛及下肢无力。起病3日后反复出现发热，最高体温40℃，伴食欲下降。患者于我院门诊就诊，考虑"急性化脓性扁桃体炎"，先后以"青霉素、甲硝唑、头孢米诺钠"抗感染治疗，患者发热及咽痛缓解。2017年7月起，患者无明显诱因下再次出现咽痛及反复发热，最高体温38.8℃，伴咳嗽、白痰，再次就诊于我院。查体：左侧扁桃体Ⅰ～Ⅱ度肿大，表面可见黄白色假膜样物，予"头孢呋辛、甲硝唑"静滴治疗6天后，咽痛缓解，但仍有反复发热，腭扁桃体表面仍可见黄白色假膜样物。遂收住我院耳鼻喉科，2017年7月7日全麻下行左侧扁桃体切除术。术后病理示："左侧扁桃体肿物"B细胞源性淋巴瘤，尽管结合其免疫表型及基因监测结果，但仍难以完全确定其具体组织学类型，较倾向为经典型霍奇金淋巴瘤，但需与弥漫性大B细胞淋巴瘤鉴别。免疫组化示：CD79α（＋），CD20（＋），CD3（－），CD5（－），CD10（－），Bcl-2（－），Bcl-6（－），CD56（－），Cyclin D1（－），MUM-1（＋），PGM-1（组织细胞＋），CD21（－），CD23（－），AE1/AE3（上皮细胞＋），Ki-67（约70%＋），c-myc（散在＋），ALK-1（－），CD30（部分＋），CD2（＋），CD7（－），EMA（上皮＋），CD15（－），PAX5（－），BOB-1（弱＋），Oct2（＋）。EBV原位杂交结果：EBER（＋）。基因检查：B淋巴瘤克隆基因重排（＋）。2017年8月18日，PET/CT示：前上纵隔、胸主动脉近膈肌、脊柱旁、腹主动脉旁、左侧髂动脉旁多发肿大淋巴结，部分融合成片，代谢显著增高，结合病史考虑淋巴瘤浸润；右侧颌下淋巴结显示，代谢不高，淋巴瘤浸润待排；脾脏形态稍大，内见多发高代谢灶，结合病史考虑淋巴瘤浸润，扁桃体术后；左侧少量胸腔积液；肝脏形态稍增大；双侧肾上腺增粗，代谢稍高，建议结合内分泌检查；右肾囊肿，左肾小结晶，T_{12}、L_1、$L_{3\sim4}$压缩性骨折；余未见明显异常高代谢灶。现患者为进一步明确诊断入院。

病程中，患者神清，精神可，睡眠欠佳，胃食欲缺乏，大便正常，小便起夜3～4次，体重无明显增减。扁桃体切除后仍有发热38～38.5℃。

既往史：2013年$L_{4\sim5}$压缩性骨折病史，未予特殊治疗；2014年阑尾炎穿孔病史；高血压病史1年余，最高血压168/100 mmHg，服氨氯地平0.5片qd，血压控制可；2017年4月左臀部带状疱疹史（口服伐昔洛韦、甲钴胺、外用炉甘石洗剂）。2017年4月因"大脑动脉血栓形成性脑梗死"于我院神经内科治疗（阿司匹林肠溶片、瑞舒伐他汀钙片等）好转后出院。否认肝炎、结核等传染病史，常规预防接种。2012年左面部肿块切除术，2013年$L_{4\sim5}$压缩性骨折，2014年行阑尾切除术，2017年行左侧扁桃体切除术。2015年输注红细胞8 U，无输血反应。否认食物、药物过敏史。

个人史：出生、生长于原籍，否认饮酒嗜好，否认疫水、疫区接触史，否认冶游史。

婚育史：已婚已育，育有1子，配偶及子健。

家族史：否认家族相关遗传病史。

T 37.8℃，P 100次/分，R 19次/分，BP 128/86 mmHg。神清，精神可，无贫血貌。颈部、锁骨上、腋下、腹股沟浅表淋巴结未及肿大。皮肤黏膜未及瘀斑瘀点，两肺呼吸音清，未及明显干、湿啰音，心律齐，未及病理性杂音。腹部平软，无压痛，无反跳痛及肌紧张，肝脾肋下未及，双下肢无水肿，神经系统体征（一）。

辅助检查

血常规：WBC 3.73×10^9/L↓（3.97～9.15×10^9/L），N% 67.3%（50.0%～70.0%），L% 12.6%↓（20.0%～40.0%），RBC 3.81×10^{12}/L↓（4.09～5.74×10^{12}/L），Hb 108 g/L↓（131～172 g/L），PLT 221×10^9/L，红细胞比容0.331，MCV 84.2 fl，MCH 28.0 pg，MCHC 332 g/L。

尿常规、粪常规：未见异常。

肝功能：前白蛋白121 mg/L↓，ALT 39 IU/L（10～64 IU/L），AST 31 IU/L（8～40 IU/L），总胆红素10.8 μmol/L（4.7～24 μmol/L），直接胆红素2.5 μmol/L（0～6.8 μmol/L），白蛋白26 g/L↓（35～55 g/L），LDH 202 IU/L↑。

肾功能、电解质：无异常。

铁代谢：血清铁5.3 μmol/L↓，铁饱和度13.9%↓，总铁结合力8.1 μmol/L↓，铁蛋白927.5 ng/ml↑。

叶酸、维生素B$_{12}$：正常。

免疫学指标：免疫球蛋白IgA 73 mg/dl↓，IgG、IgM、IgE正常，κ轻链10.000 g/L，λ轻链8.07 g/L↑，κ/λ 1.239↓，ANCA、ENA、ANA均阴性。

病毒检查：EB病毒EAIgG＞150.00 U/ml↑（＜10 U/ml），EB病毒EBVIgM 22.70 U/ml↑（＜20 U/ml），EB病毒VCAIgG＞750.00 U/ml↑（＜20 U/ml），EB病毒EBNAIgG 64.80 U/ml↑（＜5 U/ml），EB病毒DNA定量2.38×10^2 IU/ml（＜5.0×10^2 U/ml）；HBV、HCV、HIV均阴性。

B超：脂肪肝；双肾异常强回声，考虑肾内钙化灶；脾稍厚，脾内低回声灶，请结合临床；腹膜后淋巴结肿大，请结合临床；胆囊胰体未见明显异常；双侧颈部、双侧锁骨上、双侧腋窝、双侧腹股沟未见明显异常肿大淋巴结。

骨髓细胞学（2015年12月16日）：骨髓增生明显活跃。髓片中淋巴细胞占96.5%，其中14%为幼淋细胞。形态异常。粒、红、巨三系均增生受抑，AKP积分增高。外周血片淋巴细胞占72%。细胞形态提示：淋巴瘤性白血病骨髓象（图17-1）。

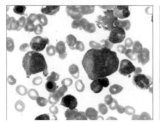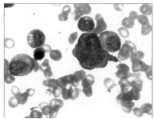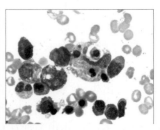

图17-1　骨髓增生明显活跃，髓片淋巴细胞比例明显升高，见幼淋巴细胞

骨髓细胞学(2017年8月21日):增生尚活跃,粒红比偏低,粒红二系增生尚活跃,巨系增生偏低下,血小板散在可见。髓片中淋巴细胞占13%,偶见个别淋巴细胞形态欠佳。

流式细胞学:微小残留病灶0.29%[免疫表型CD5(一),CD20(dim),CD23(+),CD22(+),CD10(一),CD19(+),FCM7(一),CD45(st)]。

骨髓病理(2015年12月16日):"骨髓穿刺标本"小B细胞性淋巴瘤,考虑为CLL/SLL,需结合流式、骨髓和外周血涂片。

免疫组化(肿瘤细胞):CD3(一),CD5(一),CD79a(+),CD20(弱+),CD23(+),CD10(一),Bcl-6(一),Cyclin D1(一),CD21(一),PAX 5(欠理想),EMA(一),CD30(一),CD15(一)(图17-2)。

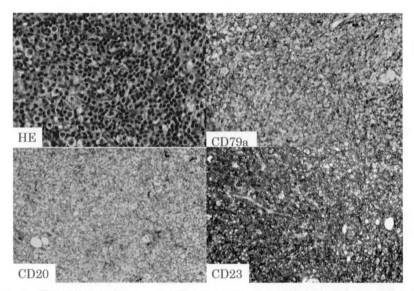

图17-2　骨髓活检及免疫组化。见大量小淋巴细胞,为B细胞来源,考虑小B细胞淋巴瘤

EBV原位杂交:EBER(一)。

骨髓病理(2017年8月21日):"骨髓活检"造血细胞三系增生基本正常范围,未见明显异型淋巴细胞。

扁桃体病理:"左侧扁桃体肿物"B细胞源性淋巴瘤,尽管结合其免疫表型及基因检测结果,但仍难以完全确定其具体组织学类型,较倾向为经典性霍奇金淋巴瘤(混合细胞型),但需与弥漫大B细胞淋巴瘤鉴别,请临床结合相关资料综合判断。

免疫组化(肿瘤细胞):CD79α(+),CD20(+),CD3(一),CD5(一),CD10(一),BCL-2(一),Bcl-6(一),CD56(一),Cyclin D1(一),MUM-1(+),PGM-1(组织细胞+),CD21(一),CD23(一),AE1/AE3(上皮+),Ki-67(约70%+),c-myc(散在+),ALK-1(一),CD30(部分+),CD2(+),CD7(一),EMA(上皮+),CD15(一),PAX 5(一),BOB-1(弱+),Oct2(+)。

初步诊断

经典型霍奇金淋巴瘤(慢性淋巴细胞白血病转化),Richter综合征。

治疗与转归

患者于 2017 年 8 月 26 日、9 月 28 日分别接受 R - ABVD 方案(利妥昔单抗 600 mg d0,阿霉素 44 mg d1、d15,博莱霉素 15 mg d1、d15,盖诺 40 mg d1、d15,达卡巴嗪 653 mg d1、d15)治疗,化疗后患者未再出现发热。2017 年 11 月 6 日复查 PET/CT 提示:病变明显好转,Deauville 评分 4 分。评估后考虑患者部分有效,但 Deauville 评分不理想,予以 R - ICE 与 R - ABVD 交替进行化疗。于 11 月 16 日行减量 R - ICE 方案(利妥昔单抗 600 mg d0,异环磷酰胺 1.7 g d1~4/美司钠 400 mg d1~4,依托泊苷 100 mg d1~4,卡铂 450 mg d1)化疗,12 月 19 日行 R - ABVD 方案化疗,剂量同前。目前患者仍在定期随访及治疗中。

最终诊断

经典型霍奇金淋巴瘤(慢性淋巴细胞白血病转化),Richter 综合征。

讨论与分析

1. 小 B 细胞淋巴瘤的分类

小 B 细胞非霍奇金淋巴瘤是非霍奇金淋巴瘤中常见的类型,大部分呈惰性病程。根据血常规、骨髓形态、流式及病理一般均能明确诊断。2016 年 WHO 最新分类(表 17 - 1)中小 B 细胞非霍奇金淋巴瘤主要包括:单克隆 B 细胞增多症(MBL)、CLL/SLL、毛细胞白血病(HCL)、淋巴浆细胞淋巴瘤(LPL)和滤泡细胞淋巴瘤(FL)。

表 17 - 1 2016 年 WHO 惰性 B 细胞淋巴瘤分类及特点

疾病	主要改变	临床意义
MBL	区分低计数和高计数 MBL	高计数 MBL 具有较高 CLL 转化风险(界值:外周血中 $0.5×10^9$/L CLL 细胞)
	考虑 MBL 的结内表现	惰性进展,暂不考虑为独立疾病
CLL/SLL	外周血 CLL 细胞<$5×10^9$/L,出现全血细胞减少或疾病相关症状但尚未达到 CLL 诊断标准	早期应用化疗未显示预后改善
	巨大/融合增殖中心	与不良预后相关,非独立疾病
	TP53、*NOTCH1*、*SF3B1*、*ATM*、*BIRC3* 基因高频突变	与治疗耐药、不良预后相关;是潜在的治疗靶点
HCL	大多数病例中的 *BRAF V600E* 突变;在一些非 *BRAF V600E* 突变病例中携带 *MAP2K1* 突变/*IGHV4 - 34* 阳性病例	*BRAF V600E* 可协助区分 HCL 和 HCL - V *IGHV4 - 34* 可提示嘌呤类似物治疗失效 *BRAF* 和 *MEK* 抑制剂可能具有疗效
LPL	*MYD88 L265P* 突变	可协助 LPL 诊断,但不特异
FL	原位滤泡增生	极少进展为 FL,因此不再认为属于淋巴瘤,也不需要特殊治疗

（续表）

疾病	主要改变	临床意义
儿童型滤泡性淋巴瘤		独立亚型,表现为惰性进展,预后好,可保守治疗 需严格遵循诊断标准,以免误诊为成人 FL
伴 *IRF4* 重排的大 B 细胞淋巴瘤		独立亚型,多为局限期,在年轻患者中尤其好发头颈部 形态学与 FL 或 DLBCL 类似
十二指肠 FL		独立亚型,临床表现为惰性进展 等待观察可能是定位原发部位的合适手段

CLL,慢性淋巴细胞白血病;SLL,小淋巴细胞淋巴瘤,DLBCL,弥漫大 B 细胞淋巴瘤;FL,滤泡性淋巴瘤;HCL,毛细胞白血病;LPL,淋巴浆细胞淋巴瘤;MBL,单克隆 B 淋巴细胞增多症

引自参考文献[1]

2. Richter 综合征的定义、分类及危险因素

Richter 综合征(RS)的定义是:CLL/SLL 的患者随着疾病进展,转化为其他侵袭性更强的淋巴瘤,其中包括了两种截然不同的类型。较常见的是向弥漫大 B 细胞淋巴瘤转化,约占所有 CLL 患者的 2%～7%;另一种是向霍奇金淋巴瘤转化,仅占 CLL 患者的 0.4%～0.7%。已知的危险因素包括 *TP53*、*NOTCH1*、*MYC* 和 *CDKN2A* 基因突变,染色体 der (11q),CD38、ZAP-70 高表达。除了上述与肿瘤特性相关的因素外,化疗药物及化疗次数的增加也是发生转化的危险因素(图 17-3)。

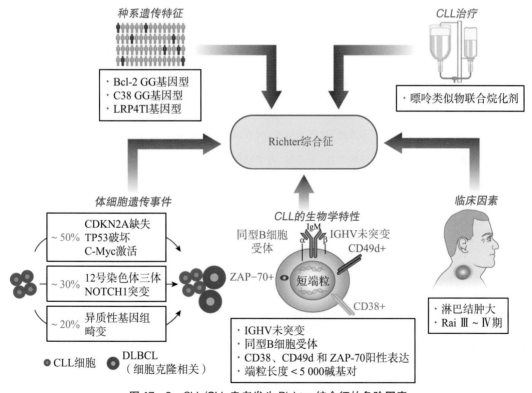

图 17-3 CLL/SLL 患者发生 Richter 综合征的危险因素

引自参考文献[2]

3. Richter 综合征的治疗及预后

Richter 综合征的治疗方案选择需要参考以下几点:转化的病理类型、既往采用的治疗方案、距最初诊断的时间、发病时的 IPI 积分、治疗效果等。目前常用的方案包括了 R-CHOP、Hyper-CVXD 等。从患者的生存情况来看,采用 R-CHOP 方案治疗的患者的总反应率可以达到 67%,OS 可以达到 27 个月(表 17-2)。对于转化为 HD 的患者,常用方案包括了 ABVD、CVVP、MOPP 等,也可以考虑利妥昔单抗联合 CHOP 的治疗方案(表 17-3)。

表 17-2　RS 的可选用化疗方案

方案	病例数(n)	完全缓解率(%)	总体反应率(%)	无进展生存(月)	总体生存(月)	参考文献
O-CHOP+O-maintenance	37	25	44	6	11	Eyre 等(2016)
R-CHOP	15	7	67	11	27	Langerbeins 等(2014)
R-hyper-CVXD-R-MA	30	38	41	N/A	10	Tsimberidou(2003)
Hyper-CVXD	29	38	44	N/A	10	Dabaja 等(2001)
OFAR1	20	20	50	3	8	Tsimberidou 等(2008)
OFAR2	35	6	39	3	6	Tsimberidou 等(2013)
FACPGM	22	5	5	1.5	2.2	Tsimberidou 等(2002)

引自参考文献[3]

表 17-3　常用 CLL 转化为 HD 的用药治疗方案

治疗	具体药物和疗法
ABVD	多柔比星、博来霉素、长春碱和达卡巴嗪
CVPP±累及野放疗	环磷酰胺、长春碱、丙卡巴肼和泼尼松±累及野放疗
MOPP	氮芥、长春新碱、丙卡巴肼和泼尼松
CHOP±R	环磷酰胺、多柔比星、长春新碱和泼尼松±利妥昔单抗
FCR	氟达拉滨、环磷酰胺和利妥昔单抗
其他	米托蒽醌、长春新碱、长春碱和泼尼松;利妥昔单抗;或西多福韦

引自参考文献[4]

根据既往研究,转化距发病时间短、IPI 积分≥4 分、采用 ABVD 方案后疗效差均是患者预后不良的因素(图 17-4)。

该患者病理结果目前显示 CD20 仍有部分阳性,既往接受过利妥昔单抗靶向治疗,考虑其体内仍残留有部分小 B 细胞淋巴瘤,且患者存在 EBV 感染。故治疗方案上推荐利妥昔单抗联合 ABVD 方案化疗。完成 2 疗程后评估疗效并决定是否调整用药方案。

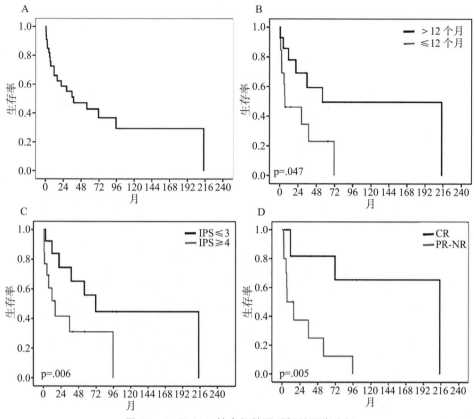

图 17 - 4 Richter 综合征的预后相关因素分析

引自参考文献[2]

4. 针对疑难点回答

（1）小 B 细胞淋巴瘤如何进一步确诊、分类？

本例患者表现为惰性病程。起病于 2012 年，当时淋巴结病理诊断为小 B 细胞淋巴瘤。外周血淋巴细胞计数未见升高，骨髓未见浸润；予放疗后病情控制。2015 年因出现贫血至我院检查，骨穿涂片见骨髓内异常淋巴细胞占 96%，其中有 14% 的细胞形态较大，形态类似幼淋细胞，考虑当时已经存在向弥漫大 B 细胞淋巴瘤的早期转化过程。流式细胞学检查发现虽然 CD5 阴性，但 CD10 阴性，CD20 弱表达。按照 CLL 积分，结果 4 分，考虑诊断为不典型 CLL，不符合 FL。

（2）EBV 感染和侵袭性淋巴瘤转化有否相关？

该患者存在 EBV 感染，EBV - IgM 及 DNA 检查结果均为阳性。有文献报道，在 CLL 转化为 HD 的患者中，EBV 的检出率可高达 76%（13/17）。同时，我们通过检查发现，本例患者存在 11 号染色体异常，CD38 表达高，且自 2012 年起接受治疗，包括了放疗以及 FCD 方案化疗。放疗及福达拉滨治疗均可导致免疫抑制。综合上述因素，该患者存在转化发生的高危生物学因素，放化疗加之病毒感染造成免疫抑制，最终导致其发生 Richter 综合征。

（3）如何判断转化后的淋巴瘤与原发肿瘤来源为一个克隆还是新的克隆？

对于 Richter 综合征的发病机制，目前认为存在以下两种模式。第一，线性克隆演进模式（linear clonal evolution model），B 细胞在受到第一次打击后先发展为 CLL。由于二次打击,如 $TP53$ 突变、MYC 活化等,原本的 CLL 细胞发展为侵袭性更强的 DLBCL。上述模式在 RS 的 DLBCL 转化中更为多见,在 RS 中占 80% 左右,患者一般预后较差。第二,分支克隆演进模式(branched clonal evolution model),即 CLL 及 DLBCL 或 HD 的肿瘤细胞来源于同一个肿瘤前体细胞(common precursor cell),由于获得了不同的突变,而向不同类型肿瘤发展,因此两种肿瘤在生物学特性上相对独立,在 RS 中占 20%,患者一般预后较好。我们可以对患者不同阶段的病理标本,进一步行 IgH 重排,$c\text{-}MYC$、$Bcl\text{-}2$、$Bcl\text{-}6$、$TP53$ 等突变检查来推测患者为上述哪种克隆演化模式(图 17-5)。

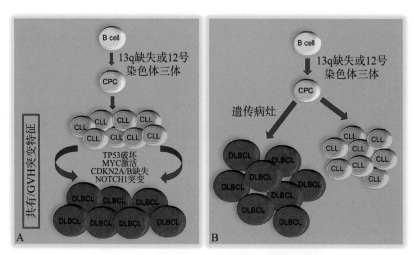

图 17-5　Richter 综合征的发生机制模式图

A. 线性克隆演进模型;B. 分支克隆演进模型
引自参考文献[5]

既往研究发现,若 CLL 患者存在 EBV 感染,其发生 Richter 综合征时,肿瘤细胞为多克隆的比例更高。这可能与 EBV 感染诱导非克隆源性 B 细胞发生异常相关。故对于本例患者,目前首先考虑 HD 肿瘤细胞与既往 CLL 细胞并非为同一克隆来源可能较大。

专家点评

　　患者为 67 岁老年男性,2012 年,患者初发表现为右颌下无痛性进行性肿大的肿块,于肿瘤医院行面部肿块切除,术后病理提示:小 B 细胞性淋巴瘤。对右侧面颊部病灶区行放疗 25 次后好转。2015 年 12 月,患者因重度贫血,行骨穿提示淋巴细胞增殖性疾病,考虑复发。骨髓流式见 CD19 阳性细胞占 89.3%。免疫表型:CD5(−),CD10(−),CD20(dim+),CD79b(dim+),κ 轻链(−),λ 轻链(dim+)。染色体见 11q−。行 FCD 方案化疗 6 次后好转。2017 年 4 月起,患者因反复发热伴咽痛行左侧扁桃体切除术,术后病理:"左侧扁桃体肿物"B 细胞源性淋巴瘤,较倾向经典型霍奇金淋巴瘤。免疫组化示:CD79α(+),CD20(+),CD3(−),CD5(−),CD10(−),Bcl-2(−),Bcl-6(−),CD56(−),Cyclin D1(−),MUM-1(+),CD21(−),CD23(−),Ki-67(约 70%+),c-myc(散在+),CD30(部分+)。EBV 原位杂交结果:EBER(+)。

考虑为经典型霍奇金淋巴瘤(慢性淋巴细胞白血病转化),Richter综合征。Richter综合征(RS)是一种CLL/SLL向其他侵袭性更强的淋巴瘤转化的临床综合征,危险因素包括TP53、NOTCH1、MYC和CDKN2A基因突变,染色体der(11q),CD38、ZAP-70高表达等。研究表明,CLL患者合并EBV感染在发生Richter综合征时,其肿瘤细胞为多克隆的比例更高。因此治疗上应兼顾CLL与HD,优先考虑利妥昔单抗联合ABVD方案化疗,可改善患者预后。

整理:陆海洋,李啸扬
点评:李军民

参考文献

[1] JIANG M, BENNANI NN, FELDMAN AL. Lymphoma classification update: B-cell non-Hodgkin lymphomas [J]. Expert Rev Hematol, 2017,10(5):405 - 415.

[2] PARIKH SA, KAY NE, SHANAFELT TD. How we treat Richter syndrome [J]. Blood, 2014,123(11):1647 - 1657.

[3] EYRE TA, SCHUH A. An update for Richter syndrome-new directions and developments [J]. Br J Haematol, 2017,178(4):508 - 520.

[4] JANJETOVIC S, BERND HW, BOKEMEYER C, et al. Hodgkin's lymphoma as a rare variant of Richter's transformation in chronic lymphocytic leukemia: A case report and review of the literature [J]. Mol Clin Oncol, 2016,4(3):390 - 392.

[5] AGBAY RL, JAIN N, LOGHAVI S, et al. Histologic transformation of chronic lymphocytic leukemia/small lymphocytic lymphoma [J]. Am J Hematol, 2016,91(10):1036 - 1043.

病例18　脾边缘区淋巴瘤转化为弥漫大B细胞淋巴瘤

主诉

57岁,男,发热,淋巴结肿大1年余,发现右侧胸背部肿块3个月。

病史摘要

现病史:患者于2016年8月底因受凉后感冒、发热,热峰为38℃,于当地医院查血常规提示:WBC 12.46×10⁹/L,L% 92.8%,Hb 95 g/L,PLT 48×10⁹/L。09 - 30复查血常规:WBC 27.7×10⁹/L,L% 86.6%,Hb 95 g/L,PLT 79×10⁹/L,外周血涂片未见幼稚细胞。10 - 17查腹部B超提示脾肿大(厚度72 mm,长径189 mm),双侧颈部、锁骨上、双侧腋窝、双侧腹股沟淋巴结肿大。11 - 03复查血常规示 WBC 28.02×10⁹/L,L% 89.1%,Hb 108 g/L,PLT 51×10⁹/L,遂于2016 - 11 - 11在瑞金医院进一步行骨穿检查,结果提示为淋巴瘤白血病。流式:异常细胞占 63.4%,表型为 CD45(+)、CD20st(+)、CD22(+)、CD19(+)、FMC7(+)、CD11c(-)、CD103(-)、CD5(-)、CD10(-)。染色体:46,XY。FISH:+12,11q22 缺失,未见 P53、RB1 缺失,IGH/CCND1、13q14.3/13q34 阴性。骨髓活检提示:小淋巴样细胞增生浸润。12-02 行 PEC-CT 提示:纵隔及双侧腋窝见多发肿大淋巴结。肝脾肿大,腹膜后淋巴结肿大,代谢均不高;全身骨骼骨髓腔内代谢弥漫性增高。2016-12-22 血常规示 WBC 17.01×10⁹/L,L% 93%,Hb 77 g/L,PLT 20×10⁹/L,结合骨穿等考虑脾边缘区淋巴瘤。2016-12-27 起予 R-CHOP 方案化疗(CTX 1372 mg d1,长春地辛 4 mg d1,脂质体阿霉素 60 mg d1,泼尼松 100 mg d1~5,利妥昔单抗 700 mg d2)。2017-02-16 查血常规示 WBC 1.77×10⁹/L,Hb 42 g/L,PLT 35×10⁹/L。2017-02-24 复查腹部 B 超提示:脾肿大(厚度 58 mm,长径 150 mm),双侧颈部、锁骨上、双侧腋窝、双侧腹股沟淋巴结部分增大。予沙利度胺、达那唑调节免疫,促红细胞生成素(EPO)促红细胞生成均疗效不佳。2017-03-23 起给予减量 R-FC 方案化疗(利妥昔单抗 600 mg 静滴 d1,氟达拉滨 50 mg 静滴 d2,CTX 500 mg 静滴 d2)。2017-04-20 复查血常规示血象未见明显好转,提示化疗效果欠佳。及时与家属沟通病情变化,经家属同意后,给予伊布替尼 140 mg/d 口服,并给予达那唑、激素改善贫血症状,04-25 伊布替尼调整至 280 mg/d。

2017 年 5 月底患者门诊查血常规示血小板 30×10⁹/L 左右,右侧胸背部出现一肿块,直径 3 cm 左右,伴阵发性疼痛。06-09 行 B 超引导下右侧胸背部及左下颌肿物粗针穿刺活检,"左侧颌下淋巴结穿刺活检标本":淋巴造血系统疾病,免疫组化提示弥漫大 B 细胞淋巴瘤,距诊断为 SMZL(2016-12-22)仅 6 个月。53 种突变基因筛查:MYD88、ATM 基因突变阳性。肿瘤细胞 AE1/AE3(-),CD79α(+),CD20(+),CD3(-),CD10(-),CD5(-),Cyclin D1(-),Bcl-2(约 90%+),Bcl-6(-),MUM-1(活化细胞+),CD23(-),CD138(-),κ(-),λ(-),Ki-67(A 左下颌肿物约 70%+,B 右侧胸背部肿物约 20%+)。2017-07-05 骨髓穿刺涂片示骨髓尚增生,原幼淋样细胞占 12%。2017-07-05、2017-08-04 分别予伊布替尼联合 R-CVP 方案化疗(伊布替尼 560 mg qd po,利妥昔单抗 600 mg d0,CTX 1200 mg d1,长春地辛 4 mg d1,泼尼松 100 mg d1~5),患者化疗结束后继续伊布替尼口服,泼尼松 15 mg/d 维持。2017-08-25 血常规示 WBC 5.01×10⁹/L,L% 31%,Hb 125 g/L,PLT 41×10⁹/L;B 超示浅表淋巴结未见明显肿大,左侧颌下肿块存在,右侧背部肿物较前缩小,脾脏厚度 48 mm,长径 131 mm。患者自发病以来,无发热、盗汗,精神尚可,睡眠可,胃纳可,二便正常,体重无明显减轻。

既往史:否认糖尿病、高血压、冠心病、肾病等慢性疾病史,否认乙肝、结核、伤寒等传染病史,否认手术、外伤。有输血史,无输血反应。否认食物、药物过敏史。

个人史:出生并生长于原籍,否认疫水、疫区接触史。否认烟酒嗜好。

婚育史:已婚已育。

家族史:否认相关家族遗传病、慢性病史。

入院体检

神清,精神可,对答切题。无贫血貌,皮肤、巩膜无明显黄染,无明显瘀点瘀斑。左侧颈部可及淋巴结肿大,直径约 3 cm,质硬,无压痛,活动差。余浅表淋巴结未及明显肿大。双肺呼吸音清,未闻及干、湿啰音,心律齐,心率 89 次/分。腹部无压痛、反跳痛。双下肢无水肿。

四肢肌力肌张力正常。神经系统体征(一)。

辅助检查

血常规:(2016 - 09 - 30)WBC 27.7×10^9/L,L% 86.6%,Hb 95 g/L,PLT 79×10^9/L。(2016 - 11 - 03)WBC 28.02×10^9/L,L% 89.1%,Hb 108 g/L,PLT 51×10^9/L。(2016 - 12 - 22)WBC 17.01×10^9/L,L% 93%,Hb 77 g/L,PLT 20×10^9/L。(2017 - 02 - 16)WBC 1.77×10^9/L,Hb 42 g/L,PLT 35×10^9/L。(2017 - 08 - 25)WBC 5.01×10^9/L,L% 31%,Hb 125 g/L,PLT 41×10^9/L。

生化:(2016 - 12 - 12)LDH 270 IU/L。

病毒指标:(2016 - 12 - 12)EB 病毒 IgG(+),EB 病毒 IgM(-),HBV(-),HCV(-)。

骨髓细胞形态学检查(图 18 - 1):(2016 - 11 - 11)淋巴瘤白血病之骨髓象。(2017 - 07 - 05)骨髓尚增生,粒、巨二系伴成熟障碍,髓片中可见原幼淋样异常细胞占 12%。(2017 - 08 - 28)骨髓增生尚活跃,粒系增生尚活跃,伴核右移,红系增生活跃,巨系增生尚活跃,颗粒型巨核细胞为主,血小板散在可见。髓片与血片淋巴细胞分别可见 25% 及 46%,髓片幼淋细胞可见 1%,部分淋巴细胞可见绒毛状突起及颗粒增粗。

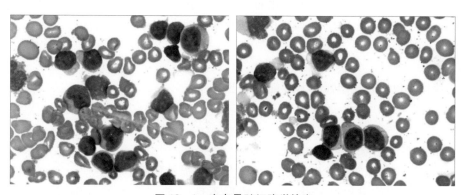

图 18 - 1　患者骨髓细胞学检查

骨髓细胞流式:(2016 - 11 - 11)异常细胞约占 63.4%,表型为 CD45(+),CD19(+),CD20st(+),CD22(+),FMC7(+),CD11c(-),CD103(-),CD5(-),CD10(-)。(2017 - 07 - 05)异常细胞 12.8%。(2017 - 08 - 28)MRD<0.01%。

影像学检查:

腹部 B 超(2016 - 10 - 17):脾肿大(厚度 72 mm,长径 189 mm)。双侧颈部、锁骨上、双腋窝、双腹股沟淋巴结肿大。

PET/CT(2016 - 12 - 02):肝脾肿大,颈部、颌下、纵隔、腋窝、腹膜后淋巴结肿大,代谢均不高,全身骨骼骨髓腔内代谢弥漫性稍增高,SUV$_{max}$ 2.1~2.6。

腹部+淋巴结 B 超(2016 - 12 - 12):肝脾(厚 72 mm,长径 189 mm)肿大,双侧颈部、锁骨上(22 mm×15 mm)、腋窝(34 mm×17 mm)、腹股沟(26 mm×9 mm)淋巴结肿大。

B 超(2017 - 08 - 28):左下颌淋巴结较前相仿(之一 23 mm×11 mm),右侧背部肿块较前缩小(30 mm×4 mm),脾肿大(厚度 48 mm,长径 131 mm),余浅表及腹膜后淋巴结未见。

颈胸腹盆增强 CT(2017 - 08 - 29):左颌下占位性病变。两肺少许炎性灶,右中肺微小结节;纵隔及双侧腋下肿大淋巴结较前略缩小;肩胛骨、部分肋骨及胸椎骨质破坏,伴椎旁软组织影(较前范围略缩小)。脾肿大;双肾多发囊肿;腹膜后多发淋巴结肿大,部分较前略缩小。腹膜后多发淋巴结肿大,盆腔钙化灶。

初步诊断

脾边缘区淋巴瘤转化型弥漫大 B 细胞淋巴瘤。

治疗与转归

根据临床表现、骨髓涂片、流式免疫分型,本例患者诊断为脾边缘区淋巴瘤,诊断的关键在于流式免疫分型及形态学检查。从临床上看,该患者白细胞升高,其他二系减低,全身淋巴结肿大,脾肿大,一线治疗 R - CHOP 方案、R - FC 方案均失败,并迅速出现全血细胞减低,提示预后不良,新药伊布替尼联合化疗过程中出现高级别组织转化,病情进展较快,呈侵袭性,乃采用标准剂量伊布替尼联合 R - CVP 方案治疗后,边缘区淋巴瘤所致的骨髓累及、浅表淋巴结肿大和右背部肿物分别获得了 CR 和明显缩小,血象也明显改善,接近正常;但左下颌肿大淋巴结伴弥漫大 B 细胞转化的病灶未缩小,调整方案采用利妥昔单抗、来那度胺联合 DICE 化疗方案治疗后,左下颌淋巴结病灶明显缩小。现继续随访中。

最终诊断

脾边缘区淋巴瘤转化型弥漫大 B 细胞淋巴瘤。

讨论与分析

1. 脾边缘区淋巴瘤发生组织转化的机制

边缘区淋巴瘤组织转化发生率低,一旦发生转化提示预后不良(表 18 - 1),淋巴结病变是发生高级别 B 细胞淋巴瘤转化的独立预后不良因素(表 18 - 2),*NOTCH2*、*KLF4*、*CACNB2*、*HTRA1*、*TNFAIP3*、*P16* 基因突变与组织转化相关(表 18 - 3)。本患者为诊断明确的脾边缘区淋巴瘤,同时存在淋巴结病变,一线治疗失败,按照难治性脾边缘区淋巴瘤采用新药伊布替尼(伊布替尼可不依赖于 ATM 及 P53 通路)联合化疗,但治疗过程中出现高级别组织转化,病理确诊,预后不良。本患者曾做了 53 种突变基因筛查,未发现文献上所报告的基因突变,但 *MYD88*、*ATM* 基因突变阳性。MYD88 是脾边缘区淋巴瘤的发病机制之一,发生率为 3‰～15‰(图 18 - 2)。MYD88 属于 Toll 样受体家族成员,参与 NF - kB、MAPK 等信号通路(图 18 - 3),近期一项针对眼附件 MALT 淋巴瘤(OAML)患者的研究显示,存在 *MYD88* 突变与显著缩短的 DFS 相关;*ATM* 基因编码蛋白主要调控细胞周期,为 P53 蛋白的上游调控分子。其突变可能导致细胞周期紊乱及基因组不稳定性增加,从而导致疾病进一步转化。就此患者而言,初诊时即有 11q22 缺失,因 *ATM* 基因位于 11q22,存在 *ATM* 基因缺失,但未行突变检测;而疾病进展时发现 *MYD88*、*ATM* 基因突变,不排除 *ATM* 基因突变可能是疾病进展的重要关键因素,抑或初诊时即已存在 *ATM* 基因突变,本身已为高危,再加上某种目前我们未知的基因异常,导致了疾病进展。

表 18-1　边缘区淋巴瘤的组织转化和预后

研究	病例数（n）	中位转化时间	比例	边缘区淋巴瘤亚型（MZL）	转化确诊方式	转化后总生存期（OS）
Xing	107		5 年 9% 10 年 18%	脾边缘区 MZL（SMZL）	临床和病理	5 年 OS 33%
Lenglet	100	1.9 年	11%	SMZL	病理	中位 OS 3 年
Dungarwalla	9	3.75 年	19%	SMZL	病理	无骨髓浸润时中位 OS 4.5 年 伴骨髓浸润时中位 OS 9 个月
Camacho	12	无	13%	SMZL	病理	无
Conconi	197	13 个月	11.6% 2.4% 每年	结内 MZL	病理	5 年 OS 72%（包括可能有其他恶性疾病的患者）
Zucca	180	无	3%	黏膜相关淋巴组织淋巴瘤（MALT）	病理	无
Starr	211	无	6.6%；中位转化时间 44.3 月	结外 MALT	无	中位 OS 未达到

引自参考文献[1]

表 18-2　脾边缘区淋巴瘤发生高级别转化的因素分析

项目	SMZL（伴转化）	SMZL*	P 值
中位年龄	63	69	0.71
性别（男∶女）	4∶5（0.8）	61∶68（0.9）	0.87
脾肿大	9/9（100）	100/129（77）	0.11
骨髓浸润	9/9（100）	84/92（87）	0.46
淋巴结肿大	4/9（44）	19/124（15）	<0.03
IgM 副蛋白	4/9（44）	24/129（22）	0.06
LDH 升高	1/6（17）	9/28（32）	0.45
初次治疗时反应	8/9（89）	19/20（95）	0.55

除非另有说明,否则括号中的值为百分比;LDH,乳酸脱氢酶;SMZL,脾边缘区淋巴瘤;* 没有转化的 SMZL 患者的诊断特征
引自参考文献[2]

表 18-3　边缘区淋巴瘤组织转化相关基因异常

基因	突变类型	文献	MZL 类型
NOTCH2	获得性	Kiel, Parry, Rossi	脾
高甲基化-KLF4、CACNB2、HTRA1	高甲基化	Arribas	脾
TNFAIP3	失活性	Parry	脾
P16	失活性	Zucca	胃 MALT

引自参考文献[1]

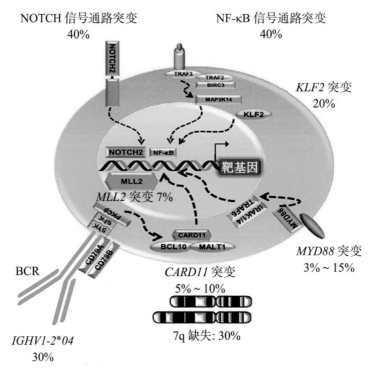

图 18‐2 参与脾边缘区淋巴瘤发生的分子信号通路

引自参考文献[3]

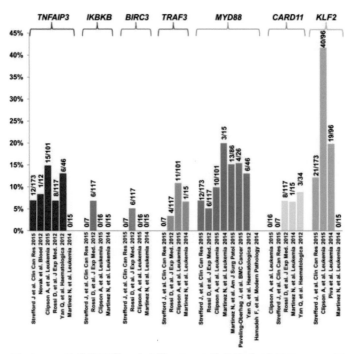

图 18‐3 脾边缘区淋巴瘤中的 NF‐κB 信号通路,该图显示了不同研究中 *NF‐κB* 基因突变的发生率

引自参考文献[4]

2. 脾边缘区转化型弥漫大 B 细胞淋巴瘤的治疗与预后因素分析

根据 NCCN 指南,脾边缘区淋巴瘤的一线治疗方案包括脾切除、利妥昔单抗、化疗及利妥昔单抗联合化疗,2017 年 Best Practice & Research Clinical Haematology 综述了一线治疗方案的疗效(表 18-4),利妥昔单抗的应用显著提高了患者的 5 年生存率(图 18-4)。复习文献单变量分析,确诊时年龄>60 岁、LDH 升高、超过 4 个淋巴结区域侵犯、较高滤泡性淋巴瘤国际预后指数和血红蛋白<120 g/L 与不良预后相关。综上,该患者超过 4 个淋巴结区域侵犯,血红蛋白<120 g/L,53 种突变基因筛查示 *MYD88*、*ATM* 基因突变阳性,归类于难治性 MZL,需考虑新药临床试验(表 18-5)。伊布替尼治疗难治/复发 MZL 的一项临床试验显示,单药 ORR 约 48%,疗效显著,故更换 ibrutinib 联合 R-CVP 方案化疗,已获得初步疗效:血象较前明显改善,骨髓 CR、病理显示为边缘区淋巴瘤的肿物明显缩小。但治疗过程中出现弥漫大 B 细胞淋巴瘤转化,拟更换针对复发难治弥漫大 B 细胞淋巴瘤的二线化疗方案如:PACEBOM、DICE、DHAP 等(表 18-6),一项回顾性研究显示包括 ICE、DHAP、GDP、Hyper CVAD A/B 方案等治疗难治复发 DLBCL,CR 率达 48%。另外一项临床研究显示,PACEBOM 方案用于复发难治 DLBCL,其 ORR 可达 65%(表 18-7)。复发难治 DLBCL 的治疗可联合靶向药物,一项多中心随机临床研究显示 non-GCB DLBCL 采用来那度胺联合化疗疗效更佳(图 18-5)。其他靶向药物如伊布替尼、硼替佐米、idelalisib、ABT-199 等均可用于复发难治弥漫大 B 细胞淋巴瘤的诱导和维持治疗(图 18-6)。对于适合移植的患者,可考虑序贯自体造血干细胞移植。

表 18-4　脾边缘区淋巴瘤不同治疗手段的疗效分析

治疗反应	治疗方法			
	脾切除	化疗	利妥昔单抗	利妥昔单抗联合化疗
	1 008 例患者	47 例患者	122 例患者	123 例患者
ORR(%)	60～100	68～100	88～100	83～100
CR(%)	无	20～100	31～90	54～100
5 年 PFS(%)	48～61	中位值:1.3～4.7 年	60～73	80
5 年 OS(%)	65～84	无	70～92	86

ORR,客观缓解率;CR,完全缓解;PFS,无进展生存;OS,总生存
引自参考文献[5]

表 18-5　新药治疗脾边缘区淋巴瘤

用法	疾病状态	病例数	ORR%	CR%	PFS
奥比托珠单抗联合苯达莫司丁/苯达莫司丁	利妥昔单抗难治型	413 例 46 例 MZL	69/63	12/11	29.2/14.9 月 (中位 PFS)
艾代拉里斯	利妥昔单抗联合烷基类药物难治型	125 例 15 例 MZL	57	6	6.6 月 (中位 PFS)
依鲁替尼	复发难治型	56 例 4 例 MZL	60	67	(中位 PFS)

（续表）

用法	疾病状态	病例数	ORR%	CR%	PFS
利妥昔单抗联合来那度胺	一线治疗	110 例 30 例 MZL	54	18	（中位 PFS）
利妥昔单抗联合来那度胺	复发（2～3 线）	39 例 8 例 MZL	75	无	2 年 PFS 45% 2 年 PFS 75%
利妥昔单抗+伏立诺他	一线治疗 复发难治	28 例 2 例 MZL	46	36	（中位 PFS）

引自参考文献[5]

表 18-6　难治性淋巴瘤治疗策略

类型	定义/类型	目前可用的治疗方法	新兴疗法（单独或联合）
HTL 弥漫大 B 细胞淋巴瘤	原发难治型 12 个月内复发 原发性纵隔 原发性或继发性中枢神经系统淋巴瘤 MYC 和 BCL2/BCL6 激活	二线化学免疫疗法（R-ICE，R-DHAP 等） DA-EPOCH-R 自体干细胞移植 R-苯达莫司汀	来那度胺（非 GCB 亚型） 依鲁替尼（非 GCB 亚型） 奥滨尤托珠单抗 Brentuximab Vedotin 用于 CD30 阳性患者 伏立诺他胶囊 检查点抑制剂： 匹地珠单抗 尼武单抗 派姆单抗 双特异性抗体 博纳吐单抗 CAR T 细胞疗法
HTL 滤泡性淋巴瘤	24 个月内复发或进展（POD24） 高 m7-FLIPI	R-苯达莫司汀 R-来那度胺 艾代拉里斯 自体干细胞移植	依鲁替尼 奥滨尤托珠单抗 放射免疫疗法 Y^{90}-依鲁巴单抗 CAR T 细胞疗法
HTL 外周 T 细胞淋巴瘤		Romidepsin Belinostat Pralatrexate 同种异体干细胞移植	Brentuximab vedotin Megamolizumab 检查点抑制剂

GCB,生发中心 B 细胞；R,利妥昔单抗；ICE,异环磷酰胺、卡铂、依托泊苷；DHAP,地塞米松、大剂量阿糖胞苷、顺铂；CAR-T,嵌合抗原受体 T 细胞

引自参考文献[6]

表 18-7　PACEBOM 方案治疗复发难治 DLBCL

疾病	完全缓解（%）	部分缓解（%）	疾病进展（%）	客观缓解率（完全缓解＋部分缓解）（%）	无法评估
所有患者	17(46)	9(24)	8(22)	50/69(70)	3(8)
弥漫大 B 细胞淋巴瘤（n=20）	10(50)	3(15)	4(20)	13/20(65)	3(15)
T 细胞淋巴瘤	4(40)	3(30)	3(30)	7/10(70)	0
霍奇金淋巴瘤	3(43)	3(29)	1(14)	5/7(71)	0
治疗方案					
二线治疗	13(42)	8(29)	7(22)	21(71)	3(7)
三线及以上治疗	3(50)	1(17)	2(33)	17(67)	0

引自参考文献[7]

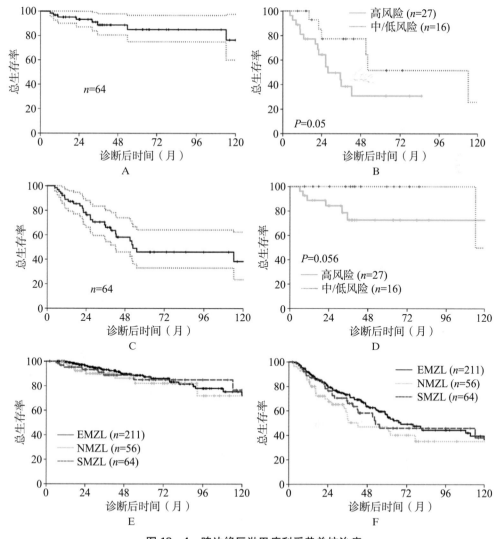

图 18-4　脾边缘区淋巴瘤利妥昔单抗治疗

引自参考文献[8]

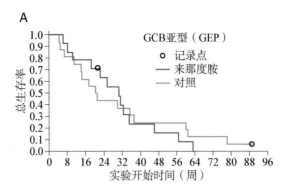

分组	n	中位随访时间 （周 范围）	HR （95% CI）	P值
来那度胺 GCB	14	30.0（18.0~34.6）	1.12（0.52~2.42）	0.767
对照 GCB	16	20.1（13.7~36.9）		

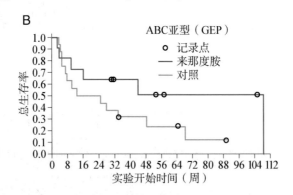

分组	n	中位随访时间 （周 范围）	HR （95% CI）	P值
来那度胺 ABC	11	108.4（9.6~108.4）	0.47（0.17~1.33）	0.144
对照 ABC	16	18.6（6.6~48.0）		

图 18-5　来那度胺联合化疗治疗复发难治 DLBCL

引自参考文献[9]

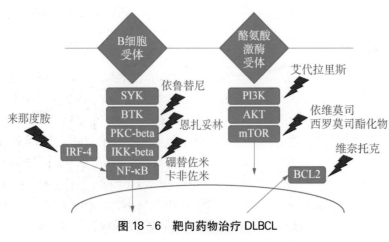

图 18-6　靶向药物治疗 DLBCL

引自参考文献[7]

3. 针对疑难点回答

(1) 脾边缘区淋巴瘤是怎样确诊的?

该患者临床上表现为双侧颈部、锁骨上、双腋窝、双腹股沟等多处淋巴结肿大,有脾肿大,血象异常,骨髓中见小淋巴样细胞增生浸润,流式免疫分型提示肿瘤细胞表达 CD45(+)、CD19(+)、CD20st(+)、CD22(+)、FMC7(+)、CD11c(-)、CD103(-)、CD5(-)、CD10(-),通过此免疫表型及细胞形态可与慢性淋巴细胞白血病、套细胞淋巴瘤、滤泡性淋巴瘤以及毛细胞白血病等惰性淋巴瘤鉴别,符合脾边缘区淋巴瘤的诊断。

脾边缘区淋巴瘤约占非霍奇金淋巴瘤 10%,发生率仅次于 DLBCL 和 FL。总体中位生存期约 15 年,无病生存期约 8 年,故属于惰性淋巴瘤。脾边缘区淋巴瘤发生组织转化的中位时间约 3 年,其中大多转化为弥漫大 B 细胞淋巴瘤,该患者短期内(仅 6 个月)即转化为侵袭性淋巴瘤,实属罕见。

2016 年世界卫生组织将以下 4 种淋巴瘤列为侵袭性淋巴瘤(表 18 - 8),值得提出的是,需注意高级别 B 细胞淋巴瘤(HGBL)为一种独立的疾病种类,具有高度侵袭性的临床特点,包括 myc 基因和 $BCL-2/Bcl-6$ 重排形成的二次或三次打击类型;或者尽管无二次或三次打击,但形态介于弥漫大 B 细胞淋巴瘤和伯基特淋巴瘤之间的不能分类亚型等。该患者存在部分弥漫大 B 细胞淋巴瘤转化,但尚不能归于 HGBL 的诊断。

表 18 - 8　侵袭性 B 细胞淋巴瘤

疾病亚型	改变	意义
套细胞淋巴瘤	原位套细胞淋巴瘤形成	● 不再被指定为淋巴瘤;进展缓慢的惰性过程 ● 可以保守治疗
	非淋巴结 MZL	● SOX11 阴性亚型,病程较经典 MCL 慢
	白血病	● 可能不需要强化治疗
弥漫大 B 细胞淋巴瘤	GCB 与非 GCB	● 由于具有预后意义,因此建议通过免疫组化或其他方法进行亚型分型 ● 在研究正在进行中的非 GCB 亚组中与 R-CHOP 联合使用的药物的临床试验之前,可能需要改变管理
	MYC、BCL2、BCL6 的作用	● 建议将 MYC 和 BCL2 免疫组化作为预后指标 ● 双打击/三打击病例(MYC 和 BCL2 和(或)BCL6 重排)归类于 HGBL 而非 DLBCL
	EBV 阳性 DLBCL 非特指型	● 不再被指定为"老年人";也出现在年轻患者中
	EBV 阳性黏膜皮肤溃疡	● 新的临时实体 ● 进展缓慢;需要区别于 EBV 阳性 DLBCL
高侵袭性 B 细胞淋巴瘤(HGBL)	HGBL,带有 MYC 和 $BCL2$ 和(或)$BCL6$ 重排	● 新的实体,包括具有 DLBCL 形态的双/三打击病例和先前称为 B 细胞淋巴瘤的其他病例,无法分类,特征介于 DLBCL 和 Burkitt 淋巴瘤之间 ● 预后差,如果能够耐受,则支持强化治疗

（续表）

疾病亚型	改变	意　义
	HGBL,非特指型	• 新的实体,包括先前分类为 B 细胞淋巴瘤的病例,无法分类,其特征介于 DLBCL 和 Burkitt 淋巴瘤之间,但未受到双重/三重打击 • 如果能够耐受,不良预后支持加强治疗
伯基特淋巴瘤	伯基特样淋巴瘤,11q 染色体异常	• 新的临时实体 • 缺乏 MYC 重排

引自参考文献[10]

（2）何时脾边缘区淋巴瘤发生组织转化成恶性度高的类型？机制是什么？

边缘区淋巴瘤组织转化发生率低,*NOTCH2*、*KLF4*、*CACNB2*、*HTRA1*、*TNFAIP3*、*P16*、*MYD88*、*ATM* 基因突变与组织转化相关。MYD88 属于 Toll 样受体家族成员,参与 NF-kB、MAPK 等信号通路,*MYD88* 突变与显著缩短的 DFS 相关;*ATM* 基因编码蛋白主要调控细胞周期,为 P53 蛋白的上游调控分子。其突变可能导致细胞周期紊乱及基因组不稳定性增加,从而导致疾病进一步转化。

（3）如何治疗？

根据 NCCN 指南,脾边缘区淋巴瘤的一线治疗方案包括脾切除、利妥昔单抗、化疗及利妥昔单抗联合化疗,同时利妥昔单抗的应用显著提高了患者的 5 年生存率。伊布替尼治疗难治/复发 MZL 的一项临床试验显示,单药 ORR 约 48%,疗效显著,可考虑 R-CVP 方案化疗。但治疗过程中出现弥漫大 B 细胞淋巴瘤转化,更换针对复发难治弥漫大 B 细胞淋巴瘤的二线化疗方案如 PACEBOM、DICE、DHAP 等。其他靶向药物如伊布替尼、硼替佐米、idelalisib、ABT-199 等均可用于复发难治弥漫大 B 细胞淋巴瘤的诱导和维持治疗。对于适合移植的患者,可考虑序贯自体造血干细胞移植。

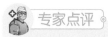 专家点评

患者为 57 岁中年男性,因受凉后感冒、发热起病,结合 PEC-CT、骨穿、免疫组化结果考虑脾边缘区淋巴瘤。一线治疗 R-CHOP 方案、R-FC 方案均失败,并迅速出现全血细胞减低。遂采用标准剂量伊布替尼联合 R-CVP 方案治疗,骨髓累及、浅表淋巴结肿大和右背部肿物分别获得了 CR 和明显缩小,血象也明显改善,但左下颌肿大淋巴结未缩小,因此行左下颌肿物 B 超引导下粗针穿刺活检,免疫组化提示为弥漫性大 B 细胞淋巴瘤。调整方案采用利妥昔单抗、来那度胺联合 DICE 化疗方案治疗后,左下颌淋巴结病灶明显缩小。对惰性淋巴瘤患者出现复发难治状态时,因考虑到其向侵袭性淋巴瘤转化的可能,并及时进行相应病理学确诊,以防错过最佳治疗时间。

整理:孙芮,王莹,张苏江

点评:陈钰

参考文献

［1］ CASULO C，FRIEDBERG J. Transformation of marginal zone lymphoma（and association with other lymphomas）［J］. Best Pract Res Clin Haematol，2017,30(1 - 2):131 - 138.

［2］ DUNGARWALLA M，APPIAH-CUBI S，KULKARNI S，et al. High-grade transformation in splenic marginal zone lymphoma with circulating villous lymphocytes：the site of transformation influences response to therapy and prognosis［J］. Br J Haematol，2008,143(1):71 - 74.

［3］ SPINA V，ROSSI D. Molecular pathogenesis of splenic and nodal marginal zone lymphoma ［J］. Best Pract Res Clin Haematol，2017,30(1 - 2):5 - 12.

［4］ SPINA V，ROSSI D. NF - κB deregulation in splenic marginal zone lymphoma［J］. Semin Cancer Biol，2016,39:61 - 67.

［5］ KALPADAKIS C，PANGALIS GA，ANGELOPOULOU MK，et al. Treatment of splenic marginal zone lymphoma［J］. Best Pract Res Clin Haematol，2017,30(1 - 2):139 - 148.

［6］ NANDAGOPAL L，MEHTA A. Treatment approaches of hard-to-treat non-Hodgkin lymphomas［J］. Expert Rev Hematol，2017,10(3):259 - 273.

［7］ TAMJID B，MCKENDRICK J，SCHWARER A，et al. Efficacy and toxicity of PACEBOM chemotherapy in relapsed/refractory aggressive lymphoma in the rituximab era［J］. Asia Pac J Clin Oncol，2017,13(3):226 - 233.

［8］ STARR AG，CAIMI PF，FU P，et al. Splenic marginal zone lymphoma：excellent outcomes in 64 patients treated in the rituximab era［J］. Hematology，2017,22(7):405 - 411.

［9］ CZUCZMAN MS，TRNĚNÝ M，DAVIES A，et al. A phase 2/3 multicenter，randomized，open-label study to compare the efficacy and safety of lenalidomide versus investigator's choice in patients with relapsed or refractory diffuse large B-cell lymphoma［J］. Clin Cancer Res，2017,23(15):4127 - 4137.

［10］ JIANG M，BENNANI NN，FELDMAN AL. Lymphoma classification update：B-cell non-Hodgkin lymphomas［J］. Expert Rev Hematol，2017,10(5):405 - 415.

第三章

浆细胞疾病

病例19 Castleman 病

主诉

女性,26岁,发现右侧颈部肿物半个月余。

病史摘要

现病史:患者于2012年11月底无意中自觉右颈部出现一小肿块,无疼痛,无发热,无咽痛、咳嗽,无消瘦、盗汗,无恶心、呕吐,无乏力、疲倦等症状。1个月间肿块大小无明显变化。2012年12月至外院就诊,查B超示右颈部淋巴结肿大,2 cm×3 cm。取淋巴结活检提示Castleman病可能,但未确定,未予特殊治疗。为进一步明确诊断,于2012年12月收住我院。

发病来睡眠、食欲可,二便正常,体重无明显变化。

既往史:4岁时曾行扁桃体摘除术;否认糖尿病、冠心病、高血压等慢性疾病;否认肝炎、结核等传染病;否认重大手术外伤史;否认输血史;否认食物过敏史;否认药物过敏史。

个人史:长期生长于原籍,否认疫水、疫区接触史,无毒物、放射性物质接触史。无烟酒嗜好。

婚育史:未婚未育。

家族史:无特殊家族遗传病史。

月经史:12岁,7天/30天,末次月经12月5日。

入院查体

神清,精神可,发育可,营养状况一般,步入病房。皮肤、黏膜无黄染,无出血点及瘀斑,无贫血貌。右颈部淋巴结活检后瘢痕,未发现别处有淋巴结肿大或肿块。胸廓对称,双肺呼吸音清、无明显啰音。心率80次/分,律齐,未及病理性杂音。腹平软,无压痛、反跳痛,肝脾肋下未及,移动性浊音(一)。四肢无畸形,双下肢无水肿。神经系统体征(一)。

辅助检查

(1) 血常规:WBC $4.4×10^9$/L, Hb 125 g/L, PLT $217×10^9$/L。

（2）肝肾功能、电解质、血糖、DIC 指标：正常范围。

（3）免疫指标：ANA、ds-DNA、ENA（－），抗心磷脂抗体（－），抗线粒体抗体、抗平滑肌抗体（－），ANCA（－），IgG 1 080 mg/dl（751～1 560 mg/dl），IgA 125 mg/dl（82～453 mg/dl），IgM 100 mg/dl（46～304 mg/dl），IgE 163 IU/ml（5.0～165.3 IU/ml），κ 轻链 6.57 g/L（6.29～13.5 g/L），λ 轻链 3.43 g/L（3.13～7.23 g/L），κ/λ 1.915（1.53～3.29）；血清免疫固定电泳（－）。

（4）细胞亚群：CD3（＋）80.4%（64%～76%），CD3（＋）CD4（＋）25.2%（30%～40%），CD3（＋）CD8（＋）23.0%（21%～29%）。

（5）肿瘤指标：CA125、CA199、CEA、AFP、NSE 正常范围。

（6）病毒学检查：EBV（－），CMV（－），HIV（－），HCV（－），HSV-Ⅰ、Ⅱ（－）；乙肝表面抗原（－），表面抗体（＋），e 抗原（－），e 抗体（－），核心抗体（－）。

（7）心超：正常。

（8）浅表淋巴结 B 超：正常。

（9）腹部 B 超：正常。

初步诊断

Castleman 病。

治疗及转归

患者入院后进一步完善以下检查。

（1）骨髓细胞学：增生尚活跃，见幼淋巴细胞样细胞 5%，流式细胞未见明显异常表达细胞。

（2）PET/CT：双侧颈部、腋下、双侧锁骨上及肋间隙脂肪间隙代谢增高，考虑脂肪生理性摄取所致，双侧乳腺小叶增生，其余部位未见异常高代谢灶。

（3）右颈部淋巴结活检病理检查结果：标本大小 3.5 cm×2 cm×1.5 cm，切面灰白色，呈鱼肉状，淋巴结结构大致存在，淋巴组织明显增生，套区细胞增生，呈靶环状排列，小血管增生，部分玻璃样变性，可见增长小血管长入淋巴滤泡，为组织增生性病变，病理诊断为透明血管型 Castleman 病，见透明血管滤泡；套区增生，组织呈同心圆样排列；滤泡区内，静脉增生；淋巴窦消失；未见 R-S 细胞；免疫标记未发现特异性异常病理变化（图 19-1）。

根据病理检查结果，该患者明确诊断为 Castleman 病，透明血管型。临床分型为单中心型。肿大病变的淋巴结切除后，已痊愈，无不良后遗症。现已恢复正常工作及生活。

最终诊断

Castleman 病，单中心型。

讨论与分析

1. Castleman 病的性质与命名

Castleman 病（CD）是一组少见的淋巴增殖性疾病，亦称血管滤泡性淋巴结增生或巨淋巴结增生症。Benjamin Castleman 在 1954 年通过病理检查、研究和分析了 13 例此类疾

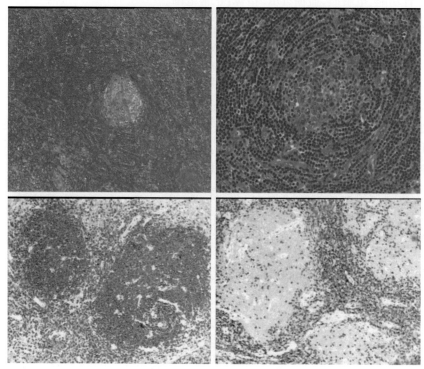

图 19-1　本院淋巴结病理检查

病例后,命名了这种新的疾病。其病理特征为明显的淋巴滤泡、血管及浆细胞呈不同程度的增生。临床上以浅表及深部淋巴结显著肿大为特点,部分患者可伴全身症状或多系统损害。

2. Castleman 病的病因和发病机制

CD 的病因及发病机制尚未完全明了。目前认为 CD 是一种非肿瘤性免疫增生性疾病,可能与病毒感染如人类疱疹病毒-8(HHV-8)、细胞因子调节异常如 IL-6 分泌增加及血管增生等其他因素有关。

HHV-8 是一种人类嗜淋巴组织病毒,多项研究显示 HHV-8 是多中心型 CD 的致病因素,且其病毒负荷与病情活动有关,有效的抗病毒治疗可缓解其症状。其病毒感染细胞可出现于淋巴结套区、外周血、外周血单核细胞和骨髓中。IL-6 是导致 CD 发生的重要细胞因子,动物实验证明,其过度表达可诱导大鼠出现类多中心型 CD 综合征。

有研究结果显示 CD 患者血清、淋巴结生发中心的 B 细胞及部分滤泡树突状细胞中IL-6 表达增加,而血清 IL-6 水平与全身症状呈正相关,经治疗后血清 IL-6 水平下降,且全身症状明显好转。对于 HHV-8 感染者,复制中的 HHV-8 病毒可以编码病毒源性 IL-6(vIL-6),与人源性 IL-6(hIL-6)存在 25% 同源性,正常状态下 hIL-6 可经内源性 Janus激酶/信号转导途径激活转录信号 vIL-6,通过共受体激活这条信号转导途径促进疾病发生;vIL-6 还具有刺激 B 细胞增长和抗凋亡的作用,并可诱导 hIL-6 产生;此外 vIL-6 还可诱导血管内皮生长因子(VEGF)的表达,促进新生血管形成。vIL-6 表达是 HHV-8 病毒的独特现象,也是多中心型 CD 的突出特点(图 19-2、图 19-3)。

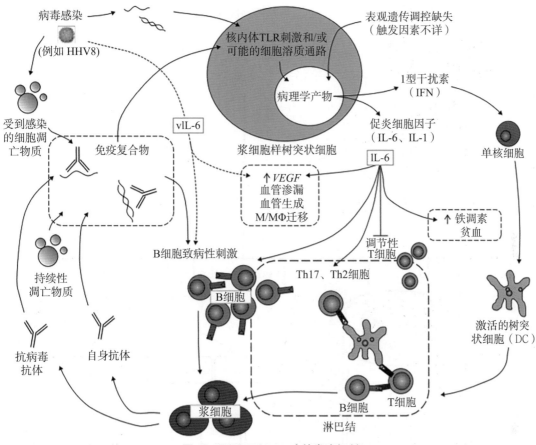

图 19 - 2　Castleman 病的发病机制

引自参考文献[1]

其他原因如 EB 病毒感染以及血管生成等因素尚存争议。CD 患者体内的 VEGF 受体表达增加、血管增生并不能解释疾病发生和临床表现的全貌，可能仅仅是 CD 发病过程中的一个阶段。近年来，对特发性多中心型发病机制的研究结果，也说明了 IL - 6、VEGF 所起作用的重要性（图 19 - 3），因而研发出抗 IL - 6 的药物，治疗多中心型 CD。

3. Castleman 病的诊断

CD 的诊断依靠对受累组织（通常为淋巴结的切除活检标本）进行病理学检查。通常受累淋巴结的结构至少部分保持完整。B 细胞和浆细胞是多克隆性的，T 细胞不显示异常免疫表型证据。

4. Castleman 病的分型

1）病理分型

1988 年 Frizzerau 将 CD 分为以下 3 种。

（1）透明血管型（hyaline vascular type，HVCD）：临床通常表现为孤立性肿块，无系统性症状，占 CD 的 80% 左右。病理特点包括透明血管滤泡生发中心常萎缩，滤泡可见透明血管穿入，滤泡间区小血管周围硬化，滤泡间区淋巴细胞主要为小淋巴细胞，排列成同心圆结构，也称洋葱皮样结构，很少数有活化的淋巴细胞，主要病变区窦结构不清。可形成大的结

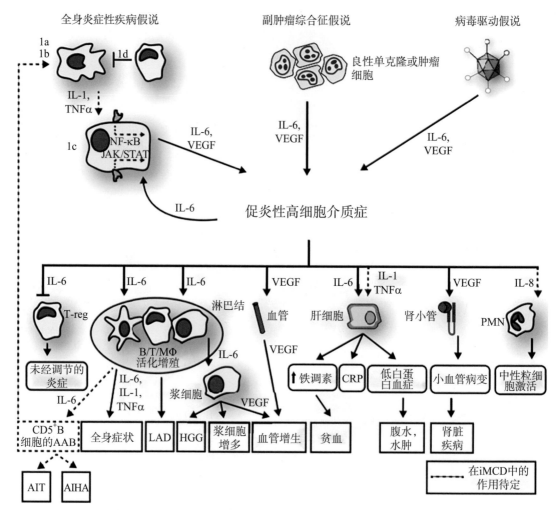

图 19-3　HHV-8 阴性特发性多中心型 Castleman 病的发病机制图解

引自参考文献[2]

节,内含多个生发中心,偶见大的滤泡无生发中心,被多条血管穿入。

(2)浆细胞型(plasma cell type,PCCD):常伴全身症状,淋巴结切除后症状可消失。病理特点为滤泡反应性增生,但有些病例可出现一些透明血管滤泡,一般无典型洋葱皮样结构,滤泡间区有大量浆细胞浸润,遍及皮质和髓质,可见 Russell 小体。需根据形态学结合临床表现做出诊断。

(3)混合型 CD:病理同时具有透明血管型和浆细胞型的特点,介于上述两者之间。

2)临床分型

根据患者临床特点,CD 分为以下两种。

(1)单中心型 CD(unicentric CD,UCD):也称局灶型,年轻患者多见,中位年龄约 20岁。病理类型中 90%为透明血管型。临床表现呈单个淋巴结无痛性肿大,生长缓慢,可形成巨大肿块,呈良性病程。可发生于任何部位的淋巴组织,但以纵隔淋巴结最为多见,其次为颈、腋及腹部淋巴结,偶见于结外组织如喉、外阴、心包、颅内、皮下肌肉、肺、眼眶等,均有个例报道。大部分患者无全身症状，肿块切除后可长期存活。但存在10%的浆细胞型，以腹腔淋巴结受累多见，常伴全身症状如长期发热、乏力、消瘦、贫血等，手术切除后症状可消退。

（2）多中心型CD(multicentric CD，MCD)：发病中位年龄较UCD大，患者有多部位淋巴结肿大，多为浅表淋巴结，伴全身症状如发热、消瘦等，有肝脾肿大。常伴多系统受累如肾病综合征、淀粉样变、重症肌无力、周围神经病变、颞动脉炎、干燥综合征、血栓性血小板减少性紫癜及口腔、角膜炎性反应。20%～30%的患者在病程中可并发Kaposi肉瘤或B细胞淋巴瘤。少数患者若同时出现多发性神经病变、器官肿大(肝、脾)、内分泌病变、血清单株免疫球蛋白和皮肤病变，则构成POEMS综合征的临床征象。MCD临床常呈侵袭性病程（表19-1）。因MCD与HHV-8感染密切相关，也可分为HHV-8相关性MCD及特发性MCD(iMCD，HHV-8阴性)。前者多合并人类免疫缺陷病毒（HIV）感染，HIV阳性HHV-8相关性MCD病例中有40%合并Kaposi肉瘤。后者HIV和HHV-8均呈阴性。

表19-1 两种类型的Castleman病的不同表现

临床特征	单中心	多中心
年龄	40岁	60岁
症状	意外或偶然出现全身症状	频繁出现全身症状、自身免疫表现、周围神经病、POEMS综合征
器官肿大	罕见	经常发生
淋巴结病分布	中心(纵隔、腹部)最常见	外周+中心
实验室检查异常	偶发	常见
	贫血、高ESR和CRP	贫血、血小板减少
	高丙种球蛋白血症	高ESR和CRP、腹部LFT结果、低白蛋白及肾功能不全
病理学	HVV、偶尔为PCV或混合型	PCV、混合型、偶尔为HVV
与HIV的关联	无关	有时有关
与HHV-8的关联	无关	有关
治疗	手术，如果不能手术，偶尔进行放射治疗	成功率不一的综合系统治疗
淋巴瘤进展	罕见	常见
临床病程	良性	常为恶性

POEMS，周围神经病、器官肿大、内分泌病变、单克隆蛋白和皮肤改变；ESR，红细胞沉降率；CRP，C-反应蛋白；LFT，肝功能检查；HVV，透明血管变异体；PCV，浆细胞变异体；HHV-8，人类疱疹病毒-8
引自参考文献[4]

5. Castleman病的治疗

须按临床分型而定（图19-4）。用于治疗CD的药物的作用靶点见图19-5。

UCD首选手术治疗。完全切除受累淋巴结具有治愈性，是UCD治疗的金标准。绝大

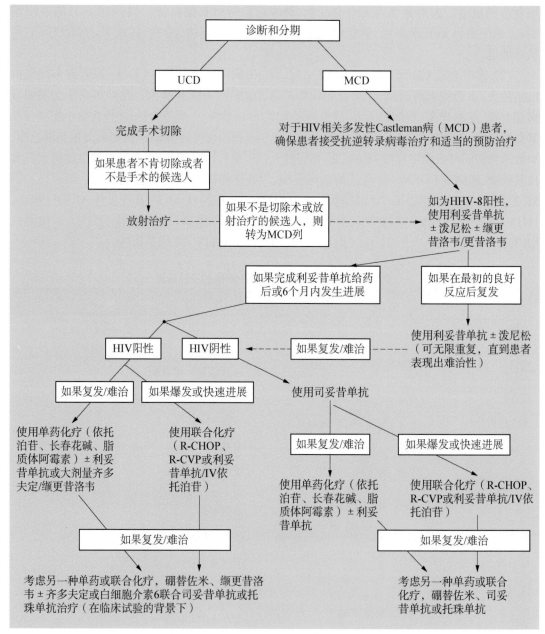

图 19-4　Castleman 病治疗的途径及选择

引自参考文献[5]

多数患者可长期存活,且较少复发。浆细胞型的局灶性 CD,即使伴发全身症状,病灶切除后也可迅速改善。如由于 UCD 包块的体积或位置等无法完全切除病灶,则给予全身性治疗,使包块初步减瘤(同 MCD 治疗),然后再进行更安全的手术干预。即使病变不能被完全切除,预后仍然较好,部分切除后的包块可能很多年都保持稳定且无症状。

　　MCD 大多呈侵袭性病程,目前尚无统一治疗方案,可根据 HHV-8 相关性 MCD 和 iMCD 以及临床病程进展进行选择。少数无症状的患者可进行观察而不予以干预。

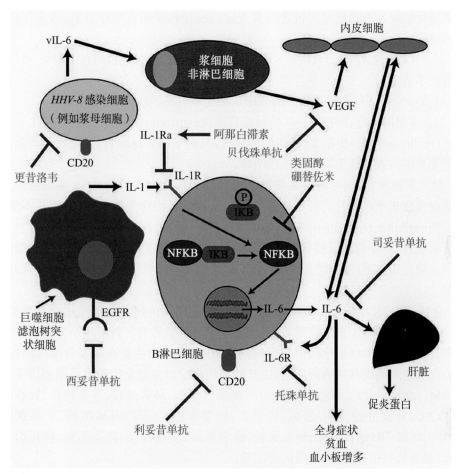

图 19‐5　治疗 Castleman 病的各种靶向药物的作用部位

引自参考文献[9]

1）HHV‐8 相关性 MCD 的治疗：首选治疗取决于患者是否合并 Kaposi 肉瘤。

（1）利妥昔单抗：以利妥昔单抗为基础的治疗是 HHV‐8 相关性 MCD 的主要治疗方法。合并 Kaposi 肉瘤的治疗应加用聚乙二醇多柔比星脂质体。利妥昔单抗单用或联合化疗对 HHV‐8 相关性 MCD 的疗效显著。在合并 HIV 感染和 Kaposi 肉瘤的 HHV‐8 相关性 MCD 患者中，部分患者仅利妥昔单抗治疗后 Kaposi 肉瘤病情加重，但有的患者 Kaposi 肉瘤缓解。另外，利妥昔单抗可能导致皮肤型 Kaposi 肉瘤恶化、输注反应和免疫抑制相关的感染。

（2）抗病毒药物：抗 HHV‐8——HHV‐8 相关性 MCD 的临床表现与血清中 HHV‐8 的病毒载量有关，提示临床表现可能与病毒复制直接相关。大多数 HHV‐8 相关性 MCD 患者加用更昔洛韦较安全，对于 HIV 感染控制不佳（如 HIV 载量较高、CD4 计数＜200 个/mm³；采用抗逆转录病毒治疗），或接受利妥昔单抗治疗但存在活动性 Kaposi 肉瘤的患者，给予 HHV‐8 抗病毒治疗。抗逆转录病毒治疗——所有合并 HIV 感染的 HHV‐8 相关性 MCD 患者都应开始或继续抗逆转录病毒治疗。对于 HIV 感染者，抗逆转录病毒治疗可降低 HIV 病毒载量和改善免疫功能，从而可以提高患者对化疗的耐受性，减少机会性感染，并改善总体治疗结局。不建议使用包含齐多夫定的抗逆转录病毒治疗方案,因为存在叠加骨髓毒性的风险。

(3) IL-6靶向治疗:在HHV-8阴性的MCD中有重要价值,但在HHV-8阳性患者中的应用尚不清楚。

2) iMCD的治疗:目前对iMCD的临床认识还不充分,缺乏治疗指南。

(1) IL-6靶向治疗:即抗IL-6的司妥昔单抗(siltuximab)及人源化的抗IL-6受体的托珠单抗(tocilizumab)。根据2018年的治疗共识,对于iMCD患者,无论疾病严重与否,推荐使用司妥昔单抗或托珠单抗作为一线治疗。

(2) 糖皮质激素:大剂量的糖皮质激素可抑制iMCD患者的高炎症、高细胞因子状态,但由于糖皮质激素单药治疗的长期缓解率低、复发率高、治疗失败率高,因此并不推荐糖皮质激素单药治疗iMCD,可在治疗初期与其他药物联用以控制病情。根据2018年治疗共识,对于非重型患者,治疗初期可根据患者病情决定是否加用糖皮质激素;而对于重型患者,可考虑大剂量糖皮质激素(如甲泼尼龙500 mg/d)与司妥昔单抗或托珠单抗联合使用作为一线治疗方案。

(3) 化疗:利妥昔单抗多与传统化疗药物联合使用。传统细胞毒性化疗方案虽然缓解率较高,但复发率较高,不良反应明显,不推荐用于非重型患者。对于重型iMCD患者,糖皮质激素联合抗IL-6单抗治疗需要一定时间起效,如果重型患者在司妥昔单抗治疗1周后无效或治疗未达1周出现疾病进展时,应开始多药化疗以抑制免疫系统及细胞因子风暴,挽救患者生命。常用的化疗方案:R-CHOP(利妥昔单抗、环磷酰胺、多柔比星、长春新碱、泼尼松)、CVAD(环磷酰胺、长春新碱、阿霉素、地塞米松)、CVP(环磷酰胺、长春新碱、泼尼松)、VDT-ACE-R(硼替佐米、地塞米松、沙利度胺、多柔比星、环磷酰胺、依托泊苷、利妥昔单抗)以及含依托泊苷/环磷酰胺的方案等。

(4) 免疫调节治疗:免疫调节治疗包括沙利度胺、环孢素A、西罗莫司、来那度胺、硼替佐米、IL-1受体拮抗剂(阿那白滞素)、维A酸衍生物、干扰素-α,均有个案报道治疗iMCD患者有效。国内近期报道的一项Ⅱ期临床试验,在iMCD患者中口服TCP(沙利度胺、环磷酰胺、泼尼松)方案治疗,获得了不错的疗效,且总体治疗安全有效,为无法获得IL-6靶向治疗的初治患者提供了治疗新思路。另外,对于非重型患者,2018年的治疗共识推荐在IL-6靶向治疗及利妥昔单抗治疗均失败后,也可使用免疫调节药物进行治疗。

6. 本病例是怎样诊断的,其关键诊断依据是什么?

该患者的临床表现,除右颈部有一逐渐肿大的淋巴结外,无明显其他症状或体征。可排除局部炎症、肿瘤、淋巴结转移,唯一可明确诊断的途径是淋巴结活检,依据镜下形态和组化所见,诊断为Castleman的关键病理变化是见到透明血管滤泡;套区增生,组织呈同心圆样排列(图19-1、图19-6)。

7. 本病例需与哪些疾病鉴别诊断?

CD应和淋巴瘤、淋巴结反应性增生、浆细胞瘤、艾滋病及风湿性疾病等鉴别。其临床表现和病理改变有类似重叠,经两位以上有经验的病理医师读片,结合免疫组化检查,以及各项实验室指标检查可鉴别。本病例为单部位颈部淋巴结肿大,无全身症状,须与下列疾病鉴别:

(1) 淋巴瘤:可由淋巴结肿大起病,淋巴瘤可伴或不伴有持续或周期发热、全身瘙痒、脾

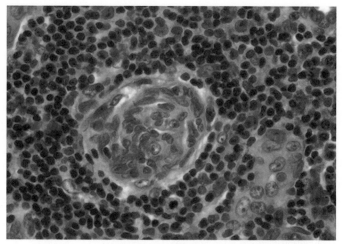

图 19 - 6　经典透明血管型 Castleman 病的病理变化

引自参考文献[10]

大、消瘦等表现。主要由病理依据鉴别,少数滤泡性淋巴瘤可有类似病理特点,本病组织学特点为显著透明血管滤泡增生,无淋巴瘤样改变,结合免疫组化可进一步鉴别。

（2）血管免疫母细胞淋巴结病:是一种非肿瘤性免疫增殖性疾病。多见于女性,表现为发热,全身淋巴结肿大,可有皮疹及皮肤瘙痒。辅助检查白细胞增高,血沉增快,抗生素治疗无效,激素可改善症状。淋巴结病理表现为淋巴结破坏,毛细血管壁增生为免疫母细胞。血管内皮细胞间 PAS 阳性,无定形物质沉积,细胞间有嗜伊红无结构物质沉积。

8. 该患者下一步应该完善哪些检查?

该患者目前已完善了病理诊断、PET/CT 等检查,诊断已明确,实验室检查方面已完善血常规、生化、免疫球蛋白定量和血清免疫固定电泳等,无明显异常。接下来在病毒学方面,如有条件可完善外周血 HHV - 8 检测及淋巴结活检 HHV - 8 染色;同时可完善 CRP 和铁蛋白等血清炎症相关指标及包括 IL - 6 和 IL - 10 在内的细胞因子等相关检测。

🔹 **专家点评**

　　Castleman 病是一种少见的非克隆性淋巴结病,主要靠组织病理学结合临床表现确诊。临床上按肿大淋巴结的分布及器官累及分为单中心型和多中心型。多中心型大多呈侵袭性病程,需要系统治疗。单中心型患者手术治疗为首选。本例患者为单中心型 CD,经手术切除后预后良好。

整理:施晴
点评:俞杨

📖 **参考文献**

［1］MUSKARDIN TW, PETERSON BA, MOLITOR JA. Castleman disease and associated autoimmune disease [J]. Curr Opin Rheumatol, 2012,24(1):76 – 83.

[2] FAJGENBAUM DC, VAN RHEE F, NABEL CS. HHV – 8-negative idiopathic multicentric Castleman disease: novel insights into biology, pathogenesis and therapy [J]. Blood, 2014,123 (19):2924 – 2933.

[3] DISPENZIERI A, FAJGENBAUM DC. Overview of Castleman disease [J]. Blood, 2020,135 (16):1353 – 1364.

[4] SAEED-ABDUL-RAHMAN I, AL-AMRI AM. Castleman disease [J]. Korea J Hematol, 2012,47(3):163 – 177.

[5] SOUMERAI JD, SOHANI AR, ABRAMSON JS. Diagnosis and management of Castleman disease [J]. Cancer Control, 2014,21(4):266 – 278.

[6] VAN RHEE F, OKSENHENDLER E, SRKALOVIC G, et al. International evidence-based consensus diagnostic and treatment guidelines for unicentric Castleman disease [J]. Blood Adv, 2020,4(23):6039 – 6050.

[7] VAN RHEE F, VOORHEES P, DISPENZIERI A, et al. International, evidence-based consensus treatment guidelines for idiopathic multicentric castleman disease [J]. Blood, 2018, 132(20):130 – 138.

[8] ZHANG L, ZHAO AL, DUAN MH, et al. Phase 2 study using oral thalidomide-cyclophosphamide-prednisone for idiopathic multicentric castleman disease [J]. Blood, 2019,133 (16):1720 – 1728.

[9] EL-OSTA HE, KURZROCK R. Castleman's disease: from basic mechanisms to molecular therapeutics [J]. Oncologist, 2011,16(4):497 – 511.

[10] BONEKAMP D, HORTON KM, HRUBAN RH, et al. Castleman disease: the great mimic [J]. Radiographics, 2011,31(6):1793 – 1807.

病例20 POEMS 综合征

主诉

男性,42 岁,双下肢无力伴凹陷性水肿 5 个月。

病史摘要

现病史:患者 2012 年 8 月无明显诱因下出现双下肢无力伴凹陷性水肿,当时患者无发热、体重减轻,有泡沫尿。患者遂于 2012 年 9 月至当地医院就诊,实验室检查发现患者有蛋白尿,当地医院诊断“肾炎”,予以螺内酯及抗炎治疗,水肿好转。10 月 2 日患者因下肢反复水肿,在当地接受中医治疗,水肿略有好转,利尿药物间歇性服用。2012 年 12 月患者再度出现水肿加重,当地医院诊断为甲减,予以地塞米松和左甲状腺素治疗,并转入安徽医科大学第一附属医院。此时患者出现肢端麻木伴视物模糊,查骨髓穿刺(结果不详),血清免疫固定电泳发现 M 蛋白,当地诊断为“POEMS”综合征,予以呋塞米及人血白蛋白对症治疗,水肿消退不明显,并出现大量腹水。为进一步明确诊断和治疗转诊我院,收入病房。

既往史：否认糖尿病、冠心病、高血压、慢性支气管炎等其他慢性疾病；否认肝炎、结核等传染病；否认手术外伤史；否认输血史；否认食物过敏史；否认药物过敏史。

个人史：生长于原籍，近期无远游，否认疫区接触史，无放射性物质、有毒化学物品、重金属等接触史。否认饮酒史，吸烟 14 年，每天 10 支。

婚育史：已婚已育，育有 1 子 1 女，体健。

家族史：否认家族遗传性疾病史和相关疾病史。

入院查体

神清，精神可，皮肤、黏膜无黄染、苍白，未见瘀斑、瘀点，皮肤色素沉着，呈暗黑色，杵状指，白甲。颈部可及淋巴结数个，大小约 0.8 cm×1.0 cm，可活动，光滑，无压痛。双肺呼吸音清，未闻及干、湿啰音，两下肺呼吸音低。心律齐，心率 80 次/分。腹软，无压痛、反跳痛，肝肋下刚及，脾肋下 2 指，腹水征（±）。上下肢末端触觉稍减退，腱反射正常，双下肢凹陷性水肿。

辅助检查

（1）血常规：白细胞 $5.8×10^9$/L，血红蛋白 135 g/L，血小板 $292×10^9$/L。

（2）肝肾功能：肝功能正常，ALB 26～28 g/L；肾功能示肌酐明显升高 245～375 μmol/L（53～97 μmol/L）。

（3）甲状腺功能：甲状腺球蛋白（thyroglobulin，Tg）11.07 ng/ml（3.5～77 ng/ml），三碘甲状腺原氨酸（triiodothyronine，T_3）0.7 nmol/L（0.89～2.44 nmol/L），甲状腺素（thyroxine，T_4）50.13 nmol/L（62.67～150.84 nmol/L）。

（4）内分泌激素：促肾上腺皮质激素（adrenocorticotropic hormone，ACTH）80.8 IU/L（12.00～78.00 pg/ml）；睾酮 3.6 nmol/L（10.5～35 nmol/L）。

（5）免疫指标：ANA、Ig 全套、ANCA、RF、ds - DNA 均阴性。

（6）血免疫固定电泳：血清中检出 M 蛋白，为 IgG - λ 型。

（7）肿瘤指标：CA125 90.7 U/ml。

（8）B 超：①胆囊结石，胆囊炎；②脾大；③腹盆腔积液；④双下肢动脉斑块形成。

（9）心超：①肺动脉高压（65 mmHg，正常值 12～18 mmHg）；②右心室肥大伴三尖瓣关闭不全；③少量心包积液。

初步诊断

POEMS 综合征。

治疗及转归

患者入院后进一步完善以下检查。

（1）胸部 CT：①双侧胸腔及心包腔积液；②纵隔多发中心小型淋巴结；③两肺门影增大。

（2）腹部 CT：①双侧胸腔及心包腔积液，少量腹水。②CT 平扫肝实质未见明显异常密度阴影；肝脏增大，形态饱满；脾大。

（3）头颅 MRI：①头颅 MRI 平扫脑实质内未见明显异常信号；②副鼻窦炎；③颅骨信号减低；④垂体未见明显异常信号。

（4）骨髓涂片：骨髓增生活跃，粒红比例正常。粒系增生活跃，可见嗜酸嗜碱粒细胞。涂片中浆细胞可见 1.5%。

（5）肌电图：①双侧腓神经较重度受损，双侧正中神经尺神经轻中度受损；②双侧腓神经 F 波未引出，双侧正中神经 F 波延迟；③双侧三角肌、肱二头肌时限稍短。

治疗方面患者后续接受了类似多发性骨髓瘤的治疗方案，症状得到一定程度缓解。

最终诊断

POEMS 综合征。

讨论与分析

1. POEMS 综合征的简史及其诊断标准

1956 年，Crow 首先报道了 2 例骨髓瘤伴多发性末梢神经炎、下肢水肿、脑脊液蛋白含量增高、杵状指和皮肤色素沉着的患者；1968 年，Fukase 组织讨论并指出多系统损害可能并发于骨髓病或髓外浆细胞病，故有人称其为 Crow-Fukase 综合征。1980 年，Bardwick 等将该综合征五大主症的首字母合并，又称其为 POEMS（Polyneuropathy，Organomegaly，Endocrinopathy，M-protein，Skin changes）综合征。1984 年，Nakanishi 等收集全日本报道过的 102 例该综合征进行分析总结，并将其首次定名为 Crow-Fukase 综合征（当时也称作 PEP 综合征或 Nakanishi 综合征）。流行病学方面，男多于女，男女比为（2～3）：1，发病高峰 50～60 岁，中位年龄 51 岁。POEMS 综合征的主要临床表现包括：神经系统表现 100%，M 蛋白 100%，皮肤改变 50%～90%，内分泌系统表现 84%，硬化性骨病 95%，合并 Castleman 病 10%～20%。其他包括：动静脉血栓形成、肺动脉高压、水肿、肾脏病变、腹泻、低热等。

以往 POEMS 综合征的诊断依据是神经病变、脏器肿大、内分泌病、皮肤病变、有 M 蛋白，而现在 POEMS 综合征的诊断需要符合 2 条强制标准、至少 1 条主要标准和至少 1 条次要标准。强制标准包括：①周围神经病变；②单克隆浆细胞增殖（M 蛋白阳性或浆细胞瘤）。主要标准包括：①Castleman 病；②硬化性骨病；③VEGF 水平升高。次要标准包括：①器官肿大；②水负荷增加；③内分泌病变；④皮肤改变；⑤视盘水肿；⑥血小板增多症/红细胞增多症（表 20-1）。

表 20-1　POEMS 综合征的诊断标准

* 强制标准	• 多神经病 • 单克隆浆细胞增殖
** 主要标准	• 硬化性骨病 • Castleman 病 • 血管内皮生长因子水平升高
*** 次要标准	• 器官肿大（脾肿大、肝肿大或淋巴结肿大） • 血管外容量负荷增加（水肿、胸腔积液或腹水） • 内分泌病变（肾上腺、甲状腺、垂体、性腺、甲状旁腺和胰腺）

（续表）

● 皮肤改变(色素沉着、多毛症、肾小球样血管瘤、多血症、肢端发绀、面色潮红和白甲)
● 视盘水肿
● 血小板增多/红细胞增多症

* 需符合 2 条；** 至少符合 1 条；*** 至少符合 1 条
引自参考文献[1]

2. POEMS 综合征的性质及细胞遗传学异常

POEMS 综合征的性质和发病机制尚不完全明了,但根据 WHO 分类(表 20 - 2),POEMS 综合征属于浆细胞肿瘤,即浆细胞增生异常所引起的疾病,产生克隆性蛋白;M 蛋白一般为 IgG λ 型,是引起获得性神经髓鞘病变的根源,导致手脚麻木、感觉减退。

表 20 - 2　WHO 浆细胞肿瘤的分类

意义未明单克隆免疫球蛋白血症
浆细胞骨髓瘤
变异型 　　无症状骨髓瘤 　　不分泌型骨髓瘤 　　浆细胞白血病
浆细胞肿瘤 　　孤立性骨浆细胞瘤 　　髓外浆细胞瘤
免疫球蛋白沉积病 　　原发性淀粉样变 　　系统性轻链和重链沉积病
骨硬化性骨髓瘤(POEMS 综合征)

引自参考文献[2]

POEMS 综合征的细胞遗传学改变与其他浆细胞肿瘤性疾病相似。北京协和医院的一项研究显示,20 例 POEMS 综合征患者中,65％存在细胞遗传学改变,以 14q32、13q14 缺失为多见,说明该病的基础是浆细胞增生异常(表 20 - 3、表 20 - 4)。另有研究不断揭示 POEMS 综合征中浆细胞的基因突变特征,提示浆细胞克隆在其发病过程中发挥了独特作用[4,5]。

表 20 - 3　20 例 POEMS 患者的细胞遗传学改变

序号	del (13q14) (RB - 1)	gain (1q12) (CEP1)	del (17p13) (TP53)	14q32 IGHC/IGHV separation	t(4;14)	t(11;14)	t(14;16)
1				√	√		
2				√	√		
3			√	√			

（续表）

序号	del (13q14) (RB-1)	gain (1q12) (CEP1)	del (17p13) (TP53)	14q32 IGHC/IGHV separation	t(4;14)	t(11;14)	t(14;16)
4	✓			✓		✓	
5				✓		✓	
6				✓		✓	
7	✓			✓		✓	
8	✓	✓		✓		✓	
9				✓			
10							
11							
12	✓						
13	✓	✓					
14		✓					
15							
16							
17							
18							
19		✓					
20							

引自参考文献[3]

表 20-4　POEMS 综合征与其他浆细胞肿瘤细胞遗传学改变的比较

项目	13q14 （%）	1q12 （%）	17p13 （%）	14q32 易位（%）	t(4;14) （%）	t(11;14) （%）	t(14;16) （%）
POEMS （current）	25.0	20.0	0.0	45.0	15.0	25.0	0.0
POEMS (6)	41.9	NA	0.0	22.6	0.0	9.7	0.0
MM (12)	50.0	40.0	10.0	50.0～90.0	15.0	15.0	6.0～7.0
AL (14, 15)	30.3～34.6	23.8	0.0～1.6	48.0～78.0	0.0～4.1	39.3～52.8	1.2～1.8
MGUS (3, 4)	22.1～30.7	14.7	2.2～4.0	26.2～59.1	1.9～9.4	18.7～26.0	1.1～2.7

NA，未评估；引自参考文献[3]

3. POEMS 综合征的治疗

图 20-1 推荐了 POEMS 综合征的治疗流程。首先判断是否存在克隆性浆细胞,如果存在则给予系统性治疗。如果没有则观察骨损数量,大于 2 处的也需要系统性治疗;若小于

2处,则可予以局部放疗。治疗疗效需要每3～6个月进行广泛评估。

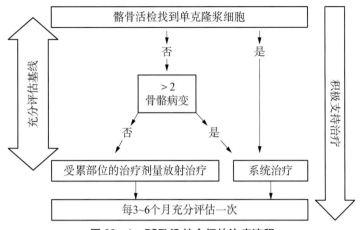

图 20‑1 POEMS 综合征的治疗流程

引自参考文献[6]

　　对于孤立性骨病变且无骨髓受累的患者,优选局部放疗。对于存在广泛骨病变或骨髓受累的患者,以及放疗完成后3～6个月病情进展的患者,应接受系统性治疗。抗浆细胞治疗是 POEMS 综合征的主要治疗手段,常用的治疗包括自体造血干细胞移植(ASCT)、马法兰联合地塞米松(MD 方案)、来那度胺联合地塞米松(RD 方案)和硼替佐米联合地塞米松(BD 方案)等。ASCT 是目前 POEMS 综合征最积极有效的治疗手段。MD 方案因其应用经验多,反应率良好,同时毒性可接受,通常作为首选。RD 方案目前显示出良好的治疗前景且毒性可控,但有待更多研究以证实。硼替佐米存在潜在的神经毒性,通常不作为首选。表 20‑5 显示了目前 POEMS 综合征治疗的整体疗效。

表 20‑5 现有 POEMS 综合征治疗的整体疗效

方案	疗效
放射治疗	50%～70%的患者临床症状显著改善
马法兰-地塞米松	81%的患者血液学缓解;100%的患者一定程度上神经系统改善
糖皮质激素	50%的患者临床症状显著改善
环磷酰胺-地塞米松	至少50%的患者显著改善
自体造血干细胞移植	存活患者100%临床症状显著改善
沙利度胺-地塞米松	文献报道有效,但因神经系统毒性不建议作为一线治疗
来那度胺-地塞米松	70%～95%的患者临床症状显著改善,血管内皮生长因子水平下降
硼替佐米	与环磷酰胺和地塞米松联合应用有效率接近100%。警惕可能加重神经病变。通常一线治疗失败后使用。
贝伐单抗	疗效不确定

引自参考文献[6]

4. POEMS 综合征的预后

POEMS 综合征的预后文献报道差异较大,有文献报道疾病呈现慢性过程,病程可长达 10 年以上,但也有文献报道中位生存只有 33 个月。妙佑医疗国际(Mayo Clinic)总结了 1975—2003 年 137 例 POEMS 综合征患者的数据显示,中位生存时间为 12 年。

POEMS 综合征患者的预后较多发性骨髓瘤好。与典型的多发性骨髓瘤相比,POEMS 综合征患者发病年龄早(中位年龄分别为 51 岁和 64 岁),病情进展缓慢,生存期长(中位生存期分别为 97 个月和 30~35 个月),5 年生存率高(分别为 60% 和 20%)。神经病变的不断恶化是 POEMS 综合征的常见结局和死因,而继发于疾病进展和化疗后的骨髓衰竭是多发性骨髓瘤的常见死因。

文献表明,接受 ASCT 的患者较传统放化疗获得更好的生存,血清白蛋白水平是判断预后的标志之一(图 20-2)。患者预后还与血液学缓解的深度有关,缓解深度越大,患者获得长期存活的概率越大(图 20-3)。也有资料显示,血 VEGF 水平可判断 POEMS 综合征的预后,水平越高,提示预后越差(图 20-4)。国内一项基于 362 例病例的回顾性研究建立了国际上首个 POEMS 综合征的预后模型[11],利用年龄>50 岁(1 分)、胸腔积液(1 分)、肺动脉高

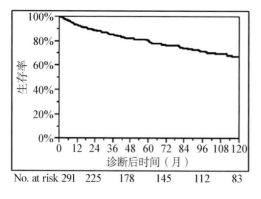

A

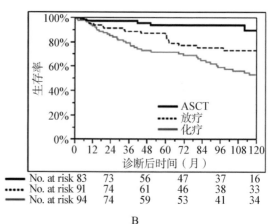

B

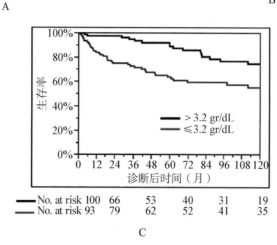

C

图 20-2 POEMS 综合征患者的预后

A. 291 例 POEMS 综合征患者的总生存率;B. 不同一线治疗方案患者的总生存率;
C. 诊断时不同白蛋白水平患者的总生存率
引自参考文献[8]

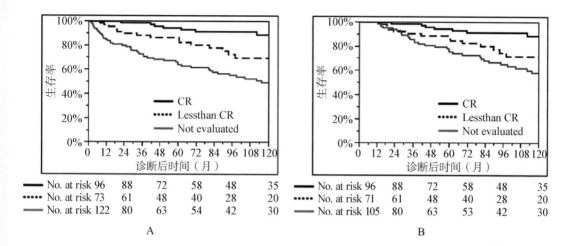

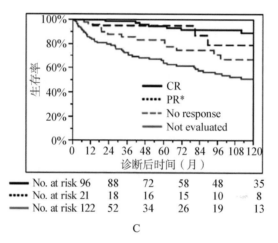

图 20‑3　POEMS 综合征患者预后与血液学缓解深度的关系

A. 不同血液学缓解深度患者的总生存率；B. 不同血液学缓解深度患者的总生存率(12 个月)；

C. 不同血液学缓解深度患者的总生存率(分类考虑)

引自参考文献[8]

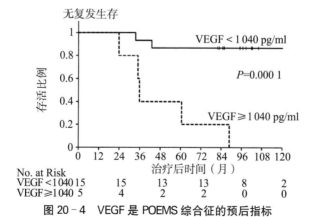

图 20‑4　VEGF 是 POEMS 综合征的预后指标

引自参考文献[10]

压(1分)和估算肾小球滤过率(eGFR)＜30 ml/(min·1.73 m²)(2分)将患者分为低危(0分)、中危(1分)和高危(2～5分),低危、中危、高危患者的10年OS率分别为98%、75%、50%。

5. 本病例是怎样诊断的,其关键诊断依据是什么?

患者以反复下肢水肿为首发症状,继而出现甲减、上下肢端麻木和视物模糊。进一步血清M蛋白的检出,将诊断指向了POEMS综合征。

根据POEMS综合征的诊断标准,该患者存在周围神经病变和M蛋白阳性,符合两条强制标准。主要标准中血VEGF的检测简单易行,但2012年当时并没有可检测的机构,故该患者未行相应检测。硬化性骨病一般在影像学上可以表现为单纯硬化、单纯溶骨以及硬化+溶骨的混合型病变,该患者虽未行全面完善骨骼平片检查,但头颅MRI提示颅骨信号减低,考虑存在溶骨性病变,符合主要标准的一条。另外,患者符合多项次要标准,如脾大、水负荷增加、内分泌改变、皮肤改变。因此,本患者有依据诊断为POEMS综合征。

6. 本病例需与哪些疾病鉴别诊断?

由于POEMS综合征临床表现较为多样,需要和其他一些疾病进行鉴别诊断。包括多发性骨髓瘤(有骨质破坏)、Gullain-Barré综合征(无皮肤损害及内分泌异常,无M蛋白)、Waldenstrom巨球蛋白血症(可并发多发性神经病,但多为IgM单克隆丙种球蛋白)、意义未明单克隆免疫球蛋白血症(通常与浆细胞疾病相关,可有多发性神经病,但无其他全身症状)、结缔组织病(也可有发热、脏器肿大、积液、雷诺等,但有自身抗体阳性)、肝硬化(通常有肝病史、肝功能异常、门脉高压等)、原发性淀粉样变(也可有单克隆轻链,以及轻链λ多、肾功能损害、低蛋白血症等,可通过病理及刚果红染色鉴别,直肠活检阳性率90%)。最难鉴别的是以下4种情况,包括骨硬化性骨髓瘤(OSM)、POEMS-OSM变异型、多中心型Castleman病(MCD)、POEMS-MCD变异型,表20-6总结了后4种疾病的异同可供参考。

表20-6 POEMS综合征与各变异型的鉴别

临床表现	骨硬化性骨髓瘤	POEMS综合征-OSM变异型	POEMS综合征-MCD变异型	多中心Castleman病
周围神经病变	—	必要	必要	—
单克隆浆细胞疾病	必要	必要	+	—
硬化性骨病	必要	必要	+	—
皮肤改变*	—	必要	++	++
视盘水肿	—	必要	必要	—
水肿/腹水/胸腔积液	—	必要	必要	+
内分泌病变†	—	必要	必要	—
广泛的淋巴结肿大	—	++	+++	必要
器官肿大	—	++	++	++
体重减轻	—	+++	+++	+++
乏力	++	++	+++	+++
发热/盗汗	—	+	+++	必要

（续表）

临床表现	骨硬化性骨髓瘤	POEMS综合征-OSM变异型	POEMS综合征-MCD变异型	多中心Castleman病
多克隆高丙种球蛋白血症	－	－	＋＋＋	＋＋＋
血小板计数	－	＋＋＋（升高）	＋＋（降低或升高）	＋＋（降低或升高）
贫血	＋＋	－	＋＋＋	＋＋＋
白介素6升高	＋	＋	＋＋＋	＋＋＋
VEGF升高	＋	＋＋＋	＋	＋
自身免疫性疾病	－	－	＋＋	＋＋
限制性肺疾病	－	＋＋	＋	＋
肾脏疾病	＋＋	＋/－	＋	＋
血栓	－	＋	＋	－

MCD，多中心Castleman病；OSM，骨硬化性骨髓瘤；VEGF，血管内皮生长因子；－，少或无；＋，偶有；＋＋，常有；＋＋＋，多见；＊Castleman病相关的皮肤改变包括非特异性皮疹、自身免疫性天疱疮、毛细血管扩张；POEMS相关的皮肤改变包括色素沉着、皮肤增厚、多毛、肾小球样血管瘤、白甲、杵状指和肢端发绀。†内分泌病变应与此病同时发生
引自参考文献[12]

7. 该患者的肺动脉高压是什么原因？

POEMS综合征的肺部表现多种多样，包括肺动脉高压、限制性肺病、神经肌肉源性呼吸功能受损、一氧化碳扩散能力受损等，但经过有效治疗可改善。肺动脉高压可见于25%左右的POEMS患者。文献报道肺动脉高压更多见于存在血管外超负荷的患者身上，故容量过多可能是原因之一。另外，Feinberg等报道了伴肺动脉高压的POEMS患者，血清包括IL-6在内的细胞因子水平显著升高，提示炎症与POEMS综合征患者的肺动脉高压也存在一定关系。本患者可在治疗后继续随访心超，评估肺动脉高压改善情况。

8. 该患者下一步应该完善哪些检查？

该患者已完善CT平扫、心超、肌电图等检查，接下来可完善眼底检查、四肢及躯干的骨骼平片以及肺功能（包括一氧化碳扩散能力）等检查，充分评估患者各系统症状，并可用于今后评估患者的治疗反应（表20-7）。该患者已完善骨髓穿刺检查，可进一步完善遗传学检查。另外如有条件，可检测血VEGF，有利于预后判断与疗效评估。

表 20-7　POEMS患者评估项目推荐

检　　测	基线	每3～6个月	每1～2年
病史和系统回顾			
详细的神经系统病史（麻木、疼痛、无力、平衡、直立性低血压）	×	×	
月经和性功能相关病史	×		
皮肤色素沉着、增厚和质地，体毛数量和质地，肢端颜色以及有无血管瘤	×	×	

（续表）

检测	基线	每3~6个月	每1~2年
体格检查			
神经系统体格检查	×	×	
眼底检查	×		×
器官肿大、淋巴结肿大、血管外容量负荷增加	×	×	
皮肤（见上）	×	×	
检验			
全血细胞计数（血红蛋白、血小板）	×	×	
血清蛋白电泳、免疫球蛋白定量和免疫固定电泳	×	×	
血管内皮生长因子	×	×	
睾酮、雌激素、空腹血糖、糖化血红蛋白、促甲状激素、泌乳素	×	×*	×
卵泡刺激素、黄体生成素、促肾上腺皮质激素、ACTH兴奋试验、甲状旁腺激素	×*	×*	
其他检查			
24小时尿蛋白、蛋白电泳、免疫固定电泳	×		×
骨髓穿刺活检（免疫组化检测 κ/λ）	×		×*
电生理检查（神经传导检查）	×		×*
腓肠神经活检	×*		
心超评估右室收缩功能和肺动脉压力	×		×†
肺功能检测，包括一氧化碳扩散能力	×		×†
骨骼CT和（或）PET/CT评估骨骼病变、器官肿大和胸腔积液	×	×*	

* 如有临床指征；† 仅当累及时

引自参考文献[6]

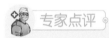 **专家点评**

　　POEMS综合征是一组以周围神经病变、器官肿大、内分泌病变、M蛋白以及皮肤改变为主要临床表现的罕见浆细胞病。由于其罕见性、多系统受累及临床高度异质性，POEMS综合征有着较高的漏诊和误诊率。本例患者以反复下肢水肿为首发症状，继而出现内分泌改变、周围神经症状，后检测出M蛋白，故POEMS综合征诊断明确。POEMS综合征目前尚无标准治疗方案，但是有效的抗浆细胞治疗能够缓解症状、提高生活质量并延长生存。本例患者接受了类似骨髓瘤的方案，之后可考虑接受自体造血干细胞移植。

整理者：施晴

点评：沈杨

参考文献

[1] ALI T, QAZILBASH MH. POEMS syndrome：A multisystem clonal disorder [J]. Eur J Haematol, 2021,106(1):14 – 18.

[2] LORSBACH RB, HSI ED, DOGAN A, et al. Plasma cell myeloma and related neoplasms [J]. Am J Clin Pathol, 2011,136(2):168 – 182.

[3] KANG WY, SHEN KN, DUAN MH, et al. 14q32 translocations and 13q14 deletions are common cytogenetic abnormalities in POEMS syndrome [J]. Eur J Haematol, 2013,91(6):490 – 496.

[4] CHEN J, GAO XM, ZHAO H, et al. A highly heterogeneous mutational pattern in POEMS syndrome [J]. Leukemia, 2021,35(4):1100 – 1107.

[5] NAGAO Y, MIMURA N, TAKEDA J, et al. Genetic and transcriptional landscape of plasma cells in POEMS syndrome [J]. Leukemia, 2019,33(7):1723 – 1735.

[6] DISPENZIERI A. POEMS syndrome：2019 update on diagnosis, risk-stratification, and management [J]. Am J Hematol, 2019,94(7):812 – 827.

[7] ZHAO H, HUANG XF, GAO XM, et al. What is the best first-line treatment for POEMS syndrome：autologous transplantation, melphalan and dexamethasone, or lenalidomide and dexamethasone [J]? Leukemia, 2019,33(4):1023 – 1029.

[8] KOURELIS TV, BUADI FK, KUMAR SK, et al. Long-term outcome of patients with POEMS syndrome：An update of the Mayo Clinic experience [J]. Am J Hematol, 2016,91(6):585 – 589.

[9] KEDDIE S, FOLDES D, CAIMARI F, et al. Clinical characteristics, risk factors, and outcomes of POEMS syndrome：a longitudinal cohort study [J]. Neurology, 2020,95(3):e268 – 279.

[10] MISAWA S, SATO Y, KATAYAMA K, et al. Vascular endothelial growth factor as a predictive marker for POEMS syndrome treatment response：retrospective cohort study [J]. BMJ Open, 2015,5(11):e009157.

[11] WANG C, HUANG XF, CAI QQ, et al. Prognostic study for overall survival in patients with newly diagnosed POEMS syndrome [J]. Leukemia, 2017,31(1):100 – 106.

[12] DISPENZIERI A. POEMS syndrome [J]. Blood Rev, 2007,21(6):285 – 299.

[13] FEINBERG L, TEMPLE D, DE MARCHENA E, et al. Soluble immune mediators in POEMS syndrome with pulmonary hypertension：case report and review of the literature [J]. Crit Rev Oncog, 1999,10(4):293 – 302.

病例21　浆细胞病伴红细胞增多症——TEMPI 综合征

主诉

女性,75 岁,面色暗红、唇色发紫 8 年,发现红细胞增多及活动后气促 3 年。

病史摘要

现病史:患者于 8 年前(2011 年)起出现面色暗红,口唇发紫,2016 年于当地医院查血常规示 Hb 189 g/L;当时骨髓检查示红系明显增生,浆细胞比例增高(14%);*JAK2 V617F* 基因突变阴性;促红细胞生成素(EPO)188 mIU/ml。考虑"真性红细胞增多症"。2016 年开始羟基脲和阿司匹林治疗,羟基脲每日 2 片口服,HB 维持在 145 g/L 左右,因胃部不适近半年自行减为每日 1 片,近期复查 Hb 为 168 g/L,红细胞比容 0.528,因时有鼻出血,已停用阿司匹林。近 3 年来患者时有干咳,快走和爬楼梯时明显气促,无胸闷、胸痛。为进一步明确诊断收入我院。

自起病以来,患者无发热、盗汗,食欲尚可,睡眠好,二便正常,体重无明显变化。

既往史:有高血压史 10 余年,口服降压药,血压控制好;否认肝炎、结核等传染病史;常规预防接种;否认手术或外伤史;否认输血史;否认食物过敏史;否认药物过敏史。

个人史:生长于福建厦门,否认疫水、疫区接触史,味精厂工人,已退休。

婚育史:已婚,育有二子,体健。

家族史:否认血液系统相关家族遗传病史。

◆ 入院查体 ▶▶▶

T 37.3℃,P 92 次/分,R 22 次/分,BP 150/86 mmHg。神清,一般情况可,步入病房,面部、手背部皮肤色素沉着,面部、口唇、躯干部及上肢均可见多发皮下毛细血管扩张、蜘蛛痣(图 21-1),鼻黏膜毛细血管扩张、黏膜淡红,心肺(一),肝脾不大,双下肢无水肿,神经系统体征(一)。

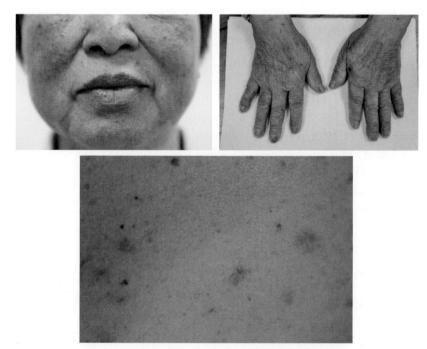

图 21-1 面部、口唇、躯干部及上肢皮肤毛细血管扩张

◆ 辅助检查 ▶▶▶

血常规:WBC 5.29×10⁹/L, N% 55.4%, L% 34.6%, RBC 5.52×10¹²/L, Hb 156 g/L,

红细胞比容 0.491，MCV 88.9 fl，MCH 28.3 pg，MCHC 318 g/L，PLT 102×10⁹/L。

尿常规：尿蛋白阳性（＋），尿胆原（－），尿胆红素（－）。

生化：血清总胆红素 34 μmol/L，直接胆红素 5.8 μmol/L，LDH 165 IU/L，血清铁蛋白 93.6 ng/ml，肌酐 91 μmol/L，尿酸 470 μmol/L。

EPO 测定：1 035 mIU/ml。

M 蛋白测定：IgA 31.1 g/L，λ 轻链 9.38 g/L，M 蛋白 15.66%。

免疫固定电泳：IgA λ 型，游离轻链 150 mg/L。

骨髓细胞学：骨髓增生活跃，浆细胞比例增高占 21.0%，可见双核浆细胞。成熟红细胞易见叠集分布（图 21－2）。

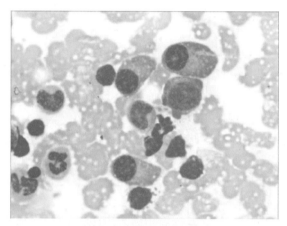

图 21－2　骨髓增生活跃，浆细胞比例增高占 21.0%，可见双核浆细胞。成熟红细胞易见叠集分布

骨髓流式：CD138（＋）细胞约占 13.1%，LAIP 特征为 CD138（＋），CD38（＋），CD19（－），CD56（＋），CD117p（＋），CD27(dim)，CD81(dim)，CD45(dim)。

基因：*JAK2 V617*（－）、*MPL*（－）、*CALR*（－）。

骨髓染色体：46，XX。FISH：：1q21（＋），13q14 缺失，IgH 缺失，17p 缺失。

腹部 B 超：双肾弥漫性病变，双肾周无回声区，考虑积液可能。

腹部 CT：双肾轮廓周边低密度区（图 21－3）。

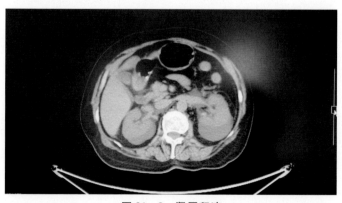

图 21－3　肾周积液

胸部CT：未见明显异常。

血气分析：PaO_2 9.62 kPa(坐位)，PaO_2 8.43 kPa(立位)，SaO_2 94%。

肺灌注显像：双肺放射性指数(PI)值为0.630 38(肺内分流37%)。

PET/CT：双侧颈部多发小淋巴结显示，代谢不高，考虑少许炎性淋巴结；双肾周弧形低密度灶，代谢不高，考虑肾周积液可能；脊柱部分椎体退行性变，未见骨质破坏。

肝炎病毒：HAV、HBV、HCV、HEV均阴性。

初步诊断

TEMPI综合征。

治疗及转归

(2019-07-30)第一疗程BD方案：硼替佐米2.106 mg(1.3 mg/m²)d1、4、8、11＋地塞米松40 mg d1、4、8、11。患者出院后8月14日查血常规PLT 39×10⁹/L，Hb 164 g/L。

(2019-08-30)第二次BD方案：硼替佐米2.132 mg d1、4、8、11＋地塞米松40 mg d1、4、8、11。治疗后患者出现血小板下降。

(2019-09-26)第三次入院，皮肤毛细血管扩张明显减少，免疫固定电泳IgA λ阴性，EPO正常，肺内分流由37%减少为21%，但肾周积液量无明显变化。(2019-09-30)第三次BD方案治疗：硼替佐米1.65 mg(减量1.0 mg/m²)d1、4、8、11；地塞米松：40 mg d1、4、8、11。

(2019-10-24)第四次入院，复查肾周积液有吸收，10月27日开始予第四次BD方案治疗，但是治疗中10月28日复查肝功能进行性升高，11月1日HEV-IgM阳性，考虑戊肝感染，暂停BD方案，转感染科。患者胆红素进行性升高至531 μmol/L，考虑急性重型戊肝，予保肝、降酶、退黄，并行4次人工肝治疗，6周后患者终好转出院休养。

(2020-04-09)入院复查示，持续达到完全缓解标准(表21-1、图21-4、图21-5)。

表21-1　患者治疗前后各项指标比较

日期	Hb (g/L)	EPO (IU/ml)	IgA (mg/dl)	免疫固定电泳 IgA λ	肺内分流 (同位素)	肾周积液	BM (浆细胞)
2019-07-16 (治疗前)	156	1035	3 110	＋	37%	＋	21%
2019-08-30 (第一次治疗后)	167	/	328	＋	/	＋	/
2019-09-27 (第二次治疗后)	142	15.3	68	—	21%	＋	/
2019-10-25 (第三次治疗后)	125	14.6	80	—	/	减少	/
2020-04-09 (第四次治疗后6月)	126	11	144	—	16%	—	2% MRD 0.001%

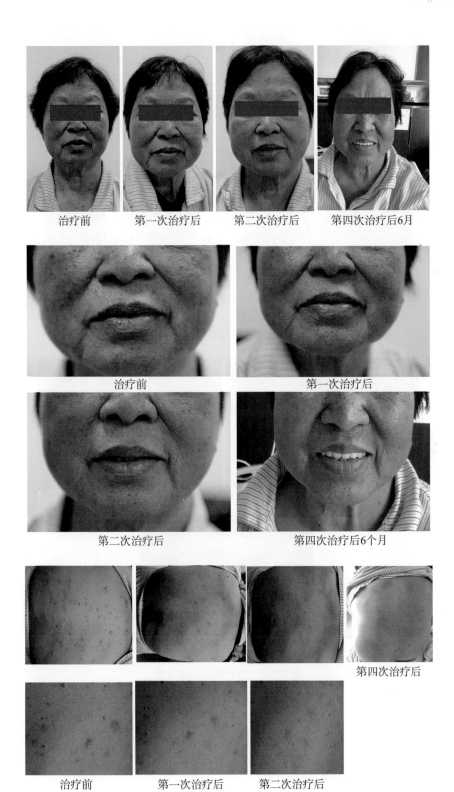

治疗前　　　　　第一次治疗后　　　　第二次治疗后　　　第四次治疗后6月

治疗前　　　　　　　　　　　　　　第一次治疗后

第二次治疗后　　　　　　　　　　第四次治疗后6个月

第四次治疗后

治疗前　　　　　　第一次治疗后　　　　第二次治疗后

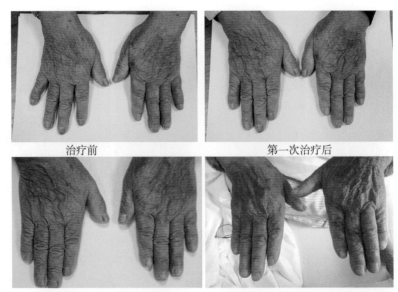

治疗前　　　　　　　　　　　　第一次治疗后

第二次治疗后　　　　　　　　第四次治疗后6个月

图21-4　患者治疗后毛细血管扩张消失

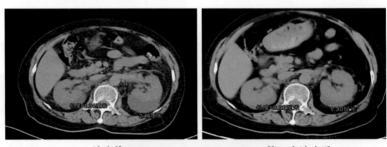

治疗前　　　　　　　　　　　　第一次治疗后

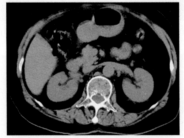

第四次治疗后6个月肾周积液消失

图21-5　患者肾周积液消失

最终诊断

TEMPI综合征。

讨论与分析

1. TEMPI综合征的诊断

TEMPI综合征是一种罕见的以毛细血管增生(telangiectasias，T)、红细胞增多伴促红细胞生成素增高（erythrocytosis with elevated erythropoietin level，E）、单克隆免疫球蛋白血症（monoclonal gammopathy，M）、肾周积液（perinephric fluid collections，P）和肺内分流（intrapulmonary shunting，I）这5个症状的首字母缩写组成的一种浆细胞肿瘤伴肿瘤副综合征（表21-2），2016年被列为WHO造血和淋巴组织肿瘤疾病分类浆细胞肿瘤中独立的一种疾病（表21-3）。

　　本例患者为老年女性，以红细胞增多起病，红细胞增多的同时EPO明显增高，*JAK2 V617F*基因突变阴性，当地予羟基脲治疗无明显好转，在随后的3年里疾病缓慢进展，逐步出现进行性加重的活动后气促，故再次就诊。查体发现患者面部、口唇、上肢、甲床、上半身躯干均有毛细血管扩张，复查EPO进一步升高，免疫固定电泳示M蛋白（IgA λ型），骨髓检查浆细胞21%，影像学示双侧肾周积液，低氧血症，立位加重，同位素肺灌注扫描肺内分流37%，符合TEMPI综合征的5条特征。

表21-2　TEMPI综合征的诊断标准

主要标准
毛细血管增生
红细胞增多伴促红细胞生成素增高
单克隆免疫球蛋白血症
次要标准
肾周积液
肺内分流
其他
静脉血栓

引自参考文献[2]

表21-3　2016 WHO浆细胞肿瘤疾病分类

意义未明单克隆免疫球蛋白血症（非IgM型）	临床变异型
浆细胞骨髓瘤	冒烟型 未分泌型 浆细胞白血病
浆细胞瘤	孤立性浆细胞瘤 骨外（髓外）浆细胞瘤
单克隆免疫球蛋白沉积病	原发性淀粉样变性 系统性轻/重链沉积病
浆细胞肿瘤伴副肿瘤综合征	POEMS综合征 TEMPI综合征

引自参考文献[18]

　　2. TEMPI综合征的鉴别诊断

　　（1）与真性红细胞增多症（polycythemia vera，PV）：PV是一种原发性骨髓增生性疾病，原因不明，除红细胞增多及伴随的征象，如气促、皮肤发红及其他血细胞增高、血小板增高外,骨髓增生中无浆细胞增多。PV 伴骨髓增生的基因改变,如 *JAK2 V617*、*MPL*、*CALR*,EPO 不高。本例患者开始诊断为 PV 的原因可能是忽视了患者有异常升高的 EPO 数值及骨髓细胞学检查中有少量异常浆细胞,而随着疾病进展,患者出现了明显的皮肤表现和活动后气促等缺氧表现,以后检查未发现有骨髓增生的基因改变。

(2) 与其他浆细胞合并 M 蛋白血症:多发性骨髓瘤(MM)、POEMS 综合征、淀粉样变性等,尤其是 POEMS 综合征(表 21-4)。

表 21-4 TEMPI 综合征的主要鉴别诊断

临床表现	TEMPI 综合征	POEMS 综合征	多发性骨髓瘤	AL 淀粉样变性	Schnitzler 综合征
浆细胞/%	<15	<10	≥10	<15	5
M 蛋白	IgG, IgA	IgG, IgA(λ 型)	IgG, IgA, IgM, IgD, IgE	IgG, IgA, IgM, IgD	主要为 IgM、IgG
血红蛋白	↑	↑(15%),正常,或↓(<5%)	↓(70%)或正常	↓(32.4%)或正常	↓
EPO	↑↑	↓	↓	未报道	未报道
皮肤改变	毛细血管增生	色素沉积、多血质、血管瘤、手足发绀、白甲、多毛	皮肤浆细胞瘤(表现为发红、非触痛的皮肤或皮下结节、偶尔表现为弥漫性红斑)	眶周血肿、丘疹、结节、斑疹、水泡	复发性荨麻疹、嗜中性荨麻疹样皮病
肺部表现	肺内分流	肺动脉高压、限制性肺病、呼吸肌神经肌肉损害	肺浆细胞瘤(表现为孤立性肺结节)、弥漫性肺泡出血、胸腔积液	弥漫性肺泡间隔淀粉样变性、肺实质结节、气管支气管淀粉样变性	未报道
肾脏表现	肾周积液、血清肌酐升高	肾脏病变(血清胱抑素 C 升高、血清肌酐升高、蛋白尿相对少见)	肾脏损害(蛋白尿、尿本周蛋白、血清肌酐升高)	大量蛋白尿、肾病综合征、肾小球滤过率和肌酐清除率减低	未报道
骨表现	未报道	骨硬化、溶骨性改变、骨质增生	骨痛、溶骨、弥漫性骨质疏松、病理性骨折、浆细胞瘤	溶骨性病灶、病理性骨折	骨关节痛、骨硬化、溶骨性病灶
其他表现	静脉血栓、自发性颅内出血、医源性缺铁性贫血	视盘水肿、周围神经病、器官肿大、内分泌病、水肿、Castleman 病、血栓、心衰	高粘血症、感染、血细胞减少、继发性淀粉样变、高钙血症	外周神经病、舌肥大、肝肿大、肠动力障碍、隐血、心律失常、冠心病、心肌梗死	肝脾肿大、间歇性发热、炎症指标升高、可触及的淋巴结肿大、AA 淀粉样变性

引自参考文献[4]

POEMS 综合征虽然也是一种浆细胞疾病的副肿瘤综合征,但有外周神经受损的症状,内分泌异常,伴有皮肤改变,但其皮肤表现较多为色素沉着,而非皮肤、黏膜的毛细血管扩张;POEMS 综合征也存在 EPO 升高,但多为轻中度升高。

3. TEMPI 综合征的发病机制

TEMPI 综合征是一种罕见的、获得性的副肿瘤综合征,2011 年首次报道。患者起病年龄一般在 40～50 岁,男女发病比例相同,无明显地域和种族差异。患者的首发表现多为红细胞增多症,但无 *JAK2 V617* 基因突变,而是由 EPO 增高引起的继发性红细胞增多。患者最主要的病理改变是存在单克隆免疫球蛋,而无高钙血症、肾损伤、贫血和骨损等表现,患者的骨髓浆细胞一般低于 10%,表现为意义未明单克隆免疫球蛋白血症(monoclonal gammopathy of undetermined significance,MGUS)。据文献报道,通过抗浆细胞治疗患者能够获得完全缓解,本例患者用抗浆细胞药物治疗,临床症状和各项指数均有明显改善,证明单克隆免疫球蛋白或者是单克隆的浆细胞是本病的重要发病原因和机制。但单克隆免疫球蛋白和单克隆的浆细胞是如何引起 EPO 逐步升高的,通过哪些途径,尚待进一步研究予以阐明。肾周积液的机制也不明了,有报道抽取液和血清成分一致,不含细胞及蛋白,不含有淋巴液。

4. 毛细血管增生症的原因

本病例的突出临床表现是皮肤、黏膜的毛细血管扩张,这是 VEGF 升高所致,VEGF 升高可能是 EPO 升高引起的。最近报道 VEGF 升高和 EPO 升高幅度相一致(图 21 - 6)。

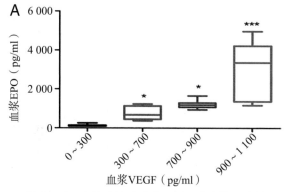

图 21 - 6 血浆 EPO 升高和 VEGF 升高的一致性

引自参考文献[19]

TEMPI 综合征的发病机制仍不十分明确,也未发现特征性的细胞遗传学和基因改变。通过抗浆细胞治疗患者临床表现消失,能够获得完全缓解,因此推测单克隆免疫球蛋白或者是单克隆的浆细胞是主要的致病原因。

5. 治疗

2012 年 Kwok 首次提出抗浆细胞的蛋白酶体抑制剂硼替佐米用于治疗 TEMPI 综合征,患者获完全缓解(CR);Kenderian 提出自体造血干细胞移植(ASCT)用于 TEMPI 综合征治疗;2018 年 Sykes 使用达雷木单抗(daratumumab)治疗获 CR;2019 年 RD 方案用于复发 TEMPI 综合征获 CR。

该患者为老年患者,因此首先考虑以硼替佐米为基础的方案,建议 BD 方案治疗。

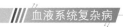
专家点评

    本例患者为 75 岁女性,以红细胞增多起病,红细胞增多的同时伴 EPO 明显增高,而 *JAK2 V617F* 基因突变阴性。疾病缓慢进展,并逐步出现进行性加重的活动后气促。查体发现患者全身多处皮肤黏膜毛细血管扩张;免疫固定电泳 M 蛋白,骨髓浆细胞 21%;影像学双侧肾周积液;低氧血症(立位加重),同位素肺灌注扫描肺内分流 37%,符合罕见的浆细胞肿瘤伴肿瘤副综合征——TEMPI 综合征的 5 条特征。建议抗浆细胞治疗,本病例为老年患者,因此首选以硼替佐米为基础的 BD 方案。治疗后患者获完全缓解。

整理:俞晴
点评:阎骅

参考文献

［1］ SHIZUKU T, MATSUI K, YAGI S, et al. The first case of TEMPI syndrome in Japan ［J］. Intern Med, 2020,59(14):1741 – 1744.

［2］ SYKES DB, O'CONNELL C, SCHROYENS W. The TEMPI syndrome ［J］. Blood, 2020,135 (15):1199 – 1203.

［3］ LIANG SH, YEH SP. Relapsed multiple myeloma as TEMPI syndrome with good response to salvage lenalidomide and dexamethasone ［J］. Ann Hematol, 2019,98(10):2447 – 2450.

［4］ ZHANG X, FANG M. TEMPI syndrome: erythrocytosis in plasma cell dyscrasia ［J］. Clin Lymphoma Myeloma Leuk, 2018,18(11):724 – 730.

［5］ SYKES DB, SCHROYENS W. Complete responses in the TEMPI syndrome after treatment with daratumumab ［J］. N Engl J Med, 2018,378(23):2240 – 2242.

［6］ LIPSKER D. Monoclonal gammopathy of cutaneous significance: review of a relevant concept ［J］. J Eur Acad Dermatol Venereol, 2017,31(1):45 – 52.

［7］ PASCART T, HERBAUX C, LEMAIRE A, et al. Coexistence of rheumatoid arthritis and TEMPI syndrome: New insight in microangiogenic-related diseases ［J］. Joint Bone Spine, 2016, 83(5):587 – 588.

［8］ KENDERIAN SS, ROSADO FG, SYKES DB, et al. Long-term complete clinical and hematological responses of the TEMPI syndrome after autologous stem cell transplantation ［J］. Leukemia, 2015,29(12):2414 – 2416.

［9］ BELIZAIRE R, SYKES DB, CHEN YB, et al. Difficulties in hematopoietic progenitor cell collection from a patient with TEMPI syndrome and severe iatrogenic iron deficiency ［J］. Transfusion, 2015,55(9):2142 – 2148.

［10］ ROSADO FG, OLIVEIRA JL, SOHANI AR, et al. Bone marrow findings of the newly described TEMPI syndrome: when erythrocytosis and plasma cell dyscrasia coexist ［J］. Mod Pathol, 2015,28(3):367 – 372.

［11］ JASIM S, MAHMUD G, BASTANI B, et al. Subcutaneous bortezomib for treatment of TEMPI syndrome ［J］. Clin Lymphoma Myeloma Leuk, 2014,14(6):e221 – 223.

［12］ KHAN J，SYKES DB. Case report：a 37-year-old male with telangiectasias，polycythemia vera，perinephric fluid collections，and intrapulmonary shunting［J］. BMC Hematol，2014，14(1)：11.

［13］ MOHAMMADI F，WOLVERSON MK，BASTANI B. A new case of TEMPI syndrome［J］. Clin Kidney J，2012，5(6)：556－558.

［14］ SCHROYENS W，O'CONNELL C，SYKES DB. Complete and partial responses of the TEMPI syndrome to bortezomib［J］. N Engl J Med，2012，367(8)：778－780.

［15］ KWOK M，KORDE N，LANDGREN O. Bortezomib to treat the TEMPI syndrome［J］. N Engl J Med，2012，366(19)：1843－1845.

［16］ KHAN S. The role of hypoxia-inducible factor-1 alpha in TEMPI syndrome［J］. NDT Plus，2011，4(6)：454－455.

［17］ SYKES DB，SCHROYENS W，O'CONNELL C. The TEMPI syndrome—a novel multisystem disease［J］. N Engl J Med，2011，365(5)：475－477.

［18］ SWERDLOW SH，CAMPO E，HARRIS NL，et al. WHO Classification of Tumours of Haematopoietic and Lymphoid Tissues［M］. Revised 4th ed. Lyon：IARC Press，2017.

［19］ ALISSA CG，TAMAR L，SARAN K，et al. VEGF expands erythropoiesis via hypoxia-independent induction of erythropoietin in noncanonical perivascular stromal cells［J］. J Exp Med，2019，216(1)：215－230.

病例22　变异型 POEMS 综合征

主诉

女性，59 岁，全身进行性水肿 1 年余，伴皮肤黝黑。

病史摘要

现病史：患者于 1 年前(2018 年 3 月 25 日)开始运动及久坐后出现双足足背水肿，呈凹陷性，于当地医院就诊，予中成药"改善循环"治疗 2 个月未见疗效；同年 5 月 30 日双足水肿至脚踝，6 月 1 日至复旦大学附属华东医院肾内科就诊，查 24 小时尿蛋白定量 0.4 g/24 h，予"黄葵胶囊 5 粒 tid，双克氢氯噻嗪 2 片 qd"口服治疗，规律服用 2 月仍未见效；7 月出现面部、双手掌皮肤变黑，8 月 25 日水肿进一步加重，于岳阳医院服用中药半月无明显改善；9 月 15 日体检时发现"甲状腺双叶回声不均匀"，血压 166/94 mmHg，口服"氯沙坦钾、氨氯地平"降压治疗，血压控制可。2018 年 10 月 8 日患者于华东医院内分泌科查甲状腺功能示"甲状腺功能减退"，口服"左甲状腺素 25 μg qd"治疗，但足部水肿仍未改善；2018 年 10 月 29 日自购"螺内酯 20 mg bid，呋塞米 20 mg bid"间断服用 1 月，夜间尿量增多，足部水肿明显缓解。2018 年 11 月 8 日至 11 月 19 日自觉面部皮肤进一步变黑，华东医院复查甲状腺功能"FT$_3$ 2.2 pmol/L，FT$_4$ 11.2 mmol/L，TSH 7.59 μIU/ml，TPOAb 及 TRAb 阴性"，查血 FSH、血 ACTH、生长激素(growth hormone，GH)、性激素均正常，2018 年 12 月 5 日停服螺内酯及呋塞米 5 日后足部凹陷性水肿加重,进展至踝上 15 cm。2018 年 12 月 17 日至 2018 年 12 月 29 日于华东医院内分泌科住院,查尿蛋白阴性,肿瘤指标正常,抗核抗体等自身免疫指标正常,OGTT 糖耐量异常。性激素:PRL 697.7 mIU/L,余正常。甲状腺功能:FT_3 2.9 pmol/L,FT_4 11.1 mmol/L,TSH 11.1 μIU/ml。调整左甲状腺素剂量为每天 50 μg,肾上腺皮质轴激素检查排除肾上腺皮质低功能,肾上腺 CT 平扫示左侧肾上腺增生可能,全身 PET/CT 未见明显异常,患者双下肢水肿仍未改善。2019 年 1 月 2 日于上海交通大学医学院附属瑞金医院内分泌科住院查糖代谢异常,评估垂体-靶腺功能未见明显异常,甲状腺功能示甲减未纠正,调整左甲状腺素剂量为 75 μg qd。查血清游离轻链结果示:血清游离 κ 轻链 39.70 mg/L、游离 λ 轻链 70.80 mg/L、游离 κ/λ 轻链比 0.56,血清 VEGF>800 pg/ml。肌电图及电生理诊断:周围神经变性。肾小球滤过率(GFR)示双侧中重度降低。垂体增强 MRI:部分空蝶鞍。骨髓形态学及流式显示可见正常浆细胞免疫表型,未见异常克隆增生浆细胞。骨髓活检病理报告:皮肤、纤维、骨局部骨小梁间见三系造血细胞,其中见少量组织细胞、浆细胞。结合多学科会诊意见考虑 POEMS 综合征可能性大。2019 年 3 月 25 日开始服用"左甲状腺素 125 mg qd、甲钴胺 0.5 mg tid、沙利度胺 50 mg qd、地塞米松 10 mg qd"。2019 年 4 月份开始出现中上腹压痛,同年 4 月 26 日因"腹痛加重"于华东医院急诊,胸部增强 CT 显示:右肺中叶条索影、右肺中叶及两肺下叶斑片状模糊影,右肺门区肿大淋巴结,两侧少量胸腔积液、心包少量积液、胸壁广泛皮下水肿,胸椎椎体多发结节样高密度影,胸壁皮下软组织肿胀。盆腔 CT 示:盆腔大量积液,腹盆壁广泛皮下水肿,两侧腹股沟区淋巴结稍大。腹部及腹膜后区 CT:两肾囊肿,腹腔积液,腹壁广泛皮下水肿,胆囊炎,胆囊结石。予"抗感染、利尿及对症处理"后症状缓解。2019 年 5 月 2 日瑞金医院血液科门诊予以"来那度胺 25 mg qd,地塞米松 2.25 mg qd",仍疗效欠佳;为进一步就诊,收入我科。

患者自起病以来神清,精神可,一般情况较差,食欲差,平卧困难,睡眠差,体重明显增加,增重约 25 kg。

既往史:否认糖尿病、慢性支气管炎、冠心病等慢性病史;否认肝炎、结核等传染病史;预防接种史随社会;否认输血史;否认其他手术外伤史;否认食物、药物过敏史。

个人史:无毒物接触史,无疫水接触史,无重大精神创伤史,否认吸烟史,否认酗酒史。

婚育史:已婚。

家族史:否认家族性疾病及相关肿瘤病史。

入院查体

T 36.7℃,P 96 次/分,R 20 次/分,BP 104/57 mmHg。精神软,皮肤黝黑明显,睑结膜苍白,轮椅入病房,颈部、腋下、腹股沟均可触及小蚕豆大小淋巴结,无触痛,移动性可,无融合,胸壁、腹壁、下肢凹陷性水肿明显(+++),双肺呼吸音粗,两下肺呼吸音低,可闻及少许湿啰音,心率 96 次/min,律齐,各瓣膜区未闻及明显病理性杂音,腹隆,肝脾肋下触诊不满意,移动性浊音阳性,仅能右侧卧位,双足背动脉搏动正常。

辅助检查

血常规:WBC 4.57×10^9/L,Hb 114 g/L,PLT 560×10^9/L。
生化:葡萄糖 5.4 mmol/L,肌酐 138.3 μmol/L,尿酸 706.7 μmol/L,白蛋白 29.4 g/L,总

胆红素 9.8 μmol/L，GGT<10 U/L，AST 7 U/L，肌酸激酶 22 U/L，钾 4.24 mmol/L，钙 2.04 mmol/L，β_2-微球蛋白 7.8 mg/L，LDH 150 U/L。

病毒学检查：EB 病毒 EA IgG 0.14 AU/ml，EB 病毒 NA IgG 48.34 AU/ml，EB 病毒 VCA IgG 15.45 AU/ml，EB 病毒 VCA IgM 0.00 AU/ml，巨细胞病毒（CMV）IgM Ⅱ 7.45（−）U/ml，巨细胞病毒（CMV）IgG Ⅱ 149（+）U/ml。

肿瘤指标：糖类抗原 125 182.8 U/ml，甲胎蛋白、癌胚抗原、糖类抗原 199、糖类抗原 153、糖类抗原 72-4、细胞角蛋白 19 片段、神经元特异性烯醇化酶均正常。

甲状腺功能：T_3 0.42 nmol/L，T_4 44.76 nmol/L，FT_3 1.22 pmol/L，FT_4 10.48 pmol/L，TSH 14.44 μIU/ml。

影像学检查如下。

（2019-05-11）胸腹水 B 超：双侧胸腔积液（量少，暂不宜定位）腹腔大量积液。

（2019-05-12）胸部 CT：两肺下叶部分实变，双肺上叶少许炎症及纤维灶；心包、双侧胸腔积液。腹腔积液。双侧腋下少许小淋巴结。主动脉及冠状动脉硬化。胸椎及部分肋骨呈成骨性骨质破坏，建议进一步检查。

颈部淋巴结＋甲状腺：左侧颈部Ⅳ区淋巴结肿大，大小约 20 mm×12 mm（呈融合状），淋巴门样结构可见，CDF/PWD 见少许血流信号。

（2019-06-22）胸椎 MR：胸椎退行性变。第 8、10 胸椎异常信号，椎旁软组织肿胀，建议增强扫描。（2019-06-23）腰椎 MR：$L_2 \sim L_3$ 椎间盘膨出，$L_3 \sim L_4$、$L_4 \sim L_5$、$L_5 \sim S_1$ 椎间盘突出；腰椎退行性变。

（2019-06-26）胸椎增强 MR：胸椎退行性变。胸椎弥漫性信号不均匀，第 8、10 胸椎异常信号，考虑硬化性骨病可能，请结合临床。胸壁水肿。

（2019-05-17）心超：轻-中度三尖瓣反流伴轻度肺动脉高压，少量心包积液，EF 70%。

骨髓涂片检查：（2019-05-16）骨髓增生活跃（20～30 个/高倍镜），粒红比正常。粒、红、巨三系增生活跃，血小板散在可见。

骨髓流式细胞免疫分型：未见明显白血病、NHL 和高危 MDS 相关免疫表型异常。见约 0.7% 浆细胞免疫表型为 CD38（++），CD138（+），CD19（+），CD56（−），考虑为反应性增生的浆细胞。

骨髓染色体：46，XX【20】。

骨髓 FISH：*TP53*、*RB1*、*MYD88*、*t*（14，16）、*CCND1*、*IGH* 重排、*CKS1B* 均阴性。

病理检查。骨髓病理：骨髓造血组织与脂肪比例约占 50%，造血组织轻度增生，造血组织三系细胞均可见到，免疫组化结果示淋巴细胞数目不增多，浆细胞数目增多，约占骨髓有核细胞的 10%，灶性分布，为浆细胞增生性病变，呈多克隆性表达。网染网状纤维灶性轻度增生。淋巴结粗针穿刺活检：（左颈淋巴结）少许淋巴结穿刺组织，淋巴结正常结构可见，淋巴窦扩张，并见浆细胞轻度增生，请结合临床。酶标：CD3 部分（+），CD20 部分（+），CD5 部分（+），CD10 生发中心（+），CD56 少数（+），Cyclin D1 少数（+），Ki-67 30%，AE1/3（−），CD138 部分（+）。（2019-11-06）左颈淋巴结：滤泡生发中心萎缩，边缘区细胞增生，结合酶标提示边缘区 B 细胞淋巴瘤可能，因穿刺组织少，请取完整淋巴结活检。酶标：CD3（部分+），CD20（部分+），CD10（灶+），CD5（部分+），CD56（灶+），Cyclin D1（灶+），Ki-67（10%），AE1/AE3（−），CD138（部分+），κ（灶+），λ（灶+），Mum-1（灶

＋），CD43（＋），Bcl-6（少灶＋），CD21（部分＋），CD23（生发中心＋）。（2019-11-25）左侧腋窝淋巴结淋巴组织增生，T、B 淋巴细胞均增生，浆细胞稍多，κ、λ 均表达，淋巴瘤证据不足。酶标：Ki-67（20％＋），CD20（＋），CD3（＋），CD23（－），Cyclin D1（－），CD10（＋），Bcl-2（＋），Bcl-6 少许（＋），CD5（＋），CD21（＋），CD43（＋），Mum-1（－），CD138 部分（＋），λ 少数（＋），κ 少数（＋）。

血免疫固定电泳：（2019-05-10）IgA 3.78 g/L，IgG 9.48 g/L，IgM 1.51 g/L，M 蛋白阴性，IgA 泳道疑似异常单克隆条带，血清 κ 3.13 g/L，血清 λ 1.44 g/L，比值 2.17。

VEGF：VEGF 含量为 724 ng/L（参考区间 0.00～160 pg/ml）。

尿免疫固定电泳：M 蛋白阴性，微量蛋白，考虑多克隆蛋白，肾脏损害可能。

初步诊断

变异型 POEMS 综合征。

治疗及转归

该患者最终诊断为变异型 POEMS 综合征。治疗方面，患者接受了 6 个疗程的 VTD 方案化疗，目前患者胸腔积液和腹腔积液明显减少，双下肢水肿消退，可正常步行。甲状腺减退症状改善，目前患者 VEGF 接近正常，血象正常，病情得到控制，一般情况良好。现该患者仍在我院接受治疗，已完成自体干细胞采集，拟行自体干细胞移植，将继续追踪观察其长期预后。

最终诊断

变异型 POEMS 综合征。

讨论与分析

1. POEMS 综合征的诊断和鉴别诊断

POEMS 综合征是一种与浆细胞病有关的多系统病变，以多发性周围神经病变（polyneuropathy，P）、器官肿大（organomegaly，O）、内分泌病变（endocrinopathy，E）、M 蛋白（M-protein，M）和皮肤改变（skin changes，S）为主要临床表现，目前发病机制尚不明确。

研究认为与 VEGF、前炎性细胞因子、基质金属蛋白酶以及 HHV-8 感染等因素可能参与了 POEMS 综合征的发病。POEMS 是一种副肿瘤综合征，常具有一系列多样化的临床表现。因该病临床罕见且具有起病隐匿、临床表现多样性、异质性、多器官受损、首发症状与病程不符等一系列特点，在临床上常容易被误诊、漏诊。

POEMS 综合征为临床诊断，需要结合患者的症状、体征、影像学以及实验室检查结果进行综合诊断。诊断需要符合以下 2 条强制标准，至少 1 条主要标准和至少 1 条次要标准。

强制标准：①周围神经病变；②单克隆浆细胞增殖（M 蛋白阳性或浆细胞瘤）。

主要标准：①Castleman 病；②硬化性骨病；③VEGF 水平升高。

次要标准：①器官肿大；②水负荷增加；③内分泌病变；④皮肤改变；⑤视盘水肿；⑥血小板增多症/红细胞增多症。不过也有报道提出，并非所有的患者都符合该诊断标准，部分患者缺乏明确单克隆浆细胞增殖的证据，也与本病例相符。

POEMS 综合征的诊断标准也有进一步明确的规定，一般认为其中的 M 蛋白几乎均为

λ 轻链,包括 IgAλ、IgGλ 或单纯 λ 轻链型。

次要标准的内分泌病变中,有学者提出男性性腺异常包括乳房发育和阳痿是相对特征性改变。皮肤改变里面,肾小球样血管瘤是疾病最为特异性的皮肤改变。有报道认为硬化性骨病是 POEMS 综合征的特征性改变,可以与多发性骨髓瘤鉴别。在影像学上可以表现为单纯硬化、单纯溶骨以及硬化+溶骨的混合型病变,以混合型病变最为常见,部位以骨盆和脊柱多见。本例患者的胸椎 MRI 也发现了典型的硬化性骨病的征象(图 22-1)。

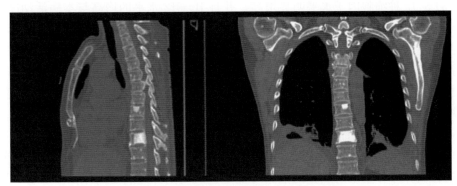

图 22-1 胸椎 MRI 发现硬化性骨病的征象

POEMS 的临床表现的异质性决定了该病需要与多种疾病相鉴别,比如意义未明单克隆免疫球蛋白病(MGUS)、冷球蛋白血症、慢性格林-巴利综合征、结缔组织病、肝硬化、甲状腺功能减退、肾上腺功能减退、Castleman 病等。由于这些疾病常常与有某一突出临床表现 POEMS 综合征的症状类似,鉴别起来比较困难。

部分 POEMS 综合征可以心血管系统的症状为首发表现,一项针对 POEMS 综合征患者的超声心动图的研究提示该类患者均存在左心室肥厚,肺动脉高压,左、右心收缩及舒张功能障碍。

VEGF 升高是诊断 POEMS 综合征的重要证据之一,且与疾病活动性密切相关,血清 VEGF 升高是特异性的诊断指标。皮肤色素沉着、胸腔及腹腔积液、内分泌异常的临床表现可能均与 VEGF 的升高有关。本例患者 FT_3、FT_4、TSH 的变化符合甲状腺功能减退改变,但服用左甲状腺素后症状改善不明显,因此考虑可排除原发性甲状腺功能减退。据报道,POEMS 综合征患者中约 54% 合并血小板增多症,血小板显著升高,可合并血液系统疾病或病变累及多系统。本例患者还合并骨硬化改变,有文献报道 95% 的 POEMS 综合征可伴发骨硬化病变。

本例患者有多发周围神经变性,但缺乏单克隆浆细胞证据,存在淋巴结肿大及 VEGF 升高,存在硬化性骨病,存在皮肤色素沉积。2014 年 DispeTlZier 等人提出了变异型 POEMS 综合征的概念,研究指出对于那些具有多发性神经病但不具有单克隆浆细胞依据,同时具有其他 POEMS 综合征特征可诊断为变异型 POEMS。如果诊断 POEMS 综合征依靠血清免疫固定电泳阳性(M 蛋白),那么将有 25% 的病例不符合诊断标准,从而排除了假阴性的病例,对这部分患者延迟的诊断及治疗将对预期寿命有影响。

参照 2017 年 Dispenzier POEMS 综合征的诊断标准,本例患者符合 2 条主要标准和 5 条次要标准,诊断为变异型 POEMS 综合征,随后给予了蛋白酶体抑制剂为主的治疗方案,患者病情随即改善。

2. POEMS 综合征的发病机制

研究发现,POEMS 综合征的病因有多种:①单克隆浆细胞增生。其中 POEMS 综合征的克隆性浆细胞主要分泌 λ 轻链的 M 蛋白,该 M 蛋白能对神经、内分泌、网状内皮系统及造血系统产生毒性作用,从而引起多系统功能改变。②前炎性细胞因子的高表达。研究发现,POEMS 综合征患者的白介素(IL-1α、IL-1β、IL-2、IL-6、IL-12)、肿瘤坏死因子(TNF-α)等 12 种细胞因子水平明显增高。并且 IL-12 水平的增高与本病活动度明显相关。③遗传学的异常。有研究证实,14q32 染色体易位与 13q14 染色体缺失是 POEMS 综合征最常见的遗传学异常表现。④VEGF 的过表达。研究发现,VEGF 在 POEMS 综合征中表达增高,并可能是 POEMS 发病的核心因素。其水平的高低与疾病的活动程度密切相关。进一步机制研究发现,VEGF 介导的血管通透性的改变可引起水肿和渗出增加,造成组织缺氧、皮肤营养不良、内分泌异常及脏器肿大。反过来,血管内皮肿胀、血小板聚集和组织缺血会促进 HIF1a 的产生,进而促进 VEGF 的生成。VEGF 还能促进细胞迁移、增殖、存活和释放更多的细胞因子,进一步加重疾病的临床症状。此外,VEGF 造成神经内膜的损伤、改变血管通透性而介导毒性血清成分的泄露可能是造成周围神经病变的原因。尽管 VEGF 是 POEMS 综合征的发病核心,但似乎并不是主要的致病因素,因为研究提示 VEGF 的抑制剂并未能有良好的临床效应(图 22-2)。

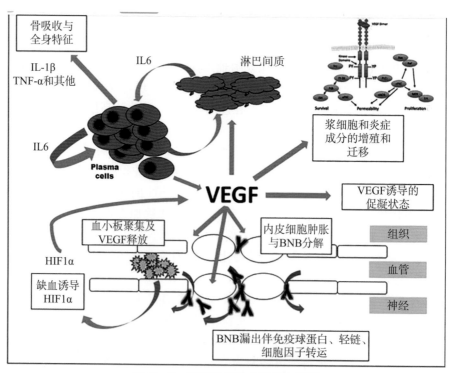

图 22-2 POEMS 综合征的发病机制

其发病机制的中心是 VEGF,尽管这不是主要原因。恶性克隆的浆细胞促进 IL-6 高表达和淋巴间质的增殖。而释放的多种细胞因子负责骨吸收和造成疾病的全身特征。血管内皮细胞肿胀、血小板聚集和组织缺血驱动 HIF1a 的产生,进而驱动 VEGF 的产生。血管渗漏导致水肿、乳头水肿、积液和肺转移因子减少。VEGF 则反过来可以促进浆细胞迁移、增殖、存活和细胞因子的释放

引自参考文献[11]

3. POEMS 综合征与淋巴瘤的关系

POEMS 综合征常继发于骨硬化性骨髓瘤或者 Castleman 病,目前与淋巴瘤的关系并不明确。原发于皮肤的弥漫大 B 细胞淋巴瘤合并 POEMS 综合征及滤泡细胞淋巴瘤继发 POEMS 综合征的报道均指出,恶性淋巴瘤细胞高表达 VEGF 及 IL - 6 可能参与了 POEMS 综合征的发病。有意思的是,一例血管免疫母 T 细胞淋巴瘤合并 POEMS 综合征的报道指出,T 细胞淋巴瘤中可能存在 T 细胞过度活化 B 细胞现象,造成 B 细胞的恶性克隆,导致了 POEMS 的产生。因此,POEMS 综合征可以表现为淋巴瘤的副肿瘤综合征。

本例患者后期淋巴结活检提示边缘区淋巴瘤可能,文献指出,NOTCH2 及 NF - κB 信号通路的异常激活参与了边缘区淋巴瘤的发生与发展。而上述信号通路均与 VEGF 以及 IL - 6 的异常表达密切相关,因此曾推测该患者的 POEMS 综合征可能是边缘区淋巴瘤的副肿瘤综合征表现。不过在病程中,我们再次予相同部位淋巴结穿刺病理,并未找到明确的淋巴瘤证据,故最终诊断本例患者为变异型 POEMS 综合征。但是在临床工作中我们还应当警惕淋巴瘤合并 POEMS 综合征的可能性。

4. 治疗和预后

POEMS 综合征是一种副肿瘤综合征,一旦明确诊断,需积极治疗。以硼替佐米为基础的化疗方案联合 ASCT 可作为一线治疗方案;针对局部骨硬化、孤立性骨髓瘤或浆细胞瘤,局部放疗应为首选治疗方案;来那度胺联合小剂量地塞米松治疗复发或难治性 POEMS 综合征疗效良好且安全。本例患者已完成 6 个疗程含硼替佐米的方案化疗,应行 ASCT 治疗。预后方面,POEMS 综合征表现为慢性进行性病程,预后一般取决于伴发疾病的性质和状况。研究认为自首发症状开始,患者的中为生存期为 5～7 年,孤立性溶骨性骨损害患者预后相对较好,骨髓有浆细胞病变者预后较差。周围神经病变的不断恶化是 POEMS 综合征的常见结局和死因。考虑到本例患者并未检测到浆细胞病变,且周围神经病变也未进展,因此预后良好。

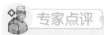 专家点评

　　患者为老年女性,因全身进行性水肿伴皮肤变黑起病,患者胸腹水 B 超示双侧胸腔积液(量少,暂不宜定位),腹腔大量积液。肌电图及电生理诊断为周围神经变性。骨髓活检病理报告:皮肤、纤维、骨局部骨小梁间见三系造血细胞,其中见少量组织细胞、浆细胞。胸部 CT 提示胸椎及部分肋骨呈成骨性骨质破坏。血清免疫固定电泳提示:IgA 泳道疑似异常单克隆条带。血清 VEGF＞800 pg/ml。结合 POEMS 综合征的诊断标准,本例患者符合 2 条主要标准和 5 条次要标准,故诊断为变异型 POEMS 综合征。POEMS 综合征是一种副肿瘤综合征,目前以硼替佐米为基础的化疗方案联合 ASCT 可作为一线治疗方案;针对局部骨硬化、孤立性骨髓瘤或浆细胞瘤,局部放疗应为首选治疗方案;来那度胺联合小剂量地塞米松治疗复发或难治性 POEMS 综合征疗效良好且安全。

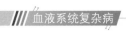

参考文献

[1] KUWABARA S, DISPENZIERI A, ARIMURA K, et al. Treatment for POEMS (polyneuropathy, organomegaly, endocrinopathy, M-protein, and skin changes) syndrome [J]. Cochrane Database Syst Rev, 2012,2012(6):CD006828.

[2] DISPENZIERI A. POEMS syndrome: 2014 update on diagnosis, risk-stratification, and management [J]. Am J Hematol, 2014,89(2):214 – 223.

[3] FARRUGIA D, CAMILLERI DJ, AZZOPARDI J, et al. POEMS syndrome: a unique presentation and a diagnostic challenge [J]. BMJ Case Rep, 2019,12(12):e230284.

[4] HE T, ZHAO A, ZHAO H, et al. Clinical characteristics and the long-term outcome of patients with atypical POEMS syndrome variant with undetectable monoclonal gammopathy [J]. Ann Hematol, 2019,98(3):735 – 743.

[5] DISPENZIERI A. POEMS syndrome: 2017 Update on diagnosis, risk stratification, and management [J]. Am J Hematol, 2017,92(8):814 – 829.

[6] HE T, TIAN Z, LIU YT, et al. Evaluating heart function in patients with POEMS syndrome [J]. Echocardiography, 2019,36(11):1997 – 2003.

[7] D'SOUZA A, HAYMAN SR, BUADI F, et al. The utility of plasma vascular endothelial growth factor levels in the diagnosis and follow-up of patients with POEMS syndrome [J]. Blood, 2011,118(17):4663 – 4665.

[8] WANG F, HUANG X, ZHANG Y, et al. Bone lesions in Chinese POEMS syndrome patients: imaging characteristics and clinical implications [J]. Peer J, 2016,4:e2294.

[9] ZHAO H, CAI H, WANG C, et al. Prognostic value of serum vascular endothelial growth factor and hematological responses in patients with newly-diagnosed POEMS syndrome [J]. Blood Cancer J, 2018,8(4):37.

[10] SCARLATO M, PREVITALI SC, CARPO M, et al. Polyneuropathy in POEMS syndrome: role of angiogenic factors in the pathogenesis [J]. Brain, 2005,128(Pt 8):1911 – 1920.

[11] KEDDIE S, LUNN MP. POEMS syndrome [J]. Curr Opin Neurol, 2018,31(5):551 – 558.

[12] NAKAYAMA S, YOKOTE T, KOBAYASHI K, et al. Primary cutaneous diffuse large B-cell lymphoma, leg type, with features simulating POEMS syndrome [J]. Eur J Haematol, 2010,84(1):79 – 83.

[13] SASAKI T, OHNISHI S, ONISHI R, et al. POEMS syndrome complicated by follicular lymphoma [J]. Rinsho Ketsueki, 2009,50(11):1621 – 1625.

[14] ZOU F, LI Z, MA JA, et al. T-cell lymphoma with POEMS syndrome [J]. Oncol Lett, 2015,9(3):1313 – 1316.

[15] CHARLI-JOSEPH Y, FERNÁNDEZ-SÁNCHEZ M, SAEB-LIMA M, et al. POEMS syndrome: are current diagnostic criteria too exclusive [J]? J Am Acad Dermatol, 2011,65(2):415 – 417.

[16] NADDAF E, DISPENZIERI A, MANDREKAR J, et al. Thrombocytosis distinguishes POEMS syndrome from chronic inflammatory demyelinating polyneuropathy [J]. Muscle Nerve, 2015,52(4):658 – 659.

病例23 轻链型多发性骨髓瘤并发急性肾功能不全

主诉

女性,56岁,肋骨疼痛3个月余。

病史摘要

现病史:患者于2014年1月无明显诱因下出现肋骨疼痛,位置不固定,主要为左右肋弓处,躺下时明显加重。2014年4月至我院门诊查血常规示 WBC $2.5×10^9$/L, Hb 86 g/L, PLT $93×10^9$/L。甲状腺功能、溶血性贫血检查正常,抗中性粒细胞胞质抗体(anti-neutrophil cytoplasmic antibodies,ANCA)、抗可溶性抗原(extractable nuclear antigen, ENA)抗体、抗双链脱氧核糖核酸(double-stranded deoxyribonucleic acid, dsDNA)抗体阴性。尿免疫固定电泳:κ轻链(+),λ轻链(-)。尿κ轻链8.13 g/L(24 h尿量2 L)。血清免疫固定电泳:κ(+),λ(-),IgG(-),IgA(-),IgM(-)。IgG 541 mg/dl,IgA 19 mg/dl,IgM 10 mg/dl。血清肌酐和血钙正常。X线片示颅骨密度明显不均匀,骨盆各骨密度明显不均匀,肱骨、股骨未见明显异常。

2014年4月23日骨髓象:有核细胞增生活跃,粒红比=1.04:1。粒系增生活跃;红系明显增生,成熟红细胞缗钱状排列;巨系增生尚活跃,血小板散在及成簇可见。浆细胞占6%,以成熟浆细胞为主,偶见幼浆细胞。骨髓流式检查:发现单克隆浆细胞 CD138(+)、CD38(+)、CD56(+)细胞占13.7%,为κ型单克隆。诊断为多发性骨髓瘤,κ轻链型。

2014年5月19日予第一疗程 PAD方案化疗:硼替佐米1.3 mg/m^2(2.1 mg d 1、4、11、14,其间因出现轻度腹泻,延迟第3、4针用药),地塞米松40 mg d 1~3,脂质体阿霉素20 mg d 1~3。2014年5月13日予唑来膦酸4 mg改善骨质破坏。

2014年6月21日第2次入院,因白细胞低,肺部存在感染未化疗。应用丙球蛋白后给予出院口服抗生素对症治疗。2014年7月9日为第二疗程化疗入院。患者入院后完善相关检查,于2014年7月14日起行 PD方案化疗(硼替佐米2 mg d 1、4;地塞米松40 mg d 1、4),2014年7月21日诉尿量少至400 ml/24 h,及手脚肿胀,伴有腹部不适。查肌酐450 μmol/L,诊断为急性肾功能不全,停用硼替佐米,并根据肌酐情况行血液透析治疗,起初一周需血透3次,后改为一周2次。病情改善后,2014年8月17日恢复 PD方案化疗。

追问病史,患者自述既往尿量正常(具体量未记)。2014年5月10日第一次入院化疗,2014年5月23日打第二针硼替佐米后,出现尿量减少、水肿等不适,予呋塞米、螺内酯等利尿后,尿量恢复、水肿消退,后未再次出现相关不适。2014年5月23日生化检查示:尿素氮3.8 mmol/L,尿酸305 μmol/L,肌酐67 μmol/L(正常)。2014年5月25日生化检查示:尿素氮2.0 mmol/L,尿酸495 μmol/L,肌酐60 μmol/L。

自发病以来,神清,精神可,无发热,睡眠可,食欲可,二便无殊,体重无明显变化。

既往史:否认高血压、糖尿病等慢性病史;否认乙肝、结核等传染病史;否认手术、外伤史;否认输血史;否认食物过敏史;否认药物过敏史。

个人史:长期生长于原籍,否认疫水、疫区接触史,否认放射性物质、毒物接触史。否认烟酒等不良嗜好。否认冶游史。

婚育史:已婚已育,育有一女,26 岁;配偶及女儿体健。

家族史:否认相关家族病史,父亲有高血压病史,母亲有乳腺癌、高血压病史。

入院体检

T 36.9℃,神清,精神可,浅表淋巴结未及肿大,胸骨肋骨有压痛,双肺呼吸音清,未闻及干、湿啰音,心脏听诊无殊,腹平软,无压痛、反跳痛,双下肢无水肿,神经系统检查阴性。

辅助检查

(1) 血常规:见表 23-1。

表 23-1　患者血常规检查结果

项目	患者指标	标准值
WBC($\times 10^9$/L)	2.45 ↓	3.97~9.15
RBC($\times 10^{12}$/L)	2.66 ↓	4.09~5.74
Hb(g/L)	88 ↓	131~172
红细胞比容	0.272 ↓	0.335~0.450
MCV (fl)	102.3 ↑	82.6~99.1
MCH (pg)	33.1	26.9~33.3
MCHC (g/L)	324	322~362
红细胞分布宽度(%)	15.2 ↑	11.6~14.0
PLT($\times 10^9$/L)	140	101~320
ESR(mm/h)	22 ↑	成年女性:0~20

(2) 肝肾功能和电解质:见表 23-2。

表 23-2　患者血生化检查结果

项目	患者指标	标准值
ALT(IU/L)	19	10~64
AST(IU/L)	24	8~40
白蛋白(g/L)	36	35~55
尿素(mmol/L)	3.6	2.5~7.1
肌酐(μmol/L)	52 ↓	62~115
血清 β_2-微球蛋白(ng/ml)	2 952 ↑	800~2 400

（续表）

项目	患者指标	标准值
尿 β_2-微球蛋白(ng/ml)	19	0~650
钠(mmol/L)	137	130~147
钾(mmol/L)	3.28↓	3.50~5.10
氯(mmol/L)	99	96~108
钙(mmol/L)	2.09	2.00~2.75
磷(mmol/L)	0.97	0.80~1.60
镁(mmol/L)	0.93	0.80~1.20

（3）心肌酶谱:见表23-3。

表23-3 患者心肌酶谱检查结果

项目	患者指标	标准值
脑利钠肽前体(pg/ml)	82.5	0~125
AST(IU/L)	23	0~40
LDH(IU/L)	183	100~240
肌酸激酶(IU/L)	49	24~194
肌酸激酶同工酶(ng/ml)	0.6	0~25
肌红蛋白定量(ng/ml)	15.3	7.4~105.7
肌钙蛋白 I(ng/ml)	0.01	0~0.04
C 反应蛋白(mg/dl)	0.18	<5

（4）凝血功能:见表23-4。

表23-4 患者凝血功能检查结果

项目	患者指标	标准值
活化部分凝血活酶时间(s)	27.6	25~37
凝血酶原时间(s)	10.7	9~15
国际标准化比值	0.91	0.8~1.5
凝血酶时间(s)	21.50↑	12~16
纤维蛋白原(g/L)	3.0	2~4
纤维蛋白降解产物(mg/L)	1.9	1~6
D-二聚体(mg/L)	0.40	<0.5 mg/L

（5）尿常规:尿蛋白（+）↑,余无殊。

(6) 尿生化:24 h 尿六联蛋白升高,24 h 尿钠、钾、氯、钙、磷降低,24 h 尿量 0.70 L。

(7) 电泳:见表 23-5。

表 23-5　患者免疫电泳检查结果

血清蛋白电泳	血清免疫固定电泳	血清免疫电泳	尿液免疫电泳	尿液免疫电泳
白蛋白 64.2%	κ 阳性	κ 轻链 5.580 g/L↑	κ 阳性	κ 轻链 0.022 g/L↑
α₁ 4.4%↑	λ 阴性	λ 轻链 1.32 g/L↓	λ 阴性	λ<0.05 g/L
α₂ 13.3%↑	IgG 阴性	IgG 503 mg/dl↓		κ/λ 0.550
β 9.5%	IgA 阴性	IgA 7 mg/dl↓		
γ 8.6%↓	IgM 阴性	IgM 7 mg/dl↓		
*		κ/λ 4.227↑		

* 血清中检出 M 蛋白,为 κ 型。尿液中检出本周氏蛋白,为 κ 型

(8) 肾、输尿管+膀胱、残余尿 B 超:双肾反射稍模糊,左肾大小约 118 mm×48 mm,右肾大小约 115 mm×47 mm,皮髓质分界清,血流灌注良好;双侧输尿管未见明显异常;残余尿<10 ml。

(9) 胸部 CT:(2014-07-09)两侧肺尖少许斑片影;左肺下舌段、右肺中叶内侧段条索影。(2014-08-18)右肺下叶小斑片影,局灶性炎症改变可能;左肺下舌段、右肺中叶内侧段条索影。与 2014 年 7 月 9 日比较相仿。

(10) 尿量监测及肾功能的动态改变:患者在本疗程(第 2 疗程)PD 方案化疗第 4 天后出现急性肾功能不全,于 7 月 23 日尿量急剧减少(表 23-6),血清肌酐清除率<20 ml/min,肾小球滤过率<20 ml/(min·1.73 m²)。

表 23-6　患者尿量及补液量监测

日期	24 小时尿量(ml)	补液量(ml)
2014 年 7 月 21 日	400	1 300
2014 年 7 月 22 日	690	675
2014 年 7 月 23 日	700	100
2014 年 7 月 24 日	650	100
2014 年 7 月 25 日	680	100
2014 年 7 月 26 日	790	250
2014 年 7 月 27 日	1 160	250
2014 年 7 月 28 日	1 540	250
2014 年 7 月 29 日	1 090	250

初步诊断

κ 轻链型多发性骨髓瘤,急性肾功能不全。

治疗及转归

该患者诊断明确,为 κ 轻链型多发性骨髓瘤,在使用含有硼替佐米的方案治疗,过程中出现急性肾功能不全。在大量水化、碱化尿液以及必要时血液透析等积极对症支持下,仍然使用了包含硼替佐米的治疗方案,病情改善,血清肌酐恢复到 $110\sim135\,\mu$mol/L。

MM 患者的血清肌酐水平常与疾病预后相关,其发病机制主要和游离轻链沉积导致肾小管阻塞病变,以及高钙、脱水等因素相关。文献报道,硼替佐米对初发及复发 MM 患者均有疗效,并且能够改善伴有轻、中度肾功能不全的 MM 患者的肾功能及预后。但是,重度肾功能不全[肾小球滤过率$<30\,$ml$($min$\cdot1.73\,$m$^2)$]的 MM 患者预后仍然不佳。治疗时用药剂量根据肌酐清除率予以相应调整。诱导治疗期间,每 $2\sim3$ 个疗程进行 1 次疗效评估,骨骼检查每 6 个月进行 1 次,或根据临床症状进行。

患者 PD$\pm$CTX 方案治疗 8 疗程后,硼替佐米维持 1 年后停药,中医药辅助治疗。2019 年 12 月复发(骨髓浆细胞 24%,大量蛋白尿),目前给予 IRd 方案化疗有效。末次随访为 2020 年 7 月,血清蛋白电泳、血尿免疫固定电泳均阴性,血清肌酐 131 μmol/L,血红蛋白 115 g/L。

最终诊断

κ 轻链型多发性骨髓瘤,急性肾功能不全。

讨论与分析

1. κ 轻链型多发性骨髓瘤的诊断依据和疾病分期是什么?

(1) κ 轻链型多发性骨髓瘤的诊断依据。

① (2014 - 04 - 23)骨髓细胞学:有核细胞增生活跃,粒红比=1.04:1。粒系增生活跃;红系明显增生,成熟红细胞缗钱状排列;巨系增生尚活跃,血小板散在及成簇可见。浆细胞占 6%,以成熟浆细胞为主,偶见幼浆细胞。骨髓流式细胞检查:发现单克隆浆细胞 CD138 (+)、CD38(+)、CD56(+)细胞占 13.7%(>10%),为 κ 型单克隆。

② 尿免疫固定电泳:κ 轻链(+),λ 轻链(−)。尿 κ 轻链 16.26 g/24 h;血清免疫固定电泳:κ(+),λ(−),IgG(−),IgA(−),IgM(−)。IgG 541 mg/dl,IgA 19 mg/dl,IgM 10 mg/dl。

③ 血清中检出 M 蛋白,为 κ 型。尿液中检出本周氏蛋白,为 κ 型。

④ 出现了至少一项靶器官损害表现(CRAB)。

贫血:血红蛋白 88 g/L(<100 g/L);

第二疗程过程中(非初治时)出现肾功能损害的表现:尿量急剧减少,血清肌酐清除率< 20 ml/min(<40 ml/min),肾小球滤过率<20 ml/(min $\cdot$ 1.73 m^2)。

(2) 急性肾功能不全的诊断依据:在用 PD 方案治疗第 2 疗程第 4 天,尿量急剧减少,血清肌酐清除率<20 ml/min,肾小球滤过率<20 ml/(min $\cdot$ 1.73 m^2),诊断为急性肾功能不全。

(3) 分期:DS(Durie-Salmon)分期体系(表 23 - 7)。

表 23 - 7 DS 分期

分期	分 期 标 准
I 期	满足以下所有条件： (1) 血红蛋白>100 g/L (2) 血清钙≤2.65 mmol/L (3) 骨骼 X 线片：骨骼结构正常或孤立性骨浆细胞瘤 (4) 血清或尿骨髓瘤蛋白产生率低：①IgG<50 g/L；②IgA<30 g/L；③本周蛋白<4 g/24 h
II 期	不符合 I 和 III 期的所有患者
III 期	满足以下 1 个或多个条件： (1) 血红蛋白<85 g/L (2) 血清钙>2.65 mmol/L (3) 骨骼检查中溶骨病变>3 处 (4) 血清或尿骨髓瘤蛋白产生率高：①IgG>70 g/L；②IgA>50 g/L；③本周蛋白>12 g/24 h
亚型	
A 亚型	肾功能正常[肌酐清除率>40 ml/min 或血清肌酐水平<177 μmol/L(2.0 mg/dl)]
B 亚型	肾功能不全[肌酐清除率≤40 ml/min 或血清肌酐水平≥177 μmol/L(2.0 mg/dl)]

引自参考文献[1]

本案例患者血红蛋白波动在 86～88 g/L,血钙正常,骨骼检查未见明显溶骨性病变,2014 年 4 月于我院初诊时尿免疫固定电泳示尿 κ 轻链 8.13 g/L(24 小时尿量 2 L),计算可得该患者尿 κ 轻链 16.26 g/24 h($>$12 g/24 h),满足 III 期的其中 1 个条件,故归为 DS III 期。

患者初治时出现过尿量减少、水肿的表现,但血肌酐水平未升高,且病史中未给出当时的肌酐清除率,因此暂定为 A 亚型。但患者在第二疗程中出现急性肾功能不全,血肌酐清除率$<$20 ml/min,肾小球滤过率$<$20 ml/(min·1.73 m^2),符合急性肾功能不全,因此归为 B 亚型。

ISS/R - ISS[(修正)国际分期体系]见表 23 - 8。

表 23 - 8 ISS/R - ISS 分期

分期	国际分期系统	修正的国际分期系统
I 期	血清 β_2 -微球蛋白<3.5 mg/L,血清白蛋白≥3.5 g/dl	ISS 分期 I 期且不存在高危染色体异常且血清乳酸脱氢酶≤正常值上限
II 期	不符合 ISS I 期或 III 期	不符合 R - ISS I 期或 III 期
III 期	血清 β_2 -微球蛋白≥5.5 mg/L	ISS 分期 III 期且存在高危染色体异常或血清乳酸脱氢酶>正常值上限

引自参考文献[2]

本案例患者血 β_2 -微球蛋白 2.95 mg/L($<$3.5 mg/L),血白蛋白 3.6 g/dl($>$3.5 g/dl),属于 ISS I 期。

因患者未行 FISH 检测,是否存在 del(17p)、t(4：14)、t(14：16)未知,故不能确定是否属于细胞遗传学高危患者,暂时不能进行 R - ISS 分期。建议进一步行 FISH 检查。

关于这两种分期,DS 分期主要反映肿瘤负荷与临床进程,R - ISS 主要用于预后判断,因此完善检查、进行分期分层对 MM 患者的疾病进程和预后判断有着积极的意义。

2. 多发性骨髓瘤患者肾功能受损的发病机制是什么?

多发性骨髓瘤合并肾功能不全的发病机制很复杂。主要机制是由病理浆细胞产生的大量轻链,通过肾小球进入肾小管,进入近曲管的部分,通过内吞,进入细胞,能被溶酶体酶降解,但也通过 redox 通路激活 NFκB - MAPK 途径,使 IL - 6、IL - 8、趋化因子 CCL2 和转化生长因子- β1(TGF - β1)增高,导致肾脏逐渐纤维化。游离轻链还会引起肾功能障碍,导致 Fanconi 综合征,近端肾小管的重吸收能力降低,导致糖尿,氨基酸尿,低磷血症和低尿酸血症(图 23 - 1)。到达远曲小管的大量轻链,与 Tamm-Horsfall 蛋白(Tamm-Horsfall protein,THP)结合、沉淀形成管型。超滤的轻链在间质中引起炎症,导致接近管型的肾小管发生病变、萎缩和纤维化。这些病理过程最后引起诸如轻链管型肾病、肾小管坏死、轻链近曲管病等。肾小管被管型堵塞(图 23 - 2)、肾小管坏死等,都是引起肾功能不全的机制。此外轻链还可引起淀粉样变性(amyloidosis,AL)或轻链沉积病(light chain deposition disease,LCDD)等。

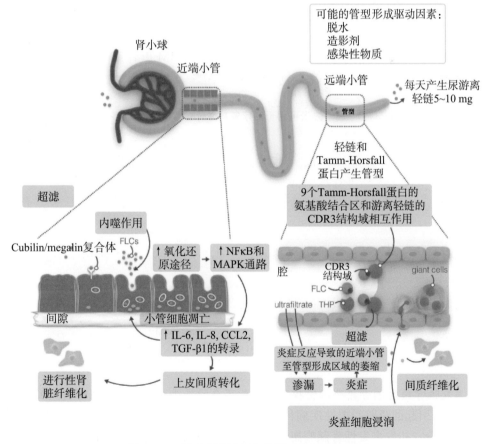

图 23‑1　游离轻链引起急性肾功能不全的机制

引自参考文献[3]

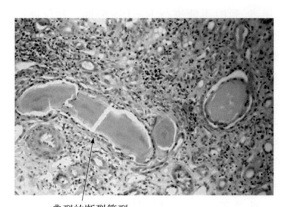

典型的断裂管型

**图 23-2 肾活检显示肾小管被管型蛋白阻塞及周围
炎症反应的管型肾病典型表现**

引自参考文献[4]

3. 多发性骨髓瘤并发肾功能不全的治疗?

荟萃分析(共 23 个研究、1051 名 MM 患者)显示,硼替佐米再次治疗对复发的 MM 仍有疗效(ORR＝39%)。2 项研究报道了 106 位使用硼替佐米治疗的患者,其中有 17 例(16%)出现了肾功能不全的不良事件(表 23-9)。应用含有硼替佐米的诱导方案治疗肾功能不全的初发 MM 患者,能够改善终末期肾功能衰竭的 MM 患者移植后的疗效,硼替佐米组与 VAD 方案组比较,总体生存率分别为 60% 和 20%(图 23-3)。

表 23-9 硼替佐米可用于治疗多发性骨髓瘤合并肾功能不全

不良事件	研究数	患者总数(N)	出现不良反应的患者数(n)	不良事件发生率(%)
贫血	6	506	168	33.2
中性粒细胞减少	5	293	74	25.3
血小板减少	9	555	252	45.4
周围神经病变	10	671	160	23.8
肾功能不全	2	106	17	16.0
肺炎	3	171	11	6.4
上呼吸道感染	3	169	42	24.9

引自参考文献[5]

4. 多发性骨髓瘤患者肾功能受损及肾功能不全的发生率是多少?有哪些促发因素?

浆细胞病引起的肾脏受损性疾病种类很多(表 23-10),肾功能受损可发展成肾功能不全,有急慢之分。初发多发性骨髓瘤患者伴有肾功能受损是比较常见的,发生率超过 25%。美国妙佑医疗国际分析了从 2003 年 1 月至 2012 年 11 月 1135 例初发 MM 患者,192 例发生肾功能受损,占 17%,肾损的定义为肌酐清除率＜40 ml/min。本病例在治疗过程中发生

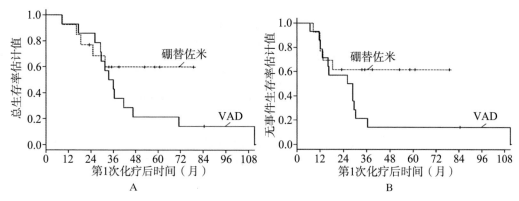

图 23-3　硼替佐米与 VAD 方案的比较

A. 总生存率；B. 无事件生存率

引自参考文献[6]

急性肾功能不全，促发其发生的因素包括：该患者在发病前不久因肺部感染曾用头孢类药物治疗，而轻链本身就可引起肾脏损伤，头孢类药物对肾已受损者毒性更敏感，故引起该患者急性肾功能不全。因素之一是轻链，其他还包括感染和药物（表 23-11），停用头孢类药及积极治疗（包括水化碱化、血透）后，肾功能改善后再用硼替佐米治疗，病情得以改善。

表 23-10　浆细胞病引起的肾脏疾病

（Ⅰ）常见
（1）轻链管型肾病（骨髓瘤肾病） （2）免疫球蛋白相关的淀粉样变性 （3）单克隆免疫球蛋白沉积病 （4）急性肾小管坏死：药物所致、碘造影剂所致 （5）Ⅰ型和Ⅱ型冷沉球蛋白血症性肾小球肾炎

引自参考文献[7]

恶性浆细胞疾病患者的急性肾功能受损或急性肾小管坏死的主要风险因素（表 23-10）包括患者的基础疾病如慢性肾病、糖尿病、高龄和高血压等，以及脱水、高钙血症、肾毒性药物（非甾体抗炎药、氨基糖苷类抗生素等）等因素。

表 23-11　引起急性肾功能损伤的主要促发因素

（1）伴随疾病：慢性肾病、糖尿病、衰老、高血压、心脏病
（2）容量丢失（脱水）
（3）高钙血症
（4）高尿酸血症
（5）反复输注碘造影剂
（6）非甾体抗炎药的使用
（7）利尿剂的使用
（8）氨基糖苷类药物
（9）高黏滞血症

引自参考文献[7]

5. 合并肾功能不全者对 MM 预后的影响?

多发性骨髓瘤合并肾功能不全的发病可由多种因素引起,肾功能不全患者的治疗相关毒性和早期死亡率更高,长期生存率更低,重度肾功能不全和依赖血透的患者预后更差。美国妙佑医疗国际总结了 2003 年 1 月至 2012 年 11 月的 1 135 例初发 MM 患者(图 23-4)。肾功能受损的定义为肌酐清除率<40 ml/min。发现诊断时肌酐清除率> 40 ml/min 和肌酐清除率<40 ml/min 的患者中位生存期分别为 122 个月和 43 个月。因此,肾功能受损的 MM 患者预后较差。进一步分析,根据肌酐清除率把 1 135 例患者分为 3 类:诊断时患者的肌酐清除率>40 ml/min;诊断时肌酐清除率<40 ml/min 但治疗后肌酐清除率>40 ml/min;诊断时和治疗之后肌酐清除率一直<40 ml/min。这三类患者的中位生存期分别为 112、56 和 33 个月(P<0.001)。由此可见,可逆性的肾功能不全(第二类患者)可部分改善患者预后,但是其总体结果仍然比诊断时肾功能正常(第一类患者)的患者差。

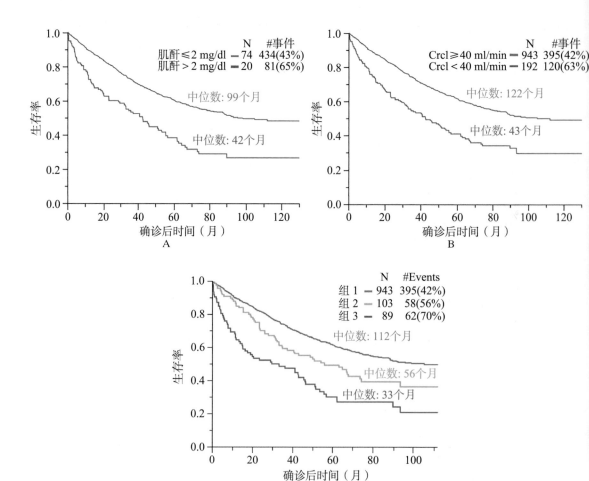

图 23-4 肾功能衰竭治疗后改善对生存时间的影响

引自参考文献[8]

6. 硼替佐米、雷纳度胺等新药是否可以让所有的多发性骨髓瘤合并肾功能不全患者都获益？

Khan 等人回顾性分析了 1148 例多发性骨髓瘤患者(图 23-5)，根据不同治疗方案把患者分为 3 组(含有沙利度胺的 TT2+T 方案组，不含沙利度胺的 TT2-T 方案组和含有硼替佐米、沙利度胺或雷纳度胺的 TT3 方案组)。分析了这 3 组患者的总体生存率、无进展生存率和疾病进展时间与患者在诊断时和移植前肾功能不全的关系。肾功能不全按照肾小球滤过率被分为四个级别：RC1~RC4 [RC1≥90 ml/(min · 1.73 m²)，RC2 60~89 ml/(min · 1.73 m²)，RC3 30~59 ml/(min · 1.73 m²) 和 RC4 <30 ml/(min · 1.73 m²)]。其中，RC1~RC3 级的患者有类似的临床结果，而重度肾功能不全 RC4 级的患者即使在移植后肾功能好转，但是临床结果仍然很差(4 组患者 5 年总生存率分别为 71%、73%、66% 和 46%，RC1~RC3 vs RC4：P<0.0001)。而且，RC4 组患者的 5 年总生存率(overall survival，OS)也没有被含有硼替佐米等新药的 TT3 方案改善(TT2+T、TT2-T 和 TT3 方案组的 5 年 OS 分别为 46%、44% 和 48%，P=0.97)。综上所述，硼替佐米、雷纳度胺等新药可以让轻度和中度肾功能不全的 MM 患者获益，延长其 OS，但是这些新药仍未能改善重度肾功能不全[肾小球滤过率<30 ml/(min · 1.73 m²)]患者的结果。

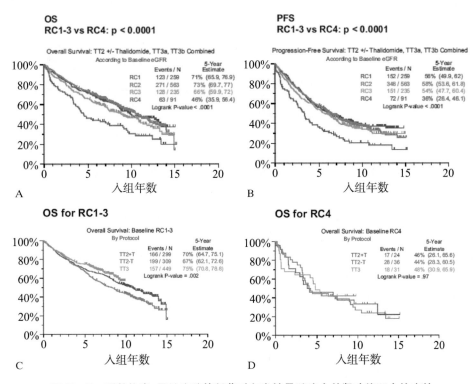

图 23-5　硼替佐米、雷纳度胺等新药对多发性骨髓瘤合并肾功能不全的疗效

引自参考文献[9]

在化疗药物剂量方面，最近国际骨髓瘤工作组明确了对肾功能不全的患者用药，应该根据肌酐清除率予以相应调整(表 23-12)。

表 23-12　2016 年国际骨髓瘤工作组推荐骨髓瘤合并肾功能不全的用药剂量调整

药物	肌酐清除率 >60 ml/min	肌酐清除率 30~59 ml/min	肌酐清除率 15~29 ml/min	肌酐清除率 <15 ml/min	透析状态
地塞米松	20~40 mg	无须调整	无须调整	无须调整	无须调整
马法兰	口服剂量 0.15~0.25 mg/(kg·d)，持续 4~7 天 大剂量 200 mg/m²	口服剂量减少25%，持续 4~7 天 大剂量 140 mg/m²	口服剂量减少25%，持续 4~7 天 大剂量 140 mg/m²	口服剂量减少50%，持续 4~7 天 大剂量 140 mg/m²	口服剂量减少50%，持续 4~7 天 大剂量 140 mg/m²
硼替佐米	1.3 mg/m² 第 1、4、8、11 天，或每周给药	无须调整	无须调整	无须调整	无须调整
沙利度胺	50~200 mg/d	无须调整	无须调整	无须调整	无须调整
来那度胺	25 mg/d	10 mg/d，如果后续无毒性反应，可加至 15 mg/d	15 mg，一天隔一天服用，可加至 10 mg/d	5 mg/d	5 mg/d
卡非佐米	第一疗程 20 mg/m²，后续疗程 27 mg/m²	无须调整	无须调整	无须调整	无须调整
多柔比星	根据化疗方案	无须调整	无须调整	无须调整	无须调整
环磷酰胺	根据化疗方案	无须调整	无须调整	无须调整	无须调整
泊马度胺	4 mg/d	肌酐清除率 ≥45 ml/min 的话，无须剂量调整	临床试验正在进行中	临床试验正在进行中	临床试验正在进行中

引自参考文献[10]

7. 肾脏意义的单克隆免疫球蛋白血症（monoclonal gammopathy of renal significance, MGRS）与 MM 都可出现由免疫球蛋白沉积导致的肾损害，两者有什么区别和联系？

MGRS 是指克隆性浆细胞或 B 淋巴细胞增殖导致的肾损害，但尚不满足血液系统恶性肿瘤或其他骨髓瘤相关疾病的诊断标准，其肾脏病变是由分泌产物单克隆免疫球蛋白（monoclonal immunoglobulin, MIg）导致的，临床进展快，甚至会发展为终末期肾病（end stage renal disease, ESRD）。

MGRS 和 MM 都可引发 MIg 相关肾损害（图 23-6）。

MGRS 可累及肾脏各处微观结构（如肾小球、肾小管间质），临床表现多样（图 23-7）。但仅通过临床表现不能明确特异性肾脏疾病，其诊断还需依赖肾活检。

诊断 MGRS 需要满足：①骨髓单克隆浆细胞比例 <10%；②M 蛋白 <3 g/dl；③出现单克隆免疫球蛋白相关的肾病；④不能界定为骨髓瘤。

当然，任何在 MGRS 中出现的肾损害也可能出现在 MM 患者中。从某种意义来说，MGRS 可以看作是骨髓瘤的"癌前病变"。

本案例患者虽然出现了蛋白尿、少尿、血肌酐升高、血肌酐清除率下降等肾损害表现，且存在蛋白沉积的病理基础，但她符合 MM 的诊断标准，在治疗中出现的急性肾功能不全应该被视作由 MM 这一原发病导致的并发症。

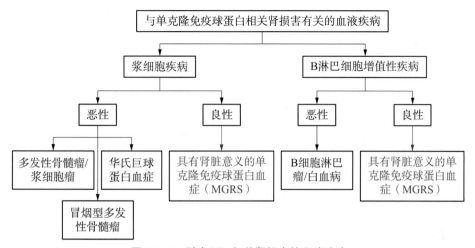

图 23-6 引发 MIg 相关肾损害的血液疾病

引自参考文献[11]

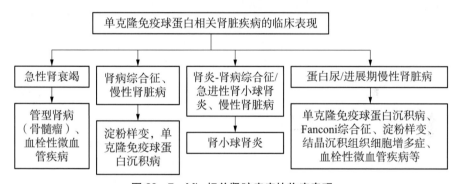

图 23-7 MIg 相关肾脏疾病的临床表现

引自参考文献[11]

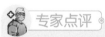 专家点评

　　该患者诊断明确,为 κ 轻链型多发性骨髓瘤,使用含有硼替佐米的方案治疗,过程中出现急性肾功能不全。MM 患者的血清肌酐水平常与疾病预后相关,其发病机制主要和游离轻链沉积导致肾小管阻塞病变,以及高钙、脱水等因素相关。文献报道,硼替佐米对初发及复发 MM 患者均有疗效,并且能够改善伴有轻、中度肾功能不全的 MM 患者的肾功能及预后。但是,重度肾功能不全[肾小球滤过率<30 ml/(min·1.73 m^2)]的 MM 患者预后仍然不佳。治疗时用药剂量根据肌酐清除率予以相应调整。诱导治疗期间,每 2~3 个疗程进行 1 次疗效评估,骨骼检查每 6 个月进行 1 次,或根据临床症状进行。

整理:石子旸

点评:王瑾

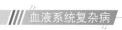

参考文献

［1］ 中国医师协会血液科医师分会，中华医学会血液学分会，中国医师协会多发性骨髓瘤专业委员会. 中国多发性骨髓瘤诊治指南（2017 年修订）［J］. 中华内科杂志，2017，56（11）：866 - 870.

［2］ NCCN Clinical Practice Guidelines in Oncology-Multiple Myeloma（2020 Version 4）［DB/OL］.

［3］ TERPOS E，KLEBER M，ENGELHARDT M，et al. European Myeloma Network Guidelines for the management of multiple myeloma-related complications ［J］. Haematologica，2015，100（10）：1254 - 1266.

［4］ HAYNES R，LEUNG N，KYLE R，et al. Myeloma kidney：improving clinical outcomes ［J］? Adv Chronic Kidney Dis，2012，19（5）：342 - 351.

［5］ KNOPF KB，DUH MS，LAFEUILLE MH，et al. Meta-analysis of the efficacy and safety of bortezomib re-treatment in patients with multiple myeloma ［J］. Clin Lymphoma Myeloma Leuk，2014，14（5）：380 - 388.

［6］ BREITKREUTZ I，HEISS C，PERNE A，et al. Bortezomib improves outcome after SCT in multiple myeloma patients with end-stage renal failure ［J］. Bone Marrow Transplant，2014，49（11）：1371 - 1375.

［7］ MUSSAP M，MERLINI G. Pathogenesis of renal failure in multiple myeloma：any role of contrast media ［J］? Biomed Res Int，2014，2014：167125.

［8］ GONSALVES WI，LEUNG N，RAJKUMAR SV，et al. Improvement in renal function and its impact on survival in patients with newly diagnosed multiple myeloma ［J］. Blood Cancer J，2015，5（3）：e296.

［9］ KHAN R，APEWOKIN S，GRAZZIUTTI M，et al. Renal insufficiency retains adverse prognostic implications despite renal function improvement following Total Therapy for newly diagnosed multiple myeloma ［J］. Leukemia，2015，29（5）：1195 - 1201.

［10］ DIMOPOULOS MA，SONNEVELD P，LEUNG N，et al. International Myeloma Working Group recommendations for the diagnosis and management of myeloma-related renal impairment ［J］. J Clin Oncol，2016，34（13）：1544 - 1557.

［11］ SETHI S，RAJKUMAR SV，D'AGATI VD. The complexity and heterogeneity of monoclonal immunoglobulin-associated renal diseases ［J］. J Am Soc Nephrol，2018，29（7）：1810 - 1823.

［12］ THANIKACHALAM S，SRINIVASALU VK，NATARAJ KS，et al. Case report of a rare incidence of IgH amplification leading to acute kidney injury in a multiple myeloma patient ［J］. Case Rep Oncol，2021，14（1）：274 - 278.

［13］ BRIDOUX F，LEUNG N，BELMOUAZ M，et al. Management of acute kidney injury in symptomatic multiple myeloma ［J］. Kidney Int，2021，99（3）：570 - 580.

［14］ SUN LJ，DONG HR，XU XY，et al. Two kinds of rare light chain cast nephropathy caused by multiple myeloma：case reports and literature review ［J］. BMC Nephrol，2021，22（1）：42.

［15］ BALL S，BEHERA TR，ANWER F，et al. Risk of kidney toxicity with carfilzomib in multiple myeloma：a meta-analysis of randomized controlled trials ［J］. Ann Hematol，2020，99（6）：1265 - 1271.

［16］ KUDOSE S，SUAREZ-FUENTES C，D'AGATI VD，et al. The Case | A 53-year-old woman with acute kidney injury and multiple myeloma ［J］. Kidney Int，2019，96（4）：1045 - 1046.

病例24 轻链型多发性骨髓瘤合并淀粉样变继发凝血因子 X 缺乏

主诉

女性,48 岁,发现凝血指标异常 2 个月。

病史摘要

现病史:患者于 2016 年 3 月 2 日于外院行双侧腕管综合征手术前常规检测凝血功能示 PT 28.1 s, APTT 39 s, TT 16.1 s,未予重视。术后切口愈合不佳,出现血肿。2016 年 3 月 18 日复测凝血功能示 PT 31.6 s, APTT 41.6 s, TT 17.6 s。外院建议至我院诊治。

2016 年 3 月 21 日至我院门诊查凝血异常原因,检查结果示 APTT 43 s, PT 31.9 s, TT 18.4 s 正常,纤维蛋白降解产物 12.9 mg/L,纤维蛋白原 4.6 g/L, D-二聚体 3.54 mg/L。凝血因子 X 活性 3.7%,明显下降,低于 5%(正常 50%~150%),其他凝血因子活性无明显降低(参考范围均为 50%~150%):凝血因子 Ⅷ 活性 152.3%,凝血因子 Ⅸ 活性 123.2%,凝血因子 Ⅺ 活性 65.9%,凝血因子 Ⅻ 活性 60.2%,凝血因子 Ⅴ 活性 103.5%,凝血因子 Ⅶ 活性 72.7%,凝血因子 Ⅱ 活性 105.3%。血常规:WBC 7.49×10^9/L, Hb 97 g/L, PLT 242×10^9/L。4 月 12 日复查 X 因子活性 2.5%, X 因子抗体未检出。

追问病史,患者 2015 年 4 月 17 日无明显诱因下出现右肩关节肿痛,外院 X 线摄片提示关节腔积液。关节腔抽液呈血性,予维生素 K_1 及酚磺乙胺等对症处理无好转,在急诊多次输注凝血酶原复合物、冰冻血浆对症治疗,至 4 月底右肩关节肿痛基本好转,关节活动可。2016 年 4 月 25 日及 5 月 15 日月经来潮,持续 10 余天,量多伴血块。急诊予少浆血、血浆、凝血酶原复合物、缩宫素等对症治疗。

门诊检查结果:

5 月 6 日血清免疫固定电泳:IgA、IgG、IgM、λ 均阴性,κ 阳性。

5 月 17 日复查血尿免疫固定电泳:血清中检出 M 蛋白,为 κ 型。尿液中检出本周氏蛋白,为 κ 型。血清 IgA 171 mg/dl、IgG 976 mg/dl、IgM 84 mg/dl、IgE 12.1 IU/ml,均正常。

尿蛋白:24 小时尿蛋白定量 765 mg/24 h, 24 小时尿量 3 L。

血液生化检查:白蛋白 31 g/L(35~55 g/L),肌酐 107 μmol/L(53~97 μmol/L),β_2-微球蛋白 3.35 mg/L(0.6~2.3 mg/L),乳酸脱氢酶 153 IU/L。铁蛋白、叶酸、维生素 B_{12}:正常。红细胞生成素:233 mIU/ml(4.3~29 mIU/ml)。免疫检查:抗核抗体(ANA)、抗可溶性抗原(ENA)抗体、抗双链脱氧核糖核酸抗体(ds-DNA)均阴性。

5 月 25 日 PET/CT:①左侧锁骨上区淋巴结显示,代谢未见明显增高;②双侧乳腺小叶增生;③脾肿大;④乙状结肠局部肠壁增厚,代谢增高,首先考虑炎性病变,建议膀胱检查除外其他性质病变;⑤盆腔少量积液;⑥全身骨骼代谢弥漫性增高,考虑骨髓增生可能;⑦左侧股骨内侧局部代谢增高,考虑退行性病变可能。

为进一步诊治,拟"单克隆丙种球蛋白血症"收入院。病程中患者神清,精神萎,胃纳欠佳,二便无殊,体重无明显改变。病程中患者无发热,无咳嗽、咳痰,无骨痛等不适。

既往史:否认高血压、糖尿病等慢性病史;否认乙肝、结核等传染病史;2012 年 6 月行乳腺手术,术前测 APTT 25.3 s, PT 11.1 s, TT 27.0 s,均正常;2016 年 3 月行腕管综合征手术;从 2016 年 5 月开始多次输少浆血及血浆;否认食物过敏史;否认药物过敏史。

个人史:长期生长于原籍,否认疫水、疫区接触史,否认化学毒物接触史。否认烟酒等不良嗜好。

月经史:15,(3～4)/30,既往月经规律,量不多,无痛经。2016 年 2 月 26 日月经来潮,持续 8 天,后 5 天出现血块,可自行止血。2016 年 3 月 25 日月经来潮,持续 10 天,量较多伴血块。

婚育史:已婚,育有 1 女,顺产,产后无大出血。女儿既往体健,无出血,诉女儿近期体检 DIC 示凝血时间轻度延长,Ⅻ因子活性正常(报告未见)。

家族史:否认相关疾病家族史。

入院体检

BP 129/79 mmHg,神清,精神萎,重度贫血貌,可见口腔黏膜血疱,浅表淋巴结未及肿大,四肢关节活动可,关节肌肉无明显肿胀。胸骨无压痛,双肺呼吸音清,未及干、湿啰音,心率 80 次/分,律齐,未及病理性杂音。腹软,无压痛、反跳痛,肝肋下未及,脾肋下 1 cm、质韧、无压痛,双下肢无水肿,神经系统体征(一)。

辅助检查

(1)(2016 - 05 - 28)血常规:见表 24 - 1。

表 24 - 1　患者血常规检查结果

项目	患者指标	标准值
WBC($\times 10^9$/L)	7.88	3.97～9.15
N(%)	81.6↑	50.0～70.0
L(%)	11.5↓	20.0～40.0
M(%)	12.1↑	3.0～10.0
RBC($\times 10^{12}$/L)	1.53↓	4.09～5.74
Hb(g/L)	43↓	131～172
PLT($\times 10^9$/L)	230	101～320
CRP(mg/L)	1	<5

(2)(2016 - 05 - 28)肝肾功能和电解质:见表 24 - 2。

表 24 - 2 患者肝肾功能和电解质检查结果

项目	患者指标	标准值
尿素(mmol/L)	4.0	2.5～7.1
肌酐(μmol/L)	107↑	53～97
尿酸(μmol/L)	390	160～430
血清 β₂-微球蛋白(mg/L)	3.355↑	0.6～2.3
尿 β₂-微球蛋白(ng/ml)	1406↑	0～300
LDH(IU/L)	151	135～197
钠(mmol/L)	131	130～147
钾(mmol/L)	3.33↓	3.50～5.10
氯(mmol/L)	98	96～108
钙(mmol/L)	2.19	2.00～2.75
磷(mmol/L)	1.17	0.80～1.60

(3)(2016 - 05 - 31)止凝血检测:见表 24 - 3。

表 24 - 3 患者止凝血功能检查结果

项目	患者指标	标准值
APTT(s)	53.8↑	25～37
PT(s)	39.6↑	9～15
国际标准化比值	0.91	0.8～1.5
TT(s)	22.40↑	14～21
纤维蛋白原(g/L)	2.0	2～4
纤维蛋白降解产物(mg/L)	2.8	1～6
D-二聚体(mg/L)	0.65↑	<0.5 mg/L
凝血因子Ⅹ活性(%)	5.5↓	50～150
凝血因子Ⅱ活性(%)	105.3	50～150
凝血因子Ⅴ活性(%)	103.5	50～150
凝血因子Ⅶ活性(%)	72.7	50～150
凝血因子Ⅷ活性(%)	152.3	50～150
凝血因子Ⅸ活性(%)	123.2	50～150
凝血因子Ⅺ活性(%)	65.9	50～150
血管性血友病因子活性(%)	92.5	50～150
抗凝血酶Ⅲ活性(%)	90	84～120

（4）（2016-05-30）电泳：见表 24-4。

表 24-4　患者免疫电泳检查结果

血清蛋白电泳	血清免疫固定电泳	血清免疫固定电泳	尿液免疫电泳	尿液免疫电泳
白蛋白 53%	κ 阳性	κ 轻链 6.52 g/L↑	κ 阳性	κ 轻链 0.109 g/L↑
α₁ 4.7%	λ 阴性	λ 轻链 3.2 g/L	λ 阴性	λ＜0.05 g/L
α₂ 7.7%	IgG 阴性	—		κ/λ 2.725
β 20%↑	IgA 阴性			
γ 14.6%	IgM 阴性			
		κ/λ 2.04↑		尿蛋白:995 mg/24 h↑

（5）（2016-06-03）血清游离轻链：游离 κ 轻链＞175 mg/L（3.3～19.4 mg/L），游离 λ 轻链 6.72 mg/L。

（6）（2016-06-03）外周血流式：CD38（＋）CD138（＋）浆细胞群体＜0.1%。

（7）（2016-06-06）骨髓涂片：骨髓增生活跃，粒系增生活跃，嗜酸性粒细胞可见；AKP 积分 175 分/100N.C.；红系增生活跃，以中晚幼红细胞为主，成熟红细胞可见轻度缗线状排列；巨系增生活跃，血小板散在或成簇可见；髓片中浆细胞占 3%。

（8）骨髓流式：CD138（＋）CD38（＋）细胞约占 1.7%；κ 轻链 96.7%，λ 轻链 2.7%。

（9）（2016-06-16）骨髓活检：造血组织正常，其中可见多量淀粉样小体，免疫组化提示产生淀粉小体的细胞为具有 κ 轻链限制性的浆细胞，约占髓内细胞总数 30%。未见重链异常证据。

（10）（2016-06-06）基因重排：未发现 IGH FR1-JH、IGH FR2-JH、IGH DH-JH、IGK Vk-Jk 基因重排，发现 IGK Vk-Kde＋intron-Kde 基因重排。

（11）（2016-06-06）多发性骨髓瘤荧光原位杂交（FISH）检测：13q14 基因位点（RB1）缺失；13q14.3 基因位点（D13S319）缺失；14q32.3 基因位点（IGH）部分缺失；1q21 基因位点阴性；17p13.1 基因位点（TP53）阴性。

（12）（2016-06-06）IGH 相关基因五项 FISH 检测：14q32/11q13 基因位点（IGH/CCND1）阳性；14q32/16.3、14q32/16q23、14q32/20q12、14q32/6p21 均阴性。

（13）发病以来凝血因子 Ⅹ 的动态改变（图 24-1）。

入院后，由于月经出血量过多伴大量血块，5 月 28 日至 31 日给予病毒灭活冰冻血浆 400～600 ml/d，5 月 28 日至 6 月 3 日每日给予凝血酶原复合物（PPSB）600 UI，6 月 4 日起每日 PPSB 900 UI 支持治疗，凝血因子 Ⅹ 活性从 2.5% 提高至 7% 以上，出血得以控制。

（14）入院以来凝血功能指标的动态改变（图 24-2）。

初步诊断

κ 轻链型多发性骨髓瘤，淀粉样变，凝血因子 Ⅹ 缺乏。

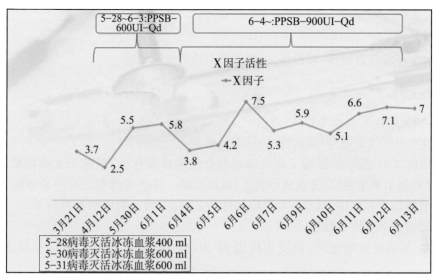

图 24-1 患者发病以来凝血因子 X 的动态改变

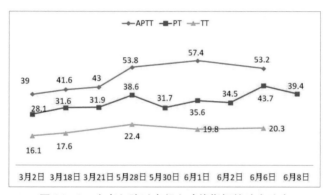

图 24-2 患者入院以来凝血功能指标的动态改变

治疗及转归

　　该患者诊断为轻链型多发性骨髓瘤（κ 型）合并淀粉样变继发凝血因子 X 缺乏，R-ISS 分期 II 期。于 2016 年 6 月 17 日给予 PCD 方案（硼替佐米、环磷酰胺和地塞米松）治疗，同时输注人凝血酶原复合物、新鲜冰冻血浆等对症治疗纠正凝血因子 X 缺乏。首次化疗结束时出血症状消失，7 月 31 日复查凝血因子 X 活性 10.2%。2016 年 8 月 2 日、2016 年 9 月 5 日、2016 年 10 月 9 日再给予原方案化疗，无出血症状，多次复查凝血因子 X 活性 10.5%～13.5%。在 4 疗程 PCD 方案诱导治疗后评估病情好转，无出血等不适症状；血清及尿液中 M 蛋白均为阴性；骨髓流式检查示异常浆细胞 MRD 为 0.006%。以后因对自体移植有顾虑，未做移植，继续减量 PCD 方案巩固 4 疗程，复查疾病血清学完全缓解，凝血因子 X 活性恢复正常。以后每月一次硼替佐米维持治疗 2 年，凝血因子 X 活性 50%～63%。目前每 3 个月 1 次硼替佐米维持治疗及评估。末次随访 2020 年 9 月，血尿免疫固定电泳阴性，凝血因子 X 活性 69.1%。

最终诊断

κ 轻链型多发性骨髓瘤，淀粉样变，继发性凝血因子 Ⅹ 缺乏。

讨论与分析

1. 本病例的诊断依据是什么？

κ 轻链型多发性骨髓瘤（活动性）的诊断依据是：

（1）根据 2014 国际骨髓瘤工作组颁布的骨髓瘤诊断标准，骨髓中克隆性浆细胞大于 10%，或活检提示浆细胞瘤（骨或髓外病灶）就可诊断。该患者骨髓涂片中浆细胞不足 10%（3%），但骨髓活检标本中，具有 κ 轻链限制性的浆细胞，约占髓内细胞总数 30%，所以可以诊断为 κ 轻链型多发性骨髓瘤。

（2）血、尿免疫固定电泳：血清中检出 M 蛋白，为 κ 型。尿液中检出本周氏蛋白，为 κ 型。

（3）靶器官损害表现：患者虽然没有典型活动性骨髓瘤中要求的"CRAB"表现（患者的贫血考虑为凝血异常、月经过多失血导致，不能简单考虑为骨髓瘤相关贫血），但有骨髓瘤疾病导致的凝血因子 Ⅹ 显著减少，所以定义为活动性的骨髓瘤，需要临床治疗。

淀粉样变的诊断依据是：

骨髓活检示造血组织正常，其中可见多量淀粉样小体，免疫组化提示产生淀粉小体的细胞为具有 κ 轻链限制性的浆细胞，约占髓内细胞总数 30%。

继发性凝血因子 Ⅹ 缺乏的诊断依据是：

本患者的首发临床表现是出血，包括双侧腕管综合征手术后切口愈合不佳，出现血肿；右肩关节肿痛，关节腔抽液呈血性；月经量多，伴大量血块。

遂进行相关检查寻找出血原因，结果示血常规：WBC $7.49×10^9/L$，Hb $97\,g/L$，PLT $242×10^9/L$。止凝血全套：APTT $43\,s$，PT $31.9\,s↑$，TT $18.4\,s$ 正常，纤维蛋白降解产物 $12.9\,mg/L$，纤维蛋白原 $4.6\,g/L$，D-二聚体 $3.54\,mg/L$。凝血因子 Ⅹ 活性 3.7%（50% ～ 150%），其他凝血因子活性无明显降低。复查 Ⅹ 因子活性 2.5%，Ⅹ 因子抗体未检出。因此，该患者的出血原因是凝血因子 Ⅹ 活性明显低下（<5%）。

因该患者不是从幼年就有出血史，否认家族遗传史，且出现首发症状的时间与检测出多发性骨髓瘤（MM）及凝血因子 Ⅹ（coagulation factor Ⅹ，F Ⅹ）缺乏的时间相近，故认为其出凝血因子 Ⅹ 减少的原因不是遗传性或先天性的，而是获得性的，继发于骨髓瘤轻链病。

2. 该病的疾病分期是什么？

根据 ISS/R-ISS[（修正）国际分期体系]。

患者白蛋白 $31\,g/L$，血 $β_2$ 微球蛋白 $3.355\,mg/L$，LDH 在正常范围。

细胞遗传学高危患者（high-risk chromosomal abnormalities）是指 FISH 检出 del(17p)，t(4;14)，t(14;16)。患者 FISH 结果为 13q14 基因位点（RB1）缺失，13q14.3 基因位点（D13S319）缺失，14q32/11q13 基因位点（IGH/CCND1）阳性；其余均阴性，故不属于细胞遗传学高危患者。

依据 ISS 分期和 R-ISS 分期（表 24-5），该患者均属 Ⅱ 期，R-ISS 分期主要用于预后判断。

表 24-5 ISS/R-ISS 分期

分期	国际分期系统	修正的国际分期系统
I	血清 β_2-微球蛋白<3.5 mg/L，血清白蛋白≥3.5 g/dl	ISS 分期 I 期且不存在高危染色体异常且血清乳酸脱氢酶≤正常值上限
II	不符合 I 期和 III 期	不符合 I 期和 III 期
III	血清 β_2-微球蛋白≥5.5 mg/L	ISS 分期 III 期且存在高危染色体异常或血清乳酸脱氢酶>正常值上限

引自参考文献[3]

3. MM 患者合并淀粉样变继发凝血因子缺乏的发病机制是什么？

MM 本身会否引起凝血因子减少？据文献报道，MM、原发性淀粉样变、巨球蛋白血症及意义未明单克隆免疫球蛋白血症（MGUS）患者均可合并止凝血功能异常，临床上可无出血症状（亚临床型），部分患者表现为凝血因子缺乏，单独的凝血因子 II、V、VII、IX 缺乏和罕见的凝血因子复合缺乏均有报道，其中 X 因子缺乏为目前最常见的。

MM 合并淀粉样变继发凝血因子缺乏的机制，目前认为是淀粉样纤维可以特异性地吸附凝血因子，使这些凝血因子易在肝组织内破坏并从循环中清除。2016 年 Ohara 等报道与本例患者类似的一例华氏巨球蛋白血症合并淀粉样变，引起凝血因子 X 缺乏，导致 PT、APTT 延长，未检测到抗凝血物质或 X 因子抑制物。故注射维生素 K 及输注复合凝血因子（含 X 因子）均不能有效提高血浆 X 因子浓度。

4. MM 继发凝血因子 X 缺乏的治疗原则是什么？

治疗方法包括治疗原发病和控制出血。积极治疗原发病可缓解因疾病引发的凝血因子 X 缺乏及改善出血倾向。治疗目的是尽量消除沉积组织中错误折叠的免疫球蛋白。

推荐治疗方案主要是以硼替佐米为基础治疗方案，或者 CTD 方案（环磷酰胺联合地塞米松、沙利度胺）、LD 方案（雷那度胺联合地塞米松）和 MP 方案（马法兰联合泼尼松）等。以硼替佐米为基础的治疗方案总体反应率较高，98% 的患者总生存期（overall survival, OS）达 2 年。而传统 MP 方案（马法兰和泼尼松）常规治疗缓解率低，改善凝血的反应一般较差。Wechalekar 等的报道中，自体造血干细胞移植的完全缓解率达 79%，OS 8.4 年（表 24-6）。在控制出血方面，主要包括输注新鲜血浆、凝血酶原复合物等对症治疗。F X：C 达到 10%～20% 即可达到止血的目的。

5. MM 与淀粉样变的关系是什么？

MM 可合并淀粉样变性，尤其是轻链型或 IgD 型，常见临床表现为舌、腮腺肿大，心脏扩大，腹泻或便秘，外周神经病变及肝肾功能损坏。淀粉样变性是一种淀粉样蛋白物质沉积于血管壁或器官组织的细胞外间质引起的疾病，细胞外蛋白错折叠是主要发病因素（图 24-3），淀粉样物质具有毒性（图 24-4）。有些我们熟知的人类疾病与蛋白异常折叠和淀粉样聚集相关，例如神经系统疾病中的阿尔茨海默病与淀粉样-β 多肽异常折叠相关，帕金森病与 α-突触核蛋白的聚合有关；非神经系统淀粉样变中，免疫球蛋白轻链或轻链片段的沉积和折叠与 AL 型淀粉样变性相关，血清淀粉样 A1 蛋白片段与血清淀粉样蛋白 A 型（AA 型）淀粉样变相关等（表 24-7）。

表 24 - 6　多发性骨髓瘤合并 X 凝血因子缺乏的治疗

方案	病例数	应答率(%)		中位无进展生存期(年)	中位总生存期(年)
		克隆性应答率（完全缓解百分比）	器官		
标准化疗方案					
口服马法兰-地塞米松	46	67%（33%）	48%	3.8	5.1
环磷酰胺-沙利度胺-地塞米松	75	74%（21%）	27%	1.7	3.4
硼替佐米	70	69%（38%）	29%	12 个月:75%	84%
来那度胺-地塞米松	22	41%（—）	23%	1.6	—
自体造血干细胞移植					
自体造血干细胞移植	37	67%（41%）	45%	2.7	1.8
自体造血干细胞移植	421	—（43%）	53%	3.4	8.4
风险适应的自体造血干细胞移植（序贯硼替佐米巩固治疗）	40	79%（58%）	70%	2 年:69%	2 年:82%
新型化疗药物组合					
环磷酰胺-硼替佐米-地塞米松	43	81%（65%）	46%	2 年:53%	2 年:98%
环磷酰胺-来那度胺-地塞米松	35	60%（11%）	31%	2.4	3.1
马法兰-来那度胺-地塞米松	26	58%（23%）	50%	2 年:54%	2 年:81%
泊马度胺-地塞米松	33	48%（3%）	15%	1.2	2.3
伊沙佐米	16	42%（8%）	—	—	—

引自参考文献［7］

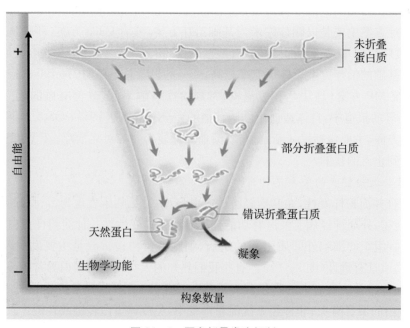

图 24 - 3　蛋白折叠发生机制

引自参考文献［8］

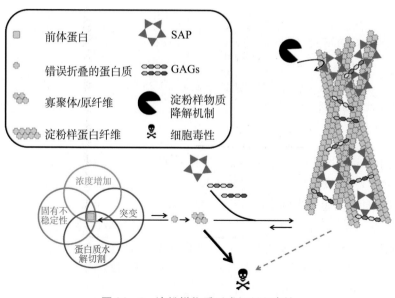

图 24 - 4　淀粉样物质形成机制和毒性

引自参考文献[9]

表 24 - 7　与蛋白异常折叠和淀粉样聚集相关的人类疾病

疾病	聚集的蛋白质或肽链	多肽长度（残基数量）	蛋白质或肽链结构
神经退行性疾病			
阿尔茨海默病	淀粉样-β 肽	37～43	无序
海绵状脑病	朊蛋白或其片段	230	无序和 α-螺旋
帕金森病	α-突触核蛋白	140	无序
肌萎缩性侧索硬化症	超氧化物歧化酶 1	153	β折叠和免疫球蛋白样
亨廷顿舞蹈病	亨廷顿片段	可变的	大多为无序的
家族性淀粉样变多发性神经病	转甲状腺素蛋白突变体	127	β折叠
非神经源性系统性淀粉样变性			
AL 型淀粉样变性	免疫球蛋白轻链或其片段	90	β折叠和免疫球蛋白样
AA 型淀粉样变性	血清淀粉样 A1 蛋白片段	76～104	α螺旋和未知折叠
老年系统性淀粉样变性	野生型转甲状腺素蛋白	127	β折叠
血液透析相关的淀粉样变性	β₂-微球蛋白	99	β折叠和免疫球蛋白样
溶菌酶淀粉样变性	溶菌酶突变体	130	α螺旋和 β折叠
非神经病变性局限性淀粉样变性			
载脂蛋白 A1（ApoA - 1）淀粉样变性	ApoA - 1 片段	80～93	无序

（续表）

疾病	聚集的蛋白质或肽链	多肽长度（残基数量）	蛋白质或肽链结构
2 型糖尿病	胰淀素	37	无序
注射相关的局灶性淀粉样变	胰岛素	21 和 30	α螺旋和胰岛素样

引自参考文献[10]

6. MM 伴淀粉样改变如何与 AL 型淀粉样变性（旧称原发性淀粉样变性）进行鉴别？

MM 常常伴发淀粉样变,淀粉样物质沉积于肾脏等受累组织或器官,那么它与 AL 型淀粉样变性（旧称原发性淀粉样变性）有什么区别呢？

多数原发性淀粉样变性患者会因淀粉样原纤维的沉积导致多脏器受累,如肾病综合征、心力衰竭、周围神经病变、肝脏肿大等,而 MM 伴淀粉样变的患者的脏器受累往往表现得较为集中。此外,原发性淀粉样变性患者通常表现为骨髓浆细胞占比较小（<20%）、缺乏溶骨性病变、仅出现少量本周氏尿蛋白（以大量白蛋白尿为主）,这些也与 MM 的诊断标准不同。原发性淀粉样变性的诊断有赖于病理活检,若胃肠道、脂肪或肾脏等受累组织活检显示有淀粉样物质沉积,则可确立原发性淀粉样变性的诊断。

不过,在极少数情况下,原发性淀粉样变性患者可进展为 MM。妙佑医疗国际的一项研究纳入了 1960—1994 年的 1 596 例原发性淀粉样变性患者,发现有 6 例患者（0.4%）在较长时间后（10~81 个月）进展为显性 MM（表 24-8）。这种进展通常发生在没有心脏或肝脏淀粉样变性、能够生存到进展为 MM 的患者。另一方面,MM 确诊患者若出现试纸尿干化学检测阳性蛋白尿、低白蛋白血症及水肿或心力衰竭,则需警惕有合并淀粉样变性或轻链沉积病的可能。

表 24-8 原发性淀粉样变性患者进展为 MM

年龄	性别	淀粉样变活检部位	显性临床表现	淀粉样变初诊时的骨髓活检结果	血清 M 蛋白	尿液 M 蛋白	从淀粉样变发展到多发性骨髓瘤的时间（月数）	进展为骨髓瘤时的疾病诊断特征	诊断为骨髓瘤诊断后的生存期（月数）
66	女	腓肠神经	周围神经病变	浆细胞 10%~15%	IgG-λ	无	75	贫血,血清 M 蛋白从 2.75 增加到 5.1 g/dl,骨髓活检显示大量浆细胞浸润（50%）	17+
70	女	滑膜,直肠	关节病	浆细胞 3%；淀粉样物质染色阳性	无	游离 λ	10	贫血、肾功能衰竭,尿 M 蛋白排泄量从 0.3 g/24 h 增加到 1.9 g/24 h、病理性椎体骨折伴脊髓压迫、骨髓浆细胞比例 50%	38

（续表）

年龄	性别	淀粉样变活检部位	显性临床表现	淀粉样变初诊时的骨髓活检结果	血清 M 蛋白	尿液 M 蛋白	从淀粉样变发展到多发性骨髓瘤的时间（月数）	进展为骨髓瘤时的疾病诊断特征	诊断为骨髓瘤诊断后的生存期（月数）
60	女	肾	肾（肾病综合征）	浆细胞 2%；淀粉样物质染色阳性	IgG-κ	IgG-κ 片段	81	贫血、肾功能衰竭、血清 M 蛋白从 1.6 g/dl 升高到 1.8 g/dl，尿中出现 M 蛋白、高钙血症，多发性溶骨性病变、骨髓浆细胞 90%	3
66	女	腓肠神经	周围神经病变	浆细胞<5%	IgG-λ	IgG-λ 片段	42	贫血，肾功能衰竭，血清 M 蛋白从 1.6 g/dl 增加到 5.8 g/dl。胸腔积液细胞学检查出不典型浆细胞，骨痛，骨髓浆细胞浸润>50%	<1
69	女	皮肤，腕管	皮肤和腕管综合征	浆细胞 10% 淀粉样物质染色阳性	游离 λ	游离 λ	40	大量溶骨性病变，骨髓浆细胞比例 18%	30
74	男	腓肠神经	周围神经病变	未做	IgG-κ	IgG-κ 片段	38	贫血、肾功能衰竭、高钙血症、多发性溶骨病变、骨髓浆细胞增多症（85%）	20

引自参考文献[11]

7. MM 患者的疾病生物学特征与疾病预后之间有什么关系？

MM 是一种异质性疾病，疾病分期、患者因素、疾病生物学特征等都是影响患者预后的关键因素。

对于疾病分期和宿主因素相似的 MM 患者，预后也有可能明显不同，这可能是不同疾病的生物学特征导致的。以下罗列了几个认可度较高的生物学标志物，并将结合本案例患者的实际情况进行分析。

（1）细胞遗传学：细胞遗传学异常是骨髓瘤的强预后因素，妙佑医疗国际依据细胞遗传学对 MM 进行危险分层（表 24-9），并提倡分层治疗。

本案例患者多发性骨髓瘤 FISH 检测示 13q14 基因位点（RB1）缺失；13q14.3 基因位点（D13S319）缺失；14q32/11q13 基因位点（IGH/CCND1）阳性。存在 t(11;14)(q13; q32)，被归为标危型。t(11;14)(q13; q32)导致细胞周期蛋白 D1 的表达上调，可用它界定一个有特

表 24-9 mSMART 3.0 MM 危险分层

m SMART 3.0：活动性骨髓瘤的危险分层	

高风险[a, b]
高风险遗传学异常
    t(4;14)
    t(14;16)
    t(14;20)
    Del 17p
    p53 突变
    1q 获得
RISS 分期 3 期
高比例浆细胞处于 s 期[c]
基因表达分析：高风险信号
	标准风险[a]
	
	所有其他包括：
	    三体综合征
	    t(11;14)[d]
	    t(6;14)

双打击骨髓瘤：任何 2 种高风险遗传学异常 三打击骨髓瘤：3 个或更多高危遗传学异常	

a. 三体综合征可治疗；b. 使用 FISH 或等价方法；c. 切值未成定论；d. t(11;14)可能与浆细胞白血病有关

殊临床病理表型的骨髓瘤亚组，但似乎没有不良预后价值。该患者还存在 13q14 缺失，以往有研究表明 13 号染色体缺失（包括 13 号染色体单体）和（或）亚二倍体的肿瘤患者预后不良。不过目前更多的研究认为新药的应用已经消除了 13q14 缺失带来的不良预后。

（2）LDH：多项研究均发现骨髓瘤患者的 LDH 水平升高标志其预后不良，R-ISS 分期也将 LDH 水平作为一项预后因素。该患者 LDH 正常。

（3）血 β_2-微球蛋白：血 β_2-微球蛋白水平也是 ISS 分期体系中的一个预后因素，2010 年的一项研究表明，β_2-微球蛋白水平越高，患者生存情况越差。该患者血 β_2-微球蛋白 3.355 mg/L。血清 β_2-微球蛋白水平对于骨髓瘤的预后价值可能与两个因素有关：高水平血清 β_2-微球蛋白所导致的更大的肿瘤负荷，以及与高水平血清 β_2-微球蛋白具有相关性的肾功能衰竭。

（4）单克隆蛋白类型：与 IgG 或 IgA 型骨髓瘤患者相比，轻链或 IgD 型骨髓瘤患者的肾衰竭及相关淀粉样变性发生率更高、血清单克隆蛋白更少见，轻链分泌率更高。但轻链型骨髓瘤患者的生存是否受到不利影响尚不明确。

 专家点评

该患者诊断为轻链型 MM（κ 型）合并淀粉样变继发凝血因子 Ⅹ 缺乏。于 2016 年 6 月至 2016 年 10 月给予 4 次 PCD 方案治疗，同时输注人凝血酶原复合物、新鲜冰冻血浆等纠正凝血因子 Ⅹ 缺乏。其间多次复查凝血因子 Ⅹ 活性 10.5%～13.5%。4 疗程 PCD 方案诱导治疗后血、尿 M 蛋白均为阴性；骨髓流式 MRD 0.006%。未做移植，继续减量 PCD 方案巩固 4 疗程，复查疾病血清学完全缓解，凝血因子 Ⅹ 活性恢复正常。以

后每月 1 次硼替佐米维持治疗 2 年，凝血因子 X 活性 50%～63%。凝血因子活性恢复与 MM 原发病的缓解趋势一致。

整理：石子旸

点评：王瑾

参考文献

［1］ RAJKUMAR SV，DIMOPOULOS MA，PALUMBO A，et al. International Myeloma Working Group updated criteria for the diagnosis of multiple myeloma ［J］. Lancet Oncol，2014，15(12)：e538 - 548.

［2］ PALUMBO A，AVET-LOISEAU H，OLIVA S，et al. Revised international staging system for multiple myeloma：A report from international myeloma working group ［J］. J Clin Oncol，2015，33(26)：2863 - 2869.

［3］ NCCN Clinical Practice Guidelines in Oncology-Multiple Myeloma(2020 Version 3)［DB/OL］.

［4］ ZANGARI M，ELICE F，TRICOT G，et al. Bleeding disorders associated with cancer dysproteinemias ［J］. Cancer Treat Res，2009，148：295 - 304.

［5］ FURUHATA M，DOKI N，HISHIMA T，et al. Acquired factor X deficiency associated with atypical AL amyloidosis ［J］. Intern Med，2014，53(16)：1841 - 1845.

［6］ OHARA S，HAGIHARA M，HUA J，et al. Recurrence of Waldenström macroglobulinemia accompanied by factor X deficiency ［J］. Rinsho Ketsueki，2016，57(3)：359 - 363.

［7］ WECHALEKAR AD，GILLMORE JD，HAWKINS PN. Systemic amyloidosis ［J］. Lancet，2016，387(10038)：2641 - 2654.

［8］ MERLINI G，BELLOTTI V. Molecular mechanisms of amyloidosis ［J］. N Engl J Med，2003，349(6)：583 - 596.

［9］ PICKEN MM. Modern approaches to the treatment of amyloidosis：the critical importance of early detection in surgical pathology ［J］. Adv Anat Pathol，2013，20(6)：424 - 439.

［10］ KNOWLES TP，VENDRUSCOLO M，DOBSON CM. The amyloid state and its association with protein misfolding diseases ［J］. Nat Rev Mol Cell Biol，2014，15(6)：384 - 396.

［11］ RAJKUMAR SV，GERTZ MA，KYLE RA. Primary systemic amyloidosis with delayed progression to multiple myeloma ［J］. Cancer，1998，82(8)：1501 - 1505.

［12］ FONSECA R，BLOOD EA，OKEN MM，et al. Myeloma and the t(11；14)(q13；q32)：evidence for a biologically defined unique subset of patients ［J］. Blood，2002，99(10)：3735 - 3741.

［13］ KAPOOR P，FONSECA R，RAJKUMAR SV，et al. Evidence for cytogenetic and fluorescence in situ hybridization risk stratification of newly diagnosed multiple myeloma in the era of novel therapies ［J］. Mayo Clin Proc，2010，85(6)：532 - 537.

［14］ ROSSI D，FANGAZIO M，DE PAOLI L，et al. Beta-2-microglobulin is an independent predictor of progression in asymptomatic multiple myeloma ［J］. Cancer，2010，116(9)：2188 - 2200.

［15］ KIM MK，SUH C，LEE DH，et al. Immunoglobulin D multiple myeloma：response to therapy，survival，and prognostic factors in 75 patients ［J］. Ann Oncol，2011，22(2)：411 - 416.

[16] SABOBEH T，BRUGIONI EK，MASOUD A，et al. A case report of acquired factor X deficiency in a patient with multiple myeloma [J]. Cureus，2021,13(2)：e13293.

[17] REYNOLDS SB，MAGHAVANI DP，HASHMI H，et al. Acquired factor X deficiency in a patient with multiple myeloma：a rare case highlighting the significance of comprehensive evaluation and the need for antimyeloma therapy for bleeding diathesis [J]. BMJ Case Rep，2019,12(9)：e230249.

[18] JIA J，WANG H，WU M，et al. Factor X deficiency caused by nonsecretory myeloma successfully corrected with bortezomib：A case report and review of the literature [J]. Acta Haematol，2018,140(1)：46－50.

病例25 意义不明单克隆免疫球蛋白血症合并获得性血管性血友病

主诉

男性，68岁，反复出现出血症状8年。

病史摘要

现病史：患者于2011年9月因刺伤致左手大鱼际出血不止，外院急诊予加压包扎、一期缝合创面后仍有出血，5小时后予电凝治疗后止血。2011年10月为明确病因至我院血液门诊就诊，查血常规正常，血管性血友病因子(von Willebrand factor，vWF)6.3%↓(60%～150%)，vWF活性4.5%↓(50%～150%)，APTT 43.7 s↑(27.2～41 s)，凝血因子Ⅷ活性23%↓，诊断"血管性血友病"。患者因个人经济原因未定期随诊。2012年9月13日患者因"劳力后无痛性血尿13天"再次于外院住院治疗，当时无发热寒战、头晕乏力、尿频尿急等不适主诉。外院查尿常规：尿潜血(＋＋＋)、尿白细胞(＋)、镜检红细胞(＋＋＋)，血常规正常，Ⅷ活性31%，B超示右肾小结石，予以输注血浆1040 ml，冷沉淀26.5 U补充凝血因子、酚磺乙胺止血等治疗，复查尿常规仍提示血尿，患者自觉症状改善，自动出院。患者于2015年9月28日因"舌面出血1日"再次于外院住院治疗，查血常规正常，凝血功能提示：PT 11.3 s(10～16 s)，APTT 47.9 s(27.2～41 s)，TT 15.4 s(14～21 s)，Fg 3.25 g/L(1.8～3.5 g/L)。外院予以患者血合剂止血、输新鲜冰冻血浆500 ml治疗，舌面出血停止。2019年3月11日再次出现出血，于外院治疗时发现舌面部蚕豆大小新生物，遂至上海医院就诊，考虑"舌部血管畸形"，建议待vWF活性、凝血因子活性正常后行手术治疗。患者3月22日至我院血液门诊，查vWF12.3%↓(60%～150%)，vWF活性1.3%↓(50%～150%)，凝血因子Ⅷ活性15.7%↓(50%～150%)，APTT 47.2%↑(27.2%～41%)，血清IgG 897 mg/dl(751～1560 mg/dl)，IgA 49 mg/dl↓(82～453 mg/dl)，IgM 42 mg/dl↓(46～304 mg/dl)，λ轻链5.08 g/L(3.13～7.23 g/L)，κ轻链4.74 g/L↓(6.290～13.500 g/L)，κ/λ 0.933↓(1.53～3.29)，血清免疫球蛋白电泳在γ区可见M峰，量为5.94%，血清免疫固定电泳IgG、λ见异常浓聚狭窄的沉淀带，血清中检出M蛋白为IgG、λ型。PET/CT示：舌面局部高代谢灶；双肺背段多发小结节，代谢轻度增高；双肺门高代谢淋巴结，首先考虑炎症病变；

左肾结石；前列腺增大伴钙化。为进一步诊治，收治入本院病房。病程中患者神清，精神尚可，进食流质饮食，无发热、盗汗，无咳嗽、咳痰，无骨痛等不适。目前舌无出血，二便无殊，体重无明显增减。

既往史：高血压病史 6 年，最高 150/100 mmHg，现口服贝那普利 10 mg qd；糖尿病史 3 年余，现口服二甲双胍 0.5 g qd，空腹血糖控制在 8.3 mmol/L 左右。否认肝炎、结核等；预防接种史随社会；否认手术外伤史。2019 - 09 - 13 因"无痛性血尿"于芜湖二院输注血浆 1 040 ml，冷沉淀 26.5 U 补充凝血因子；2015 - 09 - 26 因"舌面出血 1 天"输注新鲜冰冻血浆 500 ml。否认食物、药物过敏史。

个人史：出生、生长于原籍，否认疫水、疫区接触史，否认化学毒物接触史，否认吸烟嗜酒史。

婚育史：已婚已育，育有一女，平素体健。

家族史：否认相关家族遗传病史。

入院体检

T 37.1℃，P 78 次/分，R 19 次/分，BP 123/78 mmHg。神清，精神可，舌部可见一 3 cm ×3 cm 大小肿物，边界清楚，无活动性出血，浅表淋巴结未触及肿大，四肢皮肤无出血点，皮肤、巩膜无黄染，无贫血貌，胸廓无畸形，胸骨压痛（-），双肺叩诊清音，听诊呼吸音清，未及明显干、湿啰音，心率 80 次/分，心律齐，未及病理性杂音，腹部平软，剑突下压痛（-），肝脾肋下未及，肝肾区叩击痛（-），双下肢无水肿，无骨关节疼痛，四肢关节活动可，关节肌肉无明显肿胀。双下肢无水肿，神经系统体征（-）。

辅助检查

1. 入院前实验室检查

ADAMTS13 抗体：29.27 ng/ml↓（131.25～646.5 ng/ml），vWF 活性 4.5%↓（50%～150%）。

血小板聚集功能（2019 - 03 - 22）：Ris(1.2 μg/ml) 72(59.33±20.373)，PAGT - ADP (2 μmol'1) 50(34.45±10.308)，PAGT - ADP (2 μmol'5) 63(43.9±22.664)，PAGT - ADP (2 μmolM) 75(53.6±14.062)。

蛋白电泳（2019 - 03 - 25）：血清中检出 M 蛋白，为 IgG、λ 型。在 γ 区可见 M 峰，量为 5.94%。白蛋白 52.9%(48.1%～59.5%)，α_1 3.9%(2.3%～4.9%)，α_2 11.2%(6.9%～13.0%)，β 17.0%(13.8%～19.7%)，γ 15.0%(10.1%～21.9%)。

血免疫固定电泳：IgG、λ 见异常浓集狭窄的沉淀带，IgA、IgM、κ 阴性。

免疫球蛋白＋补体（2019 - 03 - 22）：IgG 897 mg/dl(751～1 560 mg/dl)，IgA 49 mg/dl ↓(82～453 mg/dl)，IgM 42 mg/dl↓(46～304 mg/dl)，补体 C3 77 mg/dl↓(79～152 mg/dl)，补体 C4 26 mg/dl(16～38 mg/dl)，类风湿因子<20 IU/ml(0～20 IU/ml)，λ 轻链 5.08 g/L (3.13～7.23 g/L)，κ 轻链 4.74 g/L↓(6.290～13.500 g/L)，κ/λ 0.933↓(1.53～3.29)。

免疫相关抗体（2019 - 03 - 25）：抗核抗体、抗双链 DNA IgG、抗 Sm 抗体、抗 SSA 抗体、抗 Ro - 52 抗体、抗 SSB 抗体、抗 SCL - 70 抗体、抗 Jo - 1 抗体、抗核糖体 P 蛋白抗体、p - ANCA、抗中性粒细胞细胞质抗体靶抗原(PR3)、抗中性粒细胞细胞质抗体靶抗原(MPO)、 c‐ANCA 均为阴性。

PET/CT(2019‐04‐09):①舌面局部高代谢灶;②双肺背段多发小结节,代谢轻度增高;③双肺门高代谢淋巴结,首先考虑炎性病变;④左肾结石;⑤前列腺增大伴钙化;⑥右肩关节旁肌肉组织代谢增高;⑦脊柱退行性病变;⑧其余部位目前未见明显异常高代谢灶。

2. 入院后实验室检查

血常规(2019‐04‐14):WBC 5.26×10⁹/L,N% 71%↑(50%~70%),L% 23%,单核细胞百分比 4.2%,RBC 3.96×10¹²/L↓(4.09~5.74)×10¹²/L,Hb 115 g↓(131~172 g/L),PLT 248×10⁹/L。

肝肾功能(2019‐04‐14):ALT 13 IU/L,AST 12 IU/L,GGT 77 IU/L,总胆红素 11.4 μmol/L,白蛋白 41 g/L,总蛋白 63 g/L。尿素 7.9 mmol/L↑(2.5~7.1 mmol/L),肌酐 96 μmol/L,尿酸 290 μmol/L。

尿常规(2019‐04‐14):白细胞阴性,亚硝酸盐阴性,酮体阴性,葡萄糖阴性,潜血弱阳性,镜检红细胞 0,镜检白细胞 0,管型 0。

凝血检查(2019‐04‐14):APTT 48.7 s↑(22.3~38.7 s),PT 10.8 s,INR 0.91,TT 17.9 s,Fg 2.8 g/L,D‐二聚体 0.19 mg/L。

止凝血检测(2019‐04‐14):凝血因子Ⅷ活性 5.5%↓(50%~150%),其他凝血因子均正常;vWF 活性 1.1%↓(50%~150%)。

血栓弹力图(2019‐04‐14):R 时间 7.5 s,K 时间 1.6 s,α 角 66.5 deg,最大血块强度 59.3 mm,综合凝血指数−1(纤维蛋白溶解系统活性正常,血凝速度基本正常)。

血清蛋白定量(2019‐04‐14):IgG 810 mg/dl,IgA 52 mg/dl↓(82~453 mg/dl),IgM 50 mg/dl,κ 轻链 3.45 g/L↓(6.29~13.5 g/L),λ 轻链 5.8 g/L,κ/λ 0.595↓(1.53~3.29),补体 C3 82 mg/dl,补体 C4 26 mg/dl,类风湿因子<20 kU/L。

血清游离轻链(2019‐04‐14):游离 κ 轻链 10.3 mg/L,游离 λ 轻链 10.8 mg/L,κ/λ 0.95。

尿液蛋白定量(2019‐04‐14):κ 轻链<0.019 g/L,λ 轻链<0.05 g/L,κ/λ 0.225,尿微量白蛋白<1.09,尿 IgG<0.35 g/L,尿白蛋白/肌酐<2.5,尿 β₂ 微球蛋白 59 ng/ml。

病原学检查(2019‐04‐14):乙肝、丙肝、艾滋病病毒阴性,EBV 病毒 DNA 定量 1.61×10² IU/ml(<1×10³ IU/ml);EBVIgM、EAIgG、VCAIgG 均阴性;抗巨细胞病毒 IgG 50.6 AU/ml↑(阳性>15 AU/ml);抗巨细胞病毒 IgM 0.09;抗单纯疱疹病毒Ⅰ型 IgG(+),Ⅰ型 IgM(−),Ⅱ型 IgG、IgM(−)。

肿瘤标志物(2019‐04‐14):AFP 2.39 ng/ml,CEA 1.53 ng/ml,NSE 14.35 ng/ml,CA199 3.8 U/ml,CA125 14.1 U/ml。

内分泌激素水平(2019‐04‐14):T₃ 1.73 nmol/L,T₄ 112.35 nmol/L,TSH 3.08 mIU/ml,TGAb 266.7 IU/ml↑(<4.11 IU/ml),甲状腺球蛋白 0.055 ng/ml↓(3.5~77 ng/ml),TPOAb 192.23 IU/ml↑(<5.61 IU/ml),降钙素 2.64 pg/ml,甲状旁腺激素 31.4 pg/ml。

自身免疫相关抗体(2019‐04‐14):均为阴性。

淋巴细胞分群(2019‐04‐14):CD3(+)44.0%(47.98%~82.6%),CD3(+)CD4(+)26.6%(24.15%~51.66%),CD3(+)CD8+ 15.9%(14.24%~41.48%),CD4(+)/CD8+ 1.67%(1%~2.5%),CD3 绝对计数 554 个/μl↓(713~2 368 个/μl),CD4 绝对计数

335 个/μl↓（384～1 346 个/μl），CD8 绝对计数 200 个/μl↓（220～1 110 个/μl），NK 绝对计数 596 个/μl(132～968 个/μl)，CD4（＋）CD25＋ 2.6％↑(1.01％～2.2％)，CD4（＋）CD45RA＋ 8.5％↓（15％～25％）。

骨穿(2019-04-15)：骨髓增生活跃，粒、红、巨核三系均增生活跃，血小板散在或成簇可见。髓片中浆细胞占 3％，淋巴细胞占 18％，部分淋巴细胞可见浆样分化。

流式：单克隆性浆细胞占 0.5％。

发病以来凝血功能情况见表 25-1。

表 25-1　患者发病以来凝血功能情况

指标	2011-10-09	2012-09-13	2015-09-26	2019-03-22
vWF(60％～150％)	6.3％↓			12.3％↓
vWF RcoF(50％～150％)	4.5％↓	24％↓		1.3％↓
Ⅷ因子活性(50％～150％)	23％↓	31％↓		15.7％↓
APTT(27.2～41 s)	43.5 s↑	42.4 s↑	47.9 s↑	47.2 s↑
PT(10～16 s)	11.4 s		11.3 s	11.6 s
TT(14～21 s)	16 s		15.4 s	17.5 s
Fg(1.8～3.5 g/L)	2.7 g/L		3.25 g/L	2.8 g/L

发病以来血常规情况见表 25-2。

表 25-2　患者发病以来血常规情况

指标	2011-10-09	2012-09-13	2015-09-26	2019-03-22
WBC[(3.97～9.15)×10⁹/L]	4.6×10^9/L	5.99×10^9/L	4.31×10^9/L	4.12×10^9/L
N[(2～7)×10⁹/L]	2.82×10^9/L	4.8×10^9/L	3×10^9/L	2.81×10^9/L
L[(0.8～4)×10⁹/L]	1.53×10^9/L	3.73×10^9/L		1.03×10^9/L
RBC[(4.09～5.74)×10¹²/L]	4.14×10^{12}/L	3.73×10^{12}/L	4.32×10^{12}/L	3.62×10^{12}/L↓
Hb(131～172 g/L)	124↓ g/L	110↓ g/L	124 g/L	110 g/L
Hct(0.38～0.508)	0.375↓			0.327↓
PLT[(85～303)×10⁹/L]	115×10^9/L	171×10^9/L	148×10^9/L	210×10^9/L

初步诊断

意义不明单克隆免疫球蛋白血症（MGUS），获得性血管性血友病（acquired von Willebrand disease，AvWD）。

治疗与转归

老年男性，无诱因下出现出血倾向，同时无家族史，需要考虑到 AvWD 相关疾病，特别是可能合并血液肿瘤相关疾病。对于多发性骨髓瘤合并淀粉样变来说,疾病所导致的淀粉样纤维可特异性地吸附凝血因子,并使这些凝血因子易在组织内被破坏、清除,从而导致继发的凝血因子缺乏。同样,对于出血性患者,我们不可忽略 AvWD。该患者诊断为 AvWD,继发于 MGUS;同时舌面等血管畸形为大分子量 vWF 多聚体缺如造成。于 2019 年 4 月给予沙利度胺(每晚 1 片增至每晚 2 片口服)治疗。若有出血症状,建议静脉应用丙种球蛋白、氨甲苯酸治疗。建议复查 MGUS 疾病状态,以及随访 vWF 活性。患者目前无出血症状,暂未复查疾病相关指标。

最终诊断

意义不明单克隆免疫球蛋白血症,获得性血管性血友病。

讨论与分析

1. 该患者的主要临床表现是什么?MGUS 合并 AvWD 的诊断依据是什么?该病的发病情况如何?

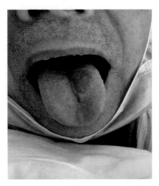

图 25-1 患者 AvWD 继发舌部血管畸形

(1) 患者主要临床表现为反复间断出血 8 年余,同时伴有舌部血管畸形。2011 年前因刺伤致左手大鱼际出血不止,外院急诊予加压包扎、一期缝合创面后仍有出血,予电凝治疗后止血。2012 年出现劳力后无痛性血尿。2015 年出现舌面出血,后存在反复。2019 年 3 月再次出现出血,并发现舌面部蚕豆大小新生物,考虑"舌部血管畸形"(图 25-1)。

辅助检查提示:血常规正常,vWF 6.3% ↓(60%～150%),vWF 活性 4.5% ↓(50%～150%),APTT 43.7 s↑(27.2～41 s),凝血因子Ⅷ活性 23% ↓,其他凝血因子活性无明显降低(参考范围均为 50%～150%),血栓弹力图检测正常。因此,该患者的出血原因是 vWF 活性明显下降(<正常的 50%)。由于该患者并非从幼年开始有出血情况,故其 vWF 减少、vWF 活性减低的原因不考虑为遗传性或先天性的,而是获得性的,继发于 MUGS(见下文)。

(2) 通过进一步检查,发现该患者为 MGUS 同时 AvWD。依据是:

① 患者血清 IgG 897 mg/dl,IgA 49 mg/dl↓(82～453 mg/dl),IgM 42 mg/dl↓(46～304 mg/dl),λ 轻链 5.08 g/L,κ 轻链 4.74 g/L↓,κ/λ 0.933,血清免疫球蛋白电泳在 γ 区可见 M 峰,量为 5.94%,血清免疫固定电泳 IgG、λ 见异常浓聚狭窄的沉淀带,血清中检出 M 蛋白,为 IgG、λ 型。

② 骨髓细胞学检查:骨髓增生活跃,粒、红、巨三系均增生活跃,血小板散在或成簇可见。髓片中浆细胞占 3%,淋巴细胞占 18%,部分淋巴细胞可见浆样分化。流式细胞学检查:单克隆性浆细胞占 0.5%。PET/CT 示:舌面局部高代谢灶;双肺背段多发小结节,代谢轻度增高;双肺门高代谢淋巴结,首先考虑炎症病变;左肾结石;前列腺增大伴钙化。

③ MGUS 多数是浆细胞恶性疾病早期阶段的表现,为低克隆负荷(血清克隆蛋白低于 3 g/L、骨髓浆细胞数小于 10%、24 小时尿蛋白定量<500 mg),是一种无症状的浆细胞癌前病变。多数 MM 都是由 MGUS 转变而来,其中>50 岁的患者占 3%,随着年龄而增长,>90

岁的男性占 17%。所有阶段都是男性多于女性,80 岁以后女性多于男性。毛细管电泳可增加 MGUS 的检出率。每年进展为需要治疗的 MM 占 1%,累积 25 年进展为需要治疗的 MM 占 30%。Mayo 单中心 1 384 例随访 20 年结果显示,10% 的患者死于 MGUS 引起的相关疾病(进展),72% 的患者死于其他无关因素。疾病进展的危险因素包括:遗传背景;M 蛋白负荷(≥15 g/L, RR 2.18);IgA 型(RR 2.92),非 IgG 型;异常的 sFLC 比值(比值>3.5);Evolving 型(半年之内 M 蛋白升高超高 10%, RR 12.141);异常表型浆细胞占总体浆细胞的 95% 以上;骨髓中浆细胞数>5%;正常免疫球蛋白下降,免疫功能的下降;MRI 一些指标的异常等。

④ 因此,该患者的出血原因是血管性血友病因子、vWF 活性明显下降,<正常的 50%。因该患者并非从幼年开始就有出血情况,故其血管性血友病因子减少、vWF 活性减低的原因不考虑为遗传性或先天性的,而是获得性的。该患者由于缺乏 vWF 因子状态会促进血管形成,因此其舌面血管畸形考虑为 AvWD 所致(详见下文)。

(3) MGUS 合并 AvWD 的发病情况。

文献报道,MGUS、多发性骨髓瘤、原发性淀粉样变及巨球蛋白血症等患者均可合并止血功能异常,临床上可无出血症状(亚临床型)。部分患者表现为凝血因子缺乏,单独的凝血因子Ⅱ、Ⅴ、Ⅶ、Ⅸ缺乏和罕见的凝血因子复合缺乏均有报道,其中 X 因子(FX)缺乏为目前最常见的。而对于 AvWD 而言,常见继发于血液系统肿瘤。

2011 年,*Blood* 发表的文献显示,与 AvWD 相关的疾病中血液疾病占比较高,1968—1999 年 Literature、2000 年 Registry、2002 年 Germany、2008 年 Hannover 所占比分别为 47.7%(127/266)、63.4%(118/186)、45.5%(85/187)、40%(14/35)。2014 年 *Blood* 上曾发表相关病例,为一位 82 岁 IgG κ(MGUS)Ⅲ型 AvWD。2017 年 *Case Rep Oncol Med* 上也曾发表相关病例,为一位 79 岁患者,以出血发病,经相关检查诊断为 MGUS(IgG λ)合并 AvWD,当时予以Ⅷ因子、利妥昔单抗、IVIG 治疗。2016 年,*J Thromb Haemost* 也曾报道过两例 AvWD 合并 MGUS 病例,并通过应用来那度胺进行治疗后达到疾病控制。因此在老年患者中,无诱因下出现出血倾向,同时无家族史,需要考虑到获得性血管性血友病综合征相关疾病。MGUS 引起的 AvWD 可占高达 45%(表 25-3)。

表 25-3　可引起 AvWD 的疾病

基础疾病	患者人数(%)
淋巴增殖性疾病	
意义不明单克隆丙种球蛋白血症	45
多发性骨髓瘤	19
非霍奇金淋巴瘤	1
华氏巨球蛋白血症	5
毛细胞白血病	1
骨髓增殖性疾病	
原发性血小板增多症	20

（续表）

基础疾病	患者人数（%）
真性红细胞增多症	10
慢性髓系白血病	23
肿瘤	
肾母细胞瘤	13
尤文氏肉瘤	1
自身免疫	
系统性红斑狼疮	7

引自参考文献[14]

2. 原发性血管性血友病、假性血管性血友病、获得性血管性血友病如何区分？

（1）原发性血管性血友病（primary von Willebrand's disease）。

vWF 的功能是：与血小板膜 GP I b-IX 复合物及内皮下胶原结合，介导血小板在血管损伤部位的黏附；与因子Ⅷ结合，作为载体具有稳定因子Ⅷ的作用，延长了Ⅷ因子的半衰期。临床表现取决于 vWF 因子活性、年龄、性别。儿童常见症状有挫伤、鼻出血，成人常见症状有黏膜出血、血肿、月经增多（女性）、外伤后出血不止。根据血管性血友病的实验室检查结果，原发性血管性血友病可分为以下分类型（表 25-4）。

表 25-4 原发性血管性血友病分型

类型	VWF:RCo	VWF Ag	Ratio VWF:Rco/VWF Ag	FⅧ:C	Ratio FⅧ/VWF Ag
1	减低	减低	>0.7	低到正常	>0.7
2A	显著减低	稍低到正常	<0.7	低到正常	>0.7
2B	减低	稍低到正常	<0.7	低到正常	>0.7
2M	减低	稍低到正常	<0.7	低到正常	>0.7
2N	稍低至正常	稍低到正常	>0.7	低	<0.7
3	显著低近于 0	显著低近于 0	不能检测	非常低	不能检测

结合患者讨论，该患者 vWF:Rco 1.3%，vWF 活性 4.5%↓，APTT 43.7 s↑，凝血因子Ⅷ活性 23%↓，FⅧ/vWFAg 检测不到，考虑其分型为 3 型 AvWD。

（2）假性血管性血友病，血小板型血管性血友病。

① 血小板缺陷导致其 vWF 受体（GP1b）与正常 vWF 结合的亲和力增加；血小板型血管性血友病表型和 2B 型 vWD 类似。

② 主要特点：血浆中 vWF 因子多聚体减少或缺如；vWF:Ag，vWF:Rco，FⅧ:C 下降；RIPA 升高；临床表现为黏膜出血及血小板减少。

结合患者讨论，假性血管性血友病患者的血浆 vWF 不能增强在瑞斯托霉素存在时正常血小板的结合亲和力。若在该患者富血小板的血浆中加入正常 vWF 或冷沉淀，并不能引起血小板聚集,其原因在于正常 vWF 大分子量多聚体并不增强该种类型 vWF 对血小板的亲和力。

(3) 获得性血管性血友病(AvWD)。

① 最常见继发于单克隆丙种球蛋白血症、淋巴细胞增殖性疾病和骨髓增殖性疾病等血液系统肿瘤,在表 25-3 中已指出有。在血液病中,发生 AvWD 最多的是 MGUS,占 45%。

② 由于临床表现及实验室检查与原发性血管性血友病难以鉴别,主要从起病年龄、既往史、家族史及寻找原发病入手。该患者为中年起病,否认既往出血不止、瘀点、瘀斑、血肿形成等病史,否认家族出血疾病史,否认特殊药物使用史。但血清中检出 M 蛋白,为 IgG、λ 型,骨髓中浆细胞 3%,因此诊断为 AvWD。

3. 获得性血管性血友病的发病机制,舌面上血管畸形及出血的原因是什么?

(1) 获得性血管性血友病相关发病机制主要包括:①由于特异以及非特异性抗体组成循环免疫复合物,将导致 vWF 清除过多或功能异常;②恶性克隆性细胞吸附 vWF;③大分子多聚体在应力作用下缺乏;④特殊蛋白酶作用下增加 vWF 裂解。ADAMTS13 是构成 vWF 的重要组成部分,作为 vWF 的特异性裂解蛋白酶,一旦 ADAMTS13 活性增高,会导致 vWF 破坏增加(图 25-2)。同时非免疫介导的 vWF 因子破坏,均可以导致获得性血管性血友病。而本例患者主要为 ADAMTS13 抗体的减少,导致 ADAMTS13 活性增高,使 vWF 破坏增加,从而导致 AvWD。同时在淋巴增殖性疾病、浆细胞恶性分化等情况下,循环的抗 vWF 因子抗体会造成 vWF 质量及数量上的减少,同时肿瘤细胞会通过表达糖蛋白Ⅰb 等吸附 vWF 因子,减少其循环量(图 25-3)。

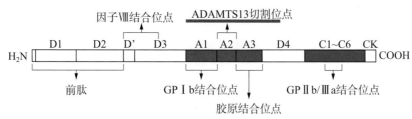

图 25-2　vWF 单体功能区域的图解结构

引自参考文献[15]

(2) 舌面上血管畸形及出血的原因是什么?

患者从发病至出现舌面血管畸形时间历时 8 年,考虑与 vWF 因子活性减少相关。vWF 因子主要功能是与血小板膜 GPIb-Ⅸ复合物及内皮下胶原结合,介导血小板在血管损伤部位的黏附。同时 vWF 因子还参与血管成形,在调节血管生成中担任角色为大分子量 vWF 多聚体。大量的研究表明,缺乏 vWF 因子可促进血管形成失调。

vWF 因子可以通过多通路控制血管形成及血管成熟(图 25-4)。在内皮细胞中,vWF 因子参与调节内皮细胞增殖、迁移以及旁路血管形成,以控制 VEGFR2 信号。vWF 因子对怀布尔-帕拉德小体(Weibel Palade body, WPB)的形成是必须的,可储存 Ang-2 (Angiopoietin-2)生长因子。vWF 因子通过增加其储存量以及阻断其合成来控制 Ang-2 水平。Ang-2 通过内皮细胞活化从而被释放,在 VEGFR2 信号通路协同作用于血管,使血管形成过程出现失衡,同时促进血管形成。在内皮细胞中,αvβ3 整合素可抑制 VEGFR2 活性以及下游信号。随着血管发展过程,血管平滑肌细胞(vascular smooth muscle cells,

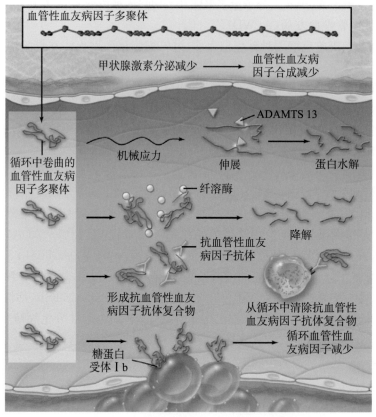

图 25-3　获得性血管性血友病的发病机制

引自参考文献[16]

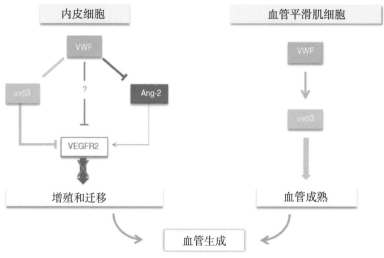

图 25-4　vWF 多通路控制血管形成及血管成熟

引自参考文献[17]

VSMC)中 αvβ3 的表达上调。在 VSMC 上，vWF 通过绑定 αvβ3 以促进血管形成。因此，vWF 因子水平的下降会通过多通路干扰血管形成，包括 EC 以及 VSMC。相关研究发现，在 vWD 患者中，内皮细胞中缺乏 vWF 因子，会增加血管形成（大部分为无功能性）；这些血管形成甚至会导致消化道出血。因此，结合本例患者发病时的情况及病史发展，其舌面的血管畸形考虑为血管调节发生障碍所引起。

4. MGUS 合并 AvWD 如何治疗？

目前尚没有标准的治疗方案，治疗方法包括治疗原发病和控制出血。积极治疗原发病可缓解疾病相关的 vWF 因子活性减少，并且改善出血倾向。对于 MUGS 合并 AvWD 的患者来说，来那度胺是种可选的治疗。曾有文献报道过两例 AvWD 合并 MGUS 的病例，并通过应用来那度胺进行治疗达到疾病控制，同时通过观测血浆中 vWF 水平评价来那度胺治疗效果，提示是有效的。

专家点评

该患者为中年起病的出血性疾病，否认既往出血病史，否认家族出血疾病史，否认特殊药物使用史。需要考虑到获得性血管性血友病综合征相关疾病，特别是可能合并血液肿瘤相关疾病。结合血清中检出 M 蛋白，为 IgG、λ 型，且骨髓中浆细胞 3%，考虑该患者诊断为 AvWD，继发于 MGUS；同时舌面等血管畸形为大分子量 vWF 多聚体缺如造成。对于这部分病例，目前尚无标准的治疗方案。现阶段的治疗方法主要包括治疗原发病和控制出血。积极治疗原发病可缓解疾病相关的 vWF 因子活性减少，从而改善患者出血倾向。对于这部分患者的长期随访而言，建议复查 MGUS 疾病状态的同时，定期监测 vWF 活性。

整理：张佼佼
点评：糜坚青

参考文献

[1] LANDGREN O, KYLE RA, PFEIFFER RM, et al. Monoclonal gammopathy of undetermined significance (MGUS) consistently precedes multiple myeloma: a prospective study [J]. Blood, 2009,113(22):5412-5417.

[2] KYLE RA, THERNEAU TM, RAJKUMAR SV, et al. Prevalence of monoclonal gammopathy of undetermined significance [J]. N Engl J Med, 2006,354(13):1362-1369.

[3] MAJKIĆ-SINGH N. Pediatric laboratory medicine: some aspects of obesity, metabolic syndrome, neonatal screening, reference and critical values [J]. J Med Biochem, 2015,34(1):1-2.

[4] ROSIÑOL L, CIBEIRA MT, MONTOTO S, et al. Monoclonal gammopathy of undetermined significance: predictors of malignant transformation and recognition of an evolving type characterized by a progressive increase in M protein size [J]. Mayo Clin Proc, 2007,82(4):428-434.

[5] RAJKUMAR SV, KYLE RA, THERNEAU TM, et al. Serum free light chain ratio is an independent risk factor for progression in monoclonal gammopathy of undetermined significance

[J]. Blood, 2005,106(3):812 - 817.

[6] RANDI AM, SMITH KE, CASTAMAN G. von Willebrand factor regulation of blood vessel formation [J]. Blood, 2018,132(2):132 - 140.

[7] ZANGARI M, ELICE F, TRICOT G, et al. Bleeding disorders associated with cancer dysproteinmias [J]. Cancer Treat Res, 2009,148:295 - 304.

[8] TIEDE A, RAND JH, BUDDE U, et al. How I treat the acquired von Willebrand syndrome [J]. Blood, 2011,117(25):6777 - 6785.

[9] HOWARD CR, LIN TL, CUNNINGHAM MT, et al. IgG kappa monoclonal gammopathy of undetermined significance presenting as acquired type Ⅲ Von Willebrand syndrome [J]. Blood Coagul Fibrinolysis, 2014,25(6):631 - 633.

[10] BASNET S, LIN C, DHITAL R, et al. Acquired von Willebrand disease associated with monoclonal gammopathy of unknown significance [J]. Case Rep Oncol Med, 2017, 2017: 9295780.

[11] LAVIN M, BROPHY TM, RAWLEY O, et al. Lenalidomide as a novel treatment for refractory acquired von Willebrand syndrome associated with monoclonal gammopathy [J]. J Thromb Haemost, 2016,14(6):1200 - 1205.

[12] KUMAR S, PRUTHI RK, NICHOLS WL. Acquired von Willebrand disease [J]. Mayo Clin Proc, 2002,77(2):181 - 187.

[13] JAMES AH, EIKENBOOM J, FEDERICI AB. State of the art: von Willebrand disease [J]. Haemophilia, 2016,22(Suppl 5):54 - 59.

[14] SHETTY S, KASATKAR P, GHOSH K. Pathophysiology of acquired von Willebrand disease: a concise review [J]. Eur J Haematol, 2011,87(2):99 - 106.

[15] HORIUCHI H, DOMAN T, KOKAME K, et al. Acquired von Willebrand syndrome associated with cardiovascular diseases [J]. J Atheroscler Thromb, 2019,26(4):303 - 314.

[16] CONNORS JM, BRITTON KA. Interactive medical case. A bloody mystery [J]. N Engl J Med, 2009,361(16):e33.

[17] RANDI AM, LAFFAN MA. Von Willebrand factor and angiogenesis: basic and applied issues [J]. J Thromb Haemost, 2017,15(1):13 - 20.

急性髓系白血病

病例26 *JAK2 V617F 基因突变(十)AML－M4*

主诉

男性,60岁,上呼吸道感染1个月。

病史摘要

现病史:患者于2014年5月出现上呼吸道感染症状,有咳嗽,无发热、寒战,无咽喉肿痛,无牙龈出血,无皮肤瘀点、瘀斑,无胸骨压痛,无腹胀、腹泻等不适。查血常规示:WBC 25.86×10^9/L, PLT 787×10^9/L。至上海东方医院行骨髓穿刺,结果示:骨髓增殖性疾病,JAK－2(十),BCR－ABL(－)。予羟基脲降白细胞治疗1个月,白细胞降至正常,血小板仍较高,停用羟基脲,后续中药治疗,此后4个月病情较稳定,血小板维持在$(100～300)\times10^9$/L。

2014－10－24东方医院外周血流式细胞可见"CD45弱表达,SS低表达异常细胞39.7%, CD7(十)、CD117(十)、CD33(dim)、CD13(十)、CD45(十)"。复查血常规发现白细胞进行性增高,可见异常细胞。2014－10－31血常规示:WBC 19×10^9/L, Hb 128 g/L, PLT 230×10^9/L。

2014－11－04我院外周血涂片可见幼稚细胞45%,2014－11－08入院查血常规示:WBC 12.2×10^9/L, Hb 109 g/L, PLT 208×10^9/L,考虑急性白血病,骨髓穿刺提示AML－M4。

2014－11－12起患者接受IA方案(IDA 20 mg d1～3＋Ara－C 194 mg d1～7)化疗。2014－12－03复查血常规示WBC 4.9×10^9/L, Hb 52 g/L, PLT 104×10^9/L, 2014－12－31骨穿涂片示部分缓解(PR,髓片白血病细胞占9.5%)。

2015－01－21患者查血常规示:WBC 14.29×10^9/L, Hb 68 g/L, PLT 320×10^9/L;2015－01－23行骨穿涂片为PR(髓片白血病细胞占15.5%),1月26日起继续予IA方案(IDA 10 mg d1～3＋Ara－C 200 mg d1～3)化疗。

2015－03－28患者查血常规示:WBC 17.26×10^9/L, Hb 120 g/L, PLT 210×10^9/L。2015－03－30行骨穿涂片为完全缓解(CR), MRD 0.50%,2015－03－31起改予HA方案

(HHT 4 mg d1～3＋Ara－C 200 mg qd d1～5)化疗。

2015－05－23 患者查血常规示：WBC 4.3×10^9/L，Hb 94 g/L，PLT 70×10^9/L。2015－05－25 行骨穿示：AML－M4 复发(髓片中白细胞病细胞占 31%)，2015－05－27 起再予 IA 方案(IDA 10 mg d1～3＋Ara－C 200 mg d1～5)治疗。

2015－07－01 查骨髓：原始细胞上升至 89.5%，提示急性白血病复发。2015－07－09 起改用 DEA 方案(地西他滨 36 mg d1～5；VP－16 50 mg d6～11；Ara－C 25 mg q12 h d6～12)。

2015－08－18 患者末次入院，查血常规示：WBC 9.27×10^9/L，Hb 37 g/L，PLT 13×10^9/L。为了进一步制定治疗方案，以"急性髓系白血病复发"收入住院(表 26－1)。

既往史：健康状况一般。有高血压病史、已控制，最高血压维持在 135/95 mmHg 左右；慢性非萎缩性胃炎(Hp 偶见阳性)。否认糖尿病、冠心病等慢性疾病史，否认肝炎、结核等传染病史，按时预防接种，否认手术、外伤。否认患病前输血史，患病后有输血史，无输血不良反应。否认食物、药物过敏史。

个人史：否认疫水、疫区接触史，否认化学毒物接触史，有染发史，有长期吸烟史。

婚育史：已婚，育一子。

家族史：否认相关疾病家族史。

初步诊断

MPN 转化急性髓系白血病 M4。

治疗与转归

该患者已明确存在 JAK2 基因突变，加之患者有复发难治性的急性髓系白血病 M4，因此我们对此病例的诊断为 JAK2 阳性 MPN 转化急性髓系白血病 M4(复发难治)。治疗方案根据目前针对复发难治的 AML 治疗原则，建议给予 JAK2 抑制剂联合 CHA(卡拉曲滨＋阿糖胞苷＋高三尖杉)或 FLAG 方案。病例讨论后，患者由于一般情况较差，暂不考虑接受化疗。后给予患者积极支持治疗，但终因严重感染而死亡。

最终诊断

JAK2 阳性 MPN 转化急性髓系白血病 M4(复发难治)。

讨论与分析

1. 骨髓增殖性肿瘤(骨髓增殖性疾病)的诊断

根据患者病情和实验室检查，目前骨髓增殖性肿瘤(骨髓增殖性疾病)的诊断无大疑问，因白细胞、血小板明显增高，骨髓检查符合骨髓增殖性疾病，羟基脲治疗有效，根据 WHO 2016 年分型及现代观(表 26－2、表 26－3)，本例 MPN 应属于 MPN－U，因 BCR－ABL 基因阴性，二系血细胞增多，不符合真性红细胞增多症、原发性血小板增多症、原发性骨髓纤维化，JAK2－V617F 支持 MPN 的诊断。

表 26-1　患者住院病程

入院次序	上海东方医院	第一次入院	第二次入院	第三次入院	第四次入院	第五次入院	第六次入院
入院日期	2014-05-13	2014-11-08	2015-01-21	2015-03-28	2015-05-23	2015-07-17	2015-08-18
诊断	骨髓增殖性肿瘤(MPN)不伴纤维化	急性髓系白血病(MPN转)	急性髓系白血病M4(MPN转)	急性髓系白血病(M4)	急性髓系白血病(M4)	急性髓系白血病(M4)	急性髓系白血病(M4)
骨髓形态学	有核细胞增生明显活跃。粒红比偏高。粒系增生偏低、红系增生明显活跃,两系形态未见明显异常,血小板成堆成簇多见。	髓片白血病细胞可见53.7%(化疗前)髓片白血病细胞可见9.5%(化疗后)	髓片白血病细胞可见15.5%	髓片白血病细胞可见4.5%	髓片白血病细胞占31%	髓片白血病细胞占89.5%(北站医院)	髓片白血病细胞占81%
外周血白血病细胞	0	45%(化疗前);2.0%(化疗后)	2%	0	11%	42%	
流式	未检测到明显的AL和高危MDS相关免疫表型异常	CD7(+)、CD34(+)、CD13(+)、CD117(+)、CD33(dim)、CD45(dim) 异常细胞:53.7%(2014-11-10) CD7(+)CD117(+)CD34(+)CD33(+)CD13(+)CD45(dim) MRD 0.07%(2014-12-31,化疗后)	CD7(+)、CD117(+)、CD34(+)、CD33(dim)、CD13(+)、CD45(dim) MRD 0.03%	CD7(+)、CD117(+)、CD34(+)、CD(dim)、CD13(+)、CD45(dim) MRD 0.50%	CD7(+)、CD117(+)、CD34(+)、CD33(dim)、CD13(+)、CD45(dim) MRD 41.5%	CD7(+)、CD117(+)、CD34(+)、CD33(dim)、CD13(+)、CD45(dim) 异常细胞:83.8%	CD7(+)、CD117(+)、CD34(+)、CD33(dim)、CD13(+)、CD45(dim) 异常细胞:71.5%
检测基因	JAK2-V617F, BCR-ABL(-)	发现CEBPA-N端基因突变		发现JAK2-V617F基因突变			—
染色体	46, XY[14],未见克隆性结构和数目异常	46, XY					—
治疗方案	2014-05-23起予以羟基脲0.5 g bid口服,因复查PLT、WBC下降不明显,2014-06-01改为0.5 g tid口服。	IA方案(IDA 20 mg d1~3+Ara-C 194 mg d1~7)	IA方案(IDA 10 mg d1~3+Ara-C 200 mg d1~3)	HA方案(HHT 4 mg d1~3+Ara-C 200 mg qd d1~5)	IA方案(IDA 10 mg d1~3+Ara-C 200 mg d1~5)	DEA方案(达阿36 mg d1~5; VP-16 50 mg d6~11; Ara-C 25 mg q12 h d6~12)	?

表 26-2　慢性髓系疾病分类

骨髓增殖性肿瘤(MPN)
慢性粒细胞白血病(CML)，BCR-ABL1
慢性中性粒细胞白血病(CNL)
真性红细胞增多症(PV)
原发性骨髓纤维化(PMF)
PMF,纤维化前/早期
PMF,明显纤维化期
原发性血小板增多症(ET)
慢性嗜酸性粒细胞性白血病,非特指型(NOS)
MPN,未分类
肥大细胞增多症
伴嗜酸性粒细胞增多和 PDGFRA、PDGFRB 或 FGFR1 重排,或伴 PCM1-JAK2 基因的髓系或淋系肿瘤
伴 PDGFRA 重排的髓系或淋系肿瘤
伴 PDGFRB 重排的髓系或淋系肿瘤
伴 FGFR1 重排的髓系或淋系肿瘤
临时病种:伴 PCM1-JAK2 的髓系或淋系肿瘤
骨髓增生异常/骨髓增殖性肿瘤(MDS/MPN)
慢性粒单核细胞白血病(CMML)
不典型慢性粒细胞白血病(aCML)，BCR-ABL1 阴性
幼年型粒单核细胞白血病(JMML)
伴环形铁粒幼细胞和血小板增多的 MDS/MPN(MDS/MPN-RS-T)
MDS/MPN,未分类

引自参考文献[9]

表 26-3　2016 年 WHO 骨髓增殖性疾病分类

骨髓增殖性肿瘤(MPN)
慢性粒细胞白血病(CML)，BCR-ABL1
慢性中性粒细胞白血病(CNL)
真性红细胞增多症(PV)
原发性骨髓纤维化(PMF)
PMF,纤维化前/早期

（续表）

PMF,明显纤维化期
原发性血小板增多症(ET)
慢性嗜酸性粒细胞性白血病,非特指型(NOS)
MPN,未分类
肥大细胞增多症

引自参考文献[9]

在 MPN 中,除了 *JAK2* 基因有改变外,还有 *JAK2* 外显子 12,*MPL* 外显子 10,*CALR* 外显子 9 等的突变,但发生率都较低(天津血研所),*JAK2 - V617F* 等基因的发生年龄在 50 多岁(表 26 - 4、表 26 - 5),本病例患者为 60 岁,与报道的发病年龄相符。

表 26 - 4　*JAK2* 外显子 12、*MPL* 外显子 10、*CALR* 外显子 9 突变的发生率

特性	No.（%）				
	PV($n=234$)	ET($n=428$)	PMF($n=187$)	MPN - U($n=80$)	总计（N=929）
JAK2 V617F＋	199(85.0)	250(58.4)	123(65.8)	54(67.5)	626(67.4)
JAK2 外显子 12＋	10(4.3)	0	0	0	10(1.1)
MPL 外显子 10＋	0	5(1.2)	5(2.7)	0	10(1.1)
CALR 外显子 9＋	0	97(22.7)	33(17.6)	7(8.8)	137(14.7)
JAK2 V617F 和 *CALR* 外显子 9＋	0	4(0.9)	1(0.5)	1(1.3)	6(0.6)
JAK2 V617F 和 *MPL* 外显子 10＋	0	1(0.2)	1(0.5)	0	2(0.2)
总计	209(89.3)	357(83.4)	163(87.2)	62(77.5)	791(85.1)

ET,原发性血小板增多症；MPN - U,无法分类的骨髓增殖性肿瘤；PMF,原发性骨髓纤维化；PV,真性红细胞增多症

表 26 - 5　*JAK2* V617F、*JAK2* 外显子 12、*MPL* 外显子 10 以及 *CALR* 外显子 9 突变的患者的中位年龄

疾病	*JAK2* V617F＋(A)	*JAK2* Exon 12＋(B)	*CALR* Exon 9＋(C)	*MPL* Exon 10＋(D)	A+B+ C+D(E)	All Negative (F)	P 值	
							A *vs* C	E *vs* F
PV	57(23~89)	60(42~72)	56(38~69)		57(23~89)	48(22~72)		＜0.000 1
ET	57(13~93)		48(18~83)	59(32~78)	54(13~93)	41(3~82)	＜0.000 1	＜0.000 1
PMF	60(25~86)		54(26~82)	54(39~63)	58(25~86)	50(4~73)	0.039 8	0.001 6
MPN - U	57(20~83)		62(26~69)		57(20~83)	50.5(4~78)		0.002 7

ET,原发性血小板增多症；MPN - U,无法分类的骨髓增殖性肿瘤；PMF,原发性骨髓纤维化；PV,真性红细胞增多症
引自参考文献[3]

关于不同基因在 MPN 中的作用,研究发现,*JAK2 - V617F* 突变不仅参与了 MPN 表型的启动,同时也与继发性 AML（sAML）的疾病启动有关。此外,sAML 的发生还与

TET2、DNMT3A、CBL、ASXL1、IDH2 基因突变有关(图 26 - 1)。这些都有待于我们进一步的检查和研究。

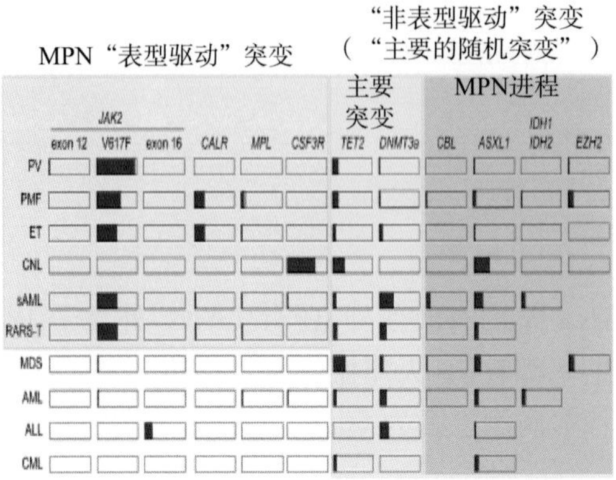

图 26 - 1　血液病中获得性基因突变的发生率及分布情况

水平条的红色部分表示不同疾病中突变的大概频率。ALL,急性淋巴细胞白血病;AML,急性粒细胞白血病;CML,慢性粒细胞白血病;CNL,慢性中性粒细胞白血病;ET,原发性血小板增多症;MDS,骨髓增生异常综合征;MPN,骨髓增生性肿瘤;PMF,原发性骨髓纤维化;PV,真性红细胞增多症;RARS - T,难治性贫血伴环状成铁细胞和血小板增多;sAML,继发性急性髓细胞性白血病

引自参考文献[2]

MPN 急变时(blast-phase MPN),*JAK2* 突变(Exon14)是常见的基因突变类型,而 *CALR*、*MPL*、*LNK* 等虽然近几年在 MPN 中的报道越来越多,但它们在急变期 MPN 中出现的频率却不高。对于 MPN 非特异性的基因而言,*TET2、ASXLexon12*,*DNMT3A*、*IDH2exon4* 的突变也常见于急变期 MPN(表 26 - 6),值得我们进一步检测。

表 26 - 6　骨髓增殖性疾病的基因突变

突变	染色体定位	近似突变频率,%			
		真性红细胞增多症	原发性血小板增多症	原发性骨髓纤维化	胚泡期骨髓增生性肿瘤
骨髓增生性肿瘤的特异性突变					
JAK2					
外显子 14 突变;如,JAK2V617F	9p24	95	55	60	40
外显子 12 突变	9p24	3	很少	很少	很少
CALR 外显子 9 缺失和插入	19p13.2	很少	25	25	25
MPL 外显子 10 突变	1p34	很少	3	7	8
LNK(如链接;aka SH2B3)外显子 2 突变	12p24.12	很少	很少	很少	10

（续表）

突变	染色体定位	近似突变频率,%			
		真性红细胞增多症	原发性血小板增多症	原发性骨髓纤维化	胚泡期骨髓增生性肿瘤
骨髓增生性肿瘤的非特异性突变					
TET2 几个外显子突变	4q24	16	5	17	17
ASXL1 外显子12突变	20q11.1	7	4	20	18
IDH1/IDH2 外显子4突变	2p33.3/15q26.1	2	1	4	22
E2H2 几个外显子突变	7q36.1	很少	很少	5	很少
DNMT3A 影响882位精氨酸最常见的突变	2p23	7	3	7	17
CBL 外显子8/9突变	11q23.3	很少	很少	4	很少
IKZF1 包括基因内的主要缺失	7p12	很少	很少	很少	21
TP53 外显子4~9	17p13.1	很少	很少	4	11
SF3B1 外显子14和15,主要的	2q33.1	很少	很少	7	4
SRSF2 外显子	17q25.1	很少	很少	17	19
U2AF1	21q22.3	很少	很少	16	6
SETBP1 外显子4	18q21.1	很少	很少	2.5	7

引自参考文献[1]

2. M4 型 AML 的诊断以及与 MPN 的关系

根据血象及骨髓象,本病例现已从 MPN 演变为急性髓系白血病 M4 型,已无问题。问题是这一急性白血病是原发的还是继发于 MPN。一些知名的肿瘤及血液病中心,如 MD 安德森、梅奥诊所等均报道了 MPN 转化为 AML 的可能性,而 MPN 转化为 AML 的时间为 2.6 年到 12.6 年不等(表 26-7)。

表 26-7 MPN 后发生 AML 的患者

研究地区	帕维亚	梅奥诊所	MD 安德森癌症中心	哥德堡/勃艮第
患者数	23	91	74	56
基础骨髓增生性肿瘤,n(%)				
真性红细胞增多症	23(100)	22(24)	23(31)	
原发性血小板增多症	—	20(22)	9(12)	
骨髓纤维化	—	49(54)	36(49)	

（续表）

骨髓增生性肿瘤（未分类）	—	—	6(8)	
急性髓细胞性白血病的发病率（%/年）	0.71	未报道	未报道	真性红细胞增多症 0.38（真性红细胞增多症），0.37（原发性血小板增多症），1.09（骨髓纤维化）
从骨髓增生性肿瘤的诊断到急性髓细胞性白血病的时间（年）	12.8	2.6	4.8	5.9
诊断为急性髓细胞性白血病的中位年龄（年）	68	66	64	67
FAB M6/M7 的患者数，n（%）	1(4)	20(22)	未报道	9/23(39)
细胞遗传异常患者数，n（%）	12/14(86)	48/53(90)	42/58(72)	未报道

引自参考文献[4]

对于 MPN 转变为急性白血病的危险因素包括，ET 的患者存在贫血或血小板大于 $1\,000\times10^9/L$，PV 的患者存在高龄或既往接受白消安、放射性磷治疗，MF 的患者有淋巴细胞升高及外周或骨髓血原始细胞增多等情况（表 26-8）。

表 26-8　MPN 转变为白血病的危险因素

骨髓增生性肿瘤亚型	危险因子
原发性血小板增多症	贫血或血小板 $>1\,000\times10^9/L$
真性红细胞增多症	年龄 >70 岁，之前接触过 P32、白消安、哌泊溴烷
骨髓纤维化	淋巴细胞 $>30\times10^9/L$ 或不正常的染色体组型
	外周血胚泡期 $\geq3\%$ 或血小板计数 $<100\times10^9/L$
	血红蛋白 $<100\,g/L$，白细胞 $>30\times10^9/L$，血小板 $<150\times10^9/L$
	骨髓原始细胞 $>10\%$，或高危染色体组型
	脾切除术，血小板计数 $<100\times10^9/L$，外周血胚泡期 $\geq1\%$
	骨髓原始细胞 $>10\%$，血小板计数 $<50\times10^9/L$，17 号染色体异常
	染色体核型

引自参考文献[5]

MPN 演变为急性白血病的机制研究目前正在进行。患者一旦出现了 *JAK2 - V617F* 的突变，则将激活下游的信号通路。一类依赖于 STAT 的通路，激活 *MYC*、*BCL* 等一系列与肿瘤发生相关的基因。另一类非依赖于 STAT 的通路则作用于异染色质蛋白 1-(HP1)，从而启动表观遗传学改变。两类通路都可引起 AML 的发生。

关于 MPN 后和初发白血病的基因突变，Post - MPN AML 更多见的是 *TPS3*、*ASXL1*、*TET2* 基因突变，而初发 AML 更多见的是 *DNMT3A* 及 *FLT3* 基因突变。MPN 转化为 AML 的机制，目前有三种假说。第一是起始细胞受第一次基因突变影响形成 MPN

克隆,在此基础上又受到一次附加的基因突变转变为白血病,即所谓的二次打击学说。第二是同一起源的细胞,同时发生了两个基因突变,一个导致 MPN 的发生,另一个导致 AML 的发生。第三是不同起源的两类细胞,分别受到了基因突变打击,一个导致 MPN 的发生,另一个导致 AML 的发生。

近几年,克隆演进学说在血液疾病的发病机制研究中越来越被重视。丹麦的科学家对一例 JAK2(+)MPN 发生 NPM1(+)急性髓系白血病的基因进行研究,试图解开这位 55 岁女性患者的分子生物学变化。该患者 55 岁时被诊断出慢性 MPN,而在 20 年后的 2005 年被诊断为急性髓系白血病。他们发现患者 *JAK2 - V617F* 基因突变阳性贯穿疾病整个病程,而 *NPM1* 基因突变出现在 AML 诊断伊始和疾病复发时,而这个基因是在 *JAK2* 野生型的干细胞中发生的。这似乎可以验证上述第三种假说,不同起源的两类细胞,分别受到了基因突变打击,一个导致 MPN 的发生,另一个导致 AML 的发生。我们的这位患者,在诊断 AML 后发现了 *CEBPA* 的基因突变,与丹麦的患者基因变化有类似之处(图 26 - 2)。

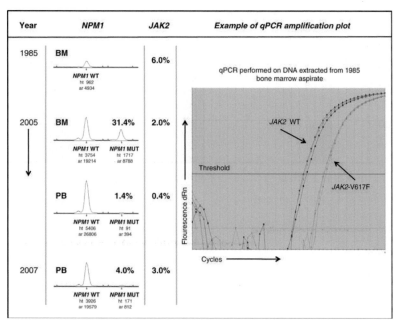

图 26 - 2　一例 *JAK2*(+)MPN 发生 NPM1(+)急性髓系白血病的基因变化

引自参考文献[6]

3. MPN 转化 AML 的进一步治疗方案

MPN 的患者转为 AML 后,疾病的侵袭性更高,对传统化疗方案常出现耐药性。根据文献所报道的 MPN 后白细胞治疗效果来看,无论是单用化疗,还是化疗后接受骨髓移植,或是根据化疗加上 *JAK2* 抑制剂,疗效较原发 AML 有很大差距。平均生存时间不足 12 个月,导致患者的生活质量极差(表 26 - 9)。该病例同样出现了疾病的复发,提示预后相对较差。

近年来,对于 *JAK2* 抑制剂的研究在西方国家盛行,5 年前,新英格兰杂志报道了 *JAK2* 抑制剂 Ruxolitinib 治疗真性红细胞增多症的研究,发现 Ruxolitinib 无论在血象控制或是改善脾肿大方面,都较传统治疗有明显改善(图 26 - 3)。如有条件,可以试用此药。

表 26 - 9　文献报道 MPN 后白血病的治疗效果及生存时间

项目	参考文献					
	[5]	[6]	[9]	[10]	[11]	[47]
总体	2.7 个月	5 个月	6.6 个月	2.9 个月	4.6 个月	—
化疗	3.9 个月	6 个月	9.4 个月	5.6 个月	6 个月	—
化疗后干细胞移植	—	—	47 个月	—	10.5 个月	—
弱化疗,抗 JAK2	2.9 个月	7 个月	6.6 个月	—	—	8 个月
支持疗法	2.1 个月	1.5 个月	—	2.5 个月	1.9 个月	—

引自参考文献[5]

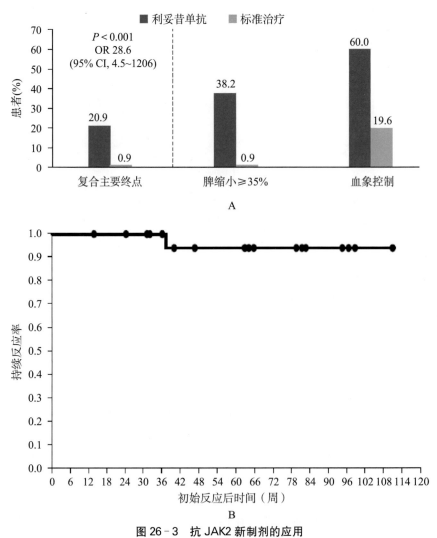

图 26 - 3　抗 JAK2 新制剂的应用

引自参考文献[8]

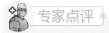 专家点评

根据患者病情和实验室检查,骨髓增殖性肿瘤(骨髓增殖性疾病)的诊断无大疑问,因白细胞、血小板明显增高,骨髓检查符合骨髓增殖性疾病,羟基脲治疗有效,根据WHO 2016 年分型,本例 MPN 应属于 MPN – U,因 $BCR – ABL$ 基因阴性,$JAK2 – V617F$ 支持 MPN 的诊断。

整理:王文芳

点评:李啸扬

参考文献

[1] TEFFERI A，PARDANANI A. Myeloproliferative neoplasms：A contemporary review [J]. JAMA Oncol，2015,1(1):97 – 105.

[2] SKODA RC，DUEK A，GRISOUARD J. Pathogenesis of myeloproliferative neoplasms [J]. Exp Hematol，2015,43(8):599 – 608.

[3] LIN Y，LIU E，SUN Q，et al. The Prevalence of JAK2，MPL，and CALR Mutations in Chinese Patients With BCR-ABL1-Negative Myeloproliferative Neoplasms [J]. Am J Clin Pathol，2015，144(1):165 – 171.

[4] HEANEY ML，SORIANO G. Acute myeloid leukemia following a myeloproliferative neoplasm：clinical characteristics，genetic features and effects of therapy [J]. Curr Hematol Malig Rep，2013,8(2):116 – 132.

[5] RAMPAL R，MASCARENHAS J. Pathogenesis and management of acute myeloid leukemia that has evolved from a myeloproliferative neoplasm [J]. Curr Opin Hematol，2014,21(2):65 – 71.

[6] ROUG AS，NYVOLD CG，JUHL-CHRISTENSEN C，et al. A patient with a 20-year lag phase between JAK2 – V617F ＋ myeloproliferation and $NPM1$-mutated AML arguing against a common origin of disease [J]. Eur J Haematol，2011，87(5):461 – 463.

[7] CHEN E，MULLALLY A. How does JAK2V617F contribute to the pathogenesis of myeloproliferative neoplasms [J]? Hematology Am Soc Hematol Educ Program，2014,2014(1)：268 – 276.

[8] VANNUCCHI AM，KILADJIAN JJ，GRIESSHAMMER M，et al. Ruxolitinib versus standard therapy for the treatment of polycythemia vera [J]. N Engl J Med，2015,372(5):426 – 435.

[9] ARBER DA，ORAZI A，HASSERJIAN R，et al. The 2016 revision to the World Health Organization classification of myeloid neoplasms and acute leukemia [J]. Blood，2016,127(20)：2391 – 2405.

伴有克隆性嗜酸、嗜碱性粒细胞增多的急性髓系白血病

主诉

女性,64岁,反复低热3周。

病史摘要

现病史：2019年3月中上旬患者无明显诱因下出现反复低热,体温波动在37.2～37.8℃,夜间体温最高,伴盗汗。起病初未重视及治疗,3月底出现口腔溃疡伴出血,当地医院查血常规见原始细胞(具体报告未见),遂于2019-04-03转至我院,查血常规:WBC 132.4×10⁹/L,Hb 104 g/L,PLT 42×10⁹/L;外周血原始细胞占20%,嗜酸性粒细胞46%,予羟基脲2片 tid 控制白细胞。2019-04-04收入我院,查骨髓涂片:AML伴嗜酸性粒细胞增多之骨髓象。流式细胞学:CD34(+)细胞约占29.5%。患者 LAIP:CD117(+)CD34(+)CD33(-)CD13(+)CD45(dim)。骨髓基因检测:发现 FLT3-TKD 及 DNMT3A-C 端突变,其余髓系融合及突变基因结果阴性。骨髓染色体:46,XY[20];外周血 PDGFRA、PDGFRB、FGFR1 相关 FISH 检测及 PCM1-JAK2 融合基因阴性。诊断为急性髓系白血病,2019-04-13起予 IA 方案治疗:IDA 10 mg d1～3,Ara-C 160 mg d1～7。化疗后患者出现骨髓抑制,予积极抗感染、止血、刺激造血、输注血制品等对症支持治疗。其间因患者嗜酸性粒细胞持续增高,予进一步完善寄生虫相关抗体检查并予激素治疗。2019-04-23起患者出现右上肢活动不利,下肢不自主抽动,双侧眼球左侧凝视,问答反应迟钝等神经系统症状,因患者血吸虫抗体阳性,根据感染科会诊意见予吡喹酮驱虫治疗一天。2019-04-25请神经内科、感染科会诊,予加强抗感染、激素、脱水降颅压、营养神经等对症治疗。2019-04-26患者神经系统症状逐步好转,2019-04-30查头颅 MRI 见颅内病灶,05-06行腰穿脑脊液检查,结果(常规、生化、找隐球菌、流式 MRD 检测)均正常,2019-05-14再次复查头颅增强 MRI 仍提示颅内病灶,请神经内科、放射科、感染科会诊,考虑为低灌注状态引起的脑病综合征可能性大,继续前述治疗并逐渐减量激素。化疗后患者外周血象提示急性髓样白血病未缓解,但拒绝骨穿检查,出院后口服羟基脲,间断予以输血支持,为行病情评估再次入院。

患者近期一般情况较差,但无发热,无胸闷、气促、活动性出血等不适,食欲稍差,睡眠可,大小便正常,体重未见明显变化。

既往史：高血压病史7年余,口服缬沙坦氨氯地平治疗,血压控制可;否认糖尿病;既往我院规律体检,2016年4月起发现白细胞逐年下降,2018年4月为2.8×10⁹/L,分类未见明显异常,未进一步检查及治疗;否认乙肝、结核等传染病史;否认手术外伤史;2019年4月开始输血,输注顺利,无不良反应;否认食物过敏史;否认药物过敏史。

个人史：长期生长于原籍,否认疫水、疫区接触史。否认吸烟饮酒史,否认冶游史。

月经史：15岁初潮,周期28天,每次3～5天,既往月经规则,56岁停经。

婚育史: 已婚已育,育有 1 女;配偶及女儿体健。

家族史: 父母均有高血压病史,否认其他家族遗传疾病史。

入院体检

T 37.2℃,P 89 次/分,R 20 次/分,BP 100/70 mmHg。神清,精神一般,轮椅推入病房,贫血貌。心律齐,未闻及杂音。双肺呼吸音清,未闻及干、湿啰音。腹软,无压痛、反跳痛,肝脾肋下未及,双肾区无叩痛。双下肢轻度水肿。

辅助检查

血常规:见表 27-1。

表 27-1　患者血常规情况

日期/项目	Hb(g/L)	WBC (×10⁹/L)	PLT (×10⁹/L)	原始细胞(%)	嗜酸性粒细胞(%)	嗜碱性粒细胞(%)
2019-04-04	101	126.13	37	33	47	1
2019-04-06	91	102.8	31	29	46	0
2019-05-28	72	54.25	14	16	2	45
2019-06-03	61	61.1	13	8	26	52
2019-07-16	62	9.95	4	26	23	
2019-07-22	48	13.64	8		33	22
2019-07-26	57	11.9	14		24	9
2019-07-30	71	18.48	48		36	17

寄生虫检查:(2019-04-20)外送血吸虫 IgG 抗体阳性,粪便虫卵阴性。

细胞因子:(2019-04-08)IL-1β、IL-10 未见明显异常,IL-2 受体 2 129 U/ml↑(223~701 U/ml),IL-6 5.09 pg/ml↑(<3.4 pg/ml),IL-8 664 pg/ml↑(<62 pg/ml)(当时本院尚未开展 IL-5 检测);(2019-08-27)IL-5、IL-17、IL-12P70、IL-4、IFN-a、IFN-R、IL-2 均未见明显异常。

其余常规血检验:(2019-04-08)肝肾功能、电解质、凝血功能、自身免疫全套、血管炎、免疫球蛋白定量、外周血淋巴细胞亚群、病毒感染等均未见明显异常。

骨髓穿刺:

(1) 骨髓细胞形态学:(2019-04-03)增生极度活跃。髓片及血片原始细胞分别占 35%、28%。POX:(-)51%、(-+)17%、(+)19%、(++)13%。CE:(-)85%、(+-)15%。AE+NaF 抑制率:18%。嗜酸性粒细胞占 38.5%,各阶段均见,可见嗜酸、嗜碱双颗粒并分布不均,少量空泡。外周血片嗜酸性粒细胞占 46%,分叶过多(图 27-1)。(2019-07-04)骨髓增生活跃,粒红比升高(7∶1),粒系增生明显活跃,红系尚增生,巨系全片未见。原始细胞占 0.5%。髓片与血片嗜酸性粒细胞分别可见 8% 和 11%,嗜碱性粒细胞分别为 52% 及 22%;(2019-08-27)骨髓增生明显活跃,粒红二系均增生明显活跃,粒系增

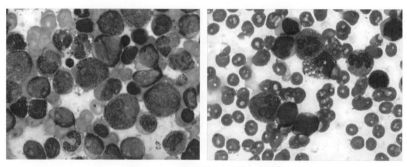

图 27-1　患者骨髓细胞形态学

生明显活跃,嗜酸/嗜碱性粒细胞分别占 7.5% 与 3.5%,巨系增生活跃,血小板散在/成小簇少见。髓片与血片原始细胞分别占 6% 与 4%。(2019-10-16)骨髓增生明显活跃,粒红二系增生明显活跃,嗜酸性粒细胞比例明显增高(占 45.5%),嗜碱性粒细胞易见,巨系增生减低,血小板少见。髓片与血片原始细胞占 3.5% 与 5%。(2019-11-15)骨髓增生活跃,粒红比倒置。粒红二系增生活跃,巨系增生低下,血小板少见。髓片及外周血中原始细胞分别占 1.5% 及 2%;嗜酸性粒细胞比例较前减低,分别占 14% 及 27%,嗜碱性粒细胞易见。

(2) 流式细胞术:CD34(＋)细胞约占 29.5%。患者 LAIP:CD117(＋)CD34(＋)CD33(－)CD13(＋)CD45(dim)。

(3) 基因检测:发现 $FLT3-TKD$ 及 $DNMT3A-C$ 端基因突变,其余常见融合基因及基因突变检测结果均阴性;外周血 $PDGFRA$、$PDGFRB$、$FGFR1$ 相关 FISH 检测及 $PCM1-JAK2$ 融合基因阴性。

(4) 染色体分析:46,XY[20]。

(5) 不同细胞群体分选后突变检测结果(图 27-2,所用为冻存的初发骨髓细胞)。

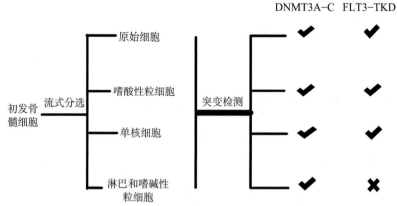

图 27-2　不同细胞群体分选后突变检测结果

影像学检查:

(1) 颈部、胸部、上下腹部、头颅 CT:双颈部血管间隙及颌下小淋巴结显示,左侧咽隐窝消失;左肺下叶钙化灶,左肺下叶少许条索影,双侧胸膜稍增厚;肝内多发低密度灶,未见脾肿大;腹主动脉壁及双髂动脉壁钙化;双侧基底节及额叶散在腔隙灶。

（2）超声：肝内低密度灶，考虑肝囊肿，浅表淋巴结未见肿大。

（3）心超：未见明显异常。

初步诊断

急性髓系白血病。

治疗转归

患者疾病诊断后曾于我院接受 IA 方案化疗，效果不佳，后予以 CAG 方案化疗，亦未见明显改善。因患者存在 *FLT3 - TKD* 阳性，且高龄、难以再次承受强力化疗，建议考虑靶向药物治疗。患者家属为其先后购买 Midostaurin、Venetoclax 治疗，白细胞水平尚可控制，然血小板、红细胞始终低下，最终于 2020 - 02 - 20 因感染离世。

最终诊断

急性髓系白血病（AML - M5a）伴 *DNMT3A - C* 及 *FLT3 - TKD* 突变。

讨论与分析

1. 诊断

该患者以反复低热 3 周起病，就诊前 1 周出现口腔溃疡与出血，血检验示高白、贫血及血小板减少，骨穿示骨髓中原始细胞占 35％。化学染色示 POX：（－）51％、（±）17％、（＋）19％、（＋＋）13％。CE：（－）85％、（±）15％，AE＋NaF 抑制率为 18％。流式细胞术证实原始细胞为髓系，偏单核，染色体正常。基因检测发现 *DNMT3A - C* 端及 *FLT3 - TKD* 突变阳性。故该患者诊断为 M5a 型急性髓系白血病（AML - M5a）伴 *DNMT3A - C* 及 *FLT3 - TKD* 突变。

2. 嗜酸性粒细胞增多的病因分析

该患者外周血血常规及骨穿的一大显著特点为发现嗜酸性粒细胞明显增多，对其作出以下分析。

正常情况下外周血嗜酸性粒细胞的绝对值上限为 $(0.35 \sim 0.5) \times 10^9/L$，据其数值高低可将其增多分为轻度（正常至 $1.5 \times 10^9/L$），中度 $[(1.5 \sim 5) \times 10^9/L]$ 以及重度（$> 5 \times 10^9/L$）。当其持续显著增高（间隔 1 个月两次血常规嗜酸性粒细胞 $> 1.5 \times 10^9/L$）时定义为高嗜酸性粒细胞增多症（hypereosinophilia，HE），分为遗传变异型（家族性）、意义未明性、原发性（克隆性/肿瘤性）、继发性（反应性）四类（表 27 - 2）。

表 27 - 2　嗜酸性粒细胞增多的分类及定义

分类	简写	病因/定义
高嗜酸性粒细胞增多症	HE	外周血两次嗜酸性粒细胞绝对数 $> 1.5 \times 10^9/L$（间隔 1 个月），或组织嗜酸性粒细胞增多表现如下： 骨髓嗜酸性粒细胞超过总有核细胞的 20％；和（或）组织病理示嗜酸性粒细胞广泛浸润；和（或）显著的嗜酸性颗粒蛋白沉积（无论是否伴有组织嗜酸性粒细胞浸润）

（续表）

分类	简写	病因/定义
亚组		
遗传性（家族性）HE	HE$_{FA}$	病因不明；家族聚集；无遗传性免疫缺陷的症状体征；无潜在的反应性/肿瘤性嗜酸性粒细胞增多证据
意义未名的 HE	HE$_{US}$	无潜在病因；无家族史；无反应性/肿瘤性证据；无 HE 相关终末器官损伤
原发性（克隆性/肿瘤性）HE	HE$_N$	潜在的 WHO 定义的干细胞、髓系或嗜酸性粒细胞肿瘤；嗜酸性粒细胞呈肿瘤性
继发性（反应性）HE	HE$_R$	潜在的嗜酸性粒细胞呈非克隆性的情况/疾病类型；多数为细胞因子驱动
嗜酸性粒细胞增多综合征	HES	满足 HE 的外周血标准；组织 HE 导致的器官损伤/功能障碍；排除其他疾病或情形作为主要原因引起的器官功能障碍

引自参考文献[2]

　　嗜酸性粒细胞增多的病因可以分为继发性（反应性）和原发性（克隆性）两类，前者由异常产生的促嗜酸性粒细胞因子造成，后者由于存在异常的内在促嗜酸性粒细胞增殖突变所致，诊断分析上亦遵循这两大病因，逐层进行分析。

　　首先需排除继发因素。常见的继发性因素列举如表 27-3 所示。

表 27-3　常见嗜酸性粒细胞增多的继发性因素

感染：组织侵袭性寄生虫或真菌
过敏：哮喘、过敏性皮炎/湿疹、季节性过敏性疾病
肺部疾病：吕弗勒综合征、结节病
皮肤疾病：韦尔斯综合征、血管淋巴样增生
药物：抗生素、抗癫痫（惊厥）药
胶原血管疾病
木村病
胃肠道疾病：原发性胃肠道嗜酸性粒细胞疾病，含嗜酸性粒细胞食管炎、慢性胰腺炎
嗜酸性韦格纳肉芽肿（Churg-Strauss 综合征）
风湿性疾病：系统性红斑狼疮、类风湿性关节炎、嗜酸性筋膜炎（舒尔曼病）
肿瘤性疾病（血液性/非血液性）：T 细胞淋巴瘤、非霍奇金淋巴瘤、系统性肥大细胞增多症、实体肿瘤
动脉粥样硬化性疾病

引自参考文献[3]

　　排除继发性嗜酸性粒细胞增多症后，则需筛查原发性（克隆性）嗜酸性粒细胞增多的病因。常见原因如下，但需注意下列既定分类仅仅能够包括约 50% 的患者，尚有半数无法被纳入。

　　（1）髓系/淋系肿瘤合并嗜酸性粒细胞增多，伴有 *PDGFRA*、*PDGFRB* 或 *FGFR1* 或

PCM1 - JAK2 突变。

（2）髓系肿瘤伴有嗜酸性粒细胞增多：CML(BCR - ABL)、SM - CEL(KIT D816V)、AML 伴有 inv(16)(p13.1q22) 或 t(16;16)(p13.1q22)，CBFB - MYH11。

（3）慢性嗜酸性粒细胞白血病，非特指性：嗜酸性粒细胞>1.5×10^9/L；无 Ph 染色体或 *BCR - ABL* 融合基因或其他 MPN(PV，ET，PMF，系统性肥大细胞增多症) 或 MDS/MPN(CMML 或不典型 CML)；无 t(5;12) 或其他 *PDGFRB* 基因重排；无 *PIP1L1 - PDGFRA* 融合基因或其他 *PDGFRA* 的重排；无 *FGFR1* 重排；外周血和骨髓原始细胞比例<20%；无 inv(16)(p13；q22) 或 t(16;16)(p13；q22) 或其他符合 AML 的依据；有克隆性细胞遗传学或分子遗传学异常或外周血或骨髓原始细胞比例分别>2% 或 5%，常见细胞遗传学异常有+8、−7，常见体细胞突变为 *TET2*、*ASXL1*、*IDH2*、*JAK2*、*SETBP1*、*SF3B1*、*EZH2* 以及 CBL。

（4）淋巴细胞变异型嗜酸性粒细胞增多症：异常 T 淋巴细胞为克隆性增殖，嗜酸性粒细胞增多由 T 细胞分泌的细胞因子(主要为 IL - 5，亦有 IL - 4、IL - 13 参与其中)所致，其增殖实质为反应性。异常 T 淋巴细胞的免疫表型特征主要包括双阴性、未成熟 T 细胞、CD3 缺失等。其他尚包括 CD3(−)CD4(＋)细胞中 CD5 表达上调，膜表面 CD7 缺失和(或) CD27 不表达。可由流式细胞术或者细胞受体重排确定。

（5）特发性嗜酸性粒细胞增多症：为一排除性诊断。总结嗜酸性粒细胞增多的诊断与鉴别诊断的流程如下(图 27 - 3)。

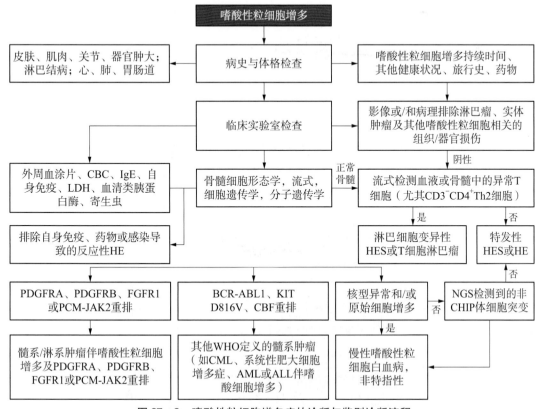

图 27 - 3 嗜酸性粒细胞增多症的诊断与鉴别诊断流程

引自参考文献[5]

305

结合本例患者,嗜酸性粒细胞显著增多,常见继发性因素筛查阴性,IL-5未见增高,基本可以排除继发性因素,骨髓穿刺+活检+基因+染色体检测以及外周血T细胞亚群分析排除了常见的克隆性增殖状况,最终通过初发时骨髓嗜酸性粒细胞分选后行基因突变的检测,确定了其恶性增殖特性,但难以归入目前已有的特定原发性嗜酸性粒细胞增多类型。

3. 嗜碱性粒细胞增多的病因分析

该患者血象及骨髓象的另一特征则为嗜碱性粒细胞增多,对其原因做出分析如下。

正常情况下外周血嗜碱性粒细胞约占全部白细胞的 0.5% 左右,当其比例大于 1% 和(或)绝对值大于 0.1×10^9/L 时称之为嗜碱性粒细胞增多。与嗜酸性粒细胞增多类似,嗜碱性粒细胞增多的原因也分为两大类,即反应性与克隆性。通常说来,反应性嗜碱性粒细胞增多多为轻度增加,其绝对值多小于 1×10^9/L,克隆性嗜碱性粒细胞增多则高低不一,可以大于或小于 1×10^9/L;而嗜碱性粒细胞增多症则特指为其绝对值 $>1\times10^9$/L,且持续至少8周。需要注意的是,嗜碱性粒细胞容易出现计数错误,需注意核实,排除假性结果,常见的导致假性嗜碱性粒细胞增多的原因见表27-4。

表 27-4 常见的引起假性嗜碱性粒细胞增多的原因

常见原因
统计错误(计数缺乏精确度)
延迟处理>24 小时
血液分析仪应用了特殊的"嗜碱性粒细胞"通道
反应性淋巴细胞
浆细胞
淋巴瘤细胞
原始细胞
血液分析仪使用常用的白细胞通道
脱颗粒的中性粒细胞
聚集的血小板
有核红细胞
血液流式法
髓系原始细胞、T原始淋巴细胞

引自参考文献[7]

嗜碱性粒细胞增多的原因总体可以分为两大类,即反应性与克隆性。常见反应性与克隆性嗜碱性粒细胞的病因总结如下(表27-5、表27-6)。

表 27-5 常见的良性(反应性)嗜碱性粒细胞增多的病因

十分明确
过敏性
铁缺乏
糖尿病(尤其是糖尿病酮症)
尚不明确
结核
水痘、天花
异体蛋白注射
肝硬化
无相关性
寄生虫(蠕虫、原生动物)
甲状腺功能减退

引自参考文献[7]

表 27-6 常见的肿瘤性(克隆性)嗜碱性粒细胞增多的病因

嗜碱性粒细胞低于或高于 $1\times10^9/L$
慢性粒细胞性白血病
DIPSS 评分高危的原发性骨髓纤维化
伴有嗜碱性粒细胞增多的急性髓系白血病
慢性/急性嗜碱性粒细胞白血病
嗜碱性粒细胞总是低于 $1\times10^9/L$
DIPSS 评分低-中危 2 的原发性骨髓纤维化
真性红细胞增多症
原发性血小板增多症
骨髓增生异常综合征
慢性粒-单核细胞白血病
不典型慢性粒细胞白血病
淋巴瘤

引自参考文献[7]

其中,嗜碱性粒细胞白血病的诊断需具备以下条件:①嗜碱性粒细胞增多;②嗜碱性粒细胞比例需≥40%;③嗜碱性粒细胞增殖应为恶性克隆性(形态学为非成熟、伴有髓系恶性肿瘤、携带细胞或分子遗传学标记)。具体诊断参见以下标准(表 27-7)。

表 27-7　嗜碱性粒细胞白血病的分类与诊断标准

疾病分类	诊断标准
急性嗜碱性粒细胞白血病（ABL）	髓系原始细胞＋异染原始细胞≥20％；嗜碱性粒细胞≥40％的骨髓或外周血有核细胞（同时满足嗜碱性粒细胞增多症的标准）
原发性 ABL	无已存在的或潜在的骨髓肿瘤
继发性 ABL	先前已有或潜在骨髓肿瘤
慢性嗜碱性粒细胞白血病（CBL）	髓系原始细胞＋异染原始细胞＜20％；嗜碱性粒细胞≥40％的骨髓或外周血有核细胞（同时满足嗜碱性粒细胞增多症的标准）
原发性 CBL	无已存在的或潜在的骨髓肿瘤
继发性 CBL	先前已有或潜在骨髓肿瘤

引自参考文献[8]

　　嗜碱性粒细胞增多的诊断流程总结见图 27-4。

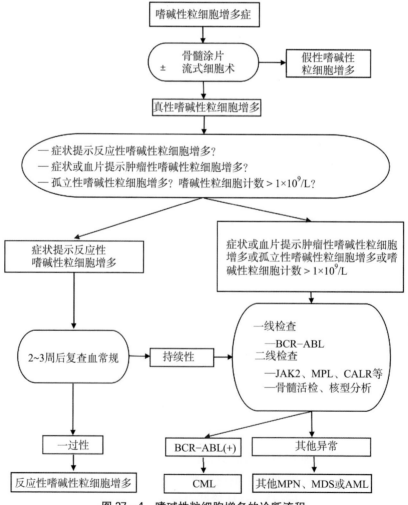

图 27-4　嗜碱性粒细胞增多的诊断流程

引自参考文献[7]

结合本患者,发病之初嗜碱性粒细胞稍增高,考虑为急性髓系白血病伴嗜碱性粒细胞增多,后治疗中嗜碱性粒细胞比例一度大于40%,且经细胞分选突变分析 DNMT3A 阳性,明确其为克隆性;而细胞分选进一步提示嗜碱性粒细胞 FLT3 - TKD 阴性,但原始细胞、嗜酸性粒细胞以及单核细胞 DNMT3A 突变和 FLT3 - TKD 均为阳性,体现了 DNMT3A 突变出现于造血细胞早期阶段,其后克隆演变进一步导致急性髓系白血病发生。查阅相关文献,既往亦有急性髓系白血病治疗后演变为嗜碱性粒细胞白血病的病例报道,考虑治疗导致的克隆选择所致。

专家点评

该患者诊断为急性髓系白血病伴有 DNMT3A - C 端及 FLT3 - TKD 基因突变阳性,合并嗜酸性粒细胞、嗜碱性粒细胞增多。其中嗜酸性粒细胞增多可以排除常见继发性因素,但未能找到已知原发性病因,最终我们通过检测 IL - 5 水平及细胞分选-突变检测证实了该患者嗜酸性粒细胞增多的单克隆性;嗜碱性粒细胞增多亦未见继发性因素,经细胞分选嗜碱性粒细胞与淋巴细胞(因细胞数目过少,故分选时未能分别进行)并行突变检测,亦证实其克隆性。因此,该患者急性髓系白血病,合并 DNMT3A 及 FLT3 - TKD 诊断明确,合并克隆性嗜酸性粒细胞与嗜碱性粒细胞增多。结合正常造血发育特征,考虑患者白血病累及造血系列较多,细胞发生突变阶段较早。

总结该病例,IL - 5 的检测对于嗜酸性粒细胞增多是否为克隆性具有重要鉴别意义,而分选不同类别细胞行突变检测对于确定细胞增殖是否具有单克隆性起着关键作用。

整理:江传和
点评:张苏江

参考文献

[1] GOTLIB J. World Health Organization-defined eosinophilic disorders:2017 update on diagnosis, risk stratification, and management [J]. Am J Hematol,2017,92(11):1243 - 1259.

[2] REITER A, GOTLIB J. Myeloid neoplasms with eosinophilia [J]. Blood,2017,129(6):704 - 714.

[3] LARSEN RL, SAVAGE NM. How I investigate eosinophilia [J]. Int J Lab Hematol,2019,41(2):153 - 161.

[4] LERU PM. Eosinophilic disorders:evaluation of current classification and diagnostic criteria, proposal of a practical diagnostic algorithm [J]. Clin Transl Allergy,2019,9:36.

[5] WANG SA. The diagnostic work-up of hypereosinophilia [J]. Pathobiology,2019,86(1):39 - 52.

[6] YASUDA H, ARITAKA N, ANDO J, et al. Chronic myelogenous leukemia with mild basophilia as the predominant manifestation at presentation [J]. Intern Med,2011,50(5):501 - 502.

[7] FERIEL J, DEPASSE F, GENEVIÈVE F. How I investigate basophilia in daily practice [J]. Int J Lab Hematol,2020,42(3):237 - 245.

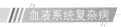
［8］ VALENT P，SOTLAR K，BLATT K，et al. Proposed diagnostic criteria and classification of basophilic leukemias and related disorders［J］. Leukemia，2017，31(4)：788-797.

［9］ GUPTA R，JAIN P，ANAND M. Acute Basophilic Leukemia：Case Report［J］. Am J Hematol，2004，76(2)：134-138.

病例28 伴嗜酸性粒细胞增多及 *PDGFRB* 重排的髓系肿瘤

主诉

男性，21岁，腹痛1个月余，伴发热、骨痛。

病史摘要

现病史：患者于2019年2月5日起无明显诱因下出现左侧腹部隐痛，当时未予重视，未行特殊处理，后疼痛加重，呈持续性钝痛，阵发性加剧，且伴有双侧锁骨疼痛。2月9日患者左侧腹部疼痛难以忍受，同时伴发热，体温最高38.7℃，无头晕、头痛、恶心、呕吐、腹泻等不适。遂至江西省九江市第一人民医院就诊，查血常规示：WBC 78×10⁹/L，Hb、PLT 正常。腹部彩超示：巨脾(具体不祥，报告未见)。当地医院予抗感染、能量支持等对症治疗，效果不佳。2月11日至我院血液科门诊就诊，查血常规示：WBC 68.25×10⁹/L，Hb 103 g/L，PLT 77×10⁹/L。外周血白细胞分类：中性分叶核44%，淋巴细胞8%，单核细胞5%，嗜酸性粒细胞38%，早幼粒细胞2%，中性中幼粒细胞2%，中性晚幼粒细胞1%。因患者腹痛明显转至我院急诊，查腹部CT提示肝脾肿大，回盲部管壁增厚，系膜淋巴结肿大，予水化碱化、抗感染等对症治疗后腹痛稍缓解。2月14日我院血液科门诊复查血常规，报告大致同前，予羟基脲0.5 g tid 口服两天，完善骨穿刺涂片、活检、基因、FISH等相关检查。2月19日PET/CT检查示：全身骨髓弥漫性代谢增高，巨脾，首先考虑血液系统来源恶性病变；双侧颈部多发淋巴结肿大，考虑恶变可能。2月22日血检提示多克隆免疫球蛋白升高，自身免疫标阴性，寄生虫检测阴性，外周血 BCR/ABL 及 MPN 相关5项基因阴性(具体见实验室检查)。骨穿涂片提示嗜酸性粒细胞增多症，染色体结果提示46，XY，t(1；5)(q21；q32)[10]/46，XY[1]，建议进一步做 PDGFRB 相关FISH检测。3月12日复查骨穿，FISH提示 PDGFRB 5q32-q33 重排阳性(87%)。3月19日起予甲磺酸伊马替尼胶囊0.1 g qd 口服，醋酸泼尼松片15 mg qd 口服，患者诉腹痛、发热、骨痛等不适症状明显缓解。3月23日外院复查血常规示：WBC 11.62×10⁹/L，Hb 92 g/L，PLT 33×10⁹/L。外周血白细胞分类：嗜酸性粒细胞0.3%。目前患者一般情况可，为进一步检查治疗入院。患者自发病以来，精神可，饮食、睡眠一般，二便无殊，近期体重无明显变化。

既往史：既往体健。否认高血压、糖尿病、冠心病等慢性疾病史，否认乙肝、结核等传染病史，预防接种史随社会规定，否认手术外伤史，否认输血史，否认食物药物过敏史。

个人史：生于江西省，长期居住，否认疫水、疫区接触史。因职业为汽车销售，日常工作中接触新汽车较多，存在吸入有害气体(常见甲醛、苯、丙酮、二甲苯等成分)。无烟酒等不良嗜好。自诉 2018 年 5 月去云南旅游,返回家中后出现感冒症状。

婚育史:未婚未育。

家族史:父母体健,否认家族相关遗传病史。

入院体检

T 36.9℃,P 77 次/分,R 18 次/分,BP 133/77 mmHg。神清,精神可,轻度贫血貌,口唇、甲床、睑结膜轻度发白,全身皮肤黏膜无黄染、发绀、色素沉着,未见淤点、瘀斑。全身浅表淋巴结未触及明显肿大。双肺呼吸音清,未及明显干、湿啰音,心率 77 次/分,律齐,未及明显心脏杂音。腹平软,肠鸣音 3 次/分,腹部叩诊呈鼓音,无压痛及反跳痛,未触及异常包块,肝肋下可触及,右侧卧位锁骨中线可触及脾脏。双下肢无水肿,神经系统检查正常。

辅助检查

血常规:见表 28-1、图 28-1。

表 28-1　患者血常规情况

日期	白细胞计数 (×10⁹/L)	嗜酸性粒细胞 (%)	红细胞计数 (×10¹²/L)	血红蛋白 (g/L)	血小板计数 (×10⁹/L)
2 月 11 日	68.25	38	3.64	103	77
2 月 14 日	67.4	27	3.59	99	81
2 月 19 日	33.06	11.4	3.13	86	115
2 月 22 日	35.66	16	3.23	89	156
2 月 22 日	33.95	10.5	2.96	82	132
2 月 27 日	27.53	30	2.94	82	156
3 月 11 日	63.91	32	2.99	85	74
3 月 20 日	78.46	29	3	89	47
3 月 23 日	11.62	0.3	3.32	92	33
3 月 27 日	8.57	0.1	2.88	82	116

凝血功能(2019-02-14):APTT 41 s↑(22.3~38.7 s),PT 15.7 s,INR 1.34,TT 16.8 s,Fg 4.5 g/L↑(1.8~3.5 g/L),FDP 4.7 mg/L,D-二聚体 1.14 mg/L↑(<0.55 mg/L)。

血液生化(2019-02-14):总蛋白 88 g/L↑(60~83 g/L),白球比 0.96↑(1.25-2.50),尿酸 623 μmol/L↑(160~430 μmol/L)。其余肝肾功能及电解质指标正常。

免疫指标(2019-02-14):IgG 2 160 mg/dl↑(751~1 560 mg/dl),IgA 495 mg/dl↑(82~453 mg/dl),IgM 367 mg/dl↑(46~304 mg/dl),补体 C3 100 mg/dl,补体 C4 23 mg/dl,抗链球菌溶血素"O"583 IU/ml↑(0~116 IU/ml),RF<20 IU/ml。自身抗体谱 ANA、ENA 等均阴性。

肿瘤指标(2019-02-14):CA125 67.8 U/ml↑(<35 U/ml),余正常范围。

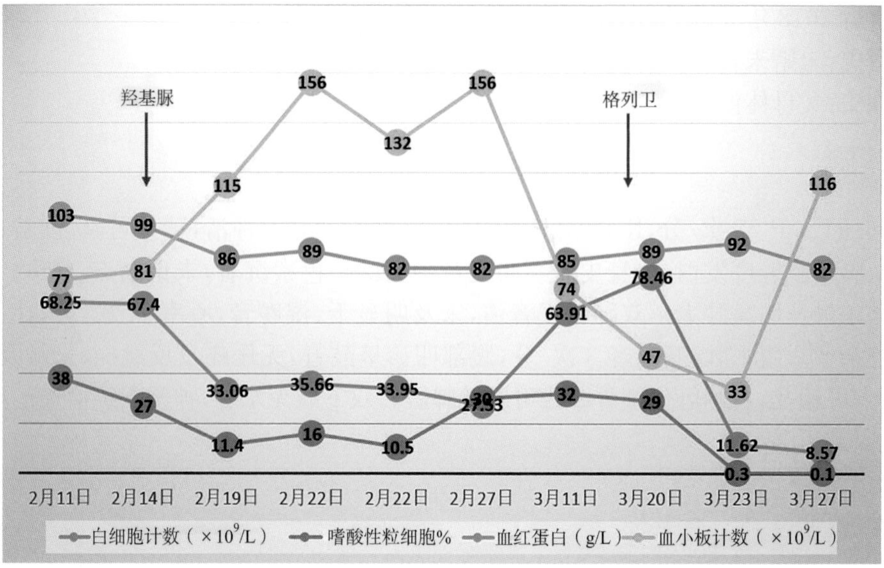

图 28-1　患者白细胞计数、血红蛋白、血小板、嗜酸性粒细胞比例趋势图

寄生虫检查(2019-02-18):十种寄生虫专项检测阴性(中国疾控中心寄生虫病所)。

血免疫球蛋白(2019-02-22):IgG 2 350 mg/dl ↑(751~1 560 mg/dl),IgA 575↑mg/dl(82~453 mg/dl),IgM 366 mg/dl↑(46~304 mg/dl),κ轻链 20 g/L↑(6.29~13.5 g/L),λ轻链 12.7 g/L↑(3.13~7.23 g/L),κ/λ 1.575。

血清蛋白电泳(2019-02-26):白蛋白 34.1%↓(48.1%~59.5%),α_1 5.6%↑(2.3%~4.9%),α_2 13.5%↑(6.9%~13%),β 13.8%,γ 32.8%↑(10.1%~21.9%),未见 M 峰。

血清免疫固定电泳(2019-02-26):IgG、IgA、IgM、κ轻链、λ轻链未见异常区带,血清中未检出 M 蛋白。

病毒检查(2019-02-22):抗单纯疱疹病毒Ⅰ型 IgM、IgG 阳性,CMV、EBV 病毒定量阴性。

外周血 MPN 基因 5 项:(2019-02-22):*JAK2*、*MPL*、*CALR*、*ASXL1-12*、*ASXL1-13* 基因均阴性。

贫血相关指标(2019-02-22):红细胞 G6PD 活性、Coombs 试验、异丙醇试验、Hams 试验阴性,HPLC HbA 97%,网织红细胞 1.7%,红细胞轻度大小不均,未见其他明显异常改变;血清铁 4 μmol/L↓(11~30 μmol/L),铁饱和度 12.6%↓(20%~50%),总铁结合力 31.8 μmol/L↓(45.6~80.6 μmol/L),铁蛋白 433.2 ng/ml↑(23.9~336.2 ng/ml),维生素 B_{12} >1 500 pg/ml↑(180~914 pg/ml)。

(2019-02-13)骨穿涂片:结合病史,符合嗜酸性粒细胞增多症。请结合临床、*FIP1L1-PDGFRA* 及 *MPN* 全套基因检查。骨髓活检:嗜酸性粒细胞增殖性病变(请结合临床、染色体与基因检测)。骨髓流式:嗜酸性粒细胞 35%,未见异常浆细胞群。骨髓基因:未发现 *BCR-ABL*(P210)、*FIP1L1-PDGFRA* 融合基因转录本。染色体分析:46,XY,t(1;5)(q21;q32)[10]/46,XY,建议进一步行 *PDGFRB* 相关 FISH 检测。(2019-03-12)骨髓基因:*BCR-ABL*(P190,P230,P210)、*ETV6-PDGFRB*、*PCM/JAK2*、*W515 L*、

JAK2V617F、*FIP1L1/PDGFRA*、*JAK2EXON12*、*CALREXON9* 均阴性。骨髓 FISH：*FGFR1* 8P11 阴性，*PDGFRB* 5q32 - q33 重排阳性(87%)，*FIP1L1 - CHIC2 - PDGFRA* 4q12 阴性。

影像学检查：

上腹部 CT 平扫(2019 - 02 - 14)：肝脾肿大，胆囊炎，附见左肺下叶斑片影，两侧胸腔积液。

下腹部 CT 平扫(2019 - 02 - 14)：阑尾稍宽积气，回盲部管壁增厚，回结肠系膜周围多发增大淋巴结。直肠管壁局部增厚。

PET/CT(2019 - 02 - 19)：①全身骨髓弥漫性代谢增高，巨脾代谢轻度增高，首先考虑血液系统来源，恶性病变，建议病理学检查；②双侧颈部多发，淋巴结肿大，代谢增高，考虑恶性病变可能；③双扁桃体代谢增高，考虑炎性病变；④心包前壁局部及主动脉弓局部代谢增高，考虑炎性反应可能；⑤左肺下叶少量斑片条索影代谢不高，随访；⑥副脾显示；⑦双侧腹股沟淋巴结显示，代谢轻度增高，恶性病变浸润不除外。

心超(2019 - 03 - 27)：未见明显异常。

腹部及浅表淋巴结超声(2019 - 03 - 27)：胆囊隆起样病变(考虑胆囊息肉)；脾肿大(厚度 58 mm，长径 166 mm，肋下长约 16 mm)。肝胰体肾未见明显异常；腹膜后未见明显异常肿大淋巴结；双侧颈部、双侧锁骨上、双侧腋窝、双侧腹股沟未见明显异常肿大淋巴结。

初步诊断

嗜酸性粒细胞增多症。

治疗与转归

该患者为年轻男性，以腹痛伴发热急性起病，结合患者的症状、体征及辅助检查，首先考虑克隆性嗜酸性粒细胞增多。进一步检查发现患者染色体存在 t(1;5)(q21；q32)易位，FISH 结果显示 *PDGFRB* 5q32 - q33 重排阳性(87%)。根据 WHO 最新嗜酸性粒细胞增多相关疾病诊断标准，该患者诊断"伴嗜酸性粒细胞增多及 *PDGFRB* 重排的髓系肿瘤"可以肯定。但是还需注意，该患者去年 5 月份曾有云南旅游史，且随后出现类似感冒症状，虽然寄生虫十项检测阴性，还需注意是否有特殊类型的寄生虫感染，或者是否由于未能明确的病原微生物感染所诱发导致基因重排可能，还需要进一步研究。在治疗方面，该患者因 PGFRB 持续活化，予靶向酪氨酸激酶抑制剂伊马替尼及激素治疗后，临床症状改善明显，血象逐步恢复正常。近期随访患者血象正常，无明显不适，继续伊马替尼维持治疗中。

最终诊断

伴嗜酸性粒细胞增多及 *PDGFRB* 重排的髓系肿瘤。

讨论与分析

1. 本病例是如何确诊的？如何分析嗜酸性粒细胞增多症？

该患者为青年男性，以腹痛伴发热急性起病，辅助检查提示白细胞数、嗜酸性粒细胞比例及绝对计数明显增多。因此，我们需全面分析与嗜酸性粒细胞增多相关疾病的分类及临

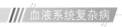

床诊断。

嗜酸性粒细胞是白细胞的组成部分,具有杀伤细菌、寄生虫等功能,也是免疫反应和过敏反应过程中极为重要的细胞,嗜酸性粒细胞增多易侵犯组织并造成脏器功能损害。正常人外周血中嗜酸性粒细胞占白细胞的 0.5%～5%,绝对值(0.05～0.5)×10⁹/L。嗜酸性粒细胞增多症(eosinophilia)是指外周血嗜酸性粒细胞绝对计数$>0.5×10^9/L$。高嗜酸性粒细胞增多症(HE)定义为外周血 2 次检查(间隔时间>1个月)嗜酸性粒细胞绝对计数$>1.5×10^9/L$、骨髓有核细胞计数嗜酸性粒细胞比例$≥20%$、病理证实组织嗜酸性粒细胞广泛浸润和(或)发现嗜酸性粒细胞颗粒蛋白显著沉积(在有或没有较明显的组织嗜酸性粒细胞浸润情况下)。

根据国内外相关指南,可将 HE 分为遗传性(家族性)HE(HE_FA)、继发性(反应性)HE(HE_R)、原发性(克隆性)HE(HE_N)和意义未定(特发性)HE(HE_US)的四大类(表 28 - 2)。

表 28 - 2　高嗜酸性粒细胞增多症(HE)的分类

术语	缩写	定义/发病机制
遗传性(家族性)HE	HE_FA	发病机制不明 家族聚集 无遗传性免疫缺陷症状或体征 无反应性或克隆性相关高嗜酸性粒细胞增多证据
意义未定(特发性)HE	HE_US	无引起 HE 的潜在病因 无家族史 无反应性或肿瘤性 HE 证据 无器官损伤相关 HE 证据
原发性(克隆性)HE	HE_N	潜在的干细胞,髓系或嗜酸性肿瘤(世界卫生组织标准) 嗜酸性粒细胞为肿瘤性细胞
继发性(反应性)HE	HE_R	继发于潜在的条件或疾病且嗜酸性粒细胞为非克隆性细胞 多由于细胞因子驱动

引自参考文献[1]

2019 年,WHO 对 2016 版指南进行了更为详细的分类,在排除了继发性(反应性)因素导致的嗜酸性粒细胞增多的基础上,将嗜酸性粒细胞增多相关疾病分为以下 4 类(表 28 - 3):伴嗜酸性粒细胞增多和 *PDGFRA*、*PDGFRB*、*FGFR1*、*PCM1 - JAK2* 重排的髓系和淋系肿瘤、慢性嗜酸性粒细胞白血病,非特指型(CEL - NOS)、淋巴细胞变异型 HE(L - HE)以及特发性高嗜酸性粒细胞增多综合征(I - HES)。

表 28 - 3　克隆性相关高嗜酸性粒细胞增多症的分类

伴嗜酸性粒细胞增多和 *PDGFRA*、*PDGFRB*、*FGFR1* 或 *PCM1 - JAK2* 重排的髓系和淋系肿瘤
伴嗜酸性粒细胞增多和 *FIP1L1 - PDGFRA* 重排的髓系和淋系肿瘤
伴嗜酸性粒细胞增多 *PDGFRB* 重排的髓系和淋系肿瘤

（续表）

伴嗜酸性粒细胞增多和 *FGFR1* 重排的髓系和淋系肿瘤
伴嗜酸性粒细胞增多和 *PCM1 - JAK2* 重排的髓系和淋系肿瘤
慢性嗜酸性粒细胞白血病,非特指型(CEL - NOS)
外周血嗜酸性粒细胞增多(嗜酸性粒细胞计数>1.5×10⁹/L)
存在克隆的细胞遗传学或分子异常和(或)原始细胞增生
原始细胞在外周血中>2%和(或)在骨髓中>5%
原始细胞数<20%
不符合 WHO 诊断 *BCR - ABL1* 阳性 CML,经典型 MPN、MDS 和(或)MPN 的标准
无 *PDGFRA*、*PDGFRB*、*FGFR1* 重排;
无 *PCM1 - JAK2*、*EN6 - JAK2* 或 *BCR - JAK2* 融合基因。
淋巴细胞变异型高嗜酸性粒细胞增多症(L - HES)
免疫表型异常和(或)克隆 T 细胞产生 Th2 细胞因子引起的多克隆嗜酸性粒细胞增多
不符合其他 WHO 定义的嗜酸性粒细胞疾病的标准
特发性高嗜酸性粒细胞增多综合征(I - HES)
伴组织损伤的外周血嗜酸性粒细胞持续增多(肥大细胞>1.5×10⁹/L)
无反应性嗜酸性粒细胞增多,包括 L - HES
无其他 WHO 定义的与嗜酸性粒细胞增多有关的髓系恶性肿瘤
无与嗜酸性粒细胞相关且存在 *PDGFRA*、*PDGFRB*、*FGFR1* 或 *PCM1 - JAK2* 重排的 MPN 或 AML/ALL
无 CEL、NOS

引自参考文献[2]

　　该患者既往体健,无家族相关遗传疾病史,无过敏性疾病、自身免疫性疾病、药物反应等病史,寄生虫检测阴性,目前也无真菌等相关感染依据。结合患者症状、体征及辅助检查,首先考虑患者克隆性嗜酸性粒细胞增多可能性大。于是我们进一步完善骨髓及 FISH 等相关检测,发现患者染色体存在 t(1;5)(q21;q32)易位,FISH 结果显示 *PDGFRB* 5q32 - q33 重排阳性(87%)。根据 WHO 最新嗜酸性粒细胞增多相关疾病诊断标准,该患者诊断为"伴嗜酸性粒细胞增多及 *PDGFRB* 重排的髓系肿瘤"。诊断思路详见图 28 - 2。

　　2. 伴嗜酸性粒细胞增多及 *PDGFRB* 重排的髓系肿瘤的发病分子机制及临床表现有哪些?

　　血小板衍生生长因子(platelet-derived growth factor,PDGF)最初由 Ross 于 1973 年在血小板 α 颗粒中发现并纯化出来,认为其在血管发生、促进细胞分裂等方面扮演重要角色。但随后的研究发现在紧邻间质细胞中均可以表达 PDGF,这些细胞包括上皮细胞、内皮细胞、血管平滑肌细胞、成纤维细胞以及单核细胞、胚胎细胞、系膜细胞、肾集合管细胞、多种血细胞和肿瘤细胞等,参与有关细胞和细胞基质的多种生物学过程。血小板衍生生长因子受体(platelet-derived growth factor receptor,PDGFR)是酪氨酸蛋白激酶家族成员,能够促进

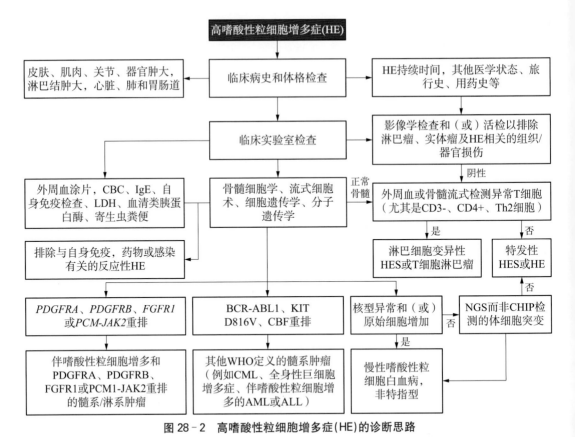

图 28-2 高嗜酸性粒细胞增多症(HE)的诊断思路

HES,嗜酸性粒细胞增多综合征;CBC,全血细胞计数;LDH,乳酸脱氢酶;CHIP,意义未明的克隆性造血;CML,慢性髓系白血病;AML,急性髓系白血病;ALL,急性淋巴细胞性白血病;NGS,下一代测序
引自参考文献[1]

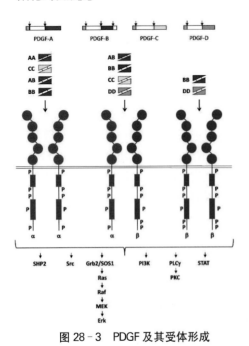

图 28-3 PDGF 及其受体形成

引自参考文献[3]

细胞的趋化、分裂与增殖;在机体生长发育、创伤修复等生理过程中起积极重要的作用。PDGF 及其受体过度激活和异常表达可诱导肿瘤新生血管的形成,直接或间接地促进肿瘤细胞增殖与迁移,以其为靶点的靶向治疗也有较好疗效。

PDGF 属糖蛋白分子家族,分子量为 27 000～35 000。目前已有 4 种 PDGF 的亚单位得到证实,分别是 PDGF - A、PDGF - B、PDGF - C、PDGF - D(图 28-3),分别被染色体 7p22、22q13、4q32 和 11q22 所编码。其中 PDGF - A 和 PDGF - B 是以有活性的形式分泌,PDGF - C 和 PDGF - D 是以无活性的形式分泌,但可以通过水解其 N 端的 CUB(C1r/C1s、Uegf、Bmp1)结构域得到激活。此 4 类亚基均含有高度保守的同源结构域,它们通过二硫键连接成 5 种二聚体分子,包括 PDGF - AA、PDGF - AB、PDGF - BB、PDGF - CC、

PDGF-DD。PDGFR 是一种跨膜单链糖蛋白,属酪氨酸激酶受体,具有酪氨酸蛋白激酶活性,分子量为 170 000~180 000,有 PDGFR-α 和 β 两种亚型,分别由染色体 4q12 和 5q33 所编码,可以形成 PDGFR-αα、PDGFR-αβ、PDGFRββ 三种二聚体

PDGF 与受体发生特异性结合使受体二聚化导致受体的自体磷酸化和受体酪氨酸激酶激活,酪氨酸残基暴露 SH2 结构域/PTB 结构域结合位点和底物蛋白分子结合,从而激活细胞内信号转导通路。PDGFR 的两个亚型与配体结合后可诱导细胞出现边缘波动现象和应力纤维的消失、调节钙磷代谢、促进细胞的趋化及细胞间信号交流等作用。活化的 PDGFR 通过接头蛋白 Sch、Grb2 进一步激活鸟苷酸交换因子,介导 Ras-MAPK 通路激活。MAPK 可调节基因转录,刺激细胞生长、分化、迁移等。磷酸肌醇 3 激酶(phosphoinositide 3 kinase,PI3K)属于磷酸肌醇激酶家族,其活化后催化下游含有丝氨酸/苏氨酸残基的蛋白激酶,如 Akt、蛋白激酶 C 家族、p70S6 激酶和 Rho 家族的小分子鸟苷三磷酸酶,PI3K 通路促进肌动蛋白的重组、细胞的定向迁移,促进增殖以及抑制凋亡等。活化的 PDGFR 激活 PLC-r,导致细胞内钙离子迁移和 PKC 激活,从而促进细胞生长及运动。另外一些信号分子如整合素、钠氢交换子、TK 家族的 Fer/Fes 等也参与 PDGF 信号转导途径(图 28-4)。

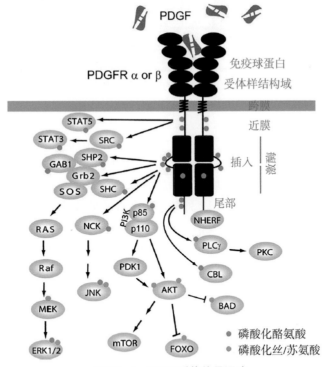

图 28-4 PDGF 受体信号通路

引自参考文献[4]

PDGFRB 基因定位于染色体 5q31-33,*PDGFRB* 基因重排所涉及伙伴基因目前已发现有 30 余种,最常见的是 t(5;12)(q31-33;p13),形成 *ETV6-PDGFRB* 融合基因(以往称 *TEL-PDGFRB*)。t(1;5)染色体易位少见,目前已报道 t(1;5)染色体易位的 *PDGFRB* 融合基因形式有两种,t(1;5)(q21;q33)易位形成 *TPM3-PDGFRB* 融合基因、t(1;5)

（q23；q33）易位 *PDE4DIP - PDGFR* 融合基因。累及 *PDGFRB* 基因的染色体易位可被常规染色体核型分析所识别（图 28 - 5）。

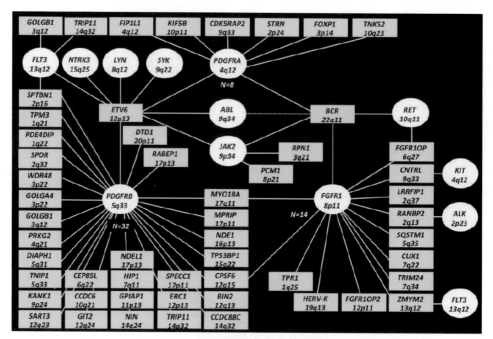

图 28 - 5　伴嗜酸性粒细胞增多的髓系/淋系肿瘤中 *TK* 融合基因

引自参考文献[5]

　　PDGFRB 属于Ⅲ型酪氨酸激酶受体家族成员之一，其结构包含胞外区 5 个免疫球蛋白样结构域、1 个跨膜结构域、1 个近膜结构域和 2 个胞内区酪氨酸激酶结构域（TKI 和 TK2）和 1 个 C 端结构域。*PDGFRB* 发生基因重排的断裂点大多位于第 11 或 12 外显子，较少位于第 9 或 10 外显子，PDGFRB 发生第 12 外显子融合常常导致缺乏跨膜结构域。*PDGFRB* 基因重排可导致受体酪氨酸激酶分子及信号转导通路的持续性激活，在嗜酸性粒细胞增殖、分化过程发挥着重要作用。例如 *ETV6 - PDGFRB* 基因重排可直接激活 PI3K 激酶活性，启动其下游底物包括 AKT，p70S6K 等磷酸化，介导 P13K/AKT 信号通路活化，进一步参与 IL - 3 依赖性 Ba/F3 和 32D 细胞增殖和细胞周期调控。同时，*ETV6 - PDGFRB* 基因重排也可介导 PKB、STAT5、ERK 1/2、JNK 1/2、MAPK、NF - κB 信号通路持续性激活参与恶性血液细胞的生存（图 28 - 6）。

　　伴嗜酸性粒细胞增多及 *PDGFRB* 重排的髓系肿瘤是一类特殊的髓系肿瘤，其临床表现无特异性，易造成诊断困难，多表现为发热、咳嗽、胸痛、腹痛、皮疹、乏力等。临床上常表现为慢性粒单核细胞白血病、不典型慢性粒细胞白血病、嗜酸细胞白血病或骨髓增殖性肿瘤，常伴有不同程度的嗜酸细胞增多，个别病例以急性髓系白血病、慢性骨髓纤维化、青少年慢性粒单核细胞白血病起病，可以转化为急性白血病。起病年龄 8～72 岁，40 岁以上是高发年龄，男性多于女性。外周血和骨髓均受累，多数患者有脾肿大，少数有肝肿大。嗜酸细胞直接浸润或嗜酸细胞释放的颗粒和细胞因子有可能导致不同器官损伤。部分患者可因心脏损害发生心力衰竭。

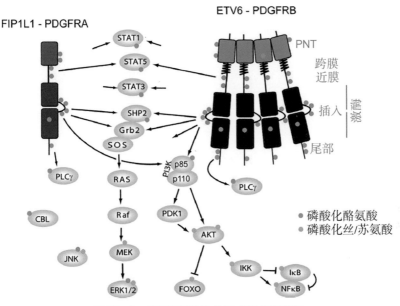

图 28-6 PDGF 受体结构组成及信号转导

引自参考文献[4]

3. 染色体分析:46,XY,t(1;5)(q21;q32)[10]/46,XY 有何意义?

PDGF 及 *PDGFR* 是重要的细胞增殖、分化的调控基因,*PDGFR* 在发生重排后,产生重排的基因可发挥类似 *PDGF* 的作用,将 PDGFR 锁定在二聚体活化的状态,引起细胞持续性增殖。*PDGFR* 通常调控的是与嗜酸性粒细胞增殖相关的细胞生长因子,同时在 *PDGFRB* 所在的 5q31-33 通常是染色体的易断裂点。

而该患者中出现的 t(1;5)(q21;q32)易位则属于此类疾病中少见的类型,本例中与 *PDGFRB* 发生重排的基因,我们后续进一步证实为 1q21 的 *TPM3* 基因,可形成 *TPM3*-*PDGFRB* 融合基因,这与既往文献中报道的一致。此外该融合基因对该患者的疾病发生、发展、治疗预后有着如何的影响,值得我们进一步研究探究,这将对今后该类患者的诊疗更加有指导意义。

4. 该病如何治疗,预后如何?

PDGFRB 基因重排理论上对酪氨酸激酶抑制剂敏感,伊马替尼已被证实可使患者获得深度、持久的完全血液学缓解(CHR)、完全细胞遗传学缓解(CCR)和完全分子学缓解(CMR)。Cheah 等对 26 例口服伊马替尼治疗的伴 *PDGFRB* 重排的髓系肿瘤患者进行长期随访(中位随访时间 10.2 年),其 6 年无进展生存期(PFS)为 88%,10 年总生存率为 90%,而伊马替尼治疗前患者的 2 年总生存率仅 55%。伊马替尼治疗有效率为 96%(25 例),达到 CCR(13 例)或 CMR(8 例)的患者均未观察到伊马替尼获得性耐药或疾病进展急性变。Jawhar M 等对 22 例口服伊马替尼治疗的伴 *PDGFRB* 重排的髓系/淋系肿瘤患者进行长期随访(中位随访时间 6.0 年),包括 17 例慢性期患者及 5 例进展急变期患者,结果提示伊马替尼治疗有效率为 100%,5 年总生存率为 86%(表 28-4、表 28-5)。

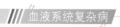

表 28-4　伴嗜酸性粒细胞增多及 *PDGFRB* 重排的髓系/淋系肿瘤患者临床和治疗特点

变　量	Jawhar 等	Cheah 等
总例数	22	26
诊断年龄(岁),中位数(范围)	49(20~80)	50(0.9~78)
男性例数(%)	20(91%)	21(81%)
慢性/急变期	17/5	25/1
白细胞(×10⁹/L),中位数(范围)	31.0(4.5~127.6)	51(4~138)
诊断时嗜酸性粒细胞(×10⁹/L),中位数(范围)	3.9(0.2~33.0)	3.5(0.7~12)
诊断时嗜酸性粒细胞<0.5×10⁹/L	4/19	0/21
血红蛋白(g/dL),中位数(范围)	11.3(7.2~18.0)	NA
血小板(×10⁹/L),中位数(范围)	138(24~513)	119(60~506)
PDGFRB 伴侣基因	15	8
ETV6	5/22(23%)	18/26(69%)
未优先治疗	9(41%)	8(33%)
从诊断到开始伊马替尼治疗的时间(月),中位数(范围)	2(0~63)	8.6(0~123)
伊马替尼起始剂量		
400 mg/d	15(68%)	22/26(84%)
300 mg/d	—	1/26(4%)
100 mg/d	7(32%)	3/26(12%)
伊马替尼维持剂量		
100 mg/d	8(36%)	NA
3×100/w	2(22%)	NA
伊马替尼治疗时间(年),中位数(范围)	6.0(0.1~11.2)	6.6(0.1~12)

引自参考文献[6]

表 28-5　22 例伴嗜酸性粒细胞增多及 *PDGFRB* 重排的髓系/淋系肿瘤患者治疗反应及预后

估值	变　量	结果
	伊马替尼	
22	从伊马替尼治疗开始到 CHR 的时间,中位数(范围)	2(0~13)
13	从伊马替尼治疗开始到 CCR 的时间,中位数(范围)	10(3~34)
14	从伊马替尼治疗开始到 CMR 的时间,中位数(范围)	19(8~110)
	伊马替尼的最佳反应	

(续表)

估值	变 量	结果
22	CHR, $n(\%)$	22(100)
13	CCR, $n(\%)$	12(92)
14	CMR, $n(\%)$	12(86)
11	CHR+CCR+CMR, $n(\%)$	9(82)
22	预后	
	5年总生存率(%)	86
	死亡率, $n(\%)$	4(18)
	* 与疾病相关, $n(\%)$	2(9)
	** 与疾病无关, $n(\%)$	2(9)

CHR,完全血液学缓解;CCR,完全细胞遗传学缓解;CMR,完全分子学缓解;* 具有附加复杂核型的患者;** CHR 中患者死亡(合并症)
引自参考文献[6]

WHO 推荐伴嗜酸性粒细胞增多和 *PDGFRB* 基因重排的髓系肿瘤成人患者伊马替尼起始治疗量为 100～400 mg/d,但完全缓解后维持治疗量以及维持治疗时间尚无统一定论。本例患者我们予伊马替尼＋激素治疗后,腹痛、发热、骨痛等不适症状明显缓解,血象逐步恢复正常。后续伊马替尼维持治疗,现随访中。

 专家点评

该病例患者为青年男性,辅助检查提示克隆性嗜酸性粒细胞增多,在临床上我们需全面分析嗜酸性粒细胞增多的原因,逐步排查包括自身免疫、寄生虫、肿瘤等,从而做出正确判断。该患者骨穿检查提示染色体存在 t(1;5)(q21;q32)易位,FISH 结果显示 *PDGFRB* 5q32 - q33 重排阳性(87%),从而最终诊断为"伴嗜酸性粒细胞增多及 *PDGFRB* 重排的髓系肿瘤"。此外,该患者曾有云南旅游史,且随后出现类似感冒症状,需与寄生虫感染等鉴别。患者因 PGFRB 持续活化,予伊马替尼及激素治疗后有效,进一步证实了之前的诊断。

整理:卿恺
点评:陈瑜

参考文献

[1] WANG SA. The diagnostic work-up of hypereosinophilia [J]. Pathobiology, 2019,86(1):39 - 52.

[2] MARIC I, SUN X. Advances in diagnosis of mastocytosis and hypereosinophilic syndrome

［J］. Semin Hematol, 2019,56(1):22-29.

［3］ HELDIN CH. Targeting the PDGF signaling pathway in tumor treatment［J］. Cell Commun Signal, 2013,11:97.

［4］ DEMOULIN JB, MONTANO-ALMENDRAS CP. Platelet-derived growth factors and their receptors in normal and malignant hematopoiesis［J］. Am J Blood Res, 2012,2(1):44-56.

［5］ REITER A, GOTLIB J. Myeloid neoplasms with eosinophilia［J］. Blood, 2017,129(6):704-714.

［6］ JAWHAR M, NAUMANN N, SCHWAAB J, et al. Imatinib in myeloid/lymphoid neoplasms with eosinophilia and rearrangement of *PDGFRB* in chronic or blast phase［J］. Ann Hematol, 2017,96(9):1463-1470.

病例29 急性早幼粒细胞白血病远期复发合并髓细胞肉瘤

主诉

女性,48岁,确诊急性早幼粒细胞白血病24年,胸前区间歇性作痛6年余。

病史摘要

现病史:患者24年(1992年12月)前因"反复发热、鼻衄、左背脓肿"至上海纺织工业局第一医院就医,发现血象异常,自述白细胞20×10^9/L左右(具体报告未见),其余不详。予抗感染治疗后无好转,遂于1992-12-12行骨穿,提示急性早幼粒细胞白血病(acute promyelocytic leukemia, APL),予以全反式维A酸(all-trans-retinoic acid, ATRA)20 mg tid 口服治疗2个月余。1993-03-18复查骨穿显示完全缓解(CR),未继续治疗。1994年我院复查骨穿提示CR,但 *PML/RARa*(promyelocytic leukemia/retinoic acid receptor A)融合基因阳性(S型),建议住院治疗,患者拒绝。1996年4月患者人工流产后出血不止,查血常规提示三系低下,遂入我院行骨穿(1996-05-07),形态学提示增生低下,未见异常早幼粒细胞,PML/RARa 融合基因仍阳性(S型)。予以"713"［主要成分为三氧化二砷(arsenic trioxide, ATO)］10 mg qd 单药治疗28天,1996-06-04复查骨穿提示CR伴增生低下。后患者未继续系统治疗,回当地间断服用中药及维A酸2年,不规律监测血象未见异常。2010年起患者自觉胸前区疼痛不适,未予重视。

2016年3月因胸前区疼痛加重,至温岭市第四人民医院查胸部CT提示:前胸壁软组织占位(胸骨受累)。2016-03-31至我院查胸部增强CT提示:胸骨体密度局部增高伴周围软组织肿块。2016-04-13行CT引导下胸骨后病灶穿刺活检,病理提示粒细胞恶性肿瘤,免疫组化:MPO(+),CD43(+),CD99(+),Ki-67(2%+),TdT(少数+),CD3(-),CD4(-),CD8(-),CD20(-),CD79α(-),CD117(-),CD34(血管内皮+),穿刺组织FISH检测到 *PML/RARa* 融合基因,测序检测到 PML 段 A216V 突变(2016-08-23回报结果)。2016-06-01骨穿细胞形态学提示 APL-CR 之骨髓象,染色体正常,*PML/RARa* 融合基因阳性。故收入我科,PET/CT检查示右锁骨上及右侧腋窝多发淋巴结肿大伴代谢增高胸骨、右侧肩胛骨、L$_4$、L$_5$椎体可见多处骨质破坏伴软组织肿块,放射性摄取增高。2016-06-20起予 ATRA 10 mg tid＋ATO 10 mg qd 共 28 天。2016-07-18 复查骨穿细胞形态学提示 CR,*PML/RARa* 融合基因仍为阳性。2016-07-22 复查胸骨旁肿物穿刺,病理仍示粒细胞肉瘤。出院后继续口服 ATRA,并定期复查血常规,无发热、寒战、瘀点瘀斑、腹胀腹痛等不适,仍有胸骨后隐痛,较前有所好转。现为进一步治疗,拟"APL 远期髓外复发"再收治我院。

既往史:24 年前初诊为急性早幼粒细胞白血病,ATRA 治疗 2 月后骨穿显示 CR,遂停止治疗,不规律随访。其余病史不详。"乙肝大三阳"40 余年(其父其弟均有乙肝病史),未予正规治疗。否认结核等其他传染病史。1992 年行左背脓肿切开引流术,1996 年行人流手术,2012 年行剖宫产,2016 年 5 月脚踝骨折,行相关治疗后康复。20 年前曾因此病两次输血,具体不详。否认食物过敏史。对氯霉素过敏。

个人史:不详。

婚育史:适龄结婚,育有一子一女,曾有 4 次流产(分别在 1991 年、1996 年、1999 年、2004 年)。

家族史:否认血液系统相关家族遗传病史。

◆ 入院体检 〉〉〉

患者神清,精神可,无明显贫血貌。无浅表淋巴结肿大(右侧锁骨上、腋窝淋巴结未扪及),皮肤无黄染,无瘀点瘀斑及出血点。颈软,胸骨压痛(＋),双肺呼吸音清,未及明显干、湿啰音。心律齐,无病理性杂音。腹平软,腹正中线可见一约 20 cm 纵行手术瘢痕,左背部可见一约 10 cm 纵行手术瘢痕,全腹无压痛,无反跳痛,肝脾肋下未及,肠鸣音 3～5 次/分。双下肢无水肿。神经系统体征(一)。

◆ 辅助检查 〉〉〉

(1) 病程中血常规的演变(表 29-1)。

表 29-1　患者血常规演变情况

时间	白细胞(×10^9/L)	血红蛋白(g/L)	血小板(×10^9/L)
1992 年初发	≈20.0↑	≈55↓	?
1996-03 怀孕期间	≈6.0	≈80↓	≈90↓
1996-05 ATO 前	1.9↓	90↓	73↓
1996-06 ATO 后	1.4↓	76↓	111
2016-04-12	5.10	97↓	210
2016-06-12 用药前	4.05	84↓	202
2016-07-25 用药后	1.80↓	94↓	173
2016-08-08	6.0	108↓	228
2016-08-22	6.49	92↓	210

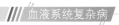

（2）病程中骨髓穿刺结果的演变（表 29 - 2）。

表 29 - 2　患者骨髓穿刺结果演变情况

时间	形态学涂片	基因检测 （PML - RARA）
1992 - 12 - 12 外院初发	急性 M3 型白血病	不详
1993 - 03 - 18 外院 ATRA 治疗后	M3 良好缓解（髓片无明显异常）	不详
1994 - 06 - 07 我院 ATRA 治疗后	大致正常骨髓象	阳性（S 型）
1996 - 05 - 07 我院复发后治疗前	增生低下，未见异常早幼粒细胞	阳性
1996 - 06 - 04 我院 ATO 治疗后	AML - M3 呈 CR 伴增生低下之骨髓象	未做
2016 - 06 - 01 我院	AML - M3 - CR 之骨髓象	阳性
2016 - 07 - 18 我院治疗后	AML - M3 - CR 之骨髓象	阳性

（3）病程中组织穿刺结果的演变（表 29 - 3）。

表 29 - 3　患者组织穿刺结果演变情况

时间	病理	免疫组化	分子生物学
2016 - 04 - 13 我院	粒细胞肉瘤	MPO（＋），CD43（＋），CD99（＋），Ki - 67（2%＋），TdT（少数＋），CD3（－），CD4（－），CD8（－），CD20（－），CD79α（－），CD117（－），CD34（血管内皮＋）	FISH 检测： PML/RARα（＋）； 一代测序检测： PML 段 A216V 突变
2016 - 07 - 22 我院治疗后	粒细胞肉瘤	CD43（＋），MPO（＋，欠理想），CD3（－），CD5（－），CD79α（－），CD20（－），TIA - 1（－），CD56（－），Kp - 1（＋），PGM - 1（－），Bcl - 6（－），CD10（－），CD15（－），TdT（－），Ki - 67（20%＋）	未做

初步诊断

急性早幼粒细胞白血病（远期复发）合并髓细胞肉瘤。

治疗及转归

该患者目前诊断为急性早幼粒细胞白血病远期髓外复发，原因可能为患者始终存在 *PML/RARα* 融合基因阳性（S 型），且检测到 PML 段 A216V 突变，高度提示患者可能出现疾病的复发。患者复发以髓外病灶为主要表现，骨髓始终无血液学复发，参照 AML 的髓外复发治疗方案进行诱导化疗，辅以异基因骨髓移植进行巩固。患者经疑难病例讨论后给予 IA＋ATRA 方案治疗，治疗后患者髓外病灶略有缩小。目前患者定期巩固治疗。

最终诊断

急性早幼粒细胞白血病（远期复发）合并髓细胞肉瘤。

讨论与分析

1. 诊断依据是什么？

患者，女性，48 岁。24 年前(1992 - 12)外院行骨穿诊断为 APL，后不规律治疗、复查，骨穿形态学提示 CR 但长期骨髓 *PML/RARa* 基因阳性。6 年前出现胸前区间歇性疼痛，近 1 年加重。2016 - 04 行 CT 检查发现前胸壁软组织肿物，病理活检提示"粒细胞肉瘤"，免疫组化结果为 MPO(+)，CD43(+)，CD99(+)，Ki - 67(2% +)，TdT(少数 +)，CD3(−)，CD4(−)，CD8(−)，CD20(−)，CD79α(−)，CD117(−)，CD34(血管内皮 +)，FISH 检测到 *PML/RARa* 融合基因，测序检测到 PML 段 A216V 突变。2016 - 07 复查结果同前。

2. AML 复发形成髓细胞肉瘤的机制及其治疗？

髓细胞肉瘤并不少见，常与急性髓系白血病(acute myeloid leukemia，AML)、慢性髓系白血病、多发性骨髓瘤、骨髓增生异常综合征、骨髓纤维化相关。免疫表型多表达 CD43 和 CD68/KP1，粒系还表达 CD117。MPO 阳性也多提示粒细胞肉瘤。细胞遗传学研究表明，髓细胞肉瘤常伴有−7，−16，+8，+11，t(8;21)(p22; q22)，inv(16)，16q−，5q−，20q−，另外还常伴 *NPM1*(nucleophosmin 1)和 *FLT3 - ITD*(Fms-like tyrosine kinase 3−intenal tandem duplication)突变(表 29 - 4)。

表 29 - 4　髓细胞肉瘤的诊断和鉴别诊断

鉴别诊断	成熟或不成熟的粒细胞肉瘤类型：霍奇金淋巴瘤，T 细胞淋巴瘤，髓样化生或感染进程
解剖位置	多样
相关的血液系统恶性疾病	急性髓系白血病，慢性髓系白血病，多发性骨髓瘤，骨髓增生异常综合征，骨髓纤维化
组织学	成熟或不成熟的髓细胞；幼稚细胞；周围组织的广泛浸润
细胞化学染色	髓过氧化物酶；溶菌酶；氯乙酸 AS - D 萘酚酯酶；非特异性酯酶
免疫表型	最常表达：CD43，CD68/KP1 较常表达：CD4，CD15，CD30，CD34，CD56，CD99，CD117，TdT，血型糖蛋白 A 等 髓系标记：CD68/KP1，CD117 单核细胞标记：CD56，CD68，CD163 T 细胞标记：CD3，CD4，CD43，CD45，LCA B 细胞标记：CD20，CD79a
细胞遗传学	常伴有−7，−16，+8，+11，t(8;21)(p22; q22)，inv(16)，16q−，5q−，20q− 常伴有 *NPM1* 和 *FLT3 - ITD* 突变

引自参考文献[4]

在 ATRA 应用于 APL 后，其髓外复发占所有复发 APL 的比例有所提升，大多为中枢神经系统浸润，其次为皮肤浸润。初发时高白细胞的患者，髓外复发率明显升高(图 29 - 1)。

而本例患者初发时为高白细胞，在未接受正规治疗的情况下，长期骨髓 *PML/RARa* 基因阳性但无血液学复发，却在髓外形成肉瘤，且有 PML 突变。其机制又是如何？有研究表明，在 ATO 治疗下，微环境差异导致的白血病细胞扩增可能参与了 APL 的复发。这项研究或可指导对本例患者髓细胞肉瘤组织的微环境研究，以寻求更完整的复发机制。

APL 髓外复发一般会采用 ATO 单药或联合 ATRA 的治疗。欧洲学者针对复发 APL 的研究表明,髓外复发患者的长期生存率明显高于分子或血液学复发患者(图 29 - 2)。

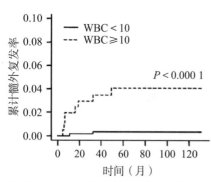

图 29 - 1　APL 累计髓外复发率与初始白细胞计数的关系

引自参考文献[3]

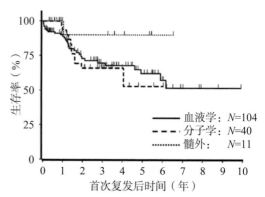

图 29 - 2　髓外与血液学/分子学复发的长期生存率比较

引自参考文献[5]

由于本例患者髓细胞肉瘤中检测到 PML 段 A216V 突变,提示 ATO 耐药可能,故不适用以 ATO 为主的治疗。一项针对 AML 髓外复发的综述总结了以下治疗选择(图 29 - 3)。

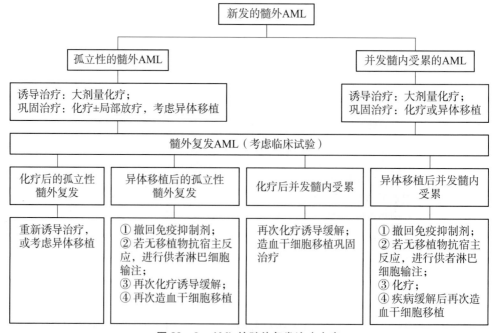

图 29 - 3　AML 的髓外复发治疗方案

引自参考文献[9]

本例患者复发以髓外病灶为主要表现,骨髓始终无血液学复发,因此可参照图 29 - 3 最左边一列,"化疗后髓外孤立病灶"进行诱导化疗,辅以异基因骨髓移植进行巩固。

3. APL 的治疗现状和复发率如何?

自 1988 年我院首次报道 ATRA 治疗 APL 取得显著成效以来,ATRA＋化疗一直是 APL 的一线治疗方案,但仍有 15%～30% 的患者复发。20 世纪 90 年代,中国学者又发现 ATO 对复发难治 APL 患者治疗有效。2000 年,我院最早采用 ATRA＋ATO 联合治疗初发 APL,缓解率高,生存时间长,不良反应小,取得了国内外学者的一致认可。同时基础实验表明,ATRA 和 ATO 分别作用于 *PML/RARa* 的 *RARa* 和 *PML* 段,这也开启了肿瘤靶向治疗和转化医学的先河。

意大利-德国合作组的 APL 随机对照临床试验(APL0406)证明(图 29－4),低中危患者采用 ATRA＋ATO 作为诱导和巩固治疗,较 ATRA＋化疗方案有更高的总生存率(OS)、无事件生存率(EFS)和无病生存率(DFS),而累积复发率(cumulative incidence of relapse, CIR)显著降低。

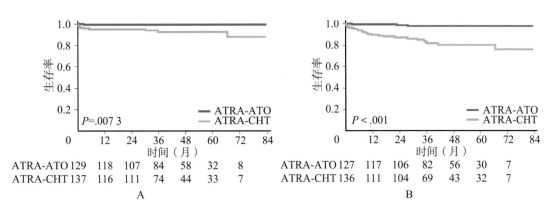

图 29－4　APL0406 临床试验 OS 率(A)、EFS 率(B)

引自参考文献[7]

我院多中心随机对照临床试验(APL2012)对低中高危组患者分别进行巩固期随机分组,分为去/减化疗(试验)组和化疗(对照)组。截至目前共入组 794 例有效病例,其中低、中、高危患者各占 19%、54% 和 27%。共有 19 例复发(包括巩固治疗结束融合基因未转阴性者),大多数(8 例)复发集中在初发后 7～12 个月。3 年 DFS 在低、中、高危患者试验组和对照组中均无显著差异(数据尚未发表),提示对于低中危患者,ATO 可完全替代化疗,而对于高危患者,ATO 可替代阿糖胞苷,从而降低化疗剂量。

本例患者在末次治疗 10 年后出现复发,且为髓外复发,该情况极为少见,值得进一步分析和研究。

4. APL 的复发机制和影响因素有哪些?

在传统的 ATRA＋化疗的治疗中,较为公认的预后不良因素包括:高白细胞(>10× 10^9/L)、除 t(15;17)外的其他染色体异常、*FLT3* 突变、CD56 表达,以及 *PML/RARa* Bcr3 (即 S 型)。但在 ATRA＋ATO 时代,许多因素诸如其他染色体异常、*FLT3* 突变、CD56 表达等,都不再是 APL 预后不良的预测指标,而高白细胞患者复发率仍然较高。

自 2011 年日本学者 Goto 等报道 *PML* 段 A216V 突变可导致 ATO 耐药以来,*PML/RARa* 融合基因上已发现多个突变位点,可分别引起 ATO 和 ATRA 的耐药。北京大学人民医院黄晓军教授团队对 35 位复发 APL 患者进行 *PML/RARa* 测序,发现了多种突变(图 29 - 5A)。其中 13 例 ATO 耐药,但只有 9 例患者检测出 *PML* 上有突变。另外 22 位 ATO 不耐药的患者,均无 *PML* 突变。对其中 4 位患者进行了初治和每次复发时的连续检测,发现 *PML* 和 *RARa* 的突变都是在治疗过程中逐渐产生的,一般 *RARa* 突变先于 *PML* 突变(图 29 - 5B)。

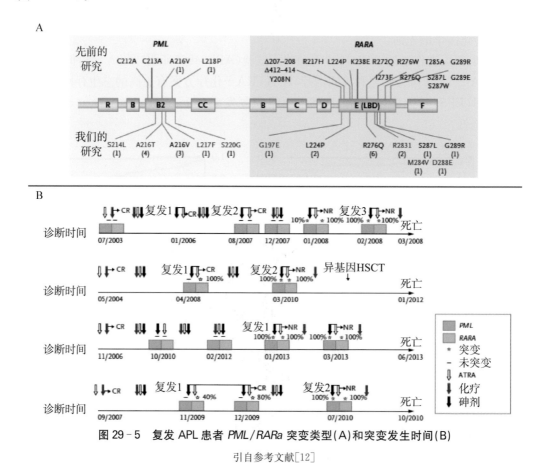

图 29 - 5 复发 APL 患者 *PML/RARa* 突变类型(A)和突变发生时间(B)

引自参考文献[12]

该患者存在 *PML/RARa* 融合基因阳性(S 型),且检测到 *PML* 段 A216V 突变,高度提示患者可能出现疾病的复发。

但是以上 *PML* 和 *RARa* 的突变显然不能揭示所有 APL 患者的复发机制。为此,新加坡和美国学者联合进行了一项较大规模的针对复发 APL 的基因测序研究,共有 153 例初发和 69 例复发患者(其中 30 例为初发-复发配对患者)。研究表明,复发 APL 的突变谱(图 29 - 6)与初发患者不甚相同。*FLT3 - ITD* 无论在初发和复发患者中均占据了大约 1/4,而 *FLT3* 突变在复发患者中的比例明显较低,仅 5%。另外在复发患者中发现的较高频突变包括 *WT1*(Wilms tumor 1)、*PML*、*ARID1B*(at-rich interaction domain-containing protein 1B)、*RARa*、*RUNX1*(Runt-related transcription factor 1)、*NRAS*(neuroblastoma ras viral oncogene homolog)和 *ARID1A*(at-rich interaction domain-containing protein 1A)突变。其中 *PML* 和 *RARA* 的突变可能造成对 ATO 和 ATRA 的耐药;*RUNX1* 是调控造

血干细胞分化的转录因子,它的突变或可造成分化受抑从而产生 APL 的耐药或复发;而 *ARID1A* 和 *ARID1B* 突变此前未在 APL 中报道过,有待进一步的功能研究。

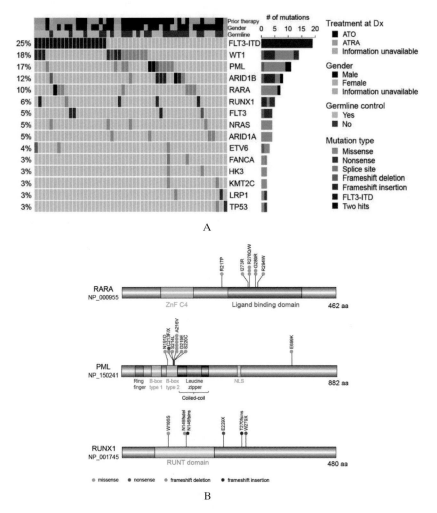

图 29-6 复发 APL 患者的突变及频率(A),*RARA*、*PML* 和 *RUNX1* 的突变位点示意图(B)

引自参考文献[6]

除了以上基因突变外,一项大规模回顾性表观遗传学研究还表明,存在表观修饰基因突变的患者其预后较差(OS 及 DFS 率均明显降低,图 29-7)。

5. 髓细胞肉瘤的预后与哪些因素有关?

髓外 AML(extramedullary AML,EM AML)即髓细胞肉瘤,它的预后与很多因素有关。就累及部位来说,可能累及骨盆/泌尿生殖道、眼、胃肠黏膜的髓细胞肉瘤,其预后会比累及软组织、淋巴/造血组织或神经系统的要好。

孤立性髓细胞肉瘤的预后要好于髓细胞肉瘤同时伴骨髓累及的 AML,也要好于仅有髓内累及的 AML。孤立性肉瘤的 EFS 明显好于 AML(图 29-8),其 3 年生存率也要明显高于髓内累及的 AML(31.9%,95%CI 26.7%～37.1%：17.2%,95%CI 16.8%～17.5%,*P*<0.000 1)。

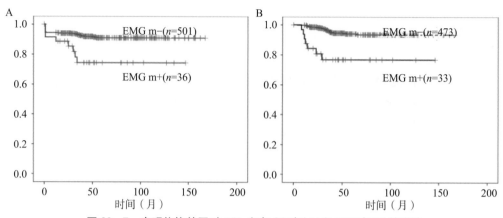

图 29 - 7　表观修饰基因对 APL 患者 OS 率（A）和 DFS 率（B）的影响

引自参考文献[8]

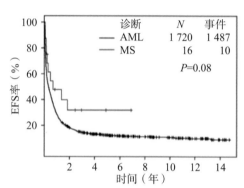

图 29 - 8　孤立性肉瘤的 EFS 明显好于 AML（P = 0.08）

引自参考文献[13]

基因层面的差异是决定髓细胞肉瘤预后最重要的因素。核心结合因子急性髓系白血病（core-binding factor acute myeloid leukemia，CBF AML）占 AML 的 15%，它的两种突变形式 t（8；21）和 inv（16）分别导致 *AML1/ETO*（*RUNX1/RUNX1T1*）和 *CBFβ/MYH11* 融合基因的出现，其编码的融合蛋白干扰 CBFα 和 β 亚基对 DNA 转录的作用（图 29 - 9）。两者与初发/复发时的 AML 髓外累及高度相关，且往往是代表预后良好的一个因素，CBF AML 患者的 OS、无复发生存期（relapse free survival，RFS）、CR 率、CR 持续时间都比具有其他突变的 AML 要高。

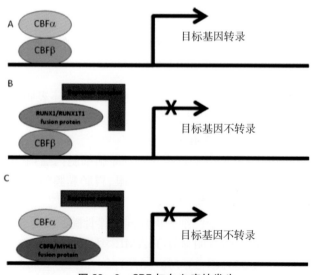

图 29 - 9　CBF 与白血病的发生

引自参考文献[10]

对髓内 AML 有很强预后影响的突变如 *NPM1* 和 *FLT3* 也被报道出现在髓外组织中，比例分别是 14% 和 15%。但他们是否代表预后良好/不良，仍然没有定论。有研究发现，具有 *NPM1* 突变且不具有 *FLT3 - ITD* 突变的髓内 AML 预后较好，以及 *FLT3* 突变是 AML 的预后不良因素，预示着较高的复发风险和较短的 DFS、OS 时间。虽然这些结论是否在髓细胞肉瘤中同样适用还不得而知，但髓细胞肉瘤和髓内 AML 的突变分布和类型有一定的相似之处，两者的发生又有着密切的关系，这也为今后研究髓细胞肉瘤基因水平的预后因素提供了一些参考。

6. "APL 远期复发"到底是先前 APL 的复发(a relapse of the patient's previous APL)，还是一次全新 APL 的发生(a second de novo APL)？

有研究人员用微阵列比较基因组杂交技术(array-comparative genomic hybridization，array - CGH)和全基因组测序(whole genome sequencing，WGS)进行了探索。一名 42 岁女性在获得 APL CR 17 年后疾病复发，研究者检测了她初发和复发时的骨髓样本，array - CGH 提示初治样本在 19 号染色体上出现简短性缺失(p13.2 - p13.11、q13.11 - q13.43)，而复发样本的 9 号染色体出现了缺失(p12 - p11.2、q12 - q31.1)(图 29 - 10)，总体来说，初发样本的畸变区域多于复发样本。

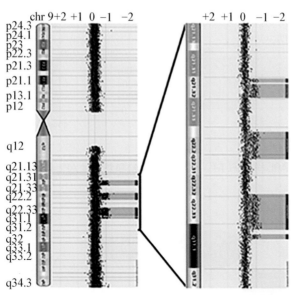

图 29 - 10　array - CGH 检测到的复发样本的 9 号染色体 q21.31~q31.1 的间断性缺失

WGS 则揭示了两次发病以来，APL 细胞中对应出现两种不同的 *PML/RARa* 融合基因(Chr17:38489469 - Chr15:74316176 和 Chr15:74316160 - Chr17:38489139)，且片段长度分析提示初发和复发时的 *FLT* 点突变分别是 *FLT3 - ITD* 和 *FLT3 - D835* 点突变(图 29 - 11、图 29 - 12)。

所以该患者可能的复发机制不只是原有的疾病再现这么简单(图 29 - 13)。患者的造血细胞出现 *PML - RARa* 基因融合，产生了异常的前白血病克隆(pre-leukemic clones)，这些癌前克隆不会直接导致 APL 的发生，而是当 *FLT3 - ITD* 突变同时存在时才共同导致了疾

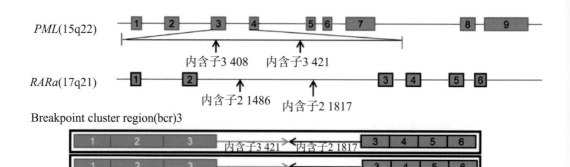

图 29-11　APL 细胞中对应出现两种不同的 *PML/RARa* 融合基因

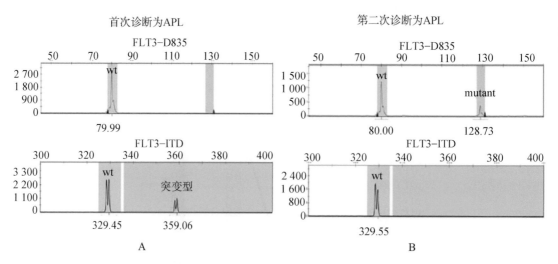

图 29-12　初发时 APL 样本 *FLT3-ITD* 点突变(A)和复发时 APL 样本 *FLT3-D835* 点突变(B)

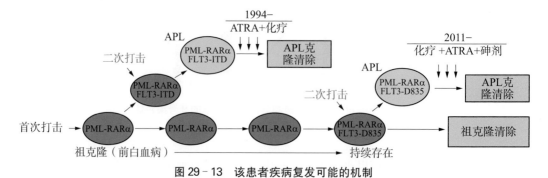

图 29-13　该患者疾病复发可能的机制

图 29-10～图 29-13 引自参考文献[11]

病。在经过治疗后,APL 克隆被清除,但携带有 *PML-RARa* 融合基因的癌前克隆却依然存在,之后又因基因打击获得了新的 *FLT3-D835* 点突变,导致了疾病的复发。

　　因此,也可以得到初步推论,APL 真正的完全缓解有赖于前白血病克隆的完全清除。至少对于这个患者来说,APL 的超远期复发有赖于新的基因突变的发生与长期存在的前白血病克隆,这与早期复发患者的复发原因是原有 APL 细胞的再生长这一点非常不同。

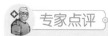 专家点评

　　该患者目前诊断为急性早幼粒细胞白血病远期髓外复发,原因可能为患者始终存在 *PML/RARa* 融合基因阳性(S 型),且检测到 PML 段 A216V 突变,高度提示患者可能出现疾病的复发。患者复发以髓外病灶为主要表现,骨髓始终无血液学复发,参照 AML 的髓外复发治疗方案进行诱导化疗,辅以异基因骨髓移植进行巩固。

整理:石子旸
点评:祝洪明

参考文献

[1] ANSARI-LARI MA, YANG CF, TINAWI-ALJUNDI R, et al. *FLT3* mutations in myeloid sarcoma [J]. Br J Haematol, 2004,126(6):785 – 791.

[2] FALINI B, LENZE D, HASSERJIAN R, et al. Cytoplasmic mutated nucleophosmin (NPM) defines the molecular status of a significant fraction of myeloid sarcomas [J]. Leukemia, 2007, 21(7):1566 – 1570.

[3] GANZEL C, DOUER D. Extramedullary disease in APL: a real phenomenon to contend with or not [J]? Best Pract Res Clin Haematol, 2014,27(1):63 – 68.

[4] HAGEN PA, SINGH C, HART M, et al. Differential diagnosis of isolated myeloid sarcoma: A case report and review of the literature [J]. Hematol Rep, 2015,7(2):5709.

[5] LENGFELDER E, LO-COCO F, ADES L, et al. Arsenic trioxide-based therapy of relapsed acute promyelocytic leukemia: registry results from the European LeukemiaNet [J]. Leukemia, 2015,29(5):1084 – 1091.

[6] MADAN V, SHYAMSUNDER P, HAN L, et al. Comprehensive mutational analysis of primary and relapse acute promyelocytic leukemia [J]. Leukemia, 2016,30(12):2430.

[7] PLATZBECKER U, AVVISATI G, CICCONI L, et al. Improved outcomes with retinoic acid and arsenic trioxide compared with retinoic acid and chemotherapy in non-high-risk acute promyelocytic leukemia: Final results of the randomized Italian-German APL0406 trial [J]. J Clin Oncol, 2017,35(6):605 – 612.

[8] SHEN Y, FU YK, ZHU YM, et al. Mutations of epigenetic modifier genes as a poor prognostic factor in acute promyelocytic leukemia under treatment with all-trans retinoic acid and arsenic trioxide [J]. EbioMedicine, 2015,2(6):563 – 571.

[9] SOLH M, SOLOMON S, MORRIS L, et al. Extramedullary acute myelogenous leukemia [J]. Blood Rev, 2016,30(5):333 – 339.

[10] SOLH M, YOHE S, WEISDORF D, et al. Core-binding factor acute myeloid leukemia: Heterogeneity, monitoring, and therapy [J]. Am J Hematol, 2014,89(12):1121 – 1131.

[11] ZHANG X, ZHANG Q, DAHLSTRÖM J, et al. Genomic analysis of the clonal origin and evolution of acute promyelocytic leukemia in a unique patient with a very late (17 years) relapse [J]. Leukemia, 2014,28(8):1751 – 1754.

[12] ZHU HH, QIN YZ, HUANG XJ. Resistance to arsenic therapy in acute promyelocytic leukemia [J]. N Engl J Med, 2014,370(19):1864 – 1866.

[13] TSIMBERIDOU AM, KANTARJIAN HM, WEN S, et al. Myeloid sarcoma is associated with superior event-free survival and overall survival compared with acute myeloid leukemia [J]. Cancer, 2008,113(6):1370 – 1378.

[14] CHENDAMARAI E, GANESAN S, ALEX AA, et al. Comparison of newly diagnosed and relapsed patients with acute promyelocytic leukemia treated with arsenic trioxide: insight into mechanisms of resistance [J]. PLoS One, 2015,10(3):e0121912.

[15] YAMASHITA T, NISHIJIMA. A, NOGUCHI Y, et al. Acute promyelocytic leukemia presenting as recurrent spinal myeloid sarcomas 3 years before developing leukemia: A case report with review of literature [J]. Clin Case Rep, 2019,7(2):316 – 321.

[16] WANG L, YAN X, HE J. Does acute promyelocytic leukemia patient with the STAT5B/RARa fusion gene respond well to decitabine?: A case report and literature review [J]. Medicine (Baltimore), 2020,99(43):e22923.

[17] OSUMI T, WATANABE A, OKAMURA K, et al. Acute promyelocytic leukemia with a cryptic insertion of RARA into TBL1XR1 [J]. Genes Chromosomes Cancer, 2019,58(11):820 – 823.

病例 30 继发于宫颈粒细胞肉瘤的 M2a – AML

主诉

女性,63 岁,因确诊粒细胞肉瘤 10 个月余,发现外周血幼稚细胞 1 天入院。

病史摘要

现病史:患者于 2018 年 5 月参加体检时,在妇科查 B 超提示:子宫肌层及近宫颈局部回声减低、欠均匀,范围 39 mm×32 mm,建议妇科随诊。2018 – 05 – 17 于上海黄浦区妇幼保健院就诊,复查妇科 B 超示:子宫颈后唇见一中等回声,大小 32 mm×35 mm×29 mm 的肿块,考虑子宫颈癌可能,当时予口服药物治疗(具体不详),嘱随诊观察,后患者于 2018 – 06 – 19 至上海复旦产科医院复查妇科 B 超提示子宫肌瘤较前明显增大(57 mm×58 mm×57 mm),入住复旦大学附属肿瘤医院,查 PET/CT 示:①宫颈恶性肿瘤累及宫体,FDG 高代谢(SUV$_{max}$ 5.8);②右侧基底节区脑梗死,右侧颈部淋巴结炎性增生,肝小囊肿,子宫肌瘤可能。行盆腔 MRI 增强示:宫颈占位,考虑恶性肿瘤,间源性或淋巴瘤待排。行阴道镜检查考虑宫颈可疑浸润癌,但活检仅见凝血块组织,后患者于介入科再次行宫颈病变处活检,术后病理示:粒细胞肉瘤(或粒细胞白血病浸润),免疫组化 CD20(—)、CD43(+)、CD68/KP1(+)、CD117、MPO(+)、CD33(+)、CD15(+)、TdT(—)、AE1/AE3、Ki – 67(+)(40%～50%)。08 – 06 入住我科,入院后完善相关检查,病理符合粒细胞恶性肿瘤,骨髓细胞学检查提示未见异常,基因检测提示 *DNMT3A – PHD* 突变,染色体核型未见异常。08 –

10 予 IA(3+7)方案化疗(IDA 13 mg d1,10 mg d2，Ara‐C 182 mg d1～7)。09‐20 予 IA(2+5)方案巩固化疗 1 疗程,具体用药:IDA 15 mg d1,10 mg d2，Ara‐C 182 mg d1～5。化疗后复查妇科 B 超占位明显缩小。2018‐10‐29 骨髓涂片及流式评估未见异常,于 10‐31 开始中剂量阿糖胞苷化疗,具体用药:阿糖胞苷 2.7 g q12 h d1～3,其间出现快室率房颤一次,予普罗帕酮口服后好转。11‐28 复查妇科 B 超显示肿块再次增大为 19 mm×18 mm ×19 mm。2019‐01‐23 我院盆腔 MRI 增强示阴道穹窿部‐宫颈占位,考虑恶性肿瘤。2019‐02‐21 收住我院妇科,骨髓检查未见异常细胞,但基因检查发现 DNMT3A‐PHD 及 FLT3‐TKD 双突变,全身 PET/CT 显示子宫颈软组织肿块,代谢增高(SUV$_{max}$ 5.6),考虑恶性病变。因患者化疗后疾病复发,经我院 MDT 会诊讨论,建议先局部放疗缩小肿块后再采取手术切除。患者在我院放疗科接受放疗 3 次后,出现血小板减少,2019‐03‐27 门诊查外周血示 WBC 5.70×10^9/L, Hb 99 g/L, PLT 35×10^9/L,幼稚细胞 59%,提示转为急性白血病。入院后骨髓检查提示原粒细胞 77%,符合 AML‐M2a 改变。流式 LAIP 特征为:CD123(+), CD11b(+), HLA‐DR(−), CD117(+), CD34(dim), CD33(+), CD13 (+), CD45(dim)。基因检测结果显示 DNMT3A‐PHD、FLT3‐TKD 及 NPM1 三突变。病程中患者无出血,无发热,乏力等不适,现患者为求进一步诊治收入院

自发病来,患者神清,精神可,胃纳、夜眠可,二便正常,体重无减轻。

既往史:健康状况一般。患者于 2018‐05‐24 出现头晕,伴恶心、呕吐,在我院住院,考虑腔隙性脑梗死,予口服抗血小板及调脂稳定斑块类药物后好转。否认高血压、糖尿病、冠心病等慢性疾病史。否认乙肝、结核等传染病史。预防接种史随社会。否认手术外伤史。否认药物、食物过敏史。

个人史:生于上海,长期居住,否认疫水、疫区接触史。否认放射性物质、化学毒物接触史。无烟酒等不良嗜好。

月经史:既往月经规律,16 岁初潮,月经周期 27～30 天,行经期 3～4 天,量中,末次月经 2013‐08‐20,后停经至今。

婚育史:G3P1,1‐0‐2‐1,适龄婚育,1997 年育 1 子,顺产,无产后大出血。配偶及子女体健。

家族史:否认家族性肿瘤病史及类似疾病史。

入院体检

身高 160 cm,体重 75 kg。T 36.8℃, P 85 次/分,R 19 次/分,BP 130/72 mmHg。神清,精神可,贫血貌。皮肤、黏膜未见黄染,未见出血点及出血瘀斑,未见齿龈出血,浅表淋巴结未及肿大,胸骨无压痛。颈软,双肺呼吸音清,未及明显干、湿啰音,心律齐,腹部平软,无肌卫,无压痛、反跳痛,肝脾肋下未触及。双下肢无水肿。神经系统病理征阴性。

辅助检查

血常规:

(2018‐08‐10)IA 诱导前:WBC 5.60×10^9/L, Hb 136 g/L, PLT 158×10^9/L。

(2018‐09‐20)IA 巩固前:WBC 3.60×10^9/L↓, Hb 84 g/L↓, PLT 192×10^9/L。

(2018‐10‐31)中剂量 Ara‐C 治疗前:WBC 2.60×10^9/L↓, Hb 101 g/L↓, PLT

$120 \times 10^9/L$。

2019 年 3 月放疗 3 次后血常规情况：

(2019 - 03 - 27)WBC $5.70 \times 10^9/L$，Hb 99 g/L↓，PLT $35 \times 10^9/L$↓。

(2019 - 04 - 01)WBC $34.40 \times 10^9/L$↑，Hb 89 g/L↓，PLT $34 \times 10^9/L$↓。

(2019 - 04 - 03)WBC $57.60 \times 10^9/L$↑，Hb 88 g/L↓，PLT $48 \times 10^9/L$↓。

(2019 - 04 - 05)WBC $61.19 \times 10^9/L$↑，Hb 89 g/L↓，PLT $32 \times 10^9/L$↓。

骨髓检查及部分影像学检查结果：见表 30 - 1。

表 30 - 1　该患者骨髓穿刺检查结果

时间	骨　髓			影像学检查
	涂片	流式	基因、染色体	
2018 - 06～2018 - 08（PET/CT: 2018 - 06 - 27；骨髓: 2018 - 08 - 06）	骨髓增生活跃，粒红比降低，粒、红、巨三系增生活跃，血小板散在或成簇可见	以所有有核细胞设门，未见异常浆细胞群体	DNMT3A - PHD 突变染色体核型未见异常	PET/CT:宫颈恶性肿瘤累及宫体，FDG 高代谢（SUV$_{max}$ 5.8）；右侧基底节区腔梗；右侧颈部淋巴结炎性增生，肝小囊肿；子宫肌瘤可能
2018 - 10 - 29 骨髓	与 2018 - 4430 骨髓象比较，骨髓增生活跃，粒红比降低，粒、红、巨三系增生活跃，巨系以颗粒型巨核细胞为主，血小板散在或成簇可见。	以所有 WBC 设门，CD34 细胞<0.1%，以所有有核细胞设门，未见异常浆细胞群体		
2019 - 02 骨髓、 PET/CT	骨髓增生活跃，粒红比降低，粒、红、巨三系增生活跃，血小板散在或成簇可见	以所有有核细胞设门，未见异常浆细胞群体	DNMT3A - PHD 及 FLT3 - TKD 双突变	PET/CT:子宫颈软组织肿块(7.6 cm×5.4 cm)、FDG 代谢增高，考虑恶性病变，代谢较 2018 - 06 - 27 相仿(SUV$_{max}$ 5.6)；双肺下叶纹理增粗，右侧肺门钙化灶，脾脏稍大
2019 - 03 - 27 骨髓	骨髓增生活跃，髓片中原粒细胞 77%，细胞大小不一，圆形或类圆形，染色质疏松细致，细胞质量不等，淡蓝色，偶见奥氏小体。AKP 积分 10.5 分/100N. C.。红系增生低下，巨核系增生活跃。外周血中原粒细胞 65%。结论:AML - M2a 之骨髓象	R1 区域中为异常细胞群，此细胞群 CD45 弱表达 SS 低，约占 74.7%，疑为原幼细胞，表型特征如下: CD123（+），CD11b（+），HLA-DR(-)，CD117（+），CD34（dim），CD33（+），CD13（+），CD45（dim）。请于治疗过程中监测 MRD	NPM1、DNMT3A - PHD、FLT3 - TKD 基因突变。	

生化检查:肾功能未见异常;前白蛋白 159 mg/L↓、ALT 9 IU/L↓,余肝功能未见异常;钾 3.39 mmol/L↓,余电解质未见异常。

免疫指标:IgG 1 010 mg/dl, IgA 185 mg/dl, IgM 77 mg/dl, IgE<5.0 IU/ml,补体 C3 99 mg/dl,补体 C4 25 mg/dl,抗链球菌溶血素"O"<25 IU/ml,类风湿因子<20 IU/ml,CRP 5.91 mg/dl↑,转铁蛋白 165 mg/dl↓。p-ANCA、c-ANCA、抗 Sm 抗体、抗 SSA 抗体、抗 SSB 抗体、抗 SCL-70 抗体等均为阴性。

病毒检查:乙肝两对半(-),乙肝病毒核酸定量(PCR)<5.00×10² IU/ml, CMV-DNA 定量<1×10³ IU/ml, EBV DNA 定量<1.0×10³ IU/ml,丙肝、艾滋、梅毒阴性,HSVⅠ型 IgG 阳性(+)↑,HSVⅠ型 IgM 阴性,HSVⅡ型 IgG、IgM 阴性。

影像学检查:

(2019-01-23)盆腔 MRI:阴道穹窿-宫颈软组织占位(7.5 cm×3.9 cm),拟诊断为恶性肿瘤。

(2019-04-02)盆腔 MRI:阴道穹窿部-宫颈软组织占位,病灶较 2019-01-23 片有所缩小;宫体前壁饱满。

病理检查:见表 30-2。

表 30-2 该患者病理检查结果

时间	检测地点	病理描述	免疫表型(IHC)
2018-07-10	复旦大学附属肿瘤医院	(宫颈病变,活检)粒细胞肉瘤(或粒细胞白血病浸润)	肿瘤细胞 CD20(-)、CD3(-)、CD43(+)、CD68/KP1(+)、CD117(+)、MPO(+)、CD33(+)、CD15(+)、TdT(-)、AE1/AE3(-)、Ki-67+(40%~50%)
2018-07-31	瑞金医院(复片)	粒细胞恶性肿瘤,请结合临床及骨髓排除粒细胞白血病继发累及宫颈后,才诊断为宫颈原发性粒细胞肉瘤	瘤细胞 MPO(+)、TdT(个别+)、Ki-67(约 40%+)、CD68(部分+)、Lysozyme(部分+)、CD43(+)、CD15(部分+)、CD20(-)、CD3(-)、CD7(-)、C79a(-)、EBER(-)
2019-02-20	瑞金医院	粒细胞肉瘤或粒细胞白血病继发累及宫颈及阴道壁,请结合血象及骨髓	肿瘤细胞 MPO(+)、CD43(+)、Lysozyme(部分+)、CD117(+)、ERG(+)、Ki-67(热点区约 70%+)、CD34(-)、CD15 -、AE1/AE3(-)、TdT(-)、CD20(-)、CD3(-)、C79a(-)、CD30(-)、CD68(-)、CD7(-)、EBER(-)

初步诊断

粒细胞肉瘤(宫颈),AML-M2a(DNMT3A-PHD、FLT3-TKD 及 NPM1 三突变)。

治疗及转归

该患者老年女性,以原发性宫颈粒细胞肉瘤为首发表现,骨髓存在 DNMT3A-PHD 基因突变。分别经历 IA(3+7)诱导,IA(2+5)巩固、中剂量阿糖胞苷巩固后肿块消失,2019-

03-27 评估提示转化为 AML-M2a,伴 *DNMT3A-PHD＋FLT3-TKD＋NPM1* 突变,进展为白血病的时间为 8 个月。后续行 D-CAG＋脐血方案,骨髓涂片提示原粒细胞占 12％,增生受抑之骨髓象,基因提示三突变。3 个月后评估见髓片原始细胞 75％,基因见三突变,并予 DAC＋脐血治疗。2 个月后评估见骨髓原粒细胞占 12％,基因仍见三突变。患者于 2019-11-23 因感染加重死亡,转化为 AML 后的生存时间为 8 个月。

最终诊断

粒细胞肉瘤(宫颈),*AML-M2a*(*DNMT3A-PHD*、*FLT3-TKD* 及 *NPM1* 三突变)。

讨论与分析

1. 粒细胞肉瘤是一类什么性质的疾病?发生率、发生部位?有哪些临床表现?

粒细胞肉瘤,也称髓系肉瘤(myeloid sarcoma,MS),占 AML 的 2.5％～9.11％,是髓外 AML 中非常罕见的类型,2008 WHO 将其定义为由髓系原始细胞(伴/不伴成熟分化)在髓外的组织器官增殖形成的瘤样肿块,由白血病导致的任何组织器官的浸润不归于此类别中。瘤样肿块以及肿块发生部位组织结构的消失是 MS 诊断的基本条件。MS 的发生率很低。2004—2013 年,美国共诊断 AML 94152 例,MS 只有 746 例,占 7.9‰(表 30-3)。

表 30-3　美国 2004—2013 年 MS 组织器官分布、治疗及生存期汇总

解剖位置	所有患者			特征性分析			
	例数(%)	中位年龄(岁)	中位生存期(月)	例数	确诊后 30 天内化疗的例数(%)	确诊后 30 天内手术治疗或放疗的例数(%)	确诊 30 天内未治疗的例数(%)
结缔组织及软组织	234(31.3)	61.5	10.1	152	60(39.5)	37(24.3)	55(36.2)
神经系统	46(6.2)	33.0	10.7	34	12(35.3)	15(44.1)	7(20.6)
消化系统	77(10.3)	55.0	32.3	59	18(30.5)	20(33.9)	21(35.6)
骨骼及关节	49(6.6)	61.0	7.3	43	16(37.2)	9(20.9)	18(41.9)
头颈	40(5.4)	61.5	29.6	30	12(40)	8(26.7)	10(33.3)
皮肤及乳腺	92(12.3)	65.0	19.7	69	15(21.7)	16(23.2)	38(55.1)
淋巴结及脾脏	73(9.8)	65.0	11.6	51	24(47.1)	6(11.8)	21(41.2)
生殖系统	43(5.8)	51.0	88.4	36	13(36.1)	16(44.4)	7(19.4)
心肺及纵隔	32(4.3)	50.5	11.1	21	12(57.1)	4(19)	5(23.8)
肾脏/膀胱/肾上腺/腹膜后器官	37(4.9)	62.0	28.2	24	13(54.2)	4(16.7)	7(29.2)
未知/难定义的部位	23(3.1)	67.0	5.7	14	6(42.9)	0	8(57.1)
总计	746	59	12.8	533	201(37.7)	135(25.3)	197(37)

引自参考文献[1]

MS无明显的性别偏倚,男女发生比例约为1.2∶1,其发生部位常见于皮肤、软组织、胃肠道、淋巴结、骨骼、生殖器及腹膜(表30-4)。MS可孤立发生,也发生在急性髓系白血病(AML)、骨髓增殖性肿瘤(MPN)、骨髓增生异常综合征(MDS)的疾病背景之下。并因此分为4种亚型:

(1) 原发性MS,不伴有现存及既往AML以及其他的髓系肿瘤。

(2) MS同AML并存,伴有特定核型或分子表现。

(3) MS同AML并存,无重现性遗传异常。

(4) MS作为MPN或MDS向幼稚转化的一种形式。

表 30-4　MS 可能发生的部位

位置	临床症状	原发性髓系肉瘤		继发性髓系肉瘤		P 值
		$n=55$	%	$n=50$	%	
皮肤及皮下组织	皮疹、红斑或皮下结节	14	25.5	12	24.9	NS
淋巴结	淋巴结肿大/可触及	10	18.2	8	16.0	NS
胃肠道	便秘、黑便	6	10.9	1	2.0	NS
眼睛/眼眶	眼睑肿胀,眼球运动下降,视物模糊	3	5.5	2	4.0	NS
乳腺	非触痛性肿块	4	7.3	5	10.0	NS
纵隔	胸痛	4	7.3	1	2.0	NS
后腹膜	腹痛	1	1.8	2	4.0	NS
卵巢	无相关特异性症状	2	3.6	0	0.0	NS
肺部	呼吸困难	1	1.8	2	4.0	NS
宫颈/子宫	耻骨上压迫感,阴道出血	1	1.8	2	4.0	NS
泌尿道	无相关特异性症状	1	1.8	0	0.0	NS
骨骼	髋关节不稳,张口困难	2	3.6	3	6.0	NS
脊柱	痉挛性截瘫	1	1.8	1	2.0	NS
心包	进行性呼吸苦难,外周水肿	1	1.8	1	2.0	NS
肌肉	肿胀/肌肉酸痛	0	0	4	8.0	0.048 2
头颅	惊厥、轻瘫、头晕	2	3.6	3	6.0	NS
齿龈	齿龈炎、口腔炎	0	0	1	2.0	NS
脾脏	无相关特异性症状	0	0	1	2.0	NS
甲状腺	无相关特异性症状	1	1.8	0	0.0	NS
神经末梢	轻瘫	0	0	1	2.0	NS
肝脏	无相关特异性症状	1	1.8	0	0.0	NS

NS,无统计学差异

引自参考文献[13]

本例患者为女性,初发以宫颈肿块为主要表现,不伴有骨髓浸润,病理符合 MS 表现;无 AML、MPN、MDS 疾病背景,符合宫颈原发性 MS 的诊断。原发性 MS 最常见于软组织 (31.3%)、皮肤及乳腺(12.3%)、消化系统(10.3%),初发于生殖系统的原发性 MS 较为罕见,约占整体的 5.8%。病理诊断中,对于发生在 AML 等疾病背景上的 MS 较容易做出判断,而原发性 MS 的病理诊断仍旧面临很大挑战,据近期数据统计,有 25%~47% 的原发性 MS 存在误诊。CD43 及 lysozme 表达阳性是诊断 MS 的敏感标志,几乎表达于所有的 MS 中;而 MPO 在 MS 中为特异表达,利用同时标记 CD68/KP1、CD117、CD99、CD68/PG-M1、TdT、CD56、CD61、CD30、glycophorin、CD4 等标志物,用以同淋巴母细胞淋巴瘤、Burkitt 淋巴瘤、浆细胞树突状肿瘤、神经母细胞瘤、横纹肌肉瘤、原始神经外胚层肿瘤、髓母细胞瘤相区分。本例患者初发病理(复旦大学附属肿瘤医院):CD20(-)、CD3(-)、CD43(+)、CD68/KP1(+)、CD117+、MPO(+)、CD33(+)、CD15(+)、TdT(-)、AE1/AE3(-)、Ki-67(+)(40%~50%);我院病理复片(图 30-1,图 30-2)提示 MPO(+)、TdT(个别+)、Ki-67(约 40%+)、CD68(部分+)、lysozyme(部分+)、CD43(+)、CD15 部分(+)、CD20(-)、CD3(-)、CD7(-)、C79a(-)、EBER(-),复发病理提示肿瘤细胞 MPO(+)、CD43(+)、Lysozyme(部分+)、CD117(+)、ERG+、Ki-67(热点区约 70%+)、CD34(-)、CD15(-)、AE1/AE3(-)、TdT(-)、、CD20(-)、CD3(-)、C79a(-)、CD30(-)、CD68(-)、CD7(-)、EBER(-)。初发及复发病理均符合 MS 的诊断。

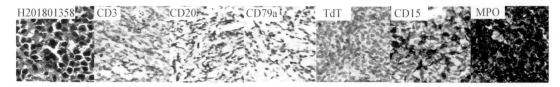

图 30-1 患者初诊时宫颈病理切片免疫组化结果

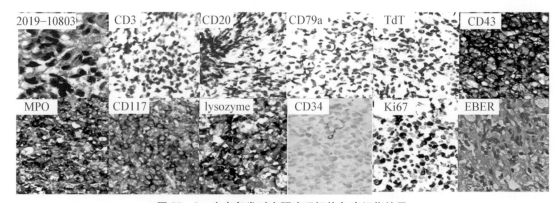

图 30-2 患者复发时宫颈病理切片免疫组化结果

鉴于 MS 可发生任何的身体器官组织,影像学在诊断及后续跟踪随访中也发挥了重要作用。可依据不同器官组织的累及部位,采用 CT、MRI、PET/CT 评估疾病发展,通常对诊断方向及治疗后随访有积极的指导意义。该患者首发为妇科 B 超发现肿块,在后续 PET/CT 中评估提示宫颈 MT 累及宫体、FDG 高代谢,复发时 PET/CT 提示恶性病变,最终病理确诊为 MS。

2. MS 的分子遗传学及基因改变? MS 转变为 M2a 的分子机制可能是什么? 如何分析 *NPM1*、*DNMT3A - PHD*、*FLT3 - TKD* 基因突变先后出现?

(1) MS 的分子遗传学及基因改变?

MS 肿块分子遗传学及基因改变的大约有 71%同骨髓及外周血检测相一致,其中大约 50%存在细胞遗传学改变,仅有约 37%的患者不存在基因异常。最常见的分子遗传学异常为 *NPM1* 基因突变,约见于 15%MS 伴有 AML 的患者中。Inv(16)为最常见的染色体异常,余 t(9;11)、del(16q)、t(8;17)、t(8;16)、t(1;11)及第 4、7、8、11 染色体异常均有报道(图 30 - 3、表 30 - 5、图 30 - 4)。

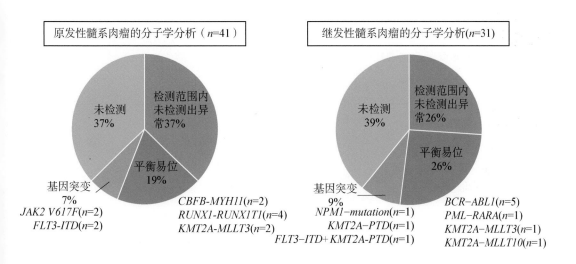

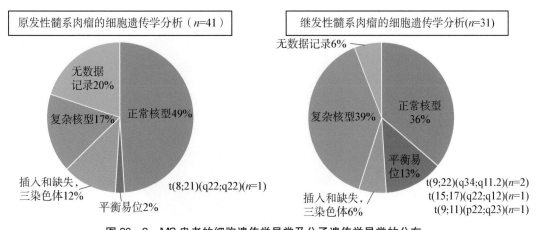

图 30 - 3 MS 患者的细胞遗传学异常及分子遗传学异常的分布

引自参考文献[13]

表 30-5 2016 WHO 对于 AML 及 AML 相关肿瘤的分类

类别	基因异常
AML 伴有基因重现性异常	AML 伴 t(8;21)(q22；q22)；*RUNX1 - RUNX1* T1 AML 伴 inv(16)(p13.1q22)或 t(16;16)(p13.1；q22)；CBFB - MYH11 APL 伴 PML - RARA AML 伴 t(9;11)(p21.3；q23.3)；MLLT3 - KMT2 AML 伴 t(6;9)(p23；q34.1)；DEK - NUP214 AML 伴 inv(3)(q21.3q26.2)或 t(3;3)(q21.3；q26.2)；GATA 2, *MECOM* AML(巨核细胞性白血病)伴 t(1;22)(p13.3；q13.3)；RBM15 - MKL1 AML 伴 BCR - ABL1(暂定) AML 伴 *NPM1* 突变 AML 伴 *CEBPA* 双等位基因突变 AML 伴 *RUNX1* 突变(暂定)
AML 伴有病态造血改变 治疗相关髓系肿瘤	AML 伴微小分化 AML 未成熟 APL 伴成熟分化 急性粒单核细胞白血病 急性单核细胞白血病 急性红细胞白血病 纯红细胞白血病 急性巨核细胞白血病 急性嗜碱粒细胞白血病 全髓增殖症伴骨髓纤维化
髓系肉瘤	
唐氏综合征相关的骨髓增殖	一过性髓细胞生成异常 唐氏综合征相关的髓系白血病

引自参考文献[14]

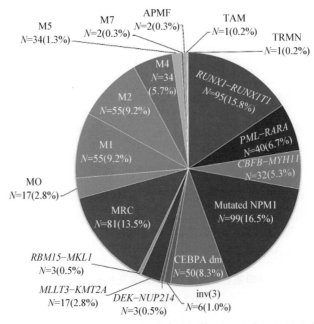

图 30-4 依据 2016 WHO 的 AML 分类进行的 AML 患者亚型的分类统计

引自参考文献[15]

　　NPM1 突变发生在大约 1/3 的初发 AML 中,其中以 A 型突变为最多见,占比 79.09％
(图 30－5、表 30－6)。

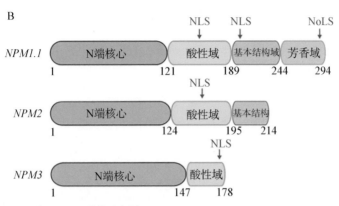

a. 三种*NPM1*亚型的示意图。

b. *NPM1.1*、*NPM2*、*NPM3*的示意图描述。*NPM1.1*的C端是唯一的,

包含NoLS,该部分在*NPM1*突变的AML丢失。

图 30－5　*NPM1.1*、*NPM2*、*NPM3* 的结构示意图

引自参考文献[16]

表 30－6　*NPM1* 在 AML 中的各型突变构成比

突变	氨基酸位点	插入	发生频率(％)
MutA	W288	TCTG	79.09
MutB	W288	CATG	6.14
MutD	W288	CCTG	5.91
其他	其他(W288,R290,W291)	其他	8.86

引自参考文献[16]

　　在这项统计了 610 例 AML 患者的回顾性分析中,依据 2016 WHO 对 AML 的分型标
准,通过对比 2008 及 2016 年 WHO 对 AML 的分类,我们发现 AML 伴有 *NPM1* 突变最常
见于 AML－M2、AML－M4、AML－M5 三种类型的白血病中(表 30－7)。

　　大约 20％成人初发 AML 中存在 *DNMT3A* 突变,其中 R882 错义突变占到 50％
(表 30－8、图 30－6)。

　　FLT3 在大约 30％的 AML 中存在突变,其中 *FLT3－ITD* 最为常见,大约发生在 25％
的 AML 患者中,与不良预后相关。而 *FLT3－TKD* 存在于 7％~10％的 AML 患者中,其
预后意义仍不明确。

　　(2) MS 转变为 M2a 的分子机制可能是什么? 如何分析 *NPM1*、*DNMT3A－PHD*、
FLT3－TKD 基因突变先后出现(图 30－7、表 30－9)?

　　编码表观遗传修饰因子的基因如 *DNMT3A*、*ASXL1*、*TET2*、*IDH1*、*IDH2* 通常在
疾病早期获得突变成为起始克隆。伴随年龄的增长及造血的扩增,这些基因的突变频率增
加,带来罹患血液肿瘤的风险增大。甚至一些基因突变在化疗缓解后仍然存在,造成克隆性

表 30-7 2008 WHO 对 AML 的分类同 2016 WHO 对 AML 的分类对比

| 2016 WHO | 2008 WHO | | | | | | | | | | | | | | | | | | 合计 |
	RUNX1-RUNX1T1	PML-RARA	CBFB-MYH11	Mutated NPM1	CEBPA dm	inv(3)	DEK-NUP214	MLLT3-KMT2A	RBM15-MKL1	MRC	M0	M1	M2	M4	M5	M7	APMF	TAM	TRMN	
RUNX1-RUNX1T1	95																			95
RML-RARA		40																		40
CBFB-MYH11			32																	32
RPN1-EVI1						6														6
DEK-NUP214							3													3
MLLT3-MLL								17												17
RBM15-MKL1									3											3
MRC				14	8					80		1	1	1						106
M0											17									17
M1				5	18							54								77
M2				14	21								54							89
M4				37	2									33						72
M5				26											8					34
M6A				1																1
M6B				1	1					1										3
M7																2				2
APMF				1													2			3
TAM																		1		1
TRMN																			1	1
合计	95	40	32	99	50	6	3	17	3	81	17	55	55	34	8	2	2	1	1	601

AML，急性髓系白血病；dm，双突变；MRC，AML 伴病态造血改变；M0，AML 伴微小分化；M1，AML 伴未成熟；M2，AML 伴成熟；M4，急性粒单核细胞型白血病；M5，急性单核细胞白血病；M6A，红白血病；M6B，纯红细胞白血病；APMF，全髓增殖症伴骨髓纤维化；TAM，唐氏综合征相关的一过性髓细胞生成异常；TRMN，治疗相关髓系肿瘤
引自参考文献[15]

表 30‑8 *DNMT3A* 突变在成人 AML 中的发生频率

疾病	特征	发生频率(%)
成人 AML	原发 AML	62/281(22.1)
	原发正常染色体核型 AML	36/123(29.3)
	中危 AML	272/914(29.8)
	正常染色体核型- AML	142/415(34.2)

引自参考文献[17]

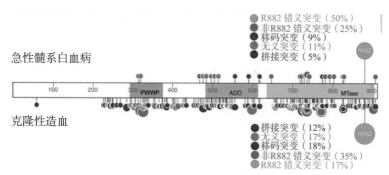

图 30‑6 *DNMT3A* 突变谱示意图

引自参考文献[17]

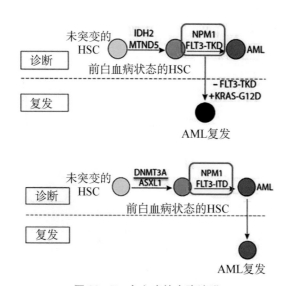

图 30‑7 白血病的克隆演进

引自参考文献[18]

扩增,并最终导致疾病的复发。相反,累及 *NPM1* 或信号分子(如 *FLT3*、RAS)的突变通常在白血病发生的进程中作为二次事件较晚发生。在二次打击中,*FLT3 - TKD* 并不能使小鼠发病,当同时存在 *NPM1*c 时,*NPM1*c 可以通过改变 *FLT3 - TKD* 从细胞表面到内质网的定位,可能带来 STAT5 的异常激活,从而导致白血病的发生(图 30‑8)。

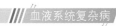

表 30-9　*NPM1*、*FLT3-TKD*、*DNMT3A* 突变在 AML 中的发生频率及临床意义

突变基因	发生频率（%）	基因相互作用及临床影响
		对于临床实践有影响的基因突变（依据 WHO 及 2017 ELN 推荐）
NPM1	25~30	AML 伴 *NPM1* 在 AML 最为常见 同以下的基因突变相关：*DNMT3A*（约 50%），*FLT3-ITD*（约 40%），黏附基因（约 20%，*RAD21*、*SMC1A*、*SMC3*）；*NRAS*（约 20%），*IDH1*（约 15%），*IDH2 R140*（约 15%），*PTPN11*（约 15%），*TET2*（约 15%） AML 伴 *NPM1*ᵐᵘᵗ/*FLT3-ITD* 阴性或 *NPM1*ᵐᵘᵗ/*FLT3-ITD* 弱表达（等位比，0.5）在年轻成年患者中预后较好。 在大多数研究中，未发现 AML 伴 *NPM1*ᵐᵘᵗ/*FLT3-ITD* 阴性或 *FLT3-ITD* 弱表达的年轻成年患者，初次完全缓解后行同种异体造血干细胞获得生存受益。 伴 *NPM1* 突变的老年 AML 患者（年龄>60 岁）可从常规强化化疗中受益。 紧密监测患者的 MRD：应通过 qRT-PCR 检测 *NPM1* 转录水平，预测生存结果
FLT3-TKD	7~8	同如下改变相关：inv(16)/t(16;16)（约 20%），t(15;17)（约 15%），*NPM1* 突变（约 10%） 预后的意义仍存争议 已证明 Midostaurin 联合强化化疗可改善具有 *FLT3-TKD* 突变的患者（18~60 岁）的生存率
DNMT3A	15~30	同健康老年人的克隆性造血相关 是白血病发生的早期事件 发生频率随着年龄的增长而增加（<60 岁：15%~25%；≥60 岁：20%~30%） 与 *NPM1*、*FLT3-ITD*、*IDH1*、*IDH2*ᴿ¹⁴⁰ 和 *IDH2*ᴿ¹⁷² 突变相关 对预后影响在多项研究中不一致（例如，*NPM1* 和 *FLT3-ITD* 状态）：2010 ELN 不良预后的正常核型 AML 组不良反应中等；在三突变的 AML（*DNMT3A*mut/*NPM1*mut/*FLT3-ITD* 阳性）尤其提示预后不良 血液学 CR 中持续存在的 *DNMT3A* 转录水平，对于预后无预测结果；对 *DNMT3A* MRD 评估可能没有价值

引自参考文献[3]

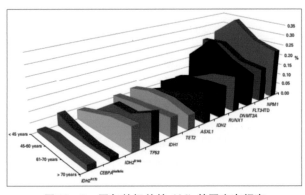

图 30-8　同年龄相关的 AML 基因突变频率

通过德国-奥地利 AML 研究小组数据库获得的基于 10 622 例 AML 患者同年龄相关的再现性基因突变频率。年龄分布：<45 岁，2 228 人；45~60 岁，3 392 人；61~70 岁，2 517 人；>70 岁，2 485 人。请注意，大多数患者接受过强化治疗，并且 70 岁以上的患者比例不能反映 AML 中正常年龄的分布。ITD，内部串联复制
引自参考文献[3]

从白血病克隆演进的角度,该患者存在孤立性宫颈 MS 时,骨髓基因检测提示已经获得 *DNMT3A - PHD* 突变基因成为起始克隆。经 IA 及 Ara - C 治疗后起始克隆并未消失,并进一步获得 *NPM1* 及 *FLT3 - TKD* 突变基因,是患者从原发性 MS 最终演变为 AML 并出现疾病复发及难治的分子生物学基础。但此患者的 *FLT3 - TKD* 的出现早于 *NPM1* 的突变,由于我们在疾病的早期的测序中并未进行二代测序,或可存在检测疏漏。而患者发生的起始基因突变是否能够溯源于 MS,则依赖于该病例中 MS 的组织标本进行测序分析,本病例中并未获得 MS 组织标本的测序数据。

3. 预后与治疗,针对该患者最好的治疗方法?

(1) 预后。

由于 MS 的发病率较低,缺乏系统大规模的临床研究,目前国际上对于 MS 的预后因素判断难以达成共识。美国 2004—2013 年间 746 例患者的回顾性研究中(表 30 - 3),MS 的整体中位生存期为 12.8 个月,平均发展为 AML 的时间为 5~12 个月。对于 MS 的初发部位同预后的关系,以及原发性 MS 的预后是否优于 MS 伴有 AML,或 MS 伴有 MPD、MDS,目前依旧存在较大争议。在如下针对 131 例患者的回顾性研究中发现,继发于 MPD、MDS 的 MS 预后较差,伴有 AML 的 MS 同原发性 MS 预后无统计学差异。然而这一结论并未在其他的研究中得到证实(图 30 - 9)。

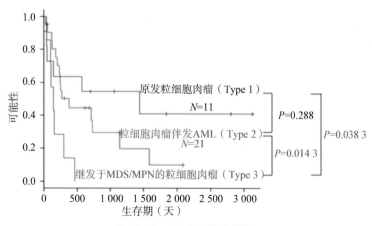

图 30 - 9　MS 的亚型与预后

引自参考文献[19]

细胞遗传学的及分子遗传学的改变不仅影响了 AML 的疾病演变及预后,也同样影响了 MS 的预后。MS 中具有正常核型的患者预后要显著优于具有复杂核型及 1~2 种核型异常的患者(表 30 - 10、图 30 - 10)。

表 30 - 10　2017 ELN 依据遗传学改变进行的危险度分层

危险度分层	遗传损伤
低危	t(8;21)(q22;q22.1);*RUNX1 - RUNX1*T1 inv(16)(p13.1q22)或 t(16;16)(p13.1;q22);CBFB - MYH11 *NPM1* 突变不伴 *FLT3 - ITD* 或伴 *FLT3 - ITD*[low] 双等位基因突变的 *CEBPA*

（续表）

危险度分层	遗 传 损 伤
中危	*NPM1* 突变及 *FLT3 - ITD*^{high}（见下注） 野生型 *NPM1* 不伴 *FLT3 - ITD* 或伴 *FLT3 - ITD*^{low}（无不良风险基因突变）t(9;11) (p21.3;q23.3);MLLT3 - *KMT2A* 细胞遗传学异常未分类
高危	t(6;9)(p23;q34.1);DEK - NUP214 t(v;11q23.3);*KMT2A* 重排 t(9;22)(q34.1;q11.2);BCR - ABL1 inv(3)(q21.3q26.2)或 t(3;3)(q21.3;q26.2); GATA2,*MECOM*(EVI1) —5 或 del(5q);—7;—17/abn(17p) 复杂核型,单核型 野生型 *NPM1* 及 *FLT3 - ITD*^{high} *RUNX1* 突变 *ASXL1* 突变 *TP53* 突变

引自参考文献[3]

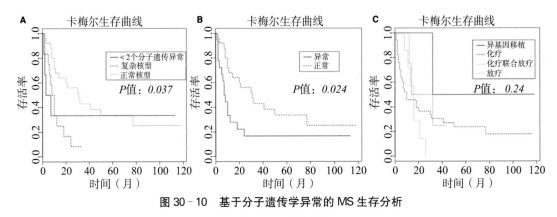

图 30 - 10　基于分子遗传学异常的 MS 生存分析

引自参考文献[20]

　　该患者年龄为 63 岁,初发为宫颈原发性 MS 存在 *DMNT3A - PHD* 突变,选用 IA 方案诱导＋巩固一次,影像学评估 PR,并继续中剂量 Ara - C 巩固一次,出现宫颈局部复发,并出现 *DNMT3A - PHD*、*FLT3 - TKD* 双突变,经讨论采用放疗后化疗的方案。然而,患者在放疗 3 次后评估时转化为 AML - M2a,并伴有 *DNMT3A - PHD*、*FLT3 - TKD*、*NPM1* 三突变。依据德国 AMLCG 协作组,患者为老年女性,因持续存在髓外白血病,考虑难治性 AML,伴 *DNMT3A*、*FLT3 - TKD*、*NPM1* 三突变,预后不良(图 30 - 11)。

　　(2)治疗。

　　目前对 MS 的治疗并未达成广泛共识,治疗策略目前主要依据 MS 的疾病进展针对性采取不同的方案:例如 MS 是否伴有 AML、原发性 MS 或者疾病复发。对于原发性 MS 或 MS 伴有 AML,多家研究机构推荐采用同 AML 相类似的诱导化疗,同时加用局部放射治疗作为首选治疗方案。初次诱导缓解后进行异基因造血干细胞移植目前认为能够为 MS 患者带来生存获益。如前所述的针对 746 例患者的回顾性研究中,对于小于 70 岁的患者,早期

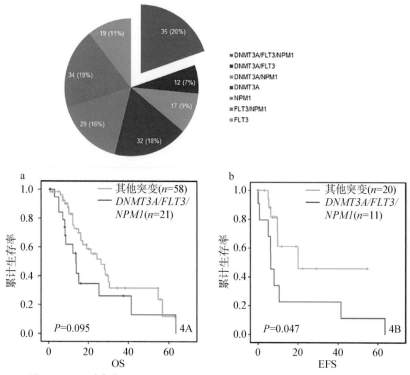

图 30 - 11　对含有 *NPM1*、*FLT3*(*FLT3 - ITD* 及 *FIT3 - TKD*)、*DNMT3A* 突变基因的初发 AML 的发病率及预后评估

引自参考文献[21]

干预(化疗或手术/放疗)相比非干预组生存期无明显差异,对于年龄大于 70 岁的患者,过早进行化疗或可缩短患者的总体生存。复发的原发性 MS 较为罕见,由于发展为 AML 的中位时间为 7 个月,建议仍旧采取再诱导巩固结合放疗的方案(表 30 - 11)。

表 30 - 11　可参考的 MS 治疗方案

MS 疾病进程	累及范围	治疗策略
初发	孤立性	AML 强化化疗方案,考虑放疗作为巩固治疗
	MS 伴发骨髓累及	AML 强化化疗方案,考虑造血干细胞移植作为巩固治疗;若诱导化疗后 MS 持续存在考虑行放射治疗
复发	**孤立性** 化疗后 骨髓移植后	AML 化疗方案再诱导并考虑造血干细胞移植 供者淋巴细胞输注,降低免疫移植,放疗,和(或)临床试验
	MS 及骨髓 化疗后	AML 化疗方案再诱导并考虑造血干细胞移植,放疗,和(或)临床试验
白血病皮肤表现	**骨髓状态** 阴性	AML 强化化疗方案
	AML	AML 强化化疗方案考虑造血干细胞移植,若化疗后白血病皮肤表现持续存在考虑行全皮肤电子束治疗

引自参考文献[22]

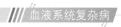

50%～70%的 AML 患者在完全缓解后出现复发,针对这部分复发难治的患者,治疗流程可参考 2015"How I treat refractory and early relapsed acute myeloid leukemia"中的模式图及 2020 NCCN 指南的推荐治疗方案(表 30-12)。

表 30-12　2020 NCCN 指南对于复发难治 AML 的治疗推荐

复发难治性 AML 的监测及治疗(巩固治疗结束后)

• 每 1～3 个月监测全血细胞及血小板,持续 2 年;其后每 3～6 个月 1 次,至少 5 年 • 仅当外周涂片异常或血细胞减少,行骨穿及活检 • 患者首次复发时,如果没有同胞供者,应与相关机构联系,启动供者筛查	复发	确定基因突变状态: *FLT3*(*ITD* 或 *TKD*) *IDH1* *IDH2*	治疗选择: 临床试验(强烈建议) 或 靶向治疗(参见 AML-H),然后行同胞供者移植或替代性供者移植 或 化疗(参见 AML-H),然后行同胞供者移植或替代性供者移植 或 若复发时间距离诱导治疗≥12 个月,行首次诱导治疗成功的化疗方案 或 最佳支持治疗(请参阅 NCCN 指南姑息治疗)

复发难治 AML 的临床试验

靶向治疗:
• AML 伴 *FLT3-ITD* 突变的治疗
➢ Gilteritinib(类别 1)
➢ 去甲基化药物(阿扎胞苷或地西他滨)＋索拉非尼
• AML 伴 *FLT3-TKD* 突变的治疗
➢ Gilteritinib(类别 1)
• AML 伴 *IDH2* 突变的治疗
➢ Enasidenib
• AML 伴 *IDH1* 突变的治疗
➢ vosidenib
• CD33 阳性 AML 的治疗
➢ 吉妥单抗 ozogamicin

针对适当患者的积极疗法:
• 克拉屈滨＋阿糖胞苷＋G-CSF±米托蒽醌或伊达比星
• HiDAC(如果以前未接受过该治疗)±(依达比星或柔红霉素或米托蒽醌)
• 氟达拉滨＋阿糖胞苷＋G-CSF±达柔比星
• 依托泊苷＋阿糖胞苷±米托蒽醌
• 氯法拉滨±阿糖胞苷＋G-CSF±达柔比星
不太积极的疗法:
• 去甲基化药物(阿扎胞苷或地西他滨)
• 低剂量阿糖胞苷(2B 类)
• Venetoclax＋HMA/LDAC

引自参考文献[23]

研究发现,对 R/R AML 积极进行化疗是提高完全缓解率的有效方式。在 2019 年的一项纳入中位年龄在 52 岁的 41 例患者的临床实验中,含有氟达拉滨的 FLAGM(氟达拉滨＋大剂量阿糖胞苷＋G-CSF＋米托蒽醌)方案能够获得 73%的完全缓解率,在第一次复发的患者中,大约有 82%的患者能够达到≥12 个月的完全缓解。其中在所有纳入的患者当中,约 78%曾经应用过大剂量阿糖胞苷治疗。另一项纳入 67 例平均年龄 50.54±17.75 岁的中国 R/R AML 的临床实验中,CLAG 方案[5 mg/(m² · d)]克拉屈滨(d1～5)、2 g/(m² · d)阿糖胞苷(d1～5)和 300 μg/d 非格司亭(重组人粒细胞刺激因子)(d0～5)能够使大约 57.9%的患者获得完全缓解,中位生存期 10 个月左右。此外,鉴于 AML 中 DNA 的甲基化累及诸多的重现性基因异常的改变(如 DMNT3A 等),依据表观遗传修饰具有可逆性的特点,针对抑制 DNA 甲基化的药物成为近年探索复发难治 AML 的治疗方向,这其中包括地西他滨、阿扎胞苷、IDH 抑制剂等药物。如表 30-13 所示,其中 Bcl-2 抑制剂联合 AZA 或 DAC 方案 ORR 达到了 51%,中位生存期 6.5 个月。

表 30-13 针对老年复发难治 AML 的分子靶向药物的临床研究

药物	靶点	ORR (CR+CRi)	中位生存期(月)	其他受益
Gilteritinib	FLT3	21%	4.6	持续不依赖于输血(31%)
Quizartinib	FLT3	48%	6.2	各个亚组的获益,包括等位基因比例,先前的 HCT,AML 风险评分以及对先前治疗的反应
Ivosidenib	IDH1	33%	8.8	持续不依赖于输血(35%)
Enasidenib	IDH2	23%	8.2	持续不依赖于输血(34%)
AZA 或 DAC	DNA 甲基化	16%	6.7	血液学改善(8%)
AZA/DAC+ Venetoclax	DNA 甲基化 BCL2 调节	51%	6.5	10%形态学无白血病状态

被批准用于治疗复发性 AML 老年患者的新分子靶向药物临床试验结果。AZA,氮杂胞苷;CR,完全缓解;Cri,血液学不完全恢复;DAC,地西他滨;ORR,总体响应率;HCT,造血干细胞移植
引自参考文献[24]

FLT3 抑制剂的应用同样在 AML 中显示出了良好的疗效。其中索拉非尼作为一代多靶点 TKI,单药显示出良好的耐受性,但因单药疗效欠佳,在 AML 中常同以强化的阿糖胞苷或蒽环为基础的化疗相结合,在年轻初发 AML 患者中能够延长 EFS 和 RFS。Midostauri 能够使小于 60 岁的年轻患者延长 EFS 及 DFS,但是 FLT3 抑制剂在老年 AML 中的疗效仍待确认;FLT3 抑制剂同去甲基化药物具有协同作用,但是否能够改善复发难治 AML 患者的预后仍需要更大样本的临床试验证实;此外,多项研究证实,索拉非尼在移植后的维持治疗能够延长患者的 OS 及 RFS/LFS,使患者获得生存受益。

因此,对于这类复发难治性 AML,早期对患者积极进行含有氟达拉滨或克拉屈滨的化疗方案,结合去甲基化药物或靶向药物干预可能带来生存获益。

结合本例老年女性患者,此次转化为 AML-M2a,骨髓原始细胞 74%,不符合异基因造血移植的指征。同时,该老年患者经过多次标准化疗以及 3 次放疗,骨髓抑制的风险显著增高。鉴于 FLAG 或 CLAG 方案血液毒性大、骨髓抑制重,老年患者较难耐受,结合患者存在 DMNT3A 的起始突变,因此,化疗上我们选用了毒性相对较小耐受性较好的 CAG 方案结合小剂量地西他滨治疗。在回顾性研究中,PD-L1 高表达的 AML 患者群体整体预后较差,是目前认为免疫逃逸发生的重要机制。同时,HMAs 能够诱导 T 细胞 PD-1 的表达增加,提示患者经过去甲基化治疗后 T 细胞可能会发生功能性的损伤,杀伤功能减弱,而这一功能的损伤间接加剧了 AML 的疾病进展,造成预后不良。基础研究中发现,HMAs 的早期应用,能够改善 anti-PD-L1 的抗肿瘤效能。因此我们选用在 D-CAG 方案后加用联合脐血输注的方式,希望能够弥补患者 T 细胞的功能缺陷。我们在前期开展了以地西他滨+阿糖胞苷+脐血输注治疗老年 AML 的临床研究,结果提示相比传统化疗组,加用脐带血输注

能够延长总体生存时间。综上,针对此例患者,我们选择 D-CAG+脐带血治疗老年三突变AML-M2a,主要考量如下:①CAG 对老年患者的耐受性好;②DAC 针对 *DMNT3A* 初始克隆的治疗意义;③经过 DAC 治疗后的患者 T 细胞存在功能缺陷,应用异基因脐带血输注弥补 T 细胞功能不足,增强细胞杀伤功能,并兼具安全性,排异反应相对轻微可控。

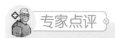 **专家点评**

  结合上述讨论,该患者的骨髓中存在 *DNMT3A-PHD* 起始克隆是后续发展为AML-M2a(*DNMT3A-PHD*、*FLT3-TKD*、*NPM1* 突变)的分子生物学基础。发展为 AML 后,该患者被纳入"DAC+AraC+脐血"的临床试验研究。由于此前的临床实验中未纳入此类难治性 AML 伴三突变的患者,因此无法进行参照比对。但对照已发表的 *DNMT3A*、*FLT3*、*NPM1* 三突变的中位生存期,该患者在治疗中并未获得生存收益。综上,早期同时进行 MS 组织及 BM 中深度测序,辨别起始克隆,可为早期的异基因造血干细胞移植及早期靶向药物的干预提供帮助;发展为难治性 AML-M2a 后,对患者进行积极化疗联合 *FLT3* 抑制剂或去甲基化药物或可提高患者的生存收益。

整理:金震

点评:李军民,陈秋生

参考文献

[1] GOYAL G, BARTLEY AC, PATNAIK MM, et al. Clinical features and outcomes of extramedullary myeloid sarcoma in the United States: analysis using a national data set [J]. Blood Cancer J, 2017,7(8):e592.

[2] DAVER N, SCHLENK RF, RUSSELL NH, et al. Targeting *FLT3* mutations in AML: review of current knowledge and evidence [J]. Leukemia, 2019,33(2):299-312.

[3] BULLINGER L, DÖHNER K, DÖHNER H. Genomics of acute myeloid leukemia diagnosis and pathways [J]. J Clin Oncol, 2017,35(9):934-946.

[4] RUDORF A, MULLER TA, KLINGEBERG C, et al. *NPM1c* alters *FLT3*-D835Y localization and signaling in acute myeloid leukemia [J]. Blood, 2019,134(4):383-388.

[5] LAZZAROTTO D, CANDONI A, FILI C, et al. Clinical outcome of myeloid sarcoma in adult patients and effect of allogeneic stem cell transplantation. Results from a multicenter survey [J]. Leuk Res, 2017,53:74-81.

[6] HATSUMI N, MIYAWAKI S, YAMAUCHI T, et al. Phase II study of FLAGM (fludarabine +high-dose cytarabine+granulocyte colony-stimulating factor+mitoxantrone) for relapsed or refractory acute myeloid leukemia [J]. Int J Hematol, 2019,109(4):418-425.

[7] WANG L, XU J, TIAN X, et al. Analysis of efficacy and prognostic factors of CLAG treatment in Chinese patients with refractory or relapsed acute myeloid leukemia [J]. Acta Haematol, 2019,141(1):43-53.

[8] ANTAR AI, OTROCK ZK, JABBOUR E, et al. *FLT3* inhibitors in acute myeloid leukemia:

ten frequently asked questions [J]. Leukemia, 2020,34(3):682 - 696.

[9] MAC MANUS M, LAMBORN K, KHAN W, et al. Radiotherapy-associated neutropenia and thrombocytopenia: analysis of risk factors and development of a predictive model [J]. Blood, 1997,89(7):2303 - 2310.

[10] ORSKOV AD, TREPPENDAHL MB, SKOVBO A, et al. Hypomethylation and up-regulation of PD - 1 in T cells by azacytidine in MDS/AML patients: A rationale for combined targeting of PD - 1 and DNA methylation [J]. Oncotarget, 2015,6(11):9612 - 9626.

[11] GHONEIM HE, FAN Y, MOUSTAKI A, et al. De novo epigenetic programs inhibit PD - 1 blockade-mediated T cell rejuvenation [J]. Cell, 2017,170(1):142 - 157. e19.

[12] LI X, DONG Y, LI Y, et al. Low-dose decitabine priming with intermediate-dose cytarabine followed by umbilical cord blood infusion as consolidation therapy for elderly patients with acute myeloid leukemia: a phase II single-arm study [J]. BMC Cancer, 2019,19(1):819.

[13] CLAERHOUT H, AELST SV, MELIS C, et al. Clinicopathological characteristics of de novo and secondary myeloid sarcoma: A monocentric retrospective study [J]. Eur J Haematol, 2018, 100(6):603 - 612.

[14] DE KOUCHKOVSKY I, ABDUL-HAY M. Acute myeloid leukemia: a comprehensive review and 2016 update [J]. Blood Cancer J, 2016,6(7):e441.

[15] JUNG J, CHO BS, KIM HJ, et al. Reclassification of acute myeloid leukemia according to the 2016 WHO Classification [J]. Ann Lab Med, 2019,39(3):311 - 316.

[16] BRUNETTI L, GUNDRY MC, GOODELL MA. New insights into the biology of acute myeloid leukemia with mutated *NPM1* [J]. Int J Hematol, 2019,110(2):150 - 160

[17] BRUNETTI L, GUNDRY MC, GOODELL MA. *DNMT3A* in leukemia [J]. Cold Spring Harb Perspect Med, 2017,7(2):a030320.

[18] CORCES-ZIMMERMAN MR, HONG WJ, WEISSMAN IL, et al. Preleukemic mutations in human acute myeloid leukemia affect epigenetic regulators and persist in remission [J]. Proc Natl Acad Sci U S A, 2014,111(7):2548 - 2553

[19] KAWAMOTO K, MIYOSHI H, YOSHIDA N, et al. Clinicopathological, cytogenetic, and prognostic analysis of 131 myeloid sarcoma patients [J]. Am J Surg Pathol, 2016,40(11):1473 - 1483.

[20] ULLMAN DI, DORN D, JONES JA, et al. Clinicopathologic and molecular characteristics of extramedullary acute myeloid leukemia [J]. Histopathology, 2019,75(2):185 - 192.

[21] LOGHAVI S, ZUO Z, RAVANDI F, et al. Clinical features of de novo acute myeloid leukemia with concurrent *DNMT3A*, *FLT3* and *NPM1* mutations [J]. J Hematol Oncol, 2014,7:74.

[22] BAKST RL, TALLMAN MS, DOUER D, et al. How I treat extramedullary acute myeloid leukemia [J]. Blood, 2011,118(14):3785 - 3793.

[23] NCCN Clinical Practice Guidelines in Oncology: Acute Myeloid Leukemia(Version 3. 202 0) [EB/OL].

[24] FERRARA F, LESSI F, VITAGLIANO O, et al. Current therapeutic results and treatment options for older patients with relapsed acute myeloid leukemia [J]. Cancers (Basel), 2019,11 (2):224.

病例31 纤溶亢进、多发骨质破坏——急性早幼粒细胞白血病

主诉

反复腰痛 1 年,牙龈出血 1 个月,伴血尿 5 日。

病史摘要

现病史:患者 2018 年 3 月体力劳动时突发腰痛,当地医院腰椎 MRI 提示"椎间盘突出",予"口服甲钴胺、扶他林外用",卧床 1 个月余好转;2018 年 6 月爬山时再次出现腰痛,当地医院腰椎 MRI 提示骨质破坏,休息后无好转。2018 年 11 月于长征医院骨科就诊,腰椎 CT:①腰椎退变,腰 4/5、腰 5/骶 1 椎间盘稍膨出;②右侧髂骨多发骨质破坏;③骶 1 可疑骨质破坏。PET/CT:右侧第 2 肋骨、左侧第 6 肋骨、右侧髂骨及骶骨骨质破坏,局部不均匀代谢,SUV_{max} 1.3,考虑炎性病变可能。当时患者拒绝骨穿,予腰托支持,定期门诊随访。

患者 2019 年 2 月中旬因反复牙龈出血于当地卫生院就诊,予"甲硝唑"口服症状无改善。2019 年 2 月 28 日患者于桐乡市中医医院口腔科就诊,门诊查血常规未见明显异常,凝血酶原时间(PT)16.5 s(正常参考范围 9～13 s,下同);活化部分凝血活酶时间(APTT)35.3 s(正常参考范围 20～40 s,下同);纤维蛋白原(Fbg)0.55 g/L(正常参考范围 2～4 g/L,下同);凝血酶时间(TT)23.8 s(正常参考范围 14～21 s,下同),D-二聚体 30 200 μg/L(正常范围 0～550 μg/L,下同),予中成药口服,症状、凝血功能无好转,建议转上级医院就诊。患者 2019-03-11 于嘉兴市第一医院就诊,查血常规无异常,凝血功能提示 PT 20.6 s,APTT 46.5 s,TT 22.9 s,Fbg 0.64 g/L,D-二聚体>10 000 μg/L。随后给予住院治疗,2019 年 3 月 14 日行骨髓、免疫球蛋白及血轻链测定均未见异常。抗核抗体阳性,滴度 1∶100,nRNP/SM 阳性(＋＋),余自身抗体阴性。予"输注血浆、冷沉淀、凝血酶原复合物和人纤维蛋白原及止血药物等"对症支持治疗,牙龈渗血较前转,但复查凝血指标改善不明显,并出现肉眼血尿,为进一步诊治于 2019 年 3 月 19 日收入我院。

患者自发病以来一般情况可,大便数日未解,肉眼血尿,体重无明显下降。

既往史:既往体健,否认高血压、糖尿病、冠心病等慢性疾病史,否认乙肝、结核等传染病史。预防接种史随社会,否认手术外伤史,否认药物、食物过敏史。

个人史:生于嘉兴,长期居住,否认疫水、疫区接触史。文化程度大专,个体经营者,否认放射性物质、化学毒物接触史。无烟酒等不良嗜好。

婚育史:28 岁结婚,爱人体健,育有 1 子 1 女,配偶及孩子体健。

家族史:母亲因白血病(具体不详)去世,1 兄弟 1 姐妹,均体健。

入院体检

神清,气平,无贫血貌,右上臂长条状皮下血肿(12 cm×4 cm),左髂后有皮下血肿(4 cm×4 cm)。全身浅表淋巴结无明显肿大。口腔黏膜无白斑、溃疡,齿龈未见活动性出

血;胸骨无压痛,双肺呼吸音清,未及啰音。心率 80 次/分,律齐,未及杂音。腹平软,无压痛及反跳痛,肝脾脏肋下未扪及,双下肢无水肿。

辅助检查

1. 外院报告

(1) 桐乡市第一人民医院:

2018 年 3 月 11 日腰椎 MRI:L_4/L_5/S_1 椎间盘退变伴膨隆突出,$L_{4\sim5}$ 层面左侧侧隐窝狭窄。$L_{1\sim2}$ 右侧附件异常条片影:无菌性炎症?

2018 年 11 月 5 日腰椎 MRI:①腰骶椎多发椎体及附件不规则异常信号,对比 2018 年 3 月 11 日明显增多,转移瘤?建议进一步检查;②L_4/L_5/S_1 椎间盘变性、轻度向后膨隆。

(2) 长征医院:

2018 年 11 月 20 日腰椎 CT:①腰椎退变,$L_{4/5}$、L_5/S_1 椎间盘稍膨出;②右侧髂骨多发骨质破坏;③骶 1 可疑骨质破坏。

2018 年 11 月 21 日腰椎 MRI:①T_{11}、L_3、$S_{1\sim4}$ 椎骨、双侧髂骨病变伴软组织病变,考虑炎性病变可能,建议进一步实验室检查,抗炎治疗后复查。②腰椎退变,$L_{4/5}$、L_5/S_1 椎间盘轻度突出。

2019 年 11 月 29 日 PET/CT:右侧第 2 肋骨、左侧第 6 肋骨、右侧髂骨及骶骨骨质破坏,局部不均匀代谢,SUV_{max} 1.3,考虑炎性病变可能。脊柱退变,$L_{4/5}$、L_5/S_1 椎间盘突出。

(3) 桐乡市洲泉镇中心卫生中心:

2018 年 12 月 5 日血常规:WBC 4.45×10^9/L, N 2.61×10^9/L, Hb 153 g/L, PLT 193×10^9/L。

(4) 嘉兴市第一医院:

2019 年 3 月 12 日血清免疫球蛋白和轻链:IgG 10.7 g/L, IgA 1.11 g/L, IgM 0.88 g/L,轻链 λ 4030 mg/L,轻链 κ 8100 mg/L, C3 0.92 g/L, C4 0.23 g/L,均正常。

2019 年 3 月 14 日骨髓检查:

骨髓涂片:增生明显活跃,粒细胞系统增生活跃,中幼粒以下阶段增生为主,形态未见明显异常,红系增生活跃,中晚幼红细胞增生为主,形态未见明显异常,成淋比例偏低,形态无殊,巨核细胞全片约见 268 个,血小板小簇散在分布可,全片未见异形恶性细胞,粒红比(3~5):1。

骨髓流式:未见明显异常原始细胞群,CD45 弱表达,低 SS 原始细胞群占非红有核细胞系的 1.5%。

骨髓活检:送检骨髓造血组织与脂肪组织比例约 6:4,粒红系细胞比例约 2:1,巨核细胞约 2 个/HPF,网染(+/−),结论:造血组织增生程度正常范围。免疫组化:CD3(+少量),CD20(+少量),CD34(+少量),CD61(+),CD235a(+),MPO(+)。

染色体:46,XY[20]。

(5) 瑞金医院:

2019 年 3 月 20 日 凝血因子活性:凝血因子 XI 活性 46.5%,凝血因子 XII 活性 38.5%,凝血因子 V 活性 32.9%,凝血因子 X 活性 30.4%;凝血因子 VIII 活性 59.1%,凝血因子 IX 活性 66.9%,凝血因子 VII 活性 113.5%,凝血因子 II 活性 70%。凝血因子 XIII 活性:纤维蛋白原过低,无法检测(参考值 50%~70%)。

2019 年 03 月 20 日 弥散性血管内凝血(DIC)全套:PT 22.6 s,APTT 37.5 s,TT 29 s,Fbg 0.5 g/L,纤维蛋白降解产物(FDP)80.9 mg/L(参考值 0~5 mg/L),D-二聚体 12.85 mg/L。

2019 年 3 月 20 日狼疮抗凝物:1.13(阴性)。

2. 我院报告

血常规:

2019 年 3 月 19 日:WBC 8.52×10⁹/L[参考值(3.5~9.5)×10⁹/L,下同],N 5.80×10⁹/L[参考值(1.8~6.3)×10⁹/L,下同],Hb 127 g/L(参考值 115~150 g/L,下同),PLT 95×10⁹/L↓[参考值(125~350)×10⁹/L,下同]。

2019 年 3 月 29 日:WBC 33.32×10⁹/L↑,N 12×10⁹/L↑,Hb 102 g/L↓,PLT 165×10⁹/L。镜检:异常早幼粒 0.29。

2019 年 3 月 30 日:WBC 60.07×10⁹/L,Hb 110 g/L,PLT 195×10⁹/L。

2019 年 4 月 10 日:WBC 1.82×10⁹/L,N 0.97×10⁹/L,Hb 71 g/L,PLT 60×10⁹/L。

2019 年 4 月 15 日:WBC 0.63×10⁹/L,N 0.16×10⁹/L,Hb 74 g/L,PLT 274×110⁹/L。

2019 年 4 月 29 日:WBC 3.96×10⁹/L,N 2.48×10⁹/L,Hb 84 g/L,PLT 476×10⁹/L。

尿常规:

2019 年 3 月 20 日:红色,非常浑浊,比重 1.025,pH 6.5,尿糖(—),尿蛋白(+)↑,尿胆原(—),胆红素(—),酮体(+)↑,亚硝酸盐(+)↑,隐血(+)↑,白细胞酯酶(+)↑,维生素 C(—),白细胞(镜检)>40 个/HP↑,红细胞(镜检)>40 个/HP↑。

2019 年 3 月 31 日:白细胞 4.95 个/μl,红细胞 13.20 个/μl↑,黄色,清澈,比重 1.019,pH 7.00,尿糖(—),尿蛋白(—),尿胆原(—),胆红素(—),酮体(—),亚硝酸盐(—),隐血(+)↑,白细胞酯酶(—),维生素 C(—)。

凝血指标:

2019 年 3 月 19 日:PT 23.7 s,APTT 33.5 s,TT 34.2 s,Fg 0.02 g/L,FDP 93.18 μg/ml,D-二聚体 17.71 mg/L。

2019 年 3 月 31 日:PT 14.7 s,APTT 27.3 s,TT 17.4 s,Fg 1.60 g/L,FDP 59.00 μg/ml,D-二聚体 16.62 mg/L。

2019 年 4 月 26 日:PT 11.5 s,APTT 28.5 s,TT 19.3 s,Fg 1.90 g/L,FDP 4.8 μg/ml,D-二聚体 1.44 mg/L。

生化:

2019 年 3 月 20 日:总蛋白 75 g/L,白蛋白 48 g/L,球蛋白 27 g/L,总胆红素 12.7 μmol/L,直接胆红素 3.7 μmol/L,间接胆红素 9 μmol/L,ALT 40 U/L,AST 28 U/L,GGT 68 U/L↑(参考值 0~40 U/L),碱性磷酸酶 78 U/L,前白蛋白 356 mg/L,尿素 6.3 mmol/L,肌酐 50 μmol/L,尿酸 314 μmol/L,β₂-微球蛋白 2.2 mg/L,钾 4.0 mmol/L,钠 138 mmol/L,氯 99 mmol/L,总钙 2.37 mmol/L,无机磷 1.40 mmol/L,镁 0.88 mmol/L,二氧化碳 28 mmol/L,空腹葡萄糖 5.4 mmol/L,甘油三酯 1.74 mmol/L↑,总胆固醇 5.95 mmol/L↑,HDL-C 1.76 mmol/L,LDL-C 3.835 mmol/L,LDH 412 U/L↑(参考值 120~250 U/L),CK 29 U/L↓,CK-MB 活性 12 U/L。

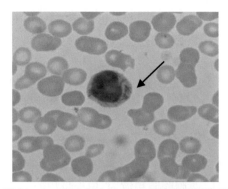

图 31-1　2019 年 3 月 29 日我院骨髓细胞形态学(10×100)；箭头标志：柴捆样改变

（本院陈士红主管技师供图）

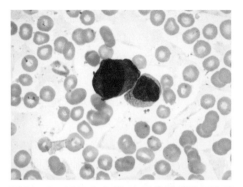

图 31-2　2019 年 3 月 29 日我院骨髓细胞形态学(10×100)，异常早幼粒细胞

（本院陈士红主管技师供图）

2019 年 3 月 30 日：总蛋白 89.0 g/L↑，白蛋白 44.9 g/L，总胆红素 16.0 μmol/L，未结合胆红素 12.7 μmol/L，结合胆红素 3 μmol/L，ALT 40 U/L，碱性磷酸酶 100 U/L，AST 66 U/L↑（参考值 0～40 U/L），肌酐 75.5 μmol/L，尿素 11.65 mmol/L↑，尿酸 263.3 μmol/L，钾 3.95 mmol/L，钠 135.4 mmol/L↓，氯 93.3 mmol/L↓（参考值 96～108 mmol/L），钙 2.48 mmol/L，磷 1.35 mmol/L，镁 0.94 mmol/L，二氧化碳 26 mmol/L，乳酸 7.0 mmol/L↑，葡萄糖 7.0 mmol/L↑，LDH＞2 150 U/L↑（参考值 120～250 U/L），CK 196 U/L，CK-MB 质量＜0.18 ng/ml，肌红蛋白 169.83 ng/ml↑，超敏肌钙蛋白 I，0.010 ng/ml。

2019 年 4 月 26 日　总蛋白 59 g/L↓（参考值 65～85 g/L），白蛋白 37 g/L，球蛋白 22 g/L，总胆红素 9.0 μmol/L，直接胆红素 2.9 μmol/L，间接胆红素 6.1 μmol/L，ALT 28 U/L，AST 48 U/L↑，GGT 67 U/L↑，碱性磷酸酶 103 U/L，前白蛋白 254 mg/L，尿素 1.9 mmol/L↓（参考值 3.1～9.5 mmol/L），肌酐 40 μmol/L↓（参考值 57～111 μmol/L），尿酸 158 μmol/L↓（参考值 208～428 μmol/L），β_2-微球蛋白 2.4 mg/L，钾 4.0 mmol/L，钠 144 mmol/L，氯 107 mmol/L，总钙 2.35 mmol/L，无机磷 1.35 mmol/L，镁 0.87 mmol/L，二氧化碳 28 mmol/L，空腹葡萄糖 4.7 mmol/L，LDH 228 U/L，CK 35 U/L↓，CK-MB 活性 17 U/L。

自身抗体(2019 年 3 月 21 日)：抗 nRNP Sm 抗体(±)↑，抗 Sm 抗体(－)，抗 SS-A 抗体(－)，抗 SS-B 抗体(－)，抗 Scl-70 抗体(－)，抗 PM-Scl 抗体(－)，抗 Jo-1 抗体(－)，抗着丝点 CENP-B 抗体(－)，抗 PCNA 抗体(－)，抗 dsDNA 抗体(－)，抗核小体抗体(－)，抗组蛋白抗体(－)，抗核糖体 P 蛋白抗体(－)，抗 M2 抗体(－)，抗肝肾微粒体抗体 LKM-1(－)，抗肝溶质抗原抗体 LC-1(－)，可溶性/肝胰抗原 SLA/LP(－)，抗平滑肌抗体(－)。抗核抗体 1：100 强阳性(＋)，1：320 弱阳性(±)，核型颗粒型。抗髓过氧化物酶(－)，抗蛋白酶 3(－)，抗肾小球基底膜抗体(－)，c-ANCA(－)，p-ANCA(－)。

免疫球蛋白(2019 年 3 月 20 日)：IgA 1.39 g/L，IgG 8.90 g/L，IgM 1.49 g/L，IgE 207 IU/ml，IgG4 0.604 g/L，免疫球蛋白 κ 型轻链 2.17 g/L，免疫球蛋白 λ 型轻链 1.15 g/L，κ/λ 比值 1.89。

淋巴细胞亚群(2019 年 3 月 20 日)：T 淋巴细胞 CD3 60.5%↓，Th 淋巴细胞 CD4 21.2%↓，Ts 淋巴细胞 CD8 31.5%，CD4/CD8 0.7↓，B 淋巴细胞 CD19 12.4%，NK

(CD56+16) 26.5%↑,T 淋巴细胞 CD3 绝对计数 776 个/μl,Th 淋巴细胞 CD4 绝对计数 272 个/μl↓,Ts 淋巴细胞 CD8 绝对计数 405 个/μl,B 淋巴细胞 CD19 绝对计数 159 个/μl,NK(CD56+16)绝对计数 340 个/μl。

其他(2019 年 3 月 20 日):肿瘤指标、甲状腺功能、肝炎病毒、HIV、梅毒、造血原料、EBV-DNA、CMV-DNA 等均未见异常。

特殊检查:

2019 年 3 月 19 日心电图:未见异常。

2019 年 3 月 22 日胸片:两肺未见明显活动性病变。

2019 年 4 月 8 日胸部 CT:两肺下叶少许纤维灶,两侧胸腔积液,心包少量积液。

2019 年 3 月 29 日骨髓检查如图 31-1、图 31-2 所示。

骨髓细胞学结果:粒红比 188:1,增生程度 20~40/高倍镜,骨髓增生活跃。髓片中异常早幼粒细胞显著增高,占 51.5%。该类细胞胞体较大,圆形、椭圆形或不规则形,核圆形、部分凹陷、扭曲成"蝴蝶"状等。染色质细致疏松,核仁隐匿。细胞质灰蓝,含大量嗜天青颗粒,可见内外浆,偶见"柴捆细胞"。POX 染色:(++)2%,(+++)28%,(++++)70%。PAS 染色:(±)56%,(+)42%,(++)2%。粒系部分核质发育不平衡,幼红细胞偶见,成熟红细胞形态大小未见明显异常。全片找到巨核细胞 2 只,血小板散在或成簇可见。外周血片中异常早幼粒占 48%。

流式细胞检测免疫表型结果:CD117+细胞占有核细胞总数约 20.8%,其免疫表型为 CD34(-)、CD117(+)、CD33(+)、HLA(-)、DR(-)、CD13(+)、CD14(-)、CD64(+)、CD36(-)、CD56(+)、CD4(+)、CD7(-)、CD19(-)、CD3(-),考虑急性髓系白血病(AML)。

骨髓病理结果:骨髓纤维化,部分区组织被挤压,局灶髓系细胞增生,母细胞比例增高,核左移,红系及巨核细胞少见,考虑粒系增生伴成熟障碍,请结合临床。酶标:CD3(少数+)、CD10(-)、CD20(少数+)、CD34(-)、CD56(+)、CD61(-)、CD68(组织细胞+)、CD117(少数+)、CD138(-)、CD235a(-)、Cyclin D1(-)、EMA(-)、Lyso(+)、TdT(-)、Ki-67(20%+)、MPO(+)、网染(网状纤维重度增生)、PD-1(克隆号 ZR3-)、PD-L1(克隆号 ZE5-)。

常见白血病 43 种融合基因检测结果:*PML-RARα* 阳性,余阴性

PML-RARα 分型定量:PML-RARαbcr-3(S 型)阳性,基因拷贝数 277 000;*ABL1* 基因拷贝数 277 000;PML-RARα/ABL 100%。

髓系突变:*FLT3* 30.6%,SF3B1 31.7%,WT1 7.6%。意义未明:TERT 48%。

常规细胞染色体分析结果:核型 46,XY,t(15;17)(q24;q21)[11]/46,XY[3]。

2019 年 4 月 12 日 骨髓检查(ATRA+ATO+去甲氧柔红霉素治疗第 14 天)。

骨髓细胞学结果:粒红比 0:1,骨髓增生程度 0~5/高倍镜,骨髓增生极度低下。粒系增生低下,以成熟阶段为主,部分幼粒,核质发育不平衡。红系增生低下,幼红细胞未见,成熟红细胞形态大小未见明显异常。巨系增生低下,全片找到巨核细胞 3 只,以颗粒型巨核细胞为主,血小板散在可见。髓片中未见异常早幼粒细胞,骨髓小粒未见。

流式细胞检测免疫表型结果:CD117(+)、HLA-DR(-),细胞占有核细胞总数约 0.1%,其免疫表型为 CD34(-)、CD117(+)、CD33 部分(+)、HLA-DR(-)、CD9(-)、

CD123(－)，提示为正常增生的早幼粒细胞。

2019年4月26日骨髓检查(ATRA＋ATO＋去甲氧柔红霉素治疗第28天)。

骨髓细胞学结果：粒红比0.6∶1。骨髓增生程度：60～80/高倍镜，骨髓有核细胞增生明显活跃，粒红比值明显倒置，粒系增生欠活跃，各期比例尚可，红系增生明显活跃，以中、晚幼红为主，可见幼红细胞岛，少部分晚幼红有核畸形表现，成熟红细胞大小不一，全片找到巨核细胞超过300只，约70%为产板型，可见小巨核细胞，片上小簇及成簇血小板很多见，髓片上偶见异常单核细胞，骨髓小粒易见。

流式细胞检测免疫表型结果：未见明显免疫表型异常的早幼粒细胞(肿瘤细胞)。CD117(＋)，HLA－DR(－)，细胞占有核细胞总数约1.6%，其免疫表型为CD34(－)，CD117(＋)，CD33部分(＋)，HLA－DR(－)，CD9(－)，CD123(－)，提示为正常增生的早幼粒细胞。另可见约0.4%的CD19(＋)CD10幼稚B淋巴细胞，提示为正常增生的B祖细胞。

骨髓病理结果：骨髓纤维化，部分区组织被挤压，局灶髓系细胞增生，母细胞比例增高，核左移，红系及巨核细胞少见，考虑粒系增生伴成熟障碍，请结合临床。酶标：CD3(少数＋)，CD10(－)，CD20(少数＋)，CD34(－)，CD56(＋)，CD61(－)，CD68(组织细胞＋)，CD117(少数＋)，CD138(－)，CD235a(－)，Cyclin D1(－)，EMA(－)，Lyso(＋)，TdT(－)，Ki－67(20%＋)，MPO(＋)，网染(网状纤维重度增生)，PD－1(克隆号ZR3－)，PD－L1(克隆号ZE5－)。

PML－RARα分型定量：阴性。

染色体：核型46，XY[20]。

初步诊断

急性早幼粒细胞白血病。

治疗与转归

患者入院后查凝血指标明显异常，出血倾向重，予暂缓复查骨髓。完善凝血因子检查提示多项凝血因子活性轻度下降，予积极止血，输注纤维蛋白原、新鲜冰冻血浆、冷沉淀等对症支持治疗。但患者凝血功能改善不明显，结合患者有部分自身抗体阳性，考虑患者诊断为"免疫介导获得性凝血-纤溶异常"可能，2019年3月23日予甲泼尼龙(40 mg bid)＋静脉用免疫球蛋白(IVIG)(0.4 g/kg·d)治疗5日。治疗后患者肉眼血尿有所改善，但凝血功能改善不明显，外周血白细胞计数进行性升高，2019年3月29日外周血涂片见"柴捆样细胞"，立即复查骨髓，髓片中异常早幼粒细胞显著增高占51.5%，考虑急性早幼粒细胞白血病(APL)可能。患者WBC＞$10×10^9$/L，提示高危APL，2019年3月29日立即予"ATRA＋ATO＋去甲氧柔红霉素(IDA)"治疗，具体剂量如下：ATRA 20 mg bid，ATO 10 mg qd，IDA总剂量40 mg、分3天，辅以水化、碱化、利尿、抑酸和止吐等对症支持治疗。治疗期间，查骨髓常规染色体显带：核型46，XY，t(15;17)(q24；q21)[11]/46，XY[3]。分子生物学PML－RARα：bcr－3(S型)阳性，至此APL诊断成立。在诱导化疗期间患者出现高热、气促、骨痛、白细胞异常升高，合并分化综合征，加用地塞米松治疗后好转。化疗后患者骨髓抑制期出现粒细胞缺乏并发热，予积极抗感染等治疗后好转。化疗第28天复查骨髓提示疾病缓解,PML‐RARα融合基因转阴。

最终诊断

急性早幼粒细胞白血病。

讨论与分析

1. 诊断

该患者以反复齿龈出血起病,伴有明显凝血功能异常。其中凝血功能异常主要表现为纤维蛋白原减少、纤维蛋白降解产物升高、D二聚体升高,即继发性纤溶亢进表现。结合患者外院血常规、骨髓检查未见异常,多项自身抗体检查阳性,考虑为自身免疫性疾病可能,予甲泼尼龙+IVIG冲击治疗,但凝血功能改善不明显,同时随访期间患者白细胞进行性升高,外周血涂片提示见柴捆样细胞,后行骨髓检查,髓片示异常早幼粒细胞显著增高,占51.5%;PML/RARα融合基因(+)。染色体核型:46, XY, t(15;17)(q24;q21)[11]/46, XY[3]。故最终确诊为APL。

2. APL与凝血功能异常

纤溶活性异常增强,即称为纤溶亢进,该患者起病时即伴有明显纤溶亢进表现。纤溶亢进又分为原发性和继发性两类。原发性纤溶亢进症是由于纤溶系统活性异常增强,导致纤维蛋白(原)过早、过度破坏和(或)纤维蛋白原等凝血因子大量降解并引起出血。原发性纤溶发生又可分为先天性和获得性;继发性纤溶是指继发于血管内凝血的纤溶亢进,主要见于DIC(表31‐1)。

表31‐1　纤溶亢进出血的分类

原发性纤溶亢进	
遗传性	α₂‐PI缺乏
	PAI‐1缺乏
	魁北克血小板综合征
获得性	晚期肝硬化和骨髓移植
	急性早幼粒细胞白血病
	严重创伤
	产后出血
继发性纤溶亢进	
遗传性	血友病
	FⅧ缺乏症
	血纤维蛋白原异常
获得性	前列腺癌和其他实体肿瘤
	心肺转流术

PI,血纤维蛋白溶酶抑制物;PAI‐1,纤溶酶原激活物抑制剂‐1;FⅧ,凝血因子Ⅷ

引自参考文献[1]

鉴于患者年龄,既往病史情况,先天性因素导致的纤溶亢进可能性较小;由表 31-1 我们不难看出,常见引起获得性纤溶亢进的疾病包括终末期肝硬化、手术、创伤、前列腺癌和其他实体肿瘤、APL 等。而在本例患者身上,患者发病前 3 个月曾行 PET/CT,未见明显占位性病变,就诊期间相关检查也未见肝硬化依据,手术、创伤因素亦可排除,这样一来,APL 还是我们需重点考虑的疾病。虽然患者于 2019 年 3 月 14 日曾行骨髓检查,当时骨髓涂片、流式等未见异常,但当时并未进一步完善融合基因、染色体检查,不排除疾病早期或灶性病变可能。随着疾病进展,经骨髓检查,典型融合基因、染色体检出,最终确诊为 APL。患者诊断明确后,我们重新阅读了在嘉兴市第一人民医院患者的骨髓片,见到了少量异常早幼粒细胞和有 Auer 小体的早幼粒细胞(图 31-3A 和图 31-3B),提示仔细阅读骨髓细胞形态并及时完成分子生物学检查有助于早期诊断,此时尚可诊断为低危 APL,治疗难度小,患者预后更佳。

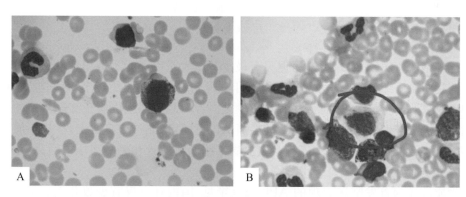

图 31-3　2019 年 3 月 14 日嘉兴市第一医院骨髓细胞形态学(10×100),见异常早幼粒细胞(A)和有 Auer 小体的早幼粒细胞(B)

(本院陈士红主管技师供图)

APL 是急性髓系白血病的一种特殊类型,多数伴有早幼粒细胞白血病/维 A 酸受体 α(promyelocytic leukemia/retinoic acid receptor α, PML/RARα)阳性基因,且具有典型 t(15;17)染色体异常,以往常因出现严重出血导致早期死亡。其中,APL 并发 DIC 是造成 APL 患者出血的重要因素。DIC 时患者可有血小板低下、纤维蛋白(原)溶解增多等多种改变,既往认为,APL 患者纤维蛋白(原)溶解的增多是由于并发 DIC 导致的继发性纤溶亢进。但后来研究发现,APL 患者的白血病细胞可表达 uPA 和 tPA,两者均可激活纤溶酶原,造成纤维蛋白(原)溶解及凝血因子分解,最终导致出血。此外,APL 细胞可异常表达 AnnexinⅡ,引起原发性纤溶功能亢进导致出血。由此可见,APL 患者出血严重,是多种因素共同作用的结果(图 31-4)。该患者一直表现为纤溶亢进而未见血小板减少,这也证明了是原发性纤溶亢进而不是 DIC 导致了该患者凝血-纤溶异常。

3. 骨质破坏与 APL

急性白血病是指具有增殖及生存优势的原始及幼稚细胞在造血组织中异常增生、积聚,并侵袭至其他器官及组织,使得正常造血受到抑制,从而引起以发热、贫血、出血、感染及浸润征象等为主要表现的一系列临床症状。

白血病细胞可浸润至全身各个器官、组织,其中以急性单核细胞白血病(AML-M5)和

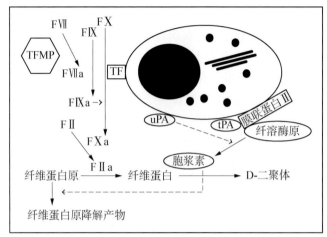

图 31-4 APL 患者凝血功能异常的机制

引自参考文献[2]

急性淋巴细胞白血病（ALL）较常见，但只有极少数患者是以浸润为突出症状而就诊。生长中的骨骼是白血病细胞重要的增殖场所。成年人骨髓腔中脂肪组织较多，且间隙大，白血病细胞增生时只取代脂肪组织，而骨浸润破坏少见。若白血病细胞浸润至红髓丰富的骨骼并在骨髓腔中异常增生，即可引起骨痛。其疼痛部位可固定，亦可全身游走，疼痛性质多为酸痛、隐痛、刺痛。也有报道认为其疼痛与白血病细胞浸润使骨和关节腔压力增高有关，浸润滑膜和骨皮质亦可引起疼痛。

以骨质破坏为首发临床表现的 APL 极其罕见，国内外也仅有少数几例病例报道。刘静、纪树荃曾报道一例"以多发性骨质破坏为主要表现的急性早幼粒细胞白血病"，李雪芬、陈钰等曾报道一例"以游走性腰腿痛、皮下多发性肿块及截瘫为首发表现的急性早幼粒细胞白血病"。表 31-2 中列举了部分 APL 患者诊断时合并髓系肉瘤的情况，其中部分是以胸骨、髋关节为首发部位。

表 31-2 APL 患者诊断时合并髓系肉瘤病例

受侵部位	APL 诊断	初治方案
纵隔肿瘤	8 个月后诊断出 APL	手术＋放疗
胸腺	伴随血液学特征	化疗
视神经	伴随血液学的特性	单纯 ATRA
L₄ 硬膜外	伴随血液学特征＋	手术＋ATRA＋化疗＋放疗
胸椎硬脑膜外	10 个月后诊断出 APL	手术＋放疗
睾丸	复发时的细胞遗传学特征	手术
小脑	伴随的血液学的特性	手术＋化疗
肱骨、胫骨、股骨溶解性病变	分子血液学的特性	ATRA＋化疗
胸骨	肿瘤细胞的分子特征	手术＋ATRA＋化疗＋放疗

引自参考文献[3]

以骨质破坏为首发临床表现的 APL 患者,其骨质破坏往往出现在血液改变之前,且多以骨痛为首发症状,影像学检查通常作为辅助诊断手段。有研究显示,急性白血病患者骨骼 X 线异常表现有:虫蚀样改变、溶骨性破坏、层状骨膜反应、干骺端透亮带、椎体骨折等。而溶骨性病变/病理性骨折多见于多发性骨髓瘤以及其他淋巴系统增殖性疾病。该病例成功治疗 APL 后骨痛显著减轻,提示溶骨性病变与 APL 相关,影像学改善不显著且病理检查未找到 APL 细胞,提示 APL 患者溶骨性病变病理生理机制尚需要进一步研究。

成骨细胞的成骨和破骨细胞的骨吸收之间的平衡调节着骨骼组织的稳态。但在病理条件下,这个过程是不平衡的,会导致过度吸收或过度成骨。然而急性白血病引起骨损害的机制尚不明确。Kitazawa R 等研究发现在肿瘤相关的局部骨溶解中,肿瘤源性破骨细胞激活因子诱导骨吸收不是通过直接作用于破骨细胞,而是通过间接上调成骨细胞表面的 NF‑κB 配体受体激活剂(receptor activator of NF‑κB ligand, RANKL),使其与破骨细胞前体表面的 NF‑κB 配体受体(receptor activator of NF‑κB, RANK)相结合,从而使大量破骨细胞前体变成成熟的破骨细胞,侵蚀骨表面,造成骨质破坏。因此,各种病理条件下的溶骨性病变可归因于 RANKL 的超量表达,这或许为不同的溶骨性疾病开辟了一个共同、实用、有用的治疗靶点(图 31‑5)。

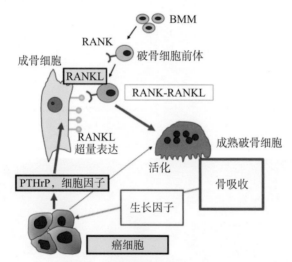

图 31‑5 成骨细胞、破骨细胞和肿瘤细胞之间关系的示意图

引自参考文献[4]

本例患者早在发病前 9 个月即已存在骨痛,且随后行 MRI 检查、PET/CT 检查均可见多发骨质破坏表现;其骨质破坏与 APL 发病是否有关目前尚存疑,或许通过骨活检、APL 治疗后的动态随访等可以为我们解惑。

4. 结论、治疗与随访

该患者以反复齿龈出血起病,伴有明显凝血功能异常,治疗随访期间出现白细胞进行性升高,外周血涂片提示见柴捆样细胞,后行骨髓检查,最终确诊 APL,结合患者发病时 WBC >10×10⁹/L,为高危 APL。通过 ATRA+ATO+IDA 化疗,1 疗程达分子生物学完全缓解(CR);随即进行 3 疗程 IA 方案强化巩固;2019 年 9 月 1 日起进入维持治疗阶段,目前维持治疗的第三周期。其间骨髓检查均提示持续的分子生物学 CR 状态。完成预防性腰穿+鞘注 6 次。治疗后患者血常规、凝血功能完全正常；腰、臀部疼痛等症状也明显好转。但患者在获得分子生物学 CR 后于 2019 年 5 月 8 日复查 PET/CT，报告提示较前次 2018 年 11 月 29 日骨质破坏情况无明显变化（图 31-6）；2019 年 7 月 2 日行右髂骨 CT 定位下穿刺活检，术后病理亦未见明显异常；2020 年 4 月 9 日 MRI 提示右侧髂骨仍可见局部骨质破坏伴信号异常。

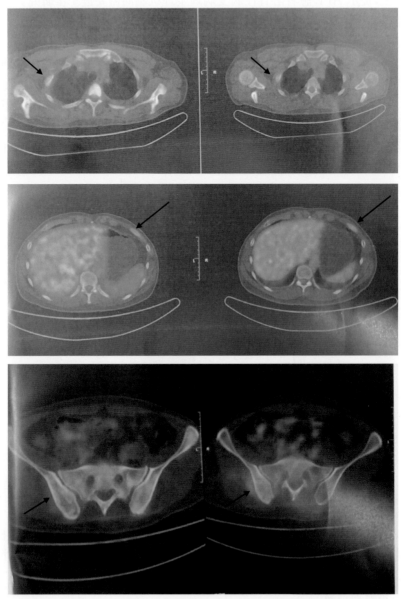

图 31-6　2018-11-29 与 2019-05-08 PET/CT 对比

左侧 2018-11-29 PET/CT：右侧第 2 肋骨、左侧第 6 肋骨、右侧髂骨及骶骨骨质破坏，局部不均匀代谢，SUV_{max} 1.3，考虑炎性病变可能。右侧 2019-05-08 PET/CT：全身部分骨代谢异常 SUV_{max} 2.95，右侧髂骨为著

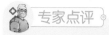 **专家点评**

　　凝血障碍是 APL 的常见表现,但该患者出现显著出血表现和凝血异常1个多月后方得以诊断尚不多见,这与首次骨髓细胞学检查忽略 Auer 小体和未进行分子生物学检查有关。骨质破坏是该患者的又一个突出表现,已有文献报道以骨质破坏为首发临床表现的 APL。该患者腰痛在有效 APL 治疗后显著改善,提示其骨质破坏可能与 APL 有关,但影像学检查不能确证,值得今后深入研究。

整理:陆莹婷
点评:刘立根

参考文献

［1］FRANCHINI M, MANNUCCI PM. Primary hyperfibrinolysis:Facts and fancies［J］. Thromb Res,2018,166:71-75.

［2］MANTHA S, TALLMAN MS, SOFF GA. What's new in the pathogenesis of the coagulopathy in acute promyelocytic leukemia［J］? Curr Opin Hematol,2016,23(2):121-126.

［3］THOMAS X, CHELGHOUM Y. Promyelocytic sarcoma of the sternum:a case report and review of the literature［J］. Korean J Hematol,2011,46(1):52-56.

［4］KITAZAWA R, HARAGUCHI R, FUKUSHIMA M, et al. Pathologic conditions of hard tissue:role of osteoclasts in osteolytic lesion［J］. Histochem Cell Biol,2018,149(4):405-415.

［5］SONG YH, QIAO C, XIAO LC, et al. Hyperfibrinolysis is an important cause of early hemorrhage in patients with acute promyelocytic leukemia［J］. Med Sci Monit,2018,24:3249-3255.

［6］WANG P, ZHANG Y, YANG H, et al. Characteristics of fibrinolytic disorders in acute promyelocytic leukemia［J］. Hematology,2018,23(10):756-764.

［7］BREEN KA, GRIMWADE D, HUNT BJ. The pathogenesis and management of the coagulopathy of acute promyelocytic leukaemia［J］. Br J Haematol,2012,156(1):24-36.

［8］中华医学会血液学分会血栓与止血学组. 弥散性血管内凝血诊断中国专家共识(2017年版)［J］. 中华血液学杂志,2017,38(5):361-363.

［9］黄月婷,刘晓帆,付荣凤,等. 2017年版中国DIC诊断积分系统在急性早幼粒细胞白血病中的应用［J］. 中华血液学杂志,2018,39(6):480-484.

［10］刘静,纪树荃.以多发性骨质破坏为注意主要表现的急性早幼粒细胞白血病一例［J］.空军总医院学报,1994,10(1):61.

［11］陈钰,王爱华,沈志祥,等.以游走性腰腿痛、皮下多发性肿块及截瘫为首发表现的急性早幼粒细胞白血病一例［J］.中华血液学杂志,2002,23(1):48.

病例 32 以皮疹为首发表现的母细胞性浆细胞样树突状细胞肿瘤

主诉

男性,65岁,因胸前区及背部皮疹1个月就诊于我科。

病史摘要

现病史:患者2019-04拔牙后胸前区及背部出现皮疹,有烧灼样疼痛感。2019-05-14于普陀区中心医院皮肤科门诊就诊,查血常规提示幼稚细胞升高,异常白细胞形态检查可见幼稚样细胞占31%。2019-05-15患者于我院门诊就诊,查血常规提示WBC $7.0×10^9$/L,Hb 100 g/L,PLT $50×10^9$/L,中性分叶核7%,L% 62%,幼稚细胞26%。为进一步明确诊断,患者于2019-05-30行骨髓穿刺术。髓片示有核细胞增生活跃,原始细胞占71.5%,POX(-)100%,CE(-)100%,AE不被NaF抑制,粒、红、巨核三系均增生低下,提示AL(分化差)之骨髓象。流式示:CD56(+)、CD123(+)、HLA-DR(st)、CD117(-)、CD34(-)、CD33(+)、CD15(+)、CD13(-)、CD45(dim)。为进一步明确诊断收入我科。

患者自发病以来,神清,精神可,食欲可,夜眠可,二便正常,近期体重无明显增减。

既往史:否认糖尿病、高血压、哮喘、心脏疾病等病史,否认乙肝、结核等传染病,预防接种史随社会规定,否认手术外伤史,否认输血史,否认食物、药物过敏史。

个人史:患者出生于上海,足月生,顺产于家中,生长于原籍,否认疫水、疫区接触史,否认放射性物质、化学毒物、氧化性药物接触史。

婚育史:已婚已育,育有1子,子及配偶体健。

家族史:否认相关家族遗传病史。

入院体检

神清,精神可,对答切题。贫血貌,胸背部皮疹,呈散在暗红色斑块(图32-1)。全身浅表淋巴结未及肿大。颈软,气管居中,双肺呼吸音稍粗,未闻及干、湿啰音。心律齐,未闻及杂音。腹部平软,无压痛、反跳痛,肝脾肋下未触及。双下肢无水肿。四肢肌力、肌张力正常。神经系统体征(-)。

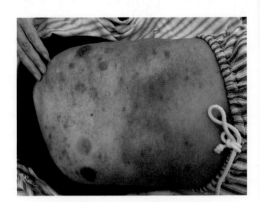

图32-1 患者胸背部皮疹

辅助检查

血常规(2019-06-03):WBC $2.53×10^9$/L,RBC $1.41×10^{12}$/L,Hb 47 g/L,PLT 67×10^9/L,中性分叶核11%,淋巴细胞70%。LDH 439 IU/L。DIC:APTT 35 s,PT 13.8 s,INR 1.18,TT 17.4 s,Fg 5.0 g/L,纤维蛋白降解产物5.3 mg/L,D-二聚体定量1.17 mg/L,血管性血友病因子235.1%,vWF活性225.9%。铁蛋白1714 ng/ml。

生化:白蛋白 32 g/L,余肝肾功能、电解质均未见明显异常。

骨穿(2019-05-24):

(1) 细胞形态学:有核细胞增生活跃,原始细胞占 71.5%,POX(-)100%,CE(-)100%,AE 不被 NaF 抑制。粒、红、巨三系均增生低下,提示 AL(分化差)之骨髓象(图 32-2)。

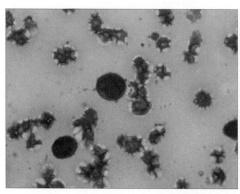
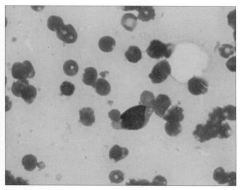

图 32-2 患者骨髓细胞形态学

(2) 流式细胞术。患者 LAIP:CD56(+)、CD123(+)、HLA-DR(st)、CD117(-)、CD34(-)、CD33(+)、CD15(+)、CD13(-)、CD45(dim)。

(3) 基因检测:常见融合基因及基因突变检测结果均阴性。

腹部皮肤活检:真皮间质内见形态不典型淋巴细胞浸润,肿瘤细胞 CD43(+),CD2(+),CD123(+),CD4(+),Bcl-2(+),CD56(部分+),TdT(部分+),Ki-67(约10%),CD3(-),CD5(-),CD7(-),CD8(-),CD30(-),CD20(-),CD79(-),CD10(-),Bcl-6(-),CD68(-),MPO(-),CD34(-),Granzyme B(-),Perforin(-),TIA-1(-)。EBV 原位杂交:EBER(-)。诊断母细胞性浆细胞样树突状细胞肿瘤。

影像学检查:

浅表淋巴结超声:颈右 13 mm×7.1 mm,颈左 11 mm×5.8 mm,锁骨右 13 mm×8.7 mm,锁骨左 14 mm×10.7 mm,腋窝右 15 mm×11 mm,腋窝左 25 mm×8.1 mm,腹股沟右 20 mm×7.4 mm,腹股沟左 14 mm×6.1 mm。

胸片:两肺纹理增多、紊乱、模糊,双肺尖斑片影,左肺中野条索影;主动脉屈曲;胸椎轻度侧弯。

心超:轻度二尖瓣关闭不全;主动脉瓣退行性变伴轻微关闭不全。

诊断

母细胞性浆细胞样树突状细胞肿瘤。

讨论与分析

1. 母细胞性浆细胞样树突状细胞肿瘤的来源

树突状细胞可分为 7 种亚型(表 32-1)。现已公认,母细胞性浆细胞样树突状细胞瘤(blastic plasmacytoid dendritic cell neoplasm,BPDCN)来源于(前体 precursor)浆细胞样树突状细胞 pDC(图 32-3),伴 CD、CD56、CD123 免疫表型的肿瘤细胞。

表 32-1 树突状细胞的亚型及其标志

统一分类	差分 TFs	常规标记	扩展标记	备注
浆细胞样 DC	E2-2	CD123	FCER1	DC6
	ZEB2	CD303/CLEC4C/BDCA-2	ILT3,ILT7	
	IRF8	CD304/NRP1/BDCA-4	DR6	
	IRF4			
髓样 cDC1	ID2	CD141/BDCA-1	CLEC9A	DC1
	IRF8		CADM1	人类中没有 XCR1 抗体
	BATF3		XCR1	
			BTLA	
			CD26	
			DNAM-1/CD226	
髓样 cDC2	ID2	CD1c/BDCA-1	CD2	DC2/DC3
	ZEB2	CD11c	FCER1	DC1R 克隆特异性
	IRF4	CD11b	SIRPA	
	Notch2/KIF4		ILT1	
			DCIR/CLEC4A	
			CLEC10A	
朗格汉斯细胞	ID2	CD207	EpCAM	
	RUNX3	CD1a	TROP2	
		E-钙黏蛋白		
Pre-DC	ZEB2	CD123,CD303	AXL	DC5$^+$AS$^+$DC
	IRF4		SIGLEC 6	
	KLF4		CX3CR1	
			CD169(SIGLEC 1)	
			CD22(SIGLEC 2)	
			CD33(SIGLEC 3)	
Mo-DC	MAFB	CD11c	SIRPA	
	KLF4	CD1c/BDCA-1	S100A8/A9	
		CD1a	CD206	
			DC-SIGN/CD209	
非经典单核细胞		CD16		DC4

（续表）

统一分类	差分 TFs	常规标记	扩展标记	备注
	CX3CR1			SLAC DC2
	+/-SLAN			

cDC,常规树突状细胞;DC,树突状细胞;Mo-DC,单核细胞源性树突状细胞;pDC,浆细胞样树突状细胞;TF,转录因子。
IRF4 和 IRF8 以粗体突出显示
引自参考文献[3]

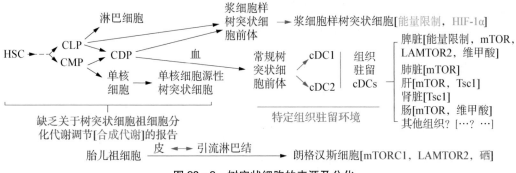

图 32-3　树突状细胞的来源及分化

引自参考文献[4]

2. 诊断依据

BPDCN 首发于皮肤者并不多见,文献中所发表的 21 例,大多发病部位是淋巴结,伴骨髓受累(表 32-2)。但也有报道认为 BPDCN 首发于皮肤者多见。BPDCN 是一种罕见的侵袭性恶性肿瘤,易向白血病转化,预后差,其典型的病理特征为 CD4 与 CD56 表达为阳性,累及皮肤和骨髓。BPDCN 是一种中老年年龄组疾病,典型临床症状为皮肤肿瘤,皮肤病变可为红色至紫红色的瘀伤样、斑块样、结节样、肿块样肿瘤,可为孤立性或广泛性。本案例中,患者皮肤临床表现与文献报道相符,发病年龄亦相符。BPDCN 皮肤病理常表现为肿瘤细胞侵犯皮肤真皮层及脂肪组织,其特征性在于 CD4、CD56 表达,本案例中皮肤活检结果亦与文献报道相符。故该患者诊断为母细胞性浆细胞样树突状细胞肿瘤。常见的鉴别诊断见表 32-3。

表 32-2　BPDCN 的可发生部位

年份	案例数	位置	骨髓受累	诊断时皮肤受累
2012	3	淋巴结	是	无
2012	1	淋巴结	是	无
2012	10	外周血淋巴结	是	无
2013	1	肺脏	否	无
2013	3	外周血淋巴结	是	无
2014	1	淋巴结	是	无
2014	2	鼻窦($n=1$)	无	无

引自参考文献[5]

表 32-3 BPDCN 与其他淋巴瘤的鉴别诊断

项目	BPDCN	结外 CD56(+) NK/T 细胞淋巴瘤	皮肤 T 细胞淋巴瘤	CD33(+) AML CD4(+)/CD56(+)
年龄	老年(60~70岁)	中年	青年到中年	超过65岁
性别倾向	男性较多	男性较多	男性较多	男性较多
主要发病部位	鼻、鼻咽、上颚、皮肤、软组织、胃肠道、睾丸	鼻、鼻咽、上颚、皮肤、软组织、胃肠道、睾丸	皮肤、淋巴结、骨髓、血液	骨髓、淋巴结、皮肤
形态	中等大小的肿瘤细胞弥漫性浸润，染色质细，细胞核不规则，有一个到几个小核仁	多形性淋巴细胞浸润侵犯血管壁，导致血管壁纤维蛋白样坏死和周围组织凝固性坏死	小到中等大小的非典型淋巴细胞浸润表皮组织，具有扩大的深染、脑状细胞核和透明细胞质	具有细染色质的可变和多形性中等大小的细胞
免疫表型	CD2(−/+)，sCD3(−)，cCD3(+/−)，CD4(+)，CD56(+)，CD43(+)，CD45RA(+)，TdT(+/−)，TIA-1(−)，Granzyme B(−)，CD123(+)，BDCA2/CD303(+)，TCL1(+)，CTLA1(+)	CD2(+)，sCD3(−)，cCD3(+)，CD4(−/+)，CD56(+)，TdT(−)，TIA-1(+)，Granzyme B(+)，perforin(+)	CD3(+)，CD4(+)，CD56(+/−)，CD2(+)，CD5(+)，CD7(+)，TIA-1(+/−)，Granzyme B(+/−)	CD2(−/+)，sCD3(−)，cCD3(+/−)，CD4(+)，CD56(+)，TdT(+/−)，TIA-1(−)，Granzyme B(−)，CD33(+)，MPO(+/−)，CD13(+)，CD15(+)，CD117(+)，BDCA2/CD303(−)，TCL1(−)
遗传学	没有特定的染色体畸变，通常存在于5q、6q、9、12p、13q和15q	没有特定的染色体畸变，常有6号染色体缺失及插入	没有特定的染色体畸变	没有特定的染色体畸变
T细胞受体基因	胚系基因	胚系基因	单克隆重排	胚系基因
临床病程	侵袭性复发	局部破坏至侵袭性	局部破坏至侵袭性	侵袭性

引自参考文献[6]

3. 治疗选择

BPDCN 具有高度侵袭性，中位生存期一般不超过 18 个月。目前主要的治疗方案包括急性淋巴细胞白血病方案、急性髓系白血病方案、淋巴瘤方案、大剂量 MTX+门冬酰胺酶方案等(图 32-4)。进行初步治疗的大多数患者均得到完全缓解，但复发率高。有临床治疗结果显示，患者接受 ALL 及 AML 方案治疗较淋巴瘤方案占优势(表 32-4)。因此对于 65 岁以下、一般情况较为良好的患者，推荐 ALL 或 AML 方案治疗。

表 32-4 不同方案治疗的缓解情况

治疗组	完全缓解，n(%)	缓解时间，中位数(范围)，月	缓解率，CR 患者数，n(%)	HCT，CR 患者数，n(%)
AML-like(n=19)	13(68.4)	68(4~399)*	4(28.5)	7(2 auto)(36.8~53.8)
ALL-like(n=19)	15(78.9)	47(6~224)	5(33.3)	7(46.7)
Aspa-MTX(n=16)	12(75)	26(5~166)	4(33.3)	6(37.5~50)
CHOP-like(n=16)	6(37.5)	17(4.22)*	4(66.7)	2(12.5~33.3)
NOS(n=10)	1	35	0	0

引自参考文献[7]

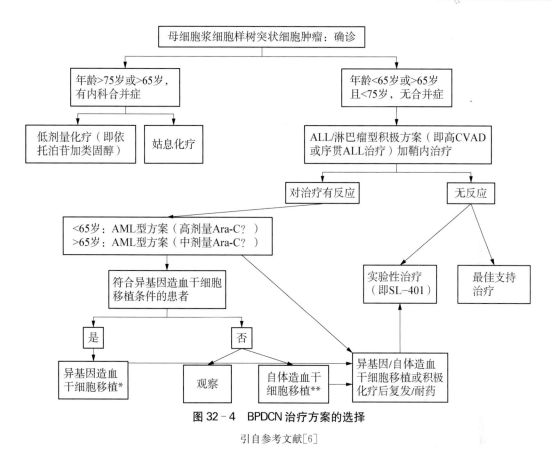

图 32 - 4　BPDCN 治疗方案的选择

引自参考文献[6]

随着研究进展,一些新的靶向治疗逐渐出现,其中以 CD123 为靶点的药物取得了较好的成果(图 32 - 5)。CD123 又称白细胞介素 - 3 受体 α(IL - 3Rα),是一种 I 型跨膜糖蛋白。CD123 与白细胞介素 - 3 受体 β(IL - 3Rβ)、CD131 形成二聚体,参与 IL - 3 信号转导。SL - 401 是一种重组融合蛋白,由人 IL - 3(CD123 配体)与白喉毒素(DT)融合,SL - 401 可以通过 IL - 3 与 CD123 结合,并将 DT 传递到肿瘤细胞的细胞质中,从而抑制蛋白质的合成并诱导细胞溶解。在一项 II 期临床试验中,初治的 29 例患者总体应答率(部分缓解及以上)为 90%,其中有 13 例(45%)能够进行干细胞移植,这 13 例患者在 18 个月的存活率为 59%,24 个月为 52%。另外,在 15 例复发难治患者中使用 SL - 401,总缓解率为 67%,中位生存期为 8.5 个月。2018 年 12 月,基于此项临床试验,Tagraxofusp(SL - 401)获得 FDA 批准,用于成人及 2 岁以上儿童的 BPDCN 一线治疗。

影响 Tagraxofusp 疗效的因素目前尚不明确。在对 tagraxofusp 耐药患者进行研究后发现,DPH1 表达的下调导致 BPDCN 患者对 SL - 401 的耐药。这种耐药与 DNA 甲基化下调 DPH1 使得二乙酰胺合成途径活性丧失有关。目前有研究证实,阿扎胞苷可以逆转 Tagraxofusp 的耐药。加入阿扎胞苷后,耐药细胞系完全恢复了对 SL - 401 的敏感性,并且伴随着 DPH1 表达的增加。

还有一些其他靶向 CD123 的药物,包括 IMGN632,这是一种由人源化单克隆抗体(mAb)与新型的细胞毒性药物结合而成的 ADC。XmAb14045 是由 2 个抗原结合结构域组成,一个识别 CD3,一个识别 CD123,XmAb14045 使表达 CD3 的内源性 T 细胞与表达

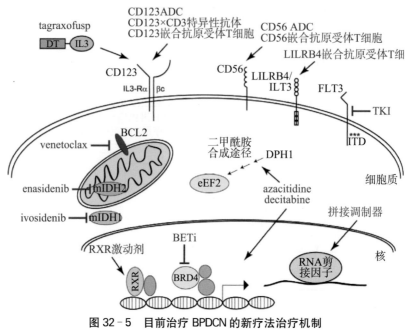

图 32-5　目前治疗 BPDCN 的新疗法治疗机制

引自参考文献[8]

CD123 的靶点结合，从而 T 细胞就可以被激活，介导 T 细胞特异性杀伤靶细胞。靶向 CD123 CAR-T 细胞的临床试验也正在开展，其嵌合抗原受体由一个抗 CD123 单链可变片段、CD28 共刺激结构域、CD3 信号结构域等组成，识别表达 CD123 的肿瘤细胞，从而特异性杀伤 BPDCN 细胞。这些药物均处于临床实验中（表 32-5），安全性及有效性尚待检测。

　　除了 CD123 以外，另有研究发现 BCL2 也是 BPDCN 中的一个重要靶点。BCL2 是一种抗凋亡蛋白，BPDCN 细胞的存活依赖于 BCL2。有研究者将 venetoclax，BCL2 抑制剂，用于两例复发难治 BPDCN 患者，均获得了短暂的缓解，这提示将 venetoclax 与其他药物联用，可能会产生较好的效果，目前临床试验正在进行中（表 32-5）。

表 32-5　目前治疗 BPDCN 的新疗法相关临床试验

药物	阶段	适应证	临床试验号
维耐托克	1	复发患者或无法耐受标准治疗方案的初治患者	NCT03485547
IMGN632（抗 CD123 细胞毒药物）	1	复发患者	NCT03386513
XmAB14045（CD123×CD3 双抗）	1	复发患者	NCT02730312
CD123 CAR-T 细胞（自体）	1	复发患者	NCT02159495
联合化疗后序贯干细胞移植（伊达比星、甲氨蝶呤、左旋门冬酰胺酶、地塞米松）	2	复发患者	NCT03599960

引自参考文献[8]

　　4. 结论、治疗和随访

　　结合该患者，确诊为 BPDCN，行 Hyper-CVAD 方案治疗，患者获得缓解，但在 10 个月后,出现疾病进展。患者回当地医院继续治疗,后失访,后续情况不明。

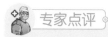**专家点评**

　　患者接受 ALL 及 AML 方案治疗较淋巴瘤方案占优势,因此对于 65 岁以下,一般情况较为良好的患者,推荐 ALL 方案治疗或 AML 方案治疗。另外,以 CD123 为基础的药物 Tagraxofusp(SL－401)取得了较好的成果,获得 FDA 批准,用于成人及 2 岁以上儿童的 BPDCN 一线治疗。目前 BPDCN 仍为进展快、预后差的疾病,我们期待新药及 CAR－T 疗法能改善患者预后。

整理:金诗炜
点评:糜坚青

参考文献

［1］KHOURY JD. Blastic plasmacytoid dendritic cell neoplasm［J］. Curr Hematol Malig Rep, 2018,13(6):477－483.

［2］PEMMARAJU N, LANE AA, SWEET KL, et al. Tagraxofusp in blastic plasmacytoid dendritic-cell neoplasm［J］. N Engl J Med 2019;380(17):1628－1637.

［3］COLLIN M, BIGLEY V. Human dendritic cell subsets:an update［J］. Immunology, 2018,154 (1):3－20.

［4］HE Z, ZHU X, SHI Z, et al. Metabolic regulation of dendritic cell differentiation［J］. Front Immunol, 2019,10:410.

［5］PALURI R, NABELL L, BORAK S, et al. Unique presentation of blastic plasmacytoid dendritic cell neoplasm:a single-center experience and literature review［J］. Hematol Oncol, 2015,33(4):206－211.

［6］PAGANO L, VALENTINI CG, GRAMMATICO S, et al. Blastic plasmacytoid dendritic cell neoplasm:diagnostic criteria and therapeutical approaches［J］. Br J Haematol, 2016,174(2): 188－202.

［7］GARNACHE-OTTOU F, VIDAL C, BIICHLÉ S, et al. How should we diagnose and treat blastic plasmacytoid dendritic cell neoplasm patients［J］. Blood Adv, 2019,3(24):4238－4251.

［8］DECONINCK E, PETRELLA T, GARNACHE OTTOU F. Blastic plasmacytoid dendritic cell neoplasm:Clinical presentation and diagnosis［J］. Hematol Oncol Clin North Am, 2020,34(3): 491－500.

病例33 急性髓系白血病合并卡氏肺孢子虫肺炎自发缓解

主诉

咳嗽、咽痛伴反复发热 10 日余。

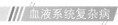

病史摘要

现病史：患者男性，53岁。2019年3月中旬受凉后出现咳嗽、咽痛，最初病情较轻，未予重视。3月17日患者出现发热，体温达39℃，伴畏寒，曾先后至两次至外院就诊，自诉化验血常规、CRP、流感病毒筛查等均未见异常，使用过"安乃近片、头孢拉定胶囊、达力芬胶囊"治疗，咳嗽咽痛症状略好转，体温在37.5～38℃。

3月27日至瑞金医院血液科门诊就诊，化验血常规提示：WBC $6.5×10^9$/L，Hb 116 g/L，PLT $63×10^9$/L，单核细胞22%，幼稚细胞24%，至急诊内科予"头孢呋辛酯及维生素C静滴"治疗。3月29日骨穿涂片提示AML-M4Eo之骨髓象。染色体核型：核型47，XY，＋22/43～47，XY，＋8［cp2］/46～47，XY，＋7，＋M［cp2］/46，XY。流式见异常细胞群约占30.7%，发现 $FLT3-TKD$ 基因突变，$CBFB-MYH11$ 融合基因转录本。

入院检查，肌酐140 μmol/L↑，给予复方α酮酸片（开同）、肾衰宁改善肾功能，后肌酐恢复正常。

患者既往有长期大量吸烟史，入院前3个月出现反复发热，3月28日颈、胸、腹、盆CT提示两肺多发渗出性病变；两肺下叶条索影；两侧胸膜增厚；脾稍大，后腹膜数枚小淋巴结显示。予积极抗感染、化痰、降白细胞（羟基脲治疗）、预防出血、保肝、保肾等对症支持治疗。后患者低氧血症进一步加重，氧饱和度维持在75%～80%。4月8日复查CT示两肺弥漫渗出性病变，较前（3月28日）进展；两侧胸腔积液；附见脾多发异常密度影，脾梗死。遂升级抗生素为头孢哌酮钠舒巴坦＋替加环素＋卡泊芬净，予静脉丙种球蛋白提高免疫力。请呼吸科MDT会诊，结合症状、体征、影像学表现符合卡氏肺孢子虫肺炎，考虑免疫力低下诱发，加用磺胺甲恶唑抗感染。

抗卡氏肺孢子虫肺炎治疗后，患者症状逐渐好转，4月19日复查胸部CT提示两肺弥漫渗出性病变，较前2019-04-08明显吸收；两侧胸腔少量积液，较前吸收。复查三系较前恢复，WBC $1.80×10^9$/L↓，Hb 81 g/L↓，PLT $90×10^9$/L。2019年4月29日复查骨穿，示AML-CR伴骨髓增生低下，原始细胞0.5%，流式阴性，$FLT3-TKD$ 基因检测转为阴性，$CBFB-MYH11$ 基因检测仍旧阳性。

既往史：患者有高血压病史数年，服用奥美沙坦片0.5片/天、富马酸比索洛尔1片/天治疗，血压控制可。否认乙肝、结核等传染病，预防接种史随社会规定，否认相关手术史、输血史，否认相关食物、药物过敏史。

个人史：患者出生、生长于原籍，无疫水、疫区接触史；吸烟30余年，每日2包。

婚育史：已婚已育。

家族史：否认相关家族性遗传病、慢性病史。

入院体检

T 37.0℃，P 97次/分，R 18次/分，BP 115/79 mmHg。神清，精神可，全身未见瘀点、瘀斑，皮肤、巩膜未见黄染。浅表淋巴结未及，胸骨无压痛，双肺呼吸音低，未闻及啰音，心律齐，未闻及病理性杂音。腹部平软，未及压痛、反跳痛，肝、脾肋下未及，四肢未见水肿，肌力、肌张力正常，病理反射未引出。

辅助检查

（2019-03-29）血常规：WBC 7.40×10^9/L，Hb 110 g/L↓，PLT 45×10^9/L。外周血涂片：中性分叶核 21%↓，淋巴细胞 23%，单核细胞 38%↑，幼稚细胞 18%。血生化：前白蛋白 139 mg/L↓，白蛋白 32 g/L↓，肌酐 140 μmol/L↑，尿酸 479 μmol/L↑，尿素 8.7 mmol/L↑。尿常规潜血：阳性（＋＋＋）↑，余无明显异常。粪常规：未见异常。DIC：vWF 活性 152.40%↑，Fg 5.8 g/L↑，D-二聚体定量 0.66 mg/L↑，余正常。CRP 9.26 mg/dl↑，PCT 0.35 ng/ml，pro-BNP 207.0 pg/ml↑。EBV、巨细胞病毒、乙肝病毒 DNA 定量均正常。呼吸道病毒检测、HIV、梅毒、丙肝均阴性。G 实验结果阴性。甲状腺功能：反 T_3 111.6 ng/dl，余正常。肿瘤指标：CEA 5.06 ng/ml↑，余正常。

（2019-03-28）胸部 CT：两肺多发渗出性病变；两肺下叶条索影；两侧胸膜增厚（图 33-1）。

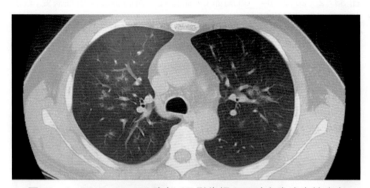

图 33-1　2019-03-28 胸部 CT 影像提示两肺多发渗出性病变

（2019-03-28）心超：未见明显异常。

（2019-03-28）心电图：未见明显异常。

（2019-03-29）骨髓涂片提示：AML-M4EO 之骨髓象。

（2019-03-29）骨髓流式提示：可见 15.1% 的细胞 CD11B（＋）、CD64（st）、CD14（－）、HLA-DR（＋）、CD33（st）、CD13（＋），疑为幼稚单核细胞群体；约可见 21.7% 的细胞 CD11B（＋）、CD64（st）、CD14（＋）、HLA-DR（＋）、CD33（st）、CD13（＋），疑为成熟单核细胞群体。

（2019-03-29）骨髓基因：发现 *FLT3-TKD* 基因突变，*CBFB-MYH11* 融合基因转录本。

（2019-03-29）骨髓染色体：47，XY，+22/43～47，XY，+8 ［cp2］/46～47，XY，+7，+M ［cp2］/46，XY。

（2019-04-08）胸部 CT：两肺弥漫渗出性病变，较前（2019-03-28）进展；两侧胸腔积液；两侧胸膜增厚；双侧甲状腺低密度小结节影。附见肝左叶小囊肿；脾多发异常密度影，脾梗死（图 33-2）。

（2019-04-19）胸部 CT：两肺弥漫渗出性病变，较前（2019-04-08）明显吸收；两侧胸腔少量积液，较前吸收；两侧胸膜增厚；双侧甲状腺低密度小结节影。附见肝左叶小囊肿；脾多发低密度影（图 33-3）。

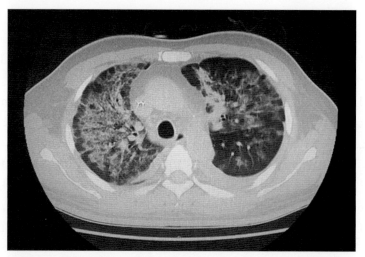

图 33 – 2　2019 – 04 – 08 胸部 CT 影像提示两肺弥漫渗出性病变,较前
(2019 – 03 – 28)进展

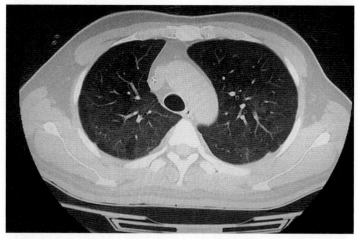

图 33 – 3　2019 – 04 – 19 胸部 CT 影像提示两肺弥漫渗出性病变,较前
(2019 – 04 – 08)明显吸收

(2019 – 03 – 30)血常规:WBC 8.30×10⁹/L，Hb 104 g/L↓，PLT 37×10⁹/L。

(2019 – 04 – 14)血常规:WBC 5.15×10⁹/L，Hb 49 g/L↓，PLT 3×10⁹/L。

(2019 – 04 – 19)血常规:WBC 1.20×10⁹/L，Hb 53 g/L↓，PLT 4×10⁹/L。

(2019 – 04 – 30)血常规:WBC 1.80×10⁹/L，Hb 81 g/L↓，PLT 90×10⁹/L。

(2019 – 04 – 29)骨髓涂片提示:AML – M4EO – CR,伴骨髓增生偏低。

(2019 – 04 – 29)骨髓流式提示:MRD<0.01%。

(2019 – 04 – 29)骨髓基因:*FLT3 – TKD* 基因突变阴性;发现 *CBFB – MYH11* 融合基因转录本。

(2019 – 05 – 24)胸部 CT:两肺散在小片状稍高密度影,较前(2019 – 04 – 19)明显吸收;两侧胸腔少量积液,较前吸收;两侧胸膜稍增厚(图 33 – 4)。

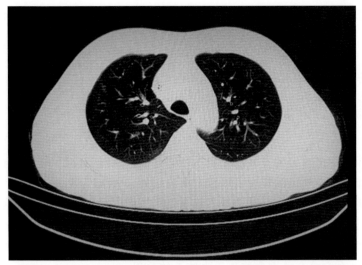

图 33-4 2019-05-24 胸部 CT 影像提示两肺散在小片状稍高密度影,较前(2019-04-19)明显吸收

(2019-05-24)骨髓涂片提示:与前次骨髓象比较,此次骨髓增生活跃,粒红比减低。粒、红、巨三系均增生活跃,嗜酸性粒细胞可见。巨系以颗粒型巨核细胞增生为主,血小板散在少见。

(2019-05-24)骨髓流式提示:MRD<0.01%。

(2019-05-24)骨髓基因 *FLT3-TKD* 基因突变阴性;发现 *CBFB-MYH11* 融合基因转录本。

(2019-05-25)血常规 WBC 4.4×10^9/L, Hb 103 g/L, PLT 192×10^9/L。

初步诊断

自发性缓解急性髓系白血病合并卡氏肺孢子虫肺炎。

治疗与转归

根据患者临床表现和实验室检查,本病例诊断为自发性缓解急性髓系白血病合并卡氏肺孢子虫肺炎。患者因患 AML 导致自身免疫力低下,从而导致感染卡氏肺孢子虫,又因体内在消除卡氏肺孢子虫的同时激活了针对 AML 细胞的免疫,最终出现了白血病的自发性缓解。患者出院后未遵医嘱及时复查和治疗,在 2019 年 7 月底再次出现发热和胸闷症状,入院检查胸部 CT 两肺渗出及结节影,考虑卡氏肺孢子虫肺炎复燃;同时发现外周血血小板进行性下降。2019 年 7 月 26 日骨髓检查提示:与前次骨髓象比较,提示:AML-M4Eo 复发之骨髓象;骨髓染色体提示 44, XY, -4, +8, -10, -13, inv(16)(p13;q22);骨髓基因检查发现 *CBFB-MYH11* 融合基因转录本。

入院后治疗上给予亚胺培南西司他丁+利奈唑胺+卡泊芬净+复方磺胺甲噁唑抗感染,并予羟基脲降白细胞,化痰、预防出血、保肝、保肾等对症支持治疗。但患者仍有反复高热,并出现进行性的活动后胸闷气急,氧饱和度下降,最低 70% 左右。治疗过程中患者心率呈进行性上升,氧饱和度进行性下降,经 Bipap 呼吸机治疗及气管插管辅助通气治疗后仍无

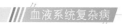

法缓解症状。最终,患者在入院后第 6 天死于重症肺部感染导致的呼吸、循环衰竭。

最终诊断

自发性缓解急性髓系白血病合并卡氏肺孢子虫肺炎。

讨论与分析

1. 问题

(1) 卡氏肺孢子虫肺炎的发病情况及其在恶性血液病和急性髓系白血病中的发生率

(2) 卡氏肺孢子虫肺炎的临床表现和严重程度如何分级?

(3) 急性髓系白血病的自发缓解率有多少,机制是什么? 并发卡氏肺孢子虫肺炎自发缓解的机制是什么?

(4) 已用何治疗,效果如何? 后续治疗方案是什么?

2. 急性髓系白血病合并卡氏肺孢子虫肺炎的原因

卡氏肺孢子虫肺炎(PCP)一般多见于重度免疫低下患者,如获得性免疫缺陷综合征(AIDS)等。对于部分急性白血病患者,由于免疫力短时间下降,也有机会性感染 PCP。在既往报道中,急性髓系白血病患者合并肺孢子虫肺炎并不罕见。2018 年中国台湾学者总结了肺孢子虫肺炎(PJP)与急性髓细胞性白血病(AML)的关联。根据对 291 例 AML 患者的治疗经验,有 20 例(男性 14 例,女性 6 例,中位年龄 56 岁)发展为肺孢子虫肺炎(发生率6.8%)。对于血液肿瘤患者而言,外周血 CD4 细胞计数小于 200 个/μl 则为发生肺孢子虫肺炎的高危因素。而英国的一项研究发现,血液肿瘤患者获得肺孢子虫肺炎比例正逐渐升高,需要得到专科医生的高度重视。

本例患者肺孢子虫肺炎的症状较为典型,表现为持续性发热、咳嗽,静息状态下胸闷气促,氧饱和度<90%,氧分压<60 mmHg。根据欧洲的非 HIV 感染的肺孢子虫肺炎的诊疗指南,该患者属于重症感染患者(表 33 - 1、表 33 - 2)。

表 33 - 1　卡氏肺孢子虫肺炎的严重程度分级

变量	严重程度分级		
	轻度	中度	重度
症状及体征	劳力性呼吸困难增加,伴或不伴咳嗽和出汗	轻微活动出现呼吸困难,偶尔出现静息呼吸困难和发热,伴或不伴出汗	静息时即出现呼吸困难、气促、持续性发热、咳嗽
静息条件下呼吸室内空气时动脉血氧分压(PaO$_2$)	>11.0 kPa(>82.5 mmHg)	8.1～11.0 kPa(60.75～82.5 mmHg)	<80 kPa(<60 mmHg)
静息条件下呼吸室内空气时动脉血氧饱和度(SaO$_2$)	>96%	91%～96%	<91%
胸片	正常或轻微的肺门阴影	弥漫性肺间质阴影	广泛肺间质阴影,伴或不伴弥漫性肺泡阴影(不透明),肋膈角和肺尖不受累

表 33-2 非 HIV 感染的卡氏肺孢子虫肺炎患者结局不良预后因素

发病时不良预后因素
基础疾病控制较差
ECOG 体能评分＞2
长期使用糖皮质激素
PCP 治疗延迟
低蛋白血症
合并感染 HSV 或 CMN
肺泡灌洗液中性粒细胞计数高
APACHE-Ⅱ或 SAPS-Ⅱ评分高
PCP 治疗期间不良预后因素
使用血管加压剂/休克
需要大剂量糖皮质激素治疗
呼吸衰竭/高氧支持
需要机械通气
急性呼吸窘迫综合征
第 8 天临床恶化

引自参考文献[4]

　　针对此类患者的治疗,需平衡抗白血病治疗和抗肺孢子虫肺炎。本例患者由于出现严重的低氧血症,经过评估后属于不能耐受化疗,因此治疗上给予磺胺甲恶唑联合利奈唑胺,同时根据血常规的白细胞计数,调整羟基脲用量以控制白细胞数量。治疗方案调整后,患者症状和影像学结果明显改善,而方案也与欧洲指南高度一致(表 33-3)。

表 33-3 非 HIV 感染的卡氏肺孢子虫肺炎患者一线治疗方案

人群	意向	干预措施	SOR	QoE
HM、SOT、癌症、自体免疫性/炎性疾病	治疗	每日 TMP/SMX 15～20 mg/kg(TMP)75～100 mg/kg(SMX),治疗≥14 日	A	Ⅱ r
		静脉注射喷他脒,4 mg/(kg·d)	C	Ⅱ t
		口服伯氨喹 30 mg/d＋静脉注射或口服克林霉素 600 mg×3/d	C	Ⅱ t
		口服阿托伐醌 750 mg×2(或 3)/d	C	Ⅱ t

HM,血液学恶性肿瘤;QoE,证据质量;SOR,推荐强度;SOT,实体器官移植;TMP/SMX,甲氧苄啶/磺胺甲噁唑
引自参考文献[4]

3. 急性髓系白血病自发性缓解的原因

一般而言,急性髓系白血病患者若不经治疗,平均生存时间少于 3 个月。但临床经验和文献报道告诉我们,有一部分患者可不经抗白血病治疗而达到疾病的缓解,其中 FAB 各个分型的患者都有,其中以 AML‑M4 和 AML‑M5 为多(图 33‑5)。

在自发缓解的急性髓系白血病案例中,多数病例都如同本例患者,经历过重症的感染,多合并以重症肺炎、结核病、革兰氏阴性菌菌血症以及脓毒血症。这些自发缓解的患者后期复发概率极高(图 33‑6),一年内的复发率在 80% 左右,因此后续患者仍需进行化疗。

发生 AML 的自发性缓解,主要观点集中在感染后激活机体免疫系统从而杀伤肿瘤细胞,但其中的机制仍有争议。第一,在感染后体内产生消除感染源的 T 细胞,这些 T 细胞可以通过 γ 干扰素来明确是否活化,T 细胞是攻击肿瘤细胞的重要免疫细胞,这可能是感染后

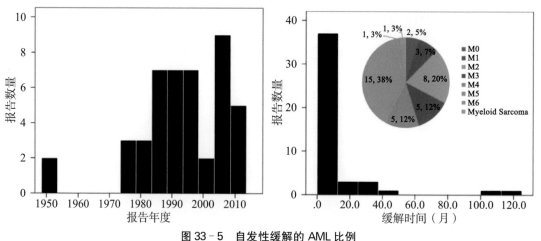

图 33‑5　自发性缓解的 AML 比例

引自参考文献[10]

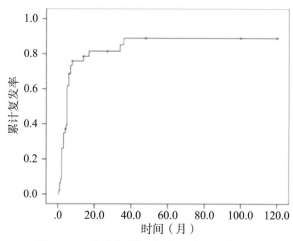

图 33‑6　自发性缓解的 AML 患者复发比例

引自参考文献[10]

AML 自行缓解的原因之一;第二,T 细胞主要在短期内清除肿瘤细胞,而长期缓解则受益于 NK 细胞的作用(图 33‐7),在部分长期自行缓解 AML 患者体内能发现活化的 NK 细胞,就是很好的证明。而目前也有很多研究正探索从脐带血中活化和扩增 NK 细胞以增强常规治疗的抗白血病效果。

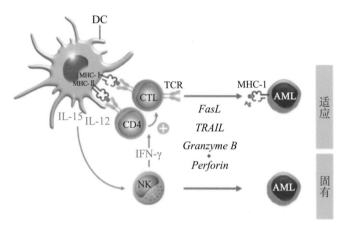

图 33‐7　免疫细胞清除 AML 肿瘤细胞机制图

引自参考文献[12]

4. 制定后续治疗方案

正如前文所述,自发性缓解的 AML 一年内大部分患者将复发。因此这些患者在感染症状得到有效控制后,需积极采取标准的 AML 治疗。随着科学技术的发展,还有一些治疗方案可以选择。

有研究表明 IL‐2 能有效提升 AML 的治疗效果,瑞典学者对 320 名 CR1 的 AML 患者用 IL‐2(16 400 U/kg)加二盐酸组胺(0.5 mg)进行治疗。发现二盐酸组胺联合 IL‐2 治疗可改善研究人群中 LFS 的水平(图 33‐8)。这些结果表明,HDC/IL‐2 治疗为缓解期 AML 患者提供了有效且可耐受的治疗。

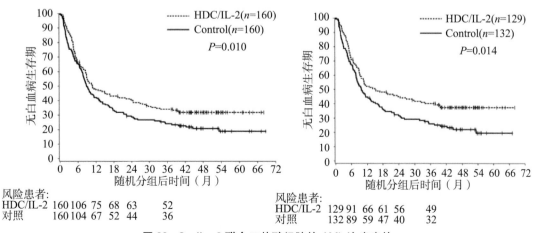

图 33‐8　IL‐2 联合二盐酸组胺的 AML 治疗疗效

引自参考文献[14]

在一项Ⅳ期试验中,首次完全缓解(CR)的 84 例急性髓性白血病(AML)患者(年龄 18～79 岁)使用了组胺二盐酸盐(HDC)和小剂量人类重组白介素 2(IL－2),以防止在整合后阶段复发。研究者在免疫治疗之前和期间分析了自然杀伤细胞(NK cell)的功能,治疗导致血液中 CD56 和 CD16＋NK 细胞的扩增以及天然细胞毒性受体(NCR)NKp30 和 NKp46 的 NK 细胞表达增加。在老年患者中,治疗前和治疗中 CD16＋NK 细胞上 NKp30 或 NKp46 的高表达可预测 LFS 和 OS。这些结果表明,NK 细胞功能决定了老年 AML 患者的复发风险和存活率。

◆◆ 专家点评 ◆

结合上述讨论,该患者因罹患 AML 导致自身免疫力低下,从而导致感染卡氏肺孢子虫。感染卡氏肺孢子虫的患者,胸部 CT 常表现为弥漫性毛玻璃样改变,由肺门向外扩展,也可表现斑片状阴影,半数可见支气管充气征。该患者的胸部 CT 表现典型,也符合其一般病程。细菌、病毒和真菌感染都会引发机体的免疫反应,若存在与白血病抗原交叉反应,或自体出现强烈的免疫风暴,则有可能出现短时间的白血病细胞受抑制,甚至可以表现为临床上的疾病缓解。有报道,患者在感染新冠病毒后,原发的霍奇金淋巴瘤自发性缓解,也是一个例证。该患者在疾病早期伴随着卡氏肺孢子虫的感染,急性髓系白血病出现自发缓解。但是这类缓解时间并不持久,在卡氏肺孢子虫感染控制后,机体特异性免疫逐渐减弱,白血病细胞的增殖也会重新活跃。该患者后续因个人原因未进行抗白血病的治疗,疾病在短期内复发。因此,临床上若观察到自发缓解的白血病患者,应继续抗白血病治疗,或进行造血干细胞移植,以期获得最佳的疗效。

整理:李啸扬
点评:李军民

参考文献

[1] CHANG H, KUO MC, LIN TL, et al. Pneumocystis jirovecii pneumonia in patients with acute myeloid leukaemia [J]. Intern Med J, 2018, 48(1): 81－83.

[2] WHITE PL, BACKX M, BARNES RA. Diagnosis and management of Pneumocystis jirovecii infection [J]. Expert Rev Anti Infect Ther, 2017, 15(5): 435－447.

[3] MAINI R, HENDERSON KL, SHERIDAN EA, et al. Increasing Pneumocystis pneumonia, England, UK, 2000－2010 [J]. Emerging Infect Dis, 2013, 19(3): 386－392.

[4] MASCHMEYER G, HELWEG-LARSEN J, PAGANO L, et al. ECIL guidelines for treatment of Pneumocystis jirovecii pneumonia in non-HIV-infected haematology patients [J]. J Antimicrob Chemother, 2016, 71(9): 2405－2413.

[5] MAYWALD O, BUCHHEIDT D, BERGMANN J, et al. Spontaneous remission in adult acute myeloid leukemia in association with systemic bacterial infection-case report and review of the literature [J]. Ann Hematol, 2004, 83(3): 189－194.

[6] ZENG Q, YUAN Y, LI P, et al. Spontaneous remission in patients with acute myeloid leukemia with t(8;21) or cutaneous myeloid sarcoma: two case reports and a review of the literature

[J]. Intern Med，2013，52(11)：1227-1233.

[7] RAUTENBERG C，KAIVERS J，GERMING U，et al. Spontaneous remission in a patient with very late relapse of acute myeloid leukemia 17 years after allogeneic blood stem cell transplantation [J]. Eur J Haematol，2019，103(2)：131-133.

[8] CAMUS V，ETANCELIN P，JARDIN F，et al. Spontaneous remission in three cases of AML M5 with *NPM1* mutation [J]. Clin Case Rep，2015，3(11)：955-959.

[9] MÜLLER CI，TREPEL M，KUNZMANN R，et al. Hematologic and molecular spontaneous remission following sepsis in acute monoblastic leukemia with translocation (9;11)：A case report and review of the literature [J]. Eur J Haematol，2004，73(1)：62-66.

[10] RASHIDI A，FISHER SI. Spontaneous remission of acute myeloid leukemia [J]. Leuk Lymphoma，2015，56(6)：1727-1734.

[11] MÜLLER-SCHMAH X，SOLARI L，WEIS R，et al. Immune response as a possible mechanism of long-lasting disease control in spontaneous remission of MLL/AF9-positive acute myeloid leukemia [J]. Ann Hematol，2012，91(1)：27-32.

[12] VAN ACKER HH，VERSTEVEN M，LICHTENEGGER FS，et al. Dendritic cell-based immunotherapy of acute myeloid leukemia [J]. J Clin Med，2019，8(5)：579.

[13] BURGER JA，VELEV NS，JABBOUR EJ，et al. Failure is not fatal：long-term remission in refractory acute myeloid leukemia (AML) after graft failure of cord blood stem cells [J]. Leukemia，2010，24(3)：666-668.

[14] BRUNE M，CASTAIGNE S，CATALANO J，et al. Improved leukemia-free survival after postconsolidation immunotherapy with histamine dihydrochloride and interleukin-2 in acute myeloid leukemia：results of a randomized phase 3 trial [J]. Blood，2006，108(1)：88-96.

[15] MARTNER A，RYDSTRÖM A，RIISE RE，et al. NK cell expression of natural cytotoxicity receptors may determine relapse risk in older AML patients undergoing immunotherapy for remission maintenance [J]. Oncotarget，2015，6(40)：42569-42574.

病例34　伴有 *DNMT3A*、*IDH2*、*ASXL1* 三基因突变的急性单核细胞白血病

主诉

男性，28 岁，自感乏力 2 周。

病史摘要

现病史：患者 2019-07-09 因自感乏力 2 周至瑞金医院血液科门诊，主诉无发热、胸闷胸痛、牙龈出血等不适。体检无贫血貌，皮肤黏膜未见淤点、瘀斑，皮肤、巩膜未见黄染，浅表淋巴结、肝脾未及肿大。门诊查血常规：WBC 1.71×10⁹/L，Hb 136 g/L，PLT 197×10⁹/L，单核细胞百分比 4.1%，L% 72.5%，肝肾功能正常，肿瘤标志物阴性。为进一步查明原因于 07-12 收入我科。07-12 骨穿涂片：骨髓增生活跃，粒红比倒置。髓片中原单核细胞＋幼单核细胞占 31.5%。流式见 25.7% 异常细胞，疑为原幼细胞。基因检测发现 *DNMT3A*、

IDH2、*ASXL1* 基因突变,染色体核型正常。07 - 13 起予以 IA 方案诱导化疗,具体为:IDA 15 mg d1、20 mg d2~3,Ara - C 186 mg qd d1~7,辅以护胃止吐、水化碱化、护肝护心等对症处理。患者诱导化疗进程中出现两肺下叶炎症、双侧胸腔少量积液、心包少量积液。先后予以哌拉西林钠他唑巴坦+万古霉素+环丙沙星+伏立康唑抗感染。07 - 26 复查骨穿,见原单核细胞+幼单核细胞 69.5%。流式见异常细胞 6.89%,07 - 31 复查骨穿见骨髓增生活跃,AML - M5 - PR 之骨髓象。流式异常细胞 6.70%。于 07 - 31 起予 HCAG 方案,具体为:高三尖杉酯碱(HHT)2 mg d1~7,Ara - C 25 mg q12h×28 次,阿克拉霉素(Acla)20 mg d1~4,粒细胞集落刺激因子(G - CSF)100 μg qd(根据白细胞数调整剂量),辅以护心、护胃、护肝、水化、碱化治疗。08 - 14 复查骨穿见骨髓尚增生,髓片原单+幼单可见 26.5%。流式异常细胞:异常细胞 5.14%。于 08 - 14 追加 25 mg Ara - C q12h 皮下注射连续 7 天,08 - 21 复查骨穿,见髓片原单+幼单可见 14%。流式 MRD:0.72%。于 08 - 21 追加 25 mg Ara - C q12h 皮下注射连续 7 天,08 - 28 复查骨穿口头报告报原单核细胞+幼单核细胞可见 13%。流式 MRD:0.83%(图 34 - 1)。患者体温正常后出院,现为再次治疗收治入院。

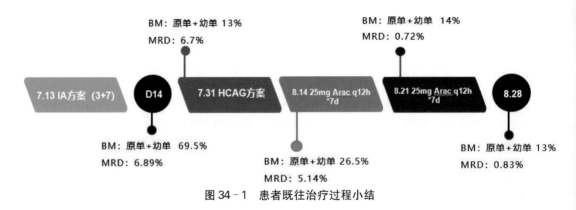

图 34 - 1　患者既往治疗过程小结

发病以来患者神志清,精神一般,睡眠、食欲尚可,大小便正常,体重无明显下降。

既往史:否认高血压、糖尿病、心脑血管疾病、慢性肺部疾病、慢性肾病史,否认乙肝、结核病史,否认外伤史,否认输血史,否认食物、药物过敏史。

个人史:出生并长期生活于原籍,否认疫水、疫区接触史。否认烟酒嗜好。

家族史:否认相关疾病家族史。

入院查体

T 36.5℃,P 90 次/分,R 20 次/分,BP 116/72 mmHg。神清,精神一般,无贫血貌,皮肤黏膜未见淤点、瘀斑,皮肤、巩膜未见黄染,浅表淋巴结未及,胸骨无压痛,双肺呼吸音清,未闻及啰音,心律齐,未闻及病理性杂音,腹软,未及压痛、反跳痛,肝、脾肋下未及,四肢未见水肿,肌力、肌张力正常,病理反射未引出。

辅助检查

2019 - 07 - 12 初发时:

血常规:WBC 1.90×10⁹/L↓,N% 15.7%↓,L% 72.8%↑,单核细胞百分比 5.4%,

RBC $4.22×10^{12}$/L，Hb 141 g/L，PLT $182×10^9$/L。

骨髓象：骨髓增生活跃，单核系增生活跃，髓片中原单核细胞（原单）＋幼单核细胞（幼单）占31.5%。此类细胞胞体圆或类圆形，中等或偏大，胞核类圆或可见切迹折叠，核染色质细致，核仁可见，细胞质淡蓝色，部分可见少量颗粒。组化染色：POX（－）47%，（±）47%，（＋）6%；PAS（－）62%，（＋）34%，（＋＋）4%；CE（－）98%，（±）2%；AE（－）43%，（±）35%，（＋）22%；NaF（－）70%，（±）25%，（＋）5%，抑制率57%。粒系增生低下。AKP积分：无法计数。红系尚增生，以中晚幼红细胞为主，成熟红细胞形态与大小未见明显异常。巨系增生尚活跃，偶见双圆巨核细胞，血小板散在或成簇可见。诊断意见：根据形态和组化染色提示 AML-M5 之骨髓象。

骨髓细胞流式：

对异常细胞群进行分析，免疫表型结果如下。

（1）异常细胞群 CD45 弱表达 SS 低，约占25.7%，疑为原幼细胞，表型特征如下。淋巴细胞相关标记：CD4 1.3，CD2＜0.1，CD7＜0.1，CyCD3＜0.1，CD10 0.6，CD19＜0.1，CD79α＜0.1。髓系细胞相关标记：CD11B 0.2，CD11C＜0.1，CD13 96.9，CD14＜0.1，CD15 2.8，CD16 1.1，CD33 95.6，CD64 6.0，CD117 100.0，MPO 35.0。其他免疫标记：HLA-DR 98.7，CD34 89.7，CD38 98.7，CD56＜0.1，CD123 9.7。

（2）以所有 WBC 设门，约可见2.3%的细胞 CD11B（＋）、CD64（st）、CD14（－）、HLA-DR（＋）、CD33（st）、CD13（dim），疑为幼稚单核细胞群体；可见2.2%的细胞 CD11B（＋）、CD64（st）、CD14（＋）、HLA-DR（＋）、CD33（st）、CD13（＋），疑为成熟单核细胞群体。该患者的 LAIP 特征为：CD38（dim）、CD117（＋）、CD34（dim）、CD33（＋）、CD13（＋）、CD45（dim）。

骨髓细胞基因：发现 DNMT3A-催化结构域 C 端 DNMT3A p. Arg882His 基因突变（VAF 值为49.2%）；发现 IDH2 p. Arg172Lys 基因突变（VAF 值为27.1%）；发现 ASXL1 p. Arg693* 基因突变（VAF 值为26.7%）；未发现 AML1-ETO、PML-RARA 和 BCR-ABL（p210）；染色体核型46，XY。

颈部、锁骨上、腋下、腹股沟淋巴结彩色超声：双侧颈部、双侧锁骨上、双侧腋窝、双侧腹股沟未见明显异常肿大淋巴结。

内脏彩超：肝右叶高回声，考虑血管瘤可能；胆囊、胰、脾、肾未见明显异常；腹膜后未见异常肿大淋巴结。

心超：超声心动图检查未见明显异常。

既往治疗期间历次骨髓象＋MRD 结果见表34-1。

表34-1 患者既往治疗期间历次骨髓象＋MRD 结果

日期/方案	7/26	7/31	8/14	8/21	8/28
	IA 诱导 d14	IA 诱导 d19	HCAG 再诱导 d14	追加 Ara-C d7	再追加 Ara-C d7
原始＋幼稚单核（%）	69.5	13	26.5	14	13
成熟单核（%）	22.5	22.5	45.5	27.5	24.5
流式 MRD（%）	6.89	6.70	5.14	0.72	0.83

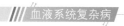

本次入院后：

血常规：WBC $2.00×10^9$/L，N% 47.1%，RBC $1.75×10^{12}$/L，Hb 61 g/L，PLT $341×10^9$/L。

骨髓涂片：骨髓增生活跃，粒红比倒置。粒系增生减低。AKP 积分：42 分/100N. C.。红系增生明显活跃，以中晚幼红细胞为主，可见发育异常成熟红细胞部分可见中央淡染区扩大。巨系增生活跃，以颗粒型巨核细胞增生为主，血小板散在少见。髓片原单核细胞＋幼单核细胞可见 1.5%。诊断意见：AML－M5 基本缓解之骨髓象。

骨髓流式：未见 LAIP＋细胞群。

骨髓细胞基因：发现 DNMT3A 催化结构域 C 端基因突变。

生化：肝肾功能、电解质均正常，乳酸脱氢酶 184 IU/L。

铁代谢：血清铁 28.4 μmol/L，铁饱和度 44.7% 总铁结合力 63.6 μmol/L。

自身免疫抗体、肿瘤标志物全阴性。

初步诊断

急性单核细胞白血病（AML－M5）。

治疗与转归

患者年轻男性，AML－M5 诊断明确，基因二代测序 AML panel 检测发现三基因突变：DNMT3A（＋）、IDH2（＋）、ASXL1（＋）。如前文所述，根据 ELN AML 预后分层，及对诱导治疗反应不佳，目前考虑患者为高危难治性 AML 患者。根据国际指南及我国 AML 诊疗共识，针对此类患者建议巩固化疗后尽快行异基因干细胞移植，且移植前 MRD 阴性患者后续复发风险明显较低。此外，近年来，许多新靶向药物层出不穷，例如去甲基化药物、BCL－2 抑制剂等。鉴于目前患者的情况，建议后续尽早行 Allo－HSCT，移植前可行巩固强化治疗。推荐药物：阿扎胞苷、HHT。旨在尽可能加强患者移植前缓解深度。

后续治疗及随访：患者后行一疗程巩固强化治疗，具体方案为：阿扎胞苷 135 mg qd d1~7＋Ara－C 25 mg d1~14（＋）HHT 2 mg d8~14，后前往北京行 Allo－HSCT，目前处于完全缓解状态，定期随访中。

最终诊断

急性单核细胞白血病（AML－M5）伴 DNMT3A、IDH2、ASXL1 三基因突变。

讨论与分析

1. 急性单核细胞白血病的诊断与分子遗传学特征

（1）急性单核细胞白血病的诊断。

综合细胞形态学、免疫标记、细胞基因学及临床特征，2017 年 WHO 将 AML 分为 4 类：AML 伴重现性遗传学异常、AML 伴骨髓增生异常相关改变、治疗相关髓系肿瘤和 AML 非特定类型（AML，NOS）。其中，AML－NOS 中即包含急性原始单核细胞/急性单核细胞白血病（表 34－2）。结合 FAB 分型，两者分别为 FAB 分类中 AML－M5a 和 M5b，各占 AML 的 5%~8% 和 3%~6%，前者年轻人多见，后者年长者多见。临床上常有出血、髓外（皮肤、牙龈、CNS)浸润表现,或出现单核细胞肉瘤。主要依据实验室检查结果明确诊断,具体如下:①骨髓象和组化:骨髓增生极度活跃或明显活跃,单核系细胞异常增生,以原始和幼稚单核细胞为主。据原幼单核细胞的比例分类为急性原始单核细胞白血病和急性单核细胞白血病。原始单核细胞≥80%,诊断为急性原单核细胞白血病;而骨髓以幼稚单核细胞为主,原始、幼稚、成熟单核细胞之和≥80%,诊断为急性单核细胞白血病。粒系和红系细胞增生受抑制。骨髓组织化学染色:典型的原单核细胞髓过氧化物酶POX阴性,幼单核细胞可呈现一些散在的阳性。大多数病例的原单核细胞和幼稚单核细胞非特异性酯酶染色阳性,且可被NAF抑制。②免疫表型:可表达CD13、CD33、CD117及某些单核细胞分化标志如CD14、CD4、CD11b、CD11c、CD64、CD68、CD36和溶菌酶,CD34常阴性。几乎所有病例均HLA-DR阳性,MPO可表达于急性单核细胞白血病,而不常表达于急性原单核细胞白血病。③分子遗传学:大多数病例有髓系相关非特异性细胞遗传学异常。本案例中,结合患者初发时骨髓象、细胞化学染色、免疫表型等结果,急性单核细胞白血病的诊断明确。

表 34-2　急性髓系白血病 WHO 分型

AML 和相关肿瘤分类分型	AML 和相关肿瘤分类分型(续表)
AML 伴重现性遗传学异常	急性粒单核细胞白血病
AML 伴 t(8;21)(q22;q22.1);*RUNX1-RUNX1*T1	急性原始单核细胞白血病/急性单核细胞白血病
AML 伴 inv(16)(p13.1q22) or t(16;16)(p13.1;q22);CBFB-MYH11	纯红白血病
APL(急性早幼粒细胞白血病)伴 PML-RARA	急性原始巨核细胞白血病
AML 伴 t(9;11)(p21.3;q23.3);MLLT3-*KMT2A*	急性嗜碱性粒细胞白血病
AML 伴 with t(6;9)(p23;q34.1);DEK-NUP214	急性全髓白血病伴骨髓纤维化
AML 伴 inv(3)(q21.3;q26.2)或 t(3;3)(q21.3;q26.2);GATA2, *MECOM*(EVI1)	髓系肉瘤
AML(原始巨核细胞性)伴 t(1;22)(p13.3;q13.3);RBM15-MKL1	唐氏综合征相关性骨髓增生
临时病种(暂定类型):AML 伴 BCR-ABL1	一过性骨髓增生异常
AML 伴 *NPM1* 突变	唐氏综合征相关的髓系白血病
AML 伴 *CEBPA* 双等位基因突变	原始浆细胞样树突状细胞肿瘤
临时病种(暂定类型):AML 伴 *RUNX1* 突变	系列未明急性白血病
AML 伴骨髓增生异常相关改变	急性未分化型白血病
治疗相关的髓系肿瘤	混合表型急性白血病伴 t(9;22)(q34.1;q11.2);BCR-ABL1
非特殊类型 AML	混合表型急性白血病伴 t(v;11q23.3);*KMT2A* 重排
AML 微分化型	混合表型急性白血病,B 与髓混合,NOS

（续表）

AML 和相关肿瘤分类分型	AML 和相关肿瘤分类分型（续表）
AML 未分化型	混合表型急性白血病，T 与髓混合，NOS
AML 部分未分化型	

引自参考文献[1]

（2）急性单核细胞白血病可能伴随的分子遗传学改变。

急性单核细胞白血病的临床和分子遗传学特征均具有很强的异质性。对于 M5 患者的分子遗传学特点国际上少有报告，尚缺乏系统性的研究。Zhou 等在 81 例急性单核细胞白血病患者中针对 17 种髓系肿瘤的相关基因进行突变检测。67/81 例（82.7%）至少携带 1 处基因突变。突变检出率最高者为 NPM1 基因（$n=18$），其他突变检出率大于 10% 的基因依次为 FLT3 - ITD（$n=16$）、NRAS（$n=16$）、DNMT3A（$n=15$）、TET2（$n=12$）、RUNX1（$n=11$）、KRAS（$n=9$）。在功能方面，参与 DNA 甲基化的表观遗传学调节基因的突变检出率最高，为 38.27%。进一步进行染色体核型分析后，发现其异常核型主要涉及 11q23/MLL 重排。正常核型组的基因突变发生率明显高于异常核型组，且多为≥2 处突变共存，异常核型组以单基因突变为主。类似的，另一项由中国研究者 Xing 等发表的研究表明，在 126 名急性单核细胞白血病患者中，有 83.3% 患者存在至少一种及以上基因突变。频率最高的是 FLT3 - ITD 和 NRAS，其次为 NPM1、DNMT3A、TET2、KRAS 和 RUNX1。并且，研究者提出，同时存在≥3 个基因突变的急性单核细胞白血病患者治疗完全缓解率明显更低（$P<0.05$）。早期由我国研究者 Yan 等首次采用外显子测序探究急性单核细胞白血病体细胞突变特征，结果发现，23/112 例（20.5%）的急性单核细胞白血病样本存在 DNMT3A 突变，该突变频率明显高于其他 AML 亚型。另有研究者发现，AML - M5 患者伴有 MLAA - 34 基因高表达预示着疗效差，生存率更低。并且 MLAA - 34 基因 C59T 位点突变与重要的分子标志基因 FLT - 3 和 DNMT3A 的突变显著相关。本次案例系首次发现急性单核细胞白血病患者存在 DNMT3A、IDH2、ASXL1 三基因突变。

2. 与本案例相关的三种基因突变的意义及预后价值

新一代检测技术已经证实，在大于 70% 的 AML 患者中，编码参与表观遗传学调控的蛋白质的基因频发突变，表观遗传学调控包括 DNA 胞嘧啶残基的修饰和翻译后组蛋白乙酰化改变，这些基因突变影响造血细胞的自我更新和（或）分化，并促使向髓系转化。

（1）DNA 甲基化相关基因异常。

DNMT3A 突变：DNMT3A 基因编码 DNA 甲基化转移酶，其突变导致 DNA 甲基化异常，并促使一些肿瘤抑制基因发生转录抑制，通过增殖和分化等调控异常促使白血病形成。DNMT3A 突变发生于 14%～36% 的 AML 患者中，正常核型 AML（CN - AML）中大于 30% 有 DNMT3A 突变。大量研究表明，DNMT3A 是 AML 独立不良预后因素，特别是在核型正常的 AML 患者中显得尤为明显，表现为低 CR 率以及 OS 和 EFS 缩短。

IDH1/2 突变：IDH 是一种在细胞代谢中起重要作用的酶，在催化异柠檬酸盐氧化脱氢脱羧成 α-酮戊二酸的同时，将 NAD+ 或 NADP+ 还原为 NADH 或 NADPH。IDH1 和 IDH2 基因均参与编码此酶。在细胞遗传学正常的 AML 中，IDH1/2 突变率为 10%～

30%,其突变导致酶功能异常,促使 2-羟戊二酸(2-HG)产生增加,并和 *TET2* 共同作用,影响造血细胞分化,诱导白血病的转化。有研究表明,伴随 *IDH1/2* 基因突变的 AML 患者,EFS、OS 缩短,诱导失败率和累积复发率升高,*IDH* 基因突变对 AML 预后的意义目前在国际上仍存有争议,还需要更多前瞻性研究进一步明确。

(2)组蛋白修饰异常。

ASXL1 突变:*ASXL1* 基因属于 *ASXL* 基因家族,位于 20q11,编码染色体结合蛋白。在 AML 患者中,*ASXL1* 功能缺失性突变的发生率为 6%～30%,*ASXL1* 通过与多梳抑制复合物(PRC2)相结合调控表观遗传基因,参与组蛋白甲基化的调控。PRC2 使相关基因转录抑制的机制为组蛋白 3 在第 27 位赖氨酸残基发生三甲基化(H3K27/me3),*ASXL1* 突变导致 ASXL1 蛋白表达缺失,降低 H3K27 甲基化,并减少与 AML 发病可能相关的基因与 PRC2 的结合,减弱对这些基因的抑制作用。多项研究表明,*ASXL1* 基因突变是 AML 患者独立的不良预后因素,表现为 EFS、OS 缩短、CR 率降低。

早期细胞遗传学染色体核型分析是评估 AML 预后的重要依据,国际上多家大型 AML 研究机构将染色体核型正常归为中危组。然而近年来发现,即使在同一预后分层,预后也可能差别很大,尤其在正常核型的中危组 AML 患者中尤其明显。随着分子生物学技术的发展,在基因水平上对 AML 患者重新进行的预后评估为其分层治疗提供了新的依据。2017 年欧洲血液病网(European LeukemiaNet, ELN)修订了 AML 预后分层体系,将多种染色体异常,以及 *NPM1*、*FLT3*、*CPEBA*、*RUNX1*、*ASXL1*、*KMT2A*、*TP53* 相关融合基因等基因突变纳入最新的 AML 预后分层体系(表 34-3)。其中推荐将 *TP53*、*RUNX1*、*ASXL1* 突变也加入预后差的危险组,对于其他基因突变如 *DNMT3A*、*IDH1* 和 *IDH2*,专家认为目前尚未积累到足够的依据将其归入合适的预后组。但是已有研究发现,同时伴有 *DNMT3A* 及 *IDH2* 基因突变的患者预后不良。

表 34-3　2017ELN 急性髓系白血病分子遗传学风险分层

危险度分层	遗传学异常
良好	t(8;21)(q22; q22.1);*RUNX1-RUNX1*T1
	inv(16)(p13.1;q22)或 t(16;16)(p13.1; q22);*CBFB-MYH11*
	NPM1 突变且 *FLT3-ITD* 阴性或突变低负荷 allelic ratio<0.5
	CEBPA 双等位基因突变
中等	*NPM1* 突变且 *FLT3-ITD* 突变高负荷 allelic ratio>0.5
	NPM1 野生型且 *FLT3-ITD* 阴性或突变低负荷(不伴有其他不良预后遗传学异常)
	t(9;11)(p21.3; q23.3);*MLLT3-KMT2A*
	其他非预后良好或预后不良细胞遗传学异常
不良	t(6;9)(p23; q34.1);*DEK-NUP214*
	t(v; 11q23.3);*KMT2A* 重排
	t(9;22)(q34.1; q11.2);*BCR-ABL1*

（续表）

危险度分层	遗传学异常
	inv(3)(q21.3;q26.2)或 t(3;3)(q21.3;q26.2)；*GATA2*；*MECOM*(EVI1)
	−5 or del(5q)；−7；−17/abn(17p)
	复杂核型 单体核型
	NPM1 野生型且 *FLT3 - ITD* 突变高负荷
	RUNX1 突变
	ASXL1 突变
	TP53 突变

引自参考文献[2]

3. 高危难治性 AML 患者治疗策略

高危 AML 是一组具有独特生物学特征的疾病，在成年人 AML 中占相当大的比例，临床表现为对常规诱导化疗反应差、早期复发、生存期短等。目前对于高危 AML 的定义，国际上几大协作组存在一定差异。根据 2016 年美国血液学年会 ASH 报道，高危 AML 的特征包括临床特征和生物学特征两方面。其生物学特征主要指是细胞遗传学异常及分子基因的异常。临床特征：如＞60 岁、有前驱血液病史、t - AML，难治或复发 AML，有微小残留灶 MRD 等。结合本案例，患者染色体核型正常伴 *DNMT3A*、*IDH2*、*ASXL1* 三基因突变阳性，对初始 IA 方案化疗耐药，应用 HCAG 方案后追加 2 次小剂量 Ara - C 化疗后尚达 Cri，故综合临床表现及分子生物学特征，该患者归为难治性高危 AML。难治性 AML 的治疗原则包括：使用与原方案无交叉耐药的新药组成联合化疗方案、造血干细胞移植、新的靶向治疗及生物治疗等。在化疗方案选择上，早先由中国研究者发表了一项包含国内外多个临床研究共 2 314 名患者的 Meta 分析报告，综合评价 HAG(HHT＋Ara - C＋G - SCF)方案的疗效及安全性后提出：针对 AML 及 MDS 患者尤其是复发难治 AML 或老年患者群，采用 HAG 方案相较于传统强化诱导方案(IA、DA)疗效更优并且耐受度安全性更佳。

1) 高危 AML 患者造血干细胞移植(HCT)选择

60 岁以下的成人 AML 患者经联合诱导化疗后 80％可达完全缓解，但对于中高危 AML，化疗或自体造血干细胞移植后复发率高达 55％～60％，5 年生存率低于 30％。因此，异基因造血干细胞移植(allo - HSCT)是主要的选择。目前，2017 版的成人 AML 中国指南、NCCN 指南(2020. V1)以及 ELN(2017 AML)指南均指出，低危患者 CR1 后给予中大剂量 Ara - C 方案巩固治疗提高了预后良好组 AML 的疗效，中高危患者获得首次 CR 后应尽早给予异基因造血干细胞移植或临床试验接受分子靶向药治疗。在 2019 年更新的美国 AML 风险分层及管理指南中，将 HCT 推荐于达 CR1 的 ELN 评估中高危年轻患者，但对于低危患者并无明显获益(图 34 - 2)。此外，近年来多参数流式细胞仪或 PCR 技术不断成熟，多项研究表明诱导缓解后的 MRD 水平很大程度上决定患者的最终预后疗效。MRD 阳性患者的 OS 和 PFS 均显著低于 MRD 阴性患者(图 34 - 3)。GIEMA 和 HOVON - SAKK 工作委员会已经将 MRD 作为 AML 患者缓解后治疗选择的一个重要参数；2017 版 ELN 指南已经将 MRD 作为临床参数写入其预后指标中。

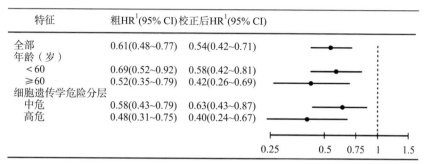

特征	粗HR[1](95% CI)	校正后HR[1](95% CI)
全部	0.61(0.48~0.77)	0.54(0.42~0.71)
年龄（岁）		
<60	0.69(0.52~0.92)	0.58(0.42~0.81)
≥60	0.52(0.35~0.79)	0.42(0.26~0.69)
细胞遗传学危险分层		
中危	0.58(0.43~0.79)	0.63(0.43~0.87)
高危	0.48(0.31~0.75)	0.40(0.24~0.67)

图 34-2　HCT 对达 CR1 的不同细胞遗产学分层患者 OS 的影响

引自参考文献[2]

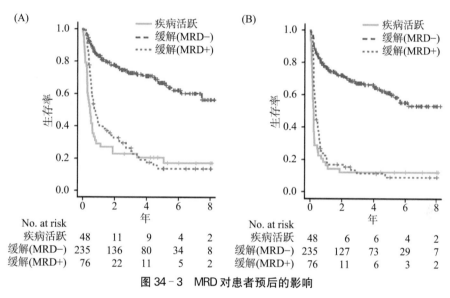

图 34-3　MRD 对患者预后的影响

引自参考文献[2]

2）高危 AML 患者分子靶向治疗和免疫治疗

AML 的靶向治疗主要包括分子靶向抑制剂和免疫治疗。前者主要包括 FMS 样酪氨酸激酶（FLT3）抑制剂，针对表观遗传学靶点的药物如 DNA 甲基化转移酶（DNMTs）抑制剂、异柠檬酸脱氢酶（IDH1/2）抑制剂和组蛋白去乙酰化酶（HDAC）抑制剂。后者主要包括以 CD33、CD123 为代表的单克隆抗体和嵌合抗原受体 T 细胞（CAR-T）免疫治疗。

（1）分子靶向治疗。

① 靶向代谢和表观遗传学相关靶点。

与表观遗传学相关的靶点包括：*DNMT3A*、*IDH1/2*、*EZH2*、MLL-fusion 蛋白、*TET2*。目前已获批准的药物有阿扎胞苷和地西他滨（靶向针对 *DNMT3A*），而 Ivosidenib 和 Enasidenib（靶向针对 *IDH1/2*）正在开展全球三期临床试验。Mims 等的研究发现对 46 例 AML 患者（其中 8 例具有 *DNMT3A* 突变）应用地西他滨治疗，总 CR 率为 41%，*DNMT3A* 突变阳性患者 CR 率为 75%，野生型患者 CR 率为 34%，并且突变阳性患者的 OS 明显延长（16.8 天：11 个月），由此说明地西他滨可以改善 *DNMT3A* 突变阳性 AML 患者的预后。Enasidenib 为美国 FDA 批准的第一个 IDH2 抑制剂。根据 2018EHA 会议报告，Enasidenib 单药治疗 AML 的有效率为 $18\% \sim 35\%$，为携带 *IDH2* 突变的 AML 患者提供了一种新的治疗选择。另外，有研究发现 IDH2 抑制剂联合阿糖胞苷或者其他药物（如去甲基化药物），或联合免疫治疗可显著提高患者的总生存时间（表 34-4）。

表 34-4　AML 新分子靶向药物一览表

靶点	药物	研发阶段
PLKs	Volasertib	3
FLT3	Sorafenib	2
	Midostaurin（PKC412）	3
	Quizartinib（AC220）	3
	Crenolanib（CP868596）	2
	Gilteritinib（ASP2215）	3
	Lestaurtinib（CEP-701）	3
DNMTs	Azacitidine（5-Aza）	已获批
	Decitabine	已获批
	Guadecitabine（SGI-110）	3
	Sapacitabine（CYC682）	3
IDH2	AG-221	3
IDH1	AG-120	2
HDACs	Vorinostat	3
	Entinostat	2
BET	OTX015	1
DOT1L	Pinometostat（EPZ-2676）	1
LSD1	GSK2879552	1
CD33	GO	3
	SGN-33A	3
	CD33 CART	临床前
CD123	CSL362	临床前
	SL-401	临床前
	CD123 CART	临床前
PD-1	Nivolumab	2
CTLA4	Ipilimumab	2

PLKs, polo-like kinases（polo 样激酶）；FLT3, Fms-like tyrosine kinase 3（FMS 样酪氨酸激酶 3）；DNMTs, DNA methyltransferases（DNA 甲基转移酶）；IDH, isocitrate dehydrogenase（异柠檬酸脱氢酶）；HDACs, histone deacetylases（组蛋白脱乙酰酶）；BET, bromodomain and extra-terminal motif（溴结构域和额外终端域）；DOT1L, disruptor of telomeric silencing 1-like（类端粒沉默干扰体 1）；LSD1, lysine-specific histone demethylase 1A（组蛋白赖氨酸特异性去甲基化酶 1）；PD-1 programmed cell death protein 1（程序性细胞死亡蛋白 1）；CTLA4, cytotoxic T-lymphocyte-associated protein 4（细胞毒性 T 淋巴细胞相关蛋白 4）

引自参考文献[3]

② Bcl-2 抑制剂 Venetoclax。

Bcl-2 过表达导致 AML 细胞失去凋亡能力，是 AML 治疗的研究热门。在 2018 年 ASCO 和 EHA 会议上均报道，Venetoclax（ABT-199）联合去甲基化药物或小剂量阿糖胞苷可将 AML 患者的缓解率提高至 60% 或 70% 以上。另外，从长期生存角度分析，Venetoclax 联合地西他滨或阿扎胞苷可明显增加 AML 患者的总生存时间（≥12 个月）。因此，现有研究结果表明：Venetoclax 单药治疗难治/复发 AML 产生中等程度的治疗反应，联合治疗可以提供更深的缓解，同时显著延长 AML 患者的生存时间。目前在美国 FDA 已批准开展由研究者发起的临床研究，主要纳入包括异基因造血干细胞移植后的 R/R AML 患者，评估其疗效。其他分子靶向药物如 volasertib、FLT3 抑制剂（Midostaurin）、组蛋白去乙酰化酶抑制剂、CPX-351 等同样表现出对 R/R AML 一定的疗效，其中 Midostaurin 已于 2017 年美国 FDA 批准治疗复发难治 AML 患者，其余新药需要更多临床试验数据加以证实。

（2）免疫治疗。

免疫治疗 AML 的主要形式包括：抗体药物偶联，双抗（以 CD3 为基础的），免疫检查点抑制剂，CAR-T（CAR-NK）。

① 单抗 MAbs。

当前，CD33 和 CD123 似乎是 AML 最有效的靶点，二者同时在白血病细胞和正常的造血干细胞上表达。抗 CD33 单抗 GO 最早用于治疗 AML 的临床试验，在 MRC AML15 的年轻 AML 患者试验的亚组分析以及后续的荟萃分析中，均强烈提示 GO 与强力化疗方案联合治疗 CBF-AML 具有明显的生存优势。另有研究发现，另一种抗 CD33 单抗 SGN-CD33A 联合去甲基化药物治疗老年初治 AML 完全缓解率高达 65%，具有潜在临床应用的前景。针对 CD123 的单抗如 SCL362、SL-401 尚在临床试验阶段中（表 34-5）。

表 34-5 单克隆抗体在 AML 中的应用一览

靶点	试剂名称	抗体类型	研发阶段
CD33	Gemtuzumab ozogamicin (mylotarg)	ADC	已获批用于 AML 治疗
CD33	SGN-CD33 (lintuzumab)	ADC	三期临床试验完成
CD33	SGN-CD33A (vadastuximab talirine)	ADC	临床试验中止（毒副反应）
CD33	IMGN779 (CD33-DGN462)	ADC	一期临床试验完成
CD33	Lintuzumab-90Y	RADA	一期临床试验完成
CD33	Lintuzumab-213Bi	RADA	一期/二期临床试验完成
CD33	Lintuzumab-225Ac	RADA	一期临床试验完成
CD45	Various radiolabeled antibodies combined with CT and HSCT	RADA	一期、一期/二期或三期临床试验完成/进行中
CD123	CSL362	HmAb	一期临床试验完成
CD123	KHK2823	HmAb	一期临床试验，进行中，不再招募受试者
CD123	JNJ-56022473 (CSL362) (talacotuzumab)	HmAb*	临床试验中止

（续表）

靶点	试剂名称	抗体类型	研发阶段
CD123	SGN‑CD123A	ADC	临床试验终止
CD123	IMGN632	ADC	一期临床试验,受试者招募中
CD123	SL‑401 (tagraxofusp**)	TOX‑C	已获批用于浆细胞样树突状细胞肿瘤治疗
CD25	Denileukin diftitox***	TOX‑C	市场推广中止

* 塔妥珠单抗(Talacotuzumab)具有经工程改造的 Fc 结构域,可提高与 NK 细胞上 Fcγ 受体结合的亲和力,从而促进抗体依赖的细胞介导的细胞毒性作用(ADCC)的发挥; ** Tagraxofusp 是由人白细胞介素‑3(IL‑3)与白喉毒素截短体组成的细胞毒性药物偶联物(TOX‑C); *** Denlileukin diftitox(Ontak)是一种白细胞介素‑2(IL‑2)受体结合部位与白喉毒素的融合蛋白;LSC,白血病干细胞;AML,急性髓系白血病;ADC,抗体偶联药物;RADA,放射性标记抗体;HmAb,人源化单克隆抗体;CT,化疗;HSCT,造血干细胞移植;NK,自然杀伤
引自参考文献[4]

② 双抗体。

为了提高靶向治疗疗效,采取直接衔接的双特异性的 T 细胞 CD3 和针对 CD33/CD123 的抗体治疗 AML(BiTE)。通常情况下,肿瘤细胞能够通过多种机制逃逸免疫系统的监视,BiTE 抗体不依赖主要组织相容性复合体 MHC1 类分子的限制,通过激活 CTL 细胞,克服了肿瘤细胞免疫逃逸机制,有效杀伤肿瘤细胞,部分已进入了临床 Ⅱ 期试验研究(表 34‑6)。

表 34‑6　双抗体药物在 AML 中的临床试验一览

试剂名称	试剂类型	靶点	效应物*	试验阶段	国家临床试验编号
AMG330	BiTE	CD33	CD3	Ⅰ	NCT02520427
AMG673	BiTE	CD33	CD3	Ⅰ	NCT03224819
AMV564	串联双特异性抗体	CD33	CD3	Ⅰ	NCT03144245
GEM333	单链双特异性抗体	CD33	CD3	Ⅰ	NCT03516760
161533**	TriKE	CD33	CD16	Ⅰ/Ⅱ	NCT03214666
MGD006 (flotetuzumab)	DART	CD123	CD3	Ⅰ	NCT02152956
JNJ‑63709178	双特异性抗体	CD123	CD3		NCT02715011
XmAb14045	X‑mAb***	CD123	CD3		NCT02730312
MCLA‑117	Biclonics****	CD371	CD3	Ⅰ	NCT03038230

* 效应物:效应细胞上的靶向分子; ** 161533 是靶向 CD33×CD16 并同时表达白细胞介素‑15(IL‑15)的三特异性杀伤连接器,该抗体能增强 AML 中自然杀伤细胞的扩增和功能,并纠正其功能障碍; *** X‑mAb 是含有双特异性 Fc 结构域的抗体重建体,该 Fc 结构域是两抗原结合结构域的支架; **** 与 CD3 结合的 T 细胞重定向双特异性抗体;AML,急性髓系白血病;NCT,国家临床试验;BITE,以 T 细胞作为效应细胞的双特异性单链抗体;TRIKE,三特异性杀伤连接器;DART,双亲和重靶向抗体
引自参考文献[4]

（3）CAR - T 治疗。

由于在 AML 的治疗中涉及的绝大多数抗原只是过表达的抗原,而非 AML 特异性的表面抗原,其对正常造血细胞的毒性强大且不可耐受,寻找理想的 AML 治疗靶点成为挑战。近几年 CAR - T 细胞治疗在 AML 领域也有很多进展,2018 年的 EHA 会议上,我国研究者的一项研究表明,采用 CD33 - CLL - 1 双靶点的 CAR - T 细胞治疗一名 AML - M4 型白血病患者快速诱导达完全缓解且安全性良好,提示 CAR - T 免疫治疗一方面可作为诱导缓解、桥接移植的策略;另一方面也可作为终极治疗手段,通过产生持续存在的 CAR - T 细胞,清除微小残留病灶。目前 CAR - T 技术治疗 AML 患者仍处于 I 期临床研究,有待发展(表 34 - 7)。

表 34 - 7　细胞免疫 CAR 技术在 AML 中的临床试验一览

治疗方法	应用
标准疗法:	
同种异体造血干细胞移植(allo - HSCT)	R/R AML 和 R/R CML 晚期
供者淋巴细胞输注(DLI)	细胞减灭术成功后异基因造血干细胞移植后的 R/R AML 和 R/R CML
组胺注射液联合白细胞介素(IL - 2)	急性髓系白血病非 M3 型的维持治疗
实验疗法:	
NK 细胞和(或)T 细胞输注	R/R AML** 或 AML 的可检测残留病灶
造血干细胞移植术后异基因 NK 细胞和(或)T 细胞输注	诱导治疗成功后异基因造血干细胞移植后的 R/R AML 和 R/R CML
抗体免疫的 T 细胞和(或)NK 细胞输注	R/R AML** 或 AML 的可检测残留病灶
细胞因子活化的 T 细胞和(或)NK 细胞输注(CIK)	R/R AML** 或 AML 的可检测残留病灶
CAR - T 细胞输注	R/R AML** 或 AML 的可检测残留病灶
CAR - NK 细胞输注	R/R AML** 或 AML 的可检测残留病灶
细胞因子活化杀伤(CIK)CAR 细胞输注	R/R AML** 或 AML 的可检测残留病灶

* 这些疗法目前正在 AML 和(或)其他晚期髓系肿瘤患者的临床前研究和(或)临床试验中进行测试;** 在大多数情况下,基于细胞的免疫治疗是和 de-bulkling 治疗(综合化学疗法、去甲基化药物或细胞抑制药物)相结合的
R/R,难治性/复发性;NK cell,自然杀伤细胞;IL - 2,白细胞介素 - 2;HSCT,造血干细胞移植;allo-HSCT,异基因造血干细胞移植;CML,慢性粒细胞白血病;CAR,嵌合抗原受体;MRD,可检测的残留病灶;CIK,细胞因子诱导的杀伤细胞
引自参考文献[4]

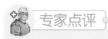 专家点评

患者 28 岁青年男性,因乏力起病,骨髓穿刺 AML - M5 诊断明确,同时基因测序发现三基因突变 DNMT3A(＋)、IDH2(＋)、ASXL1(＋),对传统诱导化疗疗效欠佳。根据 ELN AML 预后分层,考虑患者为高危难治性 AML 患者。近年来,许多新药层出

不穷,针对该类患者,应用新的靶向药物如去甲基化药物(阿扎胞苷)联合化疗可加强缓解深度,为后续行异基因造血干细胞移植创造机会。

整理:虞文嫣
点评:糜坚青

参考文献

[1] VISANI G, LOSCOCCO F, ISIDORI A, et al. Genetic profiling in acute myeloid leukemia: a path to predicting treatment outcome [J]. Expert Rev Hematol, 2018,11(6):455 - 461.

[2] ESTEY EH. Acute myeloid leukemia: 2019 update on risk-stratification and management [J]. Am J Hematol, 2018,93(10):1267 - 1291.

[3] YANG X, WANG J. Precision therapy for acute myeloid leukemia [J]. J Hematol Oncol, 2018, 11(1):3.

[4] VALENT P, SADOVNIK I, EISENWORT G, et al. Immunotherapy-based targeting and elimination of leukemic stem cells in AML and CML [J]. Int J Mol Sci, 2019,20(17):4233.

[5] ZHOU F, CHAO H, LU X, et al. Characterizing the molecular cytogenetics in acute monocytic leukemia [J]. Zhonghua Yi Xue Yi Chuan Xue Za Zhi, 2019,36(6):556 - 560.

[6] XING S, WANG B, GAO Y, et al. Cytogenetics and associated mutation profile in patients with acute monocytic leukemia [J]. Int J Lab Hematol, 2019,41(4):485 - 492.

[7] LEY TJ, DING L, WALTER MJ, et al. *DNMT3A* mutations in acute myeloid leukemia [J]. N Engl J Med, 2010,363(25):2424 - 2433.

[8] PAPAEMMANUIL E, GERSTUNG M, BULLINGER L, et al. Genomic classification and prognosis in acute myeloid leukemia [J]. N Engl J Med, 2016,374(23):2209 - 2221.

[9] XIE M, JIANG Q, LI L, et al. HAG (Homoharringtonine, Cytarabine, G - CSF) regimen for the treatment of acute myeloid leukemia and myelodysplastic syndrome: A meta-analysis with 2, 314 participants [J]. PLoS One, 2016,11(10):e0164238.

[10] MIMS A, WALKER AR, HUANG X, et al. Increased anti-leukemic activity of decitabine via AR - 42-induced upregulation of miR - 29b: a novel epigenetic-targeting approach in acute myeloid leukemia [J]. Leukemia, 2013,27(4):871 - 878.

病例35 AML - M2b t(8;21)伴 *C* - *KIT* 突变

主诉

男性,56 岁,乏力 2 个月余。

病史摘要

现病史:患者于 2013 年 4 月起轻度体力活动后即出现乏力、大口喘气,不伴胸闷、胸痛、黑矇、晕厥,偶发头晕,未予特殊治疗。5月中旬无诱因下出现全身散在出血点,针尖状至指甲盖状大小不等,下半身为多,无牙龈出血等症状,自行服用偏方(鸡蛋＋壁虎＋蝎子),2周后出血点缓解,4～6月间体重下降10 kg。6月9日因感冒、嗓音嘶哑于外院就诊,查血常规示红细胞、血小板两系下降,即于2013年6月10日转诊入我院。

个人史:2012年春节装修新房,完工后即入住至今1年半,目前测得房内剩余苯含量仍超国家标准1倍。在此期间,办公的周围环境亦在装修。

既往史:否认高血压、糖尿病、冠心病等慢性病史;否认肝炎、结核等传染病史;预防接种史随社会;否认手术、外伤史;否认输血史;否认食物、药物过敏史。

个人史:2012年春节装修新房,完工后立即入住至今1年半,目前测得房内剩余苯含量仍超国家标准1倍。在此期间,办公的周围环境亦在装修。

婚育史:已婚,育有一子,体健。

家族史:否认家族遗传病史及相关病史。

入院体检

神清,精神萎,贫血貌,皮肤散在出血点,以下半身为重,巩膜未见明显黄染,双眼球巩膜角膜交界处白色赘生物,浅表淋巴结未及肿大,颈软,气管居中,胸骨压痛(－),心律齐,双肺呼吸音清,未及明显干、湿啰音。腹平软,无压痛、反跳痛,肝、脾肋下未及。双下肢无水肿。神经系统体征(－)。

辅助检查

骨髓细胞形态学检查:骨髓增生极度活跃,粒红比例明显增高。粒系增生极度活跃,可见原粒细胞27.5%,此类细胞胞体圆形,中等大小。胞核呈圆形,核染色质疏松细致,核仁1～3个,显隐不一,细胞质淡蓝色,量少,部分细胞质内可见少量嗜天青颗粒,偶见Auer小体,异常中幼粒细胞占40%。红系增生低下,成熟红细胞形态大小不一。巨系细胞增生受抑,血小板散在少见。血片中原粒细胞占50%,可见幼粒细胞,异常中幼粒细胞占8%。提示:急性髓系白血病(AML)-M2b之骨髓象。

骨髓细胞免疫学检查:流式细胞仪检查示CD45弱表达,SS低细胞群占22.4%,此细胞群表型特征:其中CD56/CD19(＋)、CD117(＋)、CD34(＋)、CD33(＋)、CD13(＋)、HLA-DR(＋)、CD45(dim)(＋),异常细胞占9.2%。细胞免疫学检查结果见表35-1。

表35-1 细胞免疫学检查结果

淋巴细胞	阳性率(%)	髓系细胞	阳性率(%)	其他	阳性率(%)
CD2	0	CD11b	0	HLA-DR	94.1
CD4	0	CD13	87.1	CD34	85.6
CD7	0	CD15	3.4	CD38	98.6
CD19	37.9	CD33	38.9	CD56	32.8
CD79a	0.2	CD64	0		
		CD14	0		

（续表）

淋巴细胞	阳性率(%)	髓系细胞	阳性率(%)	其他	阳性率(%)
		CD117	87.3		
		MPO	90.3		

骨髓细胞遗传学检查：发现有染色体 46，XY，t(8;21)。

骨髓分子生物学检查：*AML1 - ETO*、*C - KIT* 突变阳性。

初步诊断

AML - M2b t(8;21)伴 *C - KIT* 突变。

治疗与转归

1. 诱导缓解治疗

6 月 14 日(第一次化疗 d1)，用 IA 方案：IDA 20 mg qd d1～3；Ara - C 300 mg qd d1～7。

6 月 28 日(第一次化疗 d14)，复查骨髓结果：骨髓增生活跃，粒系增生活跃，嗜酸性粒细胞可见。红、巨二系全片未见，血小板少见，原始细胞 7.5%。提示：AML - M2b -部分缓解(partial remission，PR)伴红、巨二系增生受抑，MRD 0.74%。遂予补充化疗，增加 Ara - C 剂量：IDA 10 mg qd d1～3；Ara - C 500 mg q12 h d1～4。

7 月 29 日(第一次化疗 d45)，复查骨髓结果：骨髓增生活跃，粒红比倒置。粒系增生活跃，原粒细胞降至 2.5%，偶见异常中幼粒细胞，嗜酸、嗜碱性粒细胞可见。红系增生明显活跃，以中晚幼粒细胞为主，成熟红细胞部分中央染色区扩大。巨系增生活跃，可见小巨核，血小板散在或成簇易见，已达血液学缓解的要求，但 MRD 仍有 0.08%。7 月 29 日再行分子生物学检查，结果：*AML1 - ETO* 阳性，*C - KIT* 突变已阴性。

2. 巩固化疗

7 月 30 日(第二次化疗 d1)，再用 IA 方案：IDA 20 mg qd d1～3；Ara - C 300 mg qd d1～7。达完全缓解(CR1)后鞘注预防治疗，用 NL＋MTX 10 mg，Dx 5 mg，Ara - C 50 mg。

8 月 12 日(第二次化疗 d13)复查骨髓结果：骨髓增生极度低下。粒、红、巨三系均增生受抑，血小板散在少见。髓片中淋巴细胞增高 88.5%，细胞质、网织非造血细胞易见，偶见噬血组织细胞。提示：AML - M2b 增生受抑之骨髓象，MRD＜0.01%。

3. 维持治疗和随访

患者之后在当地医院继续进行维持治疗，一年后复查骨髓象和分子生物学检查，骨髓涂片提示疾病缓解，基因检查均阴性，说明持续疾病处于缓解状态。

最终诊断

AML - M2b t(8;21)伴 *C - KIT* 突变。

讨论与分析

1. AML - M2b t(8;21)的诊断标准及预后

根据血液及骨髓细胞形态学检查的结果和世界卫生组织有关 AML - M2b 的遗传学和

分子学特征,本病诊断为 AML－M2b t(8;21)已无疑问。AML－M2b 具有特异的染色体易位 t(8;21)(q22;q22),该易位是 AML 中最常见的染色体易位之一,占 AML 的 12%～15% 和 AML－M2 的 40%～80%。t(8;21)(q22;q22)导致 21 号染色体长臂上的 *AML1* 基因易位到 8 号染色体的长臂上与 *ETO* 基因融合形成 *AML1/ETO* 融合基因。据我国的总结材料,t(8;21)AML 占总 AML 的 8%～15%(表 35－2)。

AML1/ETO 融合基因的存在是白血病治疗效果较好的标志(表 35－3)。同时 *AML1/ETO* 融合基因也为 MRD 的检测提供了一个特异性标志。本病例从明确诊断至 2 个疗程化疗后(两个月),MRD 很快已降至 0.74%、0.08%,最后低于 0.01%,说明此类 AML 对化疗仍较有效。

2. t(8;21)M2b 型 AML 可伴发哪些别的基因? *C-KIT* 基因突变在 t(8;21)型 AML 中的发生率有多少? 是否影响治疗效果和预后?

t(8;21)常合并有其他遗传学异常,常见的有 X 或 Y 染色体异常、复杂核型,*JAK2* 或 *FLT3* 基因突变等。*KIT* 基因突变的发生率较高,达 25%～50%(表 35－4)。

t(8;21)型的 AML 虽属 favorable 型(低危),但若伴有 *C-KIT* 基因突变,则患者的 OS 较无突变者短。*C-KIT* 基因是 AML 中Ⅲ型受体酪氨酸激酶家族中的成员,它在 t(8;21) AML 中的突变频率约占 25%～50%,是一个预后不良的因子。在 AML 中,OS 和 EFS 均受 *C-KIT* 基因突变的影响。同时,在 t(8;21)阳性 AML 中,*C-KIT* 突变基因的表达也明显影响分子水平的无复发生存率。

表 35－2　我国细胞遗传学异常在 AML 中的发生率

类型	细胞遗传学异常			
	本研究	Cheng 等	So 等	Tien 等
患者	2 308	1 293	629	235
成人/儿童	1 982/326(6.1:1)	1 157/136(8.5:1)	549/80(6.9:1)	191/44(4.3:1)
正常核型	919(39.8)	547(42.3)	245(39.0)	84(35.7)
inv(3)(q21;q26)/t(3;3)(q21;q26)	15(0.6)	0(0.0)	8(1.3)	0(0.0)
−7/del(7q)	63(2.7)	18(1.6)	28(4.5)	5(2.1)
+8	126(5.5)	26(2.0)	25(4.0)	5(2.1)
t(8;21)(q22;q22)	349(15.1)	109(8.4)	54(8.6)	25(10.6)
t(9;11)(p22;q23)	7(0.3)	0(0.0)	5(0.8)	3(1.3)
t(9;22)(q34;q11)	34(1.5)	23(1.8)	1(0.2)	7(3.0)
+11	18(0.8)	0(0.0)	3(0.5)	3(1.3)
other 11q23	30(1.3)	16(1.2)	4(0.6)	5(2.1)
t(15;17)(q22;q12)	386(16.7)	187(14.5)	98(15.6)	35(14.9)
inv(16)(p13;q22)/t(16;16)(p13;q22)	48(2.1)	0(0.0)	18(2.9)	12(5.1)
+21	55(2.4)	21(1.6)	7(1.1)	2(0.9)

引自参考文献[1]

表 35－3　AML 融合基因与预后的关系

危险分层	Dohner H 等(i) (Blood，2010，115：453－474)°	Patel JP 等(ii) (NEJM，2012，366：1079－1089)	Grossmann V 等(iii) (Blood，2012，120：2936－2972)
低危	t(8;21)(q22;q22)； *RUNX1 - RUNX1T1* inv(16)(p13.1;q22) 或 t(16;16)(p13.1;q22)； *CBFB - MYH11* *NPM1* 突变/*FLT3* - ITD(－)* *CEBPA* 突变*	低危细胞遗传学 *NPM1* 突变/*FLT3* - ITD(－) 伴 *IDH1* 或 *IDH2* 突变	很低危 *PML - RARA* *CEBPA* 双突变 低危 *RUNX1 - RUNX1T1* *CBFB - MYH11* *NPM1* 突变/*FLT3* - ITD(－)
中危	中危 I： *NPM1* 突变/*FLT3* - ITD(＋)* *NPM1* 野生型/*FLT3* - ITD(＋)* *NPM1* 野生型/*FLT3* - ITD(－)* 中危 II： t(9;11)(p22;q23)；*MLLT3 - MLL* 未被分类为低危或高危的细胞遗传学异常	*CEBPA* 突变 *FLT3* - ITD(－)和所有下列基因的野生型：*ASXL1*、*MLL - PTD*、*PHF6* 和 *TET2* *FLT3* - ITD(＋)、8 三体阴性和所有下列基因的野生型：*MLL - PTD*、*TET2* 和 *DNMT3A*	*CEBPA* 单突变/*FLT3* - ITD(＋) *NPM1* 突变/*FLT3* - ITD(＋) 野生型病例
高危	inv(3)(q21;q26.2) 或 t(3;3)(q21;q26.2)； *RPN1 - EVI1* t(6;9)(p23;q34)；*DEK - NUP214* t(v;11)(v;q23)；*MLL* 重排 －5 或 del(5q)；－7；abn1(17p)； 复杂核型	高危细胞遗传学 *FLT3* - ITD(＋)、*CEBPA* 野生型和任意下列基因突变：*MLL - PTD*、*TET2*、*DNMT3A* 突变或 8 三体	高危 *MLL - PTD* 和/或 *RUNX1* 和/或 *ASXL1* 突变 很高危 *TP53* 突变

(i) 基于 *NPM1*、*CEBPA* 和 *FLT3* 基因的细胞遗传学分析和基因突变分析；(ii) 基于细胞遗传学和基因突变的整合分析；(iii) 仅基于分子学标志物（*PML - RARA*、*RUNX1 - RUNX1T1*、*CBFB - MYH11*、*FLT3 - ITD*、*MLL - PTD*、*NPM1*、*CEPBA*、*RUNX1*、*ASXL1* 和 *TP53* 突变）；° 不包括急性早幼粒细胞白血病；* 正常核型
引自参考文献[2]

表 35－4　t(8;21)型 AML 常可伴随的异常基因发生率及对预后的影响

异常	在 t(8;21) AML 的发生频率	对预后的影响
染色体异常		
-女性患者 X 染色体	30%～40%	无
-男性患者 Y 染色体	50%～60%	可能改善预后
Del(9q)	15%～35%；大多数研究报道 15%～20%	无
8 三体	8%	
复杂染色体异常	9%～23%	预后不良

（续表）

异常	在 t(8;21) AML 的发生频率	对预后的影响
分子学异常		
KIT 突变	25%～50%	可能预后不良
JAK2 V617F	6%～8%	
Flt3－ITD	5%	预后不良
Flt3 D853	3%～7%	

引自参考文献[3]

据一项报告，C－KIT 阴性的 26 例患者的中位无分子复发（molecular relapse-free，MRF）生存天数为 1263.4 天，而 C－KIT 阳性者 16 例的 MRF 生存天数只有 631.8 天（$P=0.04$）。

3. AML－M2b 伴 C－KIT 突变如何治疗？

低危 M2b 型 AML 伴 C－KIT 突变的患者用经典化疗治疗，应加大剂量，CR 后再用 4 个疗程巩固，以后可以选择 auto－HSCT。本患者第一疗程用经典化疗法，14 天后只达 PR，MRD 尚有 0.74%，后补充治疗，加大剂量，最终达 CR。在第二个巩固治疗后 6 个月内，若患者没有达到 MMR，则应视为高危患者，应行异基因造血干细胞移植（allo－HSCT）。此患者 CR 后一年仍处缓解状态，故继续观察，若复发，可行 allo－HSCT，也可选用以下药物：

• 达沙替尼：C－KIT 和 Src 酪氨酸激酶的抑制剂，通过对 Kasumi－1 细胞（M2b）型中 caspase－3 的激活，阻断细胞增殖和诱导凋亡。

• 丙戊酸钠：另一可选用的组蛋白去乙酰化酶抑制剂，联合其他抗白血病药物的治疗，在 t(8;21)AML 中也可作为一种治疗策略。

• 地西他滨：是一种 2'-脱氧胞苷类似物，通过去甲基化作用，使细胞恢复正常分化和凋亡。地西他滨可联合 Arac、丙戊酸钠等药物。近年来的研究，该药可应用于 AML 的治疗中，但是否可用于难治或复发的 t(8;21)M2b AML，有待进一步研究。

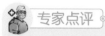 专家点评

该患者根据血象、骨髓象及分子生物学检查，诊断为 t(8;21)M2b 伴有 C－KIT 突变的 AML，预后属于中危。用经典化疗加补充加量化疗后，才取得 CR。经巩固、维持治疗，一年后，于 2014 年 8 月 1 日骨髓复查，提示患者仍处 CR，C－KIT、AML1－ETO 均阴性，说明这类白血病用加强化疗可以达 CR，应继续定期监测 MRD、AML1－ETO、C－KIT，定期给予维持化疗。如有条件，或疾病进展，建议 allo－HSCT。难治或复发时，除原化疗外，可应用达沙替尼、丙戊酸钠、地西他滨等药物。

整理：秦维
点评：李啸扬

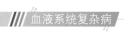

参考文献

[1] LI X, LI X, XIE W, et al. Comprehensive profile of cytogenetics in 2308 Chinese children and adults with de novo acute myeloid leukemia [J]. Blood Cells Mol Dis, 2012,49(2):107 - 113.

[2] MARTELLI MP, SPORTOLETTI P, TIACCI E, et al. Mutational landscape of AML with normal cytogenetics: biological and clinical implications [J]. Blood Rev, 2013,27(1):13 - 22.

[3] REIKVAM H, HATFIELD KJ, KITTANG AO, et al. Acute myeloid leukemia with the t(8;21) translocation: clinical consequences and biological implications [J]. J Biomed Biotechnol, 2011,2011:104631.

[4] PARK SH, CHI HS, MIN SK, et al. Prognostic impact of c - KIT mutations in core binding factor acute myeloid leukemia [J]. Leuk Res, 2011,35(10):1376 - 1383.

[5] PARK SH, CHI HS, CHO YU, et al. Effects of c - KIT mutations on expression of the *RUNX1/RUNX1*T1 fusion transcript in t(8;21) - positive acute myeloid leukemia patients [J]. Leuk Res, 2013,37(7):784 - 789.

[6] MPAKOU VE, KONTSIOTI F, PAPAGEORGIOU S, et al. Dasatinib inhibits proliferation and induces apoptosis in the KASUMI - 1 cell line bearing the t(8;21)(q22; q22) and the N822K c - kit mutation [J]. Leuk Res, 2013,37(2):175 - 182.

[7] FREDLY H, GJERTSEN BT, BRUSERUD O. Histone deacetylase inhibition in the treatment of acute myeloid leukemia: the effects of valproic acid on leukemic cells, and the clinical and experimental evidence for combining valproic acid with other antileukemic agents [J]. Clin Epigenetics, 2013,5(1):12.

[8] MOMPARLER RL, CÔTÉ S, MOMPARLER LF. Epigenetic action of decitabine (5-aza-2'-deoxycytidine) is more effective against acute myeloid leukemia than cytotoxic action of cytarabine (ARA - C)[J]. Leuk Res, 2013,37(8):980 - 984.

第五章

骨髓增生异常综合征/骨髓增殖性肿瘤

病例36 治疗相关慢性粒单核细胞白血病

主诉

男性,73岁,确诊左肺鳞癌7个月余,发热3天。

病史摘要

现病史:患者2019年3月于外院诊断为左肺鳞癌,予卡铂联合紫杉醇辅助化疗一疗程后于同年5月行左肺上叶肺癌根治术,未行术后辅助化疗。2019年8月患者无明显诱因下出现发热,最高39.8℃,伴咳嗽、咳痰,血检提示CRP 92 mg/L(正常范围＜10 mg/L),ESR 48 mm/h(正常范围＜20 mm/h),血常规示WBC 3.98×10⁹/L,单核细胞39.8%,Hb 95 g/L,PLT 110×10⁹/L,常规病原学检查及T-SPOT(结核感染T细胞检测)均阴性,行纤支镜检查未见明显异常,经验性抗感染治疗(头孢西丁、左氧氟沙星)后体温恢复正常。

2019年9月5日患者再次发热,体温最高38.4℃,入院检查仍未提示确切病原学感染依据。我院血常规示WBC 8.16×10⁹/L,单核细胞百分比39.1%,Hb 94 g/L,PLT 74×10⁹/L。查维生素B₁₂、叶酸在正常范围,内因子抗体阴性,铁蛋白754.5 ng/ml(正常范围23.9~336.2 ng/ml),抗心磷脂IgM 28.2 MPL(＞20 MPL为阳性),ANA、ENA阴性,皮肌炎相关抗体阴性。再次行支气管镜检查示左肺下叶基底段开口狭窄,活检病理未见异型成分。予头孢西丁＋左氧氟沙星抗感染、重组人促红素改善贫血、重组人血小板生成素改善血小板减少、重组人粒细胞刺激因子升白细胞等治疗,患者体温恢复正常。

2019年9月下旬,患者再次出现发热伴乏力,热峰38.3℃,少量咳嗽、咳痰,无畏寒、寒战,无头晕、头痛,无胸闷、气促,无腹痛、腹泻等不适。自服左氧氟沙星2天,体温有所下降,热峰37.8℃,后因胃部不适故停药。为明确发热原因,行PET/CT检查,示左肺上叶根治术后,术区皮下水肿伴代谢稍高,考虑术后反应性病变;左侧第4、5侧肋骨质异常伴代谢增高,考虑转移性病变。并于我院行超声引导下左锁骨上肿物细针穿刺,提示淋巴结反应性增生。予抗感染治疗后热退出院。

2019年10月18再次出现发热,用左氧氟沙星抗炎后体温逐渐恢复正常,血常规示WBC 2.2×10⁹/L,N 0.69×10⁹/L,Hb 98 g/L,PLT 185×10⁹/L。于10-24、10-26分

别予重组人粒细胞刺激因子升白细胞治疗。复查抗心磷脂抗体 IgM 31.4 MPL（＞20 MPL 为阳性），抗 β_2-糖蛋白抗体 111.4 SMU（正常值＜20 SMU），风湿科会诊予以羟氯喹 100 mg bid po，进一步查狼疮抗凝物阴性，无 DVT。并 2019 年 10 月 30 日行骨髓穿刺检查，提示骨髓增生明显活跃，伴粒、红二系病态造血。基因检测可见 TCR 基因重排。

2019 年 11 月 1 日，患者无明显诱因下再次发热，体温最高 38.9℃，伴少量咳嗽、咳痰，自服左氧氟沙星效果不佳，遂再次收住入院，骨髓涂片提示 MDS 可能继发感染性疾病不能除外，予静脉左氧氟沙星 0.5 g qd 抗炎（11-05～11-19），后改为左氧氟沙星 0.5 g qd 口服。11-18 复查血常规示 WBC 2.91×10^9/L，中性粒细胞计数 1.26×10^9/L，Hb 89 g/L，予重组人粒细胞刺激因子升白细胞、重组人促红素改善贫血，后（11-20）复查血常规示白细胞及血红蛋白均有所改善。

2019 年 12 月 4 日，患者无明显诱因出现发热，体温最高 40℃，伴肌肉酸痛、乏力、食欲缺乏，无胸闷、气促等不适。

自发病来，患者神清，精神可，睡眠食欲不佳，小便次数较多，便秘，体重无明显变化。

既往史：健康状况一般，否认高血压、糖尿病、心脏病等慢性疾病史，否认肝炎、结核等传染病史，预防接种史随社会规定。有右侧锁骨骨折手术史、左肺癌根治术史。否认输血史，否认食物、药物过敏史。

个人史：出生并生长于上海市，否认疫区、疫水接触史，吸烟 50 余年，1 包/天，已戒烟半年。

婚育史：已婚已育。

家族史：否认家族相关遗传病史。

◉ 入院查体 ▶▶▶

T 36.6℃，P 84 次/分，R 18 次/分，BP 108/67 mmHg。神清，轻度贫血貌，皮肤、巩膜无黄染，无瘀斑、瘀点。两肺呼吸音清，心率 80 次/分，律齐，无杂音。腹平软，无压痛，肝、脾肋下未及。双下肢无水肿。

◉ 辅助检查 ▶▶▶

血检结果：

（2019-08-12）CRP 92 mg/L（正常范围＜10 mg/L），ESR 48 mm/h（正常范围＜20 mm/h）。血常规：WBC 3.98×10^9/L，单核细胞％39.8％（参考值 3％～10％），单核细胞计数 3.34×10^9/L[参考值（0.2～1）$\times 10^9$/L]，Hb 95 g/L，PLT 110×10^9/L。生化：ALT 30 IU/L，AST 56 IU/L（参考值 8～40 IU/L），碱性磷酸酶 55 IU/L（参考值 38～126 IU/L），GGT 43 IU/L，总蛋白 69 g/L，白蛋白 34 g/L（参考值 35～55 g/L），肌酐 77 μmol/L，钠 134 mmol/L，钾 3.55 mmol/L，氯 101 mmol/L，二氧化碳 22.4 mmol/L，钙 2.21 mmol/L，磷 0.59 mmol/L，LDH 293 IU/L（参考值 98～192 IU/L），CK 693 IU/L（参考值 22～269 IU/L）。DIC：APTT 36.0 s，PT 13.2 s，INR 1.12，TT 16.80 s，Fg 4.5 g/L（参考值 1.8～3.5 g/L），纤维蛋白降解产物 2.6 mg/L，D-二聚体定量 0.81 mg/L（参考值＜0.55 mg/L）。常规病原学检查及 T-SPOT 均阴性。

（2019-09-05）血常规：WBC 8.16×10^9/L，单核细胞％ 39.1％，单核细胞计数 3.19×

10^9/L，Hb 94 g/L，PLT 74×10^9/L。维生素 B_{12}、叶酸正常，内因子抗体阴性。铁蛋白 754.5 ng/ml(正常范围 23.9～336.2 ng/ml)。抗心磷脂 IgM 28.2 MPL(>20 MPL 为阳性)，ANA、ENA 阴性，皮肌炎相关抗体阴性。

(2019-10-18)血常规：WBC 2.2×10^9/L，N 0.69×10^9/L，单核细胞% 32.9%，单核细胞计数 0.72×10^9/L，Hb 98 g/L，PLT 185×10^9/L。抗心磷脂抗体 IgM 31.4 MPL(>20 MPL 为阳性)，抗 $β_2$-糖蛋白抗体 111.4 SMU(正常值<20 SMU)。

(2019-11-18)血常规：WBC 2.91×10^9/L，中性粒细胞计数 1.26×10^9/L，单核细胞% 31.1%，单核细胞 0.91×10^9/L，Hb 89 g/L，血小板 193×10^9/L。

(2019-12-09)外周血流式：粒细胞群体中，单核细胞约占 39.9%，以成熟单核为主，CD14(+)细胞中 CD14(+)CD16(-)细胞约占 80.1%。

(2019-10-30)骨髓细胞形态学：骨髓增生明显活跃，粒红比 3.79:1，粒系增生明显活跃，伴成熟障碍，AKP 积分升高，红、巨二系增生活跃，粒、红二系可见轻度病态造血。流式：未见异常细胞。染色体：6，XY[20]。基因：TCR 重排阳性。

(2019-11-21)基因进一步检查：TET2 突变(VAF 50.4%)、ZRSR2 突变(VAF 77.1%)，JAK2 V617F、C-KIT、FLT3-ITD、FLT3-TKD、NPM1、CEBPA-C 段、CEBPA-N 端、N-RAS、DNMT3A-PHD、DNMT3A-催化结果域 N 端、DNMT3A-催化结果域 C 端未检测到突变。

(2019-12-09)骨髓细胞形态学：骨髓原始细胞 2.5%，幼单核细胞 1%，单核细胞 12.5%；外周血片单核细胞 45%，绝对值 4.64×10^9/L，符合 CMML 骨髓象。流式：0.17% 异常表型 T 细胞[CD3(-)CD4(+)CD8(-)CD2(+)CD5+ CD7(+)CD10(+)CD279(+)CD45RO(+) CD45RA(-)]，考虑 T 细胞淋巴瘤浸润可能。基因：CEBPA-N 端、CEBPA-C 端、NRAS、DNMT3A-PHD 阴性。染色体：46，XY[20]。骨髓活检：造血细胞粒系(+)，伴粒系轻度核左移，及少量单核细胞，需考虑①MDS；②MDS/MPN。

影像学检查：

(2019-08-20)胸腔积液+定位彩色超声：右侧胸腔内未见明显无回声区。左侧胸腔内肺底可见无回声区，最大深度约 19 mm。诊断意见：左侧胸腔积液。

(2019-08-21)胸部 CT(薄层)增强：左肺癌术后改变；两肺斑片条索影，右肺微小结节，左肺肺气囊；左侧胸腔积液，右侧胸膜增厚；心包增厚，主动脉及冠脉壁钙化；纵隔淋巴结显示，部分钙化；左侧部分肋骨骨质不连；附见肝 S5 段低密度影，S8 段结节状高密度强化影，左侧肾上腺增粗。左侧甲状腺结节。

(2019-09-10)胸部 CT(薄层)平扫：左肺癌术后改变；两肺斑片条索影，右肺微小结节；左侧胸腔积液，右侧胸膜增厚；心包增厚，主动脉及冠脉壁钙化；纵隔淋巴结显示，部分钙化；左侧部分肋骨骨质不连；上述改变较 2019-08-21 旧片相仿。附见：肝 S8 段密度减低影。左侧肾上腺增粗。左侧甲状腺结节。请结合临床及其他相关检查，随诊。胸腔积液+定位彩色超声：右侧胸腔内未见明显无回声区。左侧胸腔内肺底可见无回声区，最大深度约 27 mm。体表未标记。诊断意见：左侧胸腔积液。心脏超声：左房增大，升主动脉近端增宽，主动脉瓣退行性变伴轻度关闭不全。

(2019-09-12)颈部、锁骨上、腋下、腹股沟淋巴结、腹部脏器彩色超声：右肾结石；左肾囊性灶，考虑肾囊肿，随访；左侧锁骨上淋巴结显示；肝胆囊胰体脾未见明显异常；双侧颈部、右侧锁骨上、双侧腋窝、双侧腹股沟未见明显异常肿大淋巴结。

(2019-09-16)股骨-MRI平扫:双侧股骨中上段髓腔信号不均;双侧大腿肌群未见异常信号。腹部肿块彩色超声:临床所指处(耻骨联合上方)目前未见肿块。

(2019-09-29)PET/CT:左肺上叶根治术后,术区皮下水肿伴代谢稍高,考虑术后反应性病变;左侧第4、5侧肋骨质异常伴代谢增高,考虑转移性病变。

(2019-11-19)头颅MRI增强:所示颅脑未见异常强化灶;双侧额叶、侧脑室周围白质散在腔隙灶可能,老年脑改变。

肋骨CT三维重建平扫:左侧第4~7肋局部骨质不连并周围骨痂形成,其中第4肋骨断端略分离、错位;左肺癌术后改变;两肺斑片条索影,左侧胸腔积液,较前2019-09-10吸收减少,右肺微小结节较前相仿;心包增厚,主动脉及冠脉壁钙化;纵隔淋巴结显示,部分钙化。下肢动、静脉血管多普勒:双侧下肢动脉斑块形成,双侧下肢深静脉血流通畅。上肢动、静脉血管多普勒:双侧上肢动脉血流参数未见明显异常,双侧上肢深静脉血流通畅。

(2019-12-12)颈部、锁骨上、腋下、腹股沟淋巴结、肝、胆、胰、脾彩色超声:双侧锁骨上淋巴结显示,双侧颈部、双侧腋窝、双侧腹股沟未见明显异常肿大淋巴结,肝内高回声肿块,考虑血管瘤可能,胆囊胰体脾未见明显异常。

(2019-05-23)肺、骨、锁骨上肿物穿刺病理检查结果:胸科医院术后病理示左肺上叶大小25 cm×12 cm×6 cm,胸膜光滑。左上叶固有段见肿块,大小4 cm×4 cm×3.5 cm,切面灰白,质中,界不清,局部贴胸膜,累及支气管,余肺支气管通畅,轻度气肿,另送支气管切端:碎组织。镜检:左肺上叶固有段角化型鳞状细胞癌,伴坏死,大小4 cm×4 cm×3.5 cm,段支气管壁浸润,肿瘤抵达胸膜下,未突破脏层胸膜弹力板(PL0)。"支气管切端"、淋巴结4/5/7/10/11组未见癌转移。弹力纤维染色(-),PDL-1(+)90%。

(2019-09-05)纤维支气管镜:左肺上叶术后残端吻合口黏膜轻度充血,左肺下叶黏膜增生、纵行皱襞,左肺下叶基底段开口狭窄,活检病理未见异型成分。

(2019-09-29)左锁骨上肿物细针穿刺活检:病例提示淋巴结反应性增生。

(2019-11-08)左侧肋骨穿刺:病理示少量胶原纤维伴钙化,未见异型成分。

初步诊断

慢性粒单核细胞白血病(chronic myelomonocytic leukemia,CMML);肺癌个人史(手术后、化疗后);抗磷脂综合征?

治疗及转归

患者治疗情况如图36-1所示。

患者既往左肺鳞癌术后,$pT_{2b}N_0M_x$,左侧肋骨转移可能,PS1分诊断明确。现出现单核细胞增多伴反复发热,结合患者病史及实验室检测,考虑该患者为治疗相关性CMML,且在化疗后8个月发生,结合文献认为其预后较差。该患者目前有贫血,但尚不需依赖输血,白细胞计数不高,无细胞瘀滞症表现,反复发热与疾病状态或感染相关,建议继续关注血检随访,准备治疗时机。随访至2020年4月20日,患者出院后规律检测血常规,白细胞计数正常范围,仍有反复发热,口服激素治疗可控制体温。后因疫情原因,在龙华医院行中药调理治疗。

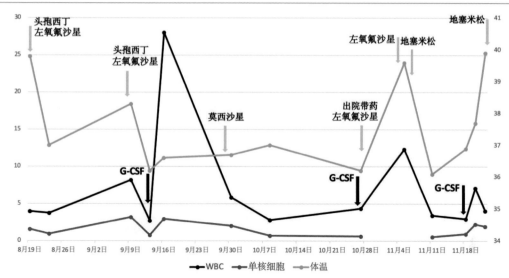

图 36‑1　该患者起病以来体温(℃)、WBC(×10⁹/L)、单核细胞计数(×10⁹/L)及治疗情况

最终诊断

治疗相关性慢性粒单核细胞白血病;肺癌个人史(手术后、化疗后)。

讨论与分析

1. 问题

(1) 该患者 CMML 的诊断是否明确? 是否与原发肿瘤和以前的治疗有关?

(2) TCR 重排及 T 细胞淋巴瘤浸润可能的意义。

(3) 患者抗心磷脂抗体阳性,是否合并其他自身免疫疾病? 是否与肺部恶性肿瘤有关?

(4) 预后与治疗。当前应如何治疗?

2. 诊断

(1) 单核细胞增多预示哪种诊断? 是 CMML、反应性单核细胞增多还是其他疾病?

首先,CMML 是一种恶性造血干细胞疾病,同时具有骨髓增殖性肿瘤(myeloproliferative neoplasm,MPN)和骨髓增生异常综合征(myelodysplastic syndrome,MDS)的临床和病理特征。CMML 的特征是外周血单核细胞增多,伴骨髓增生异常;血细胞减少和肝脾肿大很常见。脾肿大见于多达 25% 的 CMML 患者,常伴有肝肿大、淋巴结肿大或结节性皮肤白血病细胞浸润。偶尔观察到牙龈浸润,但远少于伴单核细胞分化的 AML;很少有中枢神经系统受累。全身症状(即发热、不明原因体重减轻,以及盗汗)也可见于部分 CMML 病例。

该患者无明显肝脾肿大,但有持续性外周血单核细胞增多,伴有骨髓增殖异常。同时伴有反复发热,临床表现符合 CMML 的疾病特点。

(2) 如何确定患者是良性单核细胞增多还是 CMML?

① 通过基因突变来鉴别。

最近的研究表明,在 CMML 患者中,具有显著高比例的基因异常,比如 *TET2*、

SRSF2、*ASXL1*、*NRAS*、*RUNX1* 等基因突变。

多项研究总结数据发现,CMML 发病与多种基因异常事件有关,其中比较常见的是与表观遗传学相关的 *ASXL1*、*TET2*,与 mRNA 成熟过程相关的 *SRSF2*,以及与信号通路有关的 *CBL*、*NRAS*,蛋白翻译及核小体组装相关的 *RUNX1*(图 36 – 2)。CMML 中观察到的最常见细胞遗传异常是基因重排或 7 号染色体的缺失突变,以及 8 号染色体三体。在90%以上的疑似 CMML 病例中,测序 9 个基因(即,*SRSF2*、*ASXL1*、*CBL*、*EZH2*、*JAK2*、*KRAS*、*NRAS*、*RUNX1* 和 *TET2*)可以发现一个克隆事件。

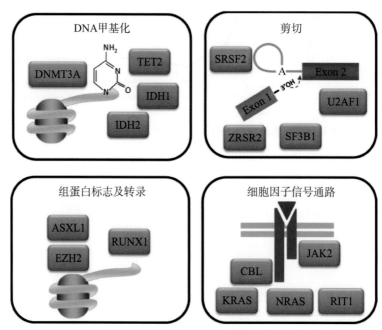

图 36 – 2　CMML 中常见的癌基因突变

引自参考文献[5]

CMML 是一种确切发病原因尚不明确的疾病,目前认为是通过连续的体细胞基因事件(这些事件根据达尔文原则组成不同的肿瘤细胞克隆系)而发生的,可能与多种基因变化有关。大多数 CMML 病例包含 1 种以上的克隆,并且在基因方面呈动态变化。

因为 CMML 和 MDS 中观察到的突变存在重叠,所以支配 CMML 表型的遗传事件是目前研究的热点。针对单个细胞克隆的测序分析提示,始祖突变(如 *TET2*)的早期克隆优势可能是 CMML 区别于 MDS 的一个关键的致病特征。某些基因突变在 CMML 病例中很常见。例如,*SRSF2* 突变和 *ASXL1* 突变在 CMML 中的频率都接近 50%,远高于在 MDS 中的频率。

结合该患者 2019 年 10 月骨穿提示粒、红二系轻度病态造血,但后续骨髓象提示CMML,加之骨髓基因检测,发现伴有 *TET2* 突变,基因学检查支持该患者诊断为 CMML。

② 可通过形态、免疫表型鉴别。

CMML 在免疫表型方面,常见有原始粒细胞表型,如 CD117 表达增高,CD45/SSC 改变,CD13 表达增高,相比较正常单核细胞及反应性单核细胞增多,CMML 常在流式检测中表现为 CD14（＋）CD16（－）。一项研究提示，当流式细胞计显示 CD14（＋）CD16（－）单核细胞占总单核细胞数的 94％以上时，则可以排除单核细胞增多的多项鉴别诊断。使用这一阈值时，其对 CMML 的敏感性和特异性分别为 94％和 92％。该研究方法能够准确地将 CMML 患者与健康供血者、反应性单核细胞增多患者或其他非 CMML 血液系统恶性肿瘤患者鉴别开来（图 36‑3）。

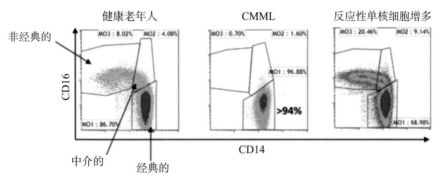

图 36‑3　基于 CD14 和 CD16 表达的正常外周血、CMML 和反应性单核细胞的单核细胞亚群模式

引自参考文献[5]

该患者 2019 年 12 月的外周血流式检测提示，粒细胞群体中有 39.9％的单核细胞，CD14（＋）CD16（－）细胞占 CD14（＋）细胞的 80％，该患者免疫学检查也同样支持 CMML 诊断。

（3）CMML 的诊断标准及鉴别诊断见表 36‑1 及图 36‑4。

表 36‑1　CMML 的诊断标准

● 外周血单核细胞持续增多（≥1×10⁹/L），单核细胞在白细胞中的占比≥10％
● 不符合 WHO 对 BCR‑ABL1 阳性的 CML、PMF、PV、ET 诊断标准
● 无 *PDGFRA*、*PDGFRB* 或 *FGFR1* 重排，或 *PCM1‑JAK2* 基因突变
● 骨髓及外周血中原始细胞占比＜20％
● 一系或多系髓系细胞病态造血
● 如果未见病态造血或者病态造血极少，则需满足以下条件可诊断：
＊存在获得性克隆细胞或分子遗传学异常
＊单核细胞增多持续至少 3 个月
＊并排除了其他单核细胞增多的原因

引自参考文献[16]

该患者既往存在肺部恶性肿瘤病史，并曾行化疗及手术，其后出现三系减少症状，应用骨髓造血刺激因子后有所回升，后伴有单核细胞增多。现患者骨穿提示 CMML，考虑患者治疗相关 CMML 可能大（表 36‑2），那么治疗相关 CMML 与原发性 CMML 有何区别？

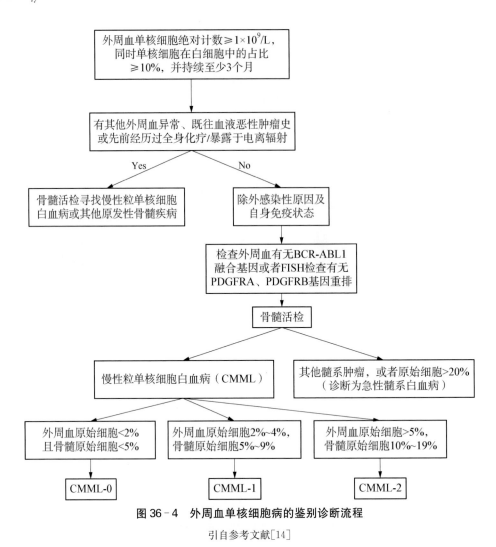

图36-4 外周血单核细胞病的鉴别诊断流程

引自参考文献[14]

表36-2 引起治疗相关CMML的常见化疗药物

化疗药物类型	患者数 n（总共 $n=24$）	比例（%）
烷化剂	12	50
拓扑异构酶抑制剂	6	25
抗代谢药	14	58
微管抑制剂	7	29
细胞毒类药物	4	17
其他	4	17

引自参考文献[17]

　　治疗相关的骨髓肿瘤包括治疗相关的骨髓增生异常综合征和急性髓系白血病，通常具有更强的侵袭性和较差预后。目前，描述CMML相关环境暴露和风险的文献很有限。一项单机构研究显示，治疗相关CMML约占CMML病例的10%，其在接触化疗和（或）放射治疗后大约 7 年内发生。与原发性 CMML 相比，治疗相关 CMML 患者的 LDH 水平较高，核型异常频率较高，细胞遗传分层风险较高。基因突变分布无差异。

结合该患者既往肺部恶性肿瘤病史，并行全身性化疗，且生化检测提示乳酸脱氢酶水平升高，考虑患者诊断为治疗相关 CMML 诊断。但相比文献报道不同，该患者在化疗后 8 个月即发生 CMML，间隔病程较短。

3. TCR 重排及 T 细胞淋巴瘤浸润可能的意义

患者骨穿流式检查可见 0.17% 异常表型 T 细胞[CD3(+)、CD4(+)、CD8(−)、CD2(+)、CD5(+)、CD7(+)、CD10(+)、CD279(+)、CD45RO(+)、CD45RA(−)]，考虑 T 细胞淋巴瘤浸润可能，同时 2019 年 10 月骨穿基因检查发现 TCR 基因重排，B 超提示患者双侧锁骨上淋巴结增大，细针穿刺病理提示淋巴结反应性增生.

结合患者目前症状及辅助检查，T 细胞淋巴瘤诊断尚不能成立，但患者异常 T 细胞克隆与基因突变是否为 T 细胞淋巴瘤的早期表现，值得注意。因 TET2 基因突变是血管免疫母细胞性 T 细胞淋巴瘤(AITL)发病过程中重要的重现性遗传学改变(图 36-5)，同时也常见于包括 CMML 在内的多种血液系统恶性肿瘤(图 36-6)。

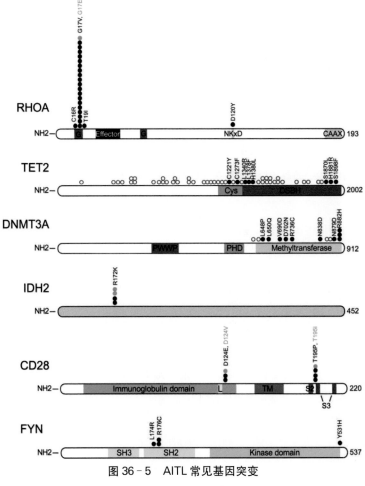

图 36-5　AITL 常见基因突变

引自参考文献[18]

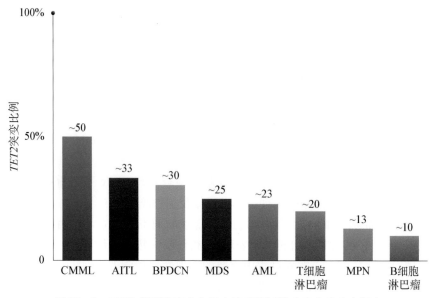

图 36-6 *TET2* 基因突变在多种血液系统恶性疾病中的突变频率

引自参考文献[19]

4. 抗磷脂综合征

抗磷脂综合征(antiphospholipid syndrome，APS)的特征是：在持续有抗磷脂抗体(antiphospholipid antibody，aPL)实验室证据的情况下，存在静脉或动脉血栓形成和(或)不良妊娠结局(表 36-3)。

表 36-3 抗磷脂综合征诊断标准

如果符合以下情况中至少一条临床标准及一条实验室标准,可诊断抗磷脂综合征
临床标准：
(1) 血管血栓形成:任何组织或器官发生 1 次或 1 次以上的动脉、静脉或小血管血栓形成的临床事件,血栓必须采用客观的、经过验证有效的标准证实。组织学证实的血栓,血栓部位的血管壁必须没有炎症的明显证据
(2) 病态妊娠:①1 次或 1 次以上形态正常的胎龄≥10 周的胎儿死亡。②1 次或 1 次以上妊娠 34 周之前因子痫、重度先兆子痫或胎盘功能不全所致的早产。③连续 3 次或 3 次以上于妊娠 10 周以前发生的无法解释的自然流产,排除母体解剖、激素异常及双亲染色体异常所致
实验室标准：
(1) 按照国际血栓止血协会指南检测到血浆中存在狼疮抗凝物(LA)至少 2 次,每次间隔至少 12 周
(2) 采用标准化 ELISA 法在血清或血浆中检测到中/高滴度(如>40 GPL 或 MPL,或>正常人的第 99 百分位数)的 IgG 和(或)IgM 类抗心磷脂抗体抗体至少 2 次,间隔至少 12 周
(3) 采用标准 ELISA 在血清或血浆中检测到抗 β_2 糖蛋白-1 抗体抗体 IgG 和/或 IgM 型(滴度>正常人分布的第 99 百分位数)至少 2 次,间隔至少 12 周

引自参考文献[20]

APS 分类标准纳入的 aPL 检测试验包括：抗心磷脂抗体（anticardiolipin antibody，aCL；IgG 或 IgM 型）ELISA、抗 β_2 糖蛋白（glycoprotein，GP）Ⅰ抗体（IgG 或 IgM 型）ELISA，以及狼疮抗凝物质（lupus anticoagulant，LA）测定。

该患者存在持续性抗心磷脂 IgM 抗体阳性，伴有抗 β_2 糖蛋白（glycoprotein，GP）Ⅰ抗体阳性，但该患者并无静脉或动脉血栓事件依据，故抗磷脂抗体综合征诊断不能成立。那么是何种原因可能造成患者抗磷脂抗体阳性呢？

除了原发性 APS 患者会出现 aPL 以外，以下几类个体也可能存在 aPL：无其他异常、有自身免疫性疾病或风湿性疾病，以及使用过某些药物或接触过感染因子、恶性肿瘤。报道显示，在恶性肿瘤的情况下可出现 aPL，包括肺、结肠、宫颈、前列腺、肾脏、卵巢、乳腺和骨的实体瘤，霍奇金病和非霍奇金淋巴瘤，MPN（如原发性骨髓纤维化、真性红细胞增多症），以及髓系白血病和淋巴细胞白血病。

该患者存在肺部恶性肿瘤病史，并近期出现反复高热，抗感染治疗有效，综上可知，其存在抗磷脂抗体阳性的其他感染、恶性肿瘤的可能，但抗磷脂抗体综合征的诊断不能成立。

5. CMML 的预后及治疗

CMML 患者的总体预后较差，预期中位 OS 约为 30 个月。一部分患者最终进展为 AML（图 36-7）。

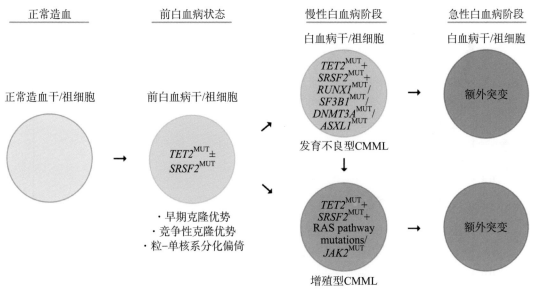

图 36-7　CMML 的疾病演变

引自参考文献［21］

WHO 根据骨髓原始细胞百分比小于 10％或是大于 10％将其分为"CMML-1 或 CMML-2"两个亚型。CMML 的自然病程和 OS 存在显著的临床异质性，存在多种预后评分系统，同一患者应用不同评分系统评估结果存在较大差异，不能准确判断患者预后。

前期临床研究发现，治疗相关性 CMML 患者中，中、高危患者比例较高，预后较差。有意思的是，与 CMML 预后相关的主要遗传学事件发生率，如 TET2 突变、DNMT3A 突变、IDH1、IDH2 突变的概率却无显著性差异。但在治疗相关性 CMML 患者中，核型异常、细

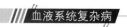

胞遗传学异常比例显著增加(表 36 - 4)。

表 36 - 4 治疗相关性 CMML 及原发性 CMML 的比较(节选)

变量	所有患者 (n=497)	治疗相关性慢性粒单核细 胞白血病(n=45, 9%)	原发性慢性粒单核细胞白 血病(n=452, 91%)	P 值
细胞遗传学	(n=497)	(n=45)	(n=426)	0.001
异常,n(%)	158(34%)	25(56%)	133(27%)	
细胞遗传学,n(异常核型 百分比)				0.001
转化为白血病,n(%)	94(19%)	10(22%)	84(19%)	0.55
死亡,n(%)	301(61%)	34(76%)	267(59%)	0.03
随访月数,中位数(范围)	14(0~200)	8(0~67)	16(0~200)	0.008

引自参考文献[12]

该患者诊断为治疗相关性 CMML,但与文献报道不同的是患者肺癌化疗后 8 个月即发生 CMML,间隔时间较短,综合考虑该患者疾病进展较快,预后差的可能大,是否由于合并高危细胞遗传学、基因学突变,有待进一步研究(图 36 - 8)。

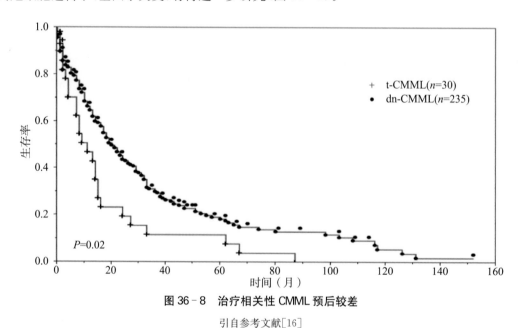

图 36 - 8 治疗相关性 CMML 预后较差

引自参考文献[16]

通过前期研究数据及 CMML 疾病特征,存在一定比例的患者最终进展为 AML。根据患者的疾病状态及一般情况,不同阶段的治疗有所区别(图 36 - 9)。

治疗指征:除异基因造血干细胞移植以外,其他治疗不具治愈性,且未被证实可显著改变 CMML 的自然病程。因此,除造血干细胞移植之外的治疗仅用于有症状患者,以缓解症状。

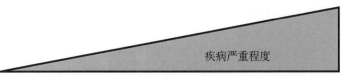

图 36-9　目前 CMML 的治疗策略

引自参考文献[22]

目前认为，进行非造血干细胞移植干预治疗的指征通常包括：

- 全身症状（例如，发热和体重减轻）加重。
- 器官受累（例如，症状性脾肿大、皮肤病变、肾功能不全和肺部受累）。
- 血细胞计数改变（例如，白细胞增多、白细胞淤滞、血细胞减少加重，以及原始细胞百分比增加）。

对于有治疗指征的患者来说，治疗应着重于减轻症状及减少输血负担。而去甲基化药物是具有严重血细胞减少的患者或羟基脲疗效不充分患者的优选。2013 年的一项临床试验研究中，入组 31 例患者，使用阿扎胞苷 $50\sim70$ mg/m^2 治疗 7 天，或者使用阿扎胞苷 100 mg 剂量 $5\sim7$ 天，患者的 CR 率为 45%，PR 率为 3%。中位生存期为 37 个月。

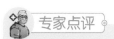

　　该患者既往肺鳞癌诊断明确，已行手术及术后化疗。先患者出现反复发热，伴单核细胞增多，结合骨穿及实验室检查，目前治疗相关性慢性粒单核细胞白血病诊断明确。但该患者的特征在于，CMML 在化疗后 8 个月发生，与既往报道治疗相关性 CMML 的发病时间有异，考虑其预后较差。该患者是否由于个体差异，或遗传背景所致，有待更多病例积累，完善多维度分析以探寻其内在机制。

整理：吴敏
点评：吴文

参考文献

[1] ORAZI A，GERMING U. The myelodysplastic/myeloproliferative neoplasms：myeloproliferative diseases with dysplastic features [J]. Leukemia，2008,22(7):1308-1319.

[2] EMANUEL PD. Juvenile myelomonocytic leukemia and chronic myelomonocytic leukemia [J]. Leukemia，2008,22(7):1335-1342.

[3] SUCH E，CERVERA J，COSTA D，et al.，Cytogenetic risk stratification in chronic myelomonocytic leukemia [J]. Haematologica，2011,96(3):375-383.

[4] GAMBACORTI-PASSERINI CB，DONADONI C，PARMIANI A，et al.，Recurrent ETNK1 mutations in atypical chronic myeloid leukemia [J]. Blood，2015,125(3):499-503.

[5] ITZYKSON R，DUCHMANN M，LUCAS N，et al. CMML：Clinical and molecular aspects [J]. Int J Hematol，2017,105(6):711-719.

［6］ ITZYKSON R，SOLARY E. An evolutionary perspective on chronic myelomonocytic leukemia [J]. Leukemia，2013，27(7)：1441－1450.

［7］ ITZYKSON R，KOSMIDER O，RENNEVILLE A，et al. Clonal architecture of chronic myelomonocytic leukemias [J]. Blood，2013，121(12)：2186－2198.

［8］ MEGGENDORFER M，ROLLER A，HAFERLACH T，et al.，SRSF2 mutations in 275 cases with chronic myelomonocytic leukemia (CMML) [J]. Blood，2012，120(15)：3080－3088.

［9］ YOSHIDA K，SANADA M，SHIRAISHI Y，et al.，Frequent pathway mutations of splicing machinery in myelodysplasia [J]. Nature，2011，478(7367)：64－69.

［10］ SELIMOGLU-BUET D，WAGNER-BALLON O，SAADA V，et al.，Characteristic repartition of monocyte subsets as a diagnostic signature of chronic myelomonocytic leukemia [J]. Blood，2015，125(23)：3618－3626.

［11］ PADRON E，YODER S，KUNIGAL S，et al.，ETV6 and signaling gene mutations are associated with secondary transformation of myelodysplastic syndromes to chronic myelomonocytic leukemia [J]. Blood，2014，123(23)：3675－3677.

［12］ PATNAIK MM，VALLAPUREDDY R，YALNIZ FF，et al.，Therapy related-chronic myelomonocytic leukemia (CMML)：Molecular，cytogenetic，and clinical distinctions from de novo CMML [J]. Am J Hematol，2018，93(1)：65－73.

［13］ ELENA C，GALLÌ A，SUCH E，et al. Integrating clinical features and genetic lesions in the risk assessment of patients with chronic myelomonocytic leukemia [J]. Blood，2016，128(10)：1408－1417.

［14］ PATNAIK MM，TEFFERI A. Chronic myelomonocytic leukemia：2020 update on diagnosis，risk stratification and management [J]. Am J Hematol，2020，95(1)：97－115.

［15］ FIANCHI L，CRISCUOLO M，BRECCIA M，et al. High rate of remissions in chronic myelomonocytic leukemia treated with 5-azacytidine：results of an Italian retrospective study [J]. Leuk Lymphoma，2013，54(3)：658－661.

［16］ GEEVARGHESE A，MASCARENHAS J. Evolving understanding of chronic myelomonocytic leukemia：Implications for future treatment paradigms [J]. Clin Lymphoma Myeloma Leuk，2018，18(8)：519－527.

［17］ SUBARI S，PATNAIK M，ALFAKARA D，et al. Patients with therapy-related CMML have shorter median overall survival than those with de novo CMML：Mayo Clinic long-term follow-up experience [J]. Clin Lymphoma Myeloma Leuk，2015，15(9)：546－549.

［18］ CORTÉS JR，PALOMERO T. The curious origins of angioimmunoblastic T-cell lymphoma [J]. Curr Opin Hematol，2016，23(4)：434－443.

［19］ FENG Y，LI X，CASSADY K，et al. TET2 Function in hematopoietic malignancies，immune regulation，and DNA repair [J]. Front Oncol，2019，9：210.

［20］ MIYAKIS S，LOCKSHIN MD，ATSUMI T，et al.，International consensus statement on an update of the classification criteria for definite antiphospholipid syndrome (APS)[J]. J Thromb Haemost，2006，4(2)：295－306.

［21］ COLTRO G，PATNAIK MM. Chronic myelomonocytic leukemia：Insights into biology，prognostic factors，and treatment [J]. Curr Oncol Rep，2019，21(11)：101.

［22］ SOLARY E，ITZYKSON R. How I treat chronic myelomonocytic leukemia [J]. Blood，2017，130(2)：126－136.

病例37　再生障碍性贫血还是低增生性骨髓增生异常综合征

主诉

女性,19岁,汉族,牙龈出血、皮肤瘀斑2年余。

病史摘要

现病史:患者于2015年11月开始出现牙龈出血,初始为刷牙时,后发展到咀嚼食物时甚至自发,出现频率至少每周1次,严重时每周2～3次。2016年暑期开始出现双下肢瘀斑,散在,可以自行消退,月经量较多,无发热,无咳嗽、咳痰,无酱油尿。2016年9月7日学校体检发现"贫血和血小板减少"(具体值不详),随后即就诊于河北医科大学附属二院,查血常规示:WBC 4.4×10^9/L, Hb 80 g/L, PLT 24×10^9/L,网织红细胞1.7%,叶酸7.5 ng/ml,维生素 B_{12} 175 pg/ml,铁蛋白10.6 ng/ml。诊断为"混合性贫血",予以多糖铁复合物、叶酸、维生素 B_{12} 口服药物治疗1周后复查血常规示"WBC 3.7×10^9/L, Hb 99 g/L, PLT 26×10^9/L",继续予以原口服药物治疗1周后复查血常规示"WBC 3.4×10^9/L, Hb 103 g/L, PLT 26×10^9/L",2016-10-10复查骨髓后加用"达那唑、咖啡酸"等药物治疗。定期复查血常规,WBC波动于$(3.8～4.7) \times 10^9$/L, Hb波动于80～132 g/L, PLT波动于$(24～50) \times 10^9$/L,中性粒细胞波动于$(0.92～3.2) \times 10^9$/L。2017年3月复查骨髓后诊断考虑"再生障碍性贫血不排除",加用"环孢素"治疗,此后WBC波动于$(4.2～5.9) \times 10^9$/L, Hb波动于128～145 g/L, PLT波动于$(34～58) \times 10^9$/L,中性粒细胞波动于$(1.47～2.14) \times 10^9$/L。2017年11月复查骨髓发现"巨核细胞显著增生",加用"甲泼尼龙",血小板仍无显著增高,遂来我院就诊。2017年12月8日我院门诊查血常规示"WBC 4.43×10^9/L, Hb 136 g/L, PLT 13×10^9/L",当日收治。

患者发病以来,患者神清,精神可,胃纳可,夜眠可,两便无异常,近期体重无明显变化。

既往史:既往体健,否认高血压、糖尿病、冠心病等慢性疾病,否认乙肝、结核等传染病史,预防接种史随社会规定,否认手术、外伤史,否认药物、食物过敏史。

个人史:生长居住于江西南昌,否认疫区居住史,否认疫情接触史。无化学性物质、放射性物质、有毒物质接触史,否认吸毒史,否认酗酒史,否认吸烟史,否认冶游史。

婚育史:未婚,未生育。

月经史:15岁,4～7天/30天,月经通常较规律,月经量多,无痛经。末次月经时间2017-11-27,月经已净。

家族史:否认家族遗传性疾病史;否认家族肿瘤性疾病史。

入院体检

查体:T 36.8℃, P 88次/分,R 20次/分,BP 123/76 mmHg。神清气平,全身浅表淋巴结未及明显肿大,全身皮肤巩膜未见黄染,无皮下出血、瘀斑,颜面部散在痤疮,牙龈增生,无红肿、出血，口腔无溃疡、血疱，胸骨无压痛，双肺呼吸音清，未闻及干、湿性啰音。心率 88 次/分，律齐，未及杂音。腹软，无压痛、反跳痛，肝脾肋下未触及，双下肢不肿。

● 辅助检查 》》》

2016 年 10 月 10 日

骨髓涂片：增生不活跃，粒系以成熟期细胞为主，红系幼红细胞未见，成熟红细胞大小不一，淋巴细胞易见，巨核细胞 1 只，血小板成堆。

骨髓活检：增生低下，脂肪细胞增生，未见巨核细胞，未见含铁血黄素沉着，铁染色（－）。

2017 年 3 月 17 日

骨髓涂片：有核细胞增生减低，粒系以成熟细胞为主，红系幼红细胞未找到，淋巴细胞多见，颗粒淋巴细胞 24%，巨核细胞未找到，血小板散在可见，NAP 67 分。

骨髓活检：增生极度低下（＜10%），脂肪细胞增生，极少量偏成熟阶段粒红系细胞散在分布，未见巨核细胞，淋巴细胞、浆细胞散在分布，网状纤维染色 0 级。

2017 年 11 月 9 日（环孢素治疗后 7 个月）

骨髓涂片：有核细胞增生明显活跃，粒系以中、晚幼期细胞为主，部分成熟粒系可见轻度毒性颗粒，红系以中、晚幼红居多，巨核细胞 176 只，其中幼稚型 12%，颗粒型 76%，产板型 8%，裸核型 4%，血小板少见。

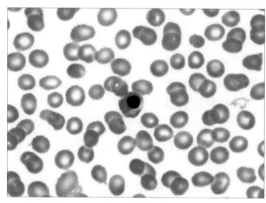

图 37-1　外周血有核红细胞(10×100)

骨髓活检：增生极度低下（＜10%），脂肪细胞增生，极少量偏成熟阶段粒红系细胞散在分布，未见巨核细胞，少量淋巴细胞、浆细胞散在分布，网状纤维染色 0 级。

2017 年 12 月 8 日

血常规：WBC 4.43 × 10^9/L，Hb 136 g/L，PLT 13 × 10^9/L，网织红细胞 121.4 × 10^9/L，外周血片易见晚幼红细胞（图 37-1），4～5 个/100 个白细胞。

外周血流式：未检测到明显的免疫表型异常的淋巴细胞；未见明显的 TCR-Vβ 的单克隆扩增现象。

免疫功能 T 细胞检测结果见表 37-1。

表 37-1　患者免疫功能 T 细胞检测结果

检测项目	正常值范围	检验结果
T 淋巴细胞 CD3	56.8%～81.9%	70.62%
Th 淋巴细胞 CD4	27.8%～53.6%	21.14%
Ts 淋巴细胞 CD8	13.8%～37.3%	44.89%
CD4/CD8	0.93%～3.15%	0.48%

（续表）

检测项目	正常值范围	检验结果
B 淋巴细胞 CD19	6.6%～20.5%	17.88%
NK（CD56＋16）	5.9%～30.3%	10.03%

细胞因子检测结果见表 37-2。

表 37-2　患者细胞因子检测结果

检测项目	正常值范围	检验结果
白细胞介素 2 受体	223～710 U/ml	422 U/ml
白细胞介素 6	0～5.9 pg/ml	2.0 pg/ml
白细胞介素 8	0～62 pg/ml	11 pg/ml
白细胞介素 10	0～9.1 pg/ml	7.9 pg/ml
α 肿瘤坏死因子	0～8.1 pg/ml	4.0 pg/ml

胸骨骨髓涂片（图 37-2）：有核细胞增生活跃高水平。粒红比＝0.23∶1，粒系尚增生；巨系增生偏低伴成熟障碍，血小板散在少见；红系显著增生（图 37-3A，病态造血）以中晚幼红细胞为主，可见轻度巨幼变（大于 10%），可见大红细胞。髓片中噬血组织细胞可见（图 37-3B）。

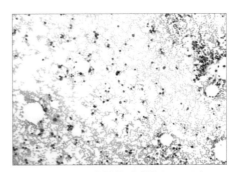

图 37-2　胸骨骨髓涂片（10×10）

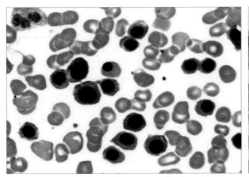 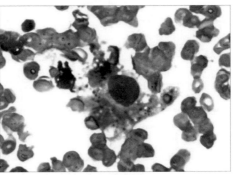

图 37-3　A.红系病态造血（10×100）；B.吞噬性组织细胞（10×100）

患者主要治疗及外周血细胞测定变动见图 37-4。

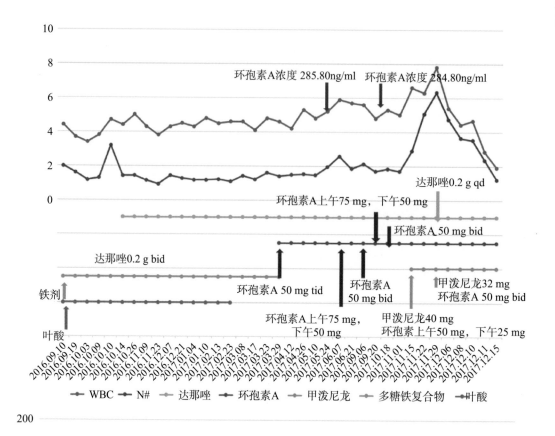

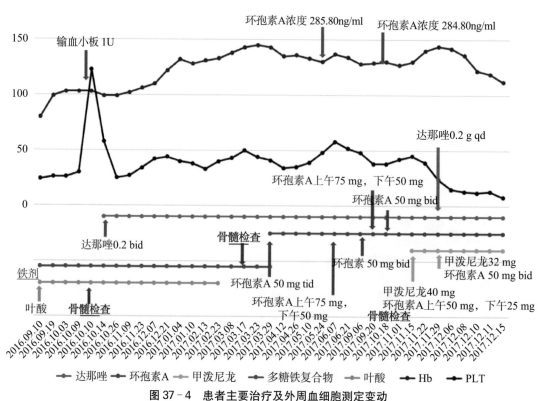

图 37‑4　患者主要治疗及外周血细胞测定变动

讨论与分析

1. 诊断疑点,再生障碍性贫血,还是低增生骨髓增生异常综合征?

患者临床和实验室检查结果有三个特点:①血小板一直低下。②骨髓细胞学增生程度不一,以增生活跃为主,但骨髓活检多次增生低下,伴有异常造血,如粒细胞成熟障碍、外周血中出现幼红细胞达 4~5 个/100 个白细胞。应用环孢素治疗 7 个月后骨髓细胞学检查提示:骨髓细胞增生活跃,巨核细胞 178 个,幼稚巨核细胞 12%、颗粒型不产板型巨核细胞 76%、颗粒型产板型巨核细胞 8%、裸巨核细胞 4%,血小板少见,网织红细胞二次检查均正常;外周血片易见晚幼红细胞。③存在红系病态造血>10%,有噬血组织细胞。上述特点不符合再生障碍性贫血的诊断,而应考虑造血异常,即 MDS。

众所周知,MDS 是一种造血异常的疾病,近年来对该疾病的认识正在进一步深入。造血干细胞在各种致病因子作用下具有很强的异质性,该病病因众多,包括免疫失调,诊断上尚未有一致定论。根据 WHO 2016 年髓系肿瘤分类,该患者存在明显红系病态造血,伴其他造血异常,因此可诊断为伴有单系造血(红系)异常的 MDS(表 37-3)。

表 37-3 WHO 2016 年 MDS 分类

骨髓增生异常综合征(MDS)
MDS 伴单系病态造血
MDS 伴环形铁粒幼红细胞(MDS-RS)
MDS-RS 伴单系病态造血
MDS-RS 伴多系病态造血
MDS 伴多系病态造血
MDS 伴原始细胞增多
单纯 5q-的 MDS
不能分型的 MDS
暂定种类:儿童难治性血细胞减少症

引自参考文献[9]

2006 年国际 MDS 工作组提出了 MDS 维也纳最低诊断标准,2017 年 6 月该工作组再次聚集于维也纳,更新了 MDS 的最低要求诊断标准(表 37-4)。根据新的 MDS 最低要求诊断标准的必要条件和一项主要标准,支持本病诊断为 MDS。进一步检查有关体细胞基因突变(表 37-5),将有助于肯定 MDS 诊断。

表 37-4 建议的 MDS 最低要求诊断标准

A. 先决条件(两者必须全部满足)
-持续一系或多系血细胞(红细胞、粒细胞、血小板)减少至少 4 个月(若存在原始细胞增多及 MDS 相关的细胞遗传学异常,可以直接诊断,无须 4 个月);
-排除其他可以导致血细胞减少或者发育异常的血液病或者其他疾病。
B. 主要标准(至少满足 1 条)
-骨髓涂片显示,一系或多系骨髓细胞(红系、粒系、巨核系)发育异常≥10%;
-环形铁粒幼细胞(铁染色)≥15%或环形铁粒幼细胞≥5%(铁染色)伴 SF3B1 突变;

（续表）

- 骨髓涂片显示骨髓原始细胞占比 5%～19% 或者外周血涂片原始细胞占比 2%～19%（无急性白血病特异性基因重排存在）；
- 常规核型分析或荧光原位杂交（FISH）检查显示典型染色体异常。
C. 复合标准（针对满足 A 但是不满足 B 的患者，以及其他有典型临床特征，如大细胞性输血依赖性贫血，必须符合以下两条或以上考虑临时诊断 MDS 的复合标准）
- 骨髓病理或（和）免疫组化支持 MDS 诊断；
- 骨髓流式显示异常免疫表型，伴有多种 MDS 相关表型异常提示存在红系和（或）髓系单克隆细胞群；
- 分子生物学方法发现髓系细胞存在 MDS 相关突变，支持克隆造血。

引自参考文献[10]

表 37-5 MDS 和 CHIP 患者能检测到的体细胞突变

基因缩写	基因名称	染色体位置	频率*	
			MDS	CHIP
NRAS	神经母细胞瘤 RAS 癌基因	1p13.2	+/-	-
DNMT3A	DNA-甲基转移酶 3α	2p23	+	+
SF3B1	剪切因子 3b，亚单位 1	2q33.1	+	+/-
IDH1	异柠檬酸脱氢酶 1	2q33.3	+	-
GATA2	GATA 结合蛋白 2	3q21.3	-	-
KIT	V-kit 癌基因相似物	4q11-12	+/-	-
TET2	Tet 甲基嘧啶双脱氧酶 2	4q24	+	+
NPM1	核仁磷酸蛋白	5q35.1	-	-
EZH2	组蛋白甲基化转移酶	7q35-36	+/-	-
JAK2	蛋白质酪氨酸激酶 2	9q24	+/-	+
CBL	CBL 原癌基因	11q23.3	+/-	+/-
KRAS	柯尔斯顿肉瘤病毒癌基因	12p12-11	-	-
ETV6	Ets 变体 6	12p13	-	-
FLT3	Fms 相关酪氨酸激酶 3	13q12	-	-
IDH2	异柠檬酸脱氢酶 2	15q26.1	-	-
TP53	肿瘤蛋白 p53	17p13.1	+/-	+/-
PRPF8	前提 mRNA 加工因子 8	17p13.3	-	-
SRSF2	富丝氨酸/精氨酸剪切因子 2	17q25.1	+	+/-
CEBPA	CCAAT/增强子结合蛋白 A	19q13.1	-	-
ASXL1	附加性梳样 1	20q11	+	+
U2AF1	U2s 核 RNA 辅助因子 1	21q22.3	+/-	-
RUNX1	Runt 相关转录因子 1	21q22.12	+/-	-
BCOR	BCL6 共阻遏物	Xp11.4	-	-
ZRSR2	锌指（CCCG 型）	Xp22.1	+/-	-
STAG2	聚合复合因子	Xq25	+/-	-

*，频率积分；-，患者中占比<1%；+/-，患者中占比介于 1%～10%；+，患者中占比超过 10%

MDS 的诊断必须满足两个必要条件:标准 A 和至少一个主要标准 B。如果主要标准达不到,但高度怀疑患者存在克隆性髓系疾病时应进行辅助诊断标准检查,可以帮助诊断患者是类似 MDS 样髓系肿瘤还是将会进展为 MDS。诊断过程中,需要反复随访骨髓检查以得出最后结论。

血细胞减少根据所在中心参考值确定。由于越来越多的患者存在两种骨髓肿瘤,值得注意的是,即使存在另外一种可能导致血细胞减少的疾病也可诊断为 MDS。例如:不成熟前体细胞异常定位簇、CD34(＋)原始细胞簇、免疫组织化学检测到发育异常微小巨核细胞(≥10％发育异常巨核细胞)典型染色体异常,是指那些重现性见于典型 MDS 患者的染色体异常(如 5q－、－7)和 WHO 认为即使不存在 MDS 仍提示 MDS 的染色体异常。检测到典型 MDS 的多个突变(如 SF3B1)进一步增加了诊断患者为 MDS 或者存在进展为 MDS 的可能性。

2. 引起本例 MDS 的病因和机制是什么? 与免疫功能失调是否有关?

如图 37－5 所示,本病例最可能的发病因素是免疫功能失调。有关免疫功能失调与MDS 的关系已有诸多研究和报道。早在 2010 年,Sugimori C 等分析了自身免疫引起 MDS的可能机制。Fozza 于 2012 年发现 MDS 时,CD4(＋)CD25(＋)CD127(low)T 细胞(调节 T细胞)功能下调,Gañán-Gómez I 等报道,MDS 的发病与免疫功能失调有关,Zhang 等报道在 MDS 病例中,有大颗粒 T 淋巴细胞增生者并不少见。近年来有关免疫功能失调与 MDS的关系和机制研究也在不断深入。2016 年 Glenthøj A 指出 T 细胞扩增 CD8$^+$ T 细胞激活在 MDS 发病机制中的重要作用,维持 CD8$^+$ T 细胞与 CD4$^+$ T 细胞的平衡在 MDS 的治疗

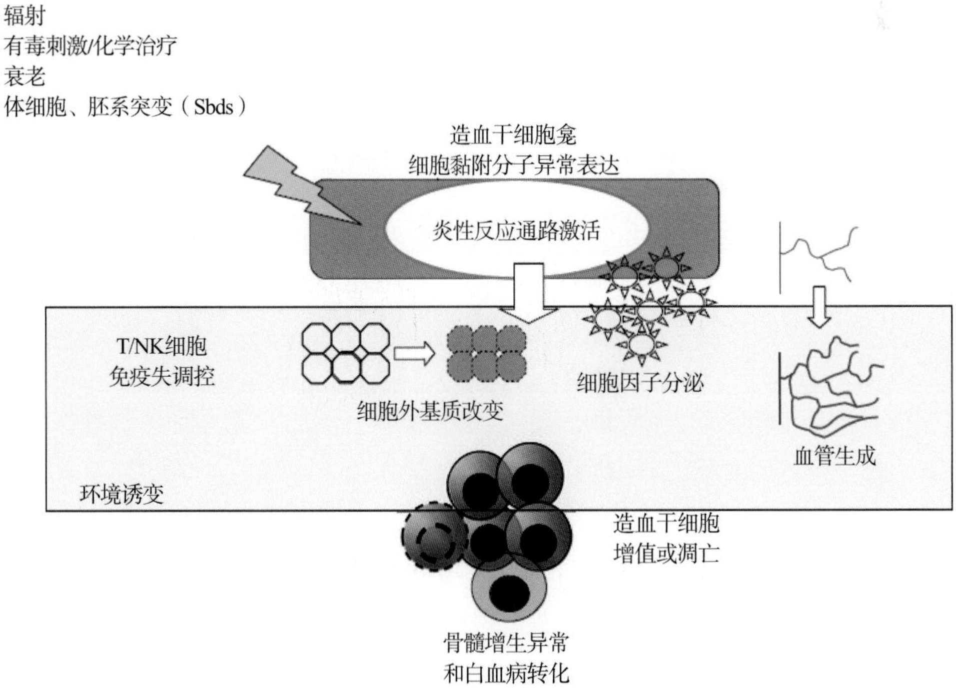

图 37－5　MDS 的发病机制

引自参考文献[11]

中亦起到重要作用。该患者免疫功能检查发现 CD8 升至 44.89%（正常高限 37.3%），CD4/CD8 降至 0.48（正常 0.93～3.15），说明 CD8$^+$ T 细胞被明显激活。此外，2017 年 3 月 17 日骨髓涂片中见到 24% 的颗粒淋巴细胞，曾怀疑是早期大颗粒 T 淋巴细胞白血病，3 月 29 日开始用环孢素治疗，2017 年 12 月 8 日胸骨骨髓涂片提示有核细胞增生活跃至高水平，WBC 4.43×10^9/L，Hb 136 g/L，骨髓中颗粒 T 细胞消失，细胞因子检查正常，说明免疫功能失调（CD8 细胞升高，CD4/CD8 降低）在该病中的致病作用，免疫抑制剂治疗有效，但血小板仍低，只有 13×10^9/L，反映其难治性。以上病程和治疗结果，均提示免疫功能失调在本病发病机制中的重要作用，而其致病根本原因，即该患者为何存在免疫功能失调，仍有待进一步研究和阐明。

3. 预后和治疗

根据 IPSS-R 的预后分级，本病例属中低危组。据 MDACC 积分分级（表 37-6），该患者危险积分为 3 分，较低危 MDS 的 4 年生存率为 27%～40%。最近大宗病例的总结报道显示（图 37-6），低增生型 MDS 的 5 年生存率及向急性白血病的转化率反而低于增生型。本病例的预后应优于增生型 MDS。

表 37-6 较低危 MDS 的危险积分及预后表

特征	积分
不良核型	1
年龄≥60 岁	2
Hb＜100(g/L)	1
血小板	
＜50×10^9/L	2
(50～200)×10^9/L	1
骨髓原始细胞≥4%	1

分数	中位生存	4 年总体生存(%)
0	NR	78
1	83	82
2	51	51
3	36	40
4	22	27
5	14	9
6	16	7
7	9	N/A

引自参考文献[12]

有关 MDS 的治疗已有许多介绍，方法也很多。根据 Santini V 的经验（图 37-7），对该患者的治疗，除继续用免疫抑制剂外，可加用促血小板生成剂治疗。

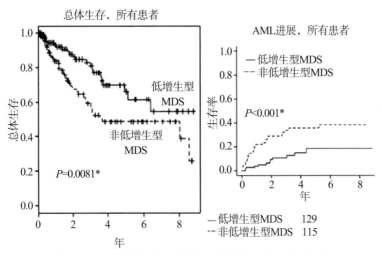

图 37-6 低增生型与非低增生型 MDS 生存曲线的比较

引自参考文献[13]

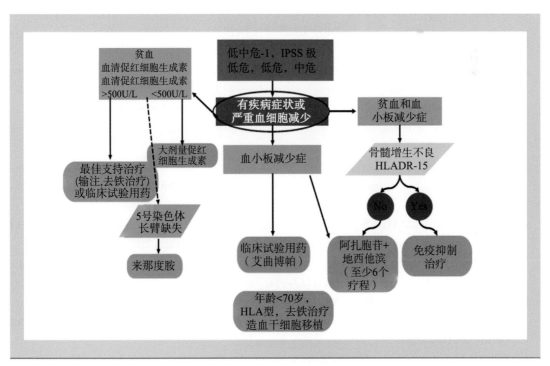

图 37-7 中低危 MDS 的治疗

引自参考文献[14]

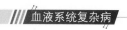
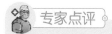 专家点评

　　本例患者的诊断争论在于是低增生 MDS 还是再生障碍性贫血,根据 2017 年 MDS 的最低要求,诊断标准为存在明显的红系病态造血、造血异常表现,故上述患者最后诊断为低增生 MDS。分析其发病机制,因患者体内存在 CD8$^+$ T 细胞激活、免疫抑制剂治疗 7 个月见效,故认为免疫功能失调是本例 MDS 的主要发病机制,血小板减少是难治 MDS 的表现之一。治疗方面,除继续给予环孢素、达那唑治疗外,需加用促血小板生成素。必要时可用地西他滨等去甲基化药物治疗,甚至应用造血干细胞移植,需对患者进行定期随访。

整理:房莹

点评:刘立根

参考文献

[1] SUGIMORI C, LIST AF, EPLING-BURNETTE PK. Immune dysregulation in myelodysplastic syndrome [J]. Hematol Rep, 2010,2(1):e1.

[2] FOZZA C, LONGU F, CONTINI S, et al. Patients with early-stage myelodysplastic syndromes show increased frequency of CD4 + CD25 + CD127 (low) regulatory T cells [J]. Acta haematologica, 2012,128(3):178 – 182.

[3] GANAN-GOMEZ I, WEI Y, STARCZYNOWSKI DT, et al. Deregulation of innate immune and inflammatory signaling in myelodysplastic syndromes [J]. Leukemia, 2015,29(7):1458 – 1469.

[4] ZHANG X, SOKOL L, BENNETT JM, et al. T-cell large granular lymphocyte proliferation in myelodysplastic syndromes: Clinicopathological features and prognostic significance [J]. Leuk Res, 2016,43:18 – 23.

[5] WANG C, YANG Y, GAO S, et al. Immune dysregulation in myelodysplastic syndrome: Clinical features, pathogenesis and therapeutic strategies [J]. Crit Rev Oncol Hematol, 2018, 122:123 – 132.

[6] MATOS A, MAGALHÃES SMM, RAUH MJ. Immune dysregulation and recurring mutations in myelodysplastic syndromes pathogenesis [J]. Adv Exp Med Biol, 2021,1326:1 – 10.

[7] GLENTHØJ A, ØRSKOV AD, HANSEN JW, et al. Immune mechanisms in myelodysplastic syndrome [J]. Int J Mol Sci, 2016,17(6):944.

[8] WONG KK, HASSAN R, YAACOB NS. Hypomethylating agents and immunotherapy: Therapeutic synergism in acute myeloid leukemia and myelodysplastic syndromes [J]. Front Oncol, 2021,11:624742.

[9] ARBER DA, ORAZI A, HASSERJIAN R, et al. The 2016 revision to the World Health Organization classification of myeloid neoplasms and acute leukemia [J]. Blood, 2016,127(20): 2391 – 2405.

[10] VALENT P, ORAZI A, STEENSMA DP, et al. Proposed minimal diagnostic criteria for myelodysplastic syndromes (MDS) and potential pre-MDS conditions [J]. Oncotarget, 2017,8 (43):73483 – 73500.

[11] RAAIJMAKERS MH. Myelodysplastic syndromes：revisiting the role of the bone marrow microenvironment in disease pathogenesis [J]. Int J Hematol，2012，95(1)：17 - 25.

[12] MONTALBAN-BRAVO G，GARCIA-MANERO G. Myelodysplastic syndromes：2018 update on diagnosis，risk-stratification and management [J]. Am J Hematol，2018，93(1)：129 - 147.

[13] KOBAYASHI T，NANNYA Y，ICHIKAWA M，et al. A nationwide survey of hypoplastic myelodysplastic syndrome (a multicenter retrospective study) [J]. Am J Hematol，2017，92 (12)：1324 - 1332.

[14] SANTINI V. First-line therapeutic strategies for myelodysplastic syndromes [J]. Clin Lymphoma Myeloma Leuk，2017，17S：S31 - S36.

病例38 加速期慢性中性粒细胞白血病

主诉

男性，62岁，乏力3个月余。

病史摘要

现病史：患者于2016年11月行常规体检，结果示 RBC 3.89×10^{12}/L，Hb 121 g/L，WBC 19×10^9/L，N％ 78％，L％ 14％，单核细胞8％，PLT 712×10^9/L。腹部B超显示肝脾无肿大，当时未予重视。2016年12月下旬，无明显诱因下出现乏力、食欲缺乏伴恶心，由于休息后能自行缓解，也未重视。以后因乏力逐步加重，于2017年3月1日在当地医院就诊，血常规检查示 WBC 172×10^9/L，N％ 42％，单核细胞10％，L％ 33％，嗜酸性粒细胞13％，嗜碱性粒细胞2％，RBC 1.93×10^{12}/L，Hb 64 g/L，PLT 148×10^9/L。3月13日行骨穿等检查示：骨髓增生活跃，粒系明显增生，早幼粒细胞60％，红系减少，红系以中晚红细胞为主，巨核系可见。骨髓病理检查：骨髓增殖性疾病，急性早幼粒细胞性白血病不能除外。骨髓细胞染色体检查：46XY。基因检查：*BCR - ABL*（P210）（－）；*JAK2 V617F*（－）；*CSF3R*基因T618I突变（＋）。诊断为"慢性骨髓增殖性肿瘤"，予以羟基脲口服，以及输血治疗。3月22日复查血常规示 WBC 130×10^9/L，Hb 70 g/L，PLT 135×10^9/L，于是来我院进一步诊治。

病程中无发热、盗汗，食欲欠佳，大、小便正常，体重下降5 kg。

既往史：既往有糖尿病史十余年，平时服用格列吡嗪和阿卡波糖，自测空腹血糖波动于7～8 mmol/L，餐后2小时血糖波动于10～11 mmol/L。有帕金森病7～8年，现服药（多巴丝肼、普拉克索、苯海索）治疗中，控制可。否认高血压、心脏病等疾病史。否认乙肝结核等传染病；否认发病前有相关手术史；否认发病前有相关输血史；否认相关食物过敏史；否认药物过敏史。

个人史：长期生活在厦门，长期从事贸易工作，退休后每天下午至半夜打麻将，平时喜食海鲜，吸烟40年，每天1包；无疫水、疫区接触史。

婚育史：已婚已育。

家族史：女儿有轻度地中海贫血；否认家族其他成员有贫血及相关家族遗传病病史。

入院体检

T 37.3℃，P 100 次/分，R 20 次/分，BP 140/70 mmHg。神清，扶入病房，贫血貌，皮肤、黏膜未见黄染及瘀点、瘀斑，浅表淋巴结未及肿大。颈软，气管居中，胸骨无压痛，双肺呼吸音清，未及干、湿啰音，心率 100 次/分，律齐，未及病理性杂音。腹平软、无压痛，肝肋下未及，脾肋下 10 cm，质中，无触痛，双下肢无水肿，神经系统检查正常。

辅助检查

血常规：(2017 - 03 - 31)Hb 62 g/L，PLT 135×10⁹/L，WBC 111.38×10⁹/L，原始细胞 3%，早幼粒细胞 1%，中幼粒细胞 8%，杆状核细胞 3%，分叶核细胞 75%；中幼红细胞 5%，晚幼红细胞 3%，L% 3%，单核细胞 7%。(2017 - 04 - 12)Hb 80 g/L，PLT 155×10⁹/L，WBC 23.04×10⁹/L，N% 94%，L% 5%，单核细胞 1%；晚幼红细胞 3%。(2017 - 04 - 24)Hb 89 g/L，PLT 171×10⁹/L，WBC 7.5×10⁹/L，N% 88.7%，L% 10.1%，单核细胞 1.2%。

生化：(2017 - 03 - 31)肝肾功能正常；血 β_2-微球蛋白 3 735 ng/ml(↑)，尿 β_2-微球蛋白＞50 000 ng/ml(↑)，乳酸脱氢酶 1 146 IU/L(↑)，铁蛋白＞1 500.0 ng/ml(↑)，叶酸 4.27 ng/ml，维生素 B_{12}＞1 500.0 pg/ml(↑)，内因子抗体 1.04 AU/ml，促红细胞生成素 49.10 mIU/ml(↑)。

溶血性贫血相关指标：(2017 - 03 - 31)网织红细胞计数 1.7%(↑)，其他均(—)。

自身抗体谱：(2017 - 03 - 31)抗核抗体(ANA)、可提取核抗原(ENA)等均(—)。

病毒血清学：(2017 - 03 - 31)抗巨细胞病毒 IgG 156.90 U/ml(↑)，EB 病毒早期抗原抗体(EAIgG)12.60 U/ml(↑)，EB 病毒衣壳抗原抗体(VCAIgG)157.00 U/ml(↑)，EB 病毒核抗原抗体(EBNAIgG)597.00 U/ml(↑)；乙型肝炎病毒(HBV)(—)，丙型肝炎病毒(HCV)(—)，人类免疫缺陷病毒(HIV)(—)。

骨髓检查：(2017 - 03 - 31)骨髓细胞学：骨髓增生明显活跃，粒红比明显升高。粒系增生明显活跃，核右移，可见巨幼样变，环形核，分叶过多、双核、颗粒缺乏等发育异常(图 38 - 1A)。碱性磷酸酶(AKP)积分 155 分/100NC。红系增生低下，成熟红细胞形态大小不一(＋＋)，幼红细胞可见双核、核分叶现象(图 38 - 1B)。巨核系未见，血小板散在或小簇分布，外周血片与骨髓片分类相似。骨髓细胞免疫表型：异常细胞占 5.4%，其表型如下：CD117(＋)，CD34(＋)，CD33(dim)，CD13(＋)，HLA - DR (dim)，CD45(dim)。

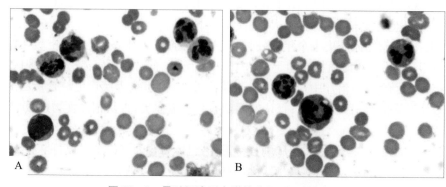

图 38 - 1 骨髓细胞形态学检查(2017 - 03 - 31)

A. 粒系发育异常；B. 红系发育异常

(2017-04-12)骨髓细胞学:骨髓增生活跃,粒红比减低(髓片骨髓小粒少见)。粒系增生活跃伴核右移,幼粒细胞巨幼样变,可见环形核,细胞质颗粒减少或缺如,核分叶过多(图38-2A)。AKP积分298分/100NC。红系增生活跃,以中、晚幼红为主,幼红细胞巨幼样变,可见核分裂、H-J小体、核固缩及嗜碱性点彩等现象(图38-2B);成熟红细胞大小不一,大细胞巨幼样,可见泪滴样红细胞、破碎红细胞及嗜多色红细胞。巨核细胞增生减低,可见小巨核细胞,血小板小簇散在可见。骨髓小粒少见,红细胞外铁(+/-);内铁(-)36%,(+)41%,(++)22%,(+++)1%;未见环形铁粒幼细胞。

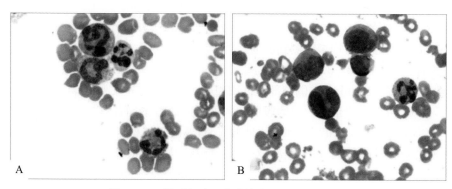

图38-2　骨髓细胞形态学检查(2017-04-12)

A. 粒系发育异常;B. 红系发育异常

骨髓活检病理:造血与脂肪组织比为9∶1,粒红比为20∶1,粒增生显著活跃,Alip(+),红系增生减低,巨系增生正常,网状纤维2⁺/4,考虑:骨髓增生异常综合征/骨髓增殖性肿瘤(MDS/MPN)。骨髓细胞免疫表型:表型为CD117(+)、CD34(+)、CD33(dim)、CD13(+)、HLA-DR(dim)、CD45(dim)的异常细胞占0.29%。细胞核型:46XY。

(2017-04-26)细胞形态学:骨髓增生明显活跃,粒红比例倒置。粒系增生活跃,巨幼样变明显,可见巨大杆状核及核分叶过多现象,细胞质颗粒增多、减少或缺如(图38-3A)。AKP积分312分/100NC。红系增生活跃,以中、晚幼红增生为主,幼红细胞可见核分裂、核分叶、核出芽、H-J小体及嗜碱性点彩现象。成熟红细胞大小不一(++)(图38-3B)。巨系增生活跃,以颗粒型巨核细胞为主,巨核细胞可见过分叶现象。血小板散在少见。红细胞外铁(+/-);内铁(-)89%,(+)11%。骨髓片原幼细胞增多(图38-3C),原单(原始单核细胞)+幼单(幼稚单核细胞)占11.5%,血片中性分叶粒细胞占83%。与前二次骨髓象比

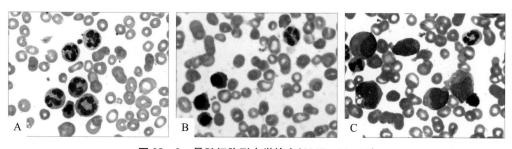

图38-3　骨髓细胞形态学检查(2017-04-26)

粒、红两系发育不良伴原始、幼稚单核细胞增多

较,考虑慢性中性粒细胞白血病(chronic neutrophilic leukemia,CNL)、MDS/MPN 向急性髓系白血病(AML)转化趋向。

骨髓细胞免疫表型:表型为 CD117(＋)、CD34(＋)、CD33(dim)、CD13(＋)、HLA-DR(dim)、CD45(dim)的异常细胞占 11.5%。

基因检测:*CSF3R* 外显子 14 T618I(＋),外显子 12 突变(－);*IDH2 R140Q*(＋);*DNMT3A R598X*(＋);*BCR-ABL*(P210)(－)、*BCR-ABL*(P190)(－)、*BCR-ABL*(P230)(－);*JAK2 V617F*(－),外显子 12 突变(－);*CALR* 外显子 9 突变(－);*MPL* 外显子 10 突变(－);*PDGFA* 突变(－);*ASXL1*、*BCOR*、*BCORL1*、*CBL*、*ETV6*、*EZH2*、*IDH1*、*KRAS*、*NRAS*、*PIGA*、*RUNX1*、*SETBP1*、*SF3B1*、*SH2B3*、*SRSF2*、*TP53*、*U2AF1* 和 *ZRSR2* 等基因均未检测到突变。

B超检查:(2017-03-31)肝脏左叶:长＋厚 97 mm＋82 mm;右叶斜径 152 mm;脾脏厚度约 70 mm,长径约 210 mm;左侧颈部见低回声数个,其中之一大小 16 mm×6 mm,淋巴门结构消失,CDFI 可见血流信号。双侧腹股沟区见低回声数个,右侧之一大小 7 mm×4 mm,左侧之一大小 10 mm×6 mm,皮质增厚,呈类圆形,淋巴门结构可见,CDFI 可见较丰富血流信号。诊断意见:肝、脾肿大;左侧颈部、双侧腹股沟淋巴结结构异常。(2017-04-24)肝脏左叶:长＋厚,80 mm＋71 mm;右叶斜径,150 mm;脾脏厚度 53 mm,长径 149 mm;左侧颈部见低回声数个,其中之一大小 22 mm×4 mm;双侧腹股沟见低回声数个,右侧之一大小 31 mm×7.8 mm,左侧之一大小 29 mm×6 mm;腹膜后、右侧颈部、双侧锁骨上、双侧腋窝未见明显异常肿大淋巴结。诊断意见:肝、脾肿大;左侧颈部、双侧腹股沟淋巴结显示。

初步诊断

慢性骨髓增殖性疾病。

治疗及转归

本例患者此次发病以来一直用羟基脲治疗,同时给予输红细胞、抗感染等对症支持治疗。刚开始羟基脲减少肿瘤负荷有效,表现为白细胞明显下降和肝脾明显缩小,但是不能控制疾病进展,在治疗后 1 个多月内,患者骨髓原始和幼稚单核细胞逐渐上升,直至占有核细胞的 11.5%。患者出院后在当地医院用羟基脲和长效干扰素治疗无效,外周血白细胞进行性升高、脾脏重新进行性增大,于 2017 年 6 月因脾脏自发性破裂经抢救无效死亡。住院期间外周血白细胞流式细胞仪免疫表型检查显示原始和幼稚单核细胞占 75%,提示患者疾病已进展为 AML。

我们认为,本例患者诊断 CNL 明确,其突出的细胞和分子遗传学特征是 *CSF3R T618I*、*IDH2 R140Q* 和 *DNMT3A R598X* 三种基因共突变,这种基因突变组合可能决定了本例患者的临床表型特征,即髓系细胞发育异常、疾病进展快,预后差,提示 CNL 与 AML 一样具有高度的异质性,需要借助分子诊断手段进行精确诊断和个体化治疗,以总体上改善患者预后。

最终诊断

慢性中性粒细胞白血病。

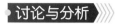

讨论与分析

1. CNL 是如何诊断的?

CNL 是少见的 *BCR - ABL1*(一)的骨髓增殖性肿瘤(MPN)(表 38 - 1),其特点是外周血白细胞增多和骨髓粒细胞增生。尽管近 10 年来对 CNL 的认识已有很大的进展,但是由于本病起病时的临床表现、实验室检查和骨髓衰竭的程度轻重不一,在临床实践中其诊断仍然具有挑战性。

表 38 - 1　WHO(2016)髓系肿瘤和急性白血病的分类

骨髓增殖性肿瘤(MPN)
慢性髓性白血病(CML),BCR - ABL1(+)
慢性中性粒细胞白血病(CNL)
真性红细胞增多症(PV)
原发性骨髓纤维化(PMF)
PMF,纤维化前/早期
PMF,明显的纤维化阶段
原发性血小板增多症(ET)
慢性嗜酸性粒细胞白血病,非特指(NOS)
MPN,不可分类
肥大细胞增多症
伴有嗜酸性粒细胞增多和 *PDGFRA*、*PDGFRB* 或 *FGFR1* 重排或伴 *PCM1 - JAK2* 的髓系/淋系肿瘤
伴 *PDGFRA* 重排的髓系/淋系肿瘤
伴 *PDGFRB* 重排的髓系/淋系肿瘤
伴 *FGFR1* 重排的髓系/淋系肿瘤
暂定:伴 *PCM7 - JAK2* 的髓系/淋系肿瘤
骨髓增生异常/骨髓增殖性肿瘤(MDS/MPN)
慢性粒单核细胞白血病(CMML)
非典型慢性髓系白血病(aCML),BCR - ABL1⁻
幼年型粒单核细胞白血病(JMML)
MDS - MPN 伴环形铁幼粒细胞和血小板增多(MDS - MPN - RS - T)
MDS/MPN,不可分类

引自参考文献[1]

本例患者在这次入院前 4 个多月体检时已发现外周血中性粒细胞和血小板明显升高,无临床症状,肝脾无肿大。由于当时未进一步检查,到底是类白血病反应还是 MPN 或 MDS/MPN 中任何一个亚型疾病的表现不得而知。但是,鉴于患者在此后约 3 个月,发生外周血白细胞显著升高、肝脾明显肿大和严重贫血,提示当时白细胞和血小板升高已是 MPN

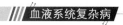
或 MDS/MPN 慢性期的表现,目前疾病已发生进展。问题是哪一个 MPN 或 MDS/MPN 亚型疾病发生进展呢?

患者这次发病一个多月以来,进行了全面的检查和评估,总结疾病特征如下:①临床上表现为严重贫血和肝脾肿大;②外周血检查显示白细胞显著升高,以成熟中性粒细胞升高为主,但是单核细胞、各期幼稚粒细胞和幼红细胞等细胞比例在每次检查结果之间有波动(可能与羟基脲治疗干预以及人工或仪器误差有关);③骨髓粒系和红系细胞明显发育不良;④骨髓形态学检查显示原始单核细胞和幼稚单核细胞在 1 个月左右从<5%升至最近的 11.5%,流式细胞术检查有相平行的结果;⑤骨髓细胞核型多次检查正常;⑥骨髓基因检查结果显示 *CSF3R T618I*、*IDH2 R140Q* 和 *DNMT3A R598X* 突变阳性,而其他髓系肿瘤相关的常见融合基因和基因突变均阴性。根据这些特点,多种 MPN 或 MDS/MPN 亚型已可以排除,真正需要鉴别诊断的亚型是慢性粒单核细胞白血病(CMML)、不典型慢性髓系白血病(aCML)、不能分类型 MDS/MPN(MDS/MPN-U)和 CNL。根据 WHO(2016)髓系肿瘤分类,CMML、aCML 和 MDS/MPN-U 均属于 MDS/MPN,它们的共同特点是既有 MDS 的髓系发育异常的特征,又有 MPN 的髓系细胞显著增生的特征(包括外周血 WBC 明显升高)。根据 WHO(2016)CMML、aCML 和 MDS/MPN-U 各自的诊断标准(表 38-2~表 38-4),诊断它们时除了需要存在上述共同特征以外,均还需要排除慢性髓系白血病(CML)、原发性血小板增多症(essential thrombocythemia,ET)、原发性骨髓纤维化(primary myelofibrosis,PMF)和真性红细胞增多症(polycythemia vera,PV)诊断,同时需要 *PDGFRA*、*PDGFRB*、*FGFR1* 和 *PCM1-JAK2* 基因重排阴性。诊断 CMML 时需要外周血单核细胞持续升高,绝对数≥1×10^9/L 和(或)单核细胞比例≥10%白细胞;诊断 aCML 时需要外周血幼稚粒细胞比例≥10%白细胞,嗜碱性粒细胞比例<2%白细胞,单核细胞比例<10%白细胞;诊断 MDS/MPN-U 时需要排除 CMML 和 aCML。本例患者的表现符合上述 CMML、aCML 和 MDS/MPN-U 的共同特点,发病以来曾经外周血单核细胞绝对数≥1×10^9/L,故要考虑诊断 CMML,但是有时单核细胞<1×10^9/L,而以幼稚的粒细胞比例升高为主,此时需考虑诊断 aCML。由于不能确诊 CMML 或 aCML,因此,需考虑诊断 MDS/MPN-U。另一方面,由于患者外周血多次白细胞升高,并且以成熟中性粒细胞为主,故要考虑诊断 CNL。但是,患者骨髓细胞形态学的突出表现是明显的粒系和红系细胞发育异常,外周血曾有单核细胞绝对数≥1×10^9/L 或幼稚粒细胞比例≥10%,按 2008 WHO CNL 诊断标准(表 38-5),不能诊断 CNL。

表 38-2 WHO(2016)CMML 诊断标准

- 持续性外周血单核细胞增多≥1×10^9/L,单核细胞占≥白细胞计数的 10%
- 不符合 WHO 关于 BCR-ABL1(+)CML、PMF、PV 或 ET * 的标准
- 没有证据表明 *PDGFRA*、*PDGFRB* 或 *FGFR1* 重排或 *PCM1-JAK2*(在嗜酸性粒细胞增多的情况下应明确排除此项)
- 血液和骨髓(BM)中的原始细胞<20%
- 1 个或多个髓系发育不良。如果骨髓发育不良不存在或很少,且如果满足其他要求,则仍然可以诊断 CMML,以及
- 造血细胞中存在获得性克隆性细胞遗传学或分子遗传学异常

（续表）

或

● 单核细胞增多(如前所述)已持续至少 3 个月,以及

● 排除了单核细胞增多的所有其他原因

引自参考文献[1]

表 38-3 WHO(2016)aCML 诊断标准

WHO(2016)诊断标准:
(1) BCR-ABL1 阴性。
(2) 由于中性粒细胞和前体细胞(包括早幼粒细胞、中幼粒细胞和晚幼粒细胞)数量增加(包括≥10%的白细胞)导致的 PB 白细胞增多(>25×10⁹/ml)。
(3) 粒细胞生成障碍(可包括异常染色质聚集)。
(4) 无绝对嗜碱性粒细胞或极少(白细胞<2%)。
(5) 无绝对单核细胞增多或极少(白细胞<10%)。
(6) BM 细胞过多伴粒细胞增殖和粒细胞发育不良,伴或不伴红系和巨核细胞系发育不良。
(7) 血液和 BM 中的原始细胞<20%。
(8) 没有证据表明 *PDGFRA*、*PDGFRB* 或 *FGFR1* 重排,或 *PCM1-JAK2*。
(9) 不符合 WHO 关于 BCR-ABL1* CML、PMF、PV 或 ET 的标准。
SETBP1 和 *ETNK1* 突变支持非典型 CML 的诊断

引自参考文献[2]

表 38-4 WHO(2016)MDS/MPN-U 诊断标准

WHO(2016)诊断标准:
(1) BCR-ABL1 阴性。
(2) 在≥1 个造血细胞系中出现发育不良特征。
(3) 骨髓中的原始细胞<20%。
(4) 骨髓增生特征(PLT≥450×10⁹ 个细胞/L 或 WBC>13×10⁹/L,伴或不伴脾肿大)。
(5) 血液和 BM 中的原始细胞<20%。
(6) 没有证据表明 *PDGFRA*、*PDGFRB* 或 *FGFR1* 重排,或 *PCM1-JAK2* 或孤立的 del(5q),t(3;3)(q21;q26)或 inv(3)(q21q26)。
(7) 不符合 WHO 关于 aCML、CMML、JMML、MDS/MPN-RS-T 的标准。
(8) 之前没有 MPN、MDS(MDS RS 除外)的历史记录或其他类型的 MDS(MDS/MPN 除外)。

引自参考文献[2]

表 38-5 WHO(2008)的 CNL 诊断标准

● 白细胞增多(WBC≥25×10⁹/L)
分段中性粒细胞/带状中性粒细胞>80%
未成熟粒细胞<10%
成髓细胞<1%
● 骨髓细胞过多
中性粒细胞的数量和百分比增加
成髓细胞<5%
中性粒细胞成熟模式正常
巨核细胞正常或左移
● 肝脾肿大
● 没有中性白细胞增多或(如果这样)克隆的原因
无感染/炎症过程
无潜在肿瘤
● 无 BCR-ABL1
● 无 *PDGFRA*、*PDGFRB* 或 FGFRI 重排

（续表）

- 无 PV、ET 或 PMF 证据
- 无 MDS 或 MDS/MPN 证据

无粒细胞发育不良

无骨髓增生异常相关改变

单核细胞<1×10^9/L

注：诊断需要白细胞增多（≥25×10^9/L）、>80%的中性粒细胞、<10%的未成熟粒细胞和1%的成髓细胞。无发育不良、单核细胞增多、*ISCR ABLt*、*PDGFRA*、*PDGFRB* 或 FGRFI 重排，也无可转导致中性白细胞增多的潜在过程。

引自参考文献[3]

CNL 是一种罕见的 MPN，临床上以成熟中性粒细胞增多和脾肿大为特征，容易与其他类型髓系肿瘤和类白血病反应相混淆，由于一直以来缺乏特异性分子标志，WHO（2008）CNL 诊断标准仍然是排除性诊断（表 38-5）。直至 2013 年 Maxson 等通过对 9 例 CNL 和 18 例 aCML 患者共 1 862 个候选基因的已知参与肿瘤信号转导的编码区进行深度测序，结果发现 89%（8/9 例）的 CNL 患者和 44.4%（8/18 例）的 aCML 患者有 *CSF3R* 基因突变。他们还检测了其他血液系统疾病，在 292 例 AML 患者中仅发现 3 例 *CSF3R* 突变，而 8 例 T 细胞急性淋巴细胞白血病（ALL）和 41 例 B 细胞 ALL 患者中均未检测到此基因突变。由此推测 *CSF3R* 基因突变为 CNL 和 aCML 的决定性分子异常。研究发现，上述突变分别存在于 *CSF3R* 基因的不同区域，并通过 SRC 家族-TNK2 或 JAK 激酶来激活下游激酶通路（图 38-4），提示 *CSF3R* 突变可能是导致 CNL 发生的驱动基因。

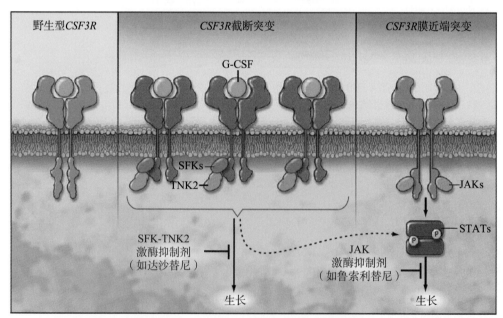

图 38-4 *CSF3R* 突变活化和信号转导模型

CSF3R（G-CSF 受体）的截断突变导致表达水平增加。下游信号转导介质——SRC 家族激酶（SFK）和 TNK2——优先被这些截断突变激活。因此，携带突变的白血病细胞对达沙替尼高度敏感。在高配体浓度的 JAK 激酶刺激下游的情况下，C5F3R 的截断突变也可能显示出对 JAK 激酶抑制剂的敏感性。相反，*CSF3R* 的膜近端突变显示出完全的非配体依赖性功能。在这种能力下，主要的信号转导模式通过 JAK-STAT 通路发挥作用。因此，具有膜近端突变的患者可能是 JAK 激酶抑制剂（如 JAK1/2 抑制剂鲁索利替尼）治疗的候选者

引自参考文献[4]

随后，Pardanani 等检测了临床疑诊的 35 例 CNL 和 19 例 aCML 以及确诊的 94 例 CMML 和 76 例 PMF 患者的 *CSF3R* 突变基因，结果显示其中 13 例（12 例 WHO 诊断标准的 CNL 和 1 例未定性的 CNL）患者中存在 14 处 *CSF3R* 突变，而所有单克隆丙种球蛋白相关的 CNL、aCML、CMML 和 PMF 均为阴性结果。其中检测出的 10 个 *CSF3R T618I* 突变仅见于 WHO（2008）标准确诊的 CNL 患者，由此确认 *CSF3R T618I* 突变是 CNL 一个高度特异而敏感的分子诊断标志。国内学者崔亚娟等报告，全部 6 例 CNL 患者均携带 *CSF3R T618I* 的突变，而意义未明的单克隆免疫球蛋白病（MGUS）伴有成熟中性粒细胞增多表现的 2 例患者均未检测到 *CSF3R* 基因突变（表 38-6），也进一步证实了 *CSF3R* 突变在诊断 CNL 时提供例了克隆性证据从而提高了诊断的准确性。

表 38-6　8 例 CNL 患者初发时临床和实验室特征

例号	诊断	性别	年龄（岁）	HGB（g/L）	WBC（×10⁹/L）	ANC（×10⁹/L）	PLT（×10⁹/L）	脾大小（cm）	核型
1	CNL	男	80	120	27.19	25.42	91	3	46，XY，t(1;7)(p32;q11)[10]
2	CNL	男	64	123	86.83		394	0	46，XY[5]
3	CNL	女	77	125	35.68	25.92	351	4	46，XX[20]
4	CNL	女	49	104	85.61	79.47	20	6	46，XX[20]
5	CNL	女	69	102	57.40	40.16	231	6	46，XX[12]
6	CNL	男	45	119	32.76	28.73	286	6	46，XY[9]
7	MGUS-CNL	男	46	63	65.30	60.70	101	7	46，XY[2]
8	MGUS-CNL	女	52	121	26.53	19.94	170	3	46，XX[20]

例号	*CSF3R* 基因	*ASXL1* 基因	*SETBP1* 基因	*CALR* 基因	*JAK2 V617F*	生存期（月）
1	T618I	c.1934dupG	D874N	wt	wt	52
2	T618I	c.1934dupG	D868N	wt	wt	2
3	T618I	c.1772dupA	G870S	wt	wt	22
4	T618I	c.2926C>T	1871T	wt	wt	13
5	T618I	wt	wt	c.1154-1155insTTGTC	wt	10
6	T618I	wt	wt	wt	wt	32
7	wt	wt	wt	wt	wt	6
8	wt	wt	wt	wt	wt	27

注：CNL，慢性中性粒细胞白血病；MGUS-CNL，意义未明的单克隆免疫球蛋白病伴 CNL 表现；ANC，中性粒细胞绝对值；脾大小（cm）脾左侧肋缘下长度；wt，野生型；感染、炎症或肿瘤继发的反应性中性粒细胞增多患者的资料未列出
引自参考文献[5]

由于大部分 CNL 病例存在 *CSF3R* 突变，在最新颁布的"2016 修订的 WHO 髓系肿瘤及急性白血病分型"中，已经将 *CSF3R* T618I 或其他活化 *CSF3R* 突变纳入 CNL 的诊断标准（表 38-7）[1]，强调了 *CSF3R* 突变是诊断 CNL 重要的克隆性依据，对于缺乏这个基因突变的病例一定要排除继发性粒细胞增多的原因或存在其他髓细胞克隆性的依据才能诊断。

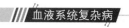

引人注目的是,有参与 WHO 髓系肿瘤分类的学者,特别强调 *CSF3R* 突变是 CNL 特征性的分子标志,并提出了 CNL(2016)诊断标准的修订版本(表 38-8),认为只要该基因突变存在,诊断 CNL 的白细胞数的标准阈值可以从 $25×10^9/L$ 降至 $13×10^9/L$,再加上中性粒细胞大于 80%,即满足三个主要诊断标准而不需要其他附加条件就能确诊,只有在缺乏 *CSF3R* 突变时,还需要满足所有的次要诊断标准包括无粒细胞发育异常。

表 38-7 WHO(2016)CNL 诊断标准

CNL 诊断标准
(1) 外周血 WBC≥$25×10^9/L$
分段中性粒细胞+带型>80% WBC
中性粒细胞前体(早幼粒细胞、中幼粒细胞和晚幼粒细胞)<10% WBC
很少观察到成髓细胞
单核细胞计数<$1×10^9/L$
无粒细胞生成障碍
(2) 骨髓细胞过多
中性粒细胞的百分比和数量增加
中性粒细胞成熟正常
成髓细胞<有核细胞的 5%
(3) 不符合 WHO 关于 BCR-ABL1(+)CML、PV、ET 或 PMF 的标准
(4) 无 *PDGFRA*、*PDGFRB* 或 *FGFR1* 重排,或 *PCM1-JAK2*
(5) 存在 *CSF3R T618I* 或其他激活 *CSF3R* 突变
或
在不存在 *CSFR3R* 突变的情况下,持续性中性白细胞增多(至少 3 个月)、脾肿大、无可确定的反应性中性白细胞增多原因,包括无浆细胞肿瘤,或(如有)通过细胞遗传学或分子研究证明髓系细胞克隆性

引自参考文献[1]

表 38-8 修订的 WHO(2016)CNL 诊断标准

主要标准
(1) 外周血白细胞增多≥$13×10^9/L$
(2) 中性粒细胞(分段中性粒细胞+带状中性粒细胞)>80%
(3) 存在 *CSF3R T618I* 或其他膜近端 *CSF3R* 突变
次要标准
(1) 骨髓细胞过多,伴粒细胞增殖增加,无明显左移,无粒细胞生成障碍
(2) 外周血:
<10%的未成熟粒细胞和<2%的成髓细胞,不伴粒细胞生成障碍
≤$1×10^9/L$ 单核细胞绝对计数或<10%单核细胞
(3) 存在克隆标记物或无反应性/继发性粒细胞增多,包括浆细胞增殖障碍
(4) 无 *BCR-ABL1*
(5) 不符合 WHO 关于任何其他髓系肿瘤的诊断标准
诊断需要:
(1) 所有 3 项主要标准或
(2) 最后 2 项主要标准和所有次要标准

引自参考文献[6]

本例患者这次疾病进展时外周血白细胞远远超过 13×10^9/L,中性粒细胞>80%,*CSF3R T618I* 突变阳性,因此,根据修订的 WHO(2016)CNL 诊断标准(表 38-8),诊断 CNL 明确,由于患者骨髓原始和幼稚单核细胞>10%,而未达到 20% 或以上,因此目前诊断 "加速期 CNL"。问题是,如何解释本例患者髓系细胞发育异常和病程中出现过未成熟粒细胞或单核细胞比例增多? 本例患者如果不存在 *CSF3R T618I* 突变,那么更倾向诊断为 CMML、aCML 或 MDS/MPN-U。

近年来,对 CNL 患者的基因组研究发现,*CSF3R* 突变普遍存在于 CNL,这些突变包括胞外结构域(也称为近膜结构域)的 *T618I*、跨膜结构域的 T640N 和细胞质结构域内无义或移码突变导致的 C 端截短突变,其中以 *T618I* 突变最常见(图 38-5)。利用 *CSF3R T618I* 和 *CSF3R T640N* 的小鼠骨髓移植模型,体内研究已经证实其致白血病的潜能。*CSF3R* 诱导粒细胞的分化和增殖。这些突变导致 *CSF3R* 呈配体非依赖的激活。在动物模型中,JAK/STAT 信号通路的稳固性激活和疾病表现(白细胞增多、脾脏肿大和死亡)可以由 JAK1/2 抑制(例如 ruxolitinib)而阻止。另外,有一项评估 CNL 和 aCML 中 ruxolitinib 疗效的 II 期临床研究中,ruxolitinib 的反应率有 32%,主要反应在带有 *CSF3R T618I* 突变的患者。细胞质结构域的 C 端截短突变也发生在严重的先天性中性粒细胞减少症中。在 CNL,这些截断突变常以复合突变形式被发现,与近膜或跨膜 *CSF3R* 突变同发生,通常发生在相同的恶性克隆和同一等位基因。C 末端截断突变与细胞膜近端或跨膜突变比较,其转化细胞的动力学较慢,故不足以引起小鼠模型的疾病。新近研究也发现这些 CNL 特征性的致癌驱动突变基因在 MDS/MPN 各亚型中少见或罕见,而各亚型 MDS/MPN 的驱动突变基因往往为 JAK2、NRAS/KRAS 和 CBL 等(表 38-9、图 38-6)。另一方面,研究发现 CNL 基因组的突变谱可以与 MDS/MPN 的重叠,包括剪接体相关的基因、表观遗传学修饰相关的基因和影响基因转录的基因等(图 38-6)。这些重叠的基因突变可能与 CNL 发生和发展过程中获得与 MDS/MPN 相似特征(例如,粒细胞发育异常)有关。因此,对于以 *CSF3R*

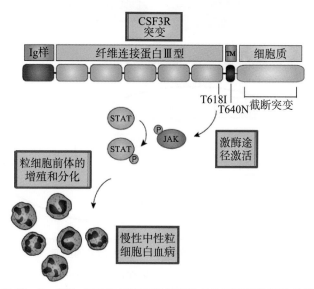

图 38-5 各种 *CSF3R* 突变激活激酶信号从而促进粒细胞扩增

引自参考文献[7]

T618I 突变和粒细胞发育异常为特征的病例,有学者提出应该从临床和生物学特征方面定义和区分 CNL 与 MDS/MPN 亚型。如果强调 CNL 伴发育异常的生长因子和信号转导致癌驱动基因不同于其他的 MDS/MPN 重叠疾病,应该将这些病例诊断为 CNL 的一个亚型即"CNL 伴发育异常",而不是 MDS/MPN 某个亚型。

表 38 - 9　MDS/MPN 临床相关重要基因突变和频率

突变类型	突变	aCML (突变%)	MDS/MPN - U (突变%)	MDS/MPN - RS - T (突变%)
细胞信号转导	JAK2 V617F	7	—	58.7
	KRAS/NRAS	8~35	2~14	
	CSF3R	<10	—	—
	CBL	7	2	—
表观遗传调控因子	TET2	25	9~26	18
	ASXL1	25	14	10
	DNMT3A	—	3	17
	SETBP1	25	—	—
	EZH2	13~15	6~10	25
RNA 剪接	SF3B1	—	1	72
其他	TP53		4	—

引自参考文献[2]

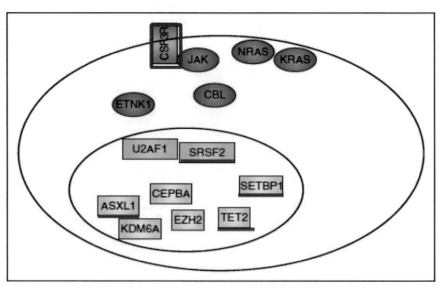

图 38 - 6　CNL 和 aCML 共发生的基因突变

目前报告的 CNL 和 aCML 中共发生的突变总结。这些突变包括 CSF3R、其他信号转导基因(紫色)、剪接体相关基因(浅绿色)和影响表观遗传学和基因转录的基因(灰色)
引自参考文献[7]

2. 加速期慢性中性粒细胞白血病的临床表现和分子改变有哪些？

与 CML 相似，CNL 在临床上也可以观察到慢性期、加速期和急变期。疾病加速常表现为中性粒细胞进行性增多、对原先有效治疗的药物发生耐药、进行性脾肿大、血小板减少或细胞和分子遗传学克隆演变。本例患者自体检发现外周血中性粒细胞和血小板至这次发病就诊仅 3 个月，在此期间患者进行性贫血加重、外周血白细胞明显升高，肝脾大小从正常至明显肿大，在临床上呈典型的疾病进展表现，由于骨髓原始和幼稚单核细胞在 1 个月内超过 10％，说明疾病进入加速期。此时，患者的实验室检查还具有以下特点：①髓系细胞发育异常；②同时检测到 *CSF3R T618I*、*IDH2 R140Q* 和 *DNMT3A R598X* 三种基因突变。由于患者在慢性期没有深入检查，这些事件是否在慢性期已经发生不得而知。但是，研究已经表明，在 CNL 中，特征性的分子改变——*CSF3R T618I*，可以伴存剪接体相关和表观遗传学相关的基因突变例如 *ASXL1*、*TET2* 等（图 38-6），这些基因突变在不同时期和不同次序的获得可能决定 CNL 在各个时期的细胞形态学和临床表型特征，即克隆演变。*ASXL1* 和 *TET2* 基因突变在 CNL 中常见，由于它们在不确定潜能的克隆性造血（clonal hematopoiesis of indeterminate potential，CHIP）过程中常被发现存在突变，一般认为 *ASXL1* 或 *TET2* 突变发生在 *CSF3R* 突变以前，即在 CHIP 遗传背景下发生 *CSF3R* 热点突变才能呈现 CNL 表型。*DNMT3A* 突变约见于 20％AML 病例，与 *ASXL1* 和 *TET2* 一样也常见于 CHIP 过程，在 AML 它常与 *NPM1* 共同突变，但是迄今为止未见在 CNL 中发生突变的报道。本例为首次发现 *DNMT3A* 在 CNL 中与 *CSF3R T618I* 共同突变的病例，鉴于 *DNMT3A* 突变常发生在 CHIP，推测其在 *CSF3R T618I* 前面获得突变，这种突变模式是否与本例患者突出的髓系细胞发育异常和疾病进展迅速等特征相关有待积累更多病例进一步分析研究。*IDH2 R140Q* 突变也常见于核型正常的 AML 患者（12％病例），在 AML 也常与 *NPM1* 共同突变，往往提示预后好。*IDH2 R140Q* 突变在 CNL 中的生物学和临床意义也有待研究。

3. 如何治疗慢性中性粒细胞白血病？预后如何？

羟基脲是最常用的 CNL 传统治疗药物，疾病早期应用可控制白细胞及脾脏肿大症状，但是疾病进展期应用疗效不佳，更换其他药物如阿糖胞苷、沙利度胺及芦可替尼后疗效也较为短暂。干扰素也是 CNL 传统治疗选择之一，可在羟基脲不耐受或无效的 CNL 患者中取得一定的疗效，但在疾病进展期应用无效。在治疗进展期及 AML 转化期的 CNL 患者，应用诱导化疗（蒽环类和阿糖胞苷）至今尚无取得完全缓解的报道，仅有 1 例患者恢复到了慢性期，而大部分患者对诱导化疗不敏感或在诱导化疗期间死亡。异基因造血干细胞移植（allo-HSCT）是目前唯一能治愈 CNL 的手段，由于 CNL 是罕见疾病且多为老年患者，目前接受 allo-HSCT 患者不超过 10 例。最近的研究表明，近跨膜区突变和截短型突变可分别激活 JAK-STAT 和 SRC 家族 TNK2 激酶，并推论近跨膜区的突变患者应用 JAK 酶抑制剂如芦可替尼可能有效，而截短型 *CSF3R* 突变患者可能对 SRC 酶抑制剂如达沙替尼敏感（图 38-7）。

本病预后差，中位生存期少于 2 年。目前尚无 CNL 预后的有效预测系统。最近，在小样本研究中，发现一些特征来预测差的预后，包括 WBC＞50 000/μl。多变量分析发现，血小板减少和 *ASXL1* 基因突变独立预测短的生存期（图 38-8）。在大多数研究中，*ASXL1* 和 *SETBP1* 突变被认为是 CNL 差的预后因素。其他 MDS、骨髓纤维化的负面因素也可能在 CNL 具有负面影响，包括年龄大、输血依赖、严重的全血细胞减少、外周血原始细胞≥1％、骨髓原始细胞≥10％、脾肿大、分子突变的数量和细胞遗传学资料，虽然这有待进一步验证。

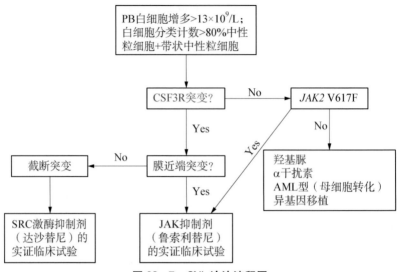

图 38-7　CNL 诊治流程图

注:中性粒细胞显著增多的患者存在膜近端 *CSF3R* 突变应足以诊断 CNL;CNL,慢性中性粒细胞白血病;PB,外周血;JAK2,Janus 激酶 2;AML,急性髓系白血病
引自参考文献[3]

分子特征可以进一步将患者分层为不同的危险组。在其他髓系肿瘤中被认为不良的分子特征可能会在 CNL 有类似的效果,包括存在 *ASXL1* 突变、*TP53* 基因突变和二代测序的高数量血液肿瘤相关基因突变,这些预后指标有待于进一步的前瞻性研究证实。

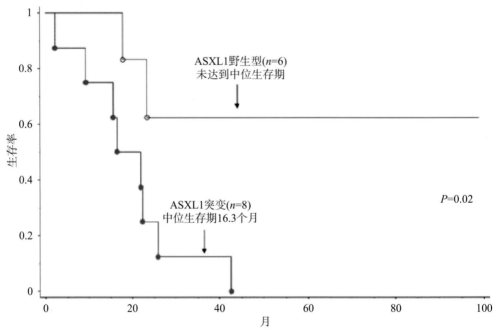

图 38-8　*ASXL1* 突变对伴 *CSF3R* 突变的 CNL 患者生存期的影响

引自参考文献[6]

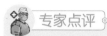**专家点评**

　　患者入院后完善相关检查，复查骨髓细胞学，考虑 CNL、MDS/MPN 向 AML 转化趋向（原单＋幼单 11%）。并做相关基因检测（*IDH2*、*DNMT3A*、*TET2*、*DNMT3A* 突变），经过讨论考虑患者诊断为 CNL 合并 MDS/MPN‐U，急性白血病转化趋势，建议密切随访，可尝试长效干扰素治疗。

整理：赵晨星
点评：陈秋生

参考文献

[1] ARBER DA，ORAZI A，HASSERJIAN R，et al. The 2016 revision to the World Health Organization classification of myeloid neoplasms and acute leukemia [J]. Blood，2016，127(20)：2391 - 2405.

[2] TALATI C，PADRON E. An exercise in extrapolation：Clinical management of atypical CML，MDS/MPN-unclassifiable，and MDS/MPN-RS-T [J]. Curr Hematol Malig Rep，2016，11(6)：425 - 433.

[3] MENEZES J，CIGUDOSA JC. Chronic neutrophilic leukemia：a clinical perspective [J]. Onco Targets Ther，2015，8：2383 - 2390.

[4] MAXSON JE，GOTLIB J，POLLYEA DA，et al. Oncogenic *CSF3R* mutations in chronic neutrophilic leukemia and atypical CML [J]. N Eng J Med，2013，368(19)：1781 - 1790.

[5] 崔亚娟，李冰，江倩，等. 慢性中性粒细胞白血病 *CSF3R*、*ASXL1*、*SETBP1* 和 *CALR* 基因突变研究[J]. 中华血液学杂志，2014，35(12)：1069 - 1073.

[6] ELLIOTT MA，TEFFERI A. Chronic neutrophilic leukemia 2016：Update on diagnosis，molecular genetics，prognosis，and management [J]. Am J Hematol，2016，91(3)：341 - 349.

[7] MAXSON JE，TYNER JW. Genomics of chronic neutrophilic leukemia [J]. Blood，2017，129(6)：715 - 722.

[8] ROSS DM，THOMSON C，HAMAD N，et al. Myeloid somatic mutation panel testing in myeloproliferative neoplasms [J]. Pathology，2021，53(3)：339 - 348.

[9] DAO KT，GOTLIB J，DEININGER MMN，et al. Efficacy of ruxolitinib in patients with chronic neutrophilic leukemia and atypical chronic myeloid leukemia [J]. J Clin Oncol，2020，38(10)：1006 - 1018.

病例39 慢性粒单核细胞白血病伴浆细胞样树突状细胞浸润

主诉

　　男性，63 岁，皮下结节 6 个月余，伴白细胞增高 2 周。

病史摘要

现病史：患者于入院（2016年2月10日）前6个月无明显诱因下背部肩胛区出现淡红色结节、高于皮面、触之无压痛，11月底结节色变暗，并发现肩胛外上侧出现相似结节，无渗出、结痂、破溃、鳞屑等，故于12月1日至绍兴市某医院就诊，行皮肤活检提示：真皮浅层小圆细胞弥漫性浸润，淋巴瘤不能除外，免疫组化提示CD56（＋）、CD20（－）、CD3（－）、S-100（－）、HMB-45（－）、Melan-A（－）、ALK（－）、SMA（－）、Vim（＋）、CKpan（－）、Ki-67（＋）60％、CD117（－）。请UPMC国际远程数字化病理会诊，专家组意见：皮肤活检结合形态学及免疫表型，符合母细胞性浆细胞样树突状细胞肿瘤。患者为求进一步诊治，遂于12月10日至上海某医院就诊，再次行皮肤活检提示："左背部""左肩部"皮肤组织，真皮内散在或小片状小淋巴细胞浸润。免疫组化提示：Vimentin（＋）、Bcl-2（＋＋）、Cyclin D1（个别＋）、P16（＋＋）、LCA（＋）、CD68（kp1）（部分＋）、CD30（个别＋）、CD3（－）、CD4（＋＋）、CD5（少数＋）、Bcl-6（弱阳性），建议至复旦大学肿瘤科医院进一步诊治。

患者于2015年12月30日至上海肿瘤医院进一步诊治，行病理读片及免疫组化，2016年1月29日结果提示：（背部皮肤活检）淋巴造血系统恶性肿瘤，累及皮肤。髓细胞源性，酶标结果更支持母细胞性浆细胞样树突状细胞肿瘤。免疫组化提示：瘤细胞LCA（＋）、CD43（＋）、CD56（＋）、CD4（＋/－）、CD123（部分＋），Ki-67（＋，约80％）。2周前患者右侧腰部发现相似结节，患者及其家属为求进一步明确诊断，来我院门诊。见白细胞增高，以"白血病"收治入院。

患者自发病来，神清，精神可，胃纳可，二便正常，睡眠可，体重无明显改变。

既往史：强直性脊柱炎5年，曾服用止痛药，现患者无明显不适；右耳突发性耳聋2年，曾行药物及物理性治疗，无明显改善。1周前患者出现鼻塞，至绍兴市五官科医院就诊提示鼻腔占位性病变，无特殊处理。否认乙肝、结核等传染病史。否认手术、外伤史。否认相关输血史。否认食物、药物过敏史。

个人史：患者出生并生长于原籍（绍兴），无疫水、疫区接触史。

婚育史：已婚已育。

家族史：否认相关家族遗传病慢性病史。

入院体检

T 36.6℃，P 90次/分，R 20次/分，BP 121/70 mmHg。神清，精神可，皮肤及巩膜无黄染，皮肤、黏膜无瘀点、瘀斑，浅表淋巴结未及肿大，背部及腰部可见数枚淡红色结节，类圆形，直径0.5～1 cm，界清，无压痛。胸骨无压痛，两肺呼吸音清，未闻及干、湿性啰音，心率90次/分，律齐，无病理性杂音，腹软，无压痛，反跳痛，肝、脾肋下未及，双下肢无水肿。

辅助检查

血常规：WBC 10.28×10^9/L↑，单核细胞％ 20.1％↑，细胞为典型的慢粒单白血病细胞，N 5.41×10^9/L，RBC 4.71×10^{12}/L，Hb 135 g/L，PLT 83×10^9/L↓。

生化：ALT 13 IU/L，AST 20 IU/L，白蛋白41 g/L，肌酐70 μmol/L，尿酸288 μmol/L，钠141 mmol/L，钾4.01 mmol/L。

骨髓细胞形态学检查(图39-1):粒系增生活跃,核轻度发育左移,部分粒细胞颗粒减少,所见白血病细胞为典型的慢粒单白血病细胞,形态学诊断为慢性粒单核细胞白血病(CMML)。

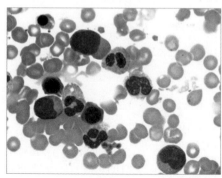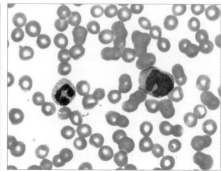

图39-1 骨髓涂片形态提示 CMML

初步诊断

慢性粒单核细胞白血病伴浆细胞样树突状细胞浸润。

治疗及转归

根据患者骨髓及皮肤病理检查结果,最后诊断为慢性粒单核细胞白血病伴皮肤浆细胞样树突状细胞肿瘤浸润。治疗上给予地西他滨为基础联合化疗,采用 D-CAG/IA 序贯方案。已进行两次 D-CAG(地西他滨 20 mg d1-5,Ara-C 20 mg q12 h,共 14 天;阿克拉霉素 20 mg qd,共 4 天;粒系集落刺激因子 300 μg·qd,共 14 天)方案化疗,一般情况稳定,皮肤病灶有缩小趋势,表面干洁无渗出,恢复良好。

最终诊断

慢性粒单核细胞白血病伴浆细胞样树突状细胞浸润。

讨论与分析

1. 母细胞性浆细胞样树突状细胞肿瘤的诊断依据

树突状细胞(dendritic cell,DC)是一种既具有分支或树突状形态及吞噬功能,又能提呈抗原的细胞,分为髓系和淋巴系两类。成熟的 DC 细胞呈树突样或伪足样突起,因此被称为树突状细胞。人类树突状细胞的分类和亚型较多,与肿瘤及免疫关系密切的是浆细胞样树突状细胞(pDC)以及单核细胞来源的树突状细胞,前者多定位于外周血和淋巴器官,后者则位于皮肤(表39-1)。正常浆细胞样树突状细胞的免疫表型,CD4、CD68、CD123 等为阳性表达,而 CD56、CD33 则通常为阴性表达(表39-2)。比较成熟和非成熟的浆细胞样树突状细胞肿瘤的表型,母细胞性浆细胞样树突状细胞肿瘤除了表达于正常细胞类似的 CD4、CD123、CD36 等抗原外,还会表达 CD56、CD7、CD33、TdT 等(表39-3)。

表 39-1　人树突状细胞的分型和功能

项目	CD1c(+)DC	CD141(+)DC	pDC	MoDC	LC
小鼠等效	CD1 1b(+) cDC	CD8(+)cDC	pDC	Inf DC	LC
部位	血液、淋巴、非淋巴器官	血液、淋巴、非淋巴器官	血液非淋巴器官	皮肤（稳定老化）、发炎组织（炎症）	皮肤
表型	Lin（—）CD11c（+）DR（+）Sirpa（CD172a）（+）CD1c（+）CDl4（低）CD11b（+）CD103（+）（仅肠道）	Lin（—）CD11c⁺ DR⁺ CD141（+）XCR1（+）CLEC9A（+）Necl2（+）	Lin（—）CD11c（—）DR（+）BDCA-2（+）BDCA-4（+）CD123（+）	Lin — CD11c（+）DR（+）CD1a（+）CD1c（+）CD14（+）CD11b（+）FcεRI	Lin（—）CD11c（+）DR（+）CD1c（+）Langerin（+）上皮细胞钙粘蛋白（+）
TLR 表达	3(低), 4(低), 8	3, 8	7, 9	3（低）, 4, 7（低）, 8	3
细胞因子谱	IL-12, IL-23, IL-10	Ⅲ型	Ⅰ型和Ⅲ型干扰素	IL-1β, IL-6, IL-10, IL-23	ND
功能	对过敏原的 Th2 诱导反应 对真菌感染的 Th17 诱导反应, 免疫调节	细胞抗原和免疫复合物的交叉呈递, CTL引物	抗病毒和真菌感染的Ⅰ型干扰素的产生, 免疫调节	Th1 和 Th17 反应的诱导	Th2 和 CTL 反应的诱导

引自参考文献[1]

表 39-2　正常浆细胞样树突状细胞的免疫表型

抗原	浆细胞样树突状细胞阳性	浆细胞样树突状细胞阴性
B 细胞活化抗原	TCL1[a], BCL7A[a], BCL11a[a], SPI-B[a]	CD19, CD20, CD22[b], CD79a, PAX5, sIg, cIg
T 细胞分化抗原	CD4	CD2[c], CD3, CD5[c], CD7[c], CD8, CD103, LAT, T-bet, TCR-AB, TCR-GD, ZAP70
自然杀伤细胞/细胞毒性细胞抗原	颗粒酶 B	CD16, CD56[c], perforin, TIA-1
髓细胞/单核细胞/树突状细胞抗原	CD36, CD68 BDCA2/CD303[d], BDCA-4/CD304	CD11b, CD11c, CD13, CD14, CD15, CD33[c], CD163, DC-LAMP/CD208, elastase, esterases, langerin/CD207, lysozyme, myeloperoxidase, mannose receptor/CD206, DC-SIGN/CD209 CD1c/BDCA1, CD141/BDCA3

（续表）

抗原	浆细胞样树突状细胞阳性	浆细胞样树突状细胞阴性
其他抗原	CD11a，CD31，CD32，CD40，CD43，CD44，CD45RA，CD45RB，CD49e，CD62L，CD71，CD74，CD123，CD128，BAD-LAMP，CLA/CD162，CD2AP，E-cadherin，HLA-ABC，HLA-DP，HLA-DQ，HLA-DR，MxA，TLR1/CD281，TLR6/CD286，TLR7/287，TLR9/CD289，TLR10/290	CD1a，CD10，CD21，CD23，CD25，CD27，CD28，CD30，CD34，CD35，CD38，CD45R0，CD57，CD64，CD65，CD80，CD83，CD86，CD94，CD95，CD117，CD125，CD138，CDw150，CD161，BCL2，BCL6，FOXP3，ILT3，MUM1/IRF4，S100，TdT，TLR2/CD282，TLR3/CD283，TLR4/CD284，TLR5/CD285，TLR8/CD288

引自参考文献[2]

表 39-3　比较成熟和非成熟的浆细胞样树突状细胞肿瘤的表型

项目	髓系肿瘤相关成熟浆细胞样树突状细胞增殖	母细胞质浆细胞样树突状细胞肿瘤
表达类似于正常浆细胞样树突状细胞	CD4，CD68，CD123，CD303/BDCA2，CD2AP，CLA/CD162，TCL1，颗粒酶B	CD43，HLA-DR，CD45RA CD4，CD36，CD123，CD303/BDCA2，CD304/BDCA4，ILT3，CD2AP，TCL1，SPI-B
与反应性浆细胞样树突状细胞相比，表达为阴性/异常	正常浆细胞样树突状细胞标记物未丢失	CD68（阴性或单一的副核点）CLA/CD162（阴性或单一的副核点）颗粒酶B（阴性）
De novo 表达	偶尔：CD2，CD5，CD7，CD10，CD13，CD14，CD15，CD33，CD56［弱/焦点］	频繁：CD56，CD7，CD33，TdT（30%）偶尔：CD2，CD3，CD13，CD5，CD10，CD38，CD117，MUM1/IRF4，BCL2，BCL6，S100

引自参考文献[2]

对于浆细胞样树突状细胞肿瘤而言，CD34的表达决定了肿瘤细胞分化的阶段，如CD34高表达则提示肿瘤细胞处于更原始的状态（图39-2）。处于更原始状态的浆细胞样树突状细胞肿瘤，除了器官累及较少、内脏器官肿大较少外，临床上常与骨髓增生异常综合征的发生有关（表39-4）。母细胞性浆细胞样树突状细胞肿瘤临床表现多表现为皮肤受损，超过一半的患者也出现骨髓受累，有原始细胞（表39-5）。也有极少数的母细胞性浆细胞样树突状细胞瘤（BPDCN）患者未出现明显的皮肤受累，这些患者则以中枢神经系统受累或全身淋巴结受累为首发表现（表39-6）。

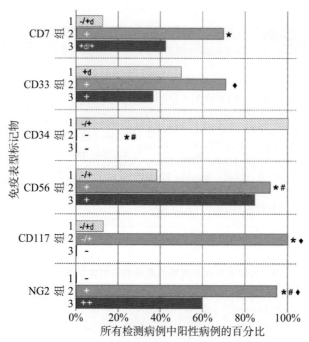

图 39-2 BPDCN 患者的肿瘤细胞免疫表型特点

在 BPDC 肿瘤的三个成熟相关组中,仅显示具有统计学显著差异的
标记物——CD7、CD33、CD34、CD56、CD117 和 NG2;在每组患者
中,上述标记物的阳性病例百分比和表达模式(强度)用条形图表
示。* 组 1 与组 2、# 组 1 与组 3、◆ 组 2 与组 3 之间存在统计上的显
著差异
引自参考文献[3]

表 39-4 BPDCN 与 MDS 的关联

临床特征	胚细胞表型				P 值
	总病例数	组 1(不成熟)	组 2(中间的)	组 3(成熟)	
	$n=46$	$n=8$	$n=24$	$n=14$	
人口统计特征					
年龄(岁)	61±22(8~91)	68±22(25~91)	56±23(8~85)	68±19(11~83)	0.05
儿童/成人	4/42(9%/91%)	0/8(0%/100%)	3/21(13%/87%)	1/13(7%/93%)	NS
性别(男/女)	35/11(76%/24%)	6/2(75%/25%)	15/9(63%/37%)	14/0(100%/0%)	0.008
就诊原因					
血常规分析	5/44(11%)	0/6(0%)	3/24(13%)	2/14(14%)	NS
B 型和其他一般症状	32/45(71%)	6/7(86%)	17/24(71%)	9/14(64%)	NS
出血	6/45(13%)	1/7(0%)	3/24(13%)	2/14(14%)	NS
骨痛	4/45(9%)	0/7(0%)	4/24(17%)	0/14(0%)	NS
累及器官	27/45(60%)	0/7(0%)	14/24(58%)	13/14(93%)	≤0.03

（续表）

临床特征	胚细胞表型				P 值
	总病例数	组 1（不成熟）	组 2（中间的）	组 3（成熟）	
	$n=46$	$n=8$	$n=24$	$n=14$	
体格检查					
淋巴结肿大	23/45(51%)	0/7(0%)	14/24(58%)	9/14(64%)	0.007a, b
脾肿大	17/45(38%)	0/7(0%)	13/24(54%)	4/14(29%)	0.01a
肝肿大	10/45(22%)	0/7(0%)	7/24(29%)	3/14(21%)	NS
髓外累及	33/45(73%)	1/7(14%)	19/24(79%)	13/14(93%)	≤0.004a, b
－皮肤	29/45(64%)	1/7(14%)	16/24(67%)	12/14(86%)	≤0.02a, b
－中枢神经系统	4/45(9%)	0/7(0%)	3/24(13%)	1/14(7%)	NS
－睾丸	2/34(6%)	0/5(0%)	1/15(7%)	1/14(7%)	NS
病史					
相关肿瘤	3/44(7%)	0/6(0%)	1/24(4%)	2/14(14%)	NS
骨髓发育异常综合征	5/32(16%)	2/6(33%)	1/19(5%)	2/7(29%)	NS

引自参考文献[3]

表 39‑5　BPDCN 白血病表现

特征	所有（$n=9$）
中值年龄（范围）	66(25~91)
年龄≥70 岁	4(44%)
性别	4F：5M
先兆血液病	0(0%)
出现 B 型症状	4(44%)
诊断前症状持续时间、月数、中间值（范围）	5(1~6)
临床特征	
皮肤病变	8(89%)
淋巴结病	7(78%)
肝肿大	0(0%)
脾肿大	2(22%)
中枢神经系统[a]	0(0%)
细胞遗传学危险组（MRC 2010 AML 分类）	
中间危险	3(33%)
不利危险	2(22%)

（续表）

未知	4(44%)
基线 Hb(g/L)中间值（范围）	117(86～147)
基线 WBC(×10⁹/L)，中间值（范围）	3.5(1～35.1)
基线 PLT(×10⁹/L)，中间值（范围）	99(11～238)
基线外围母细胞计数(×10⁹/L)，中间值（范围）	0(0～14)
骨髓母细胞浸润(%)，中间值（范围）[b]	66(27～94)

a. 对 6 名患者进行了评估；b. 两名患者未累及骨髓；MRC，英国医学研究理事会
引自参考文献[4]

表 39 - 6　非皮肤累及的 BPDCN 的临床表现

文献资料	年份	病例数	部位	累及骨髓	诊断时累及皮肤
Rauh 等	2012	3	淋巴结	是	无
Wang 等	2012	1	淋巴结	是	无
Pagano 等	2012	10	淋巴结、周边血液	是	无
Endo 等	2013	1	肺	不明	无
An 等	2013	3	淋巴结、周边血液	是	无
Yu 等	2014	1	淋巴结	是	无
当前病例	2014	2	鼻窦($n=1$)、皮下($n=1$)	无	无

引自参考文献[5]

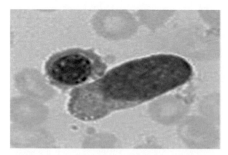

图 39 - 3　BPDCN 侵犯骨髓时所见的肿瘤细胞

引自参考文献[6]

该患者就诊时的表现主要是在背部肩胛区皮肤出现淡红色结节，高于皮面，触之无压痛，以后肩胛外上侧出现相似结节，无渗出、结痂、破溃、鳞屑，活检病理检查，CD4（＋＋），CD56（＋），CD123（部分＋），CD68（部分＋），Ki - 67（60％＋），国际远程数字化病理会诊及国内上海肿瘤医院会诊，均诊断为 BPDCN，BPDCN 的诊断应无疑问。但来我院就诊时，发现有白血病血象，并以白血病收治住院，而且形态上肯定是慢性粒单白血病。BPDCN 可侵犯骨髓（表 39 - 4、表 39 - 5），因此提出了以下问题：所见的白血病细胞是否是 BPDCN 肿瘤细胞而非单核细胞？复习文献上所见的 BPDCN 肿瘤细胞与本患者骨髓中多见单核细胞有很大的差异（图 39 - 3），因此不是白血病性 BPDCN。

2. CMML 与母细胞性浆细胞样树突状细胞的关系

BPDCN 的主要特征是骨髓和外周血中呈现异常增殖母细胞性浆细胞样树突状细胞（pDC），在形态学及分子学上与急性髓系白血病（AML）、骨髓增生异常综合征（MDS）/慢性

粒细胞性白血病(CMML)相似。10％～20％的 BPDCN 病例起病时即合并或进展为慢性粒-单核细胞白血病或急性粒细胞白血病。BPDCN 继发的白血病可能由潜在的骨髓增生异常演变而来,或在疾病进展或复发时出现。

母细胞性浆细胞样树突状细胞表型是 CMML 的皮肤浸润中较常见的表型之一,相关文献对 CMML 的皮肤浸润进行病理组织学分析,将其分为 4 个不同组的临床病理特征,分别为:①骨髓单核细胞肿瘤(MMCT),表现出粒细胞或单核母细胞的增殖,其为 CD68 和(或)MPO 阳性,但对树突状细胞标志物为阴性;②成熟浆细胞样树突状细胞瘤(MPDCP),为成熟浆细胞样树突状细胞的增殖表型,CD123、TCL1 和 CD303 呈阳性,而 CD56、CD1a 和 S100 呈阴性;③母细胞性浆细胞样树突状细胞瘤(BPDCN),其特征是单形中等大小的母细胞增殖,CD4、CD56、CD123、TCL1 阳性,但 CD1a 和 S100 阴性;④非定形树突状细胞瘤(BIDCT),特征是单形中等大小的母细胞增殖,其显示单核细胞标志物及树突标志物 CD1a 和 S100 的大胚胎细胞增殖(表 39-7)。2017 年 Leukemia 报道了一列 82 岁老年患者,CMML 诊断两年后再发 BPDCN 并累及皮肤,在其 CMML 的骨髓标本及 BPDCN 的皮肤标本中检测到了 3 个相同位点的基因突变且均为早期遗传突变,暗示了两者可能的相同克隆起源。

表 39-7 CMML 皮肤浸润 4 种病理类型的临床特征[n(%)]

临床特征	所有患者	MMCT	MPDCP	BPDCN	BIDCT
患者数(n)	42	18	16	4	4
中位年龄(岁)	71	71.5	76.5	71.5	65.5
性别					
男性	35/42(83.3)	15/18(83.3)	15/16(93.7)	3/4(75)	2/4(50)
女性	7/42(16.7)	3/18(16.7)	1/16(6.3)	1/4(25)	2/4(50)
表现					
单一病变	6/42(14.3)	2/18(11.1)	1/16(6.3)	1/4(25)	2/4(50)
多发病变	35/42(83.3)	15/18(83.3)	15/16(93.8)	3/4(75)	2/4(50)
数据无法提供	1/42(2.4)	1/18(5.6)	0/16(0)	0/4(0)	0/4(0)
皮肤病变发生时间					
CMML 诊断前	1/42(2.4)	0/18(0)	0/16(0)	0/4(0)	0/4(0)
CMML 的并发诊断	14/42(33.3)	4/18(22.2)	8/16(50)	2/4(50).	1/4(25)
CMML 诊断后	27/42(64.3)	14/18(77.8)	8/16(50)	2/4(50)	3/4(75)
治疗					
无	4/42(9.5)	1/18(5.6)	1/16(6.3)	1/4(25)	1/4(25)
局部皮质激素	3/42(7.1)	1/18(5.6)	2/16(12.5)	0/4(0)	0/4(0)

（续表）

临床特征	所有患者	MMCT	MPDCP	BPDCN	BIDCT
细胞减压术	18/42(42.9)	7/18(38.9)	9/16(56.3)	0/4(0)	2/4(50)
大剂量化疗	7/42(16.7)	4/18(22.2)	0/16(0)	2/4(50)	1/4(25)
放疗	2/42(4.8)	0/18(0)	1/16(6.3)	1/4(25)	0/4(0)
数据无法提供	8/42(19)	5/18(27.8)	3/16(18.8)	0/4(0)	0/4(0)
治疗反应					
无	8/42(19)	3/18(16.7)	2/16(12.5)	1/4(25)	2/4(50)
部分缓解	13/42(31)	4/18(22.2)	6/16(37.5)	2/4(50)	1/4(25)
完全缓解	11/42(26.2)	4/18(22.2)	5/16(31.3)	1/4(25)	1/4(25)
数据无法提供	10/42(23.8)	7/18(38.9)	3/16(18.8)	0/4(0)	0/4(0)
最后一次随访时的结果					
存活	22/42(52.4)	9/18(50)	11/16(68.8)	1/4(25)	1/4(25)
死亡	19/42(45.2)	8/18(44.4)	5/16(31.3)	3/4(75)	3/4(75)
数据无法提供	1/42(2.4)	1/18(5.6)	0/16(0)	0/4(0)	0/4(0)

引自参考文献[7]

3. 针对疑难点回答

1) CMML 和 BPDCN 是怎样诊断的？

（1）CMML 的诊断：主要包括以下几个方面。

① 血细胞计数、单核细胞及原始细胞（包括幼单核细胞）以及未成熟髓细胞（晚幼粒细胞、中幼粒细胞和早幼粒细胞）的百分比和绝对数目进行评估：绝对单核细胞计数 $>1×10^9/L$，占外周血白细胞 10% 以上是诊断任何 CMML 的必要条件。WHO 2016 版本 CMML 诊断标准将 CMML 分为 0、1 或 2 型，根据骨髓和外周血原始细胞比例（需排除 AML），尤其是 M4 AML 进行分型（表 39-8）。

② 骨髓细胞形态学是诊断 CMML 的主要方式。但目前骨髓流式细胞技术在鉴别诊断中发挥着重要作用，且通过检测骨髓单核细胞表面和红细胞系抗原表达的细微变化对后续预后、治疗监测同样有帮助。当患者外周血单核细胞增多症 $≥1×10^9/L$，流式细胞分析可以容易地检测出不同的单核细胞子集，鉴别出 CMML 与反应性单核细胞增多症。流式细胞亦可鉴别 CMML 与伴单核细胞增多的骨髓增殖性肿瘤（MPN），尤其是真性红细胞增多症和原发性骨髓纤维化。通过流式细胞术对粒系和红系的综合分析可将这些 MDS 亚群与 CMML 区分开。目前正在进行的前瞻性研究可进一步阐明单核细胞亚群分布分析在诊断中的作用和意义（图 39-4）。

表 39-8 2016 年 WHO 的 CMML 诊断指南

世界卫生组织 2016 CMML 诊断标准
持续的单核细胞增多≥1×10⁹/L,而且单核细胞≥外周血白细胞的 10%
无标准,既往无 CML、ET、PV 和 PMF 病史
如果嗜酸性粒细胞增多,则外周血和骨髓抽吸中的 *PDGFRA*、*PDGFRB*、*FGFR1* 重排和 *PMC1-JAK2* 易位均＜20%
≥1 依照标准
髓系中异型增生≥1
造血细胞获得性克隆性细胞遗传学或分子异常
单核细胞增多症持续至少 3 个月,排除其他原因
CMML-0:外周血中原始细胞＜2% 以及骨髓中原始细胞＜5%
CMML-1:外周血中原始细胞 2%～4% 和(或)骨髓中原始细胞 5%～9%
CMML-2:外周血中原始细胞 5%～19%、骨髓中原始细胞 10%～19% 和(或)Auer 小体

引自参考文献[8]

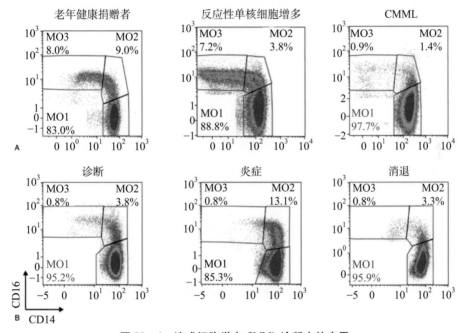

图 39-4 流式细胞学在 CMML 诊断中的应用

引自参考文献[8]

③ 关于染色体及基因测序在诊断中的作用:10%～40% 的 CMML 患者有染色体异常。最常见 8 号染色体三体和 7 号染色体单体,复杂的核型不常见。CMML-2 患者中染色体异常更为常见。

CMML 中,单一基因突变的预后意义与临床特征的预后意义有时也存在差异。事实上,*FLT3-ITD* 或 *NPM1* 突变的存在应该重新考虑 CMML 的诊断,因为 M4/M5 AML 最初可以误诊为 CMML,建议可行大剂量化疗。尽管有越来越多的关于异基因干细胞移植(SCT)或去甲基化药物(HMA)治疗的数据,但分子遗传学目前还不能作为 CMML 判断选择治疗的生物标志物(表 39-9)。

表 39 - 9 CMML 的高频基因突变

基因	频率(%)	路径
TET2	29~61	表观遗传修饰剂
ASXL1	32~44	
DNMT3A	2~12	
EZH2	5~13	
IDH1	1~2	
IDH2	6~7	
BCOR	6~7	
SRSF2	29~52	剪接体
U2AF1	4~10	
SF3B1	6~10	
ZRSR2	4~8	
CBL	8~22	信号
KRAS	7~16	
NRAS	4~22	
NF1	6~7	
JAK2	1~10	
RUNX1	8~23	其他
SETBP1	4~18	
NPM1	1~3	
FLT3	1~3	

引自参考文献[8]

（2）母细胞性浆细胞样树突状细胞肿瘤的诊断。

BPDCN 诊断主要基于病理组织形态学、细胞免疫表型及临床表现。

BPDCN 是一种罕见的侵袭性强的恶性肿瘤，来自浆细胞样树突状细胞的前体细胞。大多数（约 90%）的 BPDCN 患者会出现皮肤病变，皮肤病变通常无症状，或可能表现为瘀伤样病变、斑块或结节。仅有小部分患者会出现孤立的皮肤病变，大多 BPDCN 患者会出现骨髓、淋巴结或实质器官累及。极少数情况下，BPDCN 会发展为白血病。大约 30% 的患者有中枢神经系统累及，因此，在诊断或复发时需对脑脊髓液进行流式检查。其他较少见的疾病累及部位可能包括软组织、乳房、胆囊、舌头和肺。

BPDCN 的组织病理学可表现为:形态单一的肿瘤细胞弥漫性浸润,核不规则,染色质细腻,胞质少且无颗粒,皮肤病变通常不累及表皮,多见于真皮和皮下脂肪中。

BPDCN 的免疫组化可表现为:在形态上,BPDCN 很容易被误认为是其他更常见的骨髓恶性肿瘤。但是,标志性的肿瘤标志物三联征有助于确诊。BPDCN 中的恶性细胞表达 CD4、CD56 和 CD123。CD123 是白介素 3 受体亚基 α,几乎在所有 BPDCN 病例中都过表达。pDC 特有的其他标记,例如 CD303、TCF4 和 TCL1,可以帮助巩固诊断。

此外,BPDCN 对其他谱系特异性标记(例如 MPO、溶菌酶、CD13、CD64、CD19、CD20、CD79a 或 TcytDCD3)呈阴性,最后这些细胞对 CD34 呈阴性。如果 5 种主要细胞表面抗原(CD4,CD56,CD123,TCL1 和 CD303)中的 4 种呈阳性,则更能诊断 BPDCN。

BPDCN 的遗传学:尽管 BPDCN 没有特征性的细胞遗传学异常,但是大约 2/3 的患者会表现出一些核型病变。6 种最常见的细胞遗传异常包括 5q、6q、9 号染色体单体、12p、13q 和 15q。

2) 为何诊断为慢性粒单核细胞白血病伴浆细胞样树突状细胞浸润?

BPDCN 是一种罕见的疾病,会随着皮肤病变而发展,并经常伴有白血病转化。BPDCN 肿瘤细胞的正常对应物是浆细胞样树突状细胞的祖细胞,而其起源被认为是造血干细胞。10%～20% 的 BPDCN 患者会发展其他血液系统恶性肿瘤,包括 CMML。

根据 WHO 的 CMML 诊断标准,该患者白细胞增高 10.28×10^9/L,单核细胞 20.1%,形态符合典型慢性粒单核细胞白血病的要求,排除 CML EOS 增多症的诊断,因此 CMML 的诊断也无疑问。CMML 可累及皮肤,部分 CMML 髓外累及的患者,可伴有皮肤成熟的浆细胞样树突状细胞的浸润。单核细胞、浆细胞与树突状有密切关系(表 39 - 1),因此,在 CMML 的髓外病变中,可以理解会出现浆细胞样树突状细胞类病变,形成浸润或肿瘤(表 39 - 10)。由于文献中尚无母细胞性浆细胞样树突状细胞肿瘤与 CMML 同在一个患者身上发生的报道,因此我们采用了慢性粒单核细胞白血病伴浆细胞样树突状细胞浸润的名称,有待进一步研讨和观察。

表 39 - 10　髓系白血病的髓外表现

病例号	年龄(岁)/性别	统一诊断	分子/遗传学	临床表现
13	56/男	涉及脊柱硬化(MS)的 JAK2 V617F 阳性 MPN 的急变期	脊柱硬化:41 - 46, X, Y, +1, +2, a dd(5), (p15), +6, t(9;18) (p10; p10), 增加 < 10) (q24),增加(11)(p15), -13, 14, + deI(16) (q21), +21, -22, -22 [cp3]/46, XY[17]; BM 慢性期 46, XY[20]	既往用羟基脲治疗 JAK2(+)MPN(真性红细胞增多症)脾切除术;诊断为 MPN 后 16 岁中出现 MS 压迫脊髓和慢性 BM 疾病;
59	79/男	慢性粒单核细胞白血病急变期,累及 BM 及右胸壁淋巴结(MS),最小的低级别 B 细胞淋巴瘤	BM 急变期:正常核型	MPN 病史,病程不明;BM 伴有母细胞片状浸润

（续表）

病例号	年龄(岁)/性别	统一诊断	分子/遗传学	临床表现
171	50/男	BCR - ABL1（+）MPN 累及眼眶肿块伴侵袭性全身肥大细胞增多,15% 为母细胞	眼眶:BCR - ABL1 FISH(+),ICEPlex for BCR - ABL(+);KIT D816V(-);BM:46, XY[5],BCR - ABL FISH(+),RT - PCR for BCR - ABL1(-),KITD816V(-),JAK2 V617F(-);PB:ICEPlex for BCR - ABL(+)	眼眶肿块,15%母细胞;病理性股骨骨折伴盆腔溶解性病变;达沙替尼和阿糖胞苷治疗后的 CR;继发于严重移植物抗宿主病,接受异源 MUD SCT 76 天后死亡
286	51/女	CML BCR - ABL1 的急变期,BM 移植后,累及腹股沟淋巴结并伴有髓样/巨核细胞分化(MS),	MS:47XX, +8, t(9;22)(q32;q11.2), i(17)(q1)[20];缓解:46, XX[50]	49 岁时诊断为 CML;匹配相关 BMT 后 20 个月诊断为 MS,随后多次 BM 复发;诊断为 MS 后 3 年死亡
295	64/女	CML BCR - ABL1 的急变期,伴 t(3;3)(q21;q26.2);EVI1;SCT 后(MS)累及皮肤	原发 IBM:46, XX, t(9;22)(q34;q11.2)[20];BM 复发(12%母细胞):46, XX, t(9;22)(q34;q11.2)[6]/45,同上,-16[8]/46,同上, t(3;3)(q21;q26.2[6];FISH:BCR - ABL1 融合,EVI 1 重排	在匹配相关 SCT 之前用四种酪氨酸激酶抑制剂治疗失败;治疗效果良好,直到 BM 患者病情加速复发,然后在接受地西他滨治疗时出现广泛的皮肤受累
125	66/男	慢性粒单核细胞白血病伴 LN 结节状浆细胞样树突状细胞增殖	BM 原发:46, XY[20];LN:46, XY[20]	诊断为 CMML - 2,16 个月后进行 LN 活检,最后随访时接受氮杂胞苷治疗
144	68/女	慢性粒细胞白血病伴成熟浆细胞样树突状细胞增殖的皮肤表现	当前部位无 PB 或 BM 评估	几个月前曾出现 MPN、瘙痒和丘疹性皮疹
236	72/男	MPN 的髓外表现(胸膜肿瘤髓外造血)	BM 原发:47, XY + 8[20];JAK2-, MPL-;胸膜活检:+8 例 FISH 检查	全血细胞减少和脾肿大;MPN 诊断符合原发性特发性骨髓纤维化;MPN 累及后续脾切除术;3 个月后胸膜活检

BM,骨髓;MS,髓系肉瘤;BMT,骨髓移植
引自参考文献[9]

3) 预后如何？怎样治疗？

CMML 的最新欧洲治疗指南(图 39 - 5、表 39 - 11):去甲基化药物(HMA)已成为一种首选的治疗方法。表现为血细胞减少的患者可使用 HMA 药物,以异常增殖表现为主的患者可以接受羟基脲合并 HMA 治疗,以控制其症状并抑制白细胞增多,尤其是在高危患者中。在进行异基因造血干细胞移植之前,也应在疾病高负荷的患者中考虑 HMA。诱导化疗应在已转化为急性髓系白血病的年轻、健康患者中进行,尤其在移植前进行诱导缓解。

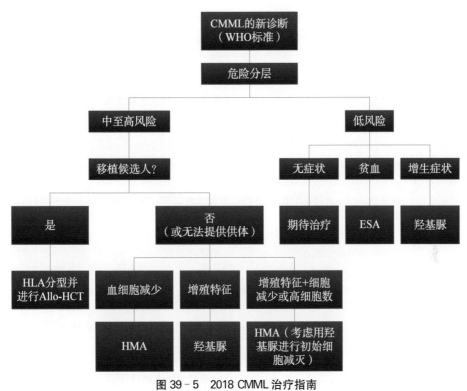

图 39 - 5　2018 CMML 治疗指南

引自参考文献[10]

表 39 - 11　CMML 的最新治疗药物

药物	适应证	用法和用量
依泊汀 α 或达贝泊汀 α	低危患者贫血(红细胞生成素水平<500 mU/ml)	每周 40 000～60 000 U 或每 2～3 周 150～300 μg(皮下)
羟基脲	具有增殖特征的患者的细胞减少,白细胞增多的控制	开始时 1 g/天,根据血液计数滴定(口服)
阿扎胞苷	中高危患者的细胞减少,异基因造血干细胞移植前的桥接治疗	每天 75 mg/m²,连续 7 天,每 28 天重复一次(静脉或皮下)
地西他滨	与阿扎胞苷相同	每天 20 mg/m²,连续 5 天,每 28 天重复一次(静脉注射)

引自参考文献[10]

　　BPDCN 的治疗方案(表 39 - 12):最佳治疗方案为急性淋巴细胞白血病(ALL)化疗＋allo - HSCT,当前的数据表明,这是实现长期缓解的最佳方法,所有符合移植条件的患者均应接受 allo - HSCT 巩固治疗。但是许多老年患者或有基础疾病的患者无法耐受大剂量化疗,而上述群体中低剂量化疗的使用效果不佳。新靶向疗法(尤其是 CD123 抗体的开发)SL - 401 在上述患者中表现出较好的疗效,且具有较小的细胞毒性。其他针对 CD123 的疗法,尤其是 CAR - T 疗法,在目前进行的临床试验中同样有振奋人心的疗效。

表 39-12　诱导化疗的替代方案:治疗 BPDCN 的低强度方案和新型药物

疗法	机制	效果
5-氮杂胞苷	低甲基化剂	5 例患者伴 PR，3 例最终进展，2 例死于败血症
普拉曲沙	抗叶酸制剂	2 例 PR，1 例白血病复发
苯达莫司汀	烷基化剂/抗代谢物	4 例患者:2 例 PD，1 例死于 TLS，1 例 CR×7 个月
吉西他滨/多西他赛	嘧啶类似物/微管抑制剂	皮肤 CR 3 例，骨髓 CR 2 例，中值 OS 13.3 个月
SL-401	介导的内化，通过 DT 抑制蛋白质合成	短期治疗:55%CR，中值缓解 5 个月，持续治疗 1/2 期正在进行
CD123 CAR-T 细胞	T 细胞介导的细胞毒性	1 期正在进行
IMGN632	抗 CD123 抗体与 DNA 烷基化剂的药物结合物	1 期正在进行
XmAbl4045	Bispedfic CD123/CD3 抗体促进细胞介导的细胞毒性	1 期正在进行
维奈托克	通过 BCL2 抑制凋亡	5 例患者:PR 4 例(HMA 2 例)，CR 1 例×10 个月，1 期正在进行中

引自参考文献[11]

CMML 合并 BPDCN 的治疗:阿扎胞苷是一种靶向表观遗传学相关药物,是 CMML 治疗中的有效药物,其目前在少数 BPDCN 患者中使用。2018 年日本相关学者报道了一个有皮肤病变、骨髓浸润和淋巴结肿大的 BPDCN 患者,该患者后续进展为 CMML,在其 BPDCN 和 CMML 肿瘤中均发现了两个 TET2 突变。使用阿扎胞苷对该患者的 CMML 治疗有积极作用;但是,其 BPDCN 在治疗期间再次复发。

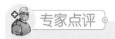 专家点评

　　该患者在院外皮肤活检病理及免疫组化支持 BPDCN。入院后完善相关检查,复查骨髓细胞学,支持 CMML 诊断。结合文献报道,CMML 可累及皮肤,部分有 CMML 髓外累及的患者,可伴有皮肤成熟的浆细胞样树突状细胞的浸润。因此可以理解在 CMML 的髓外病变中出现浆细胞样树突状细胞类病变,形成浸润或肿瘤。由于文献中尚无 BPDCN 与 CMML 同在一个患者身上发生的报道,因此我们采用了 CMML 伴浆细胞样树突状细胞浸润的名称,有待进一步研讨和观察。治疗上可采用 D-CAG/IA 序贯方案,也可采用靶向表观遗传学相关药物阿扎胞苷。

整理:曹怡文
点评:李啸扬

参考文献

[1] O'KEEFFE M, MOK WH, RADFORD KJ. Human dendritic cell subsets and function in health and disease [J]. Cell Mol Life Sci, 2015, 72(22): 4309 - 4325.

[2] FACCHETTI F, CIGOGNETTI M, FISOGNI S, et al. Neoplasms derived from plasmacytoid dendritic cells [J]. Mod Pathol, 2016, 29(2): 98 - 111.

[3] MARTÍN-MARTÍN L, LÓPEZ A, VIDRIALES B, et al. Classification and clinical behavior of blastic plasmacytoid dendritic cell neoplasms according to their maturation-associated immunophenotypic profile [J]. Oncotarget, 2015, 6(22): 19204 - 19216.

[4] DEOTARE U, YEE KW, LE LW, et al. Blastic plasmacytoid dendritic cell neoplasm with leukemic presentation: 10-Color flow cytometry diagnosis and HyperCVAD therapy [J]. Am J Hematol, 2016, 91(3): 283 - 286.

[5] PALURI R, NABELL L, BORAK S, et al. Unique presentation of blastic plasmacytoid dendritic cell neoplasm: a single-center experience and literature review [J]. Hematol Oncol, 2015, 33(4): 206 - 211.

[6] LARIBI K, DENIZON N, BESANÇON A, et al. Blastic plasmacytoid dendritic cell neoplasm: from origin of the cell to targeted therapies [J]. Biol Blood Marrow Transplant, 2016, 22(8): 1357 - 1367.

[7] VITTE F, FABIANI B, BÉNET C, et al. Specific skin lesions in chronic mylenonocytic leukemia: a spectrum of myelomonocytic and dendritic cell proliferations: a study of 42 cases [J]. Am J Surg Pathol 2012, 36(9): 1302 - 1316.

[8] ITZYKSON R, FENAUX P, BOWEN D, et al. Diagnosis and treatment of chronic myelomonocytic leukemias in adults: Recommendations from the European Hematology Association and the European LeukemiaNet [J]. Hemasphere, 2018, 2(6): e150.

[9] WILSON CS, MEDEIROS LJ. Extramedullary manifestations of myeloid neoplasms [J]. Am J Clin Pathol, 2015, 144(2): 219 - 239.

[10] HUNTER AM, ZHANG L, PADRON E. Current management and recent advances in the treatment of chronic myelomonocytic leukemia [J]. Curr Treat Options Oncol, 2018, 19(12): 67.

[11] KERR D 2ND, ZHANG L, SOKOL L. Blastic plasmacytoid dendritic cell neoplasm [J]. Curr Treat Options Oncol, 2019, 20(1): 9.

[12] SUKEGAWA S, SAKATA-YANAGIMOTO M, MATSUOKA R, et al. Blastic plasmacytoid dendritic cell neoplasm accompanied by chronic myelomonocytic leukemia successfully treated with azacitidine [J]. Rinsho Ketsueki, 2018, 59(12): 2567 - 2573.

病例40 脾肿大、胸腺瘤和肾功能不全

 主诉 〉〉〉〉

男性,50 岁,白细胞减少 1 年余。

病史摘要

现病史：患者于 1 年前体检发现白细胞减少，自述当时无红细胞、血小板减少，具体数值不详。2014 - 01 - 20 骨穿涂片：粒系增生明显活跃，NAP 正常范围，未见病态造血，未见特殊细胞浸润。当地医院未给予处理。2014 年 9 月患者因自觉乏力至金华中心医院就诊，查 WBC 1.7×10⁹/L，Hb 116 g/L，PLT 125×10⁹/L，同时查得 p - ANCA（＋），c - ANCA（＋），MPO（＋）。2014 - 10 - 11 骨穿涂片：粒系增生明显活跃，未见病态造血、成熟障碍，NAP 积分正常范围内，巨核细胞数量增多，产板功能欠佳，浆细胞数量稍增多，以成熟浆细胞为主，未见原幼浆。骨髓活检：符合骨髓增生异常综合征（未见报告）。肺部 CT 示前纵隔肿块，考虑胸腺瘤，脾大（未见报告）。遂于 2014 年 11 月行纵隔肿瘤切除术，术后病理示胸腺瘤。2015 - 04 - 15 因乏力加重于浙一医院就诊，查 WBC 1.0×10⁹/L，Hb 86 g/L，PLT 105×10⁹/L。IgG 3 447.0 mg/dl ↑（800～1 800 mg/dl），IgA 471.0 mg/dl ↑（90～450 mg/dl），血尿 κ 轻链、λ 轻链增高。行 PEC - CT 示骨骼 FDG 代谢普遍增高；脾大，FDG 代谢增高；肠道走行多发结节样 FDG 代谢增高；右侧甲状腺下极低密度结节灶，FDG 高。行肠镜检查均正常。2014 - 04 - 30 骨穿涂片：骨髓象增生明显活跃，未见病态造血。骨髓融合基因：IgH TCR（－），JAK2（－）。2015 - 06 - 08 患者因畏寒发热，伴胸痛气促至金华中心医院就诊，查 WBC 1.0×10⁹/L，Hb 72 g/L，PLT 90×10⁹/L，血培养阴性，给予氟康唑、替考拉宁抗感染治疗，G - CSF 升白细胞处理。症状缓解后至仁济及长征医院就诊完善相关免疫学检查后考虑排除风湿性疾病。今患者为求进一步诊治，以"全血细胞减少原因待查"收治入院。

患者肤黑，无咳嗽、咳痰，无皮炎湿疹，无瘀点瘀斑，无网状血管表现。自述有燥热感，皮损处易"肿"，大腿麻木感，蚁行感，但肌力正常，有脾大 15 年余，有"枕骨后皮下囊肿"。

自病程以来，患者神清，精神可，睡眠欠佳，食欲尚可，厌肉食，大小便正常，体重半年减轻 7 kg。

既往史：曾有尿结石病史（具体不详），否认高血压、糖尿病、心脏病等慢性病史。否认乙肝、结核、疟疾等传染病史。2014 年 11 月行胸腺瘤手术，术中有输血。否认食物过敏史。青霉素（＋）。

个人史：长期生长于原籍浙江。否认疫水接触史。多种职业，家里养鱼，接触大量杀虫剂（每年几吨，约 20 余年）。

婚育史：已婚已育。

家族史：父亲今年 2 月行膀胱癌手术，术后造瘘，今年 6 月因多器官功能衰竭死亡。父亲皮肤黑。父亲 30 年前患有肺结核。母亲有高血压史，肤白。1 个弟弟，1 个妹妹，均体健，皮肤均黑。

入院体检

T 37.0℃，P 78 次/分，R 20 次/分，BP 120/80 mmHg。神清气平，一般情况可，步入病房，贫血貌，皮肤、黏膜无瘀点、瘀斑。双侧颈前淋巴结触及黄豆大小肿大淋巴结，腹股沟亦有黄豆大小肿大淋巴结。无眼睑肿胀，无巩膜黄染，结膜稍苍白，双眼颞侧可见翼状胬肉。胸正中线可见长约 20 cm 手术瘢痕（胸腺瘤术后）。双肺呼吸音清。全腹膨隆，腹壁静脉未见,胃肠蠕动波未见,肠型未见。腹软,脐上方 5 cm 处有轻压痛,右下腹麦氏点有反跳痛,无压痛。未及肝肿大,脾中度肿大,Ⅰ线 10 cm,Ⅱ线 14 cm,Ⅲ线(一),稍有压痛。无移动性浊音,右侧肾区叩击痛,无肝区叩击痛,两侧季肋点有压痛,两侧上输尿管点有压痛。肝上界位于第 5 肋间,肝下界在右侧肋弓下。肠鸣音 8 次/分。未闻及血管杂音。略有杵状指。

辅助检查

血常规:WBC 1.90×10^9/L[(3.97~9.15)×10^9/L],N 0.7×10^9/L[(2.00~7.00)×10^9/L],RBC 3.74×10^{12}/L[(4.09~5.74)×10^{12}/L],Hb 99 g/L(131~172 g/L),PLT 22×10^9/L[(85~303)×10^9/L]。

生化:ALT 6 IU/L(10~64 IU/L),白蛋白 19 g/L(35~55 g/L),尿素 22.4 mmol/L(2.5~7.1 mmol/L),肌酐 164 μmol/L(62~115 μmol/L),β_2-微球蛋白 13 061 ng/ml(609~2 366 ng/ml),尿酸 794 μmol/L(160~430 μmol/L),胱氨酶蛋白抑制剂 2.32 mg/L(0.55~1.07 mg/L),钙 1.97 mmol/L(2~2.75 mmol/L)。

尿常规:蛋白质阴性,潜血阳性(+++),尿蛋白 2 443 mg/24 h(24~150 mg/24 h)。

免疫指标:类风湿因子 58 IU/ml(0~20 IU/ml),IgG 4 100 mg/dl(751~1 560 mg/dl),免疫球蛋白 IgE 392 IU/ml(5.0~165.3 IU/ml),补体 C3 75 mg/dl(79~152 mg/dl),转铁蛋白 130 mg/dl(202~336 mg/dl),MPO 45.75(<20),尿 κ 轻链 0.152 g/L(<0.019 g/L),尿 λ 轻链 0.17 g/L(<0.05 g/L),血 κ 轻链 22.700 g/L(6.920~13.500 g/L),血 λ 轻链 22.80 g/L(3.13~7.23 g/L),κ/λ 0.996(1.53~3.29)。

甲状腺激素:总甲状腺素 85.2 nmol/L(55.47~161.25 nmol/L),总 T_3 1.12 nmol/L(1.02~2.96 nmol/L),促甲状腺素 2.27 mIU/L(0.38~4.34 mIU/L),TPOAb 30.8 IU/ml(0~10 IU/ml)。

心肌蛋白:CK 14 IU/L(22~269 IU/L),NT-proBNP 593.6 pg/ml(5~172 pg/ml)。

病毒指标:乙肝病毒核心抗体 6.11 S/CO(<1S/CO),抗巨细胞病毒 IgG 94.00 AU/ml↑(阴性:<6.0 AU/ml。可疑:6.0~14.9 AU/ml。阳性:≥15.0 AU/ml),EB 病毒 VCA IgG 450.00 U/ml(阴性:<20 U/ml),EB 病毒 EBNA IgG 442.00 U/ml(阴性:<5 U/ml。可疑:5~20 U/ml。阳性:>20 U/ml)。

肿瘤标志物:CA125 59.70 U/ml(<35.00 U/ml)。

骨髓涂片:粒系增生明显活跃,未见病态造血、成熟障碍,NAP 积分正常范围内,巨核细胞数量增多,产板功能欠佳,浆细胞数量稍增多,以成熟浆细胞为主,未见原幼浆。骨髓融合基因:IgH TCR(一),JAK2(一)。

纵隔穿刺病理:胸腺瘤(B1 型)免疫组化示上皮细胞[AE1/AE3(+)、P63(+)、CD20(一)],淋巴细胞[CD3(+)、TDT(+)、CD5(+)、Ki-67(+)]。

PET/CT:骨骼 FDG 代谢普遍增高;脾大,FDG 代谢增高;肠道走行多发结节样 FDG 代谢增高;右侧甲状腺下极低密度结节灶,FDG 高。肠镜检查结果正常。

腹部 B 超:脾厚 6.7 cm,脾大,20 cm×6.2 cm。

初步诊断

胸腺瘤,脾肿大。

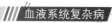

治疗及转归

患者临床表现脾肿大、胸腺瘤和肾脏病变,脾肿大的原因尚待阐明,而肾脏病变与胸腺瘤存在密切关系,与胸腺瘤引起的自身免疫异常有关。目前患者尽管已经切除胸腺,但他的副肿瘤表现(肾脏病变)仍非常明显,同时合并 MPO、ANCA 阳性,治疗上可考虑免疫抑制治疗,密切随访肾功能状态,必要时决定是否进行血液透析。整体上胸腺瘤相关的肾病,激素治疗疗效尚可。Alexanre 等报道了一系列 21 例胸腺相关肾病对激素治疗的疗效,多数患者达到了 CR 或 PR(表 40 - 1)。

表 40 - 1　胸腺瘤相关肾病的临床特征和治疗

患者编号	胸腺切除术距肾病时间(月)	肾脏病理	蛋白尿(g/24 h)	血清白蛋白(g/L)	血清肌酐[mg/dl(μmol/L)]	肾病发病时免疫抑制剂使用情况	ANA	抗DNA抗体	皮质激光疗效	其他治疗
1	−25	ECPGN/MCD	1.8	NA	13.5(1 200)	(CS+AZA)	1/640	—	CR	
2	174	MCD	26	15	4.29(380)		1/320	—	F(死亡)	
3	24	MCD	36	11	1.21(107)	AZA	1/1 000	—	F	CsA
4	95[a]	MCD	6	40	1.80(160)		0	—	未使用	
5	−135	MCD	20	25	0.90(80)		0	—	PR, R	CsA
6	0	MCD	2.5	32	0.79(70)		1/1 000	—	CR(+S)	
7	0[a]	MN	15	16	1.35(120)		1/100	+	CR	
8	−241	FSGS	1.8	NA	0.90(80)		1/1 600	—	CR	
9	61	MN	10	15	1.05(93)		0	—	CR(+S, +C)	
10	16	MCD	10	20	1.58(140)		0	—	PR	CB
11	145	MCD	4.3	16	0.53(47)		0	—	CR, R	
12	112	MCD	28	14	1.28(114)		NA	NA	PR, R	CP
13	−14	MCD	4	22	0.79(70)	CS+HCQ	1/640	+	CR	
14	−96	MCD	NA	NA	NA		NA	NA	PR	
15	8	MCD	10	20	2.26(200)		1/80	—	CR, R	
16	180	MCD	46	14	2.01(178)	CS+AZA	1/80	—	CR	
17	262	TMA	5		9.04(800)	CS+HCQ	1/1 000	+	CR	
18	0[a]	ECPGN	1	35	1.69(150)	CS	1/160	—	PR	
19	0	MN	14	18	0.72(64)		NA	NA	未使用	
20	−73	MCD	2.3	36	2.60(230)		1/80		未使用	

（续表）

患者编号	胸腺切除术距肾病时间（月）	肾脏病理	蛋白尿（g/24 h）	血清白蛋白（g/L）	血清肌酐［mg/dl（μmol/L）］	肾虚发病时免疫抑制剂使用情况	ANA	抗DNA抗体	皮质激光疗效	其他治疗
21	0	MN	12	17	1.63（140）		1/1 000	－	CR（+S，+R）	
Mean			12.8	21.5						
SD			12.5	8.9						

同时，该作者也回顾了其他一些关于胸腺瘤合并肾病改变患者治疗转归情况，我们同样可以观察到皮质激素治疗的有效率在 50% 左右，部分患者仍需要接受免疫抑制治疗（表 40-2）。

表 40-2　既往文献报道的胸腺瘤合并肾炎的病例总结

参考文献	年龄	性别	胸腺病理	相关疾病	胸腺瘤距离肾病时间（月）	肾脏病理	自身免疫 ANA	自身免疫 Anti-DNA	肾病诊断时免疫抑制剂	对皮质激素反应
Matsuda	46	F	H	MG	－24	MN	+	－		PR
Lasseur	43	M	T	MG	0	MCD				F
Valli	35	M	T	MG	164	MN			CS+AZA	F
	70	M	T	MG	108	ECPGN	+	－	CS	F
	20	F	H	MG	0	MN	+	－		未使用
Zinger	69	F	T		10	MCD				NA
Schillinger	65	M	T		－14	MCD				F
	60	F			0	MN				PR（+chemo）
Ishida	66	F	T		18	MCD	+	－		F
	82	F	T		18	MCD				F
Jayasena	49	F	NA	MG	34	FSGS	－	+	CS+AZA	CR
McDonald	70	M	T		16	MCD				PR
Ogawa	45	F	T		12	MCD				F
Ogawa	49	F	T	L	15	LGN		+		CR
Le Loet	25	F	H	MG+L	108	LGN	+	+		PR（+CP）
Scadding	37	M	T	MG	144	FSGS	－		CS+AZA	F
	58	F	T	MG	72	MCD			CS+AZA	CR
	57	F	T	MG	36	MCD			AZA	CR（+AZA）

（续表）

参考文献	年龄	性别	胸腺病理	相关疾病	胸腺瘤距离肾病时间（月）	肾脏病理	自身免疫		肾病诊断时免疫抑制剂	对皮质激素反应
							ANA	Anti-DNA		
Calabrese	18	M	H	MG+L	34	LGN	＋	＋		CR（＋AZA）
Posner	44	M	T		39	MN	－			未使用
Varsano	56	M	T		42	MCD				F

除肾脏病变外，患者目前脾肿大引起症状不明显，可以观察随访，必要时可考虑手术。

最终诊断

胸腺瘤（B1型），脾肿大。

讨论与分析

1. 脾脏肿大及白细胞减少的原因？

可以引起脾脏肿大的原因很多，诸如感染、肿瘤、自身免疫等因素均可引起脾脏肿大。表40-3总结了脾脏肿大的常见原因。

表40-3　脾肿大的原因

抗原的过度刺激	感染：病毒（儿童多见）、细菌、原虫和真菌 常见原因包括 EB 病毒感染、结核、疟疾
自身免疫性疾病	
胶原血管疾病	
肉样瘤病	
淀粉样变	
异常血细胞的过度破坏	溶血（如遗传性球红细胞增多症，重型地中海贫血）
慢性骨髓增殖性疾病	尤其是骨髓纤维化和慢性髓细胞白血病
恶性肿瘤	ALL、非霍奇金淋巴瘤、霍奇金淋巴瘤和进行或慢性髓细胞白血病
静脉血流受阻	肝硬化、门静脉血栓形成、充血性心力衰竭
储存病	Gaucher 病、Niemann-Pick 病

2. 与当前疾病的联系？

患者脾脏肿大已有15年，2014年才发现胸腺瘤并行手术切除术，故脾脏肿大与胸腺瘤的关联可能性不大。这是一位成年男性，目前没有其他感染征象，需考虑原虫感染。如利氏曼原虫感染。但国内的疫区主要在牧区和西北，该患者生长原籍浙江，可能性小。该患者从事渔业，有淡水湖泊接触史，浙江是血吸虫发病的疫区之一，需考虑血吸虫引起的脾肿大，与目前的疾病有否关联，无肝硬化脾亢的征象，可能也不大。尚需在治疗后，进一步观察和检查是原发性还是免疫性。

3. 胸腺瘤的性质和临床表现及肾功能受损

胸腺瘤是一种起源于胸腺上皮细胞(仅有4％的胸腺瘤是由单一的胸腺上皮细胞组成，绝大多数胸腺瘤是胸腺上皮细胞和淋巴细胞混合组成的)，有潜在恶性的肿瘤组织占胸腺肿瘤的95％，在整个纵隔肿瘤中排次第1～3位，日本一组4 968例纵隔肿瘤，胸腺瘤次于畸胎瘤，占纵隔肿瘤的20.2％。美国一组1 064例纵隔肿瘤，胸腺瘤为第一位占21.14％国内报告多以畸胎类肿瘤为首。综合国内14组报告2 720例纵隔肿瘤，胸腺瘤次于畸胎瘤和神经源性肿瘤为第三位，占22.37％。尽管胸腺瘤发病率比较低，具体发病机理尚未阐明，但目前已有相当多研究证实，其发生多伴随有自身免疫耐受的缺失及自身免疫疾病，如重症肌无力(myasthenia gravis，MG)、系统性红斑狼疮(SLE)、单纯红细胞再生障碍性贫血(pure red cell aplasia，PRCA)、恶性贫血以及自身免疫性甲状腺疾病等的出现。提示自身免疫异常在其发病过程具有重要作用(图40-1)。

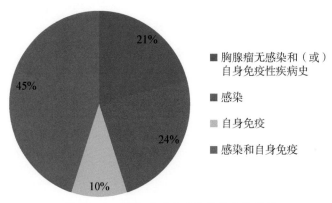

- 胸腺瘤无感染和（或）自身免疫性疾病史
- 感染
- 自身免疫
- 感染和自身免疫

图40-1　感染、自身免疫与胸腺瘤的关系

关于胸腺肿瘤的病理和分期，WHO组织已制定了分型系统(表40-4、表40-5)。该患者属B1型胸腺瘤，为淋巴细胞富集型，故较易合并自身免疫的紊乱。病理分期属Ⅰ期。

表40-4　WHO胸腺瘤组织分型(2004)

胸腺瘤	- A型，梭形细胞，髓质
	- AB型，混合
	- B1型，富于淋巴细胞型，淋巴细胞性，主要皮质，类器官样
	- B2型，皮质
	- B3型，上皮，非典型，鳞样，分化良好的甲状腺癌
	小结节性胸腺瘤
	化生的，硬化的，微小胸腺瘤
	脂肪纤维腺瘤
	-鳞状细胞，表皮样角质化
	-表皮样非角质化
	-基地细胞样
	-淋巴上皮瘤样
	-黏液表皮样癌
	-肉瘤样
	-透明细胞

（续表）

胸腺瘤	-黏液表皮样 -乳头状 -未分化 -组合
神经内分泌癌	-分化良好的神经内分泌肿瘤/癌，包括典型和非典型类癌 -分化不良的神经内分泌癌，包括大细胞和小细胞神经内分泌癌

表 40 - 5　胸腺瘤 Masaoka 及 Masaoka koga 病理分期

Masaoka 分级系统 - 1981	
分级	描述
Ⅰ	肉眼可见的囊性肿瘤，无镜下侵犯被膜
Ⅱ	肉眼可见侵犯周围脂肪组织或纵隔胸膜或镜下侵犯被膜
Ⅲ	镜下侵犯周围器官，如心包，大血管或肺
Ⅳ	a. 胸膜或心包播散 b. 淋巴道或血源性播散

Masaoka-Koga 分级系统 - 1994	
肿瘤分级	描述
Ⅰ	非常微观的囊性肿瘤
Ⅱ	a. 镜下囊间侵犯 b. 肉眼可见侵犯胸腺或周围脂肪组织，或极其接近但并未破坏纵隔胸膜或心包
Ⅲ	肉眼可见侵犯周围器官（心包，大血管，肺）
Ⅳ	a. 胸膜或心包播散 b. 淋巴道或血源性播散

大约 50％胸腺瘤患者无明显临床症状，多是在胸部 X 线或 CT 检查时查出肿瘤。随着肿瘤增大或肿瘤的外侵，可表现为两方面的症状和临床表现：①压迫症状；②副肿瘤综合征，其中后者较为复杂。表 40 - 6 总结了胸腺瘤的其他相关伴随症状。我们可以看到，除了熟悉的重症肌无力、血细胞减少之外，肾脏病变也是常见的副肿瘤表现，主要表现为肾病综合征和微小病变性肾病。

表 40 - 6　胸腺瘤的相关伴随症状

血液系统症状	红细胞再生障碍 全血细胞减少 多发性骨髓瘤 巨核细胞减少 溶血性贫血

（续表）

神经肌肉障碍	重症肌无力 伊-兰氏综合征 肌强直性营养不良 肌炎 神经性肌强直（莫凡症候群） 僵人综合征 边缘系统脑病
胶原病和自身 免疫疾病	系统性红斑狼疮 干燥综合征 类风湿关节炎 多肌炎 心肌炎 结节病 硬皮病 溃疡性结肠炎
内分泌疾病	艾迪森病 桥本甲状腺炎 甲状旁腺功能亢进
免疫缺陷	低丙球蛋白血症 T细胞功能缺失综合征
皮肤性紊乱	天疱疮 斑秃 慢性皮肤黏膜念珠菌病
肾脏疾病	肾病综合征 微小病变性肾病
骨疾病	肥大性骨关节病
恶性肿瘤	癌症（肺，结肠，胃，乳腺，甲状腺） 卡波西肉瘤 恶性淋巴瘤

该患者 MPO、ANCA 抗肾小球基膜抗体阳性，有反复蛋白尿，24 h 尿蛋白 2 443 mg/24 h，IgG 4 100 mg/dl，IgE 392.0 IU/ml，肾功能严重受损，与文献报道相符。

图 40-2、图 40-3 和表 40-7 提示了 ANCA 阳性患者的器官累及状况及预后。ANCA 阳性患者，肾脏受累率可达 100％，故该患者 ANCA 阳性与胸腺瘤的异常免疫状态还是相关

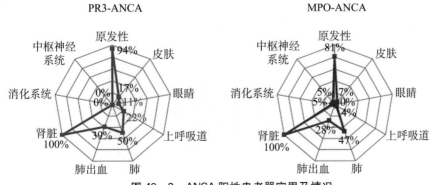

图 40-2 ANCA 阳性患者器官累及情况

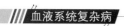

的。与肾脏预后有关的临床特征见图 40-4 和表 40-8、表 40-9,可见发展成肾功能衰竭的危险因素是男性、高龄、肾功能受损程度、诱导治疗的效果及是否一开始就用透析治疗,而与 ANCA、MPO 阳性与否没有统计学相关性。文献报道 MPO-ANCA 阳性患者对血液透析及免疫抑制治疗有较好的反应。

表 40-7　ANCA 阳性患者的临床表现

临床指标	终末期肾病		P 值
	否	是	
一般情况			
性别[男性百分比(%)]	48	78	39
年龄>65 岁(%)	35	11	42
年龄(岁)	60 [53；68]	58[43；62]	63[55；69]
寒冷季节初诊	60%	65 %	62%
诊断时间(月)	2.0 [1.0；5.6]	15 [1.0，3.0]	2.0 [1.0；6.0]
血管炎表现			
原发性(%)	84	94	81
皮肤(%)	9	17	7
眼(%)	3	11	0
上呼吸道(%)	8	22	4
肺(%)	48	50	47
严重肺出血(%)	31	39	28
肾脏(%)	100	100	100
消化系统(%)	4	0	5
中枢神经系统(%)	4	0	5
受累器官数目	2[1；2]	2[1；3]	2[1；2]
BVAS 评分	17[15；21]	21 [15；22]	17 [15；20]
炎症指标			
血红蛋白(g/L)	8.5 [75；98]	77 [57；95]	9.0 [7.8；9.8]
严重贫血(%)	35	56	28
白细胞计数(/mm³)	9 750 [7 800；14 400]	10 700[7 800；15 075]	9 650 [7 683；13 900]
血沉(mm/h)	97 [64；120].	100 [80；140]	94 [63；120]
纤维蛋白原(mg/dl)	680 [568；800]	714 [608；806]	670 [547；800]
血清白蛋白(mg/dl)	3.6 [3.1；4.0]	33 [2.9；3.7]	3.7 [3.1；4.0]

（续表）

临床指标	终末期肾病		P 值
	否	是	
肾脏疾病病理分级			
新月体性(%)	52	67	47
局灶性(%)	5	6	5
混合性(%)	32	22	35
硬化性(%)	11	6	12
肌酐(mg/dl)	5.0 [3.4; 79]	72 [4.2 10.0]	4.8[3.1; 7.2]
蛋白尿(g/24h)	0.8 [0.5; 22]	1.0[0.4; 1.4]	0.8 [0.5; 2.3]
血尿(/mm³)	260 [190; 800]	535 [288; 1 200]	230 [183; 623]
肉眼血尿(%)	44	78	33
红细胞管型(%)	37	72	28
发病时透析(%)	27	50	19

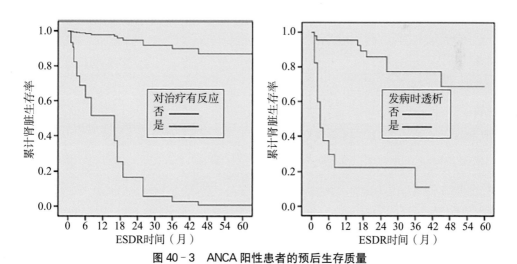

图 40-3　ANCA 阳性患者的预后生存质量

依据诱导治疗疗效（左图）和发病时是否需要透析治疗（右图）分组的校正的累计肾脏生存率

表 40-8　与预后有关的特征

临床指标	所有患者(n=75)	PR3-ANCA(n=18)	MPO-ANCA(n=57)
患者数目	38	13	
一般情况			
性别[男性百分比(%)]	47	69	0.01
年龄(岁)	63 [53; 69]	51[35;57]	0.01

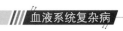
（续表）

临床指标	所有患者(n=75)	PR3－ANCA(n=18)	MPO－ANCA(n=57)
血管炎			
PR3－ANCA(%)	64	36	0.37
MPO－ANCA(%)	78	22	0.3
严重肺出血(%)	24	39	0.3
BVAS评分	15 [13；21]	16 [15；21]	0.63
对诱导治疗有反应	97 %	15 %	<0.000 1
炎症指标			
血红蛋白(g/L)	90 [78；100]	80 [60；90]	0.07
白细胞系数(/mm³)	9 700 [7 800；14 200]	8 000 [6 300；12 500]	0.17
血沉(mm/h)	99 [65；115]	110 [82；140]	0.28
纤维蛋白原(mg/dl)	717 [578；800]	720 [612；820]	0.97
白蛋白(mg/dl)	3.8 [3.2；4.0]	3.5 [3.1；3.9]	0.25
肾脏疾病病理分级			
新月体性(%)	46	67	0.28
局灶性(%)	7	0	
混合性(%)	33	29	
硬化性(%)	13	5	
肌酐(mg/dl)	4.0[2.9；5.8]	9.0[4.5；12.0]	0.006
蛋白尿(g/24h)	0.6[0.4；1.5]	2.3[1.2；3.0]	0.007
血尿(/mm³)	210[150；290]	460[230；980]	0.003
发病时透析(%)	8	62	<0.000 1

表 40-9　总生存率与 WHO 分型的关系

WHO 分类(2004)	患者数	比例(%)	Masaoka-Koga 分期					生存率	
			I	II	III	IVa	IVb	5 年 OS	10 年 OS
胸腺瘤	119		52	31	12	18	6	85.4	71.5
A	5	2.7	4	1	0	0	0	100	—
AB	33	17.6	21	8	1	2	1	96.3	73.8
B1	19	10.2	11	5	0	2	1	90.9	68.2
B2	39	20.9	12	9	8	8	2	79.8	67.3
B3	15	8.0	1	5	3	5	1	61.6	61.6

（续表）

WHO 分类(2004)	患者数	比例(%)	Masaoka-Koga 分期					生存率	
			Ⅰ	Ⅱ	Ⅲ	Ⅳa	Ⅳb	5 年 OS	10 年 OS
胸腺瘤,其他	8	4.3	3	3	0	1	1	68.6	68.8
胸腺癌	68	36.4	0	6	10	16	36	33.8	2.3
胸腺癌,除外神经内分泌癌	57	30.5	0	5	9	13	30	33.0	4.1
胸腺神经内分泌肿瘤	11	5.9	0	1	1	3	6	27.3	9.1
总计	187	100.0	52	37	22	34	42	65.9	45.3

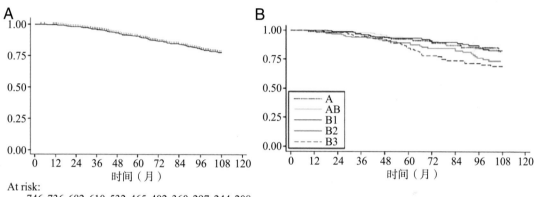

图 40-4　临床分期和 WHO 分型与预后的关系

A. 总生存率；B. 参考 WHO 病理分型的生存率

专家点评

　　患者为 50 岁中老年男性,因白细胞减少起病,临床表现位脾肿大、胸腺瘤和肾脏病变。2014 年行胸腺瘤手术后,出现全血细胞减少和反复蛋白尿,骨髓活检符合骨髓增生异常综合征,MPO、ANCA 抗肾小球基膜抗体阳性。该病例是一例伴有自身免疫异常的胸腺瘤,手术切除仍持续存在副肿瘤表现(肾脏病变)。该例患者脾脏肿大病程长达 15 年,考虑与胸腺瘤关联可能性不大,但仍需进一步明确是否为免疫性。

整理：熊杰
点评：沈杨

参考文献

［1］MOTYCKOVA G, STEENSMA DP. Why does my patient have lymphadenopathy or splenomegaly ［J］? Hematol Oncol Clin North Am, 2012,26(2):395-408.

［2］HOLBRO A, JAUCH A, LARDINOIS D, et al. High prevalence of infections and autoimmunity in patients with thymoma ［J］. Hum Immunol, 2012,73(3):287-290.

［3］RUFFINI E, VENUTA F. Management of thymic tumors: a European perspective ［J］. J

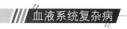

Thorac Dis，2014,6(Suppl 2)：S228 - S237.

[4] ANDREIANA I，STANCU S，AVRAM A，et al. ANCA positive crescentic glomerulonephritis outcome in a Central East European cohort：a retrospective study [J]. BMC Nephrol，2015,16：90.

[5] GUERRERA F，RENDINA EA，VENUTA F，et al. Does the World Health Organization histological classification predict outcomes after thymomectomy? Results of a multicentre study on 750 patients [J]. Eur J Cardiothorac Surg，2015,48(1)：48 - 54.

病例 41 MDS - AA 重叠综合征

主诉

男,73 岁,上海人,退休,乏力 1 周余。

病史摘要

现病史：患者因出现乏力、活动后气促,于 2019 - 01 - 16 至华山医院北院查 Hb 51 g/L,血小板 51×10^9/L，WBC 2.17×10^9/L,叶酸 24.07 nmol/L,维生素 B_{12} 224 pmol/L. ESR 120 mm/h。肺部 CT 提示：两肺纹理增多,双肺多发炎症伴实变；上腹部 CT(2019 - 1 - 16)右肾细小结石或钙化；双肾盂旁囊肿可能,脾点状钙化。下腹部 CT(2019 - 1 - 16)膀胱充盈明显,尿潴留可能。结肠积气、积粪,前列腺钙化灶,小肠系膜密度稍高。骨髓检查(2019 - 1 - 21)示骨髓象增生低下,粒系比例明显降低,少数伴毒性改变。红系部分(<10%)有明显病态造血表现,铁染色示有铁利用障碍。全片仅见一只颗粒型巨核细胞,血小板散在难见；片上淋巴细胞比例增多,浆细胞较易见。此外可见少量单核组织巨噬细胞；骨髓流式细胞检测(2019 - 01 - 22)提示骨髓原始细胞约占 0.52%,中性粒细胞比例偏低占 31%伴左移。患者全血细胞减少伴感染,为进一步诊治来我院。

既往史：平素健康状况良好,否认糖尿病史。有高血压病史 30 余年,血压最高 160/90 mmHg,口服氨氯地平治疗,2019 年 1 月因血压偏低停药,血压目前正常范围；有冠状动脉粥样硬化性心脏病病史 20 余年。预防接种史不详。否认病毒性肝炎、结核病史,否认其他传染病史,否认手术外伤史,有输血史,否认药物及食物过敏史。

个人史：出生于上海,否认地方病或传染流行区居住史,否认毒物、粉尘及放射性物质接触史,否认吸烟、饮酒史,否认冶游史。

婚育史：已婚已育。

家族史：否认家族性遗传性疾病史。

入院体检

ECOG 3 分,BP 111/62 mmHg,神清,精神可,重度贫血貌,皮肤、巩膜无黄染,未见明显瘀点、瘀斑,浅表淋巴结未触及,胸骨无压痛,两肺呼吸音清,未闻及干、湿性啰音。心率 82 次/分,律齐。腹软,无压痛及反跳痛,肝、脾肋下未及,双下肢无水肿。

辅助检查 》》》

血常规：(2019 - 01 - 25)WBC 1.88×10⁹/L↓，Hb 50 g/L↓，PLT 37×10⁹/L↓，N 0.79×10⁹/L↓，MCV 99.2 fl，MCH 33 pg，MCHC 333 g/L，网织红细胞％ 1.39％↑，未成熟网织红细胞比率 32.1％↑。(2019 - 01 - 28)WBC 1.71×10⁹/L↓，Hb 48 g/L↓，PLT 9×10⁹/L↓，N 0.8×10⁹/L↓。(2019 - 02 - 06)WBC 1.62×10⁹/L↓，Hb 43 g/L↓，PLT 7×10⁹/L↓，N 0.39×10⁹/L↓，MCV 99 fl，MCH 33.6 pg，MCHC 339 g/L。(2019 - 02 - 13)WBC 1.87×10⁹/L↓，Hb 43 g/L↓，PLT 8×10⁹/L↓。

(2019 - 01 - 25)铁代谢：铁 34.6 μmol/L↑，转铁蛋白 1.85 g/L，转铁蛋白饱和度 74％↑，不饱和铁结合力 13.7 μmol/L↓，总铁结合力 48.3 μmol/L↓，铁蛋白 629 μg/L↑，可溶性转铁蛋白受体 0.5 mg/L。

(2019 - 01 - 25)病毒检查：甲型流感病毒 IgM 阴性，乙型流感病毒 IgM 阴性，副流感病毒 IgM 阴性，肺炎支原体 IgM 阴性，肺炎衣原体 IgM 阴性，呼吸道合胞病毒 IgM 阴性，腺病毒 IgM 阴性，柯萨奇 B 组 IgM 阴性，HCMV - DNA 阴性，EBV - DNA（定量）＜1 000 copies/ml↓。

(2019 - 01 - 25)传染病检查：血清肝炎抗体：抗 HEV - IgG 12.8 COI↑，乙肝表面抗体 15.97 mIU/ml↑，乙肝核心抗体 0.93 S/CO↓，余均阴性，HIV、梅毒均阴性。

(2019 - 01 - 25)血生化：总蛋白 56 g/L↓，白蛋白 31 g/L↓，其余肝肾功能指标及电解质正常。

(2019 - 01 - 25)心肌标志物、凝血功能：正常。

(2019 - 01 - 25)甲状腺九项：无异常。

(2019 - 01 - 25)肿瘤指标：阴性。

(2019 - 01 - 25)血清蛋白电泳：白蛋白 58.2％，α₁ 球蛋白 5.7％↑，α₂ 球蛋白 11.6％↑，β₁ 球蛋白 6.7％，β₂ 球蛋白 5.6％，γ 球蛋白 12.2％。

(2019 - 01 - 25)直接抗人球蛋白试验：阴性。

免疫功能：

(2019 - 02 - 06)流式亚群：CD4(T 淋巴辅助/诱导细胞) 53％↑，CD8(T 淋巴抑制/毒细胞) 23％，CD4/CD8 2.3，CD3(T 淋巴细胞) 77％，NK(CD16＋56 自然杀伤细胞) 9％，CD19(B 淋巴细胞) 13％。

(2019 - 01 - 25)自身抗体：ANA 谱、ANCA 均阴性。

(2019 - 01 - 25)免疫球蛋白＋轻链：IgA 1.87 g/L，IgG 8.83 g/L，IgM 0.5 g/L，IgE 75 IU/ml，血清蛋白 κ 轻链 2.04 g/L↓，血清蛋白 λ 轻链 0.89 g/L↓，血清 κ/λ 2.29。

(2019 - 02 - 06)细胞因子：IL - 1 5 pg/ml↑，IL - 2 741 pg/ml↑，IL - 6 8.6 pg/ml↑，IL - 8 14 pg/ml，IL - 10 5 pg/ml，TNFα 4 pg/ml。

(2019 - 01 - 25)粒细胞及红细胞表面 CD55、CD59 抗原表达正常(图 41 - 1)。

(2019 - 01 - 25)Flaer 检测正常(图 41 - 2)，可排除 PNH。

影像学检查：

(2019 - 01 - 27)彩超：双侧甲状腺结节(拟 TI - RADS 3 类)；全身浅表淋巴结未见明显肿大；轻度脂肪肝，脾脏、胰腺、胆道、肾脏未见明显占位病变。

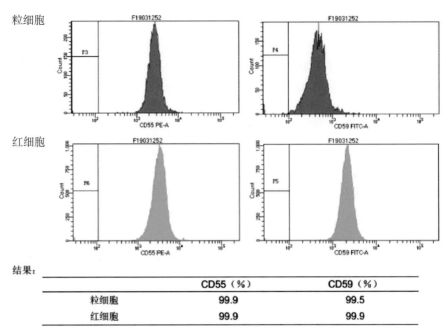

粒细胞

红细胞

结果：

	CD55（%）	CD59（%）
粒细胞	99.9	99.5
红细胞	99.9	99.9

图 41‑1　粒细胞及红细胞表面 CD55、CD59 抗原表达谱

Flaer 检测

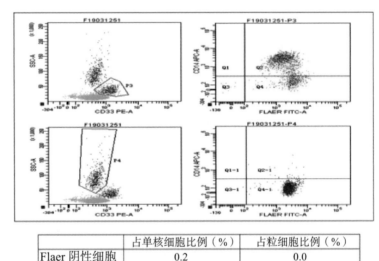

	占单核细胞比例（%）	占粒细胞比例（%）
Flaer 阴性细胞	0.2	0.0

图 41‑2　Flaer 检测正常

(2019‑01‑25)肺 CT 平扫：①左肺下叶纤维灶；两肺散在模糊影，考虑炎性改变；②主动脉及冠状动脉管壁钙化；③左侧胸膜局限性增厚伴钙化。

骨髓涂片检查：

(2019‑01‑21)华山医院北院，骨髓涂片：骨髓象增生低下，粒系比例明显减少，少数伴毒性改变。红系部分(<10%)有明显病态造血表现，铁染色示有铁利用障碍。全片仅见一只颗粒型巨核细胞，血小板散在难见。片上淋巴细胞比例增多，浆细胞较易见，此外可见少量单核组织巨噬细胞。MDS 待排，请结合临床、骨髓活检及基因染色体综合判断。

　　（2019-01-25）瑞金医院，骨髓涂片：骨髓增生尚活跃（分布不均匀），粒红两系增生偏低，巨系增生低下，血小板散在少见，髓片与外周血片中淋巴细胞比例升高，分别为52％与57％，部分淋巴细胞形态欠佳。

　　（2019-02-11）我院，髂后骨髓涂片，骨髓有核细胞增生活跃，粒系比例减低，红系增生明显活跃，形态均未见异常；巨核细胞全片未见，血小板少见；淋巴细胞％ 22％，形态无异常；铁染色：细胞内、外铁均可见，环铁粒幼细胞未见。

　　（2019-02-11）我院，胸骨穿刺涂片：有核细胞增生减低，粒系比例降低，红系比例增高，形态未见异常；巨核细胞全片未见，血小板少见；淋巴细胞％15％，形态无异常。

　　（2020-03-14）骨髓涂片经瑞金医院会诊意见（图41-3）：①（2019-01-25，髂骨）：增生活跃，粒红比＝0.57∶1。红系偶见轻度病态。全片可见2个颗粒型巨核细胞，1个裸核，血小板少见。②（2019-02-11，髂骨）：增生活跃，粒红比＝0.21∶1，粒系增生低下，红系相对增生，红系轻度病态大于10％。全片未见巨核细胞，血小板少见。浆细胞、淋巴细胞、组织嗜碱性粒细胞易见。③（2019-02-11，胸骨）：增生低下，血液稀释。④外周血片偶见幼粒细胞。结合病史，提示：低增生MDS不能除外。

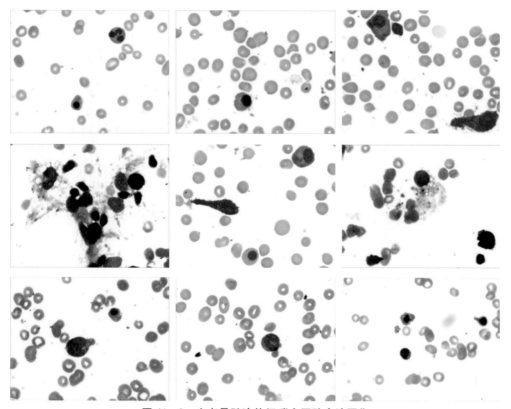

图41-3　患者骨髓涂片经瑞金医院会诊图集

　　骨髓流式检查。（2019-01-21）华山北院，骨髓流式：骨髓原始细胞约占0.52％。中性粒细胞比例偏低，占31％，伴左移。有核红细胞小部分有CD36表达丢失。（2019-01-25）瑞金医院，骨髓流式：未见明显异常免疫表型的细胞。（2019-02-11）我院，骨髓流式：未见明显异常免疫表型的细胞。

骨髓活检检查。(2019-01-25)瑞金医院,骨髓活检:镜下所见:造血与脂肪组织细胞之比为35%:65%,粒红比为2:1,粒系、红系增生活跃,形态无异常,Alip(−);巨核细胞增生低下(++),形态无异常;网状纤维阴性;淋巴细胞/浆细胞少。病理诊断:造血细胞巨核系增生低下(++)。(2019-02-11)我院,右髂后骨髓活检:骨髓造血增生低下,镜下骨髓造血组织与脂肪组织比约为30%:70%,其内主要为淋巴细胞及浆细胞,仅见极少数红系及粒系,未见巨核细胞。

染色体核型分析。(2019-01-25)瑞金医院,骨髓染色体:46,XY。

分子学检查。(2019-01-25)瑞金医院,骨髓白血病残留病灶:未发现 DNMT3A-催化结构域 N 端基因突变。

骨髓 TCR 及 Ig 基因重排检测(2019-02-11):均为阴性(表41-1、表41-2)。

表 41-1　骨髓 TCR 基因重排阴性

检测项目		检测结果
TCRB 基因重排	TCRB A	−
	TCRB B	−
	TCRB C	−
TCRG 基因重排	TCRG A	−
	TCRG B	−
TCRD 基因重排	TCRD	−
阴性对照		−
阳性对照		+

表 41-2　骨髓 Ig 基因重排阴性

检测项目		检测结果
IgVH 基因完全重排(V-D-J)	FR1-JH	−
	FR2-JH	−
	FR3-JH	−
IgDH 基因不完全重排(D-J)	D1H-6-JH	−
	DH7-JH	−
IgK 基因重排	Vκ-Jκ	−
	Vκ-Kde+INTR-Kde	−
IgL 基因重排	Vλ-Jλ	−
阴性对照		−
阳性对照		+

血液病 34 种高频基因突变(表41-3)筛查(2019-02-11):未见致病性突变。

表 41 - 3　血液病 34 种高频基因突变筛查列表

基因名	转录本	检测区域	基因名	转录本	检测区域
ASXL1	NM_015338	Exon13	MPL	NM_005373	Exon10
BCOR	NM_001123385	Exon2～15	NF1	NM_001042492	Exon1～49
BCORL1	NM_021946	Exon1～12	NPM1	NM_002520	Exon11
CALR	NM_004343	Exon9	NRAS	NM_002524	Exon2、3
CBL	NM_005188	Exon8、9	PHF6	NM_032458	Exon2～10
CEBPA	NM_004364	Exon1	PIGA	NM_002641	Exon2～6
CSF3R	NM_156039	Exon14～17	PTPN11	NM_002834	Exon3、8＋9、12、13
DNMT3A	NM_175629	Exon2～23	RUNX1	NM_001754	Exon2～9
ETV6	NM_001987	Exon1～8	SETBP1	NM_015559	Exon4
ETNK1	NM_018638	Exon3	SF3B1	NM_012433	Exon12～15
EZH2	NM_004456	Exon2～20	SRSF2	NM_001195427	Exon1
FLT3	NM_004119	FLT3 - ITD 和 Exon20	STAG2	NM_001042749	Exon2～33
IDH1	NM_005896	Exon4	TET2	NM_001127208	Exon3～11
IDH2	NM_002168	Exon4	TP53	NM_000546	Exon2～11
JAK2	NM_004972	Exon12～16，20＋21	U2AF1	NM_006758	Exon2、6
KIT	NM_000222	Exon2、8～11、13、17	WT1	NM_024426	Exon7、9
KRAS	NM_033360	Exon2、3	ZRSR2	NM_005089	Exon1～11

染色体全基因组芯片检测(2019 - 02 - 11)：该标本染色体为男性核型，且含有 4 处染色体异常(表 41 - 4)。经数据库检索和文献查阅，其中 1 处嵌合单亲二倍体[UPD(6p)]被认为是与恶性血液疾病相关的获得性改变：UPD(6p)常见于获得性再生障碍性贫血(acquired aplastic anemia)，同时也在 CMML - 2 患者中有报道。而 1 处重复[Gain(14q)]在正常人群染色体拷贝数变异(copy number variation，CNV)多态性数据库中有收录；2 处单亲二倍体[UPD(3p)和 UPD(20q)]在正常人群 UPD 数据库中有收录。

表 41 - 4　染色体全基因组芯片检测结果

染色体	异常区带及基因组坐标(ISCN)	异常类型	异常大小	受累基因	临床意义
6	arr[hg19] 6pterp21.31(203,877 - 35,734,884)hmz	嵌合单亲二倍体	35.53 Mb	HLA - A HLA - B HLA - C HLA - DRB1 HLA - DPB1 HLA - DQB1	恶性血液疾病相关的获得性改变

(续表)

染色体	异常区带及基因组坐标(ISCN)	异常类型	异常大小	受累基因	临床意义
14	arr[hg19] 14q32.33(106,251,069-106,706,125)x3	重复	455 Kb	/	CNV 多态性改变
3	arr[hg19] 3p21.31p21.1(46,700,712-52,459,515)hmz	单亲二倍体	5.76 Mb	/	正常人常见 UPD 改变
20	arr[hg19] 20q11.21q11.23(29,510,306-35,749,995)hmz	单亲二倍体	6.24 Mb	ASXL1	

◈ 初步诊断 ▶▶▶

骨髓增生异常综合征。

◈ 治疗与转归 ▶▶▶

患者自 2019 年 2 月 27 起予口服环孢素(75 mg,每 12 小时一次)行免疫抑制治疗。患者口服环孢素近 6 个月疗效不佳,故停药;于 2019 年 8 月 17 日开始艾曲波帕 25 mg qd,半个月后艾曲波帕加量至 50 mg qd,患者血细胞无回升;9 月 17 日予艾曲波帕再加量至 75 mg qd,治疗 1 个月仍无效,患者及家属要求停药;之后定期输注红细胞、血小板支持;其间患者铁蛋白高,予地拉罗司去铁;患者持续血细胞减少,免疫缺陷。2020 年 3 月 29 日患者发生粒细胞缺乏并发重症肺炎、呼吸衰竭,积极抗感染、对症支持治疗过程中并发全身多脏器功能衰竭,最终抢救无效,于 2020 年 4 月 22 日死亡。

◈ 最终诊断 ▶▶▶

MDS-AA 重叠综合征。

◈ 讨论与分析 ▶▶▶

1. 问题

本例患者全血细胞减少的原因和诊断是什么? 讨论以下三种可能:①低增生型 MDS? ②再生障碍性贫血伴克隆性造血? ③MDS-AA 重叠综合征?

2. 骨髓增生异常综合征,低增生型

骨髓增生异常综合征(MDS)是一类起源于造血干细胞的克隆性髓系疾病,MDS 发病机制复杂,现有研究结果主要涉及骨髓微环境(图 41-4)、细胞遗传学、表观遗传学、免疫调节机制等改变。

骨髓微环境被称为造血干细胞(hematopoietic stem cells,HSCs)的"土壤",为 HSCs 提供生存的细胞和分子微环境,主要由间充质干细胞(mesenchymal stem cells,MSCs)、细胞外基质和各种细胞因子组成,各成分互相作用以维持和调节 HSCs 的正常增殖和分化。研究显示,MDS 的发生发展可能与骨髓微环境异常有关(图 41-5)。

辐射
接触毒物或化学物质
衰老
体细胞突变或胚系突变

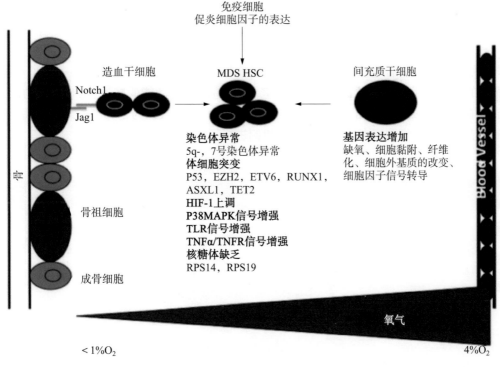

造血干、祖细胞壁龛细胞
细胞黏附分子的异常表达

炎症信号通路激活

T/NK细胞
功能失调

细胞外基质的改变

细胞因子分泌

血管生成

诱变的环境

造血干细胞的
增殖和凋亡

骨髓增生异常综合征
和白血病转化

图 41‑4　骨髓微环境在 MDS 发生、发展中的作用

引自参考文献［1］

免疫细胞
促炎细胞因子的表达

造血干细胞

MDS HSC

间充质干细胞

Notch1

Jag1

血

骨祖细胞

成骨细胞

染色体异常
5q‑，7号染色体异常
体细胞突变
P53，EZH2，ETV6，RUNX1，
ASXL1，TET2
HIF‑1上调
P38MAPK信号增强
TLR信号增强
TNFα/TNFR信号增强
核糖体缺乏
RPS14，RPS19

基因表达增加
缺氧、细胞黏附、纤维
化、细胞外基质的改变、
细胞因子信号转导

Blood Vessel

氧气

< 1%O$_2$

4%O$_2$

图 41‑5　MDS 的细胞和分子机制

引自参考文献［2］

间充质干细胞是骨髓微环境中的重要成分，其异常在 MDS 的发病和进展中有着重要的作用。研究显示，间充质干细胞通过分泌细胞因子以及向骨、脂肪、血管等细胞分化从而发挥造血调节和支持作用。但是，随着年龄的增长，间充质干细胞的功能会逐渐降低；研究表明在衰老的过程中，间充质干细胞的功能和再生能力受损；相反地，骨髓间充质干细胞的衰老也可能促进衰老相关疾病的发生（图 41-6）。

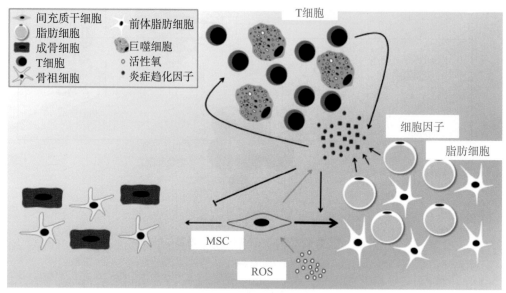

图例：
- 间充质干细胞
- 脂肪细胞
- 成骨细胞
- T 细胞
- 骨祖细胞
- 前体脂肪细胞
- 巨噬细胞
- 活性氧
- 炎症趋化因子

T 细胞

细胞因子

脂肪细胞

MSC

ROS

图 41-6 衰老的骨髓微环境

引自参考文献[3]

虽然还没有一个普遍认可的衰老标记物，但来源于 MDS 的 MSCs（MDS-MSCs）在体外显示的一些特征表明这些细胞正遭遇衰老，诸如造血支持功能的减退、细胞形态的改变、增殖潜能受损、β-半乳糖苷酶表达增加等。所有这些特征都被认为是典型的衰老相关标记；许多学者也就诱导细胞衰老的分子和功能机制进行了深入研究（表 41-5）。

表 41-5 MSC-MDS 的改变

分子与功能特征	模型
广泛甲基化状态	原代体外培养细胞
β-半乳糖苷酶表达增加	原代体外培养细胞
造血支持能力下降	原代体外培养细胞
增殖潜能下降	原代体外培养细胞
细胞骨架畸形及 F-肌动蛋白分布紊乱	原代体外培养细胞
形态改变	原代体外培养细胞
CDKN2B 过表达	原代体外培养细胞
端粒长度正常/增加	原代体外培养细胞

（续表）

分子与功能特征	模型
CXCL12 上调	原代体外培养细胞
白介素 6(IL6)上调	原代体外培养细胞
损伤相关分子模式分子分泌	小鼠体内模型
p53 肿瘤抑制通路激活	原代体外培养细胞/小鼠体内模型
胞外囊泡 miRNA 含量调节异常	原代体外培养细胞
调节 miRNA 生物发生内切酶表达改变	原代体外培养细胞/小鼠体内模型
转录组改变	原代体外培养细胞
LIF 上调	原代体外培养细胞

引自参考文献[3]

研究发现，MDS 中的遗传学异常涉及多种机制，如表观遗传学调控、RNA 剪切、DNA 修复、信号转导等多种过程（图 41-7）；约 90% 的 MDS 患者具备图 41-7 所示的至少一种突变。MDS 的形成可能是早期的基因突变使造血干细胞获得了增殖优势，随后在新的基因突变共同参与下形成了克隆造血。

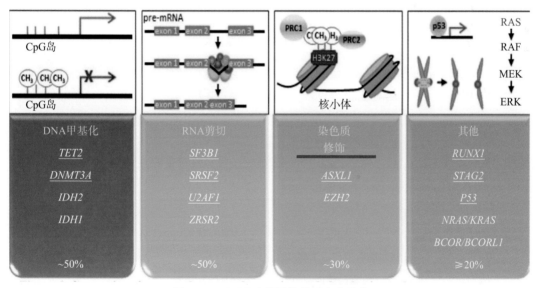

图 41-7 MDS 中常见的基因突变种类

引自参考文献[4]

MDS 患者以血细胞减少、骨髓病态造血和高风险向急性白血病转化为特点，临床表现为贫血、出血和感染。多见于老年人，中位发病年龄为 70 岁；低增生性骨髓增生异常综合征（hypo-MDS），是 MDS 的一种特殊类型，诊断标准除须符合 MDS 诊断标准外，还须符合以下条件：年龄>60 岁者，骨髓活检造血细胞容积<20%；年龄≤60 岁者，骨髓活检造血细胞容积<30%。hypo-MDS 突出地表现为骨髓血细胞减少及因骨髓造血衰竭而引发的高死

亡风险。研究显示,与非低增生性 MDS 相比,hypo - MDS 患者总生存期较长,且 AML 无进展生存期也更长(图 41 - 8)。

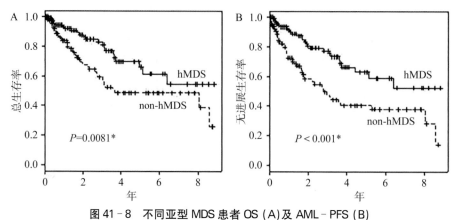

图 41‐8　不同亚型 MDS 患者 OS (A)及 AML‐PFS (B)

引自参考文献[5]

本例老年男性患者,以全血细胞减少起病,多部位骨髓穿刺涂片显示骨髓增生程度不一(减低-增生活跃),未见明显增多的原始细胞,有病态造血表现(2019 - 01 - 25,髂骨):增生活跃,红系轻度病态>10%;(2019 - 02 - 11,髂骨):增生活跃,红系偶见轻度病态。骨髓流式未见明显异常免疫表型的细胞。血液病 34 种高频基因突变筛查未见 MDS 常见基因突变(表 41 - 6)。

表 41‐6　MDS 中常见基因突变

突变基因	涉及通路	频率	预后意义
SF3B1[a]	RNA 剪切	20%～30%	好
TET2[a]	DNA 甲基化	20%～30%	中性或不明确
ASXL1[a]	组蛋白修饰	15%～20%	差
SRSF2[a]	RNA 剪切	≤15%	差
DNMT3A[a]	DNA 甲基化	≤10%	差
RUNX1	转录因子	≤10%	差
U2AF1[a]	RNA 剪切	5%～10%	差
TP53[a]	肿瘤抑制因子	5%～10%	差
EZH2	组蛋白修饰	5%～10%	差
ZRSR2	RNA 剪切	5%～10%	中性或不明确
STAG2	黏连蛋白复合物	5%～7%	差
IDH1/IDH2	DNA 甲基化	≤5%	中性或不明确
CBL[a]	信号转导	≤5%	差
NRAS	转录因子	≤5%	差
BCOR[a]	转录因子	≤5%	差

注:[a] 该类基因也在健康人群的克隆性造血中有报道

患者常规染色体核型分析正常,染色体全基因组芯片检测发现嵌合单亲二倍体 UPD(6P),提示克隆造血,但却非 MDS 患者常见的染色体改变(表 41-7)。

表 41-7 MDS 患者染色体异常及频率

染色体异常	频率	
	MDS 总体	治疗相关性 MDS
不平衡		
+8[a]	10%	
-7/del(7q)	10%	50%
del(5q)	10%	40%
del(20q)	5%~8%	
-Y	5%	
i(17q))/t(17p)	3%~5%	25%~30%
-13/del(13q)	3%	
del(11q)	3%	
del(12p)/t(12p)	3%	
del(9q)	1%~2%	
idic(X)(q13)	1%~2%	
平衡		
t(11;16)(q23.3;p13.3)		3%
t(3;21)(q26.2;q22.1)		2%
t(1;3)(p36.3;q21.2)	1%	
t(2;11)(p21;q23.3)	1%	
inv(3)(q21.3;q26.2)/t(3;3)(q21.3;q26.2)	1%	
t(6;9)(p23;q34.1)	1%	

注:[a] 缺乏形态学诊断依据,伴单纯的+8、del(20q)和-Y 不能诊断为 MDS;原因不明的持续性血细胞减少,伴表中的其他异常可作为 MDS 的诊断依据

因此参照 MDS 的最低诊断标准(表 41-8),患者具备 MDS 特征,但尚不能完全确诊为 MDS。

表 41-8 MDS 的最低诊断标准

MDS 诊断需满足两个必要条件和一个主要标准
(1) 必要条件(两条均须满足): ① 持续 4 个月一系或多系血细胞减少(如检出原始细胞增多或 MDS 相关细胞遗传学异常,无须等待可诊断 MDS) ② 排除其他可导致血细胞减少和发育异常的造血及非造血系统疾病

（续表）

> （2）MDS相关（主要）标准（至少满足一条）：
> ① 发育异常：骨髓涂片中红细胞系、粒细胞系、巨核细胞系发育异常细胞的比例≥10%
> ② 环状铁粒幼红细胞占有核红细胞比例≥15%，或≥5%且同时伴有 *SF3B1* 突变
> ③ 原始细胞：骨髓涂片原始细胞达 5%～19%（或外周血涂片 2%～19%）
> ④ 常规核型分析或FISH检出有MDS诊断意义的染色体异常
> （3）辅助标准（对于符合必要条件、未达主要标准、存在输血依赖的大细胞性贫血等常见MDS临床表现的患者，如符合≥2条辅助标准，诊断为疑似MDS）：
> ① 骨髓活检切片的形态学或免疫组化结果支持MDS诊断
> ② 骨髓细胞的流式细胞术检测发现多个MDS相关的表型异常，并提示红系和（或）髓系存在单克隆细胞群
> ④ 基因测序检出MDS相关基因突变，提示存在髓系细胞的克隆群体

3. 再生障碍性贫血伴克隆性造血

再生障碍性贫血（aplastic anemia，AA）是一组由多种病因所致的骨髓造血功能衰竭性综合征，以骨髓造血细胞增生减低和外周血全血细胞减少为特征，临床以贫血、出血和感染为主要表现。再障主要见于青壮年，其发病高峰期有2个，即15～25岁的年龄组和60岁以上的老年组。男性发病率略高于女性。

AA发病机制复杂，研究认为，免疫细胞的改变以及细胞因子的异常分泌对于骨髓衰竭具有重要作用，在AA进展过程中，在细胞毒T细胞免疫介导下，造血干细胞自身免疫反应易引起基因学上有缺陷基因的克隆造血募集反应，选择性地使获得体细胞改变的这部分细胞具有生长优势，使突变的造血干细胞发生免疫逃逸，即形成异常克隆（图41-9）。

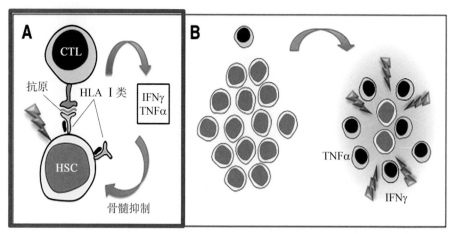

图41-9　AA免疫介导的机制及克隆演变

引自参考文献[6]

AA患者的克隆性造血（表41-9）是以年龄相关克隆性造血类型为基础，早期存在的年龄相关突变再经细胞毒T淋巴细胞免疫攻击造血微环境筛选，加之造血干、祖细胞功能减退、耗竭，或二者兼而有之，竞争减少，获得某些突变者可能更易扩张，最终形成免疫原性丢失或减少和耐受细胞毒T淋巴细胞介导凋亡与细胞因子介导的造血抑制，具有逃逸免疫攻击和相对生长优势的造血克隆。

表41-9　AA中的克隆性造血

	研究					
	Lane 等 (n=39)	Kulasekararaj 等 (n=150)	Heuser 等 (n=38)	Babushok 等 (n=22)	Yoshizato 等 (n=439)	Yoshizato 等 (n=256)
男女比例,(M/F,n)	1.3(22/17)	0.9(71/79)	10.9(18/20)	0.7(9/13)	1.3(244/195)	1.6(157/99)
中位年龄	34.8(4~65.7)	44(17~84)	30(9~79)	14.5(1.5~6.1)	4.05(2.5~88)	29.5(2.5~82.5)
重型,极重型再障,n(%)	29(74)	74(49)	27(71)	9(41)	344(78)	256(100)
序列相关样本	—	—	—	—	82	62
测序平台						
目标外显子	219 种基因	835 种基因 (n=57)	42 种基因	—	106 种基因	
全外显子	—	—	—	22	52	35
突变基因,n(%)						
DNMT3A	1(2.6)	8(5.3)	0(0)	0(0)	37(8.4)	18(7.0)
ASXL1	2(5.1)	12(8.0)	1(2.6)	1(4.5)	27(6.2)	17(6.6)
BCOR/BCORL1	0(0)	6(4.0)	0(0)	1(4.5)	41(9.3)	28(10.9)
PIGA	未确定	18(12.0)	未确定	9(40.9)	33(7.5)	25(9.9)
其他基因突变	6(15.1)	29(19.3)	1(2.6)	5(22.7)	67(15.3)	29(6.6)
任何基因突变	9(23.1)	29(19.3)	2(5.3)	16(72.7)	157(35.8)	90(35.2)
除 PIGA 外的基因突变	9(23.1)	29(19.3)	2(5.3)	16(72.7)	137(31.2)	74(28.9)

（续表）

| | 研　究 | | | | | |
	Lane 等 (n=39)	Kulasekararaj 等 (n=150)	Heuser 等 (n=38)	Babushok 等 (n=22)	Yoshizato 等 (n=439)	Yoshizato 等 (n=256)
克隆大小						
中位克隆大小	未确定	20(1.5~68)	未确定	未确定	15.4(2.4~96.4)	15.2(2.4~76.7)
<10%克隆	7(78)	11(14)	0(0)	2(9.1)	130(29.6)	79(30.9)
细胞遗传学改变, n(%)	未确定		3(7.9)	2(9.1)	20(8.5)	9(3.8)
6pUPD	未确定	1	未确定	3(13.6)	55(13.2)	31(13.2)
PNH 克隆, n(%)	4(10)	85(57)	17(45)	10(46)	221(50.3)	110(43.0)
是否免疫抑制治疗						
是	19(49)	107(71.3)	未确定	20(91)	403(92.4)	256(100)
否	20(51)	43(28.7)	未确定	2(9)	33(7.6)	0(0)
转化 MDS 或 AML	未确定	17(11.3)	未确定	未确定	47(10.7)	36(14.1)

引自参考文献[6]

应用现代分子遗传学技术,尤其二代基因测序技术,发现大约50%的AA在初诊或治疗过程中已经存在或出现新的基因突变,其中除了 *PIGA*、*CN-LOH* 和 *UPD*,AA 中出现频率最高的突变基因为 BCOR/BCOR1、*DNMT3A*、*ASXL1* 等。

本例老年男性患者,以全血细胞减少起病,多部位骨髓穿刺显示骨髓增生程度不一(减低-增生活跃),红系病态造血,染色体核型分析正常,分子遗传学检查发现嵌合单亲二倍体UPD(6P),提示克隆性造血;参照AA诊断标准:①血常规检查:全血细胞(包括网织红细胞)减少,淋巴细胞比例增高。②骨髓穿刺:多部位(不同平面)骨髓增生减低或重度减低;小粒空虚,非造血细胞(淋巴细胞、网状细胞、浆细胞、肥大细胞等)比例增高;巨核细胞明显减少或缺如;红系、粒系细胞均明显减少。③骨髓活检(髂骨):全切片增生减低,造血组织减少,脂肪组织和(或)非造血细胞增多,网硬蛋白不增加,无异常细胞。④除外检查:必须除外先天性和其他获得性、继发性 BMF。并结合患者病史资料,患者兼备了 MDS 及 AA 的疾病特征,并不能完全符合 AA 的诊断。

4. MDS-AA 重叠综合征

在临床工作中,经常接诊不明原因一系或多系血细胞减少伴有不同程度的骨髓造血功能减低的患者,没有典型 MDS 病态造血或轻度病态造血(<10%),排除内科系统其他疾病引起的继发性血细胞减少,这部分患者难以给出明确的诊断。有学者建议用 ICUS 来客观描述这种不符合 AA 和 MDS 诊断标准的"中间状态"患者群体。近些年来,随着二代测序技术的发展,我们发现不仅 80%~90% 的 MDS 患者存在至少一种克隆性突变,AA 患者也可以伴有克隆性造血标志,约 35% 的 ICUS 患者也有克隆性突变,并且健康人随着年龄增大也会出现髓系肿瘤基因突变。进一步研究,对于健康人但伴有克隆性突变者,界定为不确定潜能的克隆性造血(clonal hematopoiesis of indeterminate potential,CHIP);对于伴有克隆性突变的意义未明特发性血细胞减少症(idiopathic cytopenia of undetermined significance,ICUS)患者,界定为意义未明克隆性血细胞减少症(clonal cytopenia of undetermined significance,CCUS)(表41-10)。

表41-10 血细胞减少相关疾病及诊断界限

| | ICUS | CHIP | CCUS | WHO2016年MDS分型 | | |
				MDS-RAEB-I	MDS-RAEB-II	MDS-RAEB-II
突变频率	无	<10%	10%~50%	30%~50%	40%~50%	40%~50%
病态造血	-	-	-	+	+	+
血细胞减少	+	-	+	+	+	+
骨髓幼稚细胞比例%	<2%	<2%	<2%	<2%	2%~19%	≥20%
危险分层	极低危	极低危	低危	低中危	高危	极高危
治疗	观察	无	观察或支持治疗或细胞因子治疗	观察或支持治疗或细胞因子治疗或免疫调节或免疫抑制剂治疗	去甲基化治疗或造血造血干细胞移植	去甲基化治疗或传统强化疗或造血造血干细胞移植

克隆性血细胞减少   寡母细胞白血病

ICUS,意义未明特发性血细胞减少症;CHIP,不确定潜能的克隆性造血;CCUS,意义未明克隆性血细胞减少症
引自参考文献[7]

CCUS 及 ICUS 这些概念的提出很好地解决了我们临床诊断工作中对于不符合 AA 诊断标准、类似 MDS 而不满足 MDS 最低诊断标准的那部分患者的界定。随着高通量基因测序技术的应用，近年来发现，在 CCUS 及 AA 患者甚至健康成年人的血细胞中，有相当比例的体细胞基因突变和克隆性造血现象（图 41 - 10、图 41 - 11）；而后者只有部分患者最终进展成为 MDS。

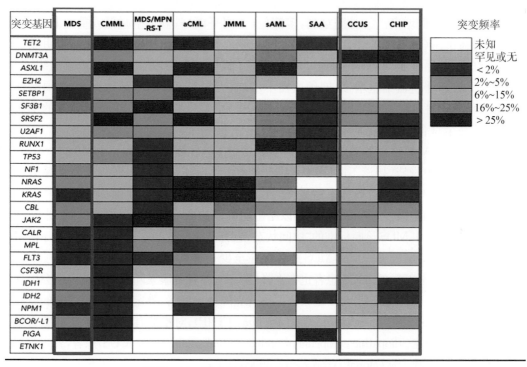

图 41 - 10　髓系相关疾病患者中基因突变及频率

引自参考文献[7]

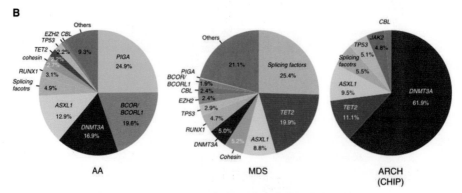

图 41 - 11　AA、MDS 及 CHIP 患者中基因突变及频率

引自参考文献[6]

在全血细胞减少的患者中，AA 和 MDS 有时也很难区分，两者临床和实验室表现相似，诊断及鉴别诊断有时比较难以准确把握；特别是低增生性骨髓增生异常综合征（hypo -

MDS);临床上常难与 AA 鉴别,当 AA 出现细胞遗传学异常时就更难以区别,甚至病程上 MDS 与 AA 两者可以互相转化;事实上,AA 的基因突变和细胞遗传学异常在 AA 向 MDS 的转化中具有关键作用。研究表明,与没有基因突变的 AA 患者相比,有基因突变的患者更易转化为 MDS 和(或)AML。AA 患者在疾病进程中,不同基因突变影响疾病转归,克隆演化有此消彼长的特点,如 *PIG-A*、*BCOR*、*BOCRL1* 突变往往提示预后良好,其频率在病程中会减少或者消失,而与 MDS 或 AML 相关的 *DNMT3A*、*ASXL1* 等基因突变频率增加往往提示疾病向恶性演化,因此,血液病学家们提出了骨髓增生异常-再生障碍性贫血 (MDS-AA 重叠综合征)的概念。

本例老年患者以全血细胞减少起病,多部位骨髓穿刺显示骨髓增生程度减低(减低-增生活跃),部分细胞呈现病态造血,常规染色体核型分析正常,二代测序分子遗传学检查发现嵌合单亲二倍体 UPD(6P)。参照 AA 及 MDS 的诊断标准,均不能仅仅用单一的疾病类型来诊断,由此,我们认为诊断为 MDS-AA 重叠综合征较为恰当。

诊断 MDS 重叠综合征具有重要的临床意义。通常,重叠综合征患者的预后不同于与它相关的个体疾病。这在一定程度上是由于它们的遗传特征和病理生物学的差异造成的。因此,重叠性疾病可能适应于不同的治疗方案,并可能存在独特的分子特性。虽然遗传学可以帮助诊断重叠性疾病,但是患者特征、表观遗传学改变和微环境的相互作用也有助于塑造疾病的表型特征。图 41-12 可以让我们比较清晰地把这些特征结合在一起,可以帮助患者更准确地建立重叠综合征的诊断。

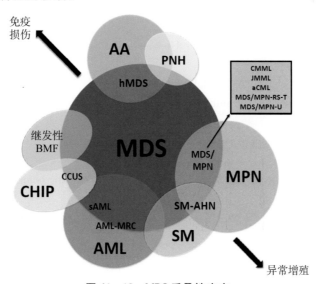

图 41-12　MDS 重叠性疾病

AA,再生障碍性贫血;PNH,阵发性睡眠性血红蛋白尿;MDS,骨髓增生异常综合征; AML,急性髓系白血病;MPN,骨髓增殖性肿瘤;CMML,慢性骨髓单核细胞性白血病;JMML,幼年型粒单核细胞白血病;aCML,不典型慢性粒细胞白血病;MDS/MPN,骨髓增生异常-骨髓增殖性肿瘤;MDS/MPN-RS-T,骨髓增生异常-骨髓增殖性肿瘤伴环形铁粒幼细胞和血小板增多;MDS/MPN-U,骨髓增生异常-骨髓增殖性肿瘤,不能分类型;hMDS,低增生性骨髓增生异常综合征;sAML,继发性急性髓系白血病;AML-MRC,急性髓系白血病伴骨髓增生异常相关改变;SM,系统性肥大细胞增多症;SM-AHN,系统性肥大细胞增多症伴相关血液系统肿瘤;ICUS,意义未明特发性血细胞减少症;CHIP,不确定潜能的克隆性造血;CCUS,意义未明克隆性血细胞减少症;BMF,骨髓纤维化
引自参考文献[7]

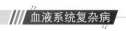 专家点评

　　本例为老年男性患者,以全血细胞减少起病,多部位骨髓穿刺涂片示骨髓增生程度不一(减低-增生活跃),部分细胞呈现病态造血,骨髓流式未见明显异常免疫表型的细胞;常规染色体核型分析正常;二代测序分子遗传学检查发现嵌合单亲二倍体 UPD(6P)。参照 AA 及 MDS 的诊断标准,均不能仅仅用单一的疾病类型来诊断,由此,我们认为诊断为 MDS-AA 重叠综合征较为恰当。

整理:邹志兰

点评:熊红

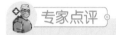 **参考文献**

[1] RAAIJMAKERS MH. Myelodysplastic syndromes: revisiting the role of the bone marrow microenvironment in disease pathogenesis [J]. Int J Hematol, 2012, 95(1): 17 - 25.

[2] RANKIN EB, NARLA A, PARK JK, et al. Biology of the bone marrow microenvironment and myelodysplastic syndromes [J]. Mol Genet Metab, 2015, 116(1 - 2): 24 - 28.

[3] MATTIUCCI D, MAURIZI G, LEONI P, et al. Aging- and senescence-associated changes of mesenchymal stromal cells in myelodysplastic syndromes [J]. Cell Transplant, 2018, 27(5): 754 - 764.

[4] DAO KT. Myelodysplastic syndromes: Updates and nuances [J]. Med Clin North Am, 2017, 101(2): 333 - 350.

[5] KOBAYASHI T, NANNYA Y, ICHIKAWA M, et al. A nationwide survey of hypoplastic myelodysplastic syndrome (a multicenter retrospective study) [J]. Am J Hematol, 2017, 92(12): 1324 - 1332.

[6] OGAWA S. Clonal hematopoiesis in acquired aplastic anemia [J]. Blood, 2016, 128(3): 337 - 369.

[7] TANAKA TN, BEJAR R. MDS overlap disorders and diagnostic boundaries [J]. Blood, 2019, 133(10): 1086 - 1095.

第六章

出凝血疾病

病例42 血小板减少、多发性血栓形成、肥胖症和垂体功能减退

主诉

女性,42岁,胸闷、乏力不适3个月余。

病史摘要

现病史:患者,女,42岁,籍贯安徽,2016年10月因胸闷、乏力不适就诊当地医院,查血常规:WBC $5.3×10^9$/L, Hb 110 g/L, PLT $5×10^9$/L。骨穿检查:全片见巨核细胞200个以上,分类50个,其中幼稚巨核细胞1个,颗粒型巨核细胞43个,产板型巨核细胞5个,考虑免疫性血小板减少性紫癜。予以地塞米松治疗15 mg qd×7天,血小板恢复至$108×10^9$/L,出院后口服泼尼松每日10片,以后逐渐减量。2016-11-15血小板降至$68×10^9$/L,加达那唑每天二片,联合泼尼松治疗,其剂量根据血小板数量调整,波动在每日3~10片,以每日4~6片为多;2017年1月因血小板再次下降至$25×10^9$/L,当地医院予以利妥昔单抗100 mg每周(qw)×4次治疗,血小板上升至$44×10^9$/L,随后血小板又下降。8个月来血小板保持在$(24~44)×10^9$/L,2017-8-04口服泼尼松增至每日7片,血小板仍低下,至$18×10^9$/L。2017-08-04入住宁波市第一医院,予以地塞米松10 mg qd×10天,2017-08-12发现右下肢肿胀,彩超提示深静脉血栓形成,位于腘静脉和大隐静脉;2017-08-15转长海医院血管外科行下腔静脉造影+滤器置入术,术后出院,建议转瑞金医院治疗。2017-08-17在瑞金医院急诊予以甲泼尼龙60 mg qd×2天,在血液科门诊查易栓症全套加血小板功能、风湿免疫、凝血功能全套检查,未见异常。病程中自诉无骨关节疼痛,无思维混乱及语言障碍,无明显畏寒发热,无腰痛血尿等。2017-08-19转入我科住院。患者自发病以来一般情况可,无发热、盗汗,胃纳、睡眠可,体重近期无明显下降。

既往史:否认糖尿病、高血压、冠心病等慢性病史;否认结核、伤寒、乙肝等病史;2017-8-15因右下肢静脉血栓在长海医院行下腔静脉造影+滤器置入术;否认输血史;否认食物过敏史;否认药物过敏史。

个人史:1997年生育后体重逐年上升,呈持续性、匀速增长,体重生育前65 kg→产后75 kg→最高体重107 kg(身高165 cm);10年前有1年油漆接触史,无疫水接触史,无重大精

神创伤史,否认烟酒不良爱好,从事餐饮业 10 余年,工作环境通风良好。发病后短期(1~2月)有中药服用史,否认长期服用保健品、土药等;2016 年 10 月开始长期服糖皮质激素。

月经史:平素月经正常,口服激素后行经不规则;流产 1 次后人工节育环避孕。1-0-1-1。

婚育史:已婚已育,自然受孕,1997 年 22 岁时自家顺产一子,体重 5 kg,出血量不详。

家族史:否认家族性疾病及相关肿瘤遗传病史。

入院体检

一般情况:ECOG 2 分,身高 165 cm,体重 107 kg,体表面积(BSA)2.3 m²,BMI 39.3 kg/m²,BP 140/91 mmHg。神志清,满月脸,水牛背,"库欣"特征性外貌,对答切题,四肢皮肤散在瘀斑,双肺呼吸音粗,未闻及明显干、湿啰音。心率(HR)86 次/分,律齐,腹平,无压痛,无反跳痛,肝、脾肋下未触及,右下肢肿胀为全肢型,皮肤张力高。膝下 15 cm 小腿周径:右腿 46 cm,左腿 37 cm。无破溃渗出,左下肢无水肿,神经系统检查(-)。

辅助检查

血常规(2017-08-19):WBC 15.24×10⁹/L↑,Hb 144 g/L,PLT 21×10⁹/L↓,外周血见破碎的红细胞 1‰(7/500)。

凝血功能检查(2017-08-19):凝血因子检查均正常,但凝血酶原时间 17.1 s↑,国际标准化比值 1.42,部分凝血活酶时间 25.6 s↓(正常);D-二聚体 20.64 μg/ml↑,纤维蛋白原 1.11 g/L↓,抗凝血酶活性 94%,凝血酶时间 22.1 s↓,肝素 PF4 抗体阴性。

易栓症全套:血浆纤溶酶原、抗凝血酶Ⅲ活性、狼疮抗凝物测定、蛋白 C 活性、蛋白 S 活性、a₂ 纤溶酶抑制物均在正常范围。血葡萄糖 19.3 mmol/L↑。

血脂:甘油三酯 2.41 mmol/L↑,载脂蛋白 B 1.28 g/L↑,余均在正常范围。

免疫功能:总补体 CH50 59 U/ml↑,补体 C3 1.04 g/L,补体 C4 0.19 g/L,补体 C1q 158 mg/L,IgA 0.79 g/L,IgG 7.87 g/L,IgM 2.54 g/L↑,IgE 35 IU/ml。

内分泌激素(2017-08-25,表 42-1):

表 42-1 患者内分泌激素检查结果

项目名称	结果	参考值范围	单位
卵泡刺激素	1.6	正常非孕女性:卵泡期 0.2~1.6,排卵期 0.3~2.1,黄体期 1.8~22.5,绝经期 0.04~1.05 怀孕女性组:孕 1~12 周 3.9~60,孕 13~24 周 15.4~60 男性:0.1~2.1	mIU/ml
黄体生成素	<0.2	女性:卵泡期 1.9~11.6,排卵期 12.9~105.2,黄体期 0.8~10.5,绝经期 6.6~64.4 男性:1.4~7.7	mIU/ml
特异 β 人绒毛膜促性腺激素	<0.5	未孕女性/男性:0~3.0。孕 0.2~1 周:5~50。孕 1~2 周:50~500。孕 2~3 周:100~5 000。孕 3~4 周:500~10 000。孕 4~5 周:1 000~50 000。孕 5~6 周:1 000~100 000。孕 6~8 周:15 000~200 000。孕 8~12 周:10 000~100 000	mIU/ml

（续表）

项目名称	结果	参考值范围	单位
雌三醇	0.1	1～10周:0～0.2。11～25周:0.2～5.8。26～28周:2.2～7.6。29～32周:3.5～8.9。33～36周:4.9～15.7。37～38周:6.0～24。39～40周:8.2～24.2	ng/ml
垂体泌乳素	15.7	女性:绝经前3.8～30.7,绝经后3.2～24.9 男性:3.0～16.5	ng/ml
孕酮	0.14	正常非孕女性:卵泡期0.2～1.6,排卵期0.3～2.1,黄体期1.8～22.5,绝经期0.04～1.05 怀孕女性组:孕1～12周3.9～60,孕13～24周15.4～60 男性:0.1～2.1	ng/ml
睾酮	0.42	男性:2.27～9.76。正常非孕女性:0～1.23	ng/ml
雌二醇	60	卵泡期:25～138。排卵期:100～440。黄体期:31～317。绝经期:0～84。男性:0～84	ng/ml
皮质醇	5.1	早晨7:00～10:00:6.4～22.8 下午16:00～20:00:<10	μg/dl
硫酸脱氢表雄酮	14	9～400	μg/dl
绒毛膜促性腺激素	<0.500	健康绝经后妇女≤7,健康非孕绝经前妇女≤1 孕妇孕3周:5.4～72。孕4周:10.2～708 孕5周:217～8245。孕6周:152～32177 孕7周:4059～153767。孕8～9周:31660～149094 孕10～12周:27107～201615。孕13～14周:24302～93646,孕15周:12540～69747。孕16～18周:8240～55332	mIU/ml
促肾上腺皮质激素	6.2	7.0～65.0	pg/ml
性激素结合球蛋白	19.1	18～114	nmol/L
总三碘甲状腺原氨酸	0.74	0.89～2.49	nmol/L
总甲状腺素	62.2	64.4～186.6	nmol/L
促甲状腺激素	0.017	0.35～5.1	μIU/ml
游离甲状腺素	10.11	6.44～18.02	pmol/L
游离三碘甲状腺原氨酸	2.7	2.76～6.45	pmol/L
抗甲状腺过氧化物酶抗体	2.5	<9	μIU/ml
甲状腺球蛋白抗体	<0.9	<4	μIU/ml

（续表）

项目名称	结果	参考值范围	单位
甲状腺球蛋白	9.98	1.28～50	ng/ml
生长激素	0.384	0.06～5	ng/ml

淋巴细胞免疫表型如表 42-2 所示。

表 42-2　患者淋巴细胞免疫表型检查结果

项目名称	结果	参考值范围	单位
CD4（T 淋巴辅助/诱导细胞）	24	36～52	%
CD8（T 淋巴抑制/毒细胞）	58	19～34	%
CD3（T 淋巴细胞）	86	59～80	%
CD4/CD8	0.4	1.4～2.7	
NK（CD16+56 自然杀伤细胞）	6	8～26	%
CD19（B 淋巴细胞）	7	7.3～18.2	%
IL-1	5	0～5	pg/ml
IL-6	5.4	0～5.9	pg/ml
IL-8	5	0～62	pg/ml
TNFα	11	0～8.1	pg/ml
IL-10	9.93	0～9.1	pg/ml
促红细胞生成素	24.5	2.6～34	mU/ml
IL-2	627	223～710	pg/ml

病原体：咽拭子示肺炎支原体培养阳性；G 试验 103.1 pg/ml↑。

病毒全套：乙肝、丙肝、梅毒、HIV、HBV-DNA 均阴性，HCMV-DNA 弱阳性。

肿瘤指标：AFP、CEA、CA199、NSE、SCC、CA50 均阴性。

免疫指标：ANA 谱、ANCA、自身免疫性肝炎均阴性。

肝肾功能检查：正常范围。

血小板功能。诱导剂：ADP。血小板聚集最大值 21.6%↓，网织血小板比率 13.8%（0.8%～6.3%），HbA1c 8.7%↑；vWF 活性 275.6%↑（50%～150%）；血管性血友病因子：295.3%↑（60%～150%）。ADAMTS13：血浆 ADAMTS13 抑制物阴性，活性检测 33.4%（68%～131%）。

骨髓检查：本院 2017 年 8 月 22 日骨髓涂片：骨髓片中有核细胞增生明显活跃。巨核细胞增生活跃，产板型巨核细胞比例减低，颗粒型巨核细胞 65 个，产板型巨核细胞 3 个，裸核 8

个。骨髓流式:未见异常。骨髓染色体:46XX。

影像学检查:

双下肢血管彩超:①双下肢股总、股浅、股深、腘静脉及右侧大隐静脉起始端血栓形成可能;②双侧下肢动脉未见明显异常;③双下肢皮下水肿。

双侧甲状腺彩超:甲状腺结节。

垂体 CT 平扫＋增强:垂体强化欠均。

胸部 CT 平扫:两肺炎症。

腹部 CT 平扫:下腔静脉滤网置入后改变,腹部、盆腔、双下肢大腿皮下水肿。治疗后,下肢水肿明显改善(图 42-1)。

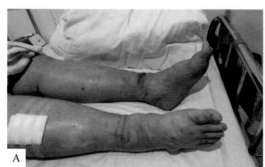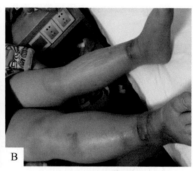

图 42-1　A.8 月 26 日双下肢皮下高度水肿;B.12 月 2 日双下肢水肿明显改善

(2017-09-07)肺血管 CTA:左肺主动脉、左下肺动脉及右下肺动脉血栓形成(图 42-2A)。

(2017-09-16)头颅 CTA:①右侧椎动脉 V3 段软斑块,管腔狭窄;②前交通及右侧后交通发育变异(图 42-2B)。

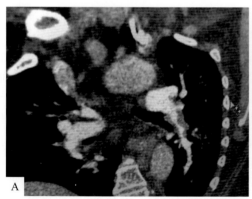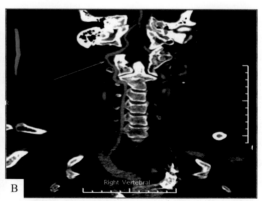

图 42-2　A.肺多发血栓;B.基底静脉系统血栓形成

12 月 2 日复查肺部 CTA 三维显示:双肺动脉走形自然,形态无特殊,其内密度均匀,强化明显且均匀,未见异常密度影(图 42-3A)。头颅 CT 示(图 42-3B):垂体强化均匀,未见异常。

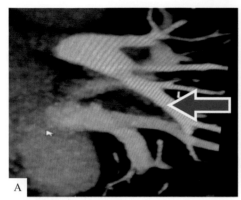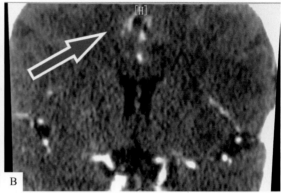

图 42-3　A.肺部 CTA 未见异常密度影;B.头颅 CT 示:垂体强化均匀,未见异常密度及形态改变

初步诊断

血小板减少、多发性血栓形成、肥胖症和垂体功能减退。

治疗及转归

患者在抗感染治疗同时,使用低分子肝素,口服左甲状腺素,左下肢肿胀消退,右下肢肿胀部分消退,双下肢、臀部和腰背部水泡全部消退,无破溃。肺动脉和颅内动脉血栓消失,体重减轻 18.5 kg,血小板稳定在正常范围。一般情况好转,能行走,体温正常,效果明显,现随访中。

最终诊断

继发性血小板减少、肥胖症、多发性血栓形成、垂体功能减退、医源性库欣综合征。

讨论与分析

1. 血小板减少的原因

血小板减少的原因可分为原发性和继发性两大类。大多数原发性(或特发性)血小板减少即免疫性血小板减少症(immune thrombocytopenia, ITP),是一种原因不明的自身免疫性出血性疾病,约占出血性疾病总数的 1/3。临床表现以皮肤黏膜出血为主,严重者可发生内脏出血,甚至颅内出血,出血风险随年龄增长而增加。部分患者仅有血小板减少而没有出血症状。该病的主要发病机制是产生自身抗血小板抗体,使血小板破坏增多,骨髓中巨核细胞代偿性增多,产生的血小板相对不足,导致外周血中血小板减少而致出血。ITP 确诊前,必须排除继发血小板减少,其原因和机制有以下几种:①免疫性和非免疫性破坏增多,如系统性红斑狼疮、甲状腺疾病、淋巴系统增殖性疾病,如脾功能亢进等;②生成减少,如先天性生成障碍、获得性再生障碍性贫血、骨髓增生异常综合征、急性白血病、慢性肝病、感染、药物等;③消耗增多,如血栓形成,尤其是多发性血栓、血栓性血小板减少性紫癜、弥散性血管内凝血(DIC)、感染等。

本患者为年轻女性,以血小板低下起病,排除系统性红斑狼疮等免疫性疾病,也排除了肿瘤性和药物性疾病。两次骨髓检查结果均提示巨核细胞明显增高,产板型巨核细胞减少,使用泼尼松、地塞米松治疗后,血小板曾一度升高到 113×10^9/L,浙江宁波市李惠利医院诊断为 ITP,但出院后,激素减量,血小板又下降到 24×10^9/L,此时患者全身无水肿,使用激素后血小板上升,提示早期的血小板减少与免疫抑制有关。随后5个多月里血小板一直在较低的水平,加用二线药物利妥昔单抗100 mg qw×4次,血小板虽曾有所上升,至44×10⁹/L,但随后又降至(20～30)×10⁹/L,直到8月份患者出现右下肢肿胀,彩超提示深静脉血栓形成,消耗体内的血小板从而使血小板减少加重;9月份后逐渐停用激素治疗,使用低分子肝素抗凝后血小板呈明显上升趋势。此后3个月时间一直用低分子肝素,未使用激素治疗,血小板都维持在正常范围。因此,ITP的诊断存有疑问,需要进一步明确。

本病需要与血栓性血小板减少性紫癜(thrombotic thrombocytopenic purpura,TTP)相鉴别,TTP为一种不常见的血栓性微血管病,伴有微血管病性溶血性贫血。临床特征为发热、血小板减少性紫癜、微血管病性溶血性贫血、多种神经系统损伤和肾损害等。该患者虽然有轻到中度贫血(正细胞正色素性贫血),但该患者病程中无神志不清、发热、肾功能损害、神经系统损害,外周血破碎红细胞7/500个,血浆ADAMTS13抑制物为阴性,故不符合TTP的诊断。但本患者使用抗凝药物(璜达肝葵纳)后,血小板有进一步下降趋势,故怀疑是否是肝素诱导的血小板减少症(heparin-induced thrombocytopenia,HIT),检测肝素抗体,结果阴性,故不符合肝素引起血小板减少的诊断。9月7日发现肺动脉广泛血栓形成,病情恶化。鉴于低分子量肝素除抗凝外,还有抑制PF-4、TGFβ的合成,从而促血小板生成的作用。经过讨论,予激素减量,改用低分子量肝素抗凝治疗,使用后血小板开始上升(09-12血小板70×10⁹/L),再加用促血小板生成素(TPO),血小板明显上升,10月4日升至220×10⁹/L(图42-4),动脉和静脉血栓明显消退,下肢肿胀明显减轻,能行走,结合病史和治疗效果,说明血小板减少是多发性血栓导致其消耗增多所引起的。

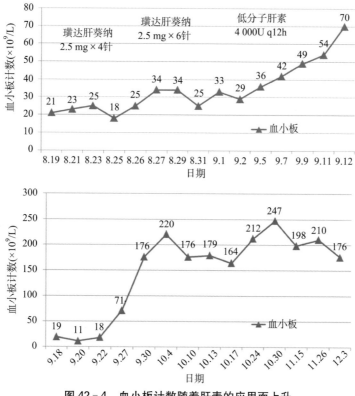

图42-4　血小板计数随着肝素的应用而上升

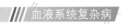

2. 肥胖症及其原因

患者 1997 年生育时无大量出血,但产后体重逐年上升,呈持续性、匀速增长,体重生育前 65 kg→产后 75 kg→最高体重 107 kg(身高 165 cm),BMI 为 39.1 kg/m^2,根据美国 2017 年关于肥胖症的诊断标准及 1997 年 WHO 成人 BMI 分级标准,该患者肥胖症已达 Ⅱ 度(表 42-3、表 42-4)。

表 42-3 美国国立卫生研究院(NIH)标准下儿童和成人的 BMI

类别	BMI	
	儿童	成人(kg/m^2)
体重过轻	低于 5%	18.5 以下
健康体重	5%～85%	18.5～24.9
超重	85%～95%	25～29.9
肥胖	95%或以上	30 以上

引自参考文献[3]

表 42-4 WHO 成年人 BMI 分级标准(1997)

分类	BMI(kg/m^2)	发病风险
体重过低	<18.5	高(非肥胖相关疾病)
正常范围	18.5～24.9	平均水平
超重	≥25	
肥胖前期	25～29.9	增加
Ⅰ度肥胖	30～34.9	中等
Ⅱ度肥胖	35～39.9	严重
Ⅲ度肥胖	≥40	极为严重

肥胖症(obestiy)是一种多见的、古老的代谢性疾病。当人体进食热量多于消耗性热量时,多余的热量以脂肪形式储存于体内,其量超过正常生理需要量,达一定程度时演变为肥胖症。肥胖症分为单纯性肥胖和继发性肥胖症。继发性肥胖症是继发于神经-内分泌-代谢紊乱基础上的肥胖症,如下丘脑病、垂体病、胰岛病、甲状腺功能减退症等腺体功能的疾病。该患者的 LH<0.2 mIU/ml、特异 β 人绒毛膜促性腺激素(HCG)<0.5 mIU/ml、ACTH 5.2 pg/ml、TSH 0.008 mIU/ml,均减低,提示该患者存在垂体功能低下。血清总 T$_3$ 0.69 nmol/L(低下),同时总甲状腺素 62.6 nmol/L,提示引起该患者肥胖的原因可能与下丘脑垂体功能减退、甲状腺功能低下有关,符合文献报道(表 42-5)。故该患者在本院住院期间存在甲状腺-垂体功能低下,在抗感染的同时,给患者口服甲状腺素-左甲状腺素后,体重减轻 18.5 kg,一般情况和活动都明显改善。

表 42-5 按甲状腺功能分组的研究人群的基线特征

项目	甲状腺功能正常($n=4\,748$)	明显的甲状腺功能减退($n=101$)	亚临床甲状腺功能减退($n=294$)	甲状腺功能亢进($n=82$)	亚临床甲状腺功能亢进($n=178$)
年龄(岁)	40.1 ± 14.4	$44.7\pm13.4^{\dagger}$	39.2 ± 14.9	41.0 ± 14.1	$44.2\pm13.8^{\dagger}$
性别(%)					
男	44.6	$16.8^{\dagger}$	$23.8^{\dagger}$	42.7	40.4
女	55.4	83.2	76.2	57.3	59.6
吸烟(%)	12.0	6.9	$5.4^{\dagger}$	14.6	10.7
体重(kg)	70.4 ± 12	$73.5\pm13^{*}$	$67.8\pm13^{\dagger}$	69.0 ± 12	70.0 ± 11
腰围(cm)	87.5 ± 12	$92.8\pm11^{\dagger}$	86.1 ± 13	87.8 ± 11	88.3 ± 11.6
BMI(kg/m²)	26.5 ± 4.6	$29.1\pm4.7^{\dagger}$	26.5 ± 4.7	26.1 ± 4.1	26.5 ± 3.8
TC(mg/dl)	200 ± 45	$218\pm45^{\dagger}$	200 ± 48	$171\pm35^{\dagger}$	200 ± 43
HDL-C(mg/dl)	41.4 ± 10	41.8 ± 11	42.5 ± 11	$39.1\pm11^{*}$	41.7 ± 10
LDL-C(mg/dl)	128 ± 36	$140\pm36^{*}$	128 ± 39	$105\pm28^{\dagger}$	125 ± 36
TG(mg/dl)	135(91~197)	158(102~253)*	125(86~208)	125(87~183)	143(101~204)
空腹血糖(mg/dl)	95 ± 28	93 ± 20	98 ± 37	97 ± 26	$102\pm34^{*}$
2 h 餐后血糖(mg/dl)	112.0 ± 49.4	$122.3\pm57.2^{*}$	117.4 ± 65.5	118.8 ± 47.0	120.6 ± 62.6
空腹血清胰岛素(mIU/L)	7.6(5.4~10.6)	8.6(5.6~11.9)	8.4(6.1~11.7)*	9.5(5.3~11.9)	7.9(5.5~10.7)
HOMA-IR	1.7(1.2~2.5)	1.9(1.3~2.9)	1.9(1.3~2.9)*	2.2(1.2~2.8)*	1.9(1.4~2.6)*
收缩压(mmHg)	117 ± 17	117 ± 18	117 ± 18	119 ± 16	117 ± 17
舒张压(mmHg)	76 ± 10	77 ± 9	75 ± 10	75 ± 9	76 ± 11
TSH(mIU/L)	1.6(1.0~2.4)	13.3(7.7~37.4)†	6.6(5.6~8.4)†	0.02(0.01~0.06)†	0.19(0.07~0.25)†
FT₄(ng/dl)	1.2 ± 0.2	$0.7\pm0.2^{\dagger}$	$1.1\pm0.1^{\dagger}$	$2.5\pm2.6^{\dagger}$	$1.3\pm0.1^{\dagger}$

值以平均值±标准差表示,TG、HOMA-IR、TSH 和胰岛素除外,以中位数(IQR)表示。P 值为与甲状腺功能正常的受试者进行比较;$^{*}P<0.05$;$^{\dagger}P<0.001$。BMI,体重指数;TC,总胆固醇;HDL-C,高密度脂蛋白胆固醇;LDL-C,低密度脂蛋白胆固醇;TG,甘油三酯;HOMA-IR,胰岛素抵抗的稳态评估模型;TSH,促甲状腺激素;FT₄,游离甲状腺素

引自参考文献[4]

3. 多发性血栓与肥胖的关系

据报道(表 42-6、图 42-5),体重增加者,深静脉血栓形成、血液凝固性改变、糖尿病、高

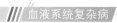

脂血症、肺栓塞的发生率也增高。最近的报道也说明肥胖症是深静脉形成的危险因素。

表 42-6　体重与深静脉血栓形成的关系

临床特征	正常体重（BMI < 25），n=151(23%)	超重（BMI 25-29.99），n=186(28%)	肥胖（BMI ≥ 30），n=325(49%)	P
女	77(51.0%)	85(45.7%)	175(53.8%)	总体 0.21
男	74(49.0%)	101(54.3%)	150(46.2%)	
年龄，平均值(SD)	48(20)	50(18)	51(16)	0.22
阿拉伯卡塔尔人	39(25.8%)	37(19.9%)	91(28.0%)	0.12
诊断于				
门诊诊所	83(55.0%)	121(65.1%)	217(66.8%)	总体 0.04
医院病房	68(45.0%)	65(34.9%)	108(33.2%)	
超声波数量	2(1~20)	2(1~9)	3(1~17)	0.001
风险因素和合并症				
糖尿病	33(21.9%)	41(22.0%)	113(34.8%)	0.001
凝血异常	33(22.0%)	33(17.7%)	91(28.0%)	0.02
DVT 史	17(11.3%)	32(17.2%)	97(29.8%)	0.001
PE 史	3(2.0%)	7(3.8%)	23(7.1%)	0.04
恶性肿瘤	32(21.2%)	34(18.3%)	40(12.3%)	0.03
怀孕	9(6.0%)	19(10.2%)	29(8.9%)	0.37
口服避孕药	1(0.7%)	4(2.2%)	8(2.5%)	0.41
最近手术史	18(11.9%)	22(11.8%)	44(13.5%)	0.81
旅行史	5(3.3%)	13(7.0%)	11(3.4%)	0.12
高甘油三酯血症	12(7.9%)	14(7.5%)	47(14.5%)	0.03
高脂血症	31(20.5%)	43(23.1%)	110(33.8%)	0.003
高血压	49(32.5%)	53(28.5%)	141(43.4%)	0.002
下肢(LL)受累				
左 LL	57(39.3%)	70(39.1%)	111(35.0%)	总体 0.66
右 LL	78(53.8%)	95(53.1%)	178(56.2%)	
双侧 LL	10(6.9%)	14(7.8%)	28(8.8%)	
解剖位置				
髂累及	17(11.3%)	11(5.9%)	14(4.3%)	0.01

（续表）

临床特征	正常体重（BMI < 25），n=151（23%）	超重（BMI 25－29.99），n=186（28%）	肥胖（BMI ≥ 30），n=325（49%）	P
腘静脉	104（68.9%）	124（66.7%）	245（75.4%）	0.08
股总静脉	88（58.3%）	92（49.5%）	141（43.4%）	0.01
胫后静脉	96（63.6%）	130（69.9%）	244（75.1%）	0.03
治疗				
依诺肝素	113（74.8%）	153（82.3%）	256（78.8%）	0.25
华法林	98（64.9%）	133（71.5%）	256（78.8%）	0.005
阿司匹林	46（30.5%）	65（34.9%）	129（39.7%）	0.13
达肝素	20（13.2%）	31（16.7%）	57（17.5%）	0.49
肝素	15（9.9%）	21（11.3%）	31（9.5%）	0.81
华法林治疗时间，月	3（1～46）	6（1～98）	6（1～89）	0.001
华法林终生	15（9.9%）	23（12.4%）	69（21.2%）	0.002
Plavix（氯吡格雷）	7（4.6%）	15（8.1%）	40（12.3%）	0.02
溶栓治疗	1（0.7%）	2（1.1%）	7（2.2%）	0.39
血栓后综合征	72（47.7%）	93（50.0%）	163（50.2%）	0.87
肺栓塞	10（6.6%）	30（16.1%）	41（12.6%）	0.03
死亡	34（22.5%）	29（15.6%）	37（11.4%）	0.007

BMI，体重指数；DVT，深静脉血栓形成；PE，肺栓塞；SD，标准差。
引自参考文献[6]

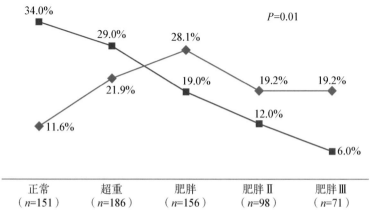

图 42-5 体重与深静脉血栓形成病死率的关系图

引自参考文献[6]

肥胖症为何是血栓形成的危险因素？近年来的基础研究进一步指出，肥胖者的脂肪组织能产生许多促血栓形成的因子（图 42-6），如组织因子、TNF-α、IL-6、PAI-1 等，导致促血栓状态。Hunt 按 Virchow 三原则假设了肥胖易致血栓形成的机制（表 42-7）。

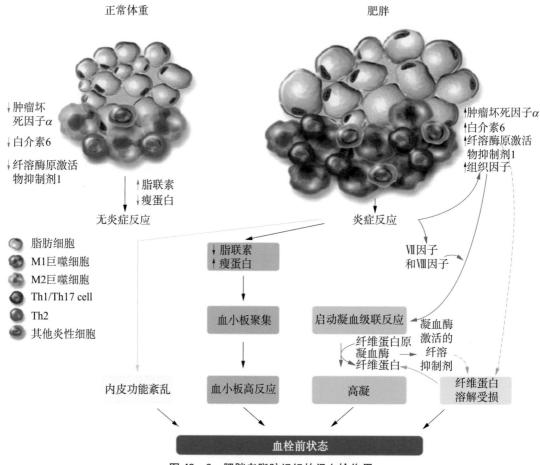

图 42-6　肥胖者脂肪组织的促血栓作用

引自参考文献[3]

表 42-7　依 Virchow 三原则假设肥胖易致血栓形成的机制

血栓前期	↑ Von Willebrand 因子
	↑纤维蛋白原
	↑纤溶酶原激活物抑制剂-1(PAI-1)
	↑凝血酶抗凝血酶复合物(TAT)，凝血酶原片段 1+2
	↑血小板反应
	↑促凝血的微小颗粒

（续表）

血流	↓由于静脉尺寸增加？
	↓静脉瓣功能
血管壁	↑组织因子表达？
	内皮细胞由于脂肪细胞因子生成而激活？
其他	静脉局部压力？

引自参考文献[8]

　　以上报道都为此患者多发血栓形成的机制与肥胖症有关提供了理论依据。此外，文献报道，库欣综合征时血皮质激素增高，静脉血栓栓塞症（venous thromboembolism，VTE）发生率也较高（图42-7），据 Rowland K 报道，短期应用皮质激素，VTE 形成的危险性增高。患者自2016年10月开始，长期使用皮质激素（总计10个月），加重了血管内膜细胞的损伤。也有报道认为细菌释放的内毒素也会加重内膜的损害，患者2017年8月合并右下肢血栓，随后肿胀和水泡进行性加重，有十余个大小不等的水泡破溃合并感染，长期咳嗽、咳痰，肺部感染，Ⅰ型呼吸衰竭，咽拭子见白色念珠菌、痰培养见产气肠杆菌，符合文献报道。该患者细菌和真菌释放的内毒素进一步损害血管内皮细胞，所以肥胖、激素、感染等多方面的因素促进该患者动脉-静脉系统广泛血栓形成，血栓范围和程度呈加重趋势。

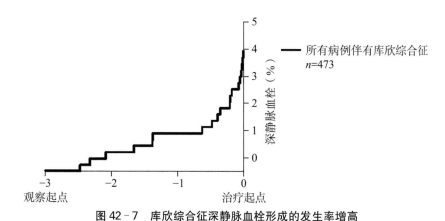

图42-7　库欣综合征深静脉血栓形成的发生率增高

引自参考文献[11]

　　4. 甲状腺及垂体功能低下的原因

　　患者在我院住院期间，体内多发广泛血栓形成，两个医院的两次化验结果均提示甲状腺功能低下：FT_3 和总甲状腺激素水平均低下，下垂体分泌的促激素（TSH、ACTH、促性腺激素）均减少。说明该患者甲状腺功能低下是垂体功能下降、TSH 分泌不足的结果。垂体功能低下的原因又是什么呢？参考最近文献（表42-8、表42-9），要排除免疫性和 Sheehan 综合征的可能。

表42-8　免疫因素引起的下丘脑垂体功能减低

疾病	患者人数	APA(%)	AHA(%)	滴度
特发性垂体功能低下	66	19.6	10	1:(32~128)
创伤性脑损伤	61	22.9	21.3	1:(8~256)
儿童腹腔病	31	12.9	6.45	1:(2~64)
Sheehan综合征	20	35	40	1:(32~128)
APECED	14	50	50	1:(50~4000)
(伴有GHD)	5	40	60	1:(50~4000)
饮食失调	57	74	20	1:(200~5000)

APA,抗垂体自身抗体;AHA,抗下丘脑自身抗体;APECED,自身免疫性多内分泌病-念珠菌病-外胚层营养不良;GHD,生长发育不良

引自参考文献[12]

表42-9　垂体功能减低的原因

病因学	根本原因/疾病(示例)
先天性的	<ul><li>特发性(无解剖病变或与综合征疾病无关)</li><li>蝶鞍区有解剖病变(例如,原发性空蝶鞍综合征或Rathke囊肿)</li><li>与中枢神经系统畸形相关(例如,视-隔发育不良、Kallmann综合征和垂体柄阻断综合征)</li></ul>
获得性的	<ul><li>垂体肿瘤(主要是大腺瘤)</li><li>颅咽管瘤</li><li>下丘脑-垂体区经蝶骨或经颅手术</li><li>颅辐射</li><li>全身性癌症治疗</li><li>脑外伤</li><li>Sheehan综合征</li><li>卒中</li><li>蛛网膜下腔出血</li><li>脑膜炎</li><li>垂体炎</li><li>蝶鞍区脑膜瘤</li><li>淋巴瘤</li><li>韦格纳肉芽肿病</li><li>血色素沉着病</li></ul>

引自参考文献[13]

　　由于该患者无产后大出血史,产后乳汁分泌正常,故不符合经典Sheehan综合征的诊断。但近年来的报道指出,Sheehan综合征的发病机制虽然是垂体缺血坏死,导致全垂体功能减退(图42-8),并可引发自身抗体的形成,损伤垂体,尚有约1/2的Sheehan综合征患者在发病时,垂体仅有微小灶坏死,因此临床表现较轻,易被忽视,产后数月或数年后才会出现

明显的垂体功能减低,尤其是甲状腺功能低下。该患者在 22 岁分娩出一 5 kg 重男婴,生育后饮食无增加,但体重进行性增加,从生育前 65 kg 增加到发病前 90 kg。此次因血小板低下合并血栓形成,体重 107 kg 入住我院,入院后头颅 CT 增强提示垂体密度不均匀,多种促进激素水平低下(TSH、FSH、LH 和 ACTH 均低下)。因此,分娩出血所致慢性垂体功能低下不能完全排除。此外,多个报道抗脑垂体自身抗体(antipituiatry antibodies,APA)的产生水平和脑损伤程度有相关性,该患者的 APA 水平需要进一步验证。总之,该患者参与发病因素众多,推测早期可能生育后引起垂体微小缺血灶→免疫因素、遗传因素参与下→产生抗体→引起隐匿性垂体功能减退→甲状腺功能低下→体重逐渐增加至肥胖→激素、感染加重内膜损伤→广泛血栓形成→血小板减少→医源性库欣综合征。

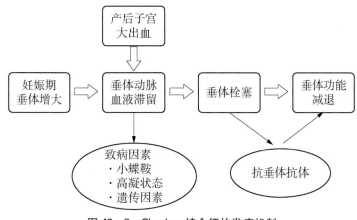

图 42 - 8　Sheehan 综合征的发病机制

引自参考文献[14]

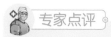 专家点评

　　患者入院后完善相关检查。对患者血小板减少、肥胖症、垂体功能减退的原因进一步探究,发现该患者参与发病的因素众多,推测为早期生育后引起垂体微小缺血灶,在免疫因素、遗传因素参与下产生抗体,引起隐匿性垂体功能减退及甲状腺功能低下,体重逐渐增加至肥胖,激素、感染加重内膜损伤并导致广泛血栓形成,血小板减少,产生医源性库欣综合征,建议在抗感染治疗的同时,使用低分子肝素,口服左甲状腺素,效果明显,一般情况好转,持续随访。

整理:刘梦珂,王艳煜

点评:熊红

参考文献

[1]　SHEN ZX，LI JM，WANG ZY，et al. Thrombocytopoietic effect of heparin given in chronic immune thrombocytopenic purpura [J]. Lancet，1995，346(8969):220 - 221.

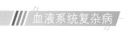
［2］ AREPALLY GM，PADMANABHAN A. Heparin-induced thrombocytopenia：A focus on thrombosis［J］. Arterioscler Thromb Vasc Biol，2021,41(1):141-152.

［3］ VILAHUR G，BEN-AICHA S，BADIMON L. New insights into the role of adipose tissue in thrombosis［J］. Cardiovasc Res，2017,113(9):1046-1054.

［4］ HEIMA NE，EEKHOFF EM，OOSTERWERFF MM. Thyroid function and metabolic syndrome：A population-based thyroid study［J］. Horm Metab Res，2017,49(3):192-200.

［5］ LACLAUSTRA M，MORENO-FRANCO B，LOU-BONAFONTE JM，et al. Impaired sensitivity to thyroid hormones is associated with diabetes and metabolic syndrome［J］. Diabetes Care，2019,42(2):303-310.

［6］ EL-MENYAR A，ASIM M，AL-THANI H. Obesity paradox in patients with deep venous thrombosis［J］. Clin Appl Thromb Hemost，2018,24(6):986-992.

［7］ YUAN S，BRUZELIUS M，XIONG Y，et al. Overall and abdominal obesity in relation to venous thromboembolism［J］. J ThrombHaemost，2021,19(2):460-469.

［8］ HUNT BJ. The effect of BMI on haemostasis：Implications for thrombosis in women's health ［J］. Thromb Res，2017,151 Suppl 1:S53-S55.

［9］ ROWLAND K. Short-term use of oral corticosteroids was linked to increased risk for sepsis，VTE，and fractures［J］. Ann Intern Med，2017,167(4):JC20.

［10］ STRELA FB，BRUN BF，BERGER RCM，et al. Lipopolysaccharide exposure modulates the contractile and migratory phenotypes of vascular smooth muscle cells［J］. Life Sci，2020，241:117098.

［11］ STUIJVER DJ，VAN ZAANE B，FEELDERS RA，et al. Incidence of venous thromboembolism in patients with Cushing's syndrome：a multicenter cohort study［J］. J Clin Endocrinol Metab，2011,96(11):3525-3532.

［12］ COCCO C，BRANCIA C，CORDA G，et al. The hypothalamic-pituitary axis and autoantibody related disorders［J］. Int J Mol Sci，2017,18(11):2322.

［13］ STIEG MR，RENNER U，STALLA GK，et al. Advances in understanding hypopituitarism ［J］. F1000Res，2017,6:178.

［14］ DIRI H，KARACA Z，TANRIVERDI F，et al. Sheehan's syndrome：new insights into an old disease［J］. Endocrine，2016,51(1):22-31

［15］ DE BELLIS A，BELLASTELLA G，MAIORINO MI，et al. The role of autoimmunity in pituitary dysfunction due to traumatic brain injury［J］. Pituitary，2019,22(3):236-248.

［16］ SAV A，ROTONDO F，SYRO LV，et al. Pituitary pathology in traumatic brain injury：a review［J］. Pituitary，2019,22(3):201-211.

病例43 血小板减少——慢性粒单核细胞白血病

 主诉

男性,52岁,间歇性便血3个月余。

病史摘要

现病史:患者于入院前 3 个月无明显诱因下出现间歇性便血,为少量鲜血,不与粪便混合,无发热,无牙龈出血及鼻衄,无胸闷、咳嗽等不适,2015 年 12 月 1 日至上海金山医院住院行肠镜检查示:乙结肠息肉样病灶。病理示:绒毛状腺瘤性息肉伴低级别上皮内瘤变。血常规示 WBC 7.34×10^9/L, Hb 120 g/L, PLT 31×10^9/L,单核细胞百分比 18.7%。行骨穿示:有核细胞增生活跃之骨髓象。予止血等对症治疗,便血好转后出院。出院后口服利血生,每日 3 次,每次两粒,共服 8 天。后门诊多次复查发现血小板低,先后 3 次输注血小板。2016 年 2 月 6 日于我院门诊就诊,血常规示 WBC 9.38×10^9/L, Hb 145 g/L, PLT 53×10^9/L。骨穿示:骨髓增生活跃,粒、红、巨三系均增生活跃,粒系核左移,可见轻度病态改变,成熟红细胞可见缗线状排列,产板型巨核细胞少见,血小板散在少见,髓片与血片中单核细胞比例增高(占 30%)。现为求进一步诊断和治疗,拟以"血小板减少症"入院。

患者发病以来,患者神清,精神一般,胃纳佳,睡眠一般,大便如上述,小便正常,体重无明显改变。

既往史:否认高血压及糖尿病病史;否认肝炎及结核病史;疫苗接种随社会规定;否认手术外伤史;输注 3 次血小板,未有输血反应;否认食物、药物过敏史。

个人史:生长于原籍江西,务农,种植水稻 30 余年,接触除草剂、杀虫剂 30 余年,否认其他有毒有害物质接触史,否认疫水、疫区接触史。

婚育史:已婚已育,育有 1 子,体健。

家族史:否认相关家族遗传病慢性病史。

入院体检

神清,精神一般,全身皮肤未见苍白、黄染、瘀斑及出血点,右侧肩部可见一长约 2 cm 瘢痕(皮肤活检切口,病理示血管瘤),浅表淋巴结未及肿大,双肺呼吸音清,未闻及干、湿性啰音,心率 108 次/分,律齐,未闻及病理性杂音。腹软,无压痛及反跳痛,无包块,肝未肿大,脾未触及,双下肢无水肿。

辅助检查

血小板计数和单核细胞比率见图 43-1、图 43-2。

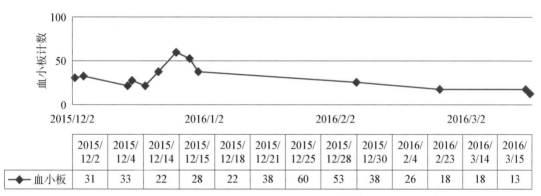

	2015/ 12/2	2015/ 12/4	2015/ 12/14	2015/ 12/15	2015/ 12/18	2015/ 12/21	2015/ 12/25	2015/ 12/28	2015/ 12/30	2016/ 2/4	2016/ 2/23	2016/ 3/14	2016/ 3/15
血小板	31	33	22	28	22	38	60	53	38	26	18	18	13

图 43-1 血小板计数($\times 10^9$/L)的变化

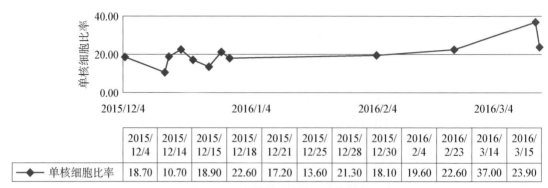

	2015/12/4	2015/12/14	2015/12/15	2015/12/18	2015/12/21	2015/12/25	2015/12/28	2015/12/30	2016/2/4	2016/2/23	2016/3/14	2016/3/15
◆ 单核细胞比率	18.70	10.70	18.90	22.60	17.20	13.60	21.30	18.10	19.60	22.60	37.00	23.90

图 43-2 单核细胞比率(%)的变化

免疫学指标:IgG 1 900 mg/dl, IgA 572 mg/dl, IgE 2 460 IU/ml, IgM 184 mg/dl, κ 轻链 16.2 g/L, λ 轻链 10.2 g/L, 补体 C3 105 mg/dl, 补体 C4 12 mg/dl, 免疫固定电泳阴性。补体 50 40.0 U/ml, p-ANCA 阴性(—), 抗中性粒细胞细胞质抗体靶抗原(PR3)0 RU/ml。

维生素:维生素 A 0.54 μmol/L, 维生素 B_1 50 nmol/L, 维生素 B_2 301 μg/L, 维生素 B_6 18.4 μmol/L, 维生素 C 38 μmol/L↓, 维生素 E 11 μg/ml。

铁代谢:血清铁 12.1 μmol/L, 铁饱和度 25.7%, 总铁结合力 47.0 μmol/L。

生化:葡萄糖 5.61 mmol/L, 前白蛋白 245 mg/L, ALT 29 IU/L, AST 26 IU/L, 碱性磷酸酶 49 IU/L, GGT 81 IU/L, 总胆红素 11.9 μmol/L, 直接胆红素 2.4 μmol/L, 总蛋白 76 g/L, 白蛋白 37 g/L, 尿素 4.9 mmol/L, 肌酐 87 μmol/L, 尿酸 481 μmol/L, 钠 140 mmol/L, 钾 3.26 mmol/L, 氯 102 mmol/L, 钙 2.19 mmol/L, 磷 1.31 mmol/L, LDH 141 IU/L。

凝血功能指标:APTT 28.2 s, PT 12.3 s, INR 1.04, TT 18.60 s, Fg 2.4 g/L, FDP 0.3 mg/L, D-二聚体定量 0.20 mg/L。

骨髓细胞形态学:骨髓增生活跃,粒红比减低,粒系增生活跃,核稍左移,部分粒细胞颗粒减少或增多。AKP 积分:75 分/100 N.C.。红系增生活跃,以中晚幼红细胞为主,成熟红细胞形态未见异常,巨核系增生减低,血小板散在少见,外周血片单核细胞比例升高(占30%),绝对值 $1.74×10^9$/L,髓片中原始细胞占 2%,可见幼单核细胞,提示 CMML-1。

腹部 B 超,淋巴结超声:①脂肪肝,肝胆胰脾肾未见明显异常。②未见明显肿大淋巴结。

颈胸腹盆 CT 平扫+增强:双侧颈部及颌下、纵隔、两侧腋窝小淋巴结显示,右肺中叶、左肺上叶舌段及两肺下叶小斑片条索影,脂肪肝,肝右后叶钙化灶,胆囊底部壁稍厚,左肾上极囊性灶。

初步诊断

慢性粒单核细胞白血病,血小板生成减少。

治疗与转归

根据患者血象及骨髓检查结果,诊断为慢性粒单核细胞白血病,血少板减少是继发的。按 GFM 和 CPSS 系统评估,预后虽属于低中危,但单核细胞不断上升,血小板逐渐减少,骨髓中原始细胞 2%,有幼稚单核细胞,故行以地西他滨为基础的温和联合化疗,序贯应用 D-CAG/IA(D=地西他滨,C=阿糖胞苷,A=阿克拉霉素,G=G-CSF)。患者接受 D-CAG

方案化疗第一个疗程，后患者出现骨髓抑制，化疗后 28 天后血常规示 WBC 4.56×10^9/L，Hb 106 g/L，PLT 72×10^9/L，单核细胞百分比 5.3%，提示骨髓造血功能恢复，出院随访。

最终诊断

慢性粒单核细胞白血病，血小板生成减少。

讨论与分析

1. CMML 的诊断与鉴别诊断

根据 WHO 对 CMML 的诊断标准：①持续性外周血单核细胞增多 $>1 \times 10^9$/L；②Ph（－），BCR/ABL（－）；③外周血和骨髓中原始细胞 <20%；④没有 *PDGFR* 基因重排；⑤髓系中 1 个或 1 个以上细胞系列有发育异常。如果无发育异常或异常极微，但其他条件符合，且有以下表现者，仍可诊断为 CMML：骨髓细胞有获得性细胞遗传学克隆异常，或单核细胞增多已持续 3 个月以上，而且排除所有能引起单核细胞增多的原因。

CMML 必须与反应性单核细胞增多相鉴别。反应性单核细胞增多的原因很多，如急慢性感染和无菌性炎症（如心肌梗死），那么如何鉴别 CMML 与反应性单核细胞增多呢？分析 CMML 与反应性单核细胞（对照）的免疫表型，发现 CMML 多数出现 CD45 和 HLA - DR 的表达下降，而 CD14 和 CD64 表达升高，同时超过 20% 的单核细胞会表达 CD56 和 CD2（表 43 - 1）。

表 43 - 1　CMML 与反应性单核细胞（对照组）的免疫表型对比

患者(%)	对照 (n=71)	CMML (n=118)	P 值
CD34(＋)细胞	1(1%)	11(10%)	0.03
CD34(＋)细胞≥3%			
Ⅰ期血原细胞≤5%			
CD34(＋)原始粒细胞(总计)	2(3%)	97(86%)	<0.000 1
CD117 升高			
CD123 升高			
CD13 和(或)CD33 升高			
CD38 降低			
CD45/侧向散射改变			
CD34 升高			
CD2、CD5、CD7、CD56			
CD64、CD15、CD11b			
成熟髓系细胞(总计)	1(1%)	79(67%)	<0.000 1

（续表）

患者(%)	对照 (n＝71)	CMML (n＝118)	P 值
CD11b/CD13/CD16 异常			
颗粒过少			
CD56(髓系细胞≥20%)			
单核细胞(总计)	15(21%)	78(66%)	＜0.000 1
CD45 降低			
HLA－DR 降低			
CD64 改变			
CD14 改变			
CD56(单核细胞≥25%)			
CD2(单核细胞≥20%)			

引自参考文献[7]

近年来对单核细胞的表型进行了进一步的研究,结果是根据不同的免疫表型,单核细胞可分为经典型、中间型和非经典型。其中经典型的单核细胞表型为CD14(＋＋)CD16(－);中间型的单核细胞表型为CD14(＋＋)CD16(＋);而非经典型的单核细胞表型为CD14(＋)CD16(＋＋)。3种单核细胞亚型在不同疾病中的出现频率也不尽相同,其中经典型单核细胞[CD14(＋＋)CD16(－)]在一些感染性疾病如脓毒血症、登革热、结核、HIV、HBV 等疾病中,出现相对较少,而另两种类型的单核细胞出现较多(表43-2)。除了这些感染性疾病与单核细胞增多有关外,一些恶性疾病也伴随着单核细胞的升高,与血液肿瘤相关的疾病有白血病前期、非淋巴细胞白血病、组织细胞增多症和淋巴瘤。

表 43-2　三种单核细胞亚型在不同疾病中出现的频率

疾病	CD14(＋＋) CD16(－) (经典,吞噬细胞)	CD14(＋＋) CD16(＋) (中间,炎症)	CD14(＋)CD16 (＋＋) (非经典,巡逻)	与 CD14(＋＋)CD16 (－)MC 扩增相关的功 能变化	PMID 编号
充血性 HF		6.4%↑		CD143(ACE)、肌 酸、GFR、白蛋白	20364047
CKD		42→70 cells/μl	55→130 cells/μl		20943670
RA		5%↑		Th17 细胞扩增	22006178
AAA		2.24%↑	1.9%↑		23348634
卒中		3%↑	3%↓		19293821
HIV-2		7%↑		髓样树突状细胞耗竭	23460749

（续表）

疾病	CD14（++）CD16（—）（经典，吞噬细胞）	CD14（++）CD16（+）（中间，炎症）	CD14（+）CD16（++）（非经典，巡逻）	与 CD14（++）CD16（—）MC 扩增相关的功能变化	PMID编号
脓毒症	无变化	11.5%↑	6%↑	吞噬作用↓、CD86↑、HLA－DR↓、IL－1β↓、IL－10↑	12028567
脓毒症	95%↓	12%↑	3，4%↓	HLA－DR↓、TNFα&IL－1β↓、IL－10↑	19604380
乙型肝炎	6.2%↓	3.3%↑	2，5%↓	HLA－DR↑、TNFα↑、IL－6↑、IL1β↑、Th17 细胞扩增	21390263
HIV	2.5%↓	3%↑	3%↑	CD163（清道夫受体）	21625498
登革热	12%～18%↓	3%～7%↑		HLA－DR↓、ICAM↑、血清 TNFα↑、IL－18↑、IFNγ↑、	20113369
肺结核	10%↓	9%↑	13%↑	TNFα↑、细胞凋亡↑、ll－10	21621464

按照指南,在人类疾病中检测循环经典［CD14（++）CD16（—）,也称为 CD14（+）CD16（—）,吞噬细胞］、中间［CD14（++）CD16（+）,也称为 CD14（+）CD16（+）,炎症］和非经典［CD14（+）CD16（++）,也称为 CD14（dim）CD16（+）,巡逻］MC 计数。记录单核细胞亚型的变化百分比和一些功能测量值。我们使用 PMID♯引用报告这些研究的单份手稿。ACE,血管紧张素转换因子；GFR,肾小球滤过率；CD86,共刺激分子；HLA－DR,人类白细胞抗原 DR（MHC－Ⅱ,主要组织相容性复合体Ⅱ类）；RA,类风湿性关节炎；AAA,腹主动脉瘤；HF,心力衰竭；CKD,慢性肾病；GFR,肾小球滤过率；HIV,人类免疫缺陷病毒；↑升高；↓降低；→,变更为
引自参考文献［7］

　　那么 CMML 的单核细胞属于哪一类单核细胞？最近的研究提供了答案。正常人群外周血的单核细胞亚型以 CD14（+）/CD16（—）类型单核细胞（MO1）比例最高,达到 75% 以上；而 CD14（+）/CD16（+）的中间型单核细胞（MO2）和 CD14（low）/CD16（+）非经典型单核细胞（MO3）的比例较低（图 43－3）。在 CMML 患者中,MO1 细胞比例相对正常对照组更高,而 MO2 和 MO3 的比例则显著下降（图 43－4）。

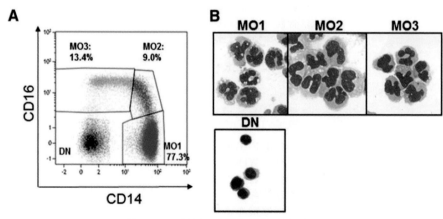

图 43－3　外周血单核细胞表型分型比例
引自参考文献［8］

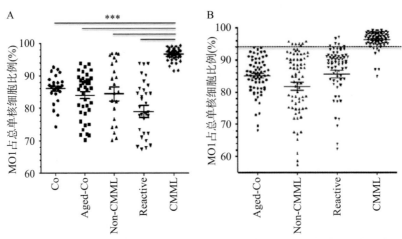

图43-4 MO1 表型的单核细胞在 CMML 及反应性单核细胞增多症的分布

A. 学习队列；B. 验证队列
引自参考文献[8]

　　因此，Mayo Clinic 所制订的最新 CMML 诊断流程表明，在单核细胞增多症中，除了在骨髓原始细胞中 Auer 小体可能阳性等标志外，流式细胞检测的结果若单核细胞的表型为 CD14（＋）/CD16（－），则需考虑 CMML。

　　2. CMML 的预后评估系统

　　CMML 的预后评估系统很多，从 2002 年起已超过 5 种，此类依据临床参数的评分依据虽不相同，但也有不少相同之处（表 43-3）。

表 43-3　CMML 预后评估分层系统

预后评分	年份	患者人数	外部确认	纳入最终模型的变量	低风险	中位生存期（月） 中等风险-1 中等风险-2		高风险	向 AML 转变
Onida 等 （MDAPS）	2002	213	否	① Hb＜120 g/L ② 循环未成熟髓系细胞 ③ 淋巴细胞绝对计数＞2.5×10⁹/L ④ 骨髓原始细胞＞10%	24	15	8	5	19% 发生 AML 转变，中位时间为 7 个月
Germing 等 （CMML 的 Dusseldorf 评分）	2004	288	否	① 骨髓原始细胞＞5% ② LDH＞200 U/L ③ Hb＜90 g/L ④ PLT＜100×10⁹/L	93	26ᵃ		11	5 年时分别为 8%、23% 和 23%
Such 等 （CPSS）	2013	578	是，274例患者	① CMML FAB 型 ② CMML WHO 型 ③ CMML 特异性细胞遗传学 ④ 红细胞输血依赖性	72	31	13	5	5 年时 AML 转变的概率分别为 13%、29%、60% 和 73%

（续表）

预后评分	年份	患者人数	外部确认	纳入最终模型的变量	低风险	中位生存期(月)中等风险-1中等风险-2		高风险	向 AML 转变
Itzykson 等 (GFM)	2013	312	是,165例患者	① 年龄>65 岁 ② WBC>15×10⁹/L ③ 贫血 ④ PLT<100×10⁹/L 5. *ASXL1* 突变	Not reached	38.5ᵃ		14.4	无 AML 生存期分别为 56.0、27.4 和 9.2 个月
Patnaik 等 (Mayo)	2013	226	是,268例患者	① 单核细胞绝对计数升高 > 10 × 10⁹/L ② 存在循环原始细胞 ③ Hb<100 g/L ④ PLT<100×10⁹/L	32	18.5ᵃ		10	NR

MDAPS, MD 安德森预后评分；CPSS, CMML 特异性预后评分系统；GFM, Groupe Francophone des；AML,急性髓性白血病；FAB,法美英；WHO,世界卫生组织；LDH,血清乳酸脱氢酶。ᵃGerming、Itzykson 和 Patnaik 的预后评分未将中等风险患者分为中等风险-1 和中等风险-2

引自参考文献[9]

新的预后分层法进一步结合细胞遗传学和基因的改变,因 CMML 患者常伴有细胞、分子生物学的异常,常见的基因异常包括 *SFSR2*、*RUNX1*、*CEBPA*、*TET2*、*ASXL1* 等(图 43-5)。而这些基因异常通过不同的机制,导致 CMML 的发生。

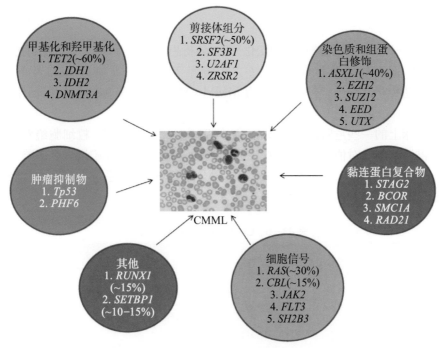

图 43-5 CMML 伴随的基因异常及作用机制

引自参考文献[10]

此外,CMML 常伴有染色体的异常,常见的有+8、-Y、-7/7q-、20q-、der(3q)、+21、复杂核型等。不同的染色体异常在 Mayo-French 细胞遗传学危险分层中有不同的临床意义(表 43-4)。

表 43-4　WHO 定义的 CMML 患者的细胞遗传学和分子学相关性

细胞遗传学异常	频率	*ASXL1* 突变频率	*SETBP1* 突变频率	*SRSF2* 突变频率	*U2AF1* 突变频率	*SF3B1* 突变频率	西班牙细胞遗传学风险分层	Mayo-French 细胞遗传学风险分层
+8	~23%	~24%	0%	~27%	0%	0%	高风险	中等风险
-Y	~20%	~12% (SS)	~40%	~16%	0%	~9%	低风险	低风险
-7/7q-	~14%	~14%	~40%	~11%	40%	0%	高风险	中等风险
20q-	~8%	~10%	0%	~11%	0%	0%	中等风险	中等风险
der(3q)	~8%	2%(SS)	0%	~3%	20%	45% (SS)	中等风险	低风险
+21	~8%	~10%	0%	~5%	20%	0%	中等风险	中等风险
复杂和单体核型	~10%	~4%	~20%	~8%	~40% (SS)	0%	复杂高风险;未纳入分层的单体核型	高风险

ASXL1,附加性梳样结构 1;*SETBP1*,SET 结合蛋白 1;*SRSF2*,丝氨酸/精氨酸富集剪接因子 2;*U2AF1*,U2 小核 RNA 辅助因子 1;*SF3B1*,加标因子 3B,亚基 1
引自参考文献[10]

根据 Mayo-French 细胞遗传学的变化分层,分析患者的生存期,显示低危组患者有着明显的生存优势,而高危组患者的预后极差。2016 年 Mayo Clinic 在其 2013 年的评估标准中,加入细胞遗传学及基因检查结果,称为 MMM (Molecular Mayo Model),已用于指导治疗流程。

此外,临床上的一些危险因子如贫血、血小板减少、白细胞增多、粒细胞绝对值、单核细胞绝对值、淋巴细胞绝对值、血及骨髓中原始细胞、外周血中幼稚细胞增多都影响 CMML 的预后。目前常用的 CMML 预后评分系统有 GFM 和 CPSS 两个系统,综合常规检查与细胞遗传学及基因的变化(表 43-5)。

表 43-5　GFM 及 CPSS 预后分层

变量评分	变量描述	风险组
GFM 预后评分		
2	年龄>65 岁	低=0~4
3	WBC>15×10⁹/L	中等=5~7
2	Hb<110(M)或 100(F)g/L	高=8~12

（续表）

变量评分	变量描述	风险组
2	PLT$<100\times10^9$/L	
2	ASXLI 基因突变	
CPSS（CMML 特异性预后评分系统）		
1	WHO 亚型 CMML-2	低=0
1	WBC$\geqslant13\times10^9$/L	中等 1=1
1	中等风险细胞遗传学	中等 2=2～3
2	高风险细胞遗传学	高=4～5
1	红细胞输血依赖性	

引自参考文献[9]

3. CMML 的治疗

CMML 治疗前，应将患者分组为骨髓原始细胞＞10％和＜10％，大于 10％的患者强调骨髓移植的重要性，而小于 10％的患者则以支持治疗为主。此外，还应将其分为骨髓增殖型和增生异常型（图 43-6）。

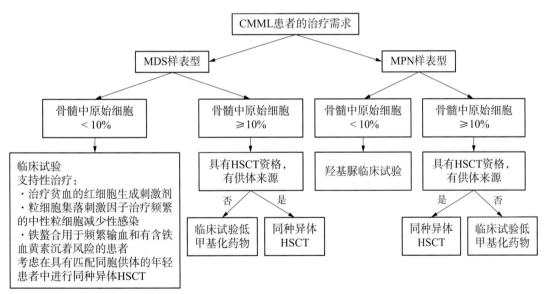

图 43-6　CMML 治疗流程

引自参考文献[7]

如按照患者年龄划分治疗方案，则以 65 岁为界限，大于 65 岁的患者以支持治疗或去甲基化治疗为主，而小于 65 岁的患者则根据危险分层决定是否进行骨髓移植。

2003—2013 年,临床试验以去甲基化药物为基础的方案治疗 CMML 有总结的已达 296 例,年龄 65～71 岁,总有效率 35％～71％,CR 率为 10％～45％,最高达 58％,总体生存期在 2～3 年。中国学者报道,地西他滨联合 CAG 方案治疗老年 CMML 转化为 AML 的患者,病情得到控制,进一步的研究正在进行中。阿扎胞苷对 CMML 的治疗亦有效。

专家点评

　　该患者目前外周血单核细胞增多＞30％,骨髓中原始细胞 2％,但＜20％,未伴有其他分子学异常,排除其他可引起单核细胞增多的原因,因此诊断为慢性粒单核细胞白血病。且患者外周血中单核细胞绝对值超过 $1×10^9/dl$,免疫表型主要为 CD14（＋）/CD16（－）,故进一步支持 CMML 的诊断。该患者的检查结果较突出的除单核细胞逐步增高外,主要是血小板进行性减少,这两个都是 CMML 预后不良的危险因素。参照 GFM 评分的预后分层和常规检查结果,患者的危险分层评估应属低中型。疾病的生物学行为有骨髓异常增生综合征样特点,根据 Mayo clinic 的治疗流程,应行以去甲基化药物为主的化疗,并积极使用升白细胞药物。同时患者骨髓中原始细胞 2％,有幼稚单核细胞,应警惕 CMML 进展或向 AML 转化,故以地西他滨为基础的温和联合化疗治疗,序贯应用 D－CAG/IA。

整理:霍雨佳
点评:张苏江

参考文献

[1] PATNAIK MM, TEFFERI A. Chronic myelomonocytic leukemia: focus on clinical practice [J]. Mayo Clin Proc, 2016,91(2):259－272.

[2] CHAN O, RENNEVILLE A, PADRON E. Chronic myelomonocytic leukemia diagnosis and management [J]. Leukemia, 2021,35(6):1552－1562.

[3] PLEYER L, LEISCH M, KOURAKLI A, et al. Outcomes of patients with chronic myelomonocytic leukaemia treated with non-curative therapies: a retrospective cohort study [J]. Lancet Haematol, 2021,8(2):e135－e148.

[4] DENG Q, LI JY, LIU PJ, et al. Successful management of acute myeloid leukemia transformed from chronic myelomonocytic leukemia in the elderly by a combination regimen of decitabine and cytarabine, aclarubicin and granulocyte colony-stimulating factor: A case report [J]. Oncol Lett, 2015,9(3):1217－1220.

[5] FRAISON JB, MEKINIAN A, GRIGNANO E, et al. Efficacy of Azacitidine in autoimmune and inflammatory disorders associated with myelodysplastic syndromes and chronic myelomonocytic leukemia [J]. Leuk Res, 2016,43:13－17.

[6] XU R, LI M, WU P, et al. Hypomethylating agents in the treatment of chronic myelomonocytic leukemia: a meta-analysis and systematic review [J]. Hematology, 2021,26(1):312－320.

[7] PATNAIK MM, PARIKH SA, HANSON CA, et al. Chronic myelomonocytic leukaemia: a concise clinical and pathophysiological review [J]. Br J Haematol, 2014,165(3):273－286.

[8] SELIMOGLU-BUET D, WAGNER-BALLON O, SAADA V, et al. Characteristic repartition of monocyte subsets as a diagnostic signature of chronic myelomonocytic leukemia [J]. Blood, 2015,125(23):3618-3626.

[9] SELIMOGLU-BUET D, SOLARY E. Chronic myelomonocytic leukemia prognostic classification and management: Evidence base and current practice [J]. Curr Hematol Malig Rep, 2014,9(4): 301-310.

[10] PATNAIK MM, TEFFERI A. Cytogenetic and molecular abnormalities in chronic myelomonocytic leukemia [J]. Blood Cancer J, 2016,6(2):e393.

病例44　以低纤维蛋白原血症为突出临床表现的 AA 型淀粉样变性

主诉

女性,74 岁,发现"低纤维蛋白原血症"10 天。

病史摘要

现病史:患者于 2020 年 3 月 9 日无明显诱因下出现腰酸、下肢乏力,洗澡时有跌倒,当时无发热、意识丧失、抽搐和关节酸痛,外院急诊头颅 CT 提示"双侧基底节及半卵圆区多发腔隙性脑梗死、缺血灶,老年脑改变。右侧额顶叶软化灶";上腹部 CT 提示"胆囊术后,左肾萎缩,双肾周少许渗出。两下肺间质改变,左侧胸壁软组织明显肿胀";下腹部 CT 提示"膀胱增大,尿潴留"。血常规:WBC 19.91×10^9/L,N 17.43×10^9/L,RBC 2.17×10^{12}/L,Hb 67 g/L,PLT 172×10^9/L。前利钠肽(pro-BNP)10 003 ng/ml,高敏肌钙蛋白 T 0.104 ng/ml,肌酸激酶同工酶 17.04 ng/ml。DIC 检查:APTT 16.2 s,PT 44.3 s,INR 1.39,Fg 0.8 g/L,FDP 0.3 g/L,D-二聚体 27.6 μg/ml。外院肾内科收入院后查血清 IgG 42.6 g/L↑,IgM 28 g/L↑,IgA 30.19 g/L↑,考虑"肺部感染、贫血、凝血功能异常",予"美罗培南、利奈唑胺"抗感染,"氨溴索"化痰,共计输注红细胞 4 单位、新鲜血浆 600 ml、冷沉淀 26 单位,病情无明显改善,拟诊"继发性纤溶亢进原因待查",于 2020 年 3 月 19 日收至我科。

患者神清,精神可,食欲差,二便正常,体重无明显减轻。

既往史:2007 年曾有脑梗死史,遗留左侧肢体偏瘫,右侧肢体可借助拐杖扶行。2012 年诊断"早期肺癌",未予化疗,行放疗。否认高血压、糖尿病、冠心病等慢性疾病史。否认乙型肝炎和结核等传染病史。预防接种史随社会。否认手术外伤史,否认药物、食物过敏史。

个人史:生于上海,长期居住,否认疫水、疫区接触史。否认放射性物质、化学毒物接触史。无烟酒等不良嗜好。

婚育史:28 岁结婚,爱人体健,育有 1 子,配偶体健。儿子患有糖尿病。

家族史:父亲死于肝脏肿瘤。患者母亲死于脑血管疾患。1 兄弟 3 姊妹均体健。

入院体检

T 37.0℃，P 90 次/分，R 18 次/分，BP 120/70 mmHg。神志清楚，对答切题，卧床，关节无畸形，左侧腰部皮肤大片瘀斑，浅表淋巴结未触及，口腔黏膜完整，无破溃，两肺听诊呼吸音粗，未闻及干、湿啰音，心率 80 次/分，各瓣膜区未闻及明显杂音，腹软，无压痛、反跳痛，双下肢无水肿，左侧肢体偏瘫。病理征阴性。

诊治经过

患者入院时有进食呛咳，肺部 CT 提示"肺部感染"，予"左氧氟沙星"抗感染治疗。患者低纤维蛋白原血症诊断成立，给予间歇输注人纤维蛋白原制剂，血浆纤维蛋白原波动于 0.4～0.9 g/L。2020 年 3 月 31 日患者出现发热，最高体温 38.7℃，血培养结果阴性，咳嗽明显，咳痰少，肺部 CT 提示"慢性支气管炎伴两肺感染，右上肺致密影，左侧胸腔积液"，考虑吸入性肺炎可能，予"头孢他啶"抗感染治疗 1 周，体温恢复正常。根据患者高滴度抗环瓜氨酸抗体，送检血浆蛋白质质谱分析，检测到患者体内存在抗瓜氨酸化纤维蛋白（原）抗体，2020 年 4 月 17 日予血浆置换术一次，置换血浆总量达 3 523 ml。当天晚间出现胸闷、气促，再次发热，考虑肺部感染加重，予美罗培南联合利奈唑胺抗感染后症状明显好转，体温正常。2020 年 4 月 30 日患者再次出现气促，B 超提示左侧大量胸腔积液，予胸腔穿刺引流排液后好转。患者病程中存在低白蛋白血症，给予输注人血白蛋白。治疗过程中患者血浆纤维蛋白原水平变化见图 44-1，血清 CRP、A 型淀粉样物质（AA）和降钙素原水平变化分别见图 44-2、图 44-3 和图 44-4。经治疗后，尽管血浆纤维蛋白原水平提高不明显，但是患者腰部瘀斑逐渐吸收，并未再出现新发皮肤和其他部位出血。

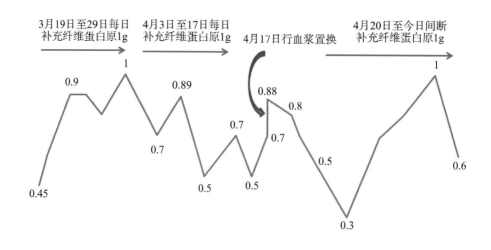

图 44-1 治疗过程中血浆纤维蛋白原水平变化(g/L)

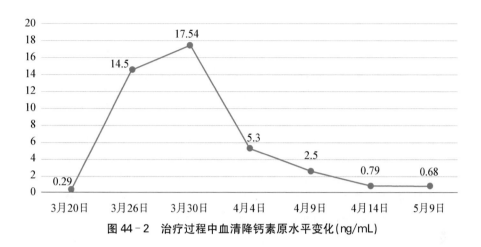

图 44-2　治疗过程中血清降钙素原水平变化(ng/mL)

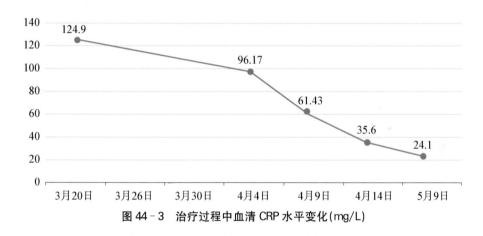

图 44-3　治疗过程中血清 CRP 水平变化(mg/L)

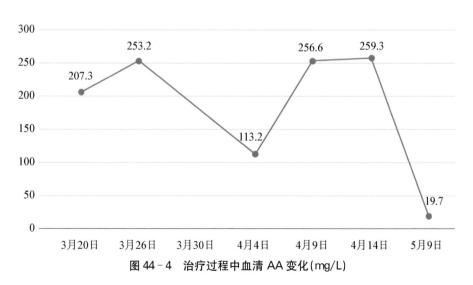

图 44-4　治疗过程中血清 AA 变化(mg/L)

◆ 辅助检查 ◆

(2020-03-19)血常规:WBC 6.62×10⁹/L,N% 77.5% ↑(40%～75%),L% 10.9% ↓(20%～50%),单核细胞百分比5.8%,嗜酸性粒细胞百分比5.6%,嗜碱性粒细胞百分比0.2%,N 5.14×10⁹/L,淋巴细胞绝对值0.8×10⁹/L↓[参考值范围(1.1～3.2)× 10⁹/L],单核细胞绝对值0.38×10⁹/L,嗜酸性细胞绝对值0.37×10⁹/L,嗜碱性细胞绝对值 0.01×10⁹/L,RBC 264×10⁹/L↓[(3.8～5.1)×10⁹/L],Hb 74 g/L↓(115～150 g/L),红细胞压积23.8%↓(35%～45%),MCV 89.8 fL,MCH 28.0 pg,MCHC 312 g/L↓(316～ 354 g/L),红细胞分布宽度13.2%,PLT 136×10⁹/L,网织红细胞比值1.63%↑(0.5%～ 1.5%),网织红细胞绝对值39.80×10⁹/L。

(2020-03-20)生化:糖化白蛋白14%,空腹葡萄糖4.6 mmol/L,尿素25.2 mmol/L↑ (2.6～8.8 mmol/L),肌酐(酶法)158 μmol/L↑(41～81 μmol/L),估算肾小球滤过率 MDRD 29.7,估算肾小球滤过率CKD-EPI 27.8 ml/(min·1.73 m²),尿酸666 μmol/L↑ (155～357 μmol/L),总蛋白59 g/L↓(65～85 g/L),白蛋白30 g/L↓(40～55 g/L),球蛋白 29 g/L,;白球比1.04↓(1.2～2.4),β₂-微球蛋白13.0 mg/L↑(1～3 mg/L),总胆红素 20.2 μmol/L,直接胆红素8.6 μmol/L↑(0～6.8 μmol/L),间接胆红素11.6 μmol/L,ALT 10 U/L,AST 17 U/L,AST线粒体同工酶3 U/L,谷氨酸脱氢酶0.8 U/L,GGT 12 U/L, AKP 102 U/L,总胆汁酸4.23 μmol/L,甘胆酸2.472 mg/L,腺苷脱氨酶17.90 U/L,前白蛋白111 mg/L↓(200～400 mg/L),甘油三酯0.83 mmol/L,总胆固醇2.35 mmol/L,HDL-C 0.64 mmol/L↓(>1 mmol/L),LDL-C 1.220 mmol/L,载脂蛋白B 0.49 g/L,载脂蛋白E 4.6 mg/dl,脂蛋白(a)352 mg/L↑(0～300 mg/L),LDH 252 U/L↑(120～250 U/L), CK 31 U/L↓(40～200 U/L),CK-MB活性11 U/L,同型半胱氨酸8.6 μmol/L,血清淀粉酶79 U/L,脂肪酶46.5 U/L,β-羟基丁酸0.24 mmol/L,总补体溶血活性(CH50) 37.9 U/ml,补体C1q 141 mg/L,血管紧张素转换酶27.2 U/L,铁12.40 μmol/L,未饱和铁结合力8.11 μmol/L↓(24.52～58.18 μmol/L),总铁结合力20.51 μmol/L↓(32.2～ 89 μmol/L),铁饱和度60.5%(20%～50%),B型钠尿肽177.63 pg/ml↑(0～100 pg/ml), CK-MB质量0.50 ng/ml,肌红蛋白(定量)186.47 ng/ml↑(0～110 ng/ml),超敏肌钙蛋白 I 0.067 ng/ml↑(0～0.04 ng/ml)。

(2020-03-20)免疫指标:抗链球菌溶血素"O"50.6 IU/ml,类风湿因子55.7 IU/ml (0～15.9 IU/ml),补体C3 0.7 g/L↓(0.9～1.8 g/L),补体C4 0.21 g/L,IgA 5.41 g/L↑ (0.7～4 g/L),IgG 13.60 g/L,IgM 0.39 g/L↓(0.4～2.3 g/L),IgE 452.00 IU/ml↑(0～ 100 IU/ml),IgG4 0.79 g/L,免疫球蛋白κ型轻链3.46 g/L,免疫球蛋白λ型轻链 2.13 g/L↑(0.9～2.1 g/L),κ/λ比值1.63,血清游离κ轻链5.5 mg/L,血清游离λ轻链 160 mg/L,κ/λ 0.0343。血清免疫固定电泳:IgG 阴性,IgA 阴性,IgM 阴性,κ 阴性,λ 阴性。抗核抗体阴性,抗 nRNP Sm 抗体阴性,抗 Sm 抗体阴性,抗 SS-A 抗体阴性,抗 SS-B 抗体阴性,抗 Scl-70 抗体阴性,抗 PM-Scl 抗体阴性,抗 Jo-1 抗体阴性,抗着丝点 CENP-B 抗体阴性,抗 PCNA 抗体阴性,抗 dsDNA 抗体阴性,抗核小体抗体阴性,抗组蛋白抗体阴性,抗核糖体 P 蛋白抗体阴性,抗 M2 抗体阴性,抗肝肾微粒体抗体 LKM-1 阴性,抗肝溶质抗原抗体 LC-1 阴性,可溶性/肝胰抗原 SLA/LP 阴性,抗平滑肌抗体阴性,抗髓过氧化物

酶阴性,抗蛋白酶 3 PR3 阴性,抗肾小球基底膜抗体 GBM 阴性,c - ANCA 阴性,p - ANCA 阳性(+)1∶100↑。T$_3$ 0.54 nmol/L↓,T$_4$ 62.77 nmol/L,FT$_3$ 2.3 pmol/L↓(3.5~6.5 nmol/L),FT$_4$ 13.64 pmol/L,TSH 2.75 μIU/ml,甲状腺球蛋白<0.20 ng/ml,TgAb 500.0 IU/ml↑(10~60 IU/m),TPOAb<28.00 U/ml,促甲状腺素受体抗体 0.85 IU/L,甲状腺刺激素受体兴奋抗体 0.19 IU/L,降钙素 4.09 pg/ml,抗环瓜氨酸肽抗体 500.00 U/ml↑(0~17 U/ml),HLA - B27 阴性。

(2020 - 03 - 20)感染组合:降钙素原 0.29 ng/ml,ESR 91.9 mm/h↑(0~20 mm/h),淀粉样蛋白 A 207.3 mg/L↑(0~10 mg/L),肺炎支原体抗体(+)↑。

(2020 - 03 - 20)淋巴细胞亚群:T 淋巴细胞 CD3 70.9%;Th 淋巴细胞 CD4 36.0%,Ts 淋巴细胞 CD8 35.2%↑(18.2%~32.8%),CD4/CD8 1.03,B 淋巴细胞 CD19 9.8%,NK[CD56(+)16(+)]19.4%,T 淋巴细胞 CD3 绝对计数 520 个/μl(60.8%~75.4%),Th 淋巴细胞 CD4 绝对计数 264 个/μl↓(441~2 156 个/μl),Ts 淋巴细胞 CD8 绝对计数,259 个/μl,B 淋巴细胞 CD19 绝对计数,72 个/μl↓(107~698 个/μl),NK[CD56(+)16(+)]绝对计数 142 个/μl(95~640 个/μl)。

(2020 - 03 - 20)凝血功能:PT 22.6 s↑(9~13 s),APTT 40.8 s(20~40 s),TT 40.6 s↑(14~21 s),Fg 0.45 g/L↓(参考值范围 2~4 g/L),FDP 19.47 μg/ml↑(0~5 μg/ml),D-二聚体 10.50 mg/L↑(0~0.55 mg/L),PT - INR 1.94↑(0.78~1.22)。

(2020 - 03 - 20)凝血因子/抗凝血因子:凝血因子Ⅷ活性 118.30%,凝血因子Ⅸ活性 79.3%,凝血因子Ⅺ活性 69.7%,凝血因子Ⅻ活性 45.6%↓(50%~150%),凝血因子Ⅴ活性 61.0%,凝血因子Ⅶ活性 52.5%,凝血因子Ⅱ活性 28.0%↓(50%~150%),凝血因子Ⅹ活性 38.8%↓(50%~150%),凝血因子ⅩⅢ定性由于纤维蛋白原低无法检测,血浆纤溶酶原 54.00%↓(57.8%~113.4%)。

(2020 - 03 - 20)血栓弹力图:凝血因子活性 R 8.4 min,纤维蛋白原功能 K 4.3 min,纤维蛋白原功能 α 51.1 deg,血小板功能 MA 47.00 mm,凝血综合指数 CI −5.20。预测纤溶的指标:EPL 0.00%,LY30 百分比 0.00%。激活剂:高岭土。

(2020 - 03 - 20)肿瘤指标:AFP<1.30 ng/ml,CEA<0.50 ng/ml,CA199 18.30 U/ml,CA125 30.65 U/ml,CA153 2.99 U/ml,CA72 - 4 0.71 U/ml,细胞角蛋白 19 片段 6.21 ng/ml(0~3.3 ng/ml),NSE 11.80 ng/ml,CA50 4.52 IU/ml,CA242 3.74 IU/ml,HCG<2.00 mIU/ml,胃泌素释放肽前体 241.90 pg/ml(3~63.89 pg/ml),鳞癌相关抗原 3.70 ng/ml(0~1.5 ng/ml)。

(2020 - 03 - 20)病原体血清学:乙肝表面抗原 0.00 IU/ml,乙肝表面抗体 84.86 mIU/ml↑(<10 mIU/ml),乙肝 e 抗原 0.17 index,乙肝 e 抗体 0.44 index,乙肝核心抗体 3.07 index↑(0~0.5 index),乙肝核心抗体 IgM 0.21 index,丙肝抗体 0.13 index,梅毒螺旋体特异抗体<0.10 index,甲肝抗体(HAV - IgM)0.04(阴性),HIV 检测 0.08(阴性),梅毒 TRUST 检测阴性(一)。

(2020 - 03 - 21)凝血相关指标(瑞金医院)见表 44 - 1、表 44 - 2。

表 44-1 血浆凝血四项、FDP、D-二聚体和纤溶酶原活性(PLG)

指标	患者	参考值范围	备注
PT(s)	16.2	22～38	
APTT(s)	42.3	10～16	
TT(s)	33.1	14～21	
Fg(g/L)	<0.5	1.8～3.5	
FDP(mg/L)	13.6	<5.0	3倍升高
D-二聚体(mg/L)	4.75	<0.5	10倍升高
PLG	54%	57%～113%	降低

表 44-2 凝血因子活性测定结果

指标	患者	参考值范围
FⅧ:C	118.3%	50%～150%
FⅨ:C	79.3%	50%～150%
FⅪ:C	69.7%	50%～150%
FⅫ:C	45.6%	50%～150%
FⅤ:C	61.0%	50%～150%
FⅦ:C	52.5%	50%～150%
FⅡ:C	28.0%	50%～150%
FⅩ:C	38.8%	50%～150%
FⅧ定性	无法测定	

(2020-05-08 和 2020-05-13)凝血-纤溶相关指标和纠正试验见表 44-3～表 44-5。

表 44-3 2020-05-08 血浆凝血四项、FDP、D-二聚体、纤维蛋白原抗原(Fg:Ag)和纤溶酶原活性(PLG)测定结果

指标	患者	参考值范围	
PT(s)	13.3	22～38	
APTT(s)	34.3	10～16	
TT(s)	26.9	14～21	
Fg(g/L)	1.0	1.8～3.5	
FDP(mg/L)	11.3	<5.0	2倍升高
D-二聚体(mg/L)	3.46	<0.5	7倍升高

（续表）

指标	患者	参考值范围	
Fg：Ag(g/L)	2.8	1.8～3.5	
PLG	51%	57%～113%	降低

表 44-4 2020-05-08 凝血酶时间和纤维蛋白原纠正试验结果

指标	患者	正常人	1:1 混合	参考值范围
TT 纠正(s)	26.9	16.5	20.1	14～21
Fg 纠正(g/L)	1.0	5.3	3.1	1.8～3.5

表 44-5 2020-05-13 血浆凝血四项、FDP、D-二聚体、纤维蛋白原抗原(Fg：Ag) 和纤溶酶原活性(PLG)复测结果

指标	患者	参考值范围	备注
PT(s)	14.9	22～38	
APTT(s)	39.5	10～16	
TT(s)	31.4	14～21	
Fg(g/L)	0.8	1.8～3.5	
FDP(mg/L)	9.7	<5.0	2 倍升高
D-二聚体(mg/L)	3.15	<0.5	6 倍升高
Fg：Ag(g/L)	2.0	1.8～3.5	
PLG	52%	57%～113%	降低

2020-05-08 和 2020-05-13 凝血新四项指标如表 44-6 所示。

表 44-6 凝血新四项测定结果

指标	2020-05-08	2020-05-13	参考值范围
sTM(TU/ml)	15.8	13.0	7.815±0.197
TAT(ng/ml)	1.5	2.0	0.8490±0.097
PIC(μg/ml)	1.355	1.157	0.4635±0.023
tPAI-C(ng/ml)	3.5	5.3	5.326±0.255

注：sTM，血清凝血酶调节蛋白；TAT，凝血酶抗凝血酶复合物；PIC，纤溶酶-α2 纤溶酶抑制物复合物；tPAI-C，组织纤溶酶原激活物/纤溶酶原激活物抑制剂-1 复合物

（2020-03-20）骨髓细胞学检查：骨髓增生明显活跃，粒红比例正常。粒系增生活跃，以成熟阶段为主，嗜酸性粒细胞可见。红系增生活跃，以中晚幼红为主，成熟红细胞形态大小未见明显异常。巨系增生活跃，全片找到巨核细胞 39 只，以颗粒型巨核细胞为主，血小板散在可见。髓片中骨髓小粒可见。铁染色外铁：(+)～(++)；内铁：(-)64%，(+)22%，

（＋）14％。目前骨髓增生明显活跃，粒红比正常。粒、红、巨三系增生活跃，血小板散在可见。髓片中未见明显异常细胞。

（2020－03－20）骨髓活检：镜下骨髓造血组织与脂肪比例约占30％，造血组织三系细胞均可见到，巨核系细胞约占骨髓有核细胞的4％，细胞数目轻度增生，部分体积较小，分布未见明显异常。有核红细胞约占骨髓有核细胞的30％，细胞数目、形态、分布未见明显异常。粒系细胞约占骨髓有核细胞的40％，细胞数目稍减少，形态、分布未见明显异常。免疫组化结果示：淋巴细胞、浆细胞数目不增多，巨核细胞轻度增生，巨核细胞病态造血可能。

（2020－03－20）骨髓染色体核型：46，XX[20]。

（2020－03－20）骨髓流式细胞分析：送检标本中，CD34（＋），原始（幼稚）细胞约占0.5％，其免疫表型未见明显异常；粒系相对比例正常，其免疫表型CD13、CD16、CD15、CD11b未见明显表达紊乱；见约1.6％浆细胞，免疫表型为CD38（＋＋）、CD138（＋＋）、CD19（＋）、CD56（－），考虑为反应性增生的浆细胞。

（2020－03－21）PET/CT：①右肺癌治疗后，右肺未见明显肿瘤复发征象。右肺上叶胸膜下新月形慢性炎症性灶伴胸闷增厚、粘连、钙化，两肺间质性改变（以右肺下叶为主），两侧胸腔少量胸腔积液。右肺门及纵隔淋巴肿大伴钙化，FDG代谢增高，考虑慢性炎性淋巴结可能大。贫血，部分动脉硬化。②肝硬化表现，脾肿大。胆囊术后。左肾萎缩。膀胱导尿管置入。盆腔少量积液。③部分胃壁及肠管生理性摄取或慢性炎症性改变，必要时内镜检查。④脊柱退行性改变，骨质疏松，左侧肩关节、髋关节及坐骨结节周围炎。左侧臀部皮下陈旧性病灶。⑤右侧额顶叶及基底节区脑梗死后软化灶形成，老年脑。右侧中耳乳突炎。鼻腔慢性炎。双侧颈深间隙、颌下及两侧锁骨上窝慢性炎性小淋巴结。

（2020－03－24）胸部CT：右上胸壁异常密度及肋骨骨质改变，建议增强检查，慢性支气管炎，两肺下叶间质性炎症，两侧胸腔积液，主动脉及冠状动脉钙化。

（2020－03－24）腹部CT：左肾萎缩，右侧输尿管轻度扩张，胆囊术后改变，随访。回盲部未见明显病变，直肠筋膜略增厚。

（2020－03－27）手骨X线：所见左、右腕舟状骨骨质形态可，骨皮质变薄，骨小梁稀疏，周围软组织未见明显异常。所见左、右腕舟状骨骨质疏松。所见左、右腕诸骨骨皮质变薄，骨小梁稀疏，周围软组织未见明显异常。左、右腕骨质疏松。所见左、右侧尺桡骨骨皮质变薄，骨小梁稀疏，周围软组织未见明显异常。左、右尺桡骨骨质疏松。

（2020－03－30）24小时尿：24小时尿总蛋白0.38 g/24 h↑（0～0.15 g/24 h），24小时尿白蛋白90.6 mg/24 h↑（＜30 mg/24 h），24小时尿量2 000 ml/24 h。

（2020－03－30）病原微生物高通量基因检测结果（胸腔积液）：细菌未发现，真菌未发现，细环状病毒16型序列数33，细环状病毒19型序列数12，人多瘤病毒1型序列数2，寄生虫未发现，结核分枝杆菌复合群未发现，支原体、衣原体、立克次体未发现。

（2020－03－31）B超：左肾缩小，内部结构不清，请结合临床。左肾动脉血流显示不清，膀胱充盈欠佳，必要时充盈后复查，腹主动脉内膜毛糙伴斑块形成，肝、胰体、脾、右肾未见明显异常，双侧输尿管未见明显扩张，右肾动脉血流阻力指数正常，右肾动脉起始处管径未见明显狭窄，目前未见明显腹腔积液。

（2020－04－15）血浆蛋白质质谱分析：含有瓜氨酸修饰（citrullination）的蛋白有纤维蛋白原α、γ亚基，纤维蛋白，白蛋白，补体C4－A，补体C4－B，免疫球蛋白（IgE/IgG），凝血因

子 X 。

（2020－04－15）抗瓜氨酸化纤维蛋白原抗体：170 ng/ml（15.5～48.85 ng/ml）。

（2020－04－29）头颅 MRA：两侧大脑中动脉及左侧颈内动脉闭塞。双侧大脑前动脉 A1 段重度狭窄；右侧大脑后动脉 P1 段局部闭塞。

（2020－06－03）骨髓病理刚果红染色结果：片状阳性。

诊断

①低纤维蛋白原血症、异常纤维蛋白原（瓜氨酸化纤维蛋白原）血症；②AA 型淀粉样变性（心功能不全、肾功能不全、原发性纤溶亢进症）；③慢性感染（肺部）；④老年无症状性自身抗体。

后续诊疗经过

患者存在出血倾向，不宜行肾活检取材完成刚果红染色，取患者原骨髓活检组织行刚果红染色，在荧光偏振显微镜下呈片状的苹果绿（图 44－5），证实了患者 AA 型淀粉样变性的诊断。本病例的诊断关键在于对 SAA 和抗环瓜氨酸肽抗体水平显著增高的认识。SAA 不仅是炎症标志物，也是导致 AA 型淀粉样变性的前体物质，活检组织刚果红染色证实了诊断；抗环瓜氨酸肽水平增高提示患者可能存在瓜氨酸血症，进一步蛋白质质谱分析证实存在大量瓜氨酸化的蛋白质。患者以 AA 型淀粉样变性导致脏器功能受损为主，其治疗以控制炎症、血浆置换和替代治疗为主。随访中要注意自身抗体监测。

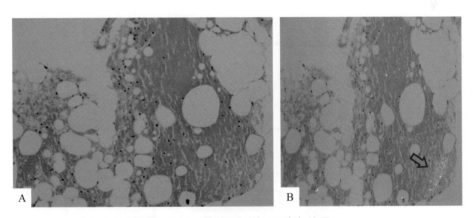

图 44－5　骨髓组织刚果红染色结果

A. 普通光学显微镜下；B 偏振荧光显微镜下可见片状苹果绿样荧光（箭头所示）

讨论与分析

1. 引起低纤维蛋白原血症的原因是什么？

患者多次测定血浆纤维蛋白原低于 2 g/L，低纤维蛋白原血症诊断成立。低纤维蛋白原血症可分为遗传性和获得性两大类，获得性较遗传性更多见。引起获得性低纤维蛋白原血症的常见情况包括肝病、弥散性血管内凝血、异常纤维蛋白原血症、抗纤维蛋白原抗体、原发性纤溶亢进、自身免疫性疾病和药物等。通过病史、体格检查和实验室检查，可以排除患者肝病、弥散性血管内凝血、自身免疫病和药物因素。如表44-4所示,患者凝血酶时间和低纤维蛋白原血症均可以被纠正,提示患者不存在抗纤维蛋白原抗体。但是值得注意的是,纠正试验所采用正常人血浆均为正常的纤维蛋白原,不能排除存在抗异常纤维蛋白原抗体可能。因此,患者低纤维蛋白原血症要高度怀疑由异常纤维蛋白原血症、原发性纤溶亢进和抗异常纤维蛋白原抗体所致可能。

临床常用血浆纤维蛋白原测定方法为 Clauss 法,反映纤维蛋白原活性,不能反映纤维蛋白原抗原水平。我们采用 ELISA 法测定了 2 次患者不同时间节点血浆纤维蛋白原活性和抗原,如表44-3 和表44-4 所示,患者纤维蛋白原抗原均正常,活性抗原比值分别为0.36 和0.40,均显著低于0.7,符合异常纤维蛋白原诊断标准。异常纤维蛋白原血症又分为遗传性和获得性两大类,该患者病史不支持遗传性异常纤维蛋白原血症诊断,应考虑获得性异常纤维蛋白原血症。获得性异常纤维蛋白原血症包括翻译后修饰、自身抗体形成、结构性异常纤维蛋白生成和药物干扰等。该患者血清环瓜氨酸肽抗体水平显著增高,可能与异常纤维蛋白原生成有关。采用血浆蛋白质质谱分析,我们检测到患者体内存在广泛瓜氨酸修饰的蛋白质,包括纤维蛋白原 α 和 γ 亚基,证实患者体内确实存在异常纤维蛋白原(瓜氨酸化纤维蛋白原)。进一步采用 ELISA 检测到患者存在显著增高的抗瓜氨酸化纤维蛋白原抗体,提示抗原-抗体反应也参与了患者血浆纤维蛋白原减低。

患者 D-二聚体和纤维蛋白(原)降解产物显著增高,提示存在纤维蛋白溶解亢进,凝血新四项的结果也支持患者存在纤溶亢进。患者血清淀粉样蛋白 A 显著增高,纤溶亢进可能与 tc-uPA 被淀粉样变性蛋白 A 激活有关,属于原发性纤溶亢进症(图44-6)。

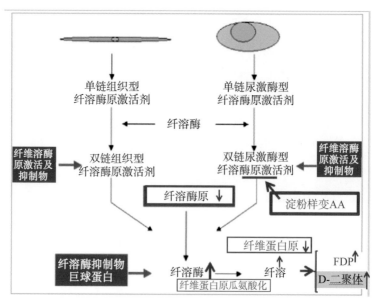

图44-6　纤溶激活过程及其影响因素(王振义院士绘制)

综上所述,患者低纤维蛋白原血症的原因包括:①异常纤维蛋白原血症(瓜氨酸化纤维蛋白原);②抗瓜氨酸化纤维蛋白原抗体;③血清淀粉样蛋白 A 激活的原发性纤溶亢进症。

D-二聚体主要反映纤维蛋白溶解功能,与 D-二聚体升高有关的临床疾病包括动静脉血栓、炎症、弥散内血管内凝血、年龄、手术、创伤/烧伤、主动脉夹层、肿瘤、感染/脓毒症、妊娠、肝脏疾病、溶栓治疗、肾脏疾病、心血管疾病等。该患者的 D-二聚体水平增高与感染相关。

2. 蛋白质瓜氨酸化有什么临床意义?

通过蛋白质质谱分析,该患者血浆中存在纤维蛋白原(α、γ 亚基)、纤维蛋白、白蛋白、补体(C4-A、C4-B)、免疫球蛋白(IgE、IgG)和凝血因子 X 的瓜氨酸化。

瓜氨酸化是指精氨酸在肽酰基精氨酸脱亚胺酶(peptidyl arginine deiminase, PAD)的催化作用下,NH 基团替换成 O 原子并引发 0.9848 Da 的质量变化,从而转化成瓜氨酸的过程(图 44-7)。

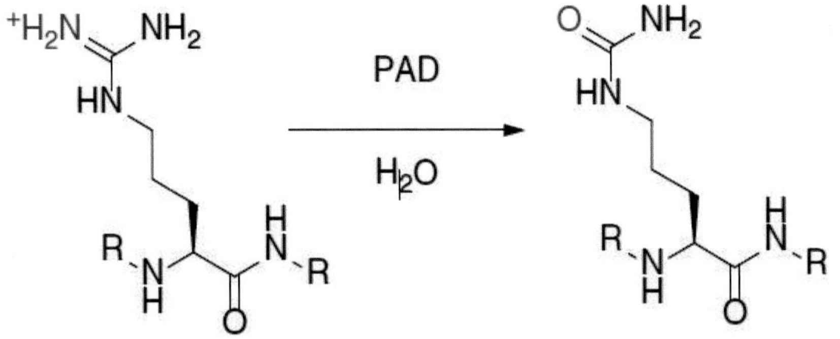

图 44-7 蛋白质瓜氨酸化

引自参考文献[4]

蛋白质瓜氨酸化引起蛋白质疏水性、等电点以及三维结构的变化,对机体的免疫应答、细胞的信号转导、基因调控产生重要影响,其结果为:①电荷改变(正电荷变为中性);②蛋白质构象和功能改变;③细胞间相互作用的改变;④蛋白质易于降解(表 44-7)。过度瓜氨酸化常见于类风湿性关节炎、系统性红斑狼疮、牙周炎、自身免疫性脑脊髓炎、动脉硬化、血栓形成和多发性硬化等,与癌症生物学行为也密切相关。

表 44-7 蛋白质精氨酸瓜氨酸化的后果和瓜氨酸化涉及的生物学过程

蛋白质精氨酸转变为瓜氨酸的结果
① 电荷改变(正电荷至中性) ② 蛋白质构象和功能改变 ③ 细胞间作用的改变 ④ 蛋白质易于降解
瓜氨酸化的生理过程
① 网络的形成 ② 基因表达控制 ③ 特定凋亡子通路的活化 ④ 最终表观遗传学的改变

引自参考文献[6]

有研究表明,PAD2引起纤维蛋白原的瓜氨酸化,瓜氨酸化纤维蛋白纤维结构发生变化,形成的纤维蛋白网较为松散,易于被纤溶系统降解。据此推断该患者纤维蛋白原瓜氨酸化,可能导致其自身易于降解和活性减低,加重了其低纤维蛋白原血症。

3. 血清淀粉样蛋白 A 升高有什么临床意义?

如同 CRP 一样,血清淀粉样蛋白 A(SAA)是一种急性相反应蛋白,主要由肝脏合成,但在促炎细胞因子特别是 α-肿瘤坏死因子、白介素-1 和白介素-6 的转录调解下,巨噬细胞、内皮细胞、平滑肌细胞也可以合成。因此,机体 SAA 水平在细菌和病毒感染时明显升高,也是淀粉样变性的前体物质。

淀粉样变性指由各种蛋白质的低分子量亚单位组成的原纤维在细胞外组织发生沉积,这些蛋白质大部分为血浆成分进行循环。组织外沉积淀粉样蛋白原纤维刚果红染色为透明状,荧光偏振显微镜下显示出苹果绿,可以诊断。2008—2013 年间,Mayo Clinic 成功得到分析的 4 162 例淀粉样变性患者中,AA 型淀粉样变性患者 145 例,占全部患者的 3.48%(图 44 - 8)。

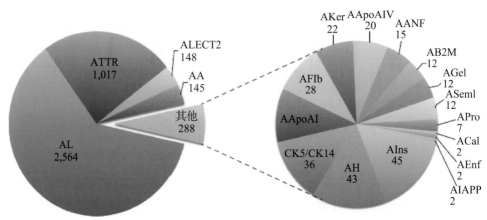

图 44 - 8 Mayo Clinic 淀粉样变性类型

引自参考文献[10]

AA 型淀粉样变性是最古老类型的系统性淀粉样变性类型,随着感染得到较好的控制,现在发病率显著下降,纤维由 SAA 全长和(或)片段构成。AA 淀粉样变性可伴发于任何慢性炎症性疾病,包括以类风湿关节炎(RA)为代表的风湿免疫性关节病、炎症性肠病、慢性感染和某些肿瘤。

SAA 是 AA 型淀粉样变性的血浆前体物质,广泛沉积于皮下脂肪、胃肠道黏膜、肾脏等,可以导致多脏器受损,如肾功能不全、肝脏合成功能障碍、脾肿大、心脏功能不全和凝血-纤溶系统紊乱。肾脏是 AA 型淀粉样变性最突出的受累器官,可以解释该患者起病时即存在显著肾脏损害。

SAA 循环水平持续较高者发生并发症的风险很高,其他不良预后因素包括年龄较大、血清白蛋白浓度降低和基线终末期肾功能衰竭。

控制基础炎症性疾病是 AA 型淀粉样变性首选治疗。血浆置换和针对炎症因子的单克隆抗体的治疗具有一定疗效,寡核苷酸和蛋白稳定剂等干扰原纤维形成的药物正在研发中。

4. 老年无症状性自身抗体的产生是免疫衰退的标志

本例患者检测到显著增高的抗环瓜氨酸肽抗体、类风湿因子(RF)和抗甲状腺球蛋白抗体水平，尚存在低滴度核周型 ANCA，血清免疫球蛋白 A 和 λ 轻链轻度增高，但不能诊断自身免疫性疾病，属于老年无症状性自身抗体生成。自身抗体并非自身免疫性疾病(autoimmune disease，AID)患者所特有，部分健康人、感染或在临床症状出现前 AID 患者的血液中已存在自身抗体。

RF 是诊断 RA 应用最广泛的自身抗体。2010 年美国风湿病学会和欧洲风湿病防治联合会将 RF、抗环瓜氨酸肽抗体纳入诊断标准。许多个体在未出现 RA 症状前，外周血中已经存在多种自身抗体。无论是健康人，还是未分化关节炎或是关节痛的患者，出现 RF 或抗环瓜氨酸抗体阳性均需定期复查。

该患者未出现 RA 相关的临床症状或体征，根据 2010 美国风湿病学会标准，评分 4 分，不足以诊断 RA，可能就是一种无症状性抗体(表 44 - 8)。患者同时存在显著低下的外周血CD4 细胞绝对计数，与无症状性自身抗体一致，是老年人免疫衰退的标志。

表 44 - 8　2010 美国风湿病学会/欧洲风湿病防治联合会类风湿关节炎标准

标　　准	评分
评分目标人群有以下特征： (1) 有至少一个关节具有明确的临床滑膜炎(肿胀)。 (2) 具有滑膜炎，用其他疾病不能得到更好解释的。 　　类风湿关节炎分类标准(评分方法：A～D 的项目评分相加，如果按下列标准评分≥6/10，明确 　　诊断为类风湿关节炎。	
A. 受累关节	
1 个大关节	0
2～10 个大关节	1
1～3 个小关节(有或没有大关节)	2
4～10 个小关节(有或没有大关节)	3
超过 10 个小关节(至少 1 个小关节)	5
B. 血清学(至少需要 1 项结果)	
RF 和 ACPA 阴性(0 分)	0
RF 和 ACPA，至少有一项低滴度阳性	2
RF 和 ACPA，至少有一项高滴度阳性	3
C. 急性期反应物(至少需要 1 项结果)	
CRP 和 ESR 均正常	0
CRP 和 ESR 异常	1
D. 症状持续时间	
<6 周	0
≥6 周	1

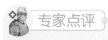 专家点评

该病例的病理生理过程分析如下：慢性感染或老年无症状性自身抗体导致 SAA 增高，进而出现AA 型淀粉样变性，淀粉样蛋白 A 物质广泛沉积，导致包括心脏、肝脏和肾

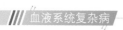

脏等多脏器功能受损。患者的体内多种蛋白包括纤维蛋白原瓜氨酸化,出现异常(瓜氨酸化)纤维蛋白原血症和抗瓜氨酸化纤维蛋白原抗体,纤维蛋白原的稳定性降低,纤维蛋白原活性减低。AA 型淀粉样变性可能通过影响 u-PA 活性影响纤溶酶原活性,并使纤溶系统占优势,共同导致纤维蛋白原活性降低。

整理:杨莉,丁秋兰
点评:刘立根

参考文献

[1] CASINI A, NEERMAN-ARBEZ M, ARIËNS RA, et al. Dysfibrinogenemia: from molecular anomalies to clinical manifestations and management [J]. J Thromb Haemost, 2015,13(6): 909-919.

[2] BESSER MW, MACDONALD SG. Acquired hypofibrinogenemia: current perspectives [J]. J Blood Med, 2016,7:217-225.

[3] JOHNSON ED, SCHELL JC, RODGERS GM. The D-dimer assay [J]. Am J Hematol, 2019, 94(7):833-839.

[4] CLANCY KW, WEERAPANA E, THOMPSON PR. Detection and identification of protein citrullination in complex biological systems [J]. Curr Opin Chem Biol, 2016,30:1-6.

[5] NGUYEN H, JAMES EA. Immune recognition of citrullinated epitopes [J]. Immunology, 2016,149(2):131-138.

[6] YUZHALIN AE. Citrullination in Cancer [J]. Cancer Res, 2019,79(7):1274-1284.

[7] DAMIANAA T, DAMGAARD D, SIDELMANN JJ, et al. Citrullination of fibrinogen by peptidylarginine deiminase 2 impairs fibrin clot structure [J]. Clinica Chimica Acta, 2020,501: 6-11.

[8] PAPA R, LACHMANN HJ. Secondary, AA, amyloidosis [J]. Rheum Dis Clin N Am, 2018, 44(4):585-603.

[9] SIPE JD, BENSON MD, BUXBAUM JN, et al. Nomenclature 2014: Amyloid fibril proteins and clinical classification of the amyloidosis [J]. Amyloid, 2014,21(4):221-224.

[10] DOGAN A. Amyloidosis: Insights from proteomics [J]. Annu Rev Pathol Mech Dis, 2017,12: 277-304.

[11] ISEME RA, MCEVOY M, KELLY B, et al. A cross-sectional study of the association between autoantibodies and qualitative ultrasound index of bone in an elderly sample without clinical autoimmune disease [J]. J Immunol Res, 2018,2018:9407971.

[12] ALETAHA D, NEOGI T, SILMAN AJ, et al. 2010 Rheumatoid arthritis classification criteria: an American College of Rheumatology/European League Against Rheumatism collaborative initiative [J]. Arthritis Rheum, 2010,62(9):2569-2581.

病例45 巨球蛋白血症伴凝血因子减少

主诉

男性,59岁,消瘦1年。

病史摘要

现病史:患者1年前无明显诱因下出现消瘦,伴有盗汗、泡沫尿及视力下降,无发热,无腹胀、腹痛,无多饮多尿,无呕血、便血,无咳嗽、咳痰、咯血,无腰痛,无骨痛,无头晕、乏力、皮肤青紫,无关节痛、口腔溃疡,无四肢麻木。外院就诊B超提示肝脾肿大。血生化:IgG 6.49 g/dl,IgA 0.01 g/dl,IgM 49.77 g/dl,β₂微球蛋白5.83 mg/L,κ 1.94 g/L,λ 8.80 g/L。尿生化:β₂微球蛋白0.270 mg/L,κ 7.7 g/L,λ 7.4 g/L。血免疫固定电泳:阳性,IgM、λ见M带。骨髓常规:有核细胞增生活跃,G/E=3.5;髓象中粒系增生尚可,红系增生欠活跃,巨核系增生活跃;片中淋巴细胞比例偏高,偶见幼淋细胞,且浆细胞易见(约占6%)。骨髓活检:镜下骨髓造血组织与脂肪比约1:3,造血组织中三系细胞均可见到,造血组织中散在淋巴样细胞。病程中,患者神清,精神可,胃纳、睡眠一般,二便如常,1年来体重减轻5 kg。

因在外院行骨髓检查发现浆细胞增高,诊断不明,故来我院诊治。

既往史:自幼身体健康,十二指肠球部溃疡、反复上消化道出血10余年,近7年未发作;有高血压病史1年余,平时服用降压药控制。否认乙肝、结核等传染病史。5年前行主动脉导管关闭术。否认输血史,否认食物、药物过敏史。

个人史:吸烟20余年,饮酒十余年,每日一瓶黄酒、4瓶啤酒。

家族史:家中无类似疾病和症状患者。

入院体检

T 37.7℃,BP 110/70 mmHg,神清,全身浅表淋巴结未及肿大,无出血点,胸骨无压痛,双肺呼吸音清,无啰音,心律齐,无杂音,腹软,无压痛、反跳痛,肝肋下可触及(3 cm),脾中度肿大(平脐),双下肢无水肿。神经系统体征(一)。

辅助检查

血常规检查结果见表45-1。

表45-1 患者血常规检查结果

日期	WBC (×10⁹/L)	N(%)	RBC(×10¹²/L)	Hb(g/L)	PLT (×10⁹/L)
10-11	5.12	28 ↓	2.46 ↓	82 ↓	128
10-12	4.46	31.4 ↓	2.39 ↓	80 ↓	127

（续表）

日期	WBC （×10⁹/L）	N(%)	RBC(×10¹²/L)	Hb(g/L)	PLT （×10⁹/L）
10-14	4.80	23.9↓	2.25↓	69↓	134
10-16	4.20	38.1↓	2.30↓	70↓	139
10-18	7.90	39.1↓	2.62↓	80↓	169
10-21	4.70	29.7↓	2.27↓	69↓	145

凝血功能检查结果见表45-2。

表45-2 患者凝血功能检查结果

日期	APTT （s）	PT （s）	TT （s）	Fg （g/L）	PDF （mg/L）	D-二聚体 （mg/L）
10-11	53.1↑	26.8↑	20.0	3.0	5.0↑	2.10↑
10-14	68.2↑	24.4↑	18.4	2.6	3.5	2.02↑
10-16	78.9↑	28.9↑	18.8	2.6	3.4	1.94↑
10-18	57.7↑	21.5↑	16.6	3.3	5.6↑	2.35↑
10-21	60.3↑	21.2↑	15.0	3.1	36.2↑	1.59↑

血生化检查结果见表45-3。

表45-3 患者血生化检查结果

日期	前白蛋白 （mg/L）	ALT （IU/L）	AST （IU/L）	AKP （IU/L）	GGT （IU/L）	TB （μmol/L）	CB （μmol/L）	白蛋白 （g/L）	尿素 （μmol/L）	肌酐 （mmol/L）
10-11	90↓	19	26	72	32	8.7	6.3	30↓	6.1	85
10-14	143↓	19	26	72	14	8.3	0.9	29↓	5.0	71
10-16	111↓	20	22	77	9	8.0	1.9	30↓	5.4	65
10-18	158↓	21	22	81	8	8.6	4.0	32↓	6.1	75
10-21	161↓	22	17	58	17	7.8	1.1	26↓	6.2	67

凝血因子检查见表45-4。

表45-4 患者凝血因子全套检查结果

凝血因子全套检查	结果
凝血因子Ⅷ活性	66.30%（50%～150%）
凝血因子Ⅸ活性	27.1%↓（50%～150%）
凝血因子Ⅺ活性	28.9%↓（50%～150%）

（续表）

凝血因子全套检查	结果
凝血因子Ⅻ活性	16.5%↓(50%～150%)
凝血因子Ⅴ活性	3.4%↓(50%～150%)
凝血因子Ⅶ活性	12.8%↓(50%～150%)
凝血因子Ⅱ活性	3.8%↓(50%～150%)
凝血因子Ⅹ活性	14.0%↓(50%～150%)
凝血因子ⅩⅢ活性	血凝块在30%尿素溶液中24小时未溶解

免疫指标检查结果见表45-5。

表45-5 患者免疫指标检查结果

免疫学检查	结果
IgG	920 mg/dl(751～1 560 mg/dl)
IgA	51 mg/ml↓(82～453 mg/ml)
IgM	4 760 mg/dl↑(46～304 mg/dl)
κ 轻链	6.490 g/L(6.290～13.500 g/L)
λ 轻链	30.60 g/L↑(3.13～7.23 g/L)
补体 C3	269 mg/dl↑(79～152 mg/dl)
补体 C4	44 mg/dl(16～38 mg/dl)
κ/λ	0.212↓(1.53～3.29)
转铁蛋白	136 mg/dl↓(202～336 mg/dl)

血清蛋白电泳：在 γ 区可见一 M 峰，量为16.1%。血免疫固定电泳：IgM、λ 见异常浓集狭窄的沉淀带。尿免疫固定电泳：λ、游离 λ 见异常浓集狭窄的沉淀带。结论：血清中检出 M 蛋白，为 IgM、λ 型。尿液中检出本周蛋白，为 λ 型。

自身抗体检查见表45-6。

表45-6 患者自身抗体检查结果

阳性		阴性	
循环免疫复合物	0.059↑(0.015～0.051)	抗 Sm 抗体	抗 SSA 抗体
β₂-微球蛋白(尿液)	641↑(<300 ng/dl)	抗 SCL-70 抗体	抗 Jo-1 抗体
β₂-微球蛋白(血清)	4 036↑(609～2 366 ng/dl)	抗 RNP/Sm 抗体	抗核抗体
		抗双链 DNA IgG	p-ANCA c-ANCA

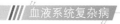

骨髓涂片:髓片中淋巴细胞比例升高占 43.5%,部分淋巴细胞可见浆样分化,少数细胞胞核可见核仁残迹。考虑淋巴浆细胞疾病。

骨髓基因:IgH 重排阳性。

骨髓免疫表型:CD19(＋),CD20(＋),CD22(＋),CD23(＋),CD138(－)。

初步诊断

华氏巨球蛋白血症。

治疗与转归

本病例明确诊断为华氏巨球蛋白血症(Waldenström macroglobulinemia,WM),关键是血中巨球蛋白明显增高、骨髓中见大量淋巴细胞,部分有浆细胞样分化,凝血因子减少,属亚临床型,故无出血,与巨球蛋白增高有关。由于患者血巨球蛋白很高,达正常的 15 倍以上,故首次治疗宜采用血浆置换,待血 IgM 明显下降后,用 R－CHOP 方案治疗,以后可使用利妥昔单抗维持。如需要,可用对 MYD88 突变导致的信号通路异常的靶向治疗如硼替佐米、BTK 抑制剂,以改善预后。

最终诊断

华氏巨球蛋白血症。

讨论与分析

1. 临床诊治疑难点

(1)巨球蛋白血症的诊断、发病机制和鉴别诊断。

(2)巨球蛋白血症的发病情况、分期和预后。

(3)伴发凝血因子减少的原因是什么?

(4)如何治疗?

2. 诊断及其依据

巨球蛋白来自淋巴浆细胞。浆细胞是从 B 淋巴细胞分化而来,由于基因的调节变化,B 细胞可转向淋巴浆细胞方向分化,恶性克隆性淋巴浆细胞导致巨球蛋白血症(图 45－1)。

引起巨球蛋白增多的原因很多,病毒感染早期可伴巨球蛋白(IgM)增多,淋巴瘤中少数可伴血巨球蛋白增多(见下文)。克隆性巨球蛋白血症多数为恶性 WM,骨髓中所伴随的瘤细胞,多数属浆细胞样淋巴细胞。本病例 IgM 明显增高,达 4 760 mg/L,血 λ 链增高(30.6 mg/L),血清蛋白电泳有 M 蛋白,尿中 λ 轻链阳性。骨髓中淋巴细胞增多,占 43.5%,部分淋巴细胞呈浆阳分化,有的呈浆细胞形态,淋巴细胞免疫表型 CD19、CD20、CD22 和 CD23(＋),CD138(－),基因 IgH 重排阳性。

据上分析,本病例符合 WM 的诊断标准(表 45－7)。

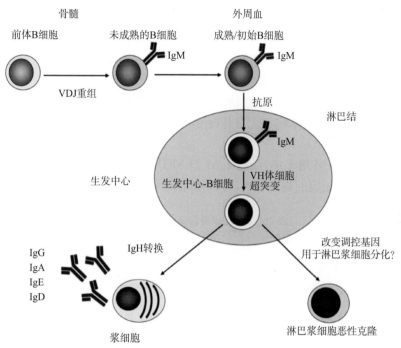

图 45-1 前体 B 细胞分化为浆细胞及淋巴浆细胞过程

引自参考文献[1]

表 45-7 WM 及相关疾病的诊断标准

华氏巨球蛋白血症
IgM 单克隆丙种球蛋白病(无论 M 蛋白大小如何),伴表现为浆细胞样或浆细胞分化和典型免疫表型[表面 IgM(+)、CD5(-)、CD10(-)、CD19(+)、CD20(+)、CD23(-)],恰当排除其他淋巴组织增生性疾病,包括慢性淋巴细胞白血病和套细胞淋巴瘤的小淋巴细胞的骨髓淋巴浆细胞浸润(通常为小梁间)>10%
IgM MGUS
血清 IgM 单克隆蛋白水平<3 g/dl,骨髓淋巴浆细胞浸润<10%,无贫血、全身症状、高黏血症、淋巴结病或肝脾肿大的证据
冒烟型华氏巨球蛋白血症(也称为惰性或无症状性华氏巨球蛋白血症)
血清 IgM 单克隆蛋白水平≥3 g/dl 和(或)骨髓淋巴浆细胞浸润≥10%,并且没有可归因于淋巴浆细胞增生性疾病的终末器官损伤(例如贫血、全身症状、高黏血症、淋巴结病或肝脾肿大)的证据

MGUS,意义未明单克隆免疫球蛋白血症。
引自参考文献[2]

  根据发展过程及伴随的病变,克隆性浆细胞样淋巴细胞伴巨球蛋白增高可分为 3 种:①意义未明单克隆免疫球蛋白血症(MGUS);②冒烟型 IgM 血症;③巨球蛋白血症或 WM。本病例血中巨球蛋白明显增高(达 4 760 mg/L),骨髓中淋巴细胞 43%,部分呈浆细胞样变,故已发展为 WM。WM 又称 LPL/WM。

　　本病必须与伴有 IgM 的淋巴瘤(如脾边缘区淋巴瘤、套细胞淋巴瘤、滤泡性淋巴瘤)、淀粉样变、冷凝集素性溶血性贫血及 IgM 型多发性骨髓瘤作鉴别(表 45-8),这些淋巴瘤骨髓中可见异型幼淋细胞,淋巴结、脾肿大,血中巨球蛋白可高,但一般低于 3 g/L。本患者无淋巴结肿大,主要变化是血 IgM 明显增高(达 4 760 mg/L),伴有 λ 轻链克隆性增多,无溶血。根据国内诊断多发性骨髓瘤的标准,必须符合:①骨髓中浆细胞>15%并有原浆或幼浆细胞,或组织活检证实为浆细胞瘤。②血清单克隆免疫球蛋白(M 蛋白)IgG>15 g/L。③广泛骨质疏松和(或)溶骨病变。本病例无溶骨改变,骨髓中出现的细胞是浆样变的淋巴细胞,故不符合 IgM 型 MM。

　　需要排除的其他 IgM 增多症,尚有 IgM 型 MGUS,IgM-相关的冷凝集素综合征和 2 型冷球蛋白血症,因无相应的临床表现,可以排除。

表 45-8　巨球蛋白血症的各种表现

	IgM MGUS	冒烟型/无症状性 WM	WM	IgM 多发性骨髓瘤	IgM 淀粉样变性	脾边缘区淋巴瘤
血清 IgM 丙种球蛋白病	<3 g/dl	≥3 g/dl	任何水平	任何水平	任何水平	低水平
骨髓 LPL 浸润(%)	<10%	≥10%	≥10%	≥10%;主要是浆细胞 PC	PC 或 LPL 正常或略微增加	小梁间和窦内浸润
终末器官损伤/症状	否	否	否	是[c]	是[d]	是[c]
高黏血症	否	否	否	不常见	不常见	不常见
区分遗传特征和标记物	不存在6q缺失,MYD88 L265P(最高达 80%)	6q 缺失,MYD88 L265P(90%)CD56(－)	6q 缺失(30%～50%),不存在 IgH 易位,MYD88 L265P(90%)CD56(－),CD25(＋)(88%),CD103(－)	可能有 t(11;14)或其他 IgH 易位,MYD88 L265P 阴性 CD56(＋)CD138(＋),CD19(－),CD45(－)	可能有 t(11;14)	＋3q(19%)和＋5q(10%),MYD88 L265P 阴性,CD22(＋),CD11c(＋),CD25(－),缺失 7q(19%),CD25(＋)(44%),CD103(＋)(40%)
转化风险	1.5%/年	前 5 年为12%/年,10 年内为 68%	对于 DLBCL,风险为 5%～10%	N/A	N/A	小系列中的终身风险为 13%～19%

IgM,免疫球蛋白 M;LPL,淋巴浆细胞淋巴瘤;MGUS,意义未明单克隆免疫球蛋白血症;N/A,不适用;PC,浆细胞;WM,华氏巨球蛋白血症;a. 表中列出了 IgM 单克隆丙种球蛋白病的一些重要鉴别诊断。IgM 副蛋白几乎可以存在于所有 B 细胞淋巴组织增生性疾病中;b. 全身症状:肝脾肿大、淋巴结病、贫血、高黏血症、实体器官受累和罕见的溶解性病变;c. CRAB 特征(高钙血症、肾功能衰竭、贫血和骨病变);d. 通常累及的器官是肾脏、心脏、神经、舌、胃肠道和肝脏。IgM 淀粉样蛋白轻链(AL)淀粉样变性患者的肺、淋巴结、周围神经受累频率较高,心脏受累频率较低,与非 IgM AL 淀粉样变性相比,游离轻链的浓度往往较低;e. 主要累及脾脏,淋巴结病很罕见
引自参考文献[3]

3. WM 的发病机制

基础研究发现,WM 细胞多起源于经过抗原刺激的、源自生发中心的记忆性 B 细胞,这群细胞分泌 IgM。通过遗传易感性基因、一些细胞因子如 IL6、IL10 的异常参与,经过 IgM MGUS 阶段,最后形成 WM(图 45-1、图 45-2)。进一步研究发现,基因 *MYD88* 的突变决定了疾病的发生。如果 *MYD88* 基因发生失功能性的突变,则记忆性 B 细胞功能将下降;即发生 *MYD88 L265P* 突变后,将会与 IRAK4 结合,激活 IRAK1 以及 TRAF6(图 45-3),后者进一步活化 NFκB 通路,导致疾病发生。研究发现 *MYD88* 阳性患者的预后更差。根据最近的研究,90% 的 WM/幼淋细胞淋巴瘤有 *MYD88 L265P* 突变,而慢淋只有 3% 阳性。此外 CXCR4 WHIM-like 突变占 30%~35%。因此,检测 *MYDL265P* 基因突变有助于进一步明确 WM 的诊断。

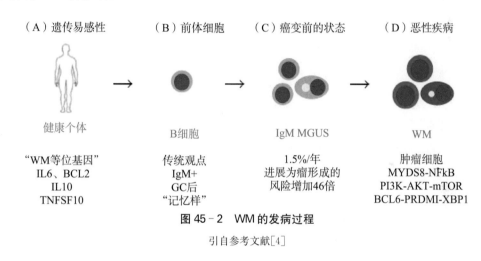

图 45-2 WM 的发病过程

引自参考文献[4]

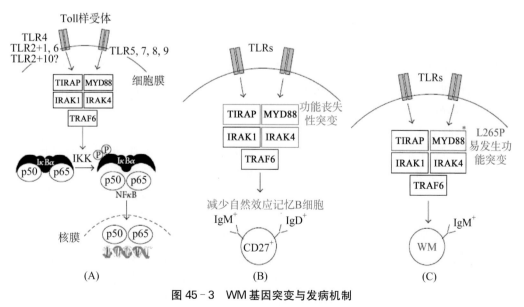

图 45-3 WM 基因突变与发病机制

引自参考文献[4]

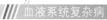

4. WM 的分期及预后(表 45-9)

表 45-9　各种指数分期法与预后

分期系统	预后
西南肿瘤协作组	5 年 OS
A 期(低风险):β_2-微球蛋白<3 mg/dl 且 Hb≥120 g/L	87%
B 期(中等风险):β_2-微球蛋白<3 g/L 且 Hb<120 g/L	63%
C 期(中等风险):β_2-微球蛋白>3 mg/L 且血清 IgM≥40 g/L	53%
D 期(高风险):β_2-微球蛋白≥3 mg/L 且血清 IgM<40 g/L	21%
梅奥诊所	10 年 OS
风险因素:年龄>65 岁且存在器官肿大	
无风险因素	57%
任何一种风险因素	16%
两种风险因素	5%
华氏巨球蛋白血症的国际预后评分系统(IPSSWM)	10 年 OS
风险因素:年龄>65 岁、Hb≤115 g/L、血小板≤100 000/ml、β_2-微球蛋白>3 mg/L 且血清单克隆蛋白浓度>70 g/L	
无风险因素或一种风险因素(排除年龄>65 岁)	87%
任何两种风险因素或年龄>65 岁	68%
任何 3 种或以上风险因素	36%

引自参考文献[10]

　　根据 WM 国际预后指数(ISSWM)分期,本患者血红蛋白下降伴有 β_2-微球蛋白升高,积分为 2 分,属中危组,5 年生存期为 68%。按 Mayo Clinic 预后分期,因有肝脾肿大,但年龄小于 60 岁,故 10 年 OS 只有 16%。

　　5. 凝血因子减少的原因

　　该患者入院后常规检查,发现 APTT、PT 均明显延长,TT 正常,但无出血症状。进一步检验,凝血因子Ⅱ、Ⅴ、Ⅶ、Ⅸ、Ⅹ、Ⅷ、Ⅺ、Ⅻ都减少,但都不低于正常的 2%,FDP 一次明显升高达 36.2 mg/L,但纤维蛋白原不明显降低,D-二聚体升高,但不明显,说明没有 DIC,但有纤溶增高,能被代偿。WM 本身会否引起凝血因子减少? 文献报道,WM 可引起免疫性血小板减少、获得性 vW 综合征。文献上早已报道,实验室检查发现副蛋白血症、伴有获得性凝血异常的发生率者并不少见,原发性淀粉样变、MM、WM 及 MGUS 患者可合并止血功能异常,临床上可无出血症状(亚临床型)。本病例临床上并无出血症状,但实验室检查凝血因子减少,有的十分明显,但均大于正常的 2%。什么是凝血因子减少的机制? 除了肝的产生减少外(该患者的肝肿大),该患者是否还有淀粉样变? 因患者血和尿中轻链都增高,淀粉样变可吸附凝血因子,使这些凝血因子易在肝内破坏。该患者无明显淀粉样变的症状(如肾功能低下,舌大等),故可能性不大,必要时,做肝、皮肤、骨髓活检,行 Congo 红染色。

6. 治疗

随着新药的发现,尤其是靶向治疗药物的应用,WM 的治疗有了很快的进展,完全缓解率明显提高(表 45-10)。目前 BTK 抑制剂已被 FDA 批准用于治疗 WM,机制为抑制 NFκB 通路的活化,而国内也在积极做临床试验加以验证。根据目前资料,多数患者可由利妥昔单抗联合化疗取得满意疗效。而 R-CHOP、R-福达拉滨以及 R-万珂-Dx 方案效果尤为明显,完全缓解率可超过 90%。值得注意的是,单药使用利妥昔单抗短时间内可以出现 IgM 上升,导致高凝滞血症,故不建议使用单药治疗。建议该患者给予血浆置换后.联合 R-CHOP 方案治疗,而在 CR 后给予利妥昔单抗维持治疗。

表 45-10　各种治疗 WM 方案的效果

方案	疾病/治疗状态	总缓解率	完全缓解率
利妥昔单抗	未经治疗和既往经过治疗	52.2%	0%
R-CHOP	未经治疗	94%(91%在 WM 组)	9%
苯达莫司汀/利妥昔单抗	复发/难治	90%	60%
BoRD	未经治疗	96%	13%(8.7%接近 CR)
DRC	未经治疗	83%	7%
FCR	未经治疗和既往经过治疗	79%	11.6%
氟达拉滨/利妥昔单抗	<2 次既往治疗	95.3%	4.7%
利妥昔单抗/克拉屈滨	未经治疗和既往经过治疗	89.6%	24.1%
CaRD	未经利妥昔单抗或蛋白酶体抑制剂治疗	87.1%	3.2%
伊布替尼	复发/难治	57.1%	0%
沙利度胺/利妥昔单抗	未经治疗和既往经过治疗	64%	4%

BoRD,botezomib、利妥昔单抗、地塞米松;BR,苯达莫司汀、利妥昔单抗;CaRD,卡非佐米、环磷酰胺、地塞米松;DRC,地塞米松、利妥昔单抗、环磷酰胺;FCR,氟达拉滨、环磷酰胺、利妥昔单抗;R-CHOP,利妥昔单抗、环磷酰胺、多柔比星、长春新碱、泼尼松;WM,华氏巨球蛋白血症。

引自参考文献[3]

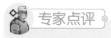 专家点评

　　患者为 59 岁男性,以消瘦、盗汗、肝脾肿大及高黏滞血症相关症状起病。骨髓涂片淋巴细胞比例显著升高,部分浆样分化。血 IgM 显著升高,血免疫固定电泳发现 IgM、λ M 带。华氏巨球蛋白血症诊断明确,BTK 抑制剂单药可控制疾病,改善预后。

整理:王硕
点评:张佼佼

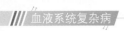

参考文献

［1］ MERCHIONNE F，PROCACCIO P，DAMMACCO F. Waldenström's macroglobulinemia. An overview of its clinical，biochemical，immunological and therapeutic features and our series of 121 patients collected in a single center［J］. Crit Rev Oncol Hematol，2011，80(1)：87 - 99.

［2］ GERTZ MA. Waldenström macroglobulinemia：2012 update on diagnosis，risk stratification，and management［J］. Am J Hematol，2012，87(5)：503 - 510.

［3］ KAPOOR P，PALUDO J，VALLUMSETLA N，et al. Waldenström macroglobulinemia：What a hematologist needs to know［J］. Blood Rev，2015，29(5)：301 - 319.

［4］ JANZ S. Waldenström macroglobulinemia：clinical and immunological aspects，natural history，cell of origin，and emerging mouse models［J］. ISRN Hematol，2013，2013：815325.

［5］ ROSSI D. Role of MYD88 in lymphoplasmacytic lymphoma diagnosis and pathogenesis［J］. Hematology Am Soc Hematol Educ Program，2014，2014(1)：113 - 118.

［6］ NAKAZAKI K，HANGAISHI A，NAKAMURA F，et al. IgG-associated immune thrombocytopenia in Waldenström macroglobulinemia［J］. Int J Hematol，2010，92(2)：360 - 363.

［7］ VOISIN S，HAMIDOU M，LEFRANÇOIS A，et al. Acquired von Willebrand syndrome associated with monoclonal gammopathy：a single-center study of 36 patients［J］. Medicine (Baltimore)，2011，90(6)：404 - 411.

［8］ ZANGARI M，ELICE F，TRICOT G，et al. Bleeding disorders associated with cancer dysproteinemias［J］. Cancer Treat Res，2009，148：295 - 304.

［9］ FURUHATA M，DOKI N，HISHIMA T，et al. Acquired factor X deficiency associated with atypical AL-amyloidosis［J］. Intern Med，2014，53(16)：1841 - 1845.

［10］ OZA A，RAJKUMAR SV. Waldenstrom macroglobulinemia：prognosis and management［J］. Blood Cancer J，2015，5：e296.

第七章

其 他 疾 病

病例46 新发病的 Boston 型血红蛋白 M 病

主诉

男性，29 岁，发现血气分析及血液颜色异常 1 个月。

病史摘要

现病史：患者自出生起即出现口唇及四肢远端发绀，可耐受与同龄人相当的活动量，不伴活动后头晕、心悸、黑矇、胸闷、气促、呼吸困难，既往于当地医院查心超、胸片均未见异常。2016 年 8 月 22 日患者因尿路结石至当地医院拟行手术治疗，术前查 WBC 4.9×10^9/L，Hb 137 g/L，PLT 240×10^9/L，2016 年 8 月 25 日查血气分析示 pH 7.392，二氧化碳分压 45.2 mmHg，氧分压 86.7 mmHg，总二氧化碳 28.3 mmol/L，氧饱和度 92%，血液颜色呈深棕色，建议至上级医院就诊。患者 2016 年 9 月 9 日至我科门诊，查心电图、心超未见明显异常，外周血检查示 WBC 5.70×10^9/L，Hb 148 g/L，PLT 193×10^9/L，MCV 86.3 fl，MCH 28.7 pg，MCHC 333 g/L，红细胞分布宽度 12.4%。高效液相色谱示血红蛋白 A 88.7%，血红蛋白 A2 3%，血红蛋白 F 0.2%，异常血红蛋白 8.1%（参考范围：血红蛋白 A>95%；血红蛋白 A2 1.5%～3.5%；血红蛋白 F<3%），红细胞丙酮酸激酶活性 29.7 U/(gHb·min)[15.2～53.3 U/(gHb·min)]，红细胞包涵体阴性，外周血涂片红细胞形态未见明显异常改变，结合珠蛋白 69 mg/dl(36～195 mg/dl)，红细胞葡萄糖-6-磷酸脱氢酶活性 6.3 U/gHb，抗人球蛋白试验、异丙醇试验、酸化血清溶血试验均为阴性，尿常规未见异常。为进一步明确诊断收入我科。

患者自发病以来，神清，精神可，食欲可，夜眠可，二便无殊，近期体重无明显增减。

既往史：否认糖尿病、高血压、哮喘、心脏疾病等病史，否认乙肝、结核等传染病，预防接种史随社会规定。2013 年于当地医院行右手无名指血管瘤切除术。否认输血史，否认食物、相关药物过敏史。

个人史：长期生长于原籍（安徽阜阳下属乡村），足月顺产于家中，否认疫水、疫区接触史，否认放射性物质、化学毒物、氧化性药物接触史，偶有饮酒，否认吸烟史，否认冶游史。

婚育史：未婚未育。

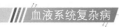
家族史:父母及2位亲哥哥、1位亲弟弟均否认发绀症状,血红蛋白病相关家族史不详。

入院体检

神清,精神可,对答切题。口唇及四肢远端发绀、皮温低,余皮肤、黏膜无黄染,无瘀斑、瘀点,无出血点。全身浅表淋巴结未及肿大。颈软,气管居中,双肺呼吸音稍粗,未闻及干、湿啰音。心律齐,心率95次/分,肺动脉听诊区第二心音亢进,室内未吸氧下测指脉氧饱和度89%。腹部平软,无压痛、反跳痛,肝、脾肋下未触及。双下肢无水肿。四肢肌力、肌张力正常。神经系统查体未见异常。

辅助检查

2016年11月22日

血常规:WBC 6.12×10^9/L,Hb 148 g/L,PLT 176×10^9/L,MCV 86.1 fl,MCH 29.9 pg,MCHC 347 g/L,红细胞分布宽度12.8%。提示该患者未有贫血,且血红蛋白为正细胞正色素性。

缺铁性贫血筛查:血清铁21.5 μmol/L,总铁结合力82.9 μmol/L,铁蛋白76.9 ng/ml,转铁蛋白325 mg/dl。提示该患者铁代谢正常。

肾性贫血筛查:血肌酐82 μmol/L,尿素5.9 mmol/L,尿酸402 μmol/L,估算肾小球滤过率102.4 ml/(min·1.73 m²),促红细胞生成素7.97 mIU/ml。提示该患者肾功能正常。

尿常规:酸碱度7.0,潜血(+++),红细胞镜检11~15/HP,胆红素、尿胆原、白细胞、尿蛋白、酮体、亚硝酸盐、葡萄糖、管型、结晶均为阴性。提示该患者不存在血管内溶血,潜血阳性考虑可能为尿路结石未解除的缘故。

肝功能检测:总胆红素15 μmol/L,直接胆红素3.1 μmol/L,余肝酶、白蛋白等均正常。结合尿常规检测,提示该患者不存在血管外溶血。

2016年11月22日

血气分析:pH 7.37,氧分压2 7.84 kPa,二氧化碳分压6.52 kPa,氧饱和度89.3%,血浆总二氧化碳29.1 mmol/L,肺泡动脉氧分压差4.98 kPa。提示该患者为低氧血症。

2016年11月24日

血气分析:pH 7.42,氧分压13.04 kPa,二氧化碳分压5.66 kPa,血氧饱和度未出结果,血浆总二氧化碳量29.1 mmol/L,肺泡动脉氧分压差4.98 kPa。

进一步检查

2016年12月10日

α-珠蛋白基因测序(α_2基因,α_1基因):血红蛋白M Boston型(α_2第58密码子CAC→TAC)杂合突变(图46-1)。

2016年12月22日

同胞兄弟α-珠蛋白基因测序:未见异常。

初步诊断

新发病的Boston型血红蛋白M病。

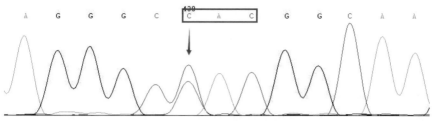

A G G G C C A C G G C A A

图 46 – 1 α–珠蛋白基因测序结果

治疗与转归

结合病史和实验室检查,该患者 Boston 型血红蛋白 M 病诊断明确,鉴于同胞兄弟中未发现相关基因突变,因此诊断为新发病的 Boston 型血红蛋白 M 病。对于这一型的血红蛋白 M 病尚无特殊治疗,但须尽早诊断,缓解患者及其家庭的焦虑,并避免不必要的检查。

最终诊断

新发病的 Boston 型血红蛋白 M 病。

讨论与分析

1. 发病机制及临床表现

在大多数血红蛋白 M 中,酪氨酸替代了近端或远端的组氨酸,酪氨酸能与铁原子形成一种铁-酚盐复合物,能够抵挡红细胞正常代谢系统将其还原为亚铁状态,本病例中的 Boston 型血红蛋白 M 病即属于该种情况。血红蛋白 M 病患者先天发绀,且发绀与劳累程度无关,且无先天性心脏病。

2. 患者发绀的原因是什么?

患者自出生起即存在发绀,且排除了先天性心脏病,首先要明确患者发绀的原因。当正常血红蛋白中的 Fe^{2+} 被氧化成 Fe^{3+} 后,即形成了高铁血红蛋白,Fe^{3+} 可引起血红蛋白结构改变,虽然可增加氧亲和度,但氧结合力下降,氧合曲线左移,导致组织缺氧,故应用氧气治疗无法改善缺氧状况。高铁血红蛋白血症的临床表现与血中高铁血红蛋白的含量有关(表 46 – 1)。结合病史和实验室检查,该患者所表现的先天性发绀首先考虑先天性高铁血红蛋白血症。

表 46 – 1 高铁血红蛋白含量与临床表现

高铁血红蛋白含量(%)	临床表现
10~20	发绀,血液呈深棕色
20~30	呼吸困难,恶心,心动过速
30~55	嗜睡,晕厥,昏迷
>70	死亡

先天性高铁血红蛋白血症分为血红蛋白 M 和细胞色素 b5 还原酶缺陷两类。血红蛋白 M 是珠蛋白链中氨基酸有变异的高铁血红蛋白,其产生不是因为红细胞酶的还原系统发生了障碍,而是珠蛋白链上的一些位置上与血红素中铁原子结合的氨基酸发生了突变,使血红素固定在高铁状态。

3. 该患者接下来应该完善什么检查?

在 α 链变异的病例中,患婴在出生时即呈灰黑色;而在 β 链变异的病例中,患婴常在 6～9 个月,当 β 链替换了大部分胎儿 γ 链后才会表现明显,可有轻度溶血性贫血和黄疸。结合此病例,该患者高度怀疑 α 链突变的血红蛋白 M 病。已有报道的 9 种血红蛋白 M 病突变中,α 链突变的占 1/3,分别为 Boston 型血红蛋白 M 病、Iwate 型血红蛋白 M 病和 Auckland 型血红蛋白 M 病。为了进一步明确诊断,可以进行电泳、光谱分析和 α 链的 DNA 测序。α 链 DNA 测序对于诊断型血红蛋白 M 病方面是目前最精确的手段。根据美国宾夕法尼亚州立大学提供的人血红蛋白突变数据库显示,目前已测得的血红蛋白 $α_2$ 链突变已有 471 个(截至 2016 年 11 月 22 日)。Boston 型血红蛋白 M 病又称为 Gothenburg 型血红蛋白 M 病、Kiskunhalas 型血红蛋白 M 病、Norin 型血红蛋白 M 病或 Osaka 型血红蛋白 M 病。Boston 型血红蛋白 M 病的 CAC→TAC 的突变亦可发生在 $Hbα_1$ 链上 58 密码子。目前血红蛋白 M 病分为 7 个亚型,每个亚型对应着不同的珠蛋白链上的突变位点(表 46-2)

表 46-2　不同珠蛋白链上的突变位点

类 型	突 变
HbM Boston	α58 His→Tyr
HbM Iwate	α87 His→Tyr
HbM Saskatoon	β63 His→Tyr
HbM Hyde Park	β92 His→Tyr
HbM Milwaukee	β67 Val→Glu
HbF-M Osaka	G γ 63 His→Tyr
HbF-M Fort-Ripley	G γ 92 His→Tyr

引自参考文献[1]

据前所述,该患者高度怀疑 α 链突变的血红蛋白 M 病,在对该患者血红蛋白 $α_1$ 和 $α_2$ 链进行 DNA 测序后,发现 $α_2$ 链上 58 密码子 CAC→TAC(组氨酸→酪氨酸)的杂合突变,符合已有报道的 Boston 型血红蛋白 M 病的诊断。

4. 该患者发病是否为家族遗传性疾病?

虽然大多数已报道的血红蛋白 M 病的遗传方式均为常染色体显性遗传,杂合子多见,但仍有少数为常染色体隐性遗传或者为新发的血红蛋白 M 病例。2014 报道了一例 4 岁先天性发绀的患者,其父母及同胞均没有高铁血红蛋白症和发绀的症状,进一步的检查也没有发现血红蛋白 M 病相关的基因突变(图 46-2)。印度也报道了两例血红蛋白 M 病的家族,分别诊断 Boston 型血红蛋白 M 病和 Hyde Park 型血红蛋白 M 病。无独有偶,这两个病例的家长均无明显的症状,但发现了相关的基因改变。

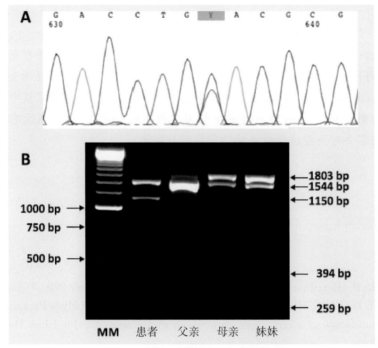

图 46-2 一例新发的血红蛋白 M 相关基因突变

引自参考文献[3]

此外,还有 3 篇文献报道了无家族遗传史的先天性发绀的病例。与家族遗传性的血红蛋白 M 病多发生在日本不同,此类新发的突变血红蛋白 M 病见于美国、意大利和以色列。此病例中的患者病史中未提示存在常染色体显性遗传,进一步对其同胞进行检测,也无相关血红蛋白 M 病的基因突变。这可能是中国第一次发现的新发的 Boston 型血红蛋白 M 病。

5. 如何治疗?

对于血红蛋白 M 病患者一般无须特殊治疗,建议尽早诊断后以缓解焦虑情绪。对于高铁血红蛋白症,存在着药物或疾病引起的可能性,可进行治疗以缓解症状,目前有报道推荐维生素 C,并取得一定的疗效(表 46-3)。

表 46-3 维生素 C 治疗血红蛋白 M 病

作者	年龄(岁)/性别	人种	基线疾病	兴奋剂	G6PD状态	高铁血红蛋白(%)	使用的抗坏血酸剂量	使用的抗坏血酸总剂量(g)
Tokar 等	34/男	—	扁平苔藓	氨苯砜	NA	28.2	2 g×1 剂	2
Reeves DJ 等	46/男	非洲裔美国人	多发性骨髓瘤	拉布立酶	缺乏	14.5	每 6 小时 5 gm(×6 剂)	30
Deo P 等	15/男	亚裔(印度人)	卫生球中毒	樟脑丸	缺乏	25.3	每 12 小时 0.5 gm(×16 剂)	8
当前病例	45/男	亚裔(印度人)	免疫性血小板减少症	氨苯砜	阴性	18.3	每 12 小时 1 gm(×14 剂)	14

引自参考文献[4]

◆ 🩺 专家点评 ◆

　　该患者为一例 Boston 型血红蛋白 M 病,出生时即出现发绀,不伴有先天性心脏病且能够耐受与同龄人相当的活动量,血红蛋白 α_1 和 α_2 链 DNA 测序提示 α_2 链 58 密码子杂合突变。尽管血红蛋白 M 病多为常染色体显性遗传,因该患者家族中未见该点位突变,考虑为新发型 Boston 型血红蛋白 M 病。提示在临床诊疗中,在没有相应家族史的情况下,仍需要对一些遗传性疾病进行鉴别与排除。

整理:付迪
点评:李啸扬

📑 参考文献

［1］BEAUVAIS P. Hereditary methemoglobinemias［J］. Arch Pediatr, 2000, 7(5):513-518.

［2］UPADHYE D, KODURI P, TARAKESHWARI S, et al. Hb M Hyde Park and Hb M Boston in two Indian families—a rare cause of methaemoglobinemia［J］. Int J Lab Hematol, 2015, 37 (2):e40-43.

［3］VIANA MB, BELISÁRIO AR. De novo alpha 2 hemoglobin gene (HBA2) mutation in a child with hemoglobin M Iwate and symptomatic methemoglobinemia since birth［J］. Rev Bras Hematol Hemoter, 2014, 36(3):230-234.

［4］SAHU KK, DHIBAR DP, GAUTAM A, et al. Role of ascorbic acid in the treatment of methemoglobinemia［J］. Turk J Emerg Med, 2016, 16(3):119-120.

病例47 自身免疫性溶血性贫血合并 Gilbert 综合征

◆ 主诉 》》

女性,28 岁,劳累后面黄 5 年余。

◆ 病史摘要 》》

　　现病史:患者 2010 年开始出现劳累后面色发黄,无发热、厌油、恶心、呕吐、腹痛、腹泻等症状,前往当地医院检查发现总胆红素明显升高,为 110 μmol/L 左右,以间接胆红素升高为主,伴轻度贫血(Hb 100 g/L 左右)。至苏州大学医学院附属医院就诊,查 Coombs 试验阳性,骨髓检查结果无明显异常(具体不详),诊断为溶血性贫血。给予泼尼松治疗,起始量为 60 mg/d,每 2 周减一片,治疗后黄疸逐步改善,但血红蛋白无明显升高。泼尼松减量至 30 mg/d 后,总胆红素未再进一步下降,维持在 60~80 μmol/L,后逐渐停用激素,随访观察。定期复查血红蛋白维持在 100~110 g/L,总胆红素波动于 70~90 μmol/L,未再进一步诊治。2014 年 7 月患者再次感劳累后全身乏力加重,疲倦明显。复查总胆红素为 140 μmol/L,并呈进行性升高,最高达189.8μmol/L。2014-10-30在当地医院给予甲泼尼龙每日40 mg共6天,后逐渐减量并停用,改用茵栀黄及思美泰退黄,效果欠佳。2014-11-14外院骨髓涂片提示骨髓增生活跃,粒红比例减低,粒、红、巨三系均增生活跃,偶见巨幼样变幼红细胞,外周血片可见幼粒细胞。骨髓病理见粒红系增生活跃,以红系增生尤为明显(+++)。染色体核型为46,XX。2015-05-12无锡市人民医院血常规:WBC 5.3×10⁹/L, Hb 105 g/L, PLT 278×10⁹/L, RBC 2.94×10¹²/L,网织红细胞百分比0.046,总胆红素158.8μmol/L,直接胆红素19.4μmol/L,LDH 84 IU/L。为进一步明确诊断收入我院。

自起病以来,患者食欲尚可,无发热,尿色深,体重无明显变化。

既往史:否认乙肝、结核等传染病史,常规预防接种,否认手术或外伤史,否认输血史,否认食物过敏史。主诉有青霉素过敏史。

个人史:出生并生长于原籍,否认疫水、疫区接触史。

婚育史:未婚未育。

家族史:父亲与胞妹也存在胆红素轻度升高。患者父亲RBC 4.83×10¹²/L, Hb 170 g/L,网织红细胞百分比1.8%,血清总胆红素32μmol/L,直接胆红素18.8μmol/L。患者胞妹RBC 4.56×10¹²/L, Hb 142 g/L,网织红细胞百分比2.4%,血清总胆红素36μmol/L,直接胆红素18.0μmol/L。

▶ **入院体检** ▶▶▶

查体:T 36.7℃, P 95次/分,R 18次/分,BP 120/90 mmHg。

神清,精神可,全身皮肤及巩膜黄染,皮肤、黏膜未见瘀点、瘀斑。浅表淋巴结未扪及肿大。颈软,两肺呼吸音清,未闻及干、湿啰音。心率95次/分,心律齐。腹软,无压痛,肝、脾肋下未及,双下肢无水肿。

▶ **辅助检查** ▶▶▶

血常规:WBC 4.5×10⁹/L, N% 53.0%, L% 34.6%, RBC 2.67×10¹²/L, Hb 98 g/L, MCV 105.9 fl, MCH 36.6 pg, MCHC 346 g/L, PLT 189×10⁹/L。

尿常规:尿胆原(+++),尿胆红素(+)。

生化:血清总胆红素171.2μmol/L,直接胆红素20.3μmol/L,间接胆红素150.9μmol/L,乳酸脱氢酶97 IU/L,血清铁32.0μmol/L,血清铁蛋白334.1 ng/ml,叶酸5.38 ng/ml,维生素B₁₂ 427.0 pg/ml。

病毒检测:抗单纯疱疹病毒Ⅰ型IgM阳性(+),抗单纯疱疹病毒Ⅱ型IgM阳性(+), EB病毒EBV IgM>160.00 U/ml, EB病毒VCA IgG 133.00 U/ml, EB病毒EBNA IgG 194.00 U/ml。

溶血相关检测:网织红细胞绝对值89.2×10⁹/L,网织红细胞百分比3.22%,结合珠蛋白49 mg/dl,红细胞G6PD活性5.80, Coombs试验(+), Coombs-IgG(-), Coombs-C3d(+),异丙醇试验(-), Hams试验(-)。高效液相HPLC:HbA 96.3%, HbA2 3.3%, HbF 0.4%。红细胞PK活性24.2,红细胞包涵体检查(-)。血涂片描述:红细胞偏大,未见其他明显异常改变。

FLEAR:Ⅰ型细胞98.20,Ⅱ型细胞0.20,Ⅲ型细胞0.00, CD14(-)/CD33(+)单核细

胞 0.00，CD24（－）/CD45（＋）粒细胞 0.90。

珠蛋白基因分析：α、β 珠蛋白基因未检测到突变。

免疫学指标：血清 IgG、IgA、IgM、RF 正常，ANCA 阴性，补体 C3 48 mg/dl，补体 C4 9 mg/dl。

骨髓细胞学：有核细胞增生活跃，粒红比例降低，粒、巨二系增生活跃，红系明显增生，可见轻度巨幼样变及双核红，部分幼红细胞细胞质连丝（图 47－1）。

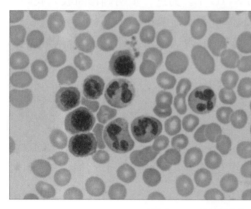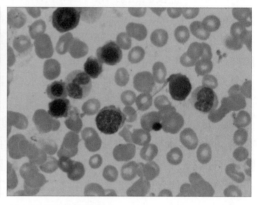

图 47－1　骨髓涂片可见红系增生明显活跃

骨髓活检：造血细胞粒红系增生活跃，以红系更为明显（＋＋＋）。
染色体：46，XX。

◆ 初步诊断 >>>>>>

自身免疫性溶血性贫血（autoimmune hemolytic anemia，AIHA）合并 Gilbert 综合征。

◆ 治疗与转归 >>>>>>

该患者目前诊断为 AIHA 合并 Gilbert 综合征。患者出院后未再服用糖皮质激素，无任何不适主诉。复查血清总胆红素水平维持在 170～180 μmol/L，直接胆红素 20～30 μmol/L，血红蛋白波动在 95～105 g/L。

◆ 最终诊断 >>>>>>

自身免疫性溶血性贫血合并 Gilbert 综合征。

◆ 讨论与分析 >>>>>>

1. 临床诊治疑难点

（1）诊断自身免疫性溶血性贫血（autoimmune hemolytic anemia，AIHA）的依据是什么？

（2）糖皮质激素治疗后间接胆红素仍旧无法恢复正常是什么原因？

（3）遗传性高胆红素血症分为哪几类？

（4）Gilbert 综合征如何诊断及治疗？

2. AIHA 的诊断

外部因素导致的红细胞破坏增加最常见的是免疫性因素。AIHA 是一种获得性溶血性疾患，由于免疫功能紊乱产生抗自身红细胞抗体，与红细胞表面抗原结合，或激活补体使红细胞加速破坏而致溶血性贫血。女性患者多于男性，以青壮年为多，其中温反应性抗体型约占 80%。临床上根据发病原因把 AIHA 分为原发性和继发性两类。原发性 AIHA 原因不明确，约占 60%；继发性者伴发于淋巴系统恶性肿瘤及与免疫有关的疾病，如淋巴瘤、慢性淋巴细胞性白血病、多发性骨髓瘤等及系统性红斑狼疮、类风湿性关节炎、某些细菌病毒感染等，约占 40%（表 47 - 1）。

表 47 - 1　AIHA 的发病机制及分类

自身免疫溶血性贫血的分类
Ⅰ. 温抗体型 AIHA：自身抗体最佳效应温度为 37℃
　　A. 原发性或特发性
　　B. 继发性
　　　i. 继发于各种淋巴增生性疾病（如非霍奇金淋巴瘤、慢性淋巴细胞性白血病）
　　　ii. 继发于风湿性疾病（如系统性红斑狼疮）
　　　iii. 继发于非淋巴系统恶性肿瘤（如卵巢癌）
　　　iv. 继发于慢性炎症性疾病（如溃疡性结肠炎）
　　　v. 药物性自身免疫性溶血性贫血
Ⅱ. 冷抗体型 AIHA：自身抗体最佳效应温度低于 37℃
　　A. 冷凝集素综合征
　　　i. 原发性或特发性
　　　ii. 继发性
　　　　　a. 继发于感染后（如支原体或传染性单核细胞增多症）
　　　　　b. 继发于 B 细胞淋巴增生性疾病
　　B. 阵发性冷性血红蛋白尿（Donath-Landsteiner 综合征）
Ⅲ. 混合型 AIHA：以温抗体和冷抗体同时存在为特征
　　A. 原发性或特发性
　　B. 继发性（常继发于风湿性疾病）
Ⅳ. 药物性自身免疫性溶血性贫血：与约 150 种药物相关
　　A. Drug dependent AIHA-药物依赖性 AIHA
　　　i. 半抗原或药物吸收
　　　ii. 免疫复合物
　　B. 药物非依赖性 AIHA

引自参考文献[1]

3. 高胆红素血症的鉴别诊断

体内的胆红素大部分由衰老的红细胞破坏降解而来，约占人体全部胆红素来源的 75%，其余部分来自组织中（主要为肝脏）非血红蛋白血红素的分解以及骨髓无效造血过程中产生的极少量胆红素。体内产生的胆红素经过肝脏葡萄糖醛酸转移酶的作用后转化为结合胆红素，由毛细胆管被排至十二指肠中，最后大部分随粪便排出体外（图 47 - 2）。

当血清总胆红素超过 34 μmol/L 时，临床上即可发现黄疸。根据黄疸发生的病因可分为溶血性黄疸、肝细胞性黄疸、阻塞性黄疸以及先天性非溶血性黄疸。本例患者的胆红素升高以间接胆红素升高为主。引起间接胆红素升高的原因主要是胆红素生成增加以及肝脏摄取和处理转化胆红素的能力下降（图 47 - 3）。胆红素生成增加最常见的原因是各种原因导

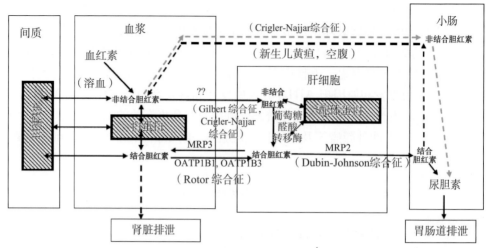

图 47-2　胆红素生成、合成以及排泄的主要途径

引自参考文献[2]

致的红细胞破坏增多、寿命缩短。造成红细胞破坏加速的原因可分为红细胞本身的内在缺陷和红细胞外部因素异常。前者包括红细胞膜缺陷、红细胞酶缺陷、珠蛋白异常等,一般多为遗传性溶血。后者则多见于免疫性或者非免疫性因素导致的红细胞破坏,通常为获得性溶血。遗传性溶血性贫血的诊断依赖于家族史、体格检查以及相应的实验室检测(图 47-3、图 47-4)。

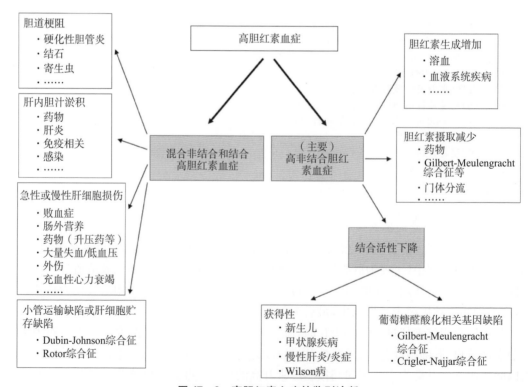

图 47-3　高胆红素血症的鉴别诊断

引自参考文献[3]

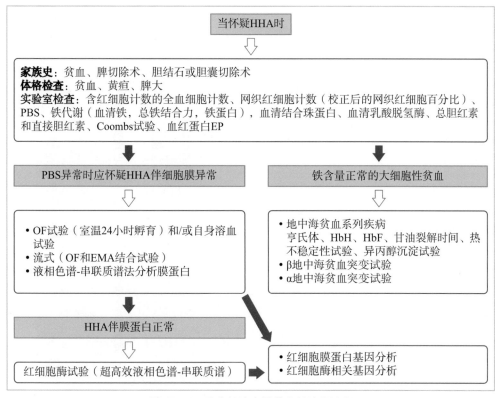

图 47-4 遗传性溶血性贫血的诊断流程

引自参考文献[4]

4. 遗传性高胆红素血症的诊断及分类

遗传性高胆红素血症分为遗传性非结合胆红素升高症和遗传性结合胆红素升高症。前者是由于肝细胞摄取胆红素及胆红素向微粒体转运障碍，或者肝细胞内葡萄糖醛酸转移酶活性不足导致血中间接胆红素增加，常见的疾病包括 Gilbert 综合征、Crigler-Narjjar 综合征以及 Lucey-Driscoll 综合征等。后者则是因为结合胆红素从肝脏向毛细胆管的排泄发生障碍导致血中的结合胆红素升高，主要包括 Dubin-Johnson 综合征和 Rotor 综合征等（表 47-2）。

5. Gilbert 综合征的发病机制、诊断及治疗

基于上述考虑，我们进行了遗传性肝病相关基因检测，发现本例患者存在遗传性高胆红素血症 *UGT1A1* 基因 Gly71Arg 突变及 *ABCC2* 基因突变。Gilbert 综合征由 Gilbert 和 Lereboulet 于 1901 年首次报道，是最为常见的遗传性高胆红素血症，人群中的发病率为 $3\%\sim13\%$。本病为常染色体隐性遗传病，患者可以是纯合子或者复合杂合子，以男性多见，可发生于任何年龄，通常为 $15\sim20$ 岁发病。临床以慢性或复发性黄疸为特征，表现为轻度、间歇性的非结合胆红素升高，血清总胆红素常波动于 $50\sim150~\mu mol/L$ 甚至更高，以非结合胆红素升高为主，患者很少出现皮肤瘙痒，一般不出现溶血或者肝损表现，肝功能检查 ALT 可以正常或轻度增高。其发病机制是在染色体 2q37 位点的 *UGT1A1* 基因缺陷使葡萄糖醛酸转移酶表达水平或活性明显降低（图 47-5）。苯巴比妥试验为阳性（苯巴比妥 180 mg/d，口服 3 天，非结合胆红素下降 50% 以上甚至正常）。苯巴比妥能够提高肝

表 47-2 遗传性非溶血性高胆红素血症的分类及特征

分类	疾病	高胆红素血症类型	分子缺陷	遗传学	高胆红素血症的程度	BSP 动力学	肝脏组织学	预后	治疗	动物模型
摄取障碍	—	非结合胆红素	?	?	低至中度	降低 PDR	正常	好	无	突变 Southdown 羊
	Rotor 综合征（肝脏摄取和储存疾病）	结合胆红素为主	OATP1B1/3，2 号染色体	常染色体隐性	低至中度	降低 PDR	正常	好	无	
结合障碍	Gilbert 综合征	非结合胆红素	UDPG1A1，2 号染色体	常染色体隐性	低至中度	正常 PDR	正常	好	苯巴比妥（偶尔）	
	Crigler-Najjar 综合征									
	I 型	非结合胆红素	UDPG1A1，2 号染色体	常染色体隐性	很高度	正常 PDR	正常	严重	换血疗法 光疗 肝移植	Gunn 鼠
	II 型	非结合胆红素	UDPG1A1，2 号染色体	常染色体隐性	高度	正常 PDR	正常	总体好	苯巴比妥	无
分泌障碍	Dubin-Johnson 综合征	结合胆红素	ABCC2，10 号染色体	常染色体隐性	低至中度	初始正常 PDR 二次升高	色素沉积	好	无	突变 Corriedale 羊

PDR，血浆清除率
引自参考文献[5]

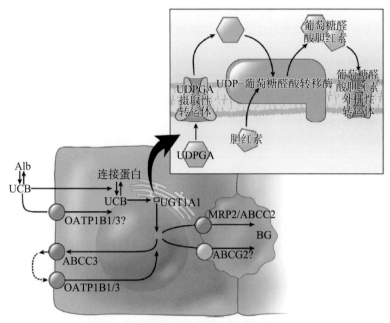

图 47-5 胆红素转运相关蛋白的作用途径

(右上角小图)UGT1A1 在内质网膜上的定位及 UDPGA、胆红素、葡萄糖醛酸胆红素的转运。UDPGA,尿苷二磷酸葡萄糖醛酸;UCB,非结合胆红素;Alb,白蛋白;BG,葡萄糖醛酸胆红素

引自参考文献[5]

细胞内葡萄糖醛酸转移酶活性,使血中间接胆红素减少,同时对肝细胞微粒体酶有诱导合成及增强其活性的作用,还可以增加胆汁流量有助于胆红素的排泄,故可以用于治疗患者的黄疸。

目前 Gilbert 综合征中已发现超过 100 种基因突变,并且在不同人种之间表现出明显差异。白种人中最常见的基因型是 *UGT1A1* 基因启动子区域 TATAA 盒序列中出现了额外的两个碱基(TA)使正常的 A(TA)6TAA 序列变为了 A(TA)7TAA(也称为 UGT1A1 * 28)。这一额外的 TA 碱基降低了 TATAA 结合蛋白与 TATAA 盒的亲和力,使得基因表达下降。A(TA)7TAA 变异型在西方人种中多见,其等位基因频率为 0.4。而东方人种则主要表现为 *UGT1A1* 基因编码区的错义突变,尤其是外显子 1 上的 Gly71Arg 突变(G71R; UGT1A1 * 6)最为频繁,常见于中国、韩国以及日本等东亚国家,其等位基因频率为 0.16～0.21。检测 *UGT1A1* 基因有助于 GS 的诊断。

Gilbert 综合征患者除血清胆红素升高以外一般无其他症状或者体征,肝脏功能基本不受累,预后良好,无须特别治疗。

6. 其他需要鉴别的疾病

除上述病因外,本例患者持续存在间接胆红素升高,网织红细胞升高程度与其溶血程度不完全匹配。血清铁蛋白及转铁蛋白饱和度升高,骨髓涂片中存在一定程度的红细胞形态异常,尤其是可见幼红细胞胞核间丝状相连的特殊形态,故鉴别诊断需要排除先天性红细胞生成不良性贫血(congenital dyserythropoietic anemia,CDA)(表 47-3)。

表 47-3　CDA 的诊断提示要点

先天性贫血*,通常不伴随中性粒细胞减少或血小板减少 无效红细胞生成: 　　红细胞增生,而网织红细胞和贫血程度不匹配 　　以非结合高胆红素血升高为主的高胆红素血症(无周围溶血) 　　来自铁红细胞动力学研究的数据 　　血清胸苷激酶浓度升高 　　发育不良红细胞比例增加 铁超载
*罕见,胎儿窘迫或胎儿水肿

引自参考文献[6]

CDA 是一种罕见的遗传性红系无效造血性疾病。临床表现为慢性、难治性轻或重度贫血,伴持续或间断性黄疸,骨髓可见红系无效造血、多核、核碎裂和其他形态异常。根据骨髓形态和血清学检查可以把 CDA 分为 Ⅰ、Ⅱ、Ⅲ 3 型。Ⅰ 型、Ⅱ 型为常染色体隐性遗传,Ⅲ 型为常染色体显性遗传(表 47-4)。

表 47-4　CDA 的分类及特征

CDA 类型	Ⅰ	Ⅱ	Ⅲ 型 家族性	Ⅲ 型 散发性	变异型
遗传学	常染色体隐性遗传	常染色体隐性遗传	显性	多种	常染色体显性或 X 染色体连锁或隐性
报道病例数	>300	>450	2 个家系	<20	~70
骨髓形态学(光镜)	染色质结构异常,染色质桥	成熟红细胞的双核型、多核型	巨大多核成红细胞	巨大多核成红细胞	类似于 CDA Ⅰ型或Ⅱ型,其他
骨髓电镜下表现	"海绵状"异染色质,细胞质向细胞核内凹	细胞膜下的外周囊	异染色质裂孔,自噬空泡,核内池	多样	多样
突变基因	CDAN1,C15ORF41	SEC23B	KIF23	未知	KLF1,GATA-1,未知
相关器官累及	骨骼	多种表现,罕见	单克隆丙种球蛋白血症,骨髓瘤,血管样条纹	多种	中枢神经系统,其他

CNS,中枢神经系统;EM,电镜
引自参考文献[6]

本例患者同时也检测了 CDA 相关基因 CDAN1、KLF1、SEC23B 以及遗传性血色病基因 HFE、HAMP、HFE2、SLC40A1 和 TFR2,结果均为阴性,故排除 CDA 和遗传性血色病的可能。

7. 针对疑难点回答

(1) 诊断 AIHA 的依据是什么?

本例患者为年轻女性,有轻度贫血及网织红细胞比例升高,骨髓中红系增生明显活跃,间接表明存在红细胞破坏增多。实验室检测 Coombs 试验阳性，无特殊服药史，接受糖皮质激素治疗有一定效果，故存在 AIHA 的因素。本例患者血清 EBV 及 HSV 抗体 IgM 阳性，提示存在近期的病毒活动性感染。而其他自身抗体及肿瘤指标均阴性，且没有淋巴造血系统相关疾病的临床表现，故可能存在继发于病毒感染后的 AIHA。

（2）糖皮质激素治疗后间接胆红素仍旧无法恢复正常是什么原因？

本例患者 AIHA 诊断明确，接受糖皮质激素治疗后血红蛋白有所上升，胆红素有一定程度下降，但却始终无法达到正常水平，故需要进一步寻找高胆红素血症的病因。本例患者的胆红素升高以间接胆红素升高为主，成年后发病，没有肝脾肿大，亦没有明确的家族病史。红细胞葡萄糖-6-磷酸脱氢酶及丙酮酸激酶活性正常。流式细胞学检测 PNH 克隆阴性。血红蛋白电泳未发现异常条带，α 及 β 地中海贫血基因检测阴性，故基本排除红细胞膜和红细胞酶缺陷以及珠蛋白异常所导致的红细胞破坏过多。因此除了红细胞破坏增多导致的胆红素增加以外，还要考虑到是否存在影响肝脏摄取和处理胆红素能力的因素。详细询问其家族史发现其父亲和胞妹亦存在血清胆红素轻度升高，故要怀疑是否存在遗传性高胆红素血症的可能。

（3）遗传性高胆红素血症分为哪几类？

遗传性高胆红素血症分为遗传性非结合胆红素升高症和遗传性结合胆红素升高症。遗传性非结合胆红素升高症包括 Gilbert 综合征、Crigler-Narjjar 综合征以及 Lucey-Driscoll 综合征等，遗传性结合胆红素升高症主要包括 Dubin-Johnson 综合征和 Rotor 综合征等。

（4）Gilbert 综合征如何诊断及治疗？

通过遗传性肝病相关基因检测 UGT1A1 基因有助于 Gilbert 综合征的诊断。本例患者为青年女性，发病年龄在 23 岁左右，表现为血清非结合胆红素升高，家族中其父亲和胞妹都存在轻度胆红素升高，患者本人检测出存在 UGT1A1 基因 Gly71Arg 突变，与东方人常见的突变位点和突变方式一致，故可以诊断 Gilbert 综合征。Gilbert 综合征患者除血清胆红素升高以外一般无其他症状或者体征，肝脏功能基本不受累，预后良好，无须特别治疗，可用苯巴比妥改善患者的黄疸。

专家点评

患者为 28 岁女性，以劳累后面黄起病，实验室检查提示胆红素升高，以间接胆红素升高为主，伴轻度贫血，Coombs 试验阳性，骨髓中红系增生明显活跃，考虑 AIHA，但经糖皮质激素治疗后间接胆红素仍无法恢复正常。对患者进一步进行遗传性肝病相关基因检测，发现本例患者存在遗传性高胆红素血症 UGT1A1 基因 Gly71Arg 突变及 ABCC2 基因突变。因此，该患者目前诊断为 AIHA 合并 Gilbert 综合征。Gilbert 综合征患者除血清胆红素升高以外一般无其他症状或者体征，肝脏功能基本不受累，预后良好，无须特别治疗，可用苯巴比妥改善患者的黄疸。

整理：秦维

点评：程澍

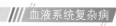

参考文献

[1] BASS GF, TUSCANO ET, TUSCANO JM. Diagnosis and classification of autoimmune hemolytic anemia [J]. Autoimmun Rev, 2014,13(4-5):560-564.

[2] LEVITT DG, LEVITT MD. Quantitative assessment of the multiple processes responsible for bilirubin homeostasis in health and disease [J]. Clin Exp Gastroenterol, 2014,7:307-328.

[3] STRASSBURG CP. Hyperbilirubinemia syndromes (Gilbert-Meulengracht, Crigler-Najjar, Dubin-Johnson, and Rotor syndrome) [J]. Best Pract Res Clin Gastroenterol, 2010,24(5):555-571.

[4] JUNG HL. A new paradigm in the diagnosis of hereditary hemolytic anemia [J]. Blood Res, 2013,48(4):237-239.

[5] ERLINGER S, ARIAS IM, DHUMEAUX D. Inherited disorders of bilirubin transport and conjugation: new insights into molecular mechanisms and consequences [J]. Gastroenterology, 2014,146(7):1625-1638.

[6] IOLASCON A, HEIMPEL H, WAHLIN A, et al. Congenital dyserythropoietic anemias: molecular insights and diagnostic approach [J]. Blood, 2013,122(13):2162-2166.

病例48 IgG4 相关淋巴结病

主诉

男性,54 岁,无痛性淋巴结肿大 1 年余。

现病史

患者于 2013 年 3 月偶然发现右颈后一肿块,类圆形,边界清晰,直径约 2 cm,质韧,可推动,无红肿、疼痛、压痛、波动感,不伴寒战、发热、恶心、呕吐、头晕、头痛等不适。至华山医院行 B 超检查示:双侧颈部、颌下、左侧锁骨上多发淋巴结肿大,未予处理。10 月起患者自觉易疲劳及背部酸痛感,无胸闷、气促、咳嗽、咳痰、寒战、发热、恶心、呕吐等不适。10 月 22 日至我院血液科就诊,查 IgG 47.80 g/L(7~16.6 g/L),IgA 6.61 g/L(0.76~3.9 g/L),其余检查未见异常。11 月初自己扪及右项背部皮肤增厚,直径约 2 cm,无疼痛。11 月 14 日于我院皮肤科住院,查血常规、肾功能、电解质基本正常,血清白蛋白 21 g/L,24 小时尿蛋白 132 mg/24 h,ESR 104 mm/h,hsCRP 127.17 mg/L(参考值:<8 mg/L)。淋巴结 B 超见"双侧颈部、双侧锁骨上、双侧腋窝淋巴结肿大",另见"右侧项背部临床所指处皮下软组织内低回声团块,首先考虑为淋巴结影"。11 月 20 日行骨穿+活检,骨髓细胞学检查示髓片中浆细胞比例增高占 5.5%;骨髓活检示骨髓造血细胞三系增生低下,未见明显异形幼稚淋巴细胞。血尿免疫蛋白电泳未见克隆性异常。11 月 27 日行淋巴结活检,病理检查初步考虑为 Castleman 病,后加做 IgG4 免疫组化染色,根据 IgG4 阳性浆细胞比例超过 40%,最后诊断为"IgG4 相关淋巴结病"。未予特殊治疗。2014 年 1 月患者无明显诱因下全身乏力逐渐加重,2 月 10 日患者突发高热,伴咳嗽、咳痰,痰色较清,无臭味,不伴寒战、恶心呕吐、腹痛腹泻等

不适,华山医院拟诊"肺炎",给予"美罗培南"静滴2周,体温恢复正常。3月11日患者因"水样便2天"再次收入我院皮肤科,入院后给予甲泼尼龙40 mg/d,沙利度胺3片/晚治疗。当时查血清白蛋白16 g/L,给予补充白蛋白、低分子肝素抗凝、维铁缓释片补铁等对症处理。3月12日行背部结节活检,病理结果提示,"背部结节:皮肤网篮状角层,颗粒层正常,部分棘层略肥厚,真皮浅层小血管周围少量淋巴细胞-组织细胞浸润,真皮胶原增生,部分成纤维细胞增生"。患者住院期间体重减轻、低白蛋白血症进行性加重,查尿常规、肝功能等无明显异常,各项检查结果提示患者无明显吸收障碍、肾脏漏出等原因。为除外结肠癌、淋巴瘤,予以行腹部B超、上下腹部CT及胃镜、肠镜,均未见明显异常。考虑患者ESR持续高水平、白蛋白持续下降,用激素、沙利度胺治疗效果欠佳,修正临床诊断为"Castleman病",另查结合珠蛋白229 mg/dl、Coombs试验(+)、Coombs-C3d(+),激素重新加量至甲泼尼龙40 mg/d,加用口服硫唑嘌呤50 mg bid,乏力缓解后于4月21日出院。6月6日患者因突发咳嗽、咳痰、发热,就诊于华山医院,行胸部CT提示肺炎,给予抗炎治疗后症状有所缓解。为进一步明确诊断和治疗收入本科。

既往史:否认糖尿病、高血压、心脏病病史,否认肝炎、肺结核等传染病史。十余年前行舌血管瘤手术。否认输血史,否认食物过敏史。有服用来氟米特(现5片 qd)、激素及中药史,否认药物过敏史。

个人史:长期生长、生活于原籍,否认疫水、疫区接触史,否认放射性物质、毒物接触史;否认烟酒等不良嗜好。

婚育史:已婚已育,育有一女,体健。

家族史:父亲高血压,否认其他遗传性家族病史。

入院体检

T 36.7℃,HR 88次/分,R 22次/分,BP 88/60 mmHg。神清,精神可,对答切题,查体合作。咽无充血,扁桃体无肿大。双肺呼吸音清,未及干、湿啰音;心律齐,无杂音;腹平软,无压痛、反跳痛,未及肿块,肝脾肋下未及,无叩击痛。全身浅表淋巴结未及肿大。双下肢无水肿,生理反射存在,病理反射未引出。

辅助检查

血常规:WBC 5.95×10^9/L,N% 57.0%,L% 32.1%,M% 9.9%,嗜酸性粒细胞百分比0.5%,RBC 4.16×10^{12}/L,Hb 109 g/L,MCV 83.4 fl,MCH 26.2 pg,MCHC 314 g/L,PLT 341×10^9/L。

凝血功能:APTT 40.2 s,PT 12.1 s,INR 1.03,TT 18.00 s,Fg 5.2 g/L,纤维蛋白降解产物4.5 mg/L。

血生化:除白蛋白15 g/L,余均正常。

溶血性贫血检查:Coombs试验(-),余溶血检查指标也均正常。

肿瘤指标:CA125、CA199、AFP、CEA、总前列腺特异性抗原、游离前列腺特异性抗原、NSE均正常。

病毒学检查。巨细胞病毒:抗巨细胞病毒IgG 202.00 g/L,抗巨细胞病毒IgM 0.17 g/L。EB病毒:EBNAIgG>600.00 U/ml,EBVIgM<10.00 U/ml,VCAIgG>240.00 U/ml。抗单纯疱疹病毒Ⅰ型IgG(+),抗单纯疱疹病毒Ⅰ型IgM(-),抗单纯疱疹病毒Ⅱ型IgG

（一），抗单纯疱疹病毒Ⅱ型IgM（一）。乙肝病毒：乙肝病毒表面抗原（一）0.010 IU/ml，乙肝病毒表面抗体＞1 000.00（＋）mIU/ml，乙肝病毒e抗原0.419（一），乙肝病毒e抗体2.04（一），乙肝病毒核心抗体0.30（一），乙肝病毒核心抗体IgM 0.03（一）。丙肝病毒抗体（HCV-Ab）（一）；梅毒螺旋体RPR阴性（一）；HIV抗体阴性（一）。

免疫：IgG 47.80 g/L，IgA 6.61 g/L，IgM 0.85 g/L；血β$_2$-微球蛋白1617 ng/ml，免疫固定电泳（一）；抗环瓜氨酸抗体（一）；IgG4 15.50 g/L（0.3～1.5 g/L），类风湿因子≤20 IU/ml，ENA、ANA（一），白蛋白21 g/L；血免疫电泳κ轻链36.7 g/L，λ轻链22.10 g/L。

全身浅表淋巴结B超：双侧颈后及颈前见数个低回声，右侧颈后之一大小18 mm×8.5 mm，左侧颈后之一大小19 mm×7 mm，左侧部分淋巴门结构消失。双侧腋窝见低回声数个，右侧之一大小18 mm×11 mm，左侧之一大小11 mm×8.5 mm，淋巴门结构消失；左腹股沟区见一个低回声，大小8.3×5.2 mm；双侧颌下见多个低回声，右侧之一大小15 mm×12 mm，左侧之一大小17 mm×8 mm，淋巴门结构消失，双侧锁骨上、右腹股沟区未见异常肿大淋巴结。

PET/CT：①双侧颈部、颌下、锁骨上、腋下、纵隔多发淋巴结肿大，代谢增高，淋巴瘤待排。②双肺弥漫小片状渗出灶，代谢未见增高，考虑炎性病变。③肝囊肿，右肾囊肿。前列腺点状钙化。

颈部淋巴结活检：病理初步诊断为颈部淋巴结Castleman病，后加做IgG4标记，更改诊断为IgG4相关性淋巴结病。

背部结节活检病理结果：皮肤网篮状角层，颗粒层正常，部分棘层略肥厚。真皮浅层小血管周围少量淋巴细胞-组织细胞浸润，真皮胶原增生，部分成纤维细胞增生。

初步诊断

Castleman病？

治疗与转归

本患者因颈部肿块（淋巴结）来院就诊，对肿块的诊断是Castleman病还是IgG4相关淋巴结病有争论，经各种检查和分析，最后诊断为IgG4相关淋巴结病。此病是一种近年来才被认识的疾病，故有争论。确诊的关键是该患者血液中IgG4水平超过正常的10倍，病理组织中分泌IgG4的浆细胞与分泌IgG的浆细胞的比值超过40％，并具有IgG4-RD相关病理表现。IgG4-RD可侵犯许多脏器，引起严重的后果。本患者当前病变较局限，目前治疗可以控制临床症状，预后较好，但需要随访，密切观察。

最终诊断

IgG4相关淋巴结病。

讨论与分析

1. 临床诊治疑难点

（1）IgG4的来源？有何特点？

（2）IgG4相关性疾病（IgG4-related disease，IgG4-RD)病名的由来？怎样发病？

（3）IgG4-RD的流行病学和临床表现？

（4）实验室检查有何特点？有何特征性的病理变化？

（5）如何确诊？与 Castleman 病如何鉴别？

（6）怎样治疗？

2. IgG4 的来源与特点

正常 B 细胞的成熟经历了前 B 细胞、不成熟 B 细胞、成熟 B 细胞、活化 B 细胞和浆细胞 5 个阶段。其中前 B 细胞和不成熟 B 细胞的分化是抗原非依赖的，其分化过程在骨髓中进行。抗原依赖阶段是指成熟 B 细胞在抗原刺激后活化，并继续分化为合成和分泌抗体免疫球蛋白（Ig）的浆细胞。Ig 有 5 种，即 IgG、IgA、IgD、IgM 和 IgE。IgG 有 1～4 四种亚型，IgG4 亚型的特点是其 IgG4 的 Fab 臂与另一个 IgG4 的 Fab 臂交换，形成双特异的抗体和很大的免疫复合物，引起组织病理变化。IgG4 是一种非炎症性抗体。Fab 臂交换、无法结合补体、与激活的 FcγRI 结合不良以及与抑制性 FcγR（FcγRIIB）结合的能力是 IgG4 的独特特征，这些特征使其成为非炎症性免疫球蛋白。IgG4 的重链可以在链间和链内二硫键结构之间切换。链内二硫键连接的 IgG4 由非共价结合的半 IgG4 分子（可在体外、还原条件下或体内进行交换）组成，可能受到 FcRn 再循环的协助。这一过程称为 Fab 臂交换，可产生双特异性 IgG4 抗体，形成免疫复合物。在 IgG4 相关性疾病中，体内形成的免疫复合物的性质尚不清楚。有两种可能性：①抗原特异性 IgG4 与无关特异性抗体的 Fab 臂交换可能导致形成功能性单价抗体。这种抗体会产生小型非沉淀性免疫复合物。②与同一抗原上不同表位反应的 IgG4 抗体之间的 Fab 臂交换将产生功能性二价抗体，并可能导致形成很大的免疫复合物。由于缺乏补体结合，此类免疫复合物可能无法有效清除，并且可能是某些 IgG4 相关性疾病病例中出现 IgG4 沉积的原因（图 48-1）。

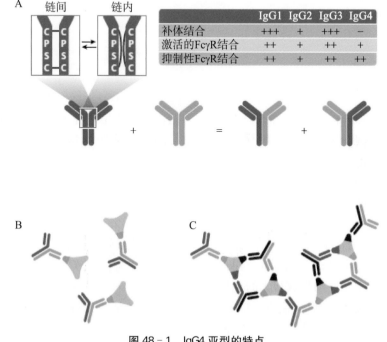

图 48-1 IgG4 亚型的特点

A. IgG4-Fab 臂交换产生双特异性抗体；B. 具有功能性单价的双特异性抗体：非沉浸免疫复合物；C. 无功能性单价的双特异性抗体：潜在的大免疫复合物

引自参考文献[1]

3. IgG4-RD 的性质及其命名

IgG4-RD 是一种免疫介导的慢性纤维化炎性病理过程,有向各器官发展形成肿瘤样病变的趋向,可以按同步或非同步的方式发生。IgG4-RD 在各器官的病理表现已在 19 世纪通过病理组织检查确定。过去有许多疾病现已知属于 IgG4-RD(表 48-1),它们的病理基础是相同的,如鼻硬结病、Riedel 甲状腺炎、Morbus Ormond 病或 Küttner 肿瘤等,既往都被认为是罕见的、孤立的疾病。1995 年,对 IgG4-RD 发现的第一步是对一种自身免疫介导、激素敏感型的胰腺炎的描述,今天被称为 IgG4-RD 或 1 型自身免疫性胰腺炎(AIP)。随后,2001 年,Hamano 等报道血清 IgG4 水平升高的 AIP 患者和特征性组织病理学模式合并腹膜后纤维化(RPF),从而真正认识了 IgG4-RD 多器官表现。2012 年,对 IgG4-RD 的统一命名发表,放弃了 IgG4-RD 及其器官表现的所有其他同义名称。在同一年,日本工作组介绍 IgG4-RD 诊断标准,并对 IgG4-RD 病理学诊断达成国际共识。

表 48-1　以下一些过去已知的疾病,现已归入 IgG4-RD

多灶性纤维硬化症(多器官受累)
特发性肾小管间质性肾炎
特发性低补体血症肾小管间质肾炎伴广泛肾小管间间质沉积
特发性颈纤维化(头颈部软组织)
淋巴浆细胞性硬化性胰腺炎——自身免疫性胰腺炎
硬化性胆管炎(胆道系统)
嗜酸性血管中心性纤维化(鼻窦和鼻腔)
炎症性假瘤(多器官受累)
硬化性纵隔炎
硬化性肠系膜炎
动脉炎/动脉周围炎
炎症性主动脉瘤
腹膜后纤维化
皮肤假性淋巴瘤
特发性肥厚性硬脑膜炎

引自参考文献[3]

IgG4-RD 是一个非常年轻的病种。虽然人们普遍认为是一种罕见的疾病,但随着越来越多的认识和研究进展,国内已有不少报道,相信随着临床医生诊断水平的提高,诊断为 IgG4-RD 的患者数量将会增加。

4. IgG4-RD 的发病机制

IgG4-RD 的发病机制尚未完全明了,可能与下述因素有关。

正常人 IgG4 的血清含量为 60 mg/dl,占所有 IgG 的 3%,补体结合能力较低,可透过胎盘,主要攻击靶点为寄生虫和多糖体。由于在铰链区氨基酸变异,IgG4 分子可以分裂,并随机结合其他的半分子(Fab 臂交换),与两个不同的抗原结合位点产生不对称的双特异性抗体。这种特殊的功能容易形成很大的免疫复合物,由于 IgG4 结合补体的亲和力低,因此,此免疫复合物不易被清除,启动免疫反应的能力有限且可在某些 IgG4-RD 的病理组织中沉积,IgG4 是否直接致病或只是伴发于疾病,目前还不清楚。

由于 IgG4-RD 的发现,一个 2 型辅助性 T 细胞(Th2)驱动的免疫机制在其发病机制中的研究已经在进行。Th2 型细胞因子,如 IL-4、IL-5 和 IL-13,以及 T 细胞调节的相关因子如 IL-10 和转化生长因子-β(TGF-β)存在于 IgG4-RD 中。IL-13、TGF-β 可能通过激活成纤维细胞导致纤维化,而 IL-4 和 IL-10 被认为引起 B 淋巴细胞的特异性 IgG4 类开关重组导致此亚型浆细胞增加。然而,这个模型的 IgG4-RD 远远不能解释该病的所有特征。

最新也有研究质疑 IgG4-RD 模型作为一个主要的 T-细胞驱动的疾病。在免疫组化研究中,肥大细胞而不是 T 细胞似乎产生了 IL-4、IL-10 和 TGF-β。

总结起来,天生免疫在 IgG4-RD 发病机制中的作用在过去被低估了,需要进一步研究阐明。一样的问题,IgG4 抗体代表致病因素或只是疾病的伴随因素也需进一步研究。其他重要的研究目标是可能的抗原触发了 IgG4-RD 的发生和 B 细胞以及 T 细胞的相互作用,包括最终导致纤维化的机制。

5. 发病情况及临床表现

到目前为止,关于 IgG4-RD 及其器官表现的流行病学知道得很少。目前还不清楚是否亚洲人比他洲的人易感 IgG4-RD,目前,现有的流行病学数据主要来自日本的数据。Uchida 等人估计 IgG4-RD 的年发病率在(0.28~1.08)/100 000。2009 年,共有 8 000 名患者在日本发病,发病率为 62 例/100 万人口。

IgG4-RD 通常更容易影响中老年,50~70 岁发病概率大(图 48-2),罕见有儿科病例的描述。大多数研究报告显示整体 IgG4-RD 好发于男性,尤其是 IgG4 相关性胰腺炎(男女比为 7∶3)。然而,IgG4 相关的涎腺炎和泪腺炎可能更好发于女性。

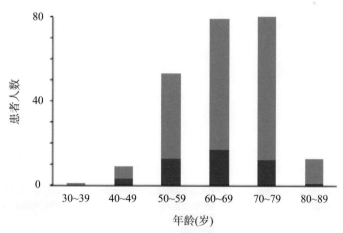

图 48-2　235 例患者的发病年龄

IgG4-RD 患者的年龄分布。200 例患者(91%)的年龄在 50~80 岁。蓝色和红色条分别代表男性和女性患者
引自参考文献[4]

在日本的一个研究中,据报道 70% 的患者存在 IgG4-RD 的症状,而 30% 的患者属于意外发现。最频繁的症状与肿胀相关,如阻塞性黄疸、眼球突出(41%),其次是腹部症状(18%)、乏力(4%)。肾(4%)和肺部症状(3%)只出现在少数患者中。另一个常见的诊断前症状是体重减轻。在 IgG4 相关性胰腺炎患者,腹痛(65%)、黄疸(62%)和体重减轻(42%)是最常见的症状。表 48-2 为一组 235 例患者既往所患疾病,图 48-3 为这些患者的病灶累及的脏器。

表 48-2 235 例患者的既往疾病

疾病类型	人数（比例）
糖尿病	91(39%)*
变应性疾病	
鼻窦炎	29(12%)
支气管哮喘	25(11%)
药物过敏	16(7%)
自身免疫性疾病	
慢性甲状腺炎	6(3%)
特发性血小板减少性紫癜	5(2%)
结节病	2(1%)
类风湿性关节炎	1(0.5%)
重症肌无力	1(0.5%)
IgA 肾病	1(0.5%)
抗磷脂抗体综合征	1(0.5%)
ANCA 相关性血管炎	1(0.5%)
传染病	
慢性病毒性肝炎	3(1%)
肺结核	3(1%)

*63 例患者表现为 1 型 AIP

引自参考文献[4]

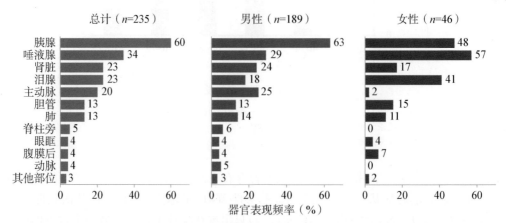

图 48-3 235 例 IgG4-RD 患者诊断时不同器官的累及情况。其他部位包括前列腺、周围神经、垂体、皮肤和心包

引自参考文献[4]

6. 血清 IgG4 诊断临界值的确立

中国台湾学者的相关研究对 2 901 例病例的血清 IgG4 进行了检测,其中包含 161 例 IgG4 - RD 和 2 740 例非 IgG4 相关性疾病。135 mg/dl(1. 35 g/L)是比较好的诊断临界值(表 48 - 3、表 48 - 4)。

表 48 - 3　161 例根据累及器官和组织分层的中国 IgG4 - RD 患者的临床表现和血清 IgG4 浓度

项目	病例数[n(%)]	IgG4(mg/dl)	OOI
1 型自身免疫性胰腺炎	75(46.6)	1 234.5±1 347.1	13
IgG4 相关性硬化性胆管炎	3(1.9)	400.3±319.6	0
米库利奇病	4(2.5)	1 575.8±1 789.8	4
硬化性涎腺炎(Kuttner 瘤)	12(7.5)	1 170.5±1 122.5	1
眼眶假瘤或泪腺炎	43(26.7)	1 023.5±1 317.3	1
腹膜后纤维化	3(1.9)	552.0±249.4	3
主动脉炎和主动脉周围炎	1(0.6)	—	0
IgG4 相关性肺疾病	3(1.9)	599.8±664.5	0
罗道病	1(0.6)	—	0
IgG4 相关性皮肤病	2(1.2)	1 002.5±463.2	1
IgG4 相关性淋巴结病	7(4.3)	734.6±775.0	2
IgG4 相关性脾病*	6(3.7)	268.1±410.3	1
IgG4 相关性小肠疾病	1(0.6)	—	0
总计,n(%)(16.1%)	161(100)	1 062.6±1 248.4	26

OOI＝胰腺外器官受累;＊硬化性血管瘤样结节转化
引自参考文献[5]

表 48 - 4　不同血清 IgG4 临界值分层在 IgG4 - RD 和非 IgG4 - RD 的患者中的表现

项目	IgG4(＋)* >135 mg/L	IgG4(＋)* >270 mg/L	IgG4(＋)* >405 mg/L	IgG4(＋)† >201 mg/L	IgG4(＋)† >402 mg/L	IgG4(＋)† >603 mg/L
敏感性	86	75	62	80	62	50
特异性	77	94	98	89	98	99
PPV	18	43	68	29	68	84
NPV	89	98	98	99	98	97
LR(＋)	3.70	12.79	27.11	7.00	36.21	90.72
LR(－)	0.19	0.26	0.39	0.23	0.39	0.51

LR(－),阴性似然比;LR(＋),阳性似然比;NPV,阴性预测值;PPV,阳性预测值。
＊大多数之前的研究确定的 IgG4 临界值(135 mg/dl);†根据生产商的药品说明书定义的 IgG4 临界值(3～201 mg/dl)
引自参考文献[5]

7. IgG4 - RD 的病理表现

活检和组织学证据是 IgG4 - RD 诊断的主要标准,有条件应尽量获得。免疫组化染色和 IgG4 单克隆抗体可以帮助诊断。三大主要病理学表现,必须至少存在两个,包括:①密集的淋巴浆细胞浸润;②席纹状纤维化;③闭塞性静脉炎。

关于免疫组化,尽管不同器官的特异性阈值有差异,>50 IgG4(+)浆细胞每高倍视野通常被视为 IgG4 - RD 高度特异性的。然而,在高度炎症或纤维化的患者,对应的浆细胞数量明显增加或极其缺乏,计数 IgG4(+)浆细胞绝对数是不可靠的。因此,建立了 IgG4(+)浆细胞和 IgG+浆细胞的比值,以>40%作为诊断临界值,其敏感性为 94.4%,特异性为 85.7%。就像血清 IgG4,IgG4(+)浆细胞不仅存在于 IgG4 - RD,还可能存在于其他炎症或肿瘤性疾病。因此,对 IgG4 - RD 的诊断不能单独基于 IgG4(+)浆细胞的存在,还必须同时伴随典型的 IgG4 - RD 组织学外观和密切的临床相关性。图 48 - 4 为 IgG4 相关淋巴结病的病理表现。

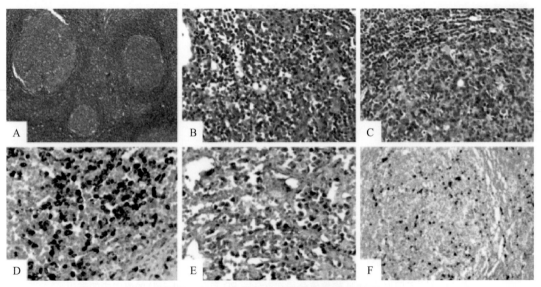

图 48 - 4 IgG4 相关性淋巴结病的病理表现

右侧颌下淋巴结肿大显示滤泡增生型 IgG4 相关性淋巴结病。A. 可见大量反应性淋巴滤泡(原始放大倍数×40)。B. 滤泡间区的嗜酸性粒细胞和成熟浆细胞增多(原始放大倍数×200)。C. 生发中心内可见成熟浆细胞明显浸润(原始放大倍数×200)。IgG4(D)和 IgG(E)的免疫染色显示出大量 IgG4 阳性细胞(130/高倍视野和超过 70%的 IgG4/IgG 比率,原始放大倍数×200)。F. 生发中心内 IgG4 阳性细胞增多(原始放大倍数×200)

引自参考文献[6]

8. 诊断标准

表 48 - 5 为 IgG4 - RD 诊断标准。结合本患者,有免疫相关的临床表现、消瘦及严重低蛋白血症,影像学见多发肿大淋巴结,IgG4 15.50 g/L,显著超过诊断临界值,淋巴结病理有类似 Castleman 病的表现,加做 IgG4 标记,阳性率超过 40%,结合三方面的依据,可以确诊为 IgG4 相关淋巴结病。

表 48 - 5 IgG4 - RD 诊断标准

① 临床检查(临床病史、体格检查、成像)	1+2=可能为 IgG4 - RD
② 免疫学检查:血清 IgG4>135 mg/dl 或 IgG/IgG 比值升高;可选择伴有其他实验室改变,如免疫球蛋白 E、γ-球蛋白或补体	1+3=很可能为 IgG4 - RD
③ 组织病理检查:淋巴浆细胞浸润伴席纹状纤维化和闭塞性静脉炎、IgG4(+)浆细胞浸润[IgG4(+)/IgG(+)>40%]	1+2+3=确诊 IgG4 - RD

注:数据来自 Okazaki、Umehara 和 Umehara 等。
引自参考文献[2]

9. 诊断流程

图 48 - 5 是最近国际会议上议定的诊断 IgG4 - RD 的诊断流程。疑有 IgG4 - RD 时,血清 IgG4 测定(>1.35 g/L)、高球蛋白血症,病理切片中,在高倍镜下,IgG4 阳性浆细胞 10~200 个是重要诊断依据。本病例确诊前曾有反复和争论,最后在病理切片中发现 IgG4 阳性浆细胞超过 40%,才排除 Castleman 病,而确定为 IgG4 相关淋巴结病。

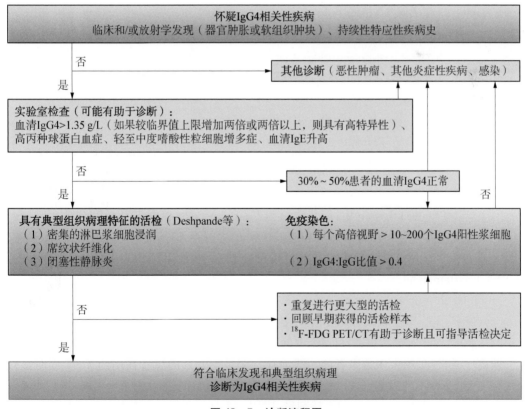

图 48 - 5 诊断流程图
引自参考文献[7]

10. 与多中心 Castleman 病鉴别

鉴别诊断见表 48 - 6。

表 48 - 6　IgG4 相关性淋巴结病与 Castleman 病的鉴别

项目	IgG4 相关性淋巴结病	多中心 Castleman 病
临床特征	明显为男性多发（男女比 8∶1）。表现为淋巴结肿大（有或无肿块效应），但全身状况极好，无全身症状。没有肝脾肿大。一些患者已知或同时诊断为 IgG4 相关性疾病	轻度的男性多发（男女比 2∶1）。表现为多种淋巴结病和全身症状，如不适、发热、体重减轻、盗汗、厌食。皮疹、肝脾肿大和身体积液较为常见
实验室发现	通常没有显著的血细胞减少。IgG（由于 IgG4 增加）和 IgE 增加，但 IgM 和 IgA 没有增加。可能有低滴度的自身抗体。IL - 6 或 CRP 未增加或极轻微增加	贫血和血小板减少较为常见。白蛋白通常下降。各类免疫球蛋白增加：IgG（所有不同亚类）、IgM、IgA 和 IgE。IL - 6 和 CRP 通常升高
病理特征	组织学变化多样，滤泡从通常的透明血管型退化到逐渐转化。滤泡间区通常富含浆细胞	淋巴滤泡显著，可能表现为增生或退行性改变，以及血管强化。滤泡间区显示出鲜红的浆细胞瘤
免疫组化特征	IgG4（＋）细胞［滤泡间和（或）生发中心］增加；无免疫球蛋白轻链限制	通常情况下，IgG4（＋）细胞未显著增加，除非在少数情况下。轻链限制可以在一定比例的病例中得到证实，人类疱疹病毒 8 阳性细胞通常出现在多中心 Castleman 病中，该病发生在人类免疫缺陷病毒感染的患者中
自然史和治疗	良性的临床病程；对类固醇治疗反应良好。可能在随访中发现其他疾病部位	临床病程不定，但往往死亡率较高。许多患者在第一年内死亡，中位生存期只有 29 个月。抗白细胞介素 - 6 受体抗体治疗可改善预后

引自参考文献［8］

本患者曾断为 Castleman 病，但若诊断为 Castleman 病，根据多发淋巴结肿大，应该是多中心型，此类型预后不佳，病程进展相对较快，与本患者不符。且本患者血清 IgG4 显著增高，并伴有典型的病理改变，激素增加剂量后可控制疾病，故可确诊为 IgG4 相关性淋巴结病，而非 Castleman 病。

11. IgG4 相关性淋巴结病的治疗

（1）观察：无临床症状或者病变局限，比如淋巴结和唾液腺。可以考虑观察随访。

（2）治疗：对于有症状患者，可以采取糖皮质激素的诱导治疗。有些病例可以手术治疗。

糖皮质激素：是绝大多数患者的一线治疗。86%～99% 的患者在用药 2～4 周时显效。以 0.5～0.6 mg/kg 或者 30～40 mg/d 的泼尼松作为起始剂量，治疗 2～4 周，然后每 1～2 周减少 5～10 mg 至 2.5～5 mg 的维持剂量，服用 6 个月到 3 年。也有其他类似的服药方法。

免疫调节剂：作为复发的 IgG4 - RD 患者的维持缓解治疗或为类固醇激素的免疫调节治疗，比如麦考酚酸吗乙酯（750 mg，每天 2 次）和硫唑嘌呤［2.0～2.5 mg/(kg·d)］可以使用。某些病例报告显示甲氨蝶呤、环孢霉素、环磷酰胺也有效。

利妥昔单抗：其在 B 细胞淋巴瘤以及类风湿性关节炎和其他一些免疫性疾病中的应用

已明确。最近一项前瞻性开放研究报告了 30 例患者使用 2×1 000 mg（相隔 15 天给药），单独使用，或者停止基线糖皮质激素治疗 2 周，97% 的患者有效。

其他可能的治疗方法：有报道的药物有硼替佐米、抗组胺药、他莫昔芬。

手术和放疗：手术使很多患者获得了诊断。另外，泌尿道、胆道的球囊扩张或者支架置入可以解决梗阻问题，有些病灶需要手术切除。一些眼眶假瘤的患者采用放疗可以缓解病情。

结合本患者，根据 IgG 相关性淋巴结病的治疗原则以及目前的治疗效果，建议继续给予泼尼松、硫唑嘌呤及沙利度胺进行免疫调节治疗，如效果不佳，可根据患者情况加用利妥昔单抗。

专家点评

本患者为 54 岁男性，以淋巴结肿大起病，有免疫相关的临床表现、消瘦及严重低蛋白血症，影像学见多发肿大淋巴结，IgG4 15.50 g/L，显著超过诊断临界值，淋巴结病理有类似 Castleman 病的表现，加做 IgG4 标记，阳性率超过 40%，结合三方面的依据，可以确诊为 IgG4 相关淋巴结病。激素治疗有效，目前可给予泼尼松、硫唑嘌呤及沙利度胺进行免疫调节治疗，如效果不佳，可根据患者情况加用利妥昔单抗。

整理：王硕
点评：陈瑜

参考文献

[1] MAHAJAN VS, MATTOO H, DESHPANDE V, et al. IgG4-related disease [J]. Annu Rev Pathol, 2014,9:315 - 347.

[2] LANG D, ZWERINA J, PIERINGER H. IgG4-related disease: current challenges and future prospects [J]. Ther Clin Risk Manag, 2016,12:189 - 199.

[3] PEREZ ALAMINO R, ESPINOZA LR, ZEA AH. The great mimicker: IgG4-related disease [J]. Clin Rheumatol, 2013,32(9):1267 - 1273.

[4] INOUE D, YOSHIDA K, YONEDA N, et al. IgG4-related disease: Dataset of 235 consecutive patients [J]. Medicine(Baltimore), 2015,94(15):1 - 8.

[5] YU KH, CHAN TM, TSAI PH, et al. Diagnostic performance of serum IgG4 levels in patients with IgG4-related disease [J]. Medicine(Baltimore), 2015,94(41):e1707.

[6] LI D, KAN Y, FU F, et al. IgG4-related prostatitis progressed from localized IgG4-related lymphadenopathy [J]. Int J Clin Exp Pathol, 2015,8(9):11747 - 11752.

[7] VASAITIS L. IgG4-related disease: A relatively new concept for clinicians [J]. Eur J Intern Med, 2016,27:1 - 9.

[8] CHEUK W, CHAN JK. Lymphadenopathy of IgG4-related disease: an underdiagnosed and overdiagnosed entity [J]. Semin Diagn Pathol, 2012,29(4):226 - 234.

病例49 消化道轻链型淀粉样变

主诉

男性,50岁,反复腹痛2年余。

病史摘要

现病史:患者于2012年3月初出差中出现持续性右下腹痛,无转移性腹痛,无腹胀、反酸、腹泻、恶心、呕吐,于西京医院就诊,查体有右下腹压痛,诊断为"阑尾炎",后转回原籍医院,入院治疗,未手术,行保守治疗后腹痛症状持续3天后缓解。住院期间检查发现Hb 87g/L,具体血常规未见,追问病史,患者无血便、黑便。为了明确贫血病因,行胃镜检查,显示十二指肠近球后大弯可见一指状隆起,约0.5cm×0.5cm×0.8cm,根部渗血。未做进一步检查,而去北京军区总医院消化科住院。2012年3月9日查PET/CT示:右颈1.2cm×1.0cm大小淋巴结影,代谢不活跃;纵隔区见多枚小淋巴结影,最大直径1.0cm。肠系膜区多发淋巴结,最大者2.8cm×1.4cm×3.8cm;腹膜后多枚小淋巴结,最大1.2cm。2012年3月10日小肠活检病理示:十二指肠降段及空肠小肠黏膜组织轻度慢性炎症,黏膜下可见无定形物沉积,局部伴以浆细胞为主的慢性炎细胞浸润。免疫组化示:CD3(散在+),CD20(散在少许+),CD138(+),CD79a(+)。κ及λ均(+),比值约为1:1,刚果红染色(+)。2012年3月13日查骨髓涂片:骨髓增生活跃,粒系增生活跃,红系增生活跃占36.4%,各期细胞可见,晚幼红比例增高,其他细胞比例正常。部分细胞可见双向性改变,可见红细胞岛,成熟红细胞大小不等,可见畸形细胞。淋巴细胞占7.6%,单核细胞可见,当时患者无胸闷、气短、泡沫尿、手脚麻木、舌体肥大、骨痛、发热等不适,考虑IDA。诊断为:①缺铁性贫血,考虑病因为消化道出血或长期口服阿司匹林;②继发淀粉样变性。给予口服6个月铁剂,Hb升至120~130g/L。

2013年7月底患者于当地医院B超检测淋巴结有增大趋势,其间患者仍有间断腹痛、腹胀,遂于河南省肿瘤医院再次查PET/CT与胃镜。2013年7月PET/CT示:十二指肠、空肠肠壁均匀增厚,代谢稍增高;腹腔肠系膜及腹膜后多发不规则软组织结节影,代谢未见异常。胃镜示:慢性胃炎,十二指肠病变;病理示(十二指肠)黏膜慢性炎,黏膜下组织内见片状及小结节状变性粉染结构不清物,灶性区可见凝血。

2014年5月患者再次突发持续性腹痛,位于脐下,较前加重,无恶心呕吐腹泻,在上海东方医院行腹部CT检查考虑淋巴结炎,给予应用头孢唑肟、奥美拉唑等治疗1周缓解。2014年5月8日为进一步诊治,入住北京协和医院消化科,考虑为血液疾病,后转入血液科。2014年5月15日行胃、十二指肠活检,病理示胃黏膜慢性炎,小肠黏膜急性及慢性炎,黏膜固有层可见均匀粉染物。刚果红染色(+);免疫组化AE1/AE3(+),CD138(+),CD38(+),κ(±),Ki-67(黏膜50%,间质10%),λ(+),符合淀粉样变。为了进一步诊治,患者于2014年7月3日再次收治入北京协和医院。检查:尿本周蛋白(−),免疫球蛋白固定电泳(一),24 小时尿蛋白定量 0.08 g/24 h,最后诊断轻链型淀粉样变(小肠)。

患者近 2 年间断发作持续性腹痛,频率 6～7 次/年,最长持续 1 周,短则 1～2 天,位置不固定,时上腹时脐下,时轻微时严重,给予应用解痉药、胃肠黏膜保护剂,症状可缓解。为了进一步诊断,来我院。门诊拟"淀粉样变",收入我科。

发病以来,神清、精神可,胃纳夜眠可,二便如常,体重无明显变化。

既往史:高血压史 14 年,平素口服缬沙坦、非洛地平缓释片,血压控制正常。血脂升高 5 年,口服阿托伐他汀,目前血脂正常。患不宁腿综合征 8 年。有前列腺肥大、腰椎间盘突出、腰肌劳损、动脉硬化。否认乙肝、结核等传染病史,否认手术外伤史,否认输血史,否认食物、药物过敏史。

个人史:患者长期生活于原籍,否认疫水、疫区接触史;吸烟 15 年,每日 1 包;饮酒 30 年,每日饮白酒 100～200 g,近两年来仅少量饮用红酒、啤酒。

婚育史:已婚已育,育有 1 子;配偶及儿子体健。

家族史:父亲患有萎缩性胃炎,2002 年诊断为原发性骨髓纤维化,2007 年诊断为肺癌,已去世。母亲 2004 年诊断为宫颈癌,2013 年诊断为肺癌。

入院体检

神志清,精神可。舌体无肿大。甲状腺未触及肿大。未触及浅表肿大淋巴结。两肺呼吸音清,未闻及干、湿性啰音。心率 80 次/分,律齐,各瓣膜未闻及病理性杂音。腹软,无压痛及反跳痛,肝、脾肋下未触及。双下肢无水肿。病理反射未引出。

实验室检查

血常规:WBC 5.10×10^9/L, RBC 4.41×10^{12}/L, Hb 119 g/L↓, MCV 82.3 fl↓, MCH 27.0 pg↓, MCHC 328 g/L, PLT 104×10^9/L。

生化:基本正常。

铁代谢:血清铁 7.9 μmol/L↓,铁蛋白 9.5 ng/ml↓。

肿瘤指标:AFP、CA125、CA199、CEA、总前列腺特异性抗原、游离前列腺特异性抗原、NSE 正常。

病毒学检查:抗巨细胞病毒 IgM 0.24 g/L,抗巨细胞病毒 IgG 152.10 g/L↑, EB 病毒 EAIgG<5.00 U/ml, EB 病毒 IgG 467.00 U/ml↑, EB 病毒 IgM<10.00, EB 病毒 VCAIgG 243.00 U/ml↑,抗单纯疱疹病毒Ⅰ型 IgG(+),抗单纯疱疹病毒Ⅰ型 IgM(-)。其余病毒学检查除乙肝病毒表面抗体阳性(35.97 mIU/ml↑)以外均为正常。

免疫指标:CRP 0.18 mg/dl,循环免疫复合物 0.029,β_2-微球蛋白 65 ng/ml, IgG 1 380 mg/dl, IgA 179 mg/dl, IgM 95 mg/dl,免疫固定电泳阴性(-),尿轻链 κ<0.019 g/L,轻链 λ<0.05 g/L,κ/λ 0.225,其余血清免疫学检查均正常。血 β_2-微球蛋白 1 383 ng/ml,降钙素原<0.05 ng/ml。

DIC 指标:正常。

溶血性贫血检查:正常。

B超:肝内异常强回声,考虑局灶性钙化,胆囊壁胆固醇结晶,双侧腹股沟淋巴结显示,胰体脾肾未见明显异常,双侧颈部、双侧锁骨上、双侧腋窝未见明显异常肿大淋巴结。

腹部CT＋增强：十二指肠及近端小肠肠壁增厚，肠系膜增粗并多发淋巴结。

诊断

该患者病史已逾2年，主要临床表现为阵发性腹痛，无腹胀、反酸、腹泻、恶心、呕吐，除贫血外，未发现皮肤病变，肝脾不大。胃肠镜检查，显示胃黏膜慢性炎，小肠黏膜急性及慢性炎，伴有以浆细胞为主的炎症。病理检查发现黏膜固有层有均匀粉染物，刚果红染色（＋）；AE1/AE3（＋）、CD138（＋）、CD38（＋）、λ（＋），符合轻链淀粉样变性，故诊断为轻链型淀粉样变性（AL，消化道局灶性）。此外，由于病变引起长期慢性出血，故患者还患有慢性缺铁性贫血，实验室检查已予证明。

治疗与转归

该患者诊断为轻链型淀粉样变性（AL，局灶性），因为病灶局限，没有其他克隆性浆细胞疾病的依据，可予定期观察随访（每3个月随访胃镜、血尿固定电泳等）、消化道对症治疗。如需进一步治疗，可采用以硼替佐米为基础的治疗方案。目前该患者予制酸，保护胃黏膜、解痉等对症治疗，并处于随访中，病情无进展。

讨论与分析

1. 临床诊治疑难点

(1) 淀粉样变性有几种？是怎样发生的？

(2) 淀粉样变性可发生在那些脏器？消化道的发生率有多少？有哪些临床表现？

(3) 怎样治疗？

2. 淀粉样变性的种类

淀粉样变性的种类很多，它们的前体构成蛋白各不相同。故淀粉样变为一组异质性疾病，发病机制为蛋白异常折叠形成含有β折叠片的纤维样结构，在细胞外组织中沉积，造成不同程度的脏器功能损害（图49-1）。根据前体蛋白，淀粉样变亚型主要包括：免疫球蛋白轻链型（AL型）、淀粉样蛋白A型（AA型）、转甲状腺素蛋白型（ATTR型）、载脂蛋白A-Ⅰ型（AApoAⅠ型）、溶菌酶型（ALys型）、凝溶胶蛋白型（Agel型）、纤维蛋白原α型（AFib型）、半胱氨酸蛋白酶抑制剂C型（ACys型）、免疫球蛋白重链型（AH型）、β_2微球蛋白型（$A\beta_2M$型）、白细胞趋化因子2型（ALect2型）等。其中AL型淀粉样变性最常见，可以是原发性，也可以与浆细胞疾病相关；AA型为系统性的，为继发性的，与炎症反应有关，如肿瘤坏死因子受体相关的周期性综合征（TRAPS）、家族性地中海热等；$A\beta_2M$型常见于血液透析患者；ATTR型与老年性系统性淀粉样变性及家族性淀粉样多发性神经病相关。同样，AApoAⅠ型、ALys型、Agel型、AFib型和ACys型也可具有家族遗传性。淀粉样变性既往被分为原发性、继发性及遗传性等亚型，但随着致淀粉样变性的蛋白性质逐渐明确，以致病蛋白种类为依据的分型方法因能更准确地揭示病因而受到广泛认可。ATTR型与老年性系统性淀粉样变性及家族性淀粉样多发性神经病相关。同样，AApoAⅠ型、ALys型、Agel型、AFib型和ACys型也可具有家族遗传性（表49-1）。临床上常见的是轻链淀粉样变（AL）、血清淀粉样蛋白病（AA），过去前者名为原发性淀粉样变，后者称为继发性淀粉样变。AL少见，美国的发病率约为1/100 000，我国的发病率不详。AA常继发于感染，以肾脏受损为最先表现。

表 49-1　淀粉样变的主要种类、前体蛋白及形成机制

淀粉样变性的类型	前体蛋白组分	临床表现
AL(以前称为原发性淀粉样变性)[a]	κ 或 λ 免疫球蛋白轻链	系统性或局灶性,请参见正文
AH	γ、μ、α 免疫球蛋白重链	系统性或局灶性,请参见正文
AA(以前称为继发性淀粉样变性)	血清淀粉样蛋白 A	肾脏表现最常见;与慢性炎症状态有关;通常是后天获得的,但在存在家族性周期性发热综合征的情况下是遗传的
ALECT2	白细胞趋化因子 2	肾脏表现;获得性
ATTR		
突变转甲状腺素[b](通常称为家族性淀粉样多神经病)	突变 TTR	遗传性:周围神经病、自主神经病、玻璃体混浊和心肌病
野生型 TTR[b](年龄相关或老年性淀粉样变性)	正常 TTR	限制性心肌病;腕管综合征
$A\beta_2 M$	β_2-微球蛋白	腕管综合征、大关节关节病
其他遗传性淀粉样变性		
AFib(还称为家族性肾淀粉样变性)	纤维蛋白原 α 链	肾脏表现
ALys	溶菌酶	肾脏表现最常见
AApoA-Ⅰ	A-Ⅰ载脂蛋白	肾脏表现最常见
AGel	凝溶胶蛋白	颅神经病变

a. AL 淀粉样变性是唯一一种继发于克隆性浆细胞疾病的淀粉样变性;在 10%～50% 的患者中,AL 淀粉样变性可与多发性骨髓瘤相关;b. TTR 是指转甲状腺素蛋白,通常被称为前白蛋白
引自参考文献[1]

　　淀粉样变的各种病理表现具有共同的发生机制,即蛋白异常折叠的缺陷和不溶性蛋白衍生物在细胞外的沉积。沉积物由 3 种主要成分组成:①容易聚合成纤维蛋白的前体蛋白;②带电性的氨基葡聚糖(GAGs);③淀粉样蛋白(SAP)成分。蛋白折叠的过程中,首先未折叠的多肽无规则地卷曲、构象进入类烟囱通路,这种构象中间体由于合并变得越来越有组织,形成稳定的原生状态发挥生物学功能。而另一部分则出现异常折叠而发生聚集(图 49-2)。有些我们熟知的人类疾病与蛋白异常折叠和淀粉样聚集相关,例如神经系统疾病中的阿尔茨海默病与淀粉样-β多肽异常折叠相关,帕金森病与 α-突触核蛋白的聚合有关;非神经系统淀粉样变中,免疫球蛋白轻链或轻链片段的沉积和折叠与 AL 型淀粉样变性相关,血清淀粉样 A1 蛋白片段与 AA 型淀粉样变相关等(表 49-2)。

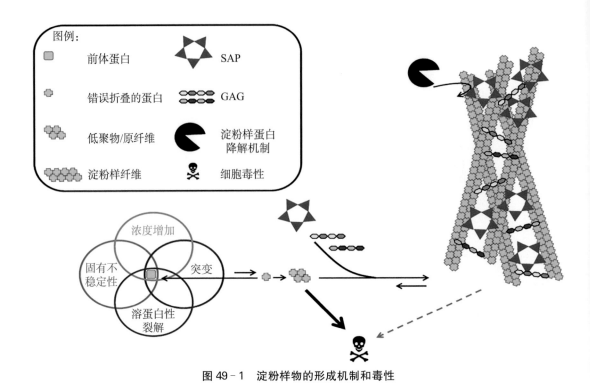

图 49-1　淀粉样物的形成机制和毒性

引自参考文献[2]

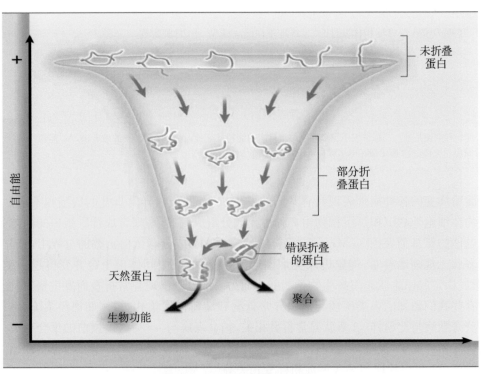

图 49-2　蛋白折叠发生机制

引自参考文献[3]

表 49 - 2　与蛋白异常折叠和淀粉样聚集相关的人类疾病

疾病	聚合蛋白或肽	多肽长度（残基数）	蛋白或肽的结构
神经退行性疾病			
阿尔茨海默病	β淀粉样蛋白肽	37~43	固有无序
海绵状脑病	朊病毒蛋白或其片段	230	固有无序和 α 螺旋
帕金森病	α-突触核蛋白	140	固有无序
肌萎缩性脊髓侧索硬化症	超氧化物歧化酶 1	153	β-折叠和 Ig 样
亨廷顿病	亨廷顿片段	多变	主要是固有无序
家族性淀粉样多神经病	转甲状腺素突变体	127	β-折叠
非神经性系统性淀粉样变性			
淀粉样轻链（AL）淀粉样变性	免疫球蛋白（Ig）轻链或其片段	~90	β-折叠和 Ig 样
淀粉样 A（AA）淀粉样变性	血清淀粉样 A1 蛋白片段	76~104	α-螺旋和未知折叠
老年性系统性淀粉样变性	野生型转甲状腺素	127	β-折叠
血液透析相关淀粉样变性	$β_2$-微球蛋白	99	β-折叠和 Ig 样
溶菌酶淀粉样变性	溶菌酶突变体	130	α-螺旋和 β-折叠
非神经性局灶性淀粉样变性			
载脂蛋白 A1（Apo A-1）淀粉样变性	Apo A-1 片段	80~93	固有无序
2 型糖尿病	胰淀素	37	固有无序
注射局限性淀粉样变性	胰岛素	21 和 30	α-螺旋和胰岛素样

引自参考文献[4]

3. 淀粉样变的诊断、发生部位和消化道淀粉样变

系统性 AL 型淀粉样变的诊断一般应包括：①组织学诊断，包括腹部脂肪活检，唾液腺或直肠活检，以及累及其他脏器活检；②排除潜在的浆细胞/B 细胞克隆，如血清及尿的免疫电泳和固定电泳；③评价脏器累及和分期。心脏：NT-proBNP、cTNT、心脏超声检查、心电图等；肾脏：24 小时尿蛋白、血清肌酐等；肝脏：肝功能、肝脏超声/CT。必要时进行 MRI 检查。

系统性 AL 型淀粉样变可发生在许多组织和脏器，如心、肝、肺、肾、神经系统、软组织、骨髓等。可以单独发生，也可累及多个脏器。不久前，南京大学医学院附属金陵医院回顾分析了 123 例轻链淀粉样变，98% 肾脏受累，胃肠道有病变者占 72.9%，说明胃肠道淀粉样变并不少见（表 49-3）。但局灶性胃肠道者并不多见。Cowan 等（2013 年）总结了 13 年淀粉样变的病例，在 66 例 AL 中，局灶性的有 16 例，其中 50% 在胃，19% 在小肠（表 49-4）。

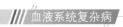

表 49-3　南京大学医学院附属金陵医院 123 例轻链淀粉样变的临床表现

项　　目		值
性别(男/女),*n*(%)		83/40(67/33)
年龄(岁),中位数(范围)		54(34～82)
从症状出现到诊断的时间(月),中位数(范围)		7(0.5～96)
活检部位,*n*(%)	肾脏	114(86.3)
	胃肠道	58(47.2)
	骨髓	11(8.9)
	皮肤	10(8.1)
	肝脏	1(0.8)
同型,*n*(%)	κ/λ	14/86(14/86)
重链,*n*(%)	IgG	37(41.5)
	IgA	14(15.7)
	IgM	1(1.1)
	LCD (k/X)	32(8/24)(35.9)
	非分泌性	5(5.6)
血清游离轻链比值,*n*(%)	异常	26(26/26,100%)
	κ 增加	6(6/26,23.1%)
	λ 增加	20(20/26,76.9%)
受累器官,*n*(%)	肾脏	121(98.4)
	胃肠道	89(72.9)
	心脏	68(55.7)
	软组织	23(18.8)
	肝脏	16(13.1)
	神经病变	12(9.8)
	骨髓	6(4.9)
	肺	2(3.6)
受累器官数量,*n*(%)	1	11(8.9)
	2	46(37.4)
	≥3	66(53.7)
骨髓浆细胞,*n*(%)	≤5%	106(86.2)
	>5%	17(13.8)

引自参考文献[5]

表 49-4　胃肠道系统性和局灶性淀粉样变性(AL)

特　征	系统性 AL ($n=50$)	局灶性 AL ($n=16$)	TTR ($n=5$)	ALys ($n=5$)
年龄,中位数(岁)	63(46～79)	59(34～72)	72(42～79)	46(36～61)
女性,n(%)	18(36)	6(38)	1(5)	4(80)
从症状到诊断的时间,中位数(范围)(月)	5(0～220)	1(0～26)	8(0～27)	1(0～27)
从诊断到评估的时间,中位数(范围)(月)	2(0～80)	4(1～15)	2(1～10)	6(2～9)
活检部位,n(%)				
胃	22(44)	8(50)	3(60)	4(80)
结肠	16(32)	7(44)	0(0)	0(0)
小肠	25(50)	3(19)	2(40)	2(40)
食管	6(12)	0(0)	0(0)	0(0)
直肠	4(8)	1(6)	1(20)	1(20)
胆囊	1(2)	0(0)	0(0)	0(0)
其他受累器官 n(%)				
神经系统	19(38)	0(0)	3(60)	1(20)
心脏	24(48)	0(0)	2(40)	0(0)
肾脏	18(36)	0(0)	1(20)	1(20)
累及>2 个器官	25(50)	0(0)	2(40)	0(0)
最常见的症状(%)	体重下降(58)	胃肠道出血(50)	早饱(40)	胃肠道出血(60)
第二常见的症状(%)	恶心(38)	烧心(50)	体重下降(40)	腹泻(60)

引自参考文献[6]

　　本患者是在胃肠镜下,经病理检查,发现十二指肠降端和空肠黏膜固有层有均匀粉染物,刚果红染色(+);AE1/AE3(+)、CD138(+)、CD38(+)、λ(+),因而确诊为轻链淀粉样变性,病变局限在十二指肠及空肠,骨髓中未见浆细胞。故诊断为小肠局灶性轻链淀粉样变,实属少见。

　　4. 淀粉样变性的治疗

　　以硼替佐米为基础的治疗方案是目前 AL 型淀粉样变治疗的主要方案。硼替佐米是一种蛋白酶体抑制剂,其能阻断核转录因子(NF-κB),导致骨髓浆细胞黏附因子表达下降,干扰骨髓基质细胞产生 IL-6;同时抑制增殖信号相关的丝裂原活化蛋白激酶 P44/42 途径,使细胞停滞于 G1 期,诱导细胞凋亡。Kastritis(2007 年)、Wechalekar(2008 年)早已报道了硼替佐米和地塞米松治疗 AL-淀粉样变性的疗效,结果均表明联合用药治疗效果优于单用硼替佐米。在一项硼替佐米+地塞米松的回顾性研究中,93 例可评估的患者中有 25% 的患者可以获得血液学完全缓解,总反应率达到 72%。在一项单用硼替佐米的Ⅰ/Ⅱ期临床试验中,复发患者使用每周 1 次或者每周 2 次的完全缓解率分别达到 38% 和 24%。Mikhael 等报道了采用硼替佐米、环磷酰胺和地塞米松联合治疗 17 例 AL-淀粉样变性患者(10 例为初发)3 个疗程后,血液学完全缓解率达 71%,随访 21 个月的生存率达 71%。因此,以硼替佐米为基础的二联和三联治疗方案,其血液学缓解率、器官功能改善率和生存时间均较好(表 49-5)。

表 49-5 AL 淀粉样变性的当代治疗

方案	研究类型	患者人群	N(总计/可评估)	Heme RR(CR)%	器官 RR%
IMiDs					
SCT→ThalDex	Ⅱ期	新发	45/41	78(39)	44
Cytox/ThalDex	系列	新发	122/117	63(24)	39
LenDex	Ⅱ期	复发	69	46(16)	NR
LenDex	Ⅱ期	复发	46/37	62(16)	11
Mel/LenDex	Ⅰ/Ⅱ期	新发	27/26	68(23)	50
PomDex	Ⅱ期	复发	25/19	47(NR)	NR
硼替佐米					
BortezDex	系列	新发(19%),复发(81%)	94/93	72(25)	30
Bortez	Ⅰ/Ⅱ期	复发	70	qw 69(38) biw 67(24)	Renal 39 Cardiac 20 Other 13
SCT→BortezDex	Ⅱ期	新发	32/20	95(65)	55
BortezMDex	Ⅱ期	新发和复发	30/29	83(45)	50

biw,每周两次硼替佐米;Bortez,硼替佐米;CR,完全缓解率;Cytox,环磷酰胺;Dex,地塞米松;Len,来那度胺;Mel 或 M,马法兰;新发,未经治疗的患者;NR,未报告;Pom,泊马度胺;qw,每周一次硼替佐米;RR,缓解率;SCT,自体干细胞移植;系列,回顾系列;Thal,沙利度胺
引自参考文献[7]

此外,该患者有间歇腹痛、腹胀症状,可能与胃酸过高、邻近器官病变、Hp 感染有关,应合用抗胃酸(雷贝拉唑)、胃黏膜保护(替普瑞酮)等治疗。

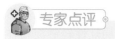 **专家点评**

本患者为 50 岁男性,以阵发性腹痛起病,肠镜提示小肠黏膜急性及慢性炎,伴有以浆细为主的炎症。小肠活检病理发现黏膜固有层有均匀粉染物,刚果红染色(+);AE1/AE3(+)、CD138(+)、CD38(+)、λ(+),符合轻链淀粉样变性。故诊断为轻链型淀粉样变性(AL,消化道局灶性)。可予定期观察随访,消化道对症治疗。如需进一步治疗,可采用以硼替佐米为基础的治疗方案。

整理:王硕
点评:王焰

参考文献

［1］DISPENZIERI A，BUADI F，KUMAR SK，et al. Treatment of immunoglobulin light chain amyloidosis：Mayo Stratification of Myeloma and Risk-Adapted Therapy（mSMART）consensus statement［J］. Mayo Clin Proc，2015，90（8）：1054 – 1081.

［2］PICKEN MM. Modern approaches to the treatment of amyloidosis：the critical importance of early detection in surgical pathology［J］. Adv Anat Pathol，2013，20（6）：424 – 439.

［3］MERLINI G，BELLOTTI V. Molecular mechanisms of amyloidosis［J］. N Engl J Med，2003，349（6）：583 – 596.

［4］KNOWLES TP，VENDRUSCOLO M，DOBSON CM. The amyloid state and its association with protein misfolding diseases［J］. Nat Rev Mol Cell Biol，2014，15（6）：384 – 396.

［5］ZHAO Q，LI F，SONG P，et al. Clinical characteristics and treatment outcome of chinese patients with systemic amyloid light-chain amyloidosis：A retrospective single-center analysis ［J］. Clin Lymphoma Myeloma Leuk，2016，16（2）：104 – 110.

［6］COWAN AJ，SKINNER M，SELDIN DC，et al. Amyloidosis of the gastrointestinal tract：a 13-year，single-center，referral experience［J］. Haematologica，2013，98（1）：141 – 146.

［7］MAHMOOD S，PALLADINI G，SANCHORAWALA V，et al. Update on treatment of light chain amyloidosis［J］. Haematologica，2014，99（2）：209 – 221.

病例50 难治性富含 T 细胞型霍奇金淋巴瘤

主诉

女性，66 岁，反复发热 3 个月。

病史摘要

现病史：2018 年 11 月患者无明显诱因下出现反复发热伴盗汗，体温波动于 38.0℃左右，最高温可达 39.5℃，高温常见于午后，每次发热后于当地查血常规发现 WBC 上升，给予输液、抗炎等治疗后好转，约 1 周后再次出现发热症状，偶有寒战、腹痛、恶心，食欲下降，偶咳无痰。全身可扪及多处淋巴结肿大。病程间患者出现全身皮肤瘙痒、散在斑片状干燥脱屑，脸部皮肤菲薄。2018 - 12 - 12 复旦大学附属中山医院 PET/CT 检查结果考虑：①淋巴结累及全身多处（右侧腋窝、腹盆腔、腹膜后），淋巴瘤可能。右侧心膈角、纵隔、左侧腋窝、双侧腹股沟淋巴结累及不除外；第四腰椎及骶骨受累可能；②胰腺颈部良性病变；肝脏及双肾囊肿；胆囊结石；双侧肾上腺增生可能；③右肺上叶后段及左肺下叶外基底段炎性结节；④甲状腺右叶下极结节。2019 - 01 - 03 在我院行 CT 引导下腹膜后淋巴结穿刺，病理检查示淋巴组织增生性病变，其中可见散在异型大细胞，背景中有一定量的嗜酸性粒细胞浸润。免疫组化结果显示：大细胞 CD30（+），Bcl - 6（部分+），MUM - 1（+），Ki - 67（约 90% +），CD20（-），CD79α（-），Pax - 5（-），CD3（-），CD5（-），Bob - 1（-），Oct - 2（-），

EMA(一)，CD15(一)，ALK-1(一)，CD10(一)，CD21(一)。结合免疫表型,诊断为经典霍奇金淋巴瘤(富含 T 淋巴细胞型)。2019-02-20 在 B 超引导下做腋窝淋巴结穿刺,病理检查结果符合经典霍奇金淋巴瘤(富含 T 淋巴细胞型):CD30(＋)，CD15(＋)，MUM-1(＋)，Bob-1(部分＋)，EMA(少量弱＋)，Bcl-6(部分＋)，Ki-67(＋)，CD20(一)，CD79α(一)，Pax-5(一)，Oct-2(一)，CD10(一)，CD21(一)，ALK-1(一)。增生的 T 细胞:CD3(＋)，CD5(＋)，CD4(＋)，CD8(＋)，CD2(＋)，CD7(＋)，TIA-1(＋)，Granzyme B(＋)，CD56(少量＋)，Ki-67(约 90%＋);原位杂交 EBER,T 细胞(个别＋)。患者于 2019 年 2 月 22 日、3 月 20 日、4 月 9 日、4 月 23 日按经典霍奇金淋巴瘤以 ABVD 方案化疗,辅以止吐、护胃等治疗,具体用药:脂质体阿霉素 30 mg d1,博来霉素 1.5 万单位 d1,长春地辛 4 mg d1,达卡巴嗪 600 mg d1。4 个疗程后,于 2019-05-05 在我院行 PET/CT 中期评估,结果:①左腮腺、左颈部、左锁骨下、右腋下、腹腔内即腹膜后腹主动脉旁、盆腔内多发淋巴结肿大,代谢增高;②全身多发骨质代谢异常增高,考虑淋巴瘤浸润;③胃体部胃壁增厚,代谢增高,考虑淋巴瘤浸润可能;④直肠肠壁局部代谢增高,与 2018-12-13 外院 PET/CT 比较,病灶数目增多,代谢增高,Deauville 法评分 5 分。根据 PET/CT 中显示 FDG 高摄取的淋巴结,2019-05-10 再次进行颈部淋巴结穿刺,病理仍提示为经典霍奇金淋巴瘤(富含 T 淋巴细胞型)。2019-05-14 在霍奇金淋巴瘤疗效不佳的情况下,患者肺部出现感染,因此在抗感染的同时,继续用 ABVD 方案化疗(博莱霉素减量),具体用药为:脂质体阿霉素 30 mg d1,博来霉素 0.75 万单位 d1,长春地辛 4 mg d1,达卡巴嗪 600 mg d1。2019-06-05 根据患者最新的病理报告,仍为经典霍奇金淋巴瘤,进行综合评估后,考虑 ABVD 化疗疗效不佳,因此改行 CHOPE 方案化疗,具体用环磷酰胺 1 000 mg d1,长春地辛 4 mg d1,多美素 40 mg d1,甲泼尼龙 80 mg qd d1～5,依托泊苷 140 mg d1～3。2019-06-16 患者再次出现发热,体温最高 38.5℃,伴口腔溃疡、咳嗽、胸闷,至当地医院住院,检查发现化疗后粒细胞缺乏,重度贫血,口腔溃疡,低氧血症,诊断为重症感染,给予"美罗培南""万古霉素"及"伏立康唑"抗感染、升白细胞治疗后,患者白细胞恢复正常,口腔溃疡好转,重度贫血持续存在,仍有高热,胸部 CT 复查示两侧胸腔积液,给予引流右侧胸腔积液,送病原学二代测序,未见明确病原学感染,外院予以"哌拉西林他唑巴坦""伏立康唑"联合"卡泊芬净"抗感染治疗,因发热不退,转入我院。

患者自发病以来,神清,精神较差,食欲一般,头晕乏力,伴咳嗽,咳黄脓痰,感胸闷,无腹痛、腹泻,大、小便无殊,体重减轻 7 kg。

既往史:既往有高血压病史,最高血压不详,现口服"苯磺酸氨氯地平"5 mg qd,自述血压控制良好。否认糖尿病、冠心病等慢性疾病史。两年前曾患有湿疹,服用中药后,症状好转。否认乙肝、结核等传染病史。预防接种史随社会,否认手术外伤史。既往有输血史,曾于 2019 年 4 月、2019 年 6 月、2019 年 7 月输注红细胞,分别为 100 ml、100 ml、200 ml。否认药物、食物过敏史。

个人史:生长并长期生活于原籍,否认疫区、疫水接触史,否认吸烟饮酒史,否认毒物接触史。

婚育史:已婚已育,育有一女,体健。

月经史:已绝经。

家族史:否认相关家族遗传病病史。

入院体检

神清,精神萎靡,贫血貌,皮肤、黏膜无黄染,无淤点、瘀斑,右腋下淋巴结肿大,约3cm×5cm大小,质硬,活动度差,双侧腹股沟可触及黄豆大小淋巴结,质硬,活动度差,余浅表淋巴结未及肿大,双肺呼吸音清,未闻及干、湿啰音,右前下侧胸壁可闻及胸膜摩擦音。腹部膨隆,无压痛、反跳痛,无肌紧张,肝、脾肋下未及,双上下眼睑水肿,双下肢中度凹陷性水肿。

实验室检查

血常规:(2019 - 02 - 20)WBC 10.5×10^9/L,Hb 68 g/L,PLT 245×10^9/L;(2019 - 05 - 29)WBC 7.53×10^9/L,Hb 60 g/L,PLT 283×10^9/L;(2019 - 06 - 06)WBC 11.5×10^9/L,Hb 65 g/L,PLT 207×10^9/L;(2019 - 06 - 10)WBC 4.5×10^9/L,Hb 61 g/L,PLT 147×10^9/L;(2019 - 07 - 05)WBC 13.51×10^9/L,Hb 51 g/L,PLT 326×10^9/L。

骨髓检查。(2019 - 02 - 20)骨髓活检:造血细胞三系增生基本正常范围,未见明显异型幼稚细胞。染色体核型:46,XX。骨髓及外周血涂片:骨髓增生明显活跃,粒、巨两系增生明显活跃,红系增生尚活跃。粒系细胞质颗粒增多、增粗,AKP积分增高。血片可见幼粒细胞。骨髓流式:骨髓克隆性小B淋巴细胞浸润。CD45/SS散点图中,R1区域中的细胞CD45强表达SS低(疑为淋巴细胞),约占8.8%。R1区域中CD19(+):25.4%,以CD19(+)细胞设门,免疫表型特征:CD5 3.3%,CD10<0.1%,CD20 98.7%,CD22 98.8%,CD23 26.1%,CD79b 86.6%,CD25 1.1%,CD38 24.0%,CD138<0.1%,CD103<0.1%。

生化检查(2019 - 07 - 05):葡萄糖 7.01 mmol/L,前白蛋白 38 mg/L,乳酸脱氢酶339 IU/L(正常值:98~192 IU/L)。余生化结果未见异常。

病毒检查(2019 - 07 - 05):乙肝病毒表面抗原 0.01(一)IU/ml,乙肝病毒表面抗体228.44(+)mIU/ml,乙肝病毒e抗原0.478(一),乙肝病毒e抗体1.49(一),乙肝病毒核心抗体4.29(+),乙肝病毒核心抗体IgM 0.05(一)。EB病毒9.8×10^2 copies/ml(正常值<1×10^3 copies/ml)。

影像学检查:

(2019 - 07 - 05)淋巴结超声:双侧颈部、双侧锁骨上、双侧腋窝、双侧腹股沟淋巴结肿大。

(2019 - 07 - 05)腹部超声:肝内囊性灶,考虑肝囊肿,随访;胆囊结石,随访;胰体部囊性团块,囊肿可能,建议进一步检查;左肾囊性灶,考虑肾囊肿,随访;脾右肾未见明显异常;腹膜后未见明显异常肿大淋巴结。

(2019 - 07 - 05)心脏超声:肺动脉高压(46 mmHg),主动脉瓣退行性变伴轻度关闭不全,微量心包积液。附见:左侧胸腔积液。

病理检查结果。(2019 - 02 - 20)B超引导下腋窝淋巴结穿刺-病理检查符合经典霍奇金淋巴瘤(富含T淋巴细胞型):CD30(+),CD15(+),MUM - 1(+),Bob - 1(部分+),EMA(少量弱+),Bcl - 6(部分+),Ki - 67(+),CD20(一),CD79α(一),Pax - 5(一),Oct - 2(一),CD10(一),CD21(一),ALK - 1(一)。增生的T细胞:CD3(+),CD5(+),CD4(+),CD8(+),CD2(+),CD7(+),TIA - 1(+),Granzyme B(+),CD56(少量

＋），Ki－67(约 90％＋)；原位杂交 EBER(T 细胞个别＋)。如图 50－1 所示。

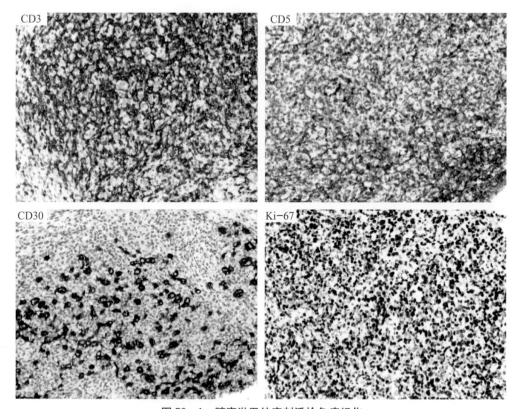

图 50－1　腋窝淋巴结穿刺活检免疫组化

初步诊断

富含 T 细胞型霍奇金淋巴瘤。

治疗与转归

该患者以"反复发热伴盗汗"起病,PET/CT 提示全身多处淋巴结累及淋巴瘤可能。我院反复淋巴结活检并结合免疫组化最终确定为难治性富含 T 细胞型霍奇金淋巴瘤。ABVD、CHOPE 方案化疗效果不佳。

近年来的研究发现,PD－1 抑制剂作为复发难治霍奇金淋巴瘤的挽救治疗取得了很好的有效率。2019－07－12 给予 PD－1 抑制剂治疗(信迪利单抗 200 mg d1),辅以静脉丙种球蛋白 5 g 提高免疫力,第二天体温恢复正常,淋巴结明显缩小。于是在 2019－08－02 又进行了第二疗程的 PD－1 抑制剂和静脉丙种球蛋白 5 g 的药物治疗,但在第二疗程的 PD－1 应用后 3 周,患者又出现高热,于是在 2019－08－27 给予第三疗程的 PD－1 抑制剂治疗,同时联合广谱的抗细菌、抗真菌和静脉丙种球蛋白的治疗,并积极进行血培养和胸腔积液培养,寻找致病菌。PD－1 抑制剂治疗后,患者血培养、胸腔积液培养提示厚皮马拉色菌阳性,咽拭子培养提示肺炎克雷伯杆菌阳性。虽然经过积极抗感染治疗,仍然于 2019－09－11 出现休克,并于 2019－09－12 因感染性休克而死亡。

最终诊断 ⟫⟫⟫

难治性富含 T 细胞型霍奇金淋巴瘤。

讨论与分析 ⟫⟫⟫

1. 问题

(1) 诊断及其依据是什么？预后如何？

(2) 该病难治的原因是什么？淋巴细胞增多形态异常,可否排除合并 T 细胞淋巴瘤？

(3) 当前难治性经典霍奇金淋巴瘤有哪些治疗方法？

(4) 本病例的进一步治疗及预后。

2. 诊断及预后

该患者以"反复发热伴盗汗"起病,PET/CT 提示全身多处淋巴结累及,淋巴瘤可能。我院反复淋巴结活检并结合免疫组化最终确定为经典霍奇金淋巴瘤(富含 T 淋巴细胞型)。所以,根据病理,该例患者最终诊断为富含 T 细胞型霍奇金淋巴瘤。

经典型霍奇金淋巴瘤分为富含淋巴细胞型、结节硬化型、混合细胞型和淋巴细胞削减型。富含淋巴细胞型占经典型霍奇金淋巴瘤的 5%,通常由小 B 淋巴细胞组成,周围常有退化的生发中心,其他炎性细胞很少见,预后通常较好,长期生存率高(图 50-2)。

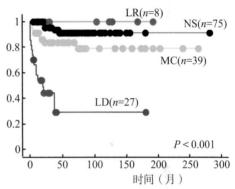

图 50-2 不同类型经典型霍奇金淋巴瘤的生存曲线

引自参考文献[1]

3. 该病难治的原因及鉴别诊断

1) 该病难治的原因

肿瘤微环境与经典型霍奇金淋巴瘤的预后相关。T 细胞标记物在部分经典型霍奇金淋巴瘤的 HRS 细胞中异常表达,最常见的是 CD2 和 CD4,本例患者 CD2 和 CD4 均阳性。大多数 T 细胞抗原阳性病例属于 NS2 亚型,临床预后较差。

肿瘤相关巨噬细胞与疾病难治、复发及生存期缩短有关。肿瘤相关巨噬细胞高表达 PD-L1,引起免疫抑制,可能也与不良预后相关。HRS 细胞中细胞毒性分子的表达也与预后较差有关。PD-L1 和(或)PD-L2 通常通过不同的机制在 HRS 细胞中过度表达,包括基因扩增、EBV 感染和 JAK-STAT 通路激活。PD-L1/2 通过抑制 T 细胞功能从而在经典型霍奇金淋巴瘤中形成免疫抑制微环境(图 50-3)。该患者难治可能与肿瘤相关巨噬细胞及 PD-L1 阳性表达有关,需要进行免疫组化进一步确定。

2) 鉴别诊断

(1) 外周 T 细胞淋巴瘤伴有 RS 细胞不典型增生。

外周 T 细胞淋巴瘤(PTCL)中存在 RS 细胞是罕见的,其临床病理特征尚不清楚。日本的一个研究组曾报道了 30 例伴有 RS 细胞的 PTCL 患者。23 例(77%)有滤泡辅助性 T 细胞表型(TFH)来源:其中 12 例为血管免疫母细胞性 T 细胞淋巴瘤,11 例为具有 TFH 表型

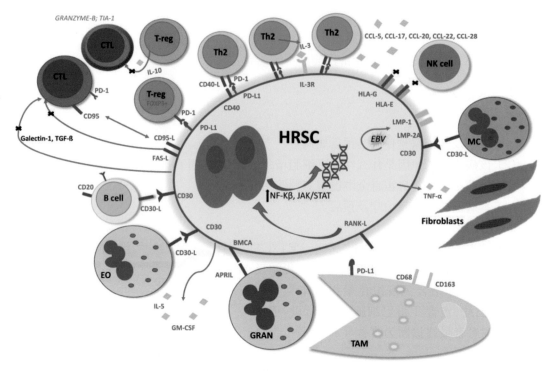

图 50-3　霍奇金淋巴瘤细胞的免疫微环境

引自参考文献[2]

的 PTCL。其余 7 例被诊断为非特指的 PTCL(PTCL - NOS)。EB 病毒(EBV)活化 25 例 (83%),EB 病毒编码的小 RNA(EBER)阳性 20 例(67%)。诊断时的中位年龄为 77 岁 (39~91 岁),其中 24 例(80%)大于 60 岁。根据国际预后指数,大多数患者出现在晚期临床阶段,与较高的风险相关。3 年总生存率和无进展生存率分别为 44% 和 27%。PTCL - TFH、PTCL - NOS 与血管免疫母细胞病例无明显临床病理差异。在 T 细胞淋巴瘤的一个亚群中发现类 RS 的 B 细胞,特别是与 TFH 表型和 EBV 再激活有关。这些细胞有影响老年患者的倾向,并与晚期临床分期和预后不良有关。RS 细胞的 EBV 状态似乎不影响这组 PTCLs 的临床病理特征(表 50 - 1)。

表 50-1　伴有 RS 细胞的外周 T 细胞淋巴瘤(PTCL)的临床特征(N=30)

临床特征	数量[n/N(%)]
年龄	
中位数(范围)	77(39~91)
年龄>60 岁	24/30(80)
性别,男性	18/30(60)
巨大肿块	2/30(7)
结外侵犯>1	9/30(30)

（续表）

临床特征	数量[n/N(%)]
骨髓侵犯	7/30(23)
皮肤侵犯	3/30(10)
Ⅲ/Ⅳ期	27/30(90)
B症状	12/30(40)
体力状况＞1	7/30(23)
国际预后指数	
低风险	6/30(20)
低中	8/30(27)
中高	9/30(30)
高	7/30(23)
诊断	
AITL	12/30(40)
PTCL - TFH	11/30(37)
PTCL - NOS	7/30(23)
治疗	28/30(93)
CHOP/THP - COP	25/28(89)
ABVD	2/28(7)
类固醇	1/28(4)
辅助放疗	1/28(4)
骨髓干细胞移植	3/28(11)
缓解	
CR	14/28(50)
PR	10/28(36)
NC	1/28(4)
PD	3/28(11)
复发	11/28(39)
死亡	11/30(60)

引自参考文献[3]

（2）霍奇金淋巴瘤合并外周 T 细胞淋巴瘤。

Sanchez S 等报道了一位 65 岁的霍奇金淋巴瘤合并及 T 细胞淋巴瘤的病例。患者表现为弥漫性淋巴结肿大、发热、体重减轻和盗汗。随后的腋窝淋巴结活检显示一个由霍奇金淋巴瘤和外周 T 细胞淋巴瘤组成的复合性淋巴瘤。肝穿刺活检也显示合并淋巴瘤。原位杂交显示,在 RS 细胞中发现了阳性的 EB 病毒。霍奇金淋巴瘤化疗后 T 细胞淋巴瘤的发生也有报道,但同时发生两种病变的情况非常罕见。这提示 EB 病毒在 T 细胞淋巴瘤早期可能调控其病理的生理作用(图 50 - 4)。对于之前的文献整理发现也有一些由霍奇金淋巴瘤和外周 T 细胞淋巴瘤组成的复合性淋巴瘤的报道(表 50 - 2、表 50 - 3)。

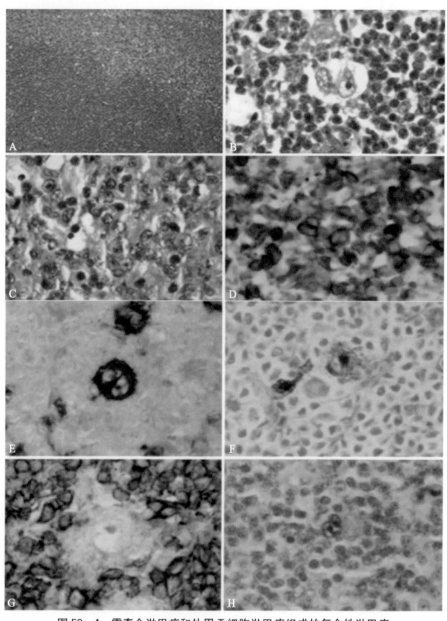

图 50 - 4　霍奇金淋巴瘤和外周 T 细胞淋巴瘤组成的复合性淋巴瘤

引自参考文献[4]

表 50 - 2　霍奇金淋巴瘤和外周 T 细胞淋巴瘤组成的复合淋巴瘤的病例报道

年龄（岁）/性别	Race	霍奇金淋巴瘤类型	T 细胞淋巴瘤
31/男	W	NLP	并发
51/男	W	NLP	并发
26/男	W	NLP	并发
65/男	W	CH	霍奇金淋巴瘤治疗 4 年后
88/女	W	CH	并发
81/女	?	CH	并发
65/男	B	CH	并发

NLP,结节性淋巴细胞为主型霍奇金淋巴瘤;CH,经典霍奇金淋巴瘤
引自参考文献[4]

Oka K 等报道了一位 67 岁时诊断为经典霍奇金淋巴瘤和 76 岁时诊断为 PTCL、5 个月后死亡的患者。两种肿瘤均表现出明显的上皮样细胞反应。肿大淋巴结中的 RS 细胞 CD30 和 EBER 阳性。皮肤肿瘤 PTCL 细胞细胞质 CD3ε、CD4 和 EBER 阳性。在皮肤肿瘤中检测到 T 细胞受体基因重排。这是第一例由经典霍奇金淋巴瘤和 PTCL 组成的 EBV 相关性复合淋巴瘤。患者显示出 EBV 感染和（或）免疫缺陷都可能诱发经典霍奇金淋巴瘤和 PTCL 的发生。

表 50 - 3　经典型霍奇金淋巴瘤和外周 T 细胞淋巴瘤组成的复合淋巴瘤的病例报道

年龄（岁）/性别	免疫缺陷	1（EBV）	其他（EBV）	克隆	间隔	疗程
54/男	不明	CHL(nd)	PTCL(nd)	不同	2 年	?
65/男	不明	CHL(+)	PTCL(-)	不同	同时†	5 个月后死亡
32/男	不明	CHL(+)	PTCL(-)	不同	2 年	?
60/男	不明	CHL(-)	PTCL(nd)	不同	同时‡	?
77/女	不明	PTCL(nd)	CHL(nd)	?	4 年	?
65/男	不明(海洛因使用者)	CHL(+)	PTCL(-)	?	同时†	3 周后死亡
55/女	—	CHL(+)	PTCL(-)	不同	同时†	2 个月后死亡
76/女	±(疖疮,PI, MRSA)	CHL(+)	PTCL(+)	?	9 年	5 个月后死亡

†同一器官;‡不同器官;§当前病例;? 没有描述;CHL,经典霍奇金淋巴瘤;MRSA,耐甲氧西林金黄色葡萄球菌;nd,未完成;PI,蜂窝织炎;PTCL,外周 T 细胞淋巴瘤,未指明
引自参考文献[5]

4. 难治性经典霍奇金淋巴瘤的治疗方法

经典霍奇金淋巴瘤是一种 B 细胞的淋巴增生性疾病,无论是联合化疗还是单纯化疗,其预后通常良好。然而,复发或有难治性疾病证据的患者预后较差,进展性疾病患者需要新的

治疗。经典霍奇金淋巴瘤具有独特的肿瘤微环境,主要由炎性细胞、少数恶性霍奇金细胞和RS 细胞组成。这种独特的生物学特性为新的治疗方法提供了一个机会,这种方法要么是针对恶性 RS 细胞,要么是针对炎性肿瘤微环境。包括靶向 CD30 的抗体药物结合物、抑制关键细胞信号通路的小分子抑制剂、阻断免疫检查点的单克隆抗体或调节免疫微环境的药物在内的新疗法最近都在霍奇金淋巴瘤中进行了试验,具有显著的临床活性。

血液病理学学会/欧洲血液病理学协会提出伴有免疫缺陷的经典型霍奇金淋巴瘤这一概念。免疫组织化学和分子特征提示涉及 PD-L1 免疫检查点的共同致病机制(表 50-4)。

表 50-4　伴有免疫缺陷的 B 细胞和经典型霍奇金淋巴瘤

小 B 细胞淋巴瘤
必须满足免疫活性宿主中特异性淋巴瘤诊断的标准
如果 EBV-EBER ISH 和克隆性评估总是包括在免疫缺陷环境下的小 B 细胞淋巴瘤的诊断检查中,那么不能明确地指定为免疫缺陷相关
与其他结外部位相比,EMZL 最适用于原发性皮肤病变和(几乎)不变的 EBV+
NMZL 与多态 B-LPD 在形态上有广泛的重叠,其边界往往是主观和任意的
CHL
在具有免疫能力的患者中必须符合 CHL 标准
必须与黏膜皮肤溃疡、多态 LPD 和带有霍奇金样细胞的 DLBCL 区分开来
注意异常的临床表现、结外侵犯和异常的免疫表型
与 THRLBCL 有重叠特征,不能重复分离
更有可能形成 DLBCL 和 THRLBCL 的频谱,在免疫能力强的患者中,一些病例可能或可能不代表 CHL
大 B 细胞淋巴瘤
霉酚酸酯特别倾向于脑部大 B 细胞淋巴瘤的发展
钙调神经磷酸酶抑制剂在这种情况下发挥保护作用
EBV(+)和 EBV-DLBCL 在免疫缺陷环境中分布不同(医源性、PTLD、免疫性衰老、HIV 相关)
对于 EBV(+) DLBCL 的诊断,多数肿瘤细胞应该明确显示 EBV(+)
多态背景有助于从多态 B-LPD 与霍奇金样细胞分离大 B 细胞淋巴瘤
EBV(+) DLBCL 的一个亚群表现出明显的 T 细胞组织细胞丰富或霍奇金样背景,这个光谱可能不能相互复制分离
关闭 PD-1/PD-L1/2 通道,潜在诱导耐受性微环境和免疫逃避分子机制,包括包含 PDL1/PDL2/JAK2 位点的 9p24.1 拷贝数改变,可能在免疫缺陷情况下共享并提供靶向治疗的机会

引自参考文献[6]

针对 PD-L1 免疫检查点在霍奇金淋巴瘤中的高表达,PD-1 抑制剂正在进行多个针对难治性霍奇金淋巴瘤的临床试验,在复发和难治的情况下测试这些药物,获得很好的治疗疗效。还有一些临床研究针对初治的霍奇金淋巴瘤患者(图 50-5),PD-1 单药或者联合AVD 治疗早期难治性经典型霍奇金淋巴瘤患者也达到了 100% 和 96% 的总有效率,达到了87% 和 51% 的完全缓解率。

对复发难治经典型霍奇金淋巴瘤进行基因检测,发现表观遗传学相关基因和 p53 基因突变率较高,这提示可以针对这些突变寻找治疗靶点(图 50-6)。

CD30 的抗体偶联药物 brentuximab vedotin (BV)近年来也被纳入霍奇金淋巴瘤挽救治疗的方案中,并且提高了生存率(表 50-5)。

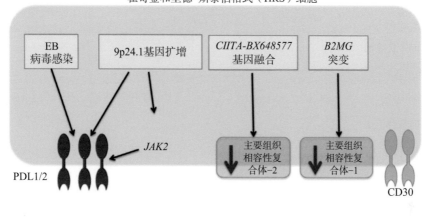

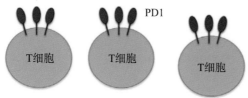

图 50‑5 霍奇金淋巴瘤的免疫调节机制

引自参考文献[7]

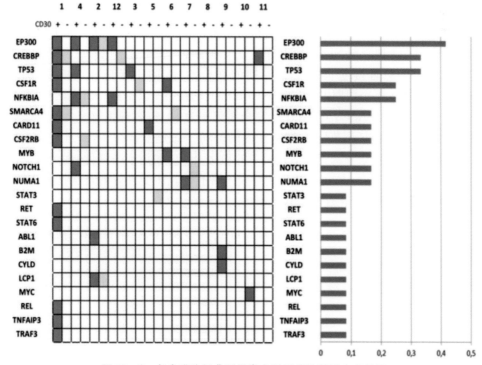

图 50‑6 复发难治经典型霍奇金淋巴瘤的基因突变特征

图中为变异的分布和频率。在早期预处理和复发活检中重复进行 NGS 分析，比较重复的样本，丢弃不一致的变体。浅蓝色表示 CD30 阴性部分检测到变异。右边的直方图显示了相对频率
引自参考文献[8]

表 50-5 包含有 BV 的霍奇金淋巴瘤挽救治疗方案的疗效

方案	N	PET-阴性率	PFS	进展至 HDT/ASCT
本妥昔单抗序贯疗法				
BV→增强 ICE	65	77%	2 年时 82%	98%
BV→合并化疗	37	73%	18 个月时 72%	89%
本妥昔单抗联合治疗				
BV+苯达莫司汀	53	74%	12 个月时 80%	74%
BV+ICE	16	69%	过早	75%
BV+ESHAP	66	70%	过早	92%
BV+DHAP	12	90%	过早	100%
BV+纳武单抗	42	62%	过早	过早
非本妥昔单抗治疗				
BeGEV	59	73%	2 年时 81%	73%

PFS,无进展生存期;BV,本妥昔单抗;HDT/ASCT,大剂量治疗/自体干细胞移植;ICE,异环磷酰胺、卡铂、依托泊苷;
ESHAP,依托泊苷、甲泼尼龙、阿糖胞苷、顺铂;DHAP,地塞米松、阿糖胞苷、顺铂;BeGEV,苯达莫司汀、吉西他滨、长春
瑞滨
引自参考文献[9]

基于 PD-1 抑制剂和 BV 在复发难治霍奇金淋巴瘤的疗效,有一研究组开展了一项联合应用 BV 和 PD-1 抑制剂 Nivolumab 作为复发难治经典霍奇金淋巴瘤患者的初始挽救治疗的 1/2 期研究。患者接受长达 4 个周期的联合治疗,第 1 天应用 BV,第 8 天应用 Nivolumab。在第 2~4 个周期中,BV 和 Nivolumab 均在第 1 天给药。研究治疗后,患者可以进行自体干细胞移植(ASCT)。治疗后完全缓解率为 61%,客观缓解率为 82%。在第 1 次注射 BV 后,观察到包括调节性 T 细胞在内的外周 T 细胞亚群减少,并且在第 1 次注射 BV 加 Nivolumab 后,观察到胸腺和活化调节的趋化因子的血清水平降低,促炎细胞因子和趋化因子增加。BV 加 Nivolumab 联合化疗是一种有效且耐受性好的首次挽救方案,有望为 R/R-HL 患者提供传统化疗的替代方案(表 50-6)。

表 50-6 联合应用 BV 和 PD-1 抑制剂 Nivolumab 作为复发难治经典型霍奇金淋巴瘤患者的疗效

项目	经治疗的患者(n=61)		疗效分析患者(n=60)	
	n(%)	95% CI	n(%)	95% CI
客观缓解率(CR+PR)	50(82)	70~90.6	50(83)	71.5~91.7
完全代谢缓解(CMR/CR)	37(61)	47.3~72.9	37(62)	48.2~73.9
多维尔评分=1	14(23)		14(23)	
多维尔评分=2	15(25)		15(25)	
多维尔评分=3	7(11)		6(10)	

（续表）

项目	经治疗的患者($n=61$)		疗效分析患者($n=60$)	
	$n(\%)$	95% CI	$n(\%)$	95% CI
多维尔评分=5	1(2)		21(2)	
部分代谢缓解（PMR/PR）	13(21)	11.9～33.7	13(22)	12.1～34.2
多维尔评分=4	7(11)		7(12)	
多维尔评分=5	6(10)		6(10)	
无代谢缓解（NMR/SD）	5(8)	2.7～18.1	5(8)	2.8～18.4
多维尔评分=5	5(8)		5(8)	
进展性疾病（PMD/PD）	4(7)	1.8～15.9	4(7)	1.8～16.2
多维尔评分=5	4(7)		4(7)	
临床症状恶化	1(2)		1(2)	
NE	1(2)		0	

引自参考文献[10]

　　BV 联合苯达莫司汀也是一个有希望的挽救方案,可以改善高危霍奇金淋巴瘤的长期生存。在 27 个月的中位随访中,整个人群的 2 年 PFS 为 93.7%(图 50-7)。小剂量地西他滨联合 PD-1 抑制剂在复发难治霍奇金淋巴瘤的治疗中也显现出良好的疗效,总反应率达 95%(表 50-7)。

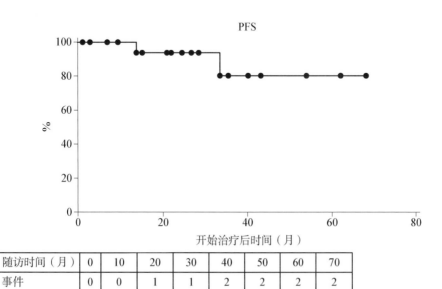

随访时间（月）	0	10	20	30	40	50	60	70
事件	0	0	1	1	2	2	2	2
风险事件数量	20	17	13	8	5	4	2	1

图 50-7　BV 联合苯达莫司汀治疗复发难治霍奇金淋巴瘤的 PFS

引自参考文献[11]

表 50-7　小剂量地西他滨联合 PD-1 抑制剂治疗复发难治霍奇金淋巴瘤的疗效

变量	组 1（抗-PD-1 初治）		组 2（抗-PD-1 耐药）
	卡瑞利珠单抗单药治疗	地西他滨＋卡瑞利珠单抗联合用药	地西他滨＋卡瑞利珠单抗联合用药
所有患者			
患者数量	19	42	25
ORR（95％ CI）	90（67～99）	95（95～99）	52（31～72）
CR 率（95％ CI）	32（13～57）	71（55～84）	28（12～49）
既往治疗≥3 次			
患者数量	15	30	23
ORR（95％ CI）	93（68～100）	93（78～99）	57（34～77）
CR 率（95％ CI）	27（8～55）	63（44～80）	30（13～53）
既往 ASCT 失败的患者			
患者数量	5	10	7
ORR（95％ CI）	80（28～99）	100（69～100）	71（29～96）
CR 率（95％ CI）	20（0.5～72）	80（44～97）	29（4～71）
既往化疗周期≥10 个的患者			
患者数量	12	26	21
ORR（95％ CI）	92（62～100）	92（75～99）	57（34～78）
CR 率（95％ CI）	33（10～65）	65（44～83）	29（11～52）

引自参考文献[12]

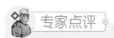 专家点评

　　本例患者为 66 岁女性，2019-01-03 在我院行 CT 引导下腹膜后淋巴结穿刺，病理检查示淋巴组织增生性病变，其中可见散在异型大细胞，背景中有一定量的嗜酸性粒细胞浸润。结合免疫表型，诊断为经典霍奇金淋巴瘤（富含 T 淋巴细胞型）。初时 ABVD、CHOPE 方案疗效均不佳，后又转为 PD-1 治疗。经典型霍奇金淋巴瘤是一种 B 细胞的淋巴增生性疾病，无论是联合化疗还是单纯化疗，其预后通常良好。靶向 CD30 的 BV 和 PD-1 都是可能有效的治疗手段。

整理：纪濛濛
点评：王黎

参考文献

［1］KARUBE K，NIINO D，KIMURA Y，et al. Classical Hodgkin lymphoma，lymphocyte depleted type：clinicopathological analysis and prognostic comparison with other types of classical Hodgkin lymphoma [J]. Pathol Res Pract，2013，209(4)：201 - 207.

[2] CIRILLO M，REINKE S，KLAPPER W，et al. The translational science of Hodgkin lymphoma [J]. Br J Haematol，2019，184(1)：30 - 44.

[3] ELADL AE，SATOU A，ELSAYED AA，et al. Clinicopathological study of 30 cases of peripheral T-cell lymphoma with Hodgkin and Reed-Sternberg-like B-cells from Japan [J]. Am J Surg Pathol，2017，41(4)：506 - 516.

[4] SANCHEZ S，HOLMES H，KATABI N，et al. Composite lymphocyte-rich Hodgkin lymphoma and peripheral T-cell lymphoma associated with Epstein-Barr virus：a case report and review of the literature [J]. Arch Pathol Lab Med，2006，130(1)：107 - 112.

[5] OKA K，NAGAYAMA R，IIJIMA S，et al. Epstein-Barr virus-associated lymphoproliferative disorder presenting with classical Hodgkin lymphoma and developing as peripheral T-cell lymphoma 9 years later：a case report of composite lymphoma [J]. Pathol Int，2011，61(12)：752 - 755.

[6] DE JONG D，ROEMER MG，CHAN JK，et al. B-cell and classical Hodgkin lymphomas associated with immunodeficiency：2015 SH/EAHP workshop report-part 2 [J]. Am J Clin Pathol，2017，147(2)：153 - 170.

[7] YOUNES A，ANSELL SM. Novel agents in the treatment of Hodgkin lymphoma：Biological basis and clinical results [J]. Semin Hematol，2016，53(3)：186 - 189.

[8] MATA E，FERNÁNDEZ S，ASTUDILLO A，et al. Genomic analyses of microdissected Hodgkin and Reed-Sternberg cells：mutations in epigenetic regulators and p53 are frequent in refractory classic Hodgkin lymphoma [J]. Blood Cancer J，2019，9(3)：34.

[9] KHAN N，MOSKOWITZ AJ. Where do the new drugs fit in for relapsed/refractory Hodgkin lymphoma [J]? Curr Hematol Malig Rep，2017，12(3)：227 - 233.

[10] HERRERA AF，MOSKOWITZ AJ，BARTLETT NL，et al. Interim results of brentuximab vedotin in combination with nivolumab in patients with relapsed or refractory Hodgkin lymphoma [J]. Blood，2018，131(11)：1183 - 1194.

[11] PICARDI M，DELLA PEPA R，GIORDANO C，et al. Brentuximabvedotin followed by bendamustine supercharge for refractory or relapsed Hodgkin lymphoma [J]. Blood Adv，2019，3(9)：1546 - 1552.

[12] NIE J，WANG C，LIU Y，et al. Addition of low-dose decitabine to anti-PD - 1 antibody camrelizumab in relapsed/refractory classical Hodgkin lymphoma [J]. J Clin Oncol，2019，37(17)：1479 - 1489.

病例51　窦组织细胞增生伴巨大淋巴结病（Rosai-Dorfman 病）

 主诉

女性，18 岁，反复发热、淋巴结肿大 2 年余。

◆ 病史摘要 ◆

现病史：患者于 2017 年 10 月发现左侧颈后淋巴结肿痛、皮温增高，鸽蛋大小、质韧、活动度可、无破溃，伴有低热，38℃左右，当时无咳嗽咳痰、腹痛腹泻、恶心呕吐等不适。起病初至当地社区卫生中心就诊，以"上呼吸道感染"处理，予以静脉抗生素治疗（具体药物不详），未见明显好转。随后县医院继续予抗感染治疗（具体药物不详）后热退、淋巴结疼痛消失，但淋巴结仍肿大，与发病时相比变化不大。后颈部淋巴逐渐增大，2017 年 11 月就诊于四川大学华西医院，查颈部淋巴结超声示双侧颈部淋巴结肿大伴结构异常，右侧较大者约 45 mm×16 mm，左侧较大者约 46 mm×25 mm。查血常规：WBC 20.32×10⁹/L，N% 85.3%，Hb 100 g/L，PLT 399×10⁹/L。查骨髓细胞学：骨髓增生活跃，粒系增高，占 76%。细胞免疫分型：流式细胞学分析未见明显异常表型细胞群。骨髓病理：未见到异常肿瘤细胞，骨髓造血细胞增生尚可。2017－12－12 行淋巴结穿刺病理示良性淋巴组织增生性病变，考虑淋巴结窦组织细胞增生症（Rosai-Dorfman 病）伴灶区 IgG4 阳性浆细胞数量增加。当地未予系统治疗，建议随访。

出院后患者仍有上述症状，平均每个月发热 1 次，伴双侧多发颈部淋巴结肿大压痛，热退后压痛可消失，但淋巴结仍肿大。2018－03－16 就诊于成都中科甲状腺病医院，查 B 超示甲状腺双侧叶多发低回声结节，TI－RADS 3 类，双侧颈部多发淋巴结肿大，甲状腺功能正常，血常规示白细胞和中性粒细胞比例升高，Hb 77 g/L，较前下降，血小板正常。2018－03－22 就诊于四川省肿瘤医院再次行左颈淋巴结活检，病理示 S100（＋），CD68（＋），CD1a（－），Ki－67（5%～10%＋），CD163（＋）。结合 HE 形态和左颈淋巴结病变，考虑为 Rosai-Dorfman 病（窦组织细胞增生伴巨大淋巴结病）；血常规示 Hb 89 g/L，较前有上升，未系统治疗，仅间断中药治疗，具体不详，但症状仍未好转，伴易疲劳、盗汗。

2018－06－29 患者于北京友谊医院行淋巴结穿刺，病理可见增生活跃的淋巴细胞、浆细胞及巨噬细胞，倾向 Rosai-Dorfman 病（具体见后）。免疫组化：CD30（－），CD163（＋），CD68（＋），S100（－），Ki－67（10%＋）。骨穿病理示骨髓造血组织增生活跃。颈胸腹盆 CT 示双侧颈部 Ⅰ、Ⅱ、Ⅲ、Ⅳ、Ⅴ、Ⅵ区多发肿大淋巴结，口咽部周围及鼻咽顶后壁软组织增厚，考虑淋巴结增生可能性大，右侧斜裂及水平裂胸膜增厚，胸腔积液，纵隔内多发淋巴结、部分增大，双侧腹股沟多发小淋巴结。2018－07－11 起予依托泊苷＋甲泼尼龙治疗，具体为：依托泊苷 100 mg d1～3 静滴，甲泼尼龙 40 mg d1～3 静滴，依托泊苷 50 mg 口服 d9、d12、d16、d19、d24、d31，泼尼松 60 mg 口服 d1～21，d22～28 逐渐减量停药。

1 个多月后（2018－08－29）患者再次就诊于北京友谊医院，复查颈胸腹盆 CT 提示颈部淋巴结部分较前变小，纵隔内多发淋巴结部分较前增大，口咽部周围及鼻咽顶后壁软组织增厚，大致同前，双侧腹股沟区多发小淋巴结，大致同前；腹部超声示脾大。当时查 Hb 71 g/L，PLT 329×10⁹/L。遂再次给予依托泊苷＋甲泼尼龙方案治疗，具体为：依托泊苷 100 mg d1～3＋甲泼尼龙 40 mg d1～3 静滴，辅以护胃、升白细胞等对症支持治疗。经 2 个疗程依托泊苷＋甲泼尼龙治疗后颈部淋巴结未见明显缩小。2018－12－19 再次于北京友谊医院行右侧颈部淋巴结穿刺示淋巴组织反应性增生伴多量浆细胞浸润，免疫组化报告未见；结合良性病变，考虑随访，未再继续治疗。

患者回到当地后仍有反复发热,每次间隔 15～60 天不等,热峰达 38.5℃,发热时有畏寒、无寒战,淋巴结出现红、肿、热、痛,伴易疲劳、盗汗,偶有高热时鼻衄,无月经量增多,每于发热时(2019-01-28、2019-03-10、2019-03-29、2019-05-24、2019-07-12)在当地医院行依托泊苷＋甲泼尼龙及抗感染治疗维持后热平、淋巴结红肿消退。

2019-07 起患者出现鼻塞,无血性分泌物或流涕,无头痛,鼻塞逐渐加重,其间患者自觉肿大淋巴结个数增多。2019-09-27 于我院行淋巴结穿刺活检示"左颈部淋巴结穿刺活检标本"组织细胞增生性病变,结合免疫组化标记结果,符合 Rosai-Dorfman 病。免疫组化:组织细胞 S-100(＋),CD68(＋),PGM-1(＋),CD1α(－),Langerin(－);淋巴细胞 CD20(滤泡区＋),CD79α(滤泡区＋),CD3(滤泡外区＋),CD5(滤泡外区＋),Bcl-2(生发中心－),Bcl-6(生发中心＋),CD30(极个别＋),Ki-67(生发中心约 70%＋),ALK-1(－),CD10(－);浆细胞 CD38(＋),CD79α(＋),轻链 κ(部分＋),轻链 λ(部分＋),κ 与 λ 比值未提示轻链限制性,IgG(＋),IgG4(散在少数＋);CD21(FDC＋);EBV 原位杂交:EBER(－)。2019-10-14 于上海市肿瘤医院行淋巴结活检,诊断尚未明确。2019-10-21 于我院进一步查 PET/CT 示鼻腔、鼻咽部黏膜增厚,代谢增高(SUV_{max} 7.6),双侧颌下、颈部、锁骨上、纵隔、右肺门多发淋巴结肿大伴代谢增高(SUV_{max} 9.3～10.3),骶骨、右侧髂骨溶骨性骨质破坏伴代谢增高(SUV_{max} 4.8～5.4),结合病史,考虑 Rosai-Dorfman 病相关性改变;脾肿大,代谢不高;左侧腹股沟稍高代谢淋巴结显示。现为了进一步诊治,门诊拟"局部淋巴结肿大"收入我科。

自发病以来,患者神清,精神软,易疲劳,睡眠好,食欲差,二便正常,体重近两年来减轻 15 kg。

既往史:否认高血压、糖尿病、冠心病、甲亢等慢性病史。2014 年患水痘,中药治疗后痊愈。否认肝炎、结核等传染病史。预防接种史随社会,按时接种。否认重大外伤史;淋巴结穿刺史见现病史。自述在北京友谊医院住院期间输注悬浮红细胞 1 单位,具体不详。否认药物、食物过敏史。

个人史:出生生长于原籍,无疫水、疫区接触史,否认烟酒等不良嗜好。

月经史:初潮 14 岁,月经规律,周期约 28 天,每次持续 4～5 天,起病后月经周期 15～30 天不等,量较前减少,无痛经,末次月经为 2019-10-11。

婚育史:未婚未育。

家族史:否认家族性遗传性疾病史。

◢ **入院体检** ▨▨▨

T 37.4℃,P 94 次/分,R 21 次/分,BP 108/71mmHg。神志清,精神软,贫血貌,全身皮肤未见瘀点、瘀斑,巩膜无黄染,双侧颈部及乳突区、颌下多发淋巴结肿大,无压痛,质韧,活动度可,无融合,胸廓对称无畸形,双侧语颤对称,双肺叩诊清,双下肺听诊呼吸音清,未闻明显干、湿啰音,心律齐,未及杂音,腹平软,无压痛及反跳痛,肝脾肋下未及,双下肢无水肿。

◢ **实验室检查** ▨▨▨

血常规:(2017-11-28)WBC $20.32×10^9$/L↑,N% 85.3%↑,Hb 100 g/L↓,Hct

0.34↓，MCV 78.1 fl↓，MCH 23.0 pg↓，MCHC 295 g/L↓，PLT 399×10⁹/L。(2018-03-16)WBC 13.92×10⁹/L，N% 90%，Hb 77 g/L↓，HCT 0.25↓，MCV 71.3 fl↓，MCH 21.5 pg↓，MCHC 301 g/L↓，PLT 399×10⁹/L。(2018-03-22)WBC 12.8×10⁹/L↑，N% 81.9%↑，Hb 89 g/L↓，PLT 325×10⁹/L。(2018-08-30)WBC 7.79×10⁹/L，Hb 71 g/L↓，PLT 329×10⁹/L。(2019-10-29)WBC 9.61×10⁹/L↑，N% 85.8%↑，Hb 92 g/L↓，HCT 0.316↓，MCV 73.1 fl↓，MCH 21.3 pg↓，MCHC 291 g/L↓，PLT 426×10⁹/L。

生化指标：(2019-10-29)总蛋白 89 g/L↑，白蛋白 36 g/L，白球比例 0.68↓，维生素 B₆ 24.5 μmol/L(14.6~72.9 μmol/L)。

免疫指标：(2017-12-13)自身免疫抗体阴性。(2018-08-30)IgG 2 280 mg/dl↑(751~1 560 mg/dl)，IgM 205 mg/dl(46~304 mg/dl)，IgE 219 IU/ml↑(5.0~165.3 IU/ml)，IgA 305 mg/dl(82~453 mg/dl)。(2017-12-13)外周血流式 CD3 细胞亚群 52.2%↓，CD4 细胞亚群 22.2%↓，CD8 细胞亚群 25.8%，CD4/CD80.86↓。(2019-10-29)外周血流式 CD3 细胞亚群 64.4%，CD4 细胞亚群 29.5%，CD8 细胞亚群 30.3%，CD4/CD8 0.97↓(1.00~2.50)。(2019-10-29)IgG4 3.54 g/L↑(0.03~2.00 g/L)。

感染指标：(2017-11-28)结核分枝杆菌 γ-干扰素体外释放试验(T-N)0.0；EB 病毒 DNA 实时荧光检测扩增阴性。(2018-08-30)巨细胞病毒抗体及 DNA 阴性。(2019-10-29)抗巨细胞病毒-IgM 阳性，抗单纯疱疹病毒-I IgM 阳性，肺支抗体阳性。

感染病原二代测序-外周血：检出溶血葡萄球菌、科氏葡萄球菌、单纯疱疹病毒 1 型、肺炎支原体。

内分泌指标：(2018-03-16)甲状腺功能正常。

溶血性贫血检测：(2019-10-31)Coombs 试验阴性，红细胞生成素 77.30 mIU/ml↑(4.3~29 mIU/ml)，结合珠蛋白 206 mg/dl↑(36~195 mg/dl)，血铁 2.6 μmol/L↓(9.0~27.0 μmol/L)，铁蛋白 37.8 ng/ml(11.0~306.8 ng/ml)，总铁结合力 53.7 μmol/L(45.6~80.6 μmol/L)。

骨髓检查。(2017-11-29，华西医院)骨髓涂片：骨髓增生活跃，粒系增高占 76%。细胞免疫分型：FCM 分析未见明显异常表型细胞群。骨髓活检：骨髓造血细胞增生尚可。造血组织与脂肪组织比例 1∶(1~1.5)，粒红比约 6∶1，以粒细胞为主(MPO+)，巨核细胞 2~4 个/HP，三系细胞形态未见明显异常。另见少量淋巴细胞散在及小灶性分布。网状纤维染色：网状纤维不增加(MF-0)。免疫组化：淋巴细胞 CD20(+，少数)，CD3(+，部分)，CD5(+，部分)，CD56(-)，粒酶 B(-)，原位杂交 EBER1/2(-)。(2018-07-10，北京友谊医院)骨髓活检：镜下造血组织约占 70%，三系可见，巨核细胞 4~7 个/HPF。免疫组化：CD3(散在+)，CD20(散在+)，CD61(散在+)，CD71(少量+)，MPO(部分+)，CD34(-)，CD117(-)，S100(-)，CD68(散在+)，骨髓造血组织增生活跃。(2019-10-30，我院)骨髓涂片：骨髓增生活跃，粒红比正常。粒、红、巨三系增生活跃，成熟红细胞可见轻度缗钱状排列，血小板散在或成簇可见。髓片中可见少数淋巴细胞形态欠佳。流式免疫分型：未见异常细胞浸润。

影像学检查：

(2017-11-29，华西医院)颈部淋巴结及甲状腺 B 超：双侧颈部淋巴结肿大，结构异常

（右侧较大约 45 mm×16 mm，左侧较大约 46 mm×25 mm）。甲状腺两侧叶结节；结节性甲状腺肿？

（2018-03-16，成都中科甲状腺病医院）甲状腺 B 超：甲状腺双侧叶多发低回声结节，TI-RADS3 类，双侧颈部多发淋巴结肿大。

（2018-07-10，北京友谊医院）颈-胸-腹-盆 CT：①双侧颈部Ⅰ、Ⅱ、Ⅲ、Ⅳ、Ⅴ、Ⅵ区多发肿大淋巴结；②口咽部周围及鼻咽顶后壁软组织增厚，考虑淋巴结增生可能性大；③右侧斜裂及水平裂胸膜增厚，请结合临床；④胸腔积液；⑤纵隔内多发淋巴结、部分增大，请结合病史；⑥双侧腹股沟多发小淋巴结。

（2018-08-29，北京友谊医院）颈-胸-腹-盆 CT：与 07-10 老片相比，双侧颈部多发肿大淋巴结，部分较前变小；纵隔内多发淋巴结部分增大，较前部分淋巴结略增大；口咽部周围及鼻咽顶后壁软组织增厚，大致同前；右侧胸腔积液，较前略增多；盆腔内软组织密度影较前稍缩小，双侧腹股沟区多发小淋巴结，大致同前；右侧较前增大；盆腔积液。

（2018-08-30，北京友谊医院）腹部超声：脾大（厚约 4.4 cm，长约 12.3 cm）。

（2019-10-21，我院）PET/CT：①鼻腔、鼻咽部黏膜增厚，代谢增高；双侧颌下、颈部、锁骨上、纵隔、右肺门多发淋巴结肿大伴代谢增高；骶骨、右侧髂骨溶骨性骨质破坏伴代谢增高，结合病史，考虑 Rosai-Dorfman 病相关性改变；②脾肿大，代谢不高，建议结合临床；③左侧腹股沟稍高代谢淋巴结显示。

淋巴结穿刺病理：

（2017-12-12，华西医院）：良性淋巴组织增生性病变，淋巴结窦组织细胞增生症（Rosai-Dorfman 病）伴灶区 IgG4 阳性浆细胞数量增加。免疫组化：淋巴细胞 CD20（＋，部分），CD3（＋，部分），Ki-67（＋，20%～30%），组织细胞 CD163（＋），CD68/PGM-1（＋），S100（＋）、CD1a（－），Langerin（－），浆细胞 CD138（＋），IgG4（＋，灶区 40～50 个/高倍视野），Ig λ（＋，少数），Ig κ（＋，部分），EBER1/2（－）。

（2018-03-22，四川省肿瘤医院）："左颈淋巴结活检标本"S100（＋），CD68（＋），CD1a（－），Ki-67（＋，5%～10%），CD163（＋），结合 HE 形态后左颈淋巴结病变考虑为 Rosai-Dorfman 病（窦组织细胞增生伴巨大淋巴结病）。

（2018-06-29，北京友谊医院）：增生活跃的淋巴细胞、浆细胞及巨噬细胞，倾向 Rosai-Dorfman 病。免疫组化：CD30（－），CD163（＋），CD68（＋），S100（－），Ki-67（10%＋）。

（2019-09-27，我院）："左颈部淋巴结穿刺活检标本"组织细胞增生性病变，结合免疫组化标记结果，符合 Rosai-Dorfman 病。免疫组化：组织细胞 S-100（＋），CD68（＋），PGM-1（＋），CD1α（－），Langerin（－）；淋巴细胞 CD20（滤泡区＋），CD79α（滤泡区＋），CD3（滤泡外区＋），CD5（滤泡外区＋），Bcl-2（生发中心－），Bcl-6（生发中心＋），CD30（极个别＋），Ki-67（生发中心约 70%＋），ALK-1（－），CD10（－）；浆细胞 CD38（＋），CD79α（＋），κ（部分＋），λ（部分＋），κ 与 λ 比值未提示轻链限制性，IgG（＋），IgG4（散在少数＋）；CD21（FDC＋）；EBV 原位杂交：EBER（－）（图 51-1）。基因检测：*KRAS*、*NRAS*、*PIK3CA*、*BRAF* 未检测到突变。

◆诊断▶▶▶

窦组织细胞增生伴巨大淋巴结病（Rosai-Dorfman 病）。

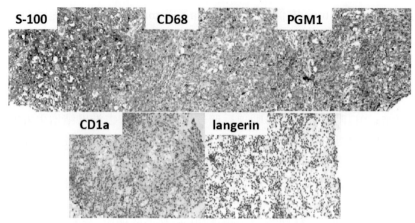

图 51-1　颈部淋巴结穿刺活检免疫组化

治疗与转归

患者明确诊断为窦组织细胞增生伴巨大淋巴结病,予以利妥昔单抗联合来那度胺治疗2疗程。经过治疗,患者未再发热,B超提示颈部淋巴结较前缩小。随访至出院后4个月余,病情未再反复。

讨论与分析

1. 问题

(1) 本病例为何诊断为窦组织细胞增生伴巨大淋巴结病[又称 Rosai-Dorfman 病(Rosai-Dorfman disease,RDD)]?

(2) RDD 是什么性质的疾病?

(3) RDD 可有哪些临床特征? 贫血是否与 RDD 有关,或者由其他原因引起?

(4) RDD 的诊断要点是什么? 如何与其他组织细胞疾病相鉴别?

(5) RDD 的发病机制是什么?

(6) RDD 有哪些治疗手段? 预后如何?

2. 诊断

患者青年女性,以反复发热、淋巴结肿大为主要表现,伴有盗汗、易疲劳,伴有鼻塞。通过淋巴结活检,病理提示组织细胞增生性病变,结合免疫组化所示 S-100(＋)、CD68(＋)、CD1a(－)表型,多次诊断为 Rosai-Dorfman 病。曾行多次依托泊苷＋甲泼尼龙方案治疗,效果欠佳。本次发病,我院再次予颈部淋巴结活检,病理支持原诊断,根据影像学检查,病灶范围包括双侧颌下、颈部、锁骨上、纵隔、右肺门多处淋巴结和鼻腔、鼻咽部黏膜及骶骨、右侧髂骨结外累及。

3. RDD 的性质

RDD 是一种罕见的原因不明的良性组织细胞增生性疾病。主要特征是窦组织细胞增生伴淋巴结肿大,以及组织细胞内有完整的淋巴细胞的现象,故又称伴巨大淋巴结病窦组织细胞增生症。在 2016 年对组织细胞增生症修订后的分类中,将组织细胞增生症分为 5 类(图 51-2、表 51-1):①L组,与朗格汉斯细胞相关的疾病;②C组,皮肤和黏膜疾病;③M

组,恶性组织细胞病;④R 组,Rosai-Dorfman 病;⑤H 组,噬血细胞性淋巴组织细胞增生症和巨噬细胞活化综合征。RDD 目前已与其他非朗格汉斯组织细胞增生症明显区分开,经典型的 RDD 仅包含淋巴结病灶,淋巴结外的 RDD 可累及皮肤、鼻腔、骨、软组织、眼部组织等,根据伴随疾病又可分为肿瘤或免疫相关的 RDD。

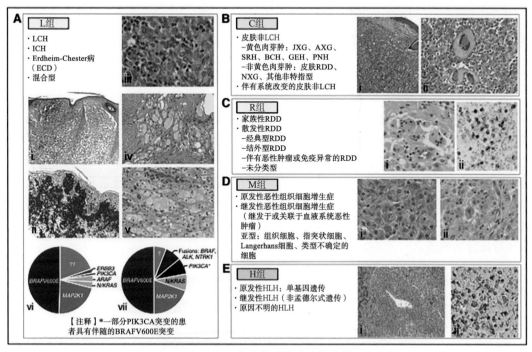

图 51‑2　组织细胞增生症的分类

L、C、R、M 和 H 组组织细胞增生症的组织学改变和体细胞突变。A. L 组:LCH(皮肤[i～ii]和骨骼[iii])和 ECD(肾周[iv～v])的组织学改变,LCH(vi)和 ECD(vii)中活化激酶突变的相对频率的扇形图;B. C 组:JXG(i～ii)的组织学改变;C. R 组:RDD 的组织学改变(具有高 IgG4 阳性浆细胞浸润的脑膜[i～ii]);D. M 组,MH(i～ii)的组织学改变;E. H 组,遗传性 HLH 的组织学改变(肝脏[i～ii]),用 CD1a(Lii 红色)、IgG4(Rii 棕色)、CD163(Hii 棕色)或苏木精和伊红(其余全部)染色。NOS,非特指

引自参考文献[1]

表 51‑1　组织细胞增生症的分类及 RDD 的分类

修正后的组织细胞增生症的分类(Emile 等,2016)
L 组组织细胞增生症 　朗格汉斯细胞组织细胞增生症(LCH) 　Erdheim-Chester 病(ECD) 　混合型
C 组组织细胞增生症 　皮肤非朗格汉斯细胞组织细胞增生症 　伴有系统改变的皮肤非朗格汉斯细胞组织细胞增生症
R 组组织细胞增生症 　家族性 Rosai-Dorfman 病(与 HLH 样表现相关 OMIM♯602782 或与 FAS 配体缺陷相关 OMIM♯601859)

（续表）

经典型 Rosai-Dorfman 病（伴或不伴 IgG4） 　结外型 Rosai-Dorfman 病 　恶性肿瘤相关的 Rosai-Dorfman 病 　免疫异常相关的 Rosai-Dorfman 病
M 组组织细胞增生症（恶性组织细胞增生症）
H 组组织细胞增生症（噬血细胞性淋巴组织细胞增生症）

引自参考文献[2]

4. RDD 的临床特征

RDD 主要发生于儿童或青年，80%的确诊患者年龄小于 20 岁，但是也有中老年人确诊的案例。临床上 RDD 最常见的表现是存在体积较大的颈部淋巴结肿大（占病例的 90%），通常为双侧且无痛，淋巴结肿大也常见于其他部位，尤其是腋窝、纵隔和腹膜后淋巴结。RDD 也可累及淋巴结外部位（图 51-3）。在一项 64 例患者的研究中，最常累及（52%）的结外部位是皮肤和皮下组织，其次为骨累及（25%）和头颈部器官累及（22%），肾脏、中枢系统、乳腺、肺、肝、睾丸、脾脏、肾上腺、胃肠道累及相对少见（<10%）。以下对各结外部位累及的临床特征分别阐述。

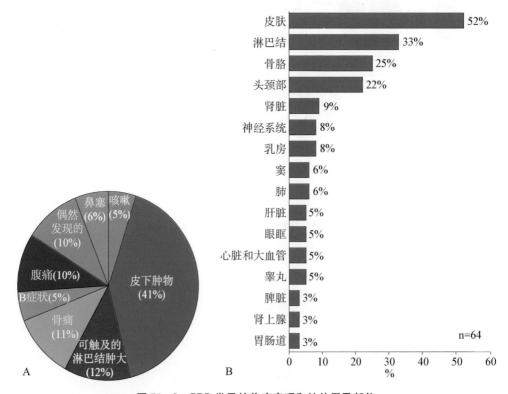

图 51-3　RDD 常见的临床表现和结外累及部位

引自参考文献[5]

（1）皮肤和皮下组织：该类型最常见的表现特征是皮下结节，呈单发或多发，可出现在身体的各个部位(颜面部、胸部、背部、手臂和大腿),皮肤色泽改变以暗红、褐红居多,部分呈淡红或鲜红色。Kong 等将皮肤型 RDD 分为 3 种基本类型:丘疹结节型、斑块型以及肿瘤型。丘疹结节型主要表现为群集分布的丘疹或结节,呈红色、紫红色或者褐色,随病情发展丘疹或者结节可融合形成紫红色疣状斑块;斑块型相对少见,可表现为浸润性斑块,边界清晰,周围可有散在结节样卫星病灶;肿瘤型主要表现为红色肿块,周围可见小结节样卫星灶,中央可有溃疡。

(2) 骨骼:RDD 的骨损伤可有多种表现,通常是溶骨性病变,位于髓腔中心,偶尔也可见硬化性病变,可伴发软组织肿胀。RDD 骨累及最常见于长骨、脊柱和盆骨,可表现为单个病灶。长骨受累患者通常没有骨痛表现,但在脊柱或骨盆骨受累的患者中骨痛很常见。

(3) 头颈部:RDD 头颈部的结外累及主要包括眼、耳鼻喉和口腔的损害。眼部病变包括泪腺、眼睑、泪腺、结膜、角膜以及葡萄膜受累,主要表现为眼眶无痛性肿块或眼球突出,病变压迫性视神经可引起严重的视力损害。耳鼻喉区病变常累及鼻腔、鼻窦和腮腺,在亚洲患者中较常见,可能会因梗阻而影响预后(尤其在喉部累及中)。口腔病变可表现为软硬腭结节,牙龈和口腔黏膜肿胀,舌体增大,口咽黏膜增厚,扁桃体增大或频繁发作扁桃体炎。

(4) 肾脏:肾脏 RDD 最常见的是孤立的实质性肿块或结节,少见的是肾周包膜病变,没有 Erdheim-Chester 病典型的"多毛肾"外观。可表现为血尿、腰痛、由淀粉样变性或肾静脉血栓形成引起的肾病综合征以及肾积水引发的输尿管梗阻,很少因 RDD 引起肾功能衰竭。

(5) 中枢神经系统:不足 5% 的 RDD 病例存在中枢神经系统受累,其中 75% 发生在颅内,25% 为脊柱病变。中枢神经系统 RDD 中,以老年患者多见,常无淋巴结肿大,表现为头痛、癫痫、运动障碍或感觉障碍,颅脑神经损伤通常持续数周或数月。家族性 RDD 与听神经损害有关,常有听力下降、耳聋表现。颅内 RDD 最常见的影像学表现是均匀增强的硬脑膜肿块,与脑膜瘤相似。RDD 可引起弥漫性硬脑膜炎,实质性病变通常累及脑干和脑桥,脑脊液改变常不明显,但也可表现为淋巴细胞增多、蛋白质含量升高和葡萄糖含量降低。脊柱病变在颈部和胸部区域最常见,并可出现相关脊髓压迫症状。

(6) 其他部位:肺部累及常有慢性干咳症状,严重者可有进行性呼吸困难或急性呼吸衰竭,影像学表现多样,可表现为间质性肺病、肺结节、肉芽肿性多血管炎、分枝杆菌和真菌感染、胸腔积液等,肺功能检查有阻塞性通气功能障碍。睾丸受累非常罕见,表现为睾丸疼痛或附睾肿块,也可表现为睾丸的弥散性增大和硬化,伴或不伴疼痛。胃肠道累及常并发淋巴结肿大或其他结外病变,胃肠道 RDD 可单发也可节段性受累,最常发生于回盲区、阑尾和结肠,表现为便血、便秘、腹痛、腹部肿块和肠梗阻。胰腺、脾脏、肝脏等部位也可受累,但非常罕见。

实验室检查方面,70% 的病例存在多克隆高丙种球蛋白血症,通常 >20 g/L;大约三分之二的 RDD 病例中存在炎症反应综合征,可表现为高 α_2 球蛋白血症、低白蛋白血症和小细胞性贫血;在三分之一的患者中观察到白细胞计数和嗜中性粒细胞比例升高;在 10%~15% 的病例中发现自身免疫指标的异常,以类风湿因子阳性、抗核抗体阳性、狼疮指标阳性、Coombs 试验阳性最为常见,伴或不伴相关临床表现。但是,许多患者在诊断时可无实验室指标异常。本病例主要表现为淋巴结肿大、反复发热,伴白/球蛋白比例下降及贫血。

本例患者出现贫血与 RDD 有关吗?临床上常见的小细胞低色素性贫血,需要考虑

的有:

(1) 缺铁性贫血:是体内贮存铁消耗殆尽、红细胞的成熟受到影响的贫血,其特征为血清铁降低、铁蛋白降低、总铁结合力升高。该患者近期有鼻衄、食欲缺乏,有铁摄入不足可能;年轻女性,可因月经过多导致铁丢失,结合患者的实验室检查结果,血清铁低,该诊断不能除外。

(2) 慢性病性贫血:慢性感染或炎症会对铁代谢造成影响,其特征为血清铁降低、铁蛋白正常或升高、总铁结合力降低。该患者患有 RDD,血清铁低,该诊断不能除外。

(3) 铁粒幼细胞贫血:是血红素合成障碍和铁利用不良,伴有红细胞无效生成,导致的一类贫血。骨髓中可见铁粒幼细胞显著增多,细胞中的铁小粒在核周围排列成环状,外周血中的红细胞呈明显的低色素特征,血清铁浓度显著增高。该患者无异烟肼、氯霉素等药物应用史,骨髓检查未见特征性表现,该诊断暂不考虑。

(4) 地中海贫血:由于珠蛋白基因的缺陷,血红蛋白中的珠蛋白肽链有一种或几种合成减少或不能合成,表现为不同程度的慢性进行性溶血性贫血。地中海贫血主要分布在以广东、广西为主的长江以南地区,患者常有家族史。血涂片中可见多数靶形红细胞。结合患者个人史、家族史及实验室检查结果,该诊断暂不考虑。

影像学检查方面,^{18}F - FDG PET/CT 检查可见受累部位代谢亢进表现,能够提示临床体检和简单的胸-腹-骨盆 CT 难以发觉的病灶(尤其是眼眶、骨骼、神经和皮下部位)。PET/CT 可协助疾病诊断和受累范围评估,但作为随访检查的价值尚未得到证实。本病例通过 PET/CT 检查发现有骨骼及鼻腔累及。

5. RDD 的诊断要点是什么?如何与其他组织细胞疾病相鉴别?

RDD 的确诊需要通过病理学分析。如病理标本为淋巴结组织,则表现为淋巴结被膜变厚,但淋巴结结构轮廓尚存,淋巴窦高度扩张,淋巴结内部颜色深浅不一,深色区域见大量淋巴细胞和浆细胞浸润,可形成淋巴滤泡;浅色区域可见扩张窦内淋巴细胞或红细胞渗入。如病理标本为淋巴结外组织,则表现为浆细胞增多的纤维化慢性炎症改变。高倍镜下可观察到特征性的 RDD 细胞,形态一致,分化良好;核较大,空泡状,圆形或卵圆形;细胞质丰富、淡红染,多数在细胞质中可见完好的淋巴细胞、浆细胞及中性粒细胞,称为淋巴细胞伸入现象(emperipolesis)(图 51 - 4)。

免疫组织化学分析可以确认增殖的组织细胞性质。RDD 组织细胞表达所有泛巨噬细胞标记(CD68、HAM56、CD14、CD64、CD15)以及与巨噬细胞功能相关的标记(CD64、FcgR)。CD163(血红蛋白清除受体)和 S100 也呈阳性标记,尤其是 S100 的强表达,与其在 Erdheim-Chester 病中弱表达或不表达的特征不同。CD1a 和 Langerin 表达的缺失将其与朗格汉斯细胞组织细胞增生症相区分。CD21、CD23 和 CD35 的阴性标记是其不同于滤泡树突状细胞增殖性疾病的特征。

RDD 需与以下疾病相鉴别。

(1) 其他组织细胞疾病:临床上 RDD 需要与多种肿瘤相鉴别,包括淋巴瘤或癌性淋巴结转移。但是,组织学上唯一需要鉴别的是其他组织细胞增生症。RDD 中泡沫组织细胞的稀缺可与 Erdheim-Chester 病(ECD)相鉴别。淋巴细胞伸入现象的存在可区别于 Erdheim-Chester 病或"反应性"窦组织细胞增生。免疫组化分析可以将 RDD 与朗格汉斯细胞组织细胞增生症(LCH)和 Erdheim-Chester 病明确区分(表 51 - 2)。

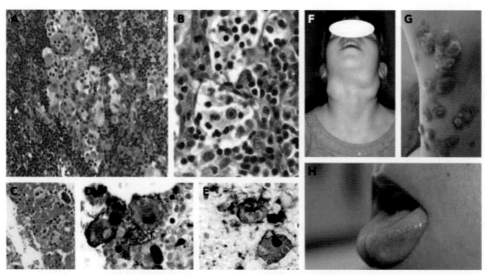

图 51-4 RDD 常见的组织学特征和异质性临床表现

A~E. 来自组织活检(A~B)和细针穿刺(C~E)的淋巴结 RDD 的代表性图像。A. 伴窦扩张的 RDD/LCH 混合型病例。与具有致密嗜酸性细胞质和回旋核(原始放大倍数×400，HE 染色)的混合 LCH 细胞相比，RDD 组织细胞显示出明显的细胞伸入现象和淡染的细胞质。B. RDD 组织细胞显示出淡染的水样透明细胞质，带有明显核仁的中心圆形核和细胞伸入现象(原始放大倍数×1000，HE 染色)。细胞块制备显示了 RDD 组织细胞簇(原始放大倍数×400，HE 染色，C)，S100(原始放大倍数×1000，D)和 fascin(原始放大倍数×1000，E)的细胞核和细胞质染色；白细胞为阴性。F. 同时患有免疫缺陷病和 RDD 伴巨大颈淋巴结肿的儿童。G. 皮肤 RDD 显示红色结节性病变。H. 口腔 RDD 所致的舌肥大

引自参考文献[7]

表 51-2 RDD 与其他组织细胞疾病的组织学特征鉴别

特征	ECD	LCH	RDD
后腹膜包括肾脏累及	40%~50%(肾周浸润"毛状肾脏"，延伸至肾盂和输尿管，导致肾功能衰竭；肾上腺浸润)	罕有报道	5%~10%(常见肾门浸润、被膜下浸润，罕有肾周累及)
淋巴结	从未报道	5%~10%(罕见孤立病灶)	30%~50%(可能表现为孤立或全身淋巴结肿大)
眼眶	30%(眼眶肿物)	从未报道	5%(眼眶肿物，有时累及视神经)
组织病理学特征[a]			
CD68	+	+	−/+
CD163	+	−/+	+
S100	−/+	+/−	+
CD1a	−	+	−
Langerin	−	+	−

（续表）

特征	ECD	LCH	RDD
Factor ⅩⅢa[a]	＋	－	－/＋
BRAF V600E[b]	＋/－	＋/－	－

a. 当结果呈阳性时，免疫组织化学标记通常会突出显示 ECD、RDD 和 LCH 的所有病变组织细胞，而背景细胞则为阴性。重叠疾病（ECD－LCH 或 ECD－RDD）患者可能同时表现出两种疾病的特征；b. 通过免疫组织化学分析进行的 BRAF V600E 测试可能不足以检测组织细胞性肿瘤中的突变蛋白。建议使用分子检测方法来明确排除突变

引自参考文献[8]

（2）感染相关疾病：对于耳、鼻、喉区的病灶，应该与鼻硬结病相区分，该病病程很长，可达 20～30 年，大多原发于鼻腔前部，少数原发于咽、喉、气管等处，可出现卡他症状、声嘶、呼吸困难等相应症状，需通过病理进行鉴别，同时应仔细检查 Frisch 杆菌的存在。对于黏膜区的病灶，需要与软斑病相区分，该病以慢性非特异性肉芽肿性炎为特点，常见的致病病原体包括大肠杆菌、结核杆菌、变形杆菌和金黄色葡萄球菌等。本病例患者外周血中检出溶血葡萄球菌、科氏葡萄球菌、肺炎支原体、HSV1，以上病原体感染均可引起发热，但通常无淋巴结肿大表现。

（3）IgG4 相关性疾病：IgG4 相关性疾病病理表现为 IgG4（＋）比例大于 40％，每高倍镜视野下 IgG＋浆细胞大于 100 个。一些研究亦显示某些 RDD 与 IgG4 相关性疾病有关。从组织学上讲，这两类疾病都具有明显的纤维化表现，有时还有明显的浆细胞浸润。在一些 RDD 病变中发现了大量 IgG4 浆细胞，提出了这两个类别存在重叠综合征的可能。在 Menon 等报道的 70 例 RDD 病例研究中，有 17％出现浆细胞浸润，并有较高水平的 IgG4 表达。这些特殊病例主要是男性，相比没有 IgG4 浸润的病例（平均年龄 27 岁），平均年龄较大（55 岁）。这些发现基本上都基于组织学分析，尚没有足够的临床数据支持。但是这两类疾病的鉴别很重要，对于 IgG4 相关性疾病，皮质类固醇治疗通常非常有效。本病例淋巴结组织无 IgG4 浸润，外周血 IgG4 轻度升高，不考虑该诊断。

（4）继发于 RDD 的肿瘤：在个别病例中发现，确诊 RDD 后可迅速发生淋巴瘤。这表明，与 Castleman 病一样，有部分 RDD 处于细胞恶性增生的危险中，特别是非霍奇金淋巴瘤的发生。因此在临床当出现这类异常情况时，尤其是病情明显恶化时，需要对病灶重新活检和病理分析。

6. RDD 的发病机制是什么？

目前 RDD 的病因和发病机制尚不明确。尽管尚未证实其确切联系，但已有研究表明 RDD 与病毒感染相关，例如疱疹病毒、EB 病毒、巨细胞病毒和人免疫缺陷病毒。鉴于在朗格汉斯细胞组织细胞增生症和 Erdheim-Chester 病中发现了 BRAF－V600E 的突变，也有研究分析了 RDD 组织样本，但并未发现同样的特征。Diamond 等通过全外显子组测序和（或）RNA 测序对 37 例 BRAF－V600E 野生型的非朗格汉斯细胞组织细胞增生症的病例进行研究，证实了存在 *MAP2K1*（32％）、*NRAS*（16％）、*KRAS*（11％）、*PIK3CA*（8％）和 *ARAF*（3％）的突变（图 51－5）。在所有类型的非朗格汉斯细胞组织细胞增生症中，包括 8 例 RDD 患者，其中多数 50％涉及 *KRAS*、*NRAS* 或 *ARAF* 突变。

基于这些突变的发现，RAS/RAF/MAPK/ERK 途径被进一步证实参与了部分 RDD 的

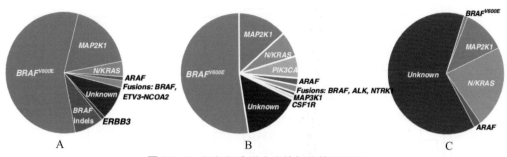

图 51 - 5   组织细胞增生症的相关基因突变

A. 朗格汉斯细胞组织细胞增生症;B. Erdheim-Chester 病;C. Rosai-Dorfman 病;Fusions,基因融合;Unknown,未知的;引自参考文献[9]

发病过程(图 51 - 6)。MAPK/ERK 信号通路通过调节多种转录因子的活性,调控许多基本的细胞生物过程,包括增殖、分化、凋亡和存活。这些发现在 RDD 的诊断中具有重要价值,也使难治或侵袭性 RDD 患者有可能从靶向治疗中获益。

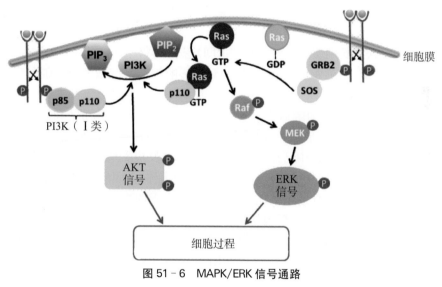

图 51 - 6   MAPK/ERK 信号通路

引自参考文献[11]

7. RDD 的治疗和预后

目前针对 RDD 尚无统一的治疗指南,提倡针对个体情况进行治疗。因此,"一线"和"二线"治疗的概念并不适用于 RDD。以下对 RDD 的治疗策略和临床管理建议进行介绍(图 51 - 7)。

在明确 RDD 诊断后,许多情况下观察随访是合理的,因为 20%～50% 的淋巴结 RDD/皮肤 RDD 患者会自发缓解。此策略适用于无并发症的淋巴结 RDD,无症状的皮肤 RDD 以及不影响重要脏器功能或无明显症状的其他部位 RDD。

(1) 手术治疗:手术治疗适用于单灶性 RDD 的病灶切除,并且可对上呼吸道阻塞、脊髓压迫或引起器官损害的巨大病灶进行减瘤。已有报道证实,在孤立病灶的颅内 RDD 中,仅

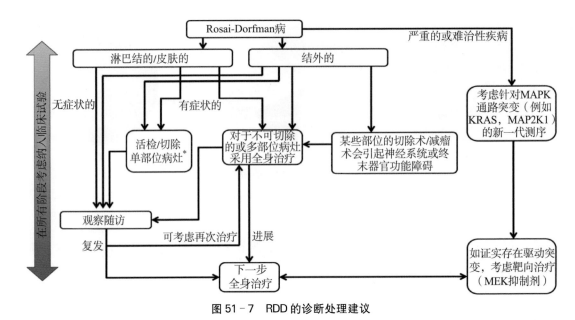

图 51‑7　RDD 的诊断处理建议

引自参考文献［7］

通过手术切除即可获得长期缓解。对于皮肤 RDD 患者,手术治疗效果较好,术后不易复发。在多灶性 RDD 的情况下,通常应用联合治疗,对于影响神经系统或器官功能的病灶仍可采用手术切除。

（2）皮质类固醇:皮质类固醇通常可有效缩小反应性增大的淋巴结和减轻症状。最佳的皮质类固醇(泼尼松或地塞米松)的用量和用药时间尚不清楚。泼尼松(40～70 mg/d)在眼眶、中枢神经系统和骨 RDD 已经可产生完全或部分反应。地塞米松(8～20 mg/d)对中枢神经系统 RDD 和肺门淋巴结 RDD 证实有效。有报道称,类固醇皮质激素对累及眼眶、气管、肾脏或软组织的 RDD 治疗效果欠佳,且短暂停药后,RDD 有复发的可能。Abla 等认为结外型 RDD 类固醇皮质激素治疗后容易复发。

（3）西罗莫司:mTOR 是控制免疫细胞增殖和细胞因子产生的关键途径。有研究发现,mTOR 抑制剂西罗莫司对皮质类固醇耐药的 RDD 患者和复发性自身免疫性血细胞减少症的儿童治疗有效,成人用药推荐 2.5 mg/d,持续 18 个月,然后逐渐减量并维持至少 6 个月,可有效防止复发。但应用于自身免疫相关 RDD 的治疗,尚需进一步研究。

（4）化疗:化疗适用于难治复发性 RDD 患者的治疗,也可用于危及生命的播散型 RDD 初始治疗。有研究报道,单剂 6‑硫鸟嘌呤可有效治疗眼眶和颅内 RDD,单剂长春新碱和低剂量甲氨蝶呤对难治性皮肤 RDD 治疗有效。治疗难治复发性 RDD 的有效联合用药方案有长春新碱/甲氨蝶呤/6‑硫鸟嘌呤、长春新碱/泼尼松/甲氨蝶呤/6‑硫鸟嘌呤或长春瑞滨/甲氨蝶呤 3 种方案。甲氨蝶呤/长春新碱/6‑硫鸟嘌呤可用于治疗皮质类固醇难治性疾病或有类固醇禁忌的患者。蒽环类和烷化剂对难治复发性 RDD 几乎无效,而长春新碱仅对部分患者有效。核苷类似物克拉屈滨和氯法拉滨被证实对 RDD 的治疗有效,通过抑制 IL‑6、IL‑1β 前体和 TNF‑α 的产生而损害单核细胞的功能。克拉屈滨[2.1～5 mg/(kg·d),连续 5 天,28 天为 1 个周期,持续 6 个月],能有效治疗复发难治性系统性 RDD。有关氯法拉滨治疗组织细胞疾病(包括 RDD 在内)患者疗效和安全性的前瞻性研究正在进行中。化疗可引起骨髓抑制和感染,故应慎用。

(5)免疫调节治疗:TNF-α抑制剂沙利度胺和来那度胺在 RDD 中显示出良好的治疗效果,来那度胺的神经毒性和皮肤不良反应(如皮疹、神经病变)较沙利度胺轻,但骨髓抑制较强。来那度胺在一例复发难治的淋巴结和骨累及 RDD 的成年人中有出色的治疗效果。目前,对沙利度胺治疗 RDD 报道较少,最佳用药剂量和持续时间尚不清楚。利妥昔单抗在复发难治性的自身免疫相关 RDD 中取得了很好的疗效。

(6)靶向治疗:甲磺酸伊马替尼属酪氨酸激酶抑制剂,在一名难治性 RDD 患者中显示出一定的效果。通过免疫组化,病变组织细胞的伊马替尼靶蛋白 PDGFRB 和 KIT 呈阳性,但未发现并发突变。在 RDD 中未观察到 *BRAF-V600E* 突变,因此,使用 BRAF 抑制剂是不必要的。在 *BRAF* 野生型 Erdheim-Chester 病和具有 *KRAS* 突变 RDD 的动物模型中,MEK 抑制作用已显示出初步效果。Cobimetinib 的一项针对包括 RDD 在内的 *BRAF* 野生型组织细胞病患者的 2 期临床试验正在进行中,其早期结果令人鼓舞。然而,目前尚未确定肿瘤细胞测序和靶向治疗的广泛适用性。

(7)放疗:放疗对 RDD 有一定的疗效,尤其是对于缓解颈淋巴结肿大所致气道阻塞患者局部症状。放疗可用于其他治疗禁忌或经手术切除后复发的孤立性病灶。目前,未建立标准的 RDD 放疗剂量,多采用 30～50 Gy。

对于 RDD,类固醇或其他全身疗法的最佳疗程尚不清楚。假设耐受且良好,需进行 6～12 个月的全身治疗,然后进行观察对治疗的反应,目前数据尚不足以详细描述 RDD 的预后。Foucar 等在 1990 年报道的最大病例研究中,238 例患者中有 17 例(7%)死于疾病的直接并发症,如感染或淀粉样变性病;Pulsoni 等在 2002 年亦总结了 80 例 RDD 患者的预后,其中有 10 例(12%)死于 RDD。多灶性和结外性 RDD,尤其是有肾、肝、肺累及的患者,常表现出不良预后。合理的全身化疗、靶向治疗和新型药物研究将可能使这些复发难治患者获益。

专家点评

患者为青年女性,以反复发热、淋巴结肿大为主要表现,通过淋巴结病理活检确诊 Rosai-Dorfman 病,累及鼻腔及骨骼,不伴 *KRAS*、*NRAS*、*PIK3CA* 或 *BRAF* 突变。患者曾行淋巴结清扫术,术后仍复发,且手术有损伤颈部神经、血管及术后水肿的风险;曾多次行依托泊苷、甲泼尼龙方案治疗,但效果欠佳;故我们给予利妥昔单抗联合来那度胺治疗 2 个疗程,患者未再发热,颈部淋巴结较前缩小。出院至今 4 个月余,病情未再反复。

整理:沈容
点评:张苏江

参考文献

[1] EMILE JF, ABLA O, FRAITAG S, et al. Revised classification of histiocytoses and neoplasms of the macrophage-dendritic cell lineages [J]. Blood, 2016,127(22):2672-2681.
[2] COHEN AUBART F, HAROCHE J, EMILE JF, et al. Rosai-Dorfman disease:Diagnosis and therapeutic challenges [J]. Rev Med Interne, 2018,39(8):635-640.

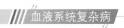

［3］ KONG YY，KONG JC，SHI DR，et al. Cutaneous Rosai-Dorfman disease，a clinical and histopathologic study of 25 cases in China ［J］. Am J Surg Pathol，2007，31(3)：341－350.

［4］ TAN S，RUAN L，JIN K，et al. Systemic Rosai-Dorfman disease with central nervous system involvement ［J］. Int J Neurosci，2018，128(2)：192－197.

［5］ GOYAL G，RAVINDRAN A，YOUNG JR，et al. Clinicopathological features，treatment approaches，and outcomes in Rosai-Dorfman disease ［J］. Haematologica，2020，105(2)：348－357.

［6］ MENON MP，EVBUOMWAN MO，ROSAI J，et al. A subset of Rosai-Dorfman disease cases show increased IgG4-positive plasma cells：another red herring or a true association with IgG4-related disease ［J］？ Histopathology，2014，64(3)：455－459.

［7］ ABLA O，JACOBSEN E，PICARSIC J，et al. Consensus recommendations for the diagnosis and clinical management of Rosai-Dorfman-Destombes disease ［J］. Blood，2018，131(26)：2877－2890.

［8］ GOYAL G，YOUNG JR，KOSTER MJ，et al. The Mayo Clinic Histiocytosis Working Group Consensus Statement for the Diagnosis and Evaluation of Adult Patients With Histiocytic Neoplasms：Erdheim-Chester Disease，Langerhans Cell Histiocytosis，and Rosai-Dorfman Disease ［J］. Mayo Clin Proc，2019，94(10)：2054－2071.

［9］ PAPO M，COHEN-AUBART F，TREFOND L，et al. Systemic Histiocytosis (Langerhans Cell Histiocytosis，Erdheim-Chester Disease，Destombes-Rosai-Dorfman Disease)：from Oncogenic Mutations to Inflammatory Disorders ［J］. Curr Oncol Rep，2019，21(7)：62.

［10］ SATHYANARAYANAN V，ISSA A，PINTO R，et al. Rosai-Dorfman Disease：The MD Anderson Cancer Center Experience ［J］. Clin Lymphoma Myeloma Leuk，2019，19(11)：709－714.

［11］ CAO Z，LIAO Q，SU M，et al. AKT and ERK dual inhibitors：The way forward ［J］？ Cancer Lett，2019，459：30－40.

病例52 原发性胸膜弥漫大 B 细胞淋巴瘤伴原发性血小板减少症

主诉

男性，68岁，汉族，反复胸闷、气促6个月。

病史摘要

现病史：2016 年 10 月 10 日患者无明显诱因下出现胸闷、气促，不能平卧，平地步行 100 米需休息，伴双下肢水肿，无咳嗽、咳痰，无胸痛，无心悸，无发热，无恶心、呕吐。2016 年 10 月 15 日于当地医院查血常规示 WBC 9.13×10^9/L，RBC 4.15×10^{12}/L，Hb 119 g/L，PLT 40×10^9/L；凝血功能示 PT 13.4 s，Fg 4.96 g/L。心超示大量心包积液。当天行心包穿刺，心包积液涂片未检出抗酸杆菌。心包积液常规及生化检查提示：有核细胞数 $9\,970\times10^6$/L，红细胞 $1\,750\,000\times10^6$/L，中性粒细胞百分比 28%，淋巴细胞百分比 72%，糖 13.61 mmol/L，总蛋白 54.2 g，氯化物 95.3 mmol/L，乳酸脱氢酶 11 450.3 U/L，腺苷脱氨酶

476.3 U/L,李凡他试验(+),CEA 3.56 ng/ml,CA125 456 U/ml。当时血乳酸脱氢酶、血肿瘤指标结果未见。抗链球菌溶素O 54.2 IU/ml,ANCA(−),类风湿因子(−),乙肝两对半:表面抗原60.56(+),e抗体>100(+),核心抗体843.8(+),HCV(−),梅毒(−),HIV(−)。胸部B超:双侧胸腔积液,左侧为主。多次抽液未找到抗酸杆菌、异型细胞,予诊断性抗结核治疗,心包腔、胸膜腔未再出现明显积液。2个月后患者自行停药。

2017年1月起患者再次出现胸闷咳嗽。2017年1月18日当地医院浅表淋巴结B超:未见明显异常。胸腔积液B超:双侧胸腔积液,左侧2.6 cm×1.4 cm,右侧4.1 cm×3.6 cm。胸腔积液常规及生化检查提示:有核细胞数5 490×10⁶/L,红细胞15 980×10⁶/L,中性粒细胞百分比12%,淋巴细胞百分比88%,糖4.58 mmol/L,总蛋白48.6 g,氯化物97.3 mmol/L,乳酸脱氢酶1 893.3 U/L,腺苷脱氨酶131.7 U/L,李凡他试验(+),癌胚抗原1.26 ng/ml,CA125 1 407 U/ml。胸腔积液液基细胞学:可见大量分化成熟的淋巴细胞、红细胞及较多的中性粒细胞,其中部分淋巴细胞体积较大,可见明显核仁,类似中心母细胞、中心细胞及免疫母细胞,淋巴造血系统疾病不能排除。胸腔积液病理学:见均匀一致的小圆细胞弥漫成团分布,细胞染色粗糙,细胞质稀少,可见核仁,有异型,怀疑淋巴造血系统肿瘤。多次胸腔穿刺抽液,升血小板、抗感染治疗后患者症状好转,并于2017年2月16日—3月16日在上海某医院诊治。住院期间,血肿瘤指标:CA125 59.97 U/ml(<35 U/ml),鳞癌细胞相关抗原5.08 ng/ml(<2.5 ng/ml)。胸腔积液肿瘤指标:CA125 427.7 U/ml(<35 U/ml),NSE 118.7 ng/ml(15.7~17 ng/ml),细胞角蛋白19片段27.35 ng/ml(<3.3 ng/ml),鳞癌细胞相关抗原10.7 ng/ml(<2.5 ng/ml)。胸腔积液涂片:淋巴细胞弥漫增生,淋巴造血系统疾病不能除外。胸腔积液沉淀物病理:见异型淋巴样细胞,考虑非霍奇金淋巴瘤,B细胞型。免疫组化:CD20(+),Pax-5(少量+),Ki-67(约70%+),LMP1(−),CD15(−),CD30(−),CD4(小淋巴细胞+),CD2(+),CD3(−),CD8(−)。胸部CT平扫+增强示左肺上叶团片影,考虑肺癌可能;两侧胸腔积液引流中伴两肺下叶部分不张合并炎症,左侧部分包裹,右肺下叶钙化灶;心包积液,主动脉硬化。左肺肿块细针穿刺活检示符合机化性肺炎病灶。PET/CT(2017-03-14)示两侧胸腔积液,右侧量大,大部分FDG缺失,部分FDG轻度摄取,平均SUV=1.3,最大SUV=2.2。左侧纵隔旁局限性液性密度影(考虑包裹性积液或胸腺囊肿),相邻肺压迫性不张实变,右下叶压缩的肺内见较多钙化灶(陈旧性结核),部分胸膜增厚伴FDG摄取轻度增高。为进一步诊治,于2017年4月14日收入我科。

自发病来,患者神清,精神一般,食欲、夜眠尚可,二便无殊,体重无明显变化。

追问病史,患者自述血小板减少30年,平素无瘀点、瘀斑,无鼻衄。偶有刷牙时齿龈出血,量不多。10年前我院行骨髓检查"未见异常"(未见报告,具体不详),予以正规治疗,平素血小板(10~20)×10⁹/L。2016年3月起有可疑双下肢水肿(患者自述压脚踝可出现凹陷,数秒后复原,但鞋码未变大),患者未予重视,未诊治。当时无胸闷气促,夜间可平卧,无高枕卧位。

既往史:有高血压15年,服贝那普利5 mg每日两次+氨氯地平5 mg每日两次,血压控制在(120~130)/(60~70)mmHg;有糖尿病10余年,予胰岛素+二甲双胍治疗,血糖控制可。否认肝炎、结核病史。预防接种史随社会。2016年10月于外院行胸腔穿刺前曾输注血小板(具体量不详)。2002年行开腹胆囊切除术。否认食物、药物过敏史。

个人史：患者否认毒物接触史，否认石棉接触史，否认近期房屋装修；否认疫水接触史；无重大精神创伤史；否认长期吸烟、酗酒史。

婚育史：已婚，育有一女，配偶及女儿体健。

家族史：患者哥哥及侄子患"血小板减少症"，母亲、姐姐、哥哥患高血压，姐姐患糖尿病。

入院体检

T 36.8℃，P 94 次/分，R 19 次/分，BP 133/78 mmHg。神清，精神可，皮肤、巩膜无黄染，睑结膜无苍白，无瘀点、瘀斑，全身浅表淋巴结未及明显肿大。颈软，胸骨无压痛。双下肺叩诊呈浊音，语颤减弱，双上肺呼吸音粗，双下肺呼吸音低，可闻及湿啰音。心律齐，未闻及病理性杂音。腹软，肝、脾肋下未及，双下肢无水肿。

实验室检查

血常规：WBC $7.43×10^9$/L，N％ 65％，L％ 12％，RBC $4.59×10^{12}$/L，Hb 117 g/L↓，PLT $9×10^9$/L↓。

尿、粪常规：未见明显异常。

生化：LDH 197 IU/L↑。肝肾功能、电解质、血糖基本正常。

凝血功能：APTT 30.4 s，PT 12.3 s，INR 1.04，TT 16.2 s，Fg 4.1 g/L↑，FDP 6 mg/L↑，D-二聚体 1.3 mg/L↑。

肿瘤指标：除神经元特异性烯醇化酶 28.77 ng/ml↑，其余均正常。

免疫指标：ESR 29 mm/h↑。抗核抗体 ANA 阳性，主要核型及滴度：核颗粒型 1∶640。抗双链 DNA IgG 272.7 IU/ml↑，IgG 1 960 mg/dl↑，抗链球菌溶素 O 128 IU/ml↑，余阴性。

乙肝病毒学检测：表面抗原（＋），e 抗体（＋），核心抗体（＋），表面抗体（－），e 抗原（－）。乙肝病毒 DNA 小于最低检测量。HHV-8 检测（－）。其他病毒检测：EB 病毒 VCAIgG 408 U/ml↑，EBNAIgG 382 U/ml↑，EB 病毒 EAIgG（－）、EBVIgM（－）；巨细胞病毒 IgG 125.3 AU/ml↑，巨细胞病毒 IgM（－）；巨细胞病毒、EB 病毒 DNA 定量小于最低检测量。抗单纯疱疹病毒Ⅰ型 IgG（＋）、IgM（－）。丙肝、HIV、梅毒阴性。

外院胸腔积液沉淀物我院病理科会诊：胸腔积液细胞收集包埋，病理示高级 B 细胞淋巴瘤，符合弥漫大 B 细胞淋巴瘤，非生发中心来源。免疫组化（图 52-1）：CD20（＋），CD79α（＋），Ki-67（约 90％＋），c-myc（20％＋），Bcl-2（＋），Bcl-6（＋），MUM-1（＋），CD30（－），CD3（－），CD5（－），CD10（－），TdT（－），Cyclin D1（－），CD43（－），PGM-1（－），AE1/AE3（－），EBV（－）。

胸腔积液常规、生化、脱落细胞：血性胸腔积液，红细胞（＋＋＋＋），李凡他试验（＋），LDH 4 946 IU/L↑。

胸腔积液基因：发现 *IGK Vk-Kde＋intron-Kde* 基因重排，未发现 *IGH FR1-JH*、*IGH FR2-JH*、*IGH DH-JH*、*IGK Vk-Jk* 基因重排。

骨髓涂片：（2017-4-17）骨髓增生活跃，粒红比减低。粒、红二系增生活跃，巨系增生明显活跃，伴成熟障碍，血小板散在少见。髓片中偶见幼淋细胞。请结合临床、免疫标记及骨髓活检。

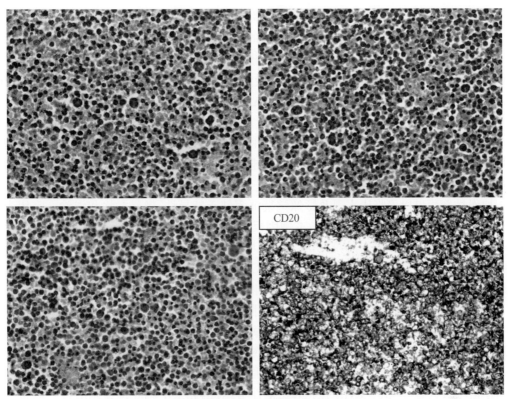

图 52‐1　胸腔积液细胞收集包埋，本院病理会诊提示 DLBCL

骨髓基因：未发现 *IGH FR1*‐*JH*、*IGH FR2*‐*JH*、*IGH DH*‐*JH*、*IGK Vk*‐*Jk*、*IGK Vk*‐*Kde*＋*intron*‐*Kde* 基因重排。

诊断

原发性胸膜弥漫大 B 细胞淋巴瘤，血小板减少症。

治疗与转归

患者诊断为原发性胸膜 DLBCL 伴血小板减少症。经标准剂量 R‐CHOP 方案治疗 1 疗程后，患者胸腔积液明显好转，左侧胸腔积液基本吸收。同时，R‐CHOP 治疗 1 周后患者血小板升至正常。患者要求至当地医院继续后续治疗，嘱继续应用 R‐CHOP 方案治疗，糖皮质激素逐渐减量并小剂量维持。

讨论与分析

1. 临床诊治疑难点

（1）原发性胸膜弥漫大 B 细胞淋巴瘤的诊断是如何确定的？属于哪种淋巴瘤？发病率如何？

（2）原发性胸膜淋巴瘤与原发性渗出性淋巴瘤有何区别？

（3）恶性淋巴瘤与免疫性血小板减少症的关系如何？

（4）本病预后如何？如何治疗？

2. 原发性胸膜淋巴瘤的发生率、性质和临床表现

恶性淋巴瘤侵犯胸膜较为常见,约 16% 的非霍奇金淋巴瘤(NHL)患者在疾病发展过程中会出现累及胸膜的病变,但原发性胸膜淋巴瘤罕见,仅占全部淋巴瘤的 7%。原发性胸膜淋巴瘤多发生于艾滋病患者或有长期慢性结核性脓胸病史的患者,既往的研究报道中,无相关脓胸病史的原发性胸膜淋巴瘤少见。迄今,原发性胸膜淋巴瘤的文献大部分来自日本。

原发性胸膜淋巴瘤的发病机制目前尚未阐明,可能与慢性胸膜疾病所引起的 B 细胞的长期炎症刺激有关,由于遗传或获得性免疫缺陷等因素,慢性胸膜炎导致了 B 淋巴细胞的无限制扩散,最终导致胸膜淋巴瘤的发生。

原发性胸膜淋巴瘤临床表现及影像学特征多缺乏特异性,极易漏诊和误诊。临床表现可有胸痛、呼吸困难、咳嗽及发热等,本例因反复胸闷气促入院,与文献报道相似。影像学上,原发性胸膜淋巴瘤除可有胸腔积液及胸膜增厚外,主要表现为自胸膜突向肺内的结节或沿胸膜浸润生长的斑片或结节影。本例胸部 CT 见双侧胸腔积液,左肺上叶团片影,与文献报道相符。淋巴瘤导致胸腔积液的原因包括淋巴瘤对胸膜的浸润引起毛细血管通透性增高、肿大的纵隔淋巴结导致静脉或淋巴引流受阻。

原发性胸膜淋巴瘤的确诊最终依据组织病理学的证据,及时行胸腔镜检查是确诊本病的最有效方法。以往文献报道绝大多数由开胸手术或胸腔镜穿刺活检等手段确诊。尽管任何类型的淋巴瘤都可能累及胸膜,但 DLBCL 是引起胸膜恶性淋巴瘤最常见的类型。本例患者由于血小板只有 $9 \times 10^9/L$,出于手术安全性考虑,因此未予胸腔镜穿刺活检。该患者经胸腔积液细胞收集包埋。病理诊断:高级别 B 细胞淋巴瘤,符合弥漫大 B 细胞淋巴瘤(DLBCL),非生发中心来源。胸腔积液基因检测发现 $IGK\ Vk - Kde + intron - Kde$ 基因重排。患者除胸腔积液,未见其他部位病变,因此原发性胸膜淋巴瘤诊断成立,且明确为原发性胸膜 DLBCL。

3. 原发性胸膜 DLBCL

Keung 等首先报道了 1 例无脓胸病史的原发性胸膜 DLBCL,患者因"右侧胸痛、气促 2 周"入院。胸部 CT 示右侧胸腔积液,胸膜结节性增厚,腹部及颈部 B 超无异常,且无淋巴结肿大,手术后确诊为原发性胸膜 DLBCL。孙美玲等于 2014 年报道了国内首例原发性胸膜 DLBCL。国外的 70 例原发性胸膜 DCBCL 患者的资料见表 52-1。

表 52-1 原发性胸膜 DLBCL 患者的临床资料

参数	结果
中位年龄(岁)	46(26~91)
性别	
男	67(95.7%)
女	3(4.3%)
免疫状态	
HIV 阳性	56(80%)

（续表）

参数	结果
HIV 阴性	8(11.4%)
未知	6(8.6%)
血液学异常	
贫血	25/30(83.3%)
白细胞增多	4/30(13.3%)
白细胞减少	5/30(16.7%)
血小板减少	14/29(48.2%)
疾病表现	
仅渗出性表现	35/70(50%)
胸膜	24/35(68.6%)
心包	8/35(22.9%)
腹腔	7/35(20%)
仅腔外表现	27/70(38.6%)
淋巴结	16/27(59.3%)
胃肠道	8/27(25.9%)
肾周	2/27(7.5%)
皮肤/口腔	2/27(7.5%)
盆腔	1/27(3.7%)
中枢神经系统	1/27(3.7%)
心房	1/27(3.7%)
腔内渗出及腔外表现	8/70(11.4%)
治疗	
EPOCH	13/26(50%)
CHOP	8/26(30.8%)
其他方案	5/26(19.2%)
预后	
中位随访时间（月）	40(0～96)
平均生存期（月）	42.5

引自参考文献[11]

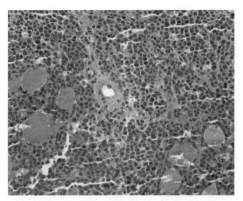

图52-2 原发性胸膜DLBCL病理(HE染色，×400)

引自参考文献[12]

国内的1例原发性胸膜DLBCL,临床表现为无明显诱因下左侧胸痛,呈持续性隐痛阵发性加重,偶尔咳嗽,以干咳为主。胸部CT示左侧中等量胸腔积液,左侧胸膜增厚,纵隔内未见肿大淋巴结。全身浅表及后腹膜淋巴结及肝脾无肿大,胸腔积液外观淡黄色,疑诊"结核性胸膜炎",予抗结核治疗无效。后予胸腔镜检查,抽尽胸腔积液约800 ml,镜下发现脏层和壁层胸膜广泛充血、水肿,可见多发性大小不等的结节,结节病理示DLBCL(GCB型)(图52-2),最终确诊为原发性胸膜DLBCL。本例患者与文献报道的患者病理结果相似。

4. 原发性胸膜淋巴瘤与原发性渗出性淋巴瘤的区别

患者因反复胸闷、气促6个月先后入院,入院后完善相关检查(B超、胸部CT、全身PET/CT、胸腔积液穿刺等),临床的主要特征是仅发现胸腔积液,而无其他部位病变,肝脾、淋巴结均无肿大,胸腔积液病理提示高级别B淋巴瘤,因此诊断上首先考虑是否符合原发性渗出性淋巴瘤。

原发性渗出性淋巴瘤(primary effusion lymphoma, PEL)于1996年在HIV和Kaposi肉瘤疱疹病毒共感染的患者中被首次描述。2001年WHO将其列为一种单独的血液和淋巴组织肿瘤。它是高度侵袭性的成熟B细胞恶性肿瘤,以浆膜腔积液为主要特征,又被称作体腔淋巴瘤,胸膜腔是最常累及的部位之一,其他包括腹膜腔、心包等。该病通常表现为体腔浆液渗出而无实体瘤块,与人类疱疹病毒-8(HHV-8)/Kaposi肉瘤病毒(KSHV)密切相关,常发生于免疫缺陷人群如HIV感染者或接受器官移植者,也可发生于HIV血清学阴性患者(表52-1)。

(1) PEL的分类与病原学。

有报道PEL可发生于无明显免疫缺陷的老年人(HHV-8/KSHV流行区)、器官移植后及HIV-1感染相关的人群(表52-2)。

表52-2 PEL的分类与病原学

类别	特征
老年PEL	尤其在HHV-8/KSHV流行区
移植后PEL	免疫抑制治疗下
HIV-1相关的PEL	同性恋者HHV-8/KSHV感染发生率高

引自参考文献[2]

(2) PEL的发病机制。HHV-8/KSHV感染是PEL发病的关键因素,亦是诊断PEL的必要条件。所涉及的病毒基因和致病机制仅部分阐明,一系列HHV-8/KSHV病毒编码的蛋白参与了肿瘤的发生(图52-3、表52-3)。

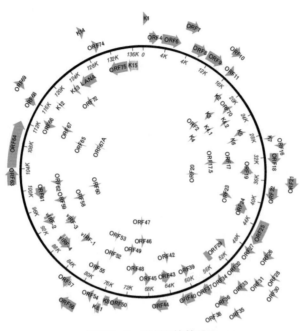

图 52-3　KSHV 的基因组

引自参考文献[3]

表 52-3　HHV-8/KSHV-编码蛋白与肿瘤发生的关系

HHV-8/KSHV 编码蛋白	宿主细胞同源物	可能的功能
LANA-1		p53、Rb 和 GSK3β 的抑制作用 诱导 hTERT、Id-1 和 IL-6
LANA-2/vIRF-3	干扰素调节因子	抑制 p53
v-Cyclin	D 型细胞周期蛋白	pRB 的失活促进了 G1 到 S 的相变
v-FLIP	FLICE 抑制蛋白(c-FLIP)	NF-κB 途径的激活 抑制 CD95 L(FasL) 和 TNF 诱导的细胞凋亡
Kaposin(K12)		Kaposin A:致癌潜力 Kaposin B:稳定细胞因子表达
K1		转化
v-MIPs	CC 趋化因子	趋化,血管生成
v-IL-6	白介素 6	生长因子
v-Bcl-2	Bcl-2 家族蛋白	抑制细胞凋亡
v-GPCR	IL-8 GPCR	细胞生长信号
v-Ox-2	N-CAM 家族蛋白	细胞黏附分子
ORF4	CD21/CR2 补体结合蛋白	逃避宿主免疫反应

引自参考文献[2]

PEL 可能的发病机制如下:①HHV－8/KSHV 病毒编码的 LANA－1 抑制 p53 基因,影响细胞的发生发展,干扰细胞凋亡(图 52－4)。②HHV－8/KSHV 病毒编码的病毒 FLICE 抑制蛋白(viral FLICE inhibitory protein,vFLIP)激活核因子 NF－kB,与卡波氏肉瘤、多中心型(MCD)Castleman 病以及 PEL 的发病有关。③HHV－8/KSHV 可能会编码 IL－6 类似物,刺激 B 淋巴细胞增殖并抑制其凋亡,诱导血管内皮生长因子(VEGF)的表达,促进新生血管形成。与此同时,增殖后的 B 淋巴细胞会进一步增加 IL－6 的表达,促进疾病发展。④病毒干扰素调节因子－3(vIRF－3)(也称为 LANA－2)可能的致癌作用,vIRF－3 在潜伏感染的 PEL 细胞中表达,并在共转染实验中抑制 p53 诱导的转录。vIRF－3 能够抑制 p53 和蛋白激酶 R(PKR)诱导的凋亡,并且增加 VEGF 的表达。通过各种 RNAi 方法敲除 vIRF－3 的表达明确导致 caspase－3 和 caspase－7 的增殖和增加的活性降低。因此,有学者认为 vIRF－3 可以被认为是 KSHV 相关淋巴瘤的真正致癌基因。⑤病毒促使视网膜母细胞瘤蛋白(retinoblastoma protein,pRb,RB 或 RB1)被磷酸化及下调,而 pRb 属于袋蛋白家族(pocket protein family),是细胞周期调控蛋白,可以通过抑制细胞周期进程防止细胞过度生长。pRb 的下调及失活,可能导致癌症的发生。⑥病毒蛋白 K1 和病毒 G 蛋白偶联受体激活 PI3K。最近的研究表明,肝细胞生长因子(HGF)/c－MET 旁路参与了 PEL 的发生。

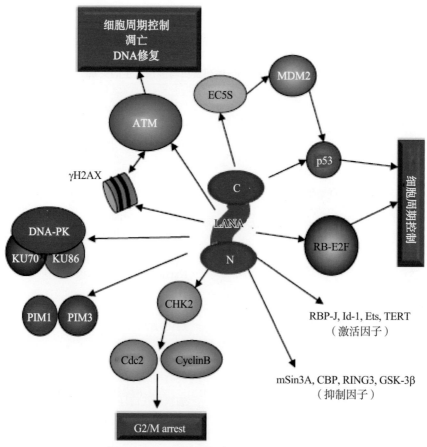

图 52－4　LANA 及相关因子介导 DNA 的损伤

引自参考文献[7]

（3）PEL 的临床特征及预后。

国外的资料表明，PEL 患者中，男性占 89.5%，女性占 10.5%，本病预后差，中位生存期男性仅 4.4 个月，女性 11.4 个月（表 52-4）。

表 52-4　美国 105 例 PEL 临床特征及生存预后资料（2001—2012 年）

变量	数量（%）	中位 OS（月）	多因素分析风险比（95%CI）	P
年龄				
＜50 岁	57（54.3）	4.6	1	
≥50 岁	48（45.7）	5.3	1.05（0.66～1.68）	0.8
中位年龄（范围），49 岁（23～97 岁）			—	—
中位随访时间（月），4			—	—
中位生存时间（月），4.8			—	—
生存				
女	11（10.5）	11.4	1	
男	94（89.5）	4.4	1.35（0.62～2.95）	0.4
婚姻状况				
未婚	81（77.1）	4.5	1	
已婚	24（22.9）	8	1.18（0.70～1.98）	0.5
诊断时间				
2001—2006 年	34（32.4）	5	1	
2007—2012 年	71（67.6）	4.8	1.08（0.66～1.76）	0.7
Ann Arbor 分期				
Ⅰ～Ⅱ期	25（23.8）	12.8[a]	1	
Ⅲ～Ⅳ期	68（64.8）	4.5	1.89（1.03～3.46）	0.04
未知	12（11.4）	2.3	2.94（1.31～6.57）	0.009
确诊手段				
组织学阳性	47（44.8）	—	—	—
细胞学阳性	54（51.4）	—	—	—
其他	4（3.8）	—	—	—
死因（n=82）				
非霍奇金淋巴瘤	21（25.6）	—	—	—
HIV 相关疾病	48（58.5）	—	—	—
其他	13（15.9）	—	—	—

a. 对数秩检验显著（P＜0.05）
引自参考文献［8］

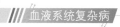

（4）PEL 的鉴别诊断。

如表 52-5 所示，在表现为体腔渗出性特征的各类淋巴瘤中，PEL 不同于其他类型淋巴瘤最大的特点为 HHV-8/KSHV 阳性。

表 52-5　体腔渗出性 NHL 的分类和鉴别诊断

淋巴瘤种类	原发渗出性淋巴瘤	HHV-8/KSHV 无关的 PEL 样淋巴瘤	结外大细胞淋巴瘤	结外 Burkitt 淋巴瘤	系统性淋巴瘤或体腔肿块形成淋巴瘤
渗出	原发	原发	原发	原发	继发
HHV-8/KSHV	+	−	−	−	
EBV	+	+/−	+/−	+/−	多样性
CD20	−	+（70%～80%）	+	+	+
c-myc	−			+	−
形态学	IBL/ALCL		IBL/DLBCL	BL	多种组织类型

IBL，免疫母细胞性淋巴瘤；ALCL，间变性大细胞淋巴瘤；DLBCL，弥漫大 B 细胞淋巴瘤；BL，burkitt 淋巴瘤
引自参考文献[2]

综上所述，PEL 的诊断关键是 HHV-8/KSHV 感染，其发病机制亦围绕该病毒感染所致。而该患者 HHV-8（−），CD20（+），病理示：高级别 B 细胞淋巴瘤，符合弥漫大 B 细胞淋巴瘤，非生发中心来源。因此，不符合 PEL 的诊断，而考虑原发性胸膜淋巴瘤的诊断。因患者增有心包积液，故不能完全排除 HHV8 阴性不相关的原发性渗出性样淋巴瘤（表 52-4）。

5. 恶性淋巴瘤与免疫性血小板减少症（ITP）的关系

关于自身免疫性疾病和 NHL 的关系，瑞典的大型资料显示，瑞典全国范围共 878 161 例于 1964—2010 年间诊断的 33 种不同类型自身免疫性疾病（ADs）的患者，平均随访 9.4 年（最长 47 年），有 3096 例 ADs 患者罹患 NHL，发生于 21 种 ADs 中。♪表 52-6♪♪显示了不同类型自身免疫性疾病患者伴发 NHL 的情况。4 个大型研究（1 850 例患者）显示，在 NHL 患者（除外 CLL）中，ITP 发生率为 0.76%。

表 52-6　自身免疫性溶血性贫血、免疫性血小板减少症及
Evans 综合征患者伴发不同类型 NHL（n = 292）

非霍奇金淋巴瘤亚型	自身免疫性溶血性贫血	免疫性血小板减少症	Evans 综合征
小淋巴细胞淋巴瘤	0	1	0
滤泡性淋巴瘤	12	1	0
边缘区淋巴瘤	14	7	0
套细胞淋巴瘤	0	1	0
毛细胞淋巴瘤	6	2	1
淋巴浆细胞淋巴瘤	0	3	0

（续表）

非霍奇金淋巴瘤亚型	自身免疫性溶血性贫血	免疫性血小板减少症	Evans 综合征
多发性骨髓瘤	10	5	0
高级别 B 细胞淋巴瘤	25	10	2
T 细胞淋巴瘤	22	3	4

引自参考文献[13]

关于同一患者中 ITP 与淋巴瘤发生先后的研究，♪表 52 - 7♪♪显示 ITP 可以先于淋巴瘤发生，也可以与淋巴瘤同时发生，少数患者可以在罹患淋巴瘤的过程中发生 ITP。本例患者先有 ITP 病史 30 年，ITP 未予治疗，后罹患胸膜原发性 DLBCL。

表 52 - 7　NHL 与 ITP

性别（男/女）	21/12
中位年龄（范围）	53（8～88 岁）
淋巴瘤前出现免疫性血小板减少症	15
淋巴瘤发病时出现免疫性血小板减少症	13
淋巴瘤过程中出现免疫性血小板减少症	4
骨髓巨核细胞缺乏症	20/23*
PA - IgG 升高	9/10*
P 糖蛋白抗体	4/5*

* 阳性结果/评估患者数
引自参考文献[14]

6. 原发性胸膜 DLBCL 的治疗

对于原发性胸膜 DLBCL 的治疗，由于本病具有高度异质性，因此需要进行个体化治疗。目前化疗是主要的治疗方式，能改善患者的生存及预后，完全缓解率约为 35%。R - CHOP 方案是可以选择的化疗方案。

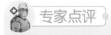 专家点评

　　患者有血小板减少史 30 年，本次病变范围局限于浆膜腔，HHV - 8 病毒检测阴性，胸腔积液病理提示高级别 B 淋巴瘤，符合 DLBCL，非生发中心来源。胸腔积液基因检测发现 *IGK Vk - Kde + intron - Kde* 基因重排。因此，该患者诊断为胸膜原发性 DLBCL 伴原发性血小板减少症，予 R - CHOP 方案规范治疗，糖皮质激素逐渐减量并小剂量维持。

整理：沈容
点评：吴文

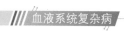
参考文献

［1］STEIROPOULOS P, KOULIATSIS G, KARPATHIOU G, et al. Rare cases of primary pleural Hodgkin and non-Hodgkin lymphoma [J]. Respiration, 2009,77(4):459-463.

［2］OKADA S, GOTO H, YOTSUMOTO M. Current status of treatment for primary effusion lymphoma [J]. Intractable Rare Dis Res, 2014,3(3):65-74.

［3］GONCALVES PH, ZIEGELBAUER J, ULDRICK TS, et al. Kaposi sarcoma herpesvirus-associated cancers and related diseases [J]. Curr Opin HIV AIDS, 2017,12(1):47-56.

［4］ARORA N, GUPTA A, SADEGHI N. Primary effusion lymphoma: current concepts and management [J]. Curr Opin Pulm Med, 2017,23(4):365-370.

［5］WIES E, MORI Y, HAHN A, et al. The viral interferon-regulatory factor-3 is required for the survival of KSHV-infected primary effusion lymphoma cells [J]. Blood, 2008,111(1):320-327.

［6］LAM BQ, DAI L, LI L, et al. Molecular mechanisms of activating c-MET in KSHV+ primary effusion lymphoma [J]. Oncotarget, 2017,8(11):18373-18380.

［7］DI DOMENICO EG, TOMA L, BORDIGNON V, et al. Activation of DNA damage response induced by the Kaposi's sarcoma-associated herpes virus [J]. Int J Mol Sci, 2016,17(6):854-870.

［8］EL-FATTAH MA. Clinical characteristics and survival outcome of primary effusion lymphoma: A review of 105 patients [J]. Hematol Oncol, 2017,35(4):878-883.

［9］KEUNG YK, COBOS E, MORGAN D, et al. Non-pyothorax-associated primary pleural lymphoma with complex karyotypic abnormalities [J]. Leuk lymphoma, 1996,23(5-6):621-624.

［10］孙美玲,刘学萍,姜淑娟,等. 胸膜原发性弥漫大B细胞淋巴瘤一例并文献复习[J]. 中华结核和呼吸杂志,2014,37(11):835-839.

［11］HU Z, PAN Z, CHEN W, et al. Primary effusion lymphoma: A clinicopathological study of 70 cases [J]. Cancers (Basel), 2021,13(4):878.

［12］SUN ML, SHANG B, GAO JH, et al. Rare case of primary pleural lymphoma presenting with pleural effusion [J]. Thoracic Cancer, 2016,7(1):145-150.

［13］FALLAH M, LIU X, JI J, et al. Autoimmune disease associated with non-Hodgkin lymphoma: A nationwide cohort study [J]. Ann Oncol, 2014,25(10):2025-2030.

［14］HAUSWIRTH AW, SKRABS C, SCHÜTZINGER C, et al. Autoimmune thrombocytopenia in non-Hodgkin's lymphomas [J]. Haematologica, 2008,93(3):447-450.

索引